Verlag Hans Huber
Programmbereich Pflege

Beirat Wissenschaft:
Angelika Abt-Zegelin, Dortmund
Christel Bienstein, Schermbeck
Silvia Käppeli, Zürich
Doris Schaeffer, Bielefeld

Beirat Ausbildung und Praxis:
Barbara Knigge-Demal, Bielefeld
Jürgen Osterbrink, Nürnberg
Christine Sowinski, Köln
Franz Wagner, Eschborn

Bücher aus verwandten Sachgebieten

Pflegeprozess, -diagnosen, -klassifikationen

Abraham
Pflegestandards für die Versorgung alter Menschen
2001. ISBN 3-456-83424-1

Aguilera
Krisenintervention
2000. ISBN 3-456-83255-9

Brobst et al.
Der Pflegeprozess in der Praxis
2., vollst. überarb. u. erw. Auflage
2003. ISBN 3-456-83553-1

Bulecheck/McCloskey
Pflegeinterventionsklassifikation (NIC)
2003. ISBN 3-456-83298-2

Carr/Mann
Schmerz und Schmerzmanagement
2002. ISBN 3-456-83680-5

Chellel
Reanimation
2002. ISBN 3-456-83681-3

Jaffe/Skidmore-Roth
Pflegeassessment, Pflegediagnosen und Pflegeinterventionen in der ambulanten Pflege
2000. ISBN 3-456-83313-X

Gehring/Kean/Hackmann/Büscher
Familienbezogene Pflege
2002. ISBN 3-456-83590-6

Garms-Homolová/Gilgen (Hrsg.)
Resident Assessment Instrument RAI 2.0
2., vollst. überarb. u. erw. Auflage
2000. ISBN 3-456-83260-5

Garms-Homolová/InterRAI (Hrsg.)
RAI HC 2.0 – Resident Assessment Instrument – Home Care System für Klientenbeurteilung und Dokumentation in der häuslichen Versorgung
2002. ISBN 3-456-83593-0

Käppeli/Mäder/Zeller-Forster (Hrsg.)
Pflegekonzepte 1
1998. ISBN 3-456-82963-9

Käppeli (Hrsg.)
Pflegekonzepte 2
1999. ISBN 3-456-83050-5

Käppeli (Hrsg.)
Pflegekonzepte 3
2000. ISBN 3-456-83352-0

Kasper/Kraut
Atmung und Atemtherapie
2000. ISBN 3-456-83426-8

Morgan/Closs
Schlaf – Schlafstörungen – Schlafförderung
2000. ISBN 3-456-83405-5

Nordamerikanische Pflegediagnosenvereinigung (NANDA)
NANDA Pflegediagnosen
Klassifikation und Definitionen
2001–2002
2002. ISBN 3-456-83322-9

Phillips
Dekubitus und Dekubitusprophylaxe
2001. ISBN 3-456-83324-5

Salter
Körperbild und Körperbildstörungen
1998. ISBN 3-456-83274-5

Tideiksaar
Stürze und Sturzprävention
2000. ISBN 3-456-83269-9

Townsend
Pflegediagnosen und Maßnahmen für die psychiatrische Pflege
2. Auflage
2000. ISBN 3-456-83411-X

van der Weide
Inkontinenz
Pflegediagnosen und Pflegeinterventionen
2001. ISBN 3-456-83351-2

van der Bruggen
Pflegeklassifikationen
2002. ISBN 3-456-83295-8

Weitere Informationen über unsere Neuerscheinungen finden Sie im Internet unter:
http://verlag.hanshuber.com oder per E-Mail an: verlag@hanshuber.com.

Marilynn E. Doenges
Mary Frances Moorhouse
Alice C. Geissler-Murr

Pflegediagnosen und Maßnahmen

3., vollständig überarbeitete und erweiterte Auflage

Deutschsprachige Ausgabe herausgegeben von
Christoph Abderhalden und Regula Rička

Aus dem Amerikanischen von Annina Hänny,
Chris Abderhalden, Regula Rička, Susanne Hofer,
Christina Holzer-Pruss, Hanna Siegwart, Elisabeth
Suter, Michael Herrmann, Jürgen Georg, Detlef
Kraut

Verlag Hans Huber
Bern · Göttingen · Toronto · Seattle

Marilynn E. Doenges. Clinical Specialist, Adult Psychiatric/Mental Health Nursing, Adjunct Faculty, Beth-El College of Nursing and Health Science, CU-Springs, Colorado Springs. Colorado
Mary Frances Moorhouse. Nurse Consultant, TNT-RN Enterprises, Colorado Springs, Colorado
Alice C Geissler-Murr. RN, BSN, CLNC, Contract Practitioner, Legal Nurse Consultant, Colorado Springs, Colorado

Übersetzung:

Annina Hänny
Chris Abderhalden, Lehrer für Krankenpflege, Pflegeexperte HöFa II, MNSc, Zürich
Regula Rička, MA, PhD, Bern
S. Hofer, Pflegeexpertin HöFa II, Bern,
Christina Holzer-Pruss, Pflegeexpertin HöFa II, MScN (c), Zürich
Hanna Siegwart, Pflegeexpertin HöFa II, Zürich
Elisabeth Suter, Pflegeexpertin HöFa II, Zumikon
M. Herrmann, Lektor, Übersetzer, Berlin
Jürgen Georg, RGN, Cert. Ed., MScN (c), Lektor, Bern

Herausgeber der deutschsprachigen Ausgabe:

Christoph Abderhalden Lehrer für Krankenpflege, Pflegeexperte HöFa II, MNSc, Zürich
Regula Rička. MA, PhD, Bern
WE'G Weiterbildungszentrum für Gesundheitsberufe SRK
Postfach, CH-5001 Aarau/Schweiz
Tel: ++41-(0)62–8375858
Fax: ++41-(0)62–8375860
E-Mail: ch.abderhalden@swissonline.ch

Die Deutsche Bibliothek – CIP Einheitsaufnahme
Doenges, Mailynn E.:
Pflegediagnosen und Maßnahmen / Marilynn E. Doenges ; Mary Frances Moorhouse ; Alice C. Geissler-Murr. Dt.-sprachige Ausg. hrsg. von Christoph Abderhalden und Regula Rička. Aus dem Amerikan. von Annina Hänny ... - 3., vollst. überarb. und erw. Aufl. - Bern ; Göttingen ; Toronto ; Seattle : Huber, 2002
(Verlag Hans Huber, Programmbereich Pflege)
Einheitssacht.: Nurse's pocket guide <dt.>
ISBN 3-456-82960-4

Das vorliegende Buch ist eine Übersetzung aus dem Amerikanischen. Der Originaltitel lautet «Nurse's Pocket Guide Diagnoses, Interventions and Rationales» von Marilynn E. Doenges und Mary Frances Moorhouse.
© 2002. Verlag, F. A. Davis Company, Philadelphia

Korrigierter Nachdruck 2003 der 3., vollständig überarbeiteten und erweiterten Auflage 2002
© 2002 der deutschsprachigen Ausgabe by Verlag Hans Huber, Bern

Anregungen und Zuschriften an:
Verlag Hans Huber
Lektorat: Pflege z. Hd.: J. Georg
Länggass-Strasse 76
CH-3000 Bern 9
Tel: 0041 (0) 313004500
Fax: 0041 (0) 313004593
E-Mail: juergen.georg@hanshuber.com

Lektorat: Jürgen Georg, Detlef Kraut, Michael Herrmann, Elke Steudter
Bearbeitung: Jürgen Georg
Herstellung: Peter E. Wüthrich
Titelillustration: pinx. Winterwerb und Partner, Design-Büro, Wiesbaden
Satz: Kösel, Kempten
Druck und buchbinderische Verarbeitung: Kösel, Kempten
Printed in Germany

Die Verfasser haben größte Mühe darauf verwandt, dass die therapeutischen Angaben insbesondere von Medikamenten, ihre Dosierungen und Applikationen dem jeweiligen Wissensstand bei der Fertigstellung des Werkes entsprechen. Da jedoch die Pflege und Medizin als Wissenschaft ständig im Fluss sind, da menschliche Irrtümer und Druckfehler nie völlig auszuschließen sind, übernimmt der Verlag für derartige Angaben keine Gewähr. Jeder Anwender ist daher dringend aufgefordert, alle Angaben in eigener Verantwortung auf ihre Richtigkeit zu überprüfen.
Die Wiedergabe von Gebrauchsnamen, Handelsnamen oder Warenbezeichnungen in diesem Werk berechtigt auch ohne besondere Kennzeichnung nicht zu der Annahme, dass solche Namen im Sinne der Warenzeichen-Markenschutz-Gesetzgebung als frei zu betrachten wären und daher von jedermann benutzt werden dürfen.

Dieses Werk, einschließlich aller seiner Teile, ist urheberrechtlich geschützt. Jede Verwertung außerhalb der engen Grenzen des Urheberrechtes ist ohne Zustimmung des Verlages unzulässig und strafbar. Das gilt insbesondere für Vervielfältigungen, Übersetzungen, Mikroverfilmungen sowie die Einspeicherung und Verarbeitung in elektronischen Systemen.

Inhalt

Vorwort zur 1. Auflage 7
Widmung 11
Danksagung 12
Hinweise zur Benutzung des Handbuchs 13

1. Pflegediagnosen und Pflegeprozess 19

2. Anwendung des Pflegeprozesses 23

3. Von der Theorie zur Praxis – Pflegeassessments, Pflegeplan und Dokumentation 27

3.1 Assessments zur Auswahl von Pflegediagnosen 29
3.1.1 Pflegeassessment für die Akutpflege 30
3.1.2 Pflegeassessment für die psychiatrische Pflege (Auszug) 39
3.1.3 Pränatales Pflegeassessment (Auszug) 41
3.1.4 Intrapartales Pflegeassessment (Auszug) 43

3.2 Fallbeispiel und Musterpflegeplan 45
3.2.1 Darstellung des Pflegeprozesses am Beispiel eines Patienten mit Diabetes mellitus 45
3.2.2 Pflegediagnosen 52
3.2.3 Musterpflegeplan 53

4. Hilfen zum Auffinden einzelner Pflegediagnosen 59

4.1 Anmerkung zum diagnostischen Prozess 59

4.2 Pflegediagnosen, gegliedert nach Menschlichen Reaktionsmustern (NANDA-Taxonomie 1 R) 61

4.3 Pflegediagnosen, gegliedert nach der NANDA-Taxonomie 2 67

4.4	Pflegediagnosen, gegliedert nach den Funktionellen Verhaltensmustern von Gordon	72
4.5	Pflegediagnosen, nach der thematischen Gliederung von Doenges/Moorhouse	77
4.6	Pflegediagnosen, gegliedert nach den Aktivitäten des täglichen Lebens (ATL) von Liliane Juchli	83
4.7	Pflegediagnosen, gegliedert nach den Aktivitäten und existenziellen Erfahrungen des Lebens (AEDL) von Monika Krohwinkel	89
4.8	Pflegediagnosen, alphabetisch gegliedert	95
4.9	Pflegediagnosen bei bestimmten Krankheitsbildern	101

5. Pflegediagnosen und Maßnahmen von A–Z   133

6. Materialien und Hintergrundinformationen   895

6.1	Terminologie und Taxonomie der NANDA	895
6.1.1	Definition und verschiedene Diagnose-Typen	895
6.1.2	Die menschlichen Reaktionsmuster	897
6.1.3	Von der NANDA verwendete Bestimmungswörter	898

7. Hinweise zur Verwendung der NANDA-Pflegediagnosen im deutschsprachigen Raum   901

7.1	Anleitung zum Formulieren von Pflegediagnosen	901
7.2	Kritische Bewertung der NANDA-Pflegediagnosen: Das «Positionspapier Pflegediagnosen» des WE'G Weiterbildungszentrum für Gesundheitsberufe SRK Aarau	917

Anhang   931

Literaturverzeichnis (deutsch) 931

Literaturverzeichnis (englisch) 937

Anschriftenverzeichnis 945

Nachwort zur 3., vollständig überarbeiteten Auflage 949

Sachwortverzeichnis   953

Vorwort zur 1. Auflage

Wie kamen wir dazu, dieses Werk zu übersetzen und herauszugeben?

Seit vielen Jahren wird der Pflegeprozess auch im deutschsprachigen Raum gelehrt und praktiziert. Die Bestimmung der Pflegeprobleme (Defizite des Patienten) und der Ressourcen (Stärken des Patienten) war bisher nicht systematisiert und blieb den einzelnen Pflegepersonen überlassen.

In den USA, wo der Pflegeprozess seit 1950 bekannt ist, entstand anfangs der siebziger Jahre das Bedürfnis nach einer verbindlichen und allgemein verständlichen Umschreibung der Pflegeprobleme, «Nursing Diagnoses», Pflegediagnosen, genannt. Eine Gruppe von Expertinnen arbeitete mit erfahrenen Pflegepersonen zusammen, um die in der Praxis am häufigsten vorkommenden Pflegeprobleme zu ermitteln. Daraus entstand in der Folge die North American Nursing Diagnosis Association (NANDA). Eine erste Konferenz wurde 1973 abgehalten, um die Erfahrungen auszutauschen und die Liste der bisher entwickelten Pflegediagnosen zu diskutieren und zu erweitern. Seither finden NANDA-Konferenzen in regelmäßigen Abständen statt, und die Berichte werden jeweils in Buchform herausgegeben.

Das Ziel der NANDA ist es, eine verbindliche Terminologie und eine internationale Taxonomie (Klassifikation) für Pflegediagnosen zu schaffen. Pflegediagnosen sollen dabei nicht von medizinischen Diagnosen, Organsystemen oder pflegerischen Handlungen ausgehen, sondern von Leidenszuständen, die beim Menschen auftreten und die durch Pflege angegangen werden können.

Die NANDA stützt sich auf die Definition der Pflege der American Nurses Association (ANA): «Pflege ist das Erkennen und Behandeln von menschlichen Reaktionen auf bestehende und potenzielle Gesundheitsprobleme».

Mit einer international akzeptierten Taxonomie von Pflegediagnosen erhofft sich die NANDA:

- genauere Umschreibung von Wissen und Können der Krankenschwestern/Pfleger, was für die Ausbildung und zur Professionalisierung der Pflege wichtig ist

- Schaffung einer computergerechten Sprache zum Zwecke der Statistik und Forschung

- Unterstützung der Pflegenden in der Dokumentation des Pflegeprozesses.

Das vorliegende Handbuch für die Pflegepraxis erschien uns auch für das deutsche Sprachgebiet interessant. Es basiert auf den Ergebnissen der 9. NANDA-Konferenz (1990) und enthält 97 Patientenzustände, zusammengefasst in 13 Diagnosekategorien, die den Pflegenden helfen sollen, die Ergebnisse der Pflegeanamnese zu ordnen, die Pflegeprobleme in allgemein verständlicher Terminologie zu fassen und, als Grundlage für die Pflegeplanung, zu dokumentieren.

Seit 1989 arbeitete eine Gruppe an der Übersetzung: Annina Hänny und Regula Ricka sind Lehrerinnen für Krankenpflege; Therese Kiener, Susanne Hofer und Ueli von Allmen sind PflegeexpertInnen (Höhere Fachausbildung für Krankenpflege, Stufe II). Sie haben die ursprüngliche Übersetzung von A. Hänny überarbeitet und sich bemüht, deutsche Begriffe zu finden, die im europäischen Kontext verstanden werden.

Dabei ist zu bemerken, dass das vorliegende Werk nicht abgeschlossen ist, da der Forschungsprozess der NANDA noch immer weitergeht. Es muss laufend neuen Erkenntnissen aus der Praxis, neu auftauchenden menschlichen Problemen und sprachlichen Kriterien auf internationaler Ebene angepasst werden.

Ich gratuliere der Arbeitsgruppe, dass sie durchgehalten und die Motivation nie verloren hat, diese Übersetzung zu Ende zu führen.

Sie wurde getragen von der Überzeugung, dass die NANDA-Taxonomie von Pflegediagnosen für die europäischen Krankenschwestern und -pfleger eine Diskussionsgrundlage zur Weiterentwicklung des Pflegeprozesses darstellt im Sinne eines Wegführens vom punktuellen und linearen Denken zu einem phänomenologisch/vernetzten Denken in der Pflege.

In diesem Sinne wünsche ich diesem Werk einen vollen Erfolg.

Martha Meier, Zürich
Ehem. Lehrerin für Krankenpflege an der Kaderschule für die Krankenpflege in Aarau (heute WE'G)

Widmung

Wir widmen dieses Buch:

... unseren Familien, die uns bei allen profanen Aktivitäten des täglichen Lebens unterstützt haben und es uns ermöglichten, dieses Buch zu schreiben und die uns durch ihre Liebe und Ermutigung durch unsere Unternehmungen begleitet haben.

... unseren Freunden, die uns beim Schreiben unterstützt haben, unsere Gedächtnislücken aufgefüllt und uns trotzdem weiter geliebt haben.

... Bob Martone, Pflegelektor, der uns Fragen stellte, die unsere Gedanken und Diskussionen stimuliert haben und der bei allem seinen guten Humor nicht verloren hat.

... Ruth DeGeorge, Lektoratsassistentin, die tapfer gearbeitet und all die Einzelteile des Puzzles zusammengehalten hat.

... Robert Butler, Herstellungsleiter, Sam Rondinelli, stellvertretender Leiter von Lektorat, Satz und Herstellung und Elena Coler, Production Editor, die das Projekt durch den Herstellungsprozess geleitet hat.

... Robert H. Craven, Jr. und der F. A. Davis Familie und schließlich und am wichtigsten

... den Krankenschwestern und -pflegern für die wir schreiben, die die zurückliegenden Ausgaben von «Pflegediagnosen und Maßnahmen» hilfreich fanden und an andere Pflegende, die nach Hilfen suchen, um eine qualifizierte Pflege in Zeiten von Übergängen und Veränderungen anbieten zu können. Ihnen allen sagen wir: «Pflegediagnosen sind der Weg.»

Danksagung

Ein besonderer Dank an Marilynns Freundin Dianne Camillone, die unser Bewusstsein für die Rolle des Patienten angeregt hat und auch weiterhin unsere Gedanken über die Bedeutung einer guten Pflege beeinflusst. Außerdem ein Dank an unsere Kollegin Mary Jeffries, die uns in die Thematik der Pflegediagnosen eingeführt hat.

Einen Dank an unsere Kolleginnen von der NANDA, die fortfahren Pflegediagnosen neu zu entwickeln und zu überarbeiten und Pflegenden die Werkzeuge zur Verfügung stellen, um die Profession der Pflege weiterzuentwickeln und zu fördern.

Mitarbeiterin

Alice Geissler, RN, BSC, CLNC
Pflegeberaterin
Colorado Springs, Colorado

Hinweise zur Benutzung des Handbuchs[1]

Der amerikanische Pflege-Berufsverband ANA (American Nurses Association) definierte Pflege 1980 in einem berufspolitischen Grundsatzpapier *«als Diagnose und Behandlung menschlicher Reaktionen auf vorhandene oder potenzielle Gesundheitsprobleme»*. Diese Definition hat der Entwicklung und Verwendung von Pflegediagnosen starken Auftrieb verliehen. Beschreibungen von Pflege und ihre Wirkungen tragen zum wachsenden Bewusstsein bei, dass die Pflege innerhalb des Gesundheitswesens für das Überleben der PatientInnen, die Gesunderhaltung, die Rehabilitation und die Prävention eine Schlüsselfunktion einnimmt. Veränderungen und neue Entwicklungen im Gesundheitswesen haben das Bedürfnis nach einem gemeinsamen Rahmen für die Kommunikation verstärkt, welcher zur Kontinuität der Pflege beitragen soll, wenn PatientInnen von einem Bereich der Versorgung in einen anderen wechseln. Evaluation und Dokumentation sind wichtige Aspekte einer Kontinuität in der Pflege.

Das vorliegende Handbuch wurde vor allem für Pflegepersonen in der Praxis und in der Ausbildung geschrieben. Es soll ihnen helfen, Maßnahmen, die bei spezifischen Pflegediagnosen erforderlich sind, zu erkennen und die nötige Pflege zu planen und in der individuellen Patientensituation auszuführen. Im Buch werden die Pflegediagnosen der NANDA (North American Nursing Diagnosis Association, Nordamerikanische Pflegediagnosenvereinigung) verwendet

---

[1] Anmerkung der Übersetzergruppe: Dieses Kapitel wurde gekürzt um Hinweise auf weiterführende detaillierte amerikanische Pflegelehrbücher, Hinweise auf Pflegediagnosen bei verschiedenen Krankheitsbildern und den Vorschlag der NANDA zur Integration der Pflegediagnosen in die ICD-Klassifikation, da diese Aspekte in der dritten deutschen Auflage nicht enthalten sind.

und mit möglichen Pflegemaßnahmen ergänzt [Anm. d. Übers.: Diese Maßnahmen stammen nicht von der NANDA, sondern wurden von den Buchautorinnen zusammengestellt].

Die *Pflegediagnosen* sind in alphabetischer Reihenfolge im Kapitel 3 enthalten. Es sind alle Diagnosen enthalten, die von der NANDA bis 2000 zum klinischen Gebrauch und zur weiteren Prüfung akzeptiert worden sind. Zu jeder dieser von der NANDA akzeptierten Diagnosen werden folgende Informationen aufgeführt: Die Definition, bestimmende Merkmale, Kennzeichen (Symptome) und mögliche ursächliche/beeinflussende Faktoren bzw. Risikofaktoren. [Anm. d. Übers.: Zum erleichterten Auffinden enthält diese deutsche Ausgabe im Kapitel 4, ab Seite 61, Diagnosenlisten, die nach verschiedenen Ordnungssystemen strukturiert sind.]

Mögliche ursächliche/beeinflussende Faktoren oder *Risikofaktoren* benennen die Ursachen, die zu einer Pflegediagnose führen können oder die den entsprechenden Zustand beeinflussen. Sie helfen der Pflegeperson zu erkennen, ob die Diagnose auf die jeweilige Patientensituation oder -reaktion zutrifft oder nicht.

Bestimmende Merkmale (Kennzeichen oder Symptome), als *subjektiv* oder *objektiv* deklariert, liefern den Pflegenden zusätzliche Anhaltspunkte und Belege, um die Diagnosestellung zu bestätigen oder zu überprüfen. Sie helfen bei der Formulierung von Zielen und Evaluationskriterien sowie bei der Wahl der Pflegeinterventionen. [Anm. d. Übers.: *subjektive* Daten sind diejenigen, die vom Patienten oder seinen Bezugspersonen in eigenen Worten angegeben werden. Diese Informationen beinhalten die Wahrnehmungen des Patienten und was er mitteilen möchte. Es ist wichtig, zu akzeptieren, was der Patient oder seine Bezugsperson sagt, weil er der «Experte» für sein subjektives Erleben ist. *Objektive* Daten sind diejenigen, die von außen beobachtet, gemessen oder von anderen Personen bestätigt werden können. Dazu gehören auch Resultate medizinischer Untersuchungen.]

[Die Unterscheidung in Haupt- und Nebenmerkmale wurde in der 7. US-Auflage nicht beibehalten. Anm. d. Lek.]. Die Autorinnen haben die von der NANDA festgelegten Listen der bestimmenden Merkmale oder Kennzeichen nicht gekürzt oder verändert; hingegen wurden bei einigen Diagnosen ergänzende Vorschläge integriert. Diese zur Klärung dienenden Ergänzungen wurden in eckige Klammern gesetzt [...].

Am siebten nationalen Kongress der NANDA 1986 wurde ein

Klassifikationssystem, die Taxonomie 1, angenommen und in der Folge leicht modifiziert. Diese Ordnungsstruktur für die Pflegediagnosen verwendet neun *Menschliche Reaktionsmuster* (human response patterns) und bietet ein System, das eine EDV-gestützte Verwendung der Pflegediagnosen erleichtern soll. Ausführlichere Beschreibungen dieser menschlichen Reaktionsmuster sind in Kapitel 6.1 (Terminologie, Taxonomie und Arbeitsweise der NANDA) zu finden. [Das Klassifikationssystem der NANDA wurde im Jahr 2000 durch die neue *Taxonomie 2* abgelöst. Anm. d. Lek.]

Zu jeder Diagnose ist die *NANDA-Taxonomienummer* der Taxonomie 1 und 2 angegeben, außerdem die Zuordnung gemäß der thematischen Gliederung der Autorinnen.

Das Kapitel 6.1 enthält weitere Angaben zur NANDA-Terminologie, unter anderem die von der NANDA verwendeten/empfohlenen *Bestimmungswörter* (qualifier).

Patientenbezogene Ziele/Evaluationskriterien wurden bei jeder Diagnose angegeben. [Anm. d. Übers.: Diese Ziele wurden von den Autorinnen formuliert, sie stammen nicht von der NANDA]. Diese Ziele sollen als Anregung beim Formulieren der Pflegepläne bzw. beim Festlegen angestrebter Pflegeergebnisse und beim Evaluieren der Pflege dienen.

Die *Maßnahmen* sind vor allem auf die Erwachsenen-, Akut- oder Langzeitpflege abgestimmt und nach pflegerischen Prioritäten geordnet. Gewisse Maßnahmen können nur in Zusammenarbeit mit anderen Diensten oder nach Verordnung durchgeführt werden. Die Pflegeperson hat die Verantwortung, diese Zusammenarbeit zu fördern und die entsprechende Initiative zu ergreifen. Obwohl alle bestimmenden Merkmale oder Kennzeichen aufgelistet wurden, sind Maßnahmen aus Spezialgebieten wie der Geburtshilfe oder gynäkologischen Pflege nicht immer enthalten, mit Ausnahme der Diagnosen, die sich auf Säuglinge oder Kinder beziehen, zum Beispiel «unwirksames Stillen», «Gefahr einer beeinträchtigten Eltern-Kind-Bindung», «unausgereifte kindliche Verhaltensorganisation», etc. Wenn z. B. im Rahmen der Pflegediagnose «Flüssigkeitsdefizit, (isotonische Hämorrhagie), die Pflegende angehalten ist, den Blutverlust zu stoppen, dann sind Spezifitäten der gynäkologischen Pflege, wie eine Fundusmassage, nicht angeführt.

Die Hinweise zur *Pflegedokumentation* sollen an die Wichtigkeit der Dokumentation der einzelnen Schritte des Pflegeprozesses erinnern.

Schließlich, in Anerkennung der Arbeit zahlreicher Pflegeforscherinnen in den letzten 15 bis 20 Jahren, haben die Autorinnen beschlossen, die taxonomischen Bereiche und Klassen der Pflegeinterventionsklassifikation (NIC) und einige der Labels der Pflegeinterventionsklassifikation (NOC) mit in das Buch aufzunehmen, die im Rahmen des Iowa Intervention Project (Bulecheck/McCloskey, 2000) und des Iowa Outcome Projects entwickelt wurden. Johnson/Maas/Moorhead, 2000). Diese Gruppe hat Pflegeinterventionen klassifiziert (s. Anhang), um erforderliche Mittel vorherzusagen und Ergebnisse zu prognostizieren und um die Erfordernisse an eine standardisierte Fachsprache zu erfüllen, die zur Datenverarbeitung und Kostenerstattung kodiert werden kann. Die Gruppe hat sieben Bereiche erster Ordnung identifiziert, die von physiologisch: grundlegend/komplex, über Verhalten, Sicherheit, Familie, Gesundheitssystem bis hin zu Gemeinschaft reichen. [Die dt. Version der NIC war zum Zeitpunkt der Erstellung dieses Buches erst in Übersetzung, daher kann es noch zu Veränderungen der Begrifflichkeiten kommen. Anm. d. Lek.] Unter den 30 Klassen wurden insgesamt 486 Pflegeinterventionen eingeordnet. In diesem Buch werden unter der Überschrift *Pflegeinterventionsklassifikation (NIC)* die jeweiligen Pflegediagnosen mit einzelnen Bereichen und Klassen der NIC verknüpft. Außerdem werden unter «empfohlene Pflegeinterventionen» einzelne Pflegeinterventionen benannt, die besonders geeignet erscheinen, das mit der Pflegediagnose beschriebene Gesundheitsproblem zu lösen. [Weitergehende Informationen zu dieser in Entwicklung befindlichen Arbeit finden sich in der deutschen Übersetzung der Pflegeinterventionsklassifikation (Bulecheck/McCloskey, Plan: 2003). Anm. d. Lek.]

Wie erwähnt, wurden die Pflegediagnosen der NANDA von den Autorinnen grundsätzlich nicht verändert. Die Autorinnen unterstützen die Auffassung, dass die vorgelegten Diagnosen durch praktisch Pflegende und Pflegeforscherinnen angewendet, untersucht und evaluiert werden müssen. Die Diskussion über Theorie und Praxis der Pflegediagnostik muss kreativ weitergeführt werden, und jede einzelne Pflegeperson ist aufgerufen, daran mitzuwirken. Die Auseinandersetzung darüber, was Pflege ist, muss national oder international stattfinden. Da die NANDA-Pflegediagnosen stetig weiterentwickelt und verfeinert werden, sind alle Anwenderinnen aufgerufen, ihre Erfahrungen und Einsichten der NANDA an folgende Adresse mitzuteilen:

North American Nursing Diagnosis Association
1211 Locust Street
Philadelphia, PA 19107
USA
Tel: 001 (215) 5457222
Tel: 001 (800) 6479002
Fax: 001 (215) 5458107
E-Mail: NANDA@rmpinc.com
Internet: www.NANDA.org

Literatur

Bulecheck, G. M.; McCloskey, J. C. (ed.): Nursing Interventions Classification (NIC) 3e. Mosby, St. Louis 2000

Johnson, M.; Maas, M.; Moorhead, S. (ed.): Nursing Outcome Classification (NOC) 2e. Mosby, St. Louis 2000

1. Pflegediagnosen und Pflegeprozess

Bereits vor längerer Zeit wurde ein Problemlösungsverfahren in die Pflege eingeführt, «welches als wissenschaftliches Vorgehen die am meisten anstrebenswerten Elemente der Kunst der Pflege mit relevanten Elementen der Systemtheorie verbindet» (Shore 1988). Die Bezeichnung *Pflegeprozess* (Nursing Process) wurde seit den 50er-Jahren verwendet und gewann bald breite Anerkennung als Grundlage zur Gestaltung wirksamer Pflege. Der Pflegeprozess ist heute Teil des konzeptuellen Rahmens aller Pflegeausbildungen und wird in vielen Staaten der USA in gesetzlichen Regelungen über die Ausübung des Pflegeberufes erwähnt. Der Pflegeprozess ist von zentraler Bedeutung für die pflegerische Arbeit und eine wirksame Methode zur Strukturierung von Denkprozessen im Rahmen klinischer Entscheidungsfindungen und Problemlösungen.

Der Pflegeprozess erfordert (1) die Fertigkeit des Einschätzens (systematisches Sammeln von Daten/Informationen, die für den Patienten und seine Probleme relevant sind), (2) die Fertigkeit der Problembestimmung (Analyse der Informationen/Daten), (3) die Fertigkeit des Planens (Zielsetzung und Wahl von Lösungswegen), (4) die Fertigkeit des Umsetzens (Pläne in die Tat umsetzen), (5) die Fertigkeit der Evaluation (die Wirksamkeit des Plans beurteilen und den Plan aktuellen Bedürfnissen anpassen). Obwohl diese Fertigkeiten hier als getrennte, einzelne Aktivitäten dargestellt sind, sind sie miteinander verbunden und bilden einen kontinuierlichen Zyklus von Gedanken und Tätigkeiten.

Um den Pflegeprozess anwenden zu können, müssen Pflegende über grundlegende Fähigkeiten verfügen: Wissen, Kreativität, Anpassungsfähigkeit, Engagement, Vertrauen und Leadership. Zusätzlich bedeutsam sind Intelligenz, kommunikative und technische Fähigkeiten. Da Entscheidungen bei jedem Schritt des Pflegeprozesses eine wesentliche Rolle spielen, sollten sich Pflegende die folgenden Grundannahmen immer wieder vergegenwärtigen:

- Der Patient ist ein menschliches Wesen, das Wert und Würde hat.
- Es gibt menschliche Grundbedürfnisse, die erfüllt werden müssen. Wenn sie nicht erfüllt werden, treten Probleme auf, welche Interventionen durch andere Personen erforderlich machen, bis die Betroffenen wieder Verantwortung für sich übernehmen können.
- Patienten haben das Recht auf eine qualitativ gute Gesundheitsversorgung und Pflege, ausgeübt mit Interesse, Anteilnahme, Kompetenz und einer Orientierung am Wohlbefinden des Patienten und der Prävention von Krankheiten.
- Die therapeutische Beziehung zwischen Pflegenden und Patienten ist wichtig im Pflegeprozess.

Seit Jahren bemühen sich Pflegende darum, wesentliche Elemente der Pflege zu erkennen, zu benennen und zu definieren. Ziel dabei ist unter anderem, den beruflichen/professionellen Status der Pflege zu erhöhen. Pflegende treffen sich, diskutieren und führen Forschungsprojekte durch, um diejenigen Patientenprobleme und -reaktionen zu erkennen und zu benennen, die (national und international) in den Zuständigkeitsbereich der Pflege fallen.

Veränderungen in der Gestaltung, Organisation und Finanzierung des Gesundheitswesens erhöhen den Bedarf nach einer gemeinsamen, einheitlichen Fachsprache. Diese soll die Kontinuität der Pflege sicherstellen, wenn Patienten von einer Pflegeumgebung in eine andere verlegt werden. Zum Veränderungsprozess im Gesundheitswesen gehört die zunehmende Bedeutung von Evaluation/Qualitätssicherung, die erleichtert wird durch eine gute Dokumentation der Pflege und der Reaktionen darauf. Von diesen Prozessen können sowohl Pflegende als auch Empfänger der Pflege profitieren.

Die Verwendung von Pflegediagnosen bietet den Pflegenden eine gemeinsame Sprache zum Erkennen von Patientenproblemen, hilft bei der Wahl von Pflegeinterventionen und dient als Leitlinie für die Evaluation der Pflege. Sie fördert die Qualität der Kommunikation zwischen Pflegenden, Schichten, Stationen, andern Diensten im Gesundheitswesen sowie mit dem außerstationären Bereich. Die Sprache der Pflegediagnosen dient Praktikerinnen, Lehrerinnen und Forscherinnen außerdem zur Dokumentation, Überprüfung und Weiterentwicklung des Pflegeprozesses. Wichtige Positionspapiere der American Nurses Association (ANA) (Social Policy Statement, 1980; Standards of Practice, 1973/1991) haben der Verwendung von

Pflegediagnosen große Bedeutung verliehen und ihre Anwendung in der Praxis gefördert.

Zurzeit gibt es verschiedene Definitionen des Begriffs «Pflegediagnose». Die NANDA hat folgende Arbeitsdefinition akzeptiert:

> «Eine Pflegediagnose ist eine klinische Beurteilung über die Reaktionen eines Individuums, einer Familie oder einer Gemeinschaft auf aktuelle oder potenzielle Gesundheitsprobleme/Lebensprozesse. Pflegediagnosen bilden die Grundlage zur Auswahl von Pflegeinterventionen zur Erreichung von Ergebnissen, für die Pflegende verantwortlich sind.»

Die Diagnosenliste der NANDA befindet sich weiterhin in Entwicklung. Pflegende sollten sich mit den Definitionen und Merkmalen der NANDA-Diagnosen vertraut machen, deren Stärken und Schwächen erkennen und so die Weiterentwicklung und die Forschung unterstützen. Obwohl praktische Pflege mehr ist als das, was mit Pflegediagnosen beschrieben werden kann, können Pflegediagnosen zur besseren Beschreibung der Pflege beitragen. Pflegediagnosen können dank des zugrunde liegenden allgemeinen Ansatzes innerhalb verschiedener theoretischer Modelle der Pflege verwendet werden.

Früher beruhten Pflegeinterventionen oft auf Variablen wie Symptomen, Untersuchungsergebnissen oder medizinischen Diagnosen. Heute helfen Pflegediagnosen, auf eine einheitliche Art und Weise Patientenprobleme/-bedürfnisse zu erkennen und die Pflege darauf auszurichten. Pflegediagnosen können zur Formulierung von Pflegestandards verwendet werden und so zu einer Verbesserung der Pflegequalität beitragen.

Pflege und Medizin sind miteinander verknüpft und beeinflussen sich gegenseitig. Diese Verbindung umfasst den Austausch von Informationen, das Teilen von Ideen/Überlegungen und das gemeinsame Entwickeln von Plänen zur Versorgung der Patienten. Diese Verbindung besteht auch zu allen anderen Disziplinen, die mit Patienten und Angehörigen Kontakt haben. Obwohl Pflegende oft in einem medizinischen oder psychosozialen Setting arbeiten, sind die pflegerelevanten Phänomene nicht die Krankheiten, sondern die Reaktionen der Patienten auf Krankheiten. Pflegediagnosen spiegeln deshalb in der Regel nicht einfach die medizinischen Diagnosen wider. Pflege umfasst sowohl unabhängige Interventionen als auch interdisziplinäre Maßnahmen. Pflegepläne enthalten nicht nur die durch medizinische Verordnungen verursachten Tätigkeiten, sondern auch Maßnahmen des gesamten interdisziplinären Teams. Die Pflegenden sind verantwortlich dafür, dass die Maßnahmen der verschiedenen Berufsgruppen in einen praktisch funktionierenden Gesamtplan integriert werden.

Zusammenfassung

Durch die Verwendung von Pflegediagnosen als integraler Bestandteil des Pflegeprozesses hat die Pflege ihr Wissensgebiet formuliert, mit dem sie sowohl zur Prävention von Krankheiten als auch zur Aufrechterhaltung/Wiederherstellung von Gesundheit beiträgt (oder zur Linderung von Schmerz und Leiden wenn eine Wiederherstellung von Gesundheit nicht möglich ist). Da der Pflegeprozess die Grundlage für alles pflegerische Handeln bietet, stellt er die Essenz der Pflege dar. Der Pflegeprozess ist flexibel, aber doch ausreichend strukturiert, um als Grundlage für das pflegerische Handeln zu dienen. Er kann in verschiedensten Praxis- und Ausbildungsfeldern/-zusammenhängen und innerhalb verschiedener Pflegephilosophien verwendet werden.

Die nachfolgenden Kapitel helfen der Pflegenden, den Pflegeprozess anzuwenden, um sich mit der von der NANDA anerkannten Liste der Pflegediagnosen vertraut zu machen. Mit ihren Definitionen, beeinflussenden Faktoren und Merkmalen, kombiniert mit den Pflegezielen und den am häufigsten verwandten Pflegeinterventionen, kann die Pflegeperson einen individuellen Pflegeplan schreiben, umsetzen und dokumentieren.

2. Anwendung des Pflegeprozesses

Aufgrund ihres hektischen Tagesablaufs glauben viele Pflegende, dass ihnen die Zeit für das Schreiben eines Pflegeplans von der direkten Pflege abgeht. Pflegepläne wurden als «Schreibarbeit» angesehen, die aus Kostenerstattungsgründen und zur Befriedigung von Bedürfnissen der Stations- oder Bereichsleitung angefertigt werden sollen. In Wirklichkeit muss qualitativ gute Pflege geplant und koordiniert werden. Akkurat geschriebene und angewandte Pflegepläne können der Pflege und Versorgung eine Richtung geben, sie sorgen für eine kontinuierliche Pflege, erleichtern die Kommunikation unter Pflegenden und mit anderen Gesundheitsberufen. Sie bieten außerdem Richtlinien zur Dokumentation und ein Werkzeug zur Bewertung der Pflege- und Versorgungsleistungen.

Die Elemente des Plans basieren auf dem Pflegeprozess. Einen Pflegeplan zu erstellen beginnt mit der Sammlung von Informationen (Pflegeassessment). Die Informationen oder Daten vom oder über den Patienten bestehen aus subjektiven und objektiven Informationen, die die zahlreichen Gesundheitsprobleme und -beschwerden umschreiben, die die alphabetische Liste der NANDA-Pflegediagnosen (s. S. 95) widerspiegelt. [Subjektive Daten sind diejenigen, die vom Patienten oder seinen Bezugspersonen in eigenen Worten angegeben werden. Diese Informationen beinhalten die Wahrnehmungen des Patienten und was er mitteilen möchte. Es ist wichtig, zu akzeptieren, was der Patient oder seine Bezugsperson sagt, weil er der «Experte» für sein subjektives Erleben ist. Objektive Daten sind quantitative oder quantitative Daten, die von außen beobachtet, beschrieben, gemessen oder von anderen Personen bestätigt werden können. Dazu gehören auch Resultate medizinischer und körperlicher Untersuchungen.] Die Analyse der gesammelten Daten führt zur Identifikation von Problemen oder Bereichen, in denen ein Bedarf besteht. Diese Probleme oder der Bedarf werden mit Pflegediagnosen beschrieben.

Eine Pflegediagnose ist eine Entscheidung über ein Problem oder einen Bedarf, das/der einer Pflegeintervention oder eines pflegerischen Managements der Situation bedarf. Das Problem kann etwas sein, das die gewohnte oder gewünschte Lebensqualität des Patienten beeinträchtigt. Es umfasst Angelegenheiten von Patienten/Angehörigen und/oder Pflegenden. Die Pflegediagnose fokussiert die Aufmerksamkeit auf körperliche oder verhaltensbezogene Reaktionen auf ein gegenwärtiges oder ein sich entwickelndes Problem. Wenn der Pflegediagnosentitel mit den für das Individuum spezifischen Risikofaktor(en) oder beeinflussenden Faktor(en) kombiniert und mit Merkmalen belegt wird, dann wird damit eine Pflegediagnose konstruiert. Das gibt der weiteren pflegerischen Versorgung eine Richtung und ihr Ton oder ihre Färbung kann die erwarteten Patientenreaktionen und/oder die Verhaltensweisen der Pflegenden gegenüber dem Patienten berühren.

Der Schlüssel zu einer genauen und akkuraten Pflegediagnose ist die Sammlung und Analyse von Daten und Informationen. Im nächsten Kapitel werden die Pflegediagnosen nach der thematischen Gliederung angeordnet und es wird ein Einschätzungsinstrument angeboten, um während der Datensammlung die Informationen entsprechend zuordnen zu können. Manche Pflegende mögen sich fürchten, eine Pflegediagnose zu dokumentieren, da sie sich irren könnten. Aber wie bei medizinischen Diagnosen können sich auch Pflegediagnosen verändern, abhängig von Fortschritten der Patienten bei der Bewältigung, Anpassung und Lösung ihrer Probleme.

Patientenbezogene Pflegeziele werden formuliert, um der Pflege eine Richtung zu geben und um Kriterien für die Bewertung des Pflegeprozesses zu gewinnen. Diese Ergebnisse erwachsen aus der diagnostischen Aussage und beschreiben, was der Patient zu erreichen hofft. Sie dienen als Bewertungsmaßstab, um die Fortschritte im Hinblick auf die Lösung/Befriedigung des Problems/Bedarfs zu beurteilen und ggf. den Plan anzupassen. In diesem Buch werden Ergebnisse in allgemeinen Begriffen formuliert, die es dem Pflegepraktiker erlauben, sie individuell mit Zeitschienen oder anderen spezifischen Informationen über den Zustand des Patienten anzupassen. Zielformulierungen müssen genau, realistisch, messbar und für den Patienten verständlich sein. Zielformulierungen mit einem aktiven Verb zu beginnen ermöglicht es, messbare und zielgerichtete Ergebnisse zu benennen, z. B. «beschreibt mit eigenen Worten die Beziehung zwischen Diabetes mellitus und Durchblutungsveränderungen im Fuß innerhalb von zwei Tagen» oder «führt Maßnahmen zur häuslichen Blutzuckerbestimmung korrekt innerhalb von 48 h durch».

Interventionen sind die Handlungsschritte, um erwünschte Pflegeergebnisse/patientenbezogene Pflegeziele zu erreichen, und weil sie an andere weitergegeben werden, müssen sie genau formuliert werden. Eine breite pflegerische Wissensgrundlage ist unerlässlich für diesen Prozess, da die Begründung für eine Intervention mit der Absicht und Machbarkeit einer effektiven individuellen Pflege vereinbar sein muss. Die Aktivitäten können unabhängiger oder interdisziplinärer Natur sein und sie können Anordnungen aus dem Bereich der Pflege, Medizin und anderen Gesundheitsberufen mit einschließen. Schriftlich dokumentierte Interventionen müssen mit Datum und Handzeichen versehen werden. Um den Planungsprozess zu erleichtern und eine allgemeine Rangfolge der Pflegemaßnahmen anzubieten, wurden in diesem Buch verschiedene Pflegeprioritäten benannt. Diese Rangfolge kann je nach Patientensituation verändert werden. Der erfahrene Pflegepraktiker kann diese Prioritäten als allgemein umschreibende Pflegeinterventionen nutzen. Der Auszubildende oder noch unerfahrene Pflegepraktiker sollte daraus einen detaillierteren Plan entwickeln, indem er aus den Interventionen, die den Pflegeprioritäten zugeordnet sind, die passenden Maßnahmen auswählt. Schließlich muss sich der Plan mit den Wahrnehmungen des Patienten über sein Problem und den erforderlichen Maßnahmen decken, da er ansonsten meist zum Scheitern verurteilt ist.

Der Pflegeplan beschreibt die Patientenversorgung hinsichtlich der Zuständigkeit, Verantwortlichkeit und Qualität. Pflegende müssen die Pflege *mit* Patienten planen, insofern als beide für die Pflege und die Erreichung der Ziele verantwortlich sind.

Zusammenfassung

Gesundheitsanbieter sind verantwortlich, mit Patienten und ihren Familien deren kontinuierliche gesundheitliche Versorgung so zu planen, dass sie den evtl. Zustand eines optimalen Wohlbefindens oder eines friedvollen Todes erreichen können. Planen, Ziele setzen und angemessene Interventionen auszuwählen sind wesentliche Elemente bei der Konstruktion eines Pflege- und Versorgungsplans und einer qualitativ hochwertigen gesundheitlichen Versorgung. Diese pflegerischen Aktivitäten umfassen die Planungsphase des Pflegeprozesses und werden in einem Pflegeplan für einen individuellen Patienten dokumentiert. Als Bestandteil der Patientenakte stellt der Plan eine Hilfe für die Pflegenden dar, die gegenwärtig den Patienten versorgen, um sich der Patientenbedürfnisse (Pflegediagnosen), -ziele und erforderlichen Maßnahmen bewusst zu werden. Er bietet aber auch die Möglichkeit, pflegerische Leistungen für Krankenkassen, Gutachter und Akkreditierungsagenturen transparent zu machen.

3. Von der Theorie zur Praxis – Pflegeassessments, Pflegeplan und Dokumentation

Die Einschätzung des Patienten (Pflegeassessment) ist die Grundlage, auf der die Identifikation von individuellen Bedürfnissen, Reaktionen und Problemen basiert. Um die Schritte der Einschätzung und Diagnose innerhalb des Pflegeprozesses zu erleichtern, wurden ein Assessment und Einschätzungshilfen mit verschiedenen pflegerischen Schwerpunkten konstruiert oder zusammengestellt, anstelle eines an Organsystemen orientierten medizinischen Modells. Dieses Vorgehen bieten den Vorteil, Pflegediagnosen direkt aus einer pflegerischen Sicht des Patienten abzuleiten und nicht auf dem Umweg über die medizinische Diagnose.

Eine Beschreibung dieser pflegerischen Sichtweise erfolgt durch Zuordnung der NANDA-Pflegediagnosen in die sog. «thematische Gliederung», die eine theoretische Mischung von Maslows Hierarchie der Bedürfnisse und einer Selbstpflegephilosophie widerspiegelt. Diese thematische Gliederung dient als ein Rahmen oder eine Richtschnur für die Datensammlung und -zusammenfassung, die sich auf pflegerische Phänomene konzentriert, nämlich die menschlichen Reaktionen auf aktuelle und potenzielle Gesundheitsprobleme. Sie führt die Pflegende direkt zu den Pflegediagnosen, die für den betreffenden Problemkomplex am wahrscheinlichsten sind. [Wenn Sie ein anderes Modell zur Strukturierung der Patienteninfomationen nutzen möchten, dann finden Sie in Kapitel 4 weitere Gliederungs- und Zuordnungshilfen, die sich an ATL, AEDL, funktionellen Verhaltensmustern und der NANDA-Taxonomie 2 orientieren. Anm. d. Lek.]

Da sich die thematische Gliederung an menschlichen Reaktionen orientiert und nicht an Organsystemen, können Informationen mitunter in verschiedenen Bereichen dokumentiert werden. Aus diesem

Grund sind Pflegende dazu aufgefordert bei der Einschätzung offen und gedanklich beweglich zu bleiben, möglichst vielen «Spuren» zu folgen und so viel wie möglich Informationen zu sammeln, bevor sie sich für eine Pflegediagnose entscheiden, die die Patientensituation am besten beschreibt. Wenn z. B. eine Pflegende das Merkmal «Unruhe» bei einem Patienten feststellt, dann könnte sie vermuten, dass der Patient ängstlich ist, in der Annahme, dass die Unruhe psychologische Gründe hat und dabei die Möglichkeit übersehen, dass Unruhe auch körperliche Ursachen haben und Ausdruck körperlicher Probleme sein kann.

Ausgehend von den gesammelten Patientendaten kann eine individuelle diagnostische Aussage, die die Patientensituation genau beschreibt, mit Hilfe des PES-Schemas (**P** = Problemtitel, **E** = Einflussfaktor, **S** = Symptom/Merkmal) formuliert werden. So kann die diagnostische Aussage z. B. lauten:

P: Wissensdefizit bezüglich der Pflege bei Diabetes, beeinflusst durch (b/d)
E: die Fehlinterpretation von Informationen oder das Nicht-behalten-können von Informationen, angezeigt durch (a/d)
S: ungenaues Befolgen und Ausführen von Instruktionen und Nichterkennen von Hyperglykämiezeichen.

Die patientenbezogenen Pflegeziele werden benannt, um die Auswahl angemessener Pflegeinterventionen zu erleichtern und um als Kriterien für die Bewertung der Pflege und der Patientenreaktionen zu dienen. Diese Ergebnisse sind ebenfalls Bezugsrahmen für die Pflegedokumentation.

Interventionen werden entworfen, um die Handlungen von Pflegenden, Patienten und Angehörigen zu benennen. Interventionen müssen die Entwicklung des Patienten hin zu Gesundheit, Unabhängigkeit und physiologischer Stabilität fördern. Das erfordert eine Einbindung des Patienten in die eigene Pflege, einschließlich der Teilnahme an Entscheidungen über die Pflegemaßnahmen und angestrebten Pflegeziele.

In Kapitel 3.2 wird ein Musterpflegeplan, strukturiert nach der thematischen Gliederung, vorgestellt. Neben den Pflegediagnosen enthält der Plan auch Pflegeziele (mit Zeitschiene zur Einschätzung der Verweildauer und Patienten-/Pflegeerwartungen). Interventionen/Pflegemaßnahmen wurden ausgewählt aufgrund der medizinisch erforderlichen Behandlung und vor allem aufgrund der

Probleme und Bedürfnisse des Patienten, die sich aus den Assessmentdaten ergeben haben.

Obwohl das ungewöhnlich ist, wurden die Begründungen für einzelne Interventionen aufgenommen, um die Auswahl von Interventionen zu erklären und pflegerisches Lernen zu fördern.

Der Pflegeplan bietet einen dokumentierten Planungsprozess und dient als Bezugsrahmen oder Richtschur für die Dokumentation der erbrachten Pflegeleistungen. Die Bezugsschwester (Primary Nurse) muss regelmäßig die Fortschritte des Patienten und die Wirksamkeit des Plans prüfen. Anderen Personen ist es ebenfalls möglich, sich nach Studium des Plans ein Bild von dem Patienten zu machen, um danach notwendige Handlungsschritte einzuleiten. Die beste Art, um die Klarheit der Dokumentation zu sichern, ist die Verwendung von beschreibenden, aus Beobachtungen gewonnenen Aussagen. Beobachtungen des Patientenverhaltens und Reaktionen auf die Therapie bieten unerlässliche Informationen. Durch diese Beobachtungen kann eingeschätzt werden, ob der Plan beibehalten oder modifiziert werden muss. Die Pflegedokumentation sollte alle besonderen Vorkommnisse im Alltag des Patienten festhalten. Sie gibt wieder, dass der Plan umgesetzt und die angestrebten Ziele erreicht wurden. Diese Notizen müssen in einer klaren und objektiven Sprache erfolgen und spezifisch im Hinblick auf Datum, Zeit und die eintragende Person sein.

Die Anwendung einer klaren Dokumentation hilft der Pflegenden, eine individuelle Pflege anzubieten. Eine Beschreibung dessen, was geschehen ist und geschieht, erleichtert eine kontinuierliche Versorgung und Bewertung der Pflege. Das wiederum bestärkt jedermanns Verantwortlichkeit und Rechenschaftspflichtigkeit für die Anwendung des Pflegeprozesses, um eine individuell angemessene und kosteneffektive Patientenpflege und -betreuung anbieten zu können.

3.1 Assessments zur Auswahl von Pflegediagnosen

Die folgenden Einschätzungsinstrumente können als Hilfsmittel und Richtschnur für eine pflegeorientierte Informationssammlung genutzt werden. Die thematische Gliederung kann in anderer Rangfolge angeordnet und neu kombiniert werden, um den jeweiligen Erfordernissen zu genügen. Das Assessmentinstrument kann auch an die Erfordernisse besonderer Patientengruppen (Früh-/Neugeborene, Kinder, Adoleszenten, alte Menschen) angepasst werden. Auszüge aus Einschätzungsinstrumenten für die psychiatrische und onkologische Pflege finden sich am Ende dieses Kapitels.

3.1.1 Pflegeassessment für die Akutpflege

Allgemeine Informationen
Name: _____
Alter: _____ Geschlecht: _____
Aufnahmedatum: _____ Aufnahmezeit: _____ Aufgenommen von: _____
Informationsquelle: _____
Verlässlichkeit der Quelle: (1–4, 4 = sehr verlässlich) _____

Aktivität und Ruhe
subjektiv (Angaben des Patienten)
Beruf: _____ übliches Aktivitätsmuster: _____
Freizeitaktivitäten/Hobbies: _____
Einschränkungen durch aktuellen Zustand: _____
Schlaf: Quantität: _____ Nickerchen: _____ Hilfsmittel: _____
   Schlafstörung: _____ b/d*: _____
   ausgeruht nach dem Erwachen: _____
   massive Schläfrigkeit: _____
Gefühl der Langeweile/Unzufriedenheit: _____

objektiv (Beobachtungen der Pflegenden/pflegerelevante Informationen aus der Krankengeschichte)
beobachtete Reaktion auf körperliche Belastung: kardiovaskulär: _____
pulmonal: _____
geistiger Zustand: (z.B.: zurückgezogen/lethargisch): _____
neurologisches, muskuloskelettales Assessment: _____
   Muskelmasse/-tonus: _____
   Haltung: _____ Zittern: _____
   Bewegungsfähigkeit: _____ Kraft: _____ Deformierungen: ____

Kreislauf
subjektiv (Angaben des Patienten)
Vorgeschichte:
   Hypertonie: _____ Herzprobleme: _____
   Rheumatisches Fieber: _____ Knöchel-/Unterschenkelödem: ____
   Thrombose: _____ Wundheilungsstörung: _____
   Claudicatio: _____
   Dysreflexie: _____
   Blutungsneigung: _____
   Herzklopfen: _____ Synkopen: _____
Extremitäten: Taubheitsgefühl: _____ Kribbeln/Prickeln: _____
Husten/Hämoptoe: _____
Veränderung der Urinausscheidung (Häufigkeit/Menge):_____

3.1.1 Pflegeassessment für die Akutpflege

objektiv (Beobachtungen der Pflegenden/pflegerelevante Informationen aus der Krankengeschichte)
RR*: r/l*: liegend/sitzend/stehend: _____
   Pulsstärke/-füllung: _____ Pulsdefizit: _____
Pulse (Palpation): Carotis: _____ Temporalis: _____
   Jugularis: _____ Radialis: _____ Femoralis: _____
   Poplitea: _____ Tibialis: _____ Dorsalis pedis: _____
Herz (Palpation): Dämpfung: _____
Herz (Auskultation): Frequenz: _____ Rhythmus: _____ Qualität: _____
   Reiben: _____ Rasseln: _____
Gefäßgeräusche: _____ Halsvenenstauung: _____
Atemgeräusche: _____
Extremitäten: Temperatur: _____ Farbe: _____
   kapillare Füllung: _____
   Homans-Zeichen: _____ Varikosis: _____
   Nagelveränderungen: _____ Ödeme: _____
   Haarverteilung/-qualität: _____
   trophische Hautveränderungen: _____
Farbe: allgemein: _____
   Schleimhäute: _____ Lippen: _____
   Nagelbett: _____ Konjunktiven: _____ Sklera: _____
Schwitzen: _____

Integrität der Person
subjektiv (Angaben des Patienten)
Stressfaktoren: _____
Stressbewältigungsformen: _____
Finanzielle Sorgen: _____
Familienstand: _____
kulturelle Faktoren/ethnische Bindungen: _____
Religionszugehörigkeit: _____ Religionspraxis: _____
Lebensstil: _____ kürzliche Veränderungen: _____
Gefühl der Verbundenheit/Einklang mit sich selbst: _____
Gefühle der Hilflosigkeit: _____ Machtlosigkeit: _____
   Hoffnungslosigkeit: _____

objektiv (Beobachtungen der Pflegenden/pflegerelevante Informationen aus der Krankengeschichte)
Emotionaler Zustand
   ruhig: _____ ängstlich: _____ wütend: _____
   zurückgezogen: _____ furchtsam: _____ reizbar: _____
   widerwillig: _____ euphorisch: _____
Beobachtete körperliche Reaktionen: _____
Veränderungen im Energiefeld:
   Temperatur: _____ Farbe: _____ Verteilung: _____
   Bewegung: _____
   Geräusche: _____

Ausscheidung
subjektiv (Angaben des Patienten)
gewöhnliches Stuhlausscheidungsmuster: _____
Gebrauch von Abführmitteln: _____
Qualität des Stuhls: _____ letzte Defäkation: _____
Durchfall: _____ Verstopfung: _____
Blut im Stuhl: _____ Hämorrhoiden: _____
gewöhnliches Urinausscheidungsmuster: _____
    Inkontinenz bei: _____ Drang: _____
    Häufigkeit: _____ Harnverhalt: _____
Qualität des Urins: _____
Schmerzen, Brennen, Schwierigkeiten beim Wasserlassen/-lösen: _____
Vorgeschichte (Nieren-/Blasenfunktionsstörung): _____
    Diuretikaeinnahme: _____

objektiv (Beobachtungen der Pflegenden/pflegerelevante Informationen aus der Krankengeschichte)
Abdomen: gespannt: _____ weich/fest: _____
    tastbare Masse: _____ Größe/Umfang: _____
    Darmgeräusche: Lokalisation: _____ Art: _____
Hämorrhoiden: _____ okkulter Stuhl: _____
Blase tastbar: _____ Überlaufblase: _____

Ernährung/Flüssigkeit
subjektiv (Angaben des Patienten)
gewöhnliches Ernährungsmuster (Diät/Art): _____
Kohlenhydrat-/Protein-/Fettzufuhr: g/d: _____
Nahrungsmittelergänzung (Vitamine/Mineralien/Spurenelemente): _____
sonstige Nahrung: _____
Nahrungsmittelergänzung (sonstige): _____
Lieblingsspeisen: _____
Ernährungstabus/verbotene Nahrungsmittel: _____
Mahlzeiten/Tag: _____
Ernährungsmuster/-gehalt: F*: _____ M*: _____ A*: _____
Letzte Mahlzeit/Nahrungsmittelzufuhr: _____
Appetitmangel: _____ Übelkeit/Erbrechen: _____
Sodbrennen: _____
    b/d: _____ Abhilfe durch: _____
Allergie/Nahrungsmittelintoleranz: _____
Kau-/Schluckprobleme: _____
    Zahnprothese: _____
Körpergewicht: _____ Veränderungen des KG*: _____
Diuretikaeinnahme: _____

objektiv (Beobachtungen der Pflegenden/pflegerelevante Informationen aus der Krankengeschichte)
aktuelles Körpergewicht: _____ Größe: _____ Statur: _____
Hautturgor: _____ Schleimhäute (feucht/trocken): _____

3.1.1 Pflegeassessment für die Akutpflege

Atemgeräusche: Rasseln: _____ Pfeifen/Giemen/Keuchen: _____
Ödeme: generalisiert: _____ peripher: _____
  Lidödem: _____ Aszites: _____
Halsvenenstauung: _____
Schilddrüsenvergrößerung: _____
Zahn-/Gaumenstatus: _____
  Aussehen der Zunge: _____
  Mundschleimhaut: _____ Mundgeruch: _____
Darmgeräusche: _____
Hernien/tastbare Masse: _____
Urinstatus/-stix: _____
Serumglukosespiegel: _____

Körperpflege/Selbstversorgung (ADL)
subjektiv (Angaben des Patienten)
Selbstversorgungsaktivitäten (ADL): unabhängig/abhängig (Grad)
  Mobilität: _____ Ernährung: _____
  Körperpflege: _____ Kleiden/sich zurecht machen: _____
  Pflegen des Äußeren: _____ Toilettenbenutzung: _____

objektiv (Beobachtungen der Pflegenden/pflegerelevante Informationen aus der Krankengeschichte)
äußere Erscheinung: _____
Kleidungsgewohnheiten: _____ persönliche Gewohnheiten: _____
  Körpergeruch: _____ Zustand der Kopfhaut: _____
  Ungezieferbefall: _____

Wahrnehmung/Kommunikation
subjektiv (Angaben des Patienten)
Schwindel/Benommenheit/Ohnmachtsanfälle: _____
Kopfschmerz: Lokalisation: _____ Häufigkeit: _____
Kribbeln/Prickeln/Taubheitsgefühl/Schwäche (Lokalisation): _____
Schlaganfall/Hirnverletzung (Nachwirkungen): _____
Anfälle: Typ: _____ Aura: _____
  Häufigkeit: _____ Zustand nach Anfall: _____
  Wie kontrolliert: _____
Auge: Sehverlust: _____ letzte Untersuchung: _____
  Glaukom: _____ Katarakt: _____
Ohren: Hörverlust _____ letzte Untersuchung: _____
Geruchssinn: _____ Nasenbluten: _____

objektiv (Beobachtungen der Pflegenden/pflegerelevante Informationen aus der Krankengeschichte)
geistiger Zustand (notiere Dauer der Veränderung)
  Orientierung/Desorientierung: Zeit: _____ Ort: _____
  Person: _____ Situation: _____
Zutreffendes bitte überprüfen
  wach: _____ schläfrig: _____ lethargisch: _____
  stuporös: _____ komatös: _____

kooperativ: _____ streitsüchtig: _____
Wahngedanken: _____ Halluzinationen: _____
Affekte (beschreiben): _____
Gedächtnis: Kurzzeitgedächtnis: _____ Langzeitgedächtnis: _____
Brille: _____ Kontaktlinsen: _____ Hörhilfe: _____
Pupille: Form: _____ Größe/Reaktion r/l: _____
Gesichtslähmung: _____ Schwellung: _____
grobe Kraft r/l: _____
Körperhaltung: _____
Patellarsehnenreflex: _____ Lähmung: _____

Schmerzen
subjektiv (Angaben des Patienten)
Hauptbeschwerde: _____ Lokalisation: _____
  Intensität (0–10, 10 = stärkster Schmerz): _____
  Häufigkeit: _____ Qualität: _____
  Dauer: _____ Ausstrahlung: _____
prädisponierende/beeinflussende Faktoren: _____
  Wie gelöst: _____
Begleitsymptome: _____
Auswirkungen auf Aktivitäten: _____
Auswirkungen auf Beziehungen: _____
zusätzliche Beschwerden: _____

objektiv (Beobachtungen der Pflegenden/pflegerelevante Informationen aus der Krankengeschichte)
Grimassieren: _____ Schutzreflexe/Schonhaltung: _____
Körperhaltung: _____ Verhaltensweisen: _____
emotionale Reaktionen: _____ eingeengte Wahrnehmung: _____
Blutdruckveränderung: _____ Pulsveränderung: _____

Atmung
subjektiv (Angaben des Patienten)
Dyspnoe/Atemnot b/d: _____
Husten/Sputum: _____
Vorgeschichte: Bronchitis: _____ Asthma: _____
  Tuberkulose: _____ Emphysem: _____
  Pneumonie: _____
  Exposition ggü. giftigen Dämpfen: _____
Raucher/in: _____ Pckg/d: _____ Pckg/J: _____
Gebrauch von Atemhilfen: _____ Sauerstoff: _____

objektiv (Beobachtungen der Pflegenden/pflegerelevante Informationen aus der Krankengeschichte)
Atmung: Frequenz: _____ Tiefe: _____ Symmetrie: _____
Gebrauch der Atemhilfsmuskulatur: _____ Nasenflügelatmung: _____
Fremitus: _____
Atemgeräusche: _____ Ziegen-/Meckerstimme: _____
Zyanose: _____ Trommelschlägelfinger: _____

Sputum-Charakteristika: _____
Mentaler/geistiger Zustand/Unruhe: _____

Sicherheit
subjektiv (Angaben des Patienten)
Allergie/Sensibilität: _____ allergische Reaktion: _____
Exposition ggü. Infektionserregern: _____
kürzliche Veränderungen des Immunsystems: _____
    Grund: _____
Vorgeschichte: Geschlechtskrankheit: _____ (Datum/Typ)
Tests: _____ riskantes Verhalten: _____
Bluttransfusionen/Zahl: _____ wann: _____
    Reaktion: _____ Beschreibung: _____
Auslandsaufenthalte: _____ wo/wann: _____
Nutzung von Sicherheitsgurt: _____ Helmen: _____
Vorgeschichte: Unfälle/Körperverletzungen: _____
    Frakturen/Luxationen: _____
Arthritis/Gelenkinstabilität: _____
    Rückenprobleme: _____
veränderte Muttermale: _____ vergrößerte Lymphknoten: _____
verzögerte Wundheilung: _____
kognitive Einschränkungen: _____
    beeinträchtigtes Seh-/Hörvermögen: _____
Prothesen: _____ Mobilitätshilfen: _____

objektiv (Beobachtungen der Pflegenden/pflegerelevante Informationen aus der Krankengeschichte)
Körpertemperatur: _____ Schwitzen: _____
Hautintegrität (markieren auf Diagramm): _____
    Narben: _____ Ausschläge: _____ Läsionen/Hauteinrisse: _____
    Geschwüre: _____ Hauteinblutungen: _____ Blasen: _____
    Hämatome: _____
    Verbrennungen (Ausmaß/Prozent): _____
    Drainage/Ausfluss: _____
allgemeine Kraft: _____ Muskeltonus: _____

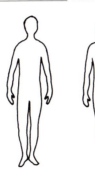

Gang: _____ Bewegungsfähigkeit: _____
Parästhesie/Lähmung: _____
Mikrobiologische Untersuchungsergebnisse (Antibiogramm): _____
Immunologische Untersuchungsergebnisse: _____
Tuberkulosetest: _____

Sexualität (Element von Integrität der Person/soziale Interaktion)
subjektiv (Angaben des Patienten)
sexuell aktiv: _____ Gebrauch von Kondomen: _____
Methode zur Geburtenkontrolle: _____
Sexuelle Beschwerden/Schwierigkeiten: _____
kürzliche Veränderungen von Häufigkeit/sexuellem Interesse: _____

objektiv (Beobachtungen der Pflegenden/pflegerelevante Informationen aus der Krankengeschichte)
Gefühl des Wohl-/Unbehagens im Umgang mit dem Thema: _____

Frau: subjektiv (Angaben der Patientin)
Menarche (Alter): _____ Länge des Zyklus: _____
Dauer der Menstruation: _____ Vorlagen/Tag: _____
Letzte Menstruation: _____ bestehende Schwangerschaft: _____
Zwischenblutungen: _____
Menopause: _____ vaginale Gleitfähigkeit: _____
Ausfluss (vaginal): _____
Operationen: _____
Hormontherapie/Kalziumeinnahme: _____
praktiziert Brustselbstuntersuchung: _____
letzte Mammographie: _____ PAP-Abstrich: _____

Frau: objektiv (Beobachtungen der Pflegenden/pflegerelevante Informationen aus der Krankengeschichte)
Brustselbstuntersuchung: _____
genitale Warzen/Läsionen: _____ Ausfluss: _____

Mann: subjektiv (Angaben des Patienten)
Ausfluss (Penis): _____ Prostataprobleme: _____
Beschneidung: _____ Vasektomie: _____
praktiziert Brust-/Hodenselbstuntersuchung: _____
letzte Koloskopie/Prostatauntersuchung: _____

Mann: objektiv (Beobachtungen der Pflegenden/pflegerelevante Informationen aus der Krankengeschichte)
Brust: _____ Penis: _____ Hoden: _____
genitale Warzen/Läsionen: _____ Ausfluss: _____

Soziale Interaktion
subjektiv (Angaben des Patienten)
Familienstand: _____ Dauer der Beziehung: _____
Wahrnehmung der Beziehung: _____
lebt mit: _____
Anliegen/Sorgen: _____

Erweiterte Familie: _____
  Andere Bezugspersonen: _____
Rolle innerhalb der Familie: _____
Wahrnehmung der Beziehung zu anderen Familienmitgliedern: _____
Gefühl: Misstrauen: _____ Zurückweisung: _____
  Unglücklichsein: _____
  Einsamkeit/Isolation: _____
Probleme in Bezug auf Krankheit/Kranksein/Zustand: _____
Kommunikationsprobleme: _____
Genogramm: _____

objektiv (Beobachtungen der Pflegenden/pflegerelevante Informationen aus der Krankengeschichte)
Sprache: klar: _____ verwaschen/undeutlich: _____
  unverständlich: _____ aphasisch: _____
  ungewöhnliches Sprachmuster/Beeinträchtigung: _____
  Nutzung von Sprech-/Kommunikationshilfen: _____
  Bestehende Laryngektomie: _____
verbale/nonverbale Kommunikation mit Familie/Bezugspersonen:_____
  familiäre Interaktions-/Verhaltensmuster: _____

Lehren/Lernen
subjektiv (Angaben des Patienten)
Muttersprache: _____ Fremdsprachenkenntnis: _____
  Schreib-/Lesefähigkeit: _____ Bildungsniveau: _____
  Lernbehinderung (spezifizieren): _____
  kognitive Beeinträchtigung: _____
Geburtsort: _____ Migrant? Wie lange im Land: _____
Vorstellungen von Gesundheit/Krankheit, Praktiken, Bräuche: _____
besondere gesundheitsbezogene Anliegen (Auswirkung von religiösen/kulturellen Praktiken auf Gesundheit): _____
Gesundheitsziele: _____
Familiäre Risikofaktoren (Beziehung aufzeigen): _____
  Diabetes: _____ Schilddrüse: _____
  Tuberkulose: _____ Herzerkrankung: _____
  Schlaganfall: _____ Hypertonie: _____
  Epilepsie: _____ Nierenerkrankung: _____
  Krebs: _____ psychische Störung: _____
  andere: _____
verordnete Medikamente:
  Medikament: _____
  Dosis: _____ Einnahmezeit/-intervall: _____
  regelmäßige Einnahme: _____ Zweck: _____
  Nebenwirkungen/Probleme: _____
nicht verschreibungspflichtige (OTC*)-Medikamente:
  Drogen: _____ Tabak: _____
  Kautabak: _____
  Alkohol (Menge/Häufigkeit): _____

Einnahme von Phytotherapeutika: _____
Vorgeschichte der aktuellen Beschwerden: _____
Erwartungen des Patienten an den Aufenthalt: _____
vorhergehende Erkrankungen, Krankenhauseinweisungen/chirurgische Eingriffe: _____
Anzeichen für einen sich nicht verbessernden Zustand: _____
letzte körperliche Untersuchung: _____

Entlassungs-/Austrittsplanung

DRG* erwartete durchschnittliche Verweildauer: _____
Datum der Informationssammlung: _____
vorweggenommenes Entlassungsdatum: _____
verfügbare Ressourcen: Personen: _____
    Finanzen: _____ Gemeinde: _____
    Unterstützungsgruppen: _____
    Soziale Gemeinschaft: _____
Bereiche, in denen Veränderung/Unterstützung notwendig sein wird: _____
    Mahlzeitenzubereitung: _____ Einkaufen: _____
    Transport: _____ Fortbewegung: _____
    Medikamente/i. v.-Therapie _____ Behandlungen: _____
    Wundversorgung: _____ Hilfsmittel: _____
    Selbstversorgung: _____
    Haushaltsführung/-hilfe: _____
    Wohnraumanpassung: _____
vorweggenommene Veränderungen der Lebenssituation nach der Entlassung: _____
    andere Lebensumgebung als zu Hause: _____
Überweisungen (Datum, Person/Institution, Dienstleister)
    Sozialdienste: _____ Rehabilitationsdienste: _____
    Ernährungsberatung: _____ häusliche Pflege: _____
    ambulante Beatmung/Sauerstofftherapie ____ Ausrüstung: _____
    Hilfsmittel: _____
    andere: _____

*b/d   = beeinflusst durch
*DRG   = Diagnoses related group (Fallpauschale)
*F/M/A   = Frühstück, Mittagessen, Abend-/Nachtessen
*g/d   = Gramm/Tag
*KG   = Körpergewicht
*OTC   = over the counter
*PAP   = Papanicolaou-Test
*Pckg/d = Packungen/Tag
*Pckg/J = Packungen/Jahr
*RR   = Blutdruck
*r/l   = rechts/links

3.1.2 Pflegeassessment für die psychiatrische Pflege (Auszug)

Integrität der Person
subjektiv (Angaben des Patienten)
Was für ein Mensch sind Sie? (positive/negative Eigenschaften) _____
Was denken Sie über ihren Körper? _____
Wie hoch würden Sie Ihr Selbstwertgefühl einschätzen (1–10, 10 = sehr hoch) _____
Welche Ihrer Stimmungen sind aus Ihrer Sicht problematisch? _____
    Depression: _____ Schuldgefühle: _____
    Apathie: _____ unrealistische Vorstellungen: _____
    Distanziertheit: _____ Ausgegrenztsein: _____
    Stimmungsschwankungen (auf und ab der Gefühle): _____
Sind Sie ein nervöser Mensch?
Können Ihre Gefühle leicht verletzt werden? _____
Aussagen über Stress-/Belastungsfaktoren: _____
vorhergehende Muster im Umgang mit Stress: _____
finanzielle Sorgen: _____
Familienstand: _____
beruflicher Lebenslauf/Militär: _____
kulturelle Faktoren: _____
Religion: _____ religiöse Praxis: _____
Lebensstil: _____ kürzliche Veränderungen: _____
einschneidende Verluste/Veränderungen (Datum): _____
Trauerstadium/Anzeichen des Verlustes: _____
Gefühl der: Hilflosigkeit: _____ Machtlosigkeit: _____
    Hoffnungslosigkeit: _____

objektiv (Beobachtungen der Pflegenden/pflegerelevante Informationen aus der Krankengeschichte)
Emotionaler Zustand (überprüfen des Zutreffenden)
    ruhig: _____ freundlich: _____
    kooperativ: _____ ausweichend: _____
    ängstlich: _____ wütend/feindselig: _____ zurückgezogen: _____
    furchtsam: _____ reizbar: _____ widerwillig: _____ passiv: _____
    abhängig: _____ euphorisch: _____ andere: _____
Abwehrmechanismen:
    Projektion: _____ Verleugnung: _____ ungeschehen machen: _____
    Rationalisierung: _____ Unterdrückung: _____
    Passivität/Aggressivität: _____ Sublimation: _____
    Somatisierung: _____ Regression: _____
    Identifikation: _____ Introjektion: _____
    Reaktionsbildung: _____ Isolation: _____
    Ersatzhandlung: _____ Verdrängung: _____
Konsistenz des Verhaltens:
    verbal: _____ nonverbal: _____

Charakteristika der Sprache: _____
motorisches Verhalten: _____ Körperhaltung: _____
Hypo-/Hyperaktivität: _____ Stereotype: _____
Beobachtete physiologische Reaktionen: _____

Wahrnehmung/Kommunikation
subjektiv (Angaben des Patienten)
traumähnliche Zustände: _____ Schlafwandeln: _____
   automatisches Schreiben: _____
Vorstellung/Gefühl, eine andere Person zu sein: _____
unterschiedliche Wahrnehmungen als andere: _____
Fähigkeit, Anweisungen zu folgen: _____
   Rechenaufgaben lösen: _____
   sich selbst versorgen (ADL): _____
Ohnmachtsanfälle/Schwindel: _____
   Blackouts/Denkblockaden/Gedächtnislücke: _____
Krampfanfälle: _____

objektiv (Beobachtungen der Pflegenden/pflegerelevante Informationen aus der Krankengeschichte)
Geistiger Zustand (notiere Dauer der Veränderung)
   Orientierung/Desorientierung: Zeit: _____ Ort: _____
   Person: _____ Situation: _____
Zutreffendes bitte überprüfen
   wach: _____ schläfrig: _____ lethargisch: _____
   stuporös: _____ komatös: _____
   kooperativ: _____ streitsüchtig/aggressiv: _____
   Wahngedanken: _____ Halluzinationen: _____
   Affekte (andere): _____
Gedächtnis: Kurzzeitgedächtnis: _____ Arbeitsgedächtnis: _____
Langzeitgedächtnis: _____
Aufnahmefähigkeit: _____
Denkprozesse (eingeschätzt über sprachliche Äußerungen):
   Sprechmuster (z. B. spontan, plötzliche Pausen)
   Inhalt: _____ Themenwechsel: _____
   Wahngedanken: _____ Halluzinationen: _____
   illusionäre Verkennungen: _____
   Sprachfluss: _____
   klare, logische, folgerichtige Gedanken: _____
   Ausdrucksweise: _____
Stimmung: _____
   Affekte: _____ Angemessenheit: _____
   Intensität: _____ Bandbreite: _____
Einsichtsfähigkeit: _____ Fehlannahmen: _____
Aufmerksamkeit/Rechenfähigkeit: _____
   Urteilsfähigkeit: _____
   Fähigkeit, Anweisungen zu folgen: _____
   Problemlösung: _____

Brille: _____ Kontaktlinsen: _____ Hörhilfe: _____
Pupille: Form: _____ Größe/Reaktion r/l: _____
Gesichtslähmung: _____ Schwellung: _____
Handgriff r/l: _____
Körperhaltung: _____
Patellarsehnenreflex: _____ Lähmung: _____

3.1.3 Pränatales Pflegeassessment (Auszug)

Sicherheit
subjektiv (Angaben der Patientin)
Allergien/Sensibilität: _____
    allergische Reaktion: _____
kürzliche Veränderungen des Immunsystems: _____
    Grund: _____
Vorgeschichte: Geschlechtskrankheiten, gynäkologische Infektionen (Datum/Typ): _____
    Tests: _____
Risikoverhalten: _____
Bluttransfusionen/Zahl: _____ wann: _____
    Reaktion: _____ Beschreibung: _____
Kinderkrankheiten: _____
    Impfungen: _____
kürzliche Exposition ggü. Masern: _____
    andere virale Infektionen: _____ Röntgen/Bestrahlung: _____
    Haustiere: _____
Kürzliche gynäkologische/geburtshilfliche Probleme:
intragravidare Blutungen: _____ Nierenerkrankung: _____
    Blutung: _____ Herzprobleme: _____
    Diabetes: _____ Infektion/HWI*: _____
    Blutgruppenunverträglichkeit: _____
    Gebärmutteroperation: _____
    Anämie: _____
Zeit seit der letzten Schwangerschaft: _____
    Gebärform (vaginal/Kaiserschnitt): _____
Gesundheitszustand der anderen Kinder: _____
Vorgeschichte: Unfälle/Körperverletzungen
    Frakturen/Luxationen: _____ körperlicher Missbrauch: _____
Beschneidung: _____
Arthritis/instabile Gelenke
    Rückenprobleme: _____
veränderte Muttermale: _____ vergrößerte Lymphknoten: _____
beeinträchtigte Sehfähigkeit: _____
beeinträchtigte Hörfähigkeit: _____
Prothesen: _____ Fortbewegungshilfsmittel: _____

3. Von der Theorie zur Praxis

objektiv (Beobachtungen der Pflegenden/pflegerelevante Informationen aus der Krankengeschichte)
Temperatur: _____ Schwitzen: _____
Hautzustand: _____ Narben: _____
Ausschläge: _____ Geschwüre: _____ Hautblutungen: _____
vaginale Warzen/Läsionen/Hauteinrisse: _____
allgemeine Kraft: _____ Muskeltonus: _____
    Gang: _____ Bewegungsfähigkeit: _____
    Parästhesie/Lähmung: _____
Fötus: Herzfrequenz: _____ Kindslage: _____
    Auskultationsmethode: _____ Gebärmutterstand: _____
    Geschätzte Schwangerschaftswoche: _____
    Kindsbewegungen: _____
Ballottement (Beweglichkeit des Kindskopfs): _____
Fetale Untersuchungsergebnisse: _____ Datum: _____
Test: _____ Resultat: _____
Mikrobiologische Untersuchungsergebnisse: _____
Untersuchungsergebnisse (vaginal/rektal): _____
Immunsystem-Testergebnis: _____
Blutgruppe (Mutter/Vater): _____
Screening: Serologie: _____ Syphilis: _____
    Sichelzellenanämie: _____
    Masern: _____ Hepatitis: _____

Sexualität (Element von Integrität der Person/soziale Interaktion)
subjektiv (Angaben der Patientin)
Sexuelle Beschwerden/Schwierigkeiten: _____
Menarche (Alter): _____ Länge des Zyklus: _____
    Dauer der Menstruation: _____
Erster Tag der letzten Periode
    Stärke: _____
    Blutung/Krämpfe seit der letzten Periode: _____
    vaginaler Ausfluss: _____
Vermutung der Frau über den Zeitpunkt der Empfängnis: _____
geschätzter Geburtstermin: _____
praktiziert Brustselbstuntersuchung (j/n): _____
letzter PAP-Abstrich: _____ Ergebnis: _____
Verhütungsmethode: _____
Geburtshilfe (Vorgeschichte): Gravida: _____ Para: _____
    termingerecht: _____ Frühgeburt: _____ Abtreibung: _____
    Lebendgeburt: _____ Mehrlingsgeburt: _____
Geburtshilfe (Vorgeschichte): Jahr: _____ Geburtsort: _____
    Schwangerschaftsdauer: _____ Dauer der Geburt: _____
    Gebärform: _____
    Lebend-/Totgeburt: _____
    Geburtsgewicht Lebendgeburt: _____ Apgar-Score/Wert: _____
Komplikationen (Mutter/Fötus)

objektiv (Beobachtungen der Pflegenden/pflegerelevante Informationen aus der Krankengeschichte)
Becken: Vulva: _____ Perineum: _____
  Vagina: _____ Cervix: _____
  Uterus: _____ Adnexen: _____
  Beckendurchmesser: _____
  Querdurchmesser: _____ Beckenausgang (cm): _____
  Form des Kreuzbeins: _____ Kreuzbeinbogen: _____
  Steißbein: _____ SS Einkerbung: _____
  Ischial Spines: _____
  Adequacy of inlet (ausreichend Platz im kleinen Becken): _____
    Mitte: _____ Ausgang: _____
prognostizierter Geburtstermin: _____
Brustuntersuchung: _____ Brustwarzen: _____
Schwangerschaftstest: _____ Serologietest (Datum): _____
PAP-Abstrich: _____ Ergebnis: _____

3.1.4 Intrapartales Pflegeassessment (Auszug)

Schmerzen
subjektiv (Angaben der Patientin)
Beginn der Wehen: _____
  Regelmäßigkeit der Wehen (ab wann): _____
  Art der Wehen: _____
  Häufigkeit: _____ Dauer: _____
Lokalisation des Wehenschmerzes:
  ventral: _____ dorsal/sakral: _____
Grad des Unbehagens: _____ leicht: _____ moderat: _____
schwer: _____
wie nachgelassen: Atem-/Entspannungstechniken: _____
  Lagerung: _____ Rückeneinreibung: _____
  Streichmassage: _____

objektiv (Beobachtungen der Pflegenden/pflegerelevante Informationen aus der Krankengeschichte)
Gesichtsausdruck: _____
eingeengte Perspektive/Wahrnehmung: _____
  Körperbewegung: _____
Blutdruckveränderung: _____ Pulsveränderung: _____

Sicherheit
subjektiv (Angaben der Patientin)
Allergien/Sensibilität: _____
  allergische Reaktion: _____
Vorgeschichte: Geschlechtskrankheiten, (Datum/Typ): _____
Monat des ersten pränatalen Besuchs: _____

Kürzliche/vorherige geburtshilfliche Probleme/Behandlung:
  intragravidare Blutungen: _____ Nierenerkrankung: _____
  Blutung: _____ Herzprobleme: _____
  Diabetes: _____ Infektion/HWI*: _____
  Blutgruppenunverträglichkeit: _____
  Gebärmutteroperation: _____
  Anämie: _____
Zeit seit der letzten Schwangerschaft: _____
  Gebärform (vaginal/Kaiserschnitt): _____
Gesundheitszustand der anderen Kinder: _____
Bluttransfusionen/Zahl: _____ wann: _____
  Reaktion: _____ Beschreibung: _____
Statur und Körperbau der Mutter: _____
Frakturen/Luxationen: _____
Becken: _____
Arthritis/instabile Gelenke: _____
Rückenprobleme: _____
  Kyphose: _____ Skoliose: _____
  Verletzung: _____ Operation: _____
Prothesen: _____ Fortbewegungshilfsmittel: _____

objektiv (Beobachtungen der Pflegenden/pflegerelevante Informationen aus der Krankengeschichte)
Temperatur: _____
Hautzustand: _____ Narben: _____ Hämatome: _____
  Ausschläge: _____ Geschwüre: _____ Hautblutungen: _____
Parästhesie/Lähmung: _____
Fötus: Herzfrequenz: _____ Kindslage: _____
  Auskultationsmethode: _____ Gebärmutterstand: _____
  Geschätzte Schwangerschaftswoche: _____
  Kindsbewegungen: _____ fetales Assessment: (j/n): _____
  Datum: _____ Test: _____
Geburtsfortgang: zervikale Dilatation: _____ Beckeneintritt: _____
  Fetal descent: _____ Engagement: _____
  Präsentation: _____ Lage: _____
  Position: _____
Membran: intakt: _____ rupturiert/Zeitpunkt: _____
  Menge des Fruchtwassers: _____ Charakteristika: _____
Blutgruppe (Mutter/Vater): _____
Screening: Serologie: _____ Syphilis: _____
Sichelzellenanämie: _____
  Masern: _____ Hepatitis: _____
Serologie: Syphilis: negativ: _____ positiv: _____
Mikrobiologische Untersuchung (zervikal/rektal):
  allgemeine Kraft: _____ Muskeltonus: negativ: _____ positiv: _____
  vaginale Warzen/Läsionen: _____
  perineale Varikosis: _____
* HWI = Harnwegsinfekt

3.2 Fallbeispiel und Musterpflegeplan

3.2.1 Darstellung des Pflegeprozesses am Beispiel eines Patienten mit Diabetes mellitus

Das vorliegende Beispiel zeigt:

1. die pflegerische Situationseinschätzung beim Eintritt/bei der Aufnahme von Herrn Rudi Bürki
2. die aus der Situationseinschätzung abgeleiteten Pflegediagnosen
3. den Pflegeplan mit den Maßnahmen zu den Pflegediagnosen.

Hintergrundinformationen
Eintrittssituation
Herr Bürki hat seit fünf Jahren einen nicht insulinabhängigen Diabetes mellitus. Er suchte den Arzt auf wegen einer seit drei Wochen schlecht heilenden Wunde an seinem linken Fuß.
Bei der Eintrittsuntersuchung betrug der Blutzuckerwert: 13,5 mmol/l. Ketodiaburtest: Glucose 1%, Keton ±
Eintrittsdiagnose: Hyperglykämie, Ulcus am linken Fuß.

Ärztliche Verordnungen beim Eintritt:
Labor/Untersuchungen:
Notfallmäßig: venöse Blutgasanalyse, kapillärer Blutzucker
Regulär: ganzes Blutbild, Hb, Elektrolyte, EKG, Thorax-Röntgen, Wundabstrich auf Kultur/Resistenz und Gramfärbung

Wundversorgung:
Floxapenkapseln à 500 mg 6 stdl.; nach Wundabstrich beginnen
3 × täglich Wunde in Betadinelösung baden und trocken verbinden

Mobilisation:
Lehnstuhl nach Wunsch; linken Fuß hochlagern
Schmerzreserve: Ponstan Tbl. à 500 mg max. 4 × tgl.
Vitalzeichenkontrolle: 3 × tgl.

Ernährung:
2400 Kalorien Diabetesdiät
Insulin:
Protaphan HM 15 IE s.c. morgens
Beginn mit der Instruktion zur eigenen Insulinverabreichung

Pflegerische Situationseinschätzung (Pflegeassessment)

Angaben zur Person des Patienten:
Name: Rudi Bürki
Alter: 64 Jahre
Geburtsdatum: 3. Mai 1927
Nationalität: Schweizer
Geschlecht: männlich
Eintritts-/Aufnahmedatum: 28. Juni 1991, 19.00 Uhr
Eintritts-/Aufnahme: von zu Hause

Ergebnisse von Beobachtung und Pflegeanamnese, nach der thematischen Gliederung von Doenges/Moorhouse:

Aktivität/Ruhe
Angaben des Patienten:
Beruf: Landwirt
Gewohnte Freizeitbeschäftigung: Lesen, Karten spielen. «Es bleibt mir nicht viel Zeit. Nach meiner Arbeit bin ich meistens zu müde, um noch etwas zu tun.»
Einschränkungen wegen der Krankheit: «Wenn ich auswärts esse, muss ich darauf achten, was ich esse.»
Schlaf: 6–8 Stunden; Mittagsschlaf: nein; Schlafhilfen: keine
Schlaflosigkeit: «Keine Probleme, außer wenn ich spät abends Kaffee trinke. Fühle mich gewöhnlich ausgeruht, wenn ich um 4.30 Uhr erwache.»

Beobachtungen der Pflegenden/pflegerelevante Informationen aus der Krankengeschichte:
Beobachtete Reaktion bei Aktivität: Schonung des linken Fußes beim Gehen
Neuromuskulärer Zustand: Körperhaltung: aufrecht; Gang: linker Fuß wird geschont; Tremor: nein; Muskeltonus: unauffällig; Beweglichkeit der Gelenke: voll; Missbildungen: keine; Lähmungen: keine; Kraft: gleichmäßig in allen Extremitäten

Kreislauf
Angaben des Patienten:
Bekannte Hyper-/Hypotonie: nein; Herzleiden: nein; Knöchelödem: nein; Claudicatio: nein; Phlebitis: nein
Verzögerte Wundheilung: Läsion am linken Fuß seit drei Wochen

Extremitäten: Taubheitsgefühl/Kribbeln: «Nach langem Gehen fühlen sich meine Füsse kalt an und beginnen zu kribbeln.»
Husten/Auswurf: gelegentlich/weißliches Sputum
Veränderung der Häufigkeit des Wasserlösens/Urinmenge: häufigeres Wasserlösen in letzter Zeit

Beobachtungen der Pflegenden/pflegerelevante Informationen aus der Krankengeschichte:
Periphere Pulse: vorhanden
RR (wenn relevant, auch stehend/beidseits): *140/80
Puls: 86/min
Qualität: gut fühlbar
Rhythmus: regelmäßig
Gestaute Halsvenen: nein
Extremitäten: Temperatur: Füße seitlich kühl, Rest warm
Hautfarbe: Beine blass
Kapilläre Füllung: beidseits verlangsamt an den Füßen
Varizen: wenige vergrößerte oberflächliche Venen in der Wadengegend
Nägel: Fußnägel verdickt, gelb, brüchig
Verteilung und Qualität der Haare: grobes Haar bis zur Wadenmitte, keine Haare auf den Zehen
Allgemeine Hautfarbe: rotwangig, braun gebrannte Arme
Schleimhäute/Lippen: rosa
Nagelbett: weiß
Bindehaut und Skleren: weiß

Integrität der Person
Angaben des Patienten:
Stressfaktoren: «normale Probleme eines Landwirtes: Wetter, Schädlinge, Ertrag usw.»
Umgang mit Stress: «Ich gehe meiner Arbeit nach, rede mit den Tieren, die verstehen ziemlich viel.»
Finanzielle Situation: keine Krankenversicherung, muss eine Hilfe für die Arbeit auf dem Hof organisieren
Soziokulturelle Faktoren: kommt vom Land; Mittelschicht, Selbstversorger
Religion: protestantisch, wünscht Besuch des Seelsorgers
Vor kurzem erfolgte Veränderungen im Leben: keine
Selbsteinschätzung: «Ich habe mein Leben im Griff, außer jetzt mit dem Diabetes.»

3. Von der Theorie zur Praxis

Beobachtungen der Pflegenden/pflegerelevante Informationen aus der Krankengeschichte:
Emotionaler Zustand: ruhig
Weitere Beobachtungen: äußert Sorgen wegen der Umstellung von den bis anhin eingenommenen Tabletten auf Insulininjektionen
Beobachtete körperliche Reaktion(en): gelegentliche Seufzer/Stirnrunzeln, Schulterzucken

Ausscheidung
Angaben des Patienten:
Stuhlgang: regelmäßig täglich, meistens abends
Letzter Stuhlgang: gestern abend
Beobachtungen des Stuhls: geformt/braun
Blutungen: nein
Hämorrhoiden: nein
Ödeme: nein
Aussehen der Zunge: rosa
Mundschleimhaut: rosa, intakt
Zähne/Zahnfleisch: gesundes, vollständiges Gebiss
Mundgeruch: nein

Körperpflege/Selbstversorgung
Angaben des Patienten:
Aktivitäten des täglichen Lebens: unabhängig in allen Bereichen
Bevorzugte Zeit zum Duschen/Baden: duscht jeweils abends

Beobachtungen der Pflegenden/pflegerelevante Informationen aus der Krankengeschichte:
Äußere Erscheinung: sauber, gut rasiert, gepflegtes Haar, raue, trockene Hände, schuppige Kopfhaut und Hautschüppchen in Augenbrauen

Wahrnehmung/Kommunikation
Angaben des Patienten:
Ohnmachts-/Schwindelanfälle: nein
Kopfschmerzen: «Gelegentlich hinter den Augen, wenn ich mir zu viele Sorgen mache.»
Schwächegefühl: nein
Schlaganfall: nein
Krampfanfälle: nein
Kribbeln/Taubheitsgefühl: gelegentlich in den Füßen
Sehvermögen: weitsichtig; Glaukom: nein

Katarakt (grauer Star): nein
Hörvermögen: Schwerhörigkeit rechts, hat sich daran gewöhnt, den Kopf entsprechend zu drehen
Geschmacks- und Tastsinn: unauffällig

Beobachtungen der Pflegenden/pflegerelevante Informationen aus der Krankengeschichte:
Geistiger Zustand: rege, auf Zeit, Ort und Person orientiert
Stimmungslage: besorgt
Kurz und Langzeitgedächtnis: klar und intakt
Sprache: klar und zusammenhängend
Pupillenreaktion: unauffällig
Sehhilfe: Lesebrille
Hörapparat: nein

Schmerz
Angaben des Patienten:
Lokalisation: linker Fuß
Intensität (1–10):5
Qualität: dumpfe Schmerzen
Häufigkeit/Dauer: «hört nie auf»
Ausstrahlung: nein
Auslösende Faktoren: Schuhe, längeres Gehen
Schmerzlinderung: Aspirin, ohne Erfolg
Weitere Beschwerden: nach harter Arbeit/beim Tragen schwerer Lasten Rückenschmerzen, die mit Aspirin/Einreiben vergehen

Beobachtungen der Pflegenden/pflegerelevante/Informationen aus der Krankengeschichte:
Mimik: beim Belasten der Wundgegend Gesicht verziehen
Schonhaltung: zieht bei Schmerz den Fuß zurück
Eingeschränkte Wahrnehmung: nein
Emotionale Reaktion: angespannt, gereizt

Atmung
Angaben des Patienten:
Atemnot: nein
Husten: gelegentlicher Morgenhusten, weißlicher Auswurf
Emphysem: nein, Bronchitis: nein
Asthma: nein
Tuberkulose: nein
Raucher: ja

Anzahl Päckchen/Tag: 1/2
Anzahl Raucherjahre: 40
Atemhilfsmittel: nein

Beobachtungen der Pflegenden/pflegerelevante Informationen aus der Krankengeschichte:
Atemfrequenz: 22/min
Tiefe: unauffällig
Rhythmus: regelmäßig
Geräusche: unauffällig
Gebrauch der Atemhilfsmuskeln: nein
Nasenflügeln: nein
Zyanose: nein
Trommelschlegelfinger: nein
Beobachtungen am Sputum: keine Probe vorhanden
Geistiger Zustand/Unruhe: wach, orientiert und ruhig

Sicherheit
Angaben des Patienten:
Allergien: keine
Bluttransfusionen: nein
Vorangehende Veränderung des Immunsystems: nein
Geschlechtskrankheiten: nein
Pflegerelevante Frakturen/Luxationen: nein
Gelenkbeschwerden: «Glaube, dass ich etwas in den Knien habe» (Morgensteifigkeit).
Rückenbeschwerden: gelegentliche Kreuzschmerzen
Beinträchtigtes Seh- oder Hörvermögen: *s. Rubrik Wahrnehmung/ Kommunikation*
Prothesen: nein
Spezielle Hilfsmittel: nein

Beobachtungen der Pflegenden/pflegerelevante Informationen aus der Krankengeschichte:
Körpertemperatur: 36,7 °C axillär
Hautdefekt: am linken Fuß
Narben: inguinal rechts (von Hernienoperation)
Hautausschlag: nein
Hämatome: nein
Läsionen/Hauteinrisse: nein
Blasen: nein

Ulzerationen: eine Stelle am linken Innenknöchel, Durchmesser 2,5 cm, etwa 3 mm tief, wenig übel riechendes eitriges, rötliches Sekret

Neuromuskuläre Beschwerden: *s. Rubrik Aktivität/Ruhe*

Sexualität
Angaben des Patienten:
Ausfluss: nein
Prostatabeschwerden: nein
Probleme/Beschwerden: «Ich habe keine Probleme, aber fragen Sie doch meine Frau.»

Soziale Interaktion
Angaben des Patienten:
Zivilstand: seit 40 Jahren verheiratet; lebt mit Ehefrau
Probleme: keine
Familienangehörige: eine Tochter lebt in der Stadt 50 km entfernt; eine weitere Tochter/Enkel wohnen im Ausland
Weitere Beziehungen: verschiedene Paare im selben Alter; treffen sich 2–3-mal im Monat zum Kartenspiel
Rollen: betreibt den Bauernbetrieb selbstständig, ist Ehemann, Vater, Großvater
Probleme im Zusammenhang mit der Krankheit/Zustand: bis zum jetzigen Zeitpunkt keine
Bewältigungsformen: «Meine Frau und ich sprechen immer über unsere Probleme.»

Beobachtungen der Pflegenden/pflegerelevante Informationen aus der Krankengeschichte:
Verbale, nonverbale Kommunikation mit Familie/Bezugsperson(en): spricht ruhig mit der Frau, hat Augenkontakt, ist entspannt in ihrer Anwesenheit
Familienbezogene Verhaltensweisen: Frau sitzt entspannt neben dem Bett, beide lesen und tauschen gelegentlich Gedanken aus.

Lehren/Lernen
Angaben des Patienten:
Muttersprache: Deutsch
Bildungsstand: Sekundarschule, Landwirtschaftsschule
Gesundheitsverständnis: «Kleinere Probleme kann ich selber lösen, ich gehe erst zum Arzt, wenn es unbedingt nötig ist.»

Verordnete Medikamente:
Daonil Tbl. à 5 mg morgens/abends
Uringlukosekontrolle: vor einigen Monaten aufgehört, da die Diabur-Teststreifen ausgingen und die Werte immer negativ waren.
Regelmäßige Einnahme: ja
Gelegentlich eingenommene Medikamente: Aspirin
Alkoholkonsum (Menge/Häufigkeit): hier und da ein Bier unter Freunden
Einweisungsgrund aus der Sicht des Patienten: offene Stelle am Fuß und hoher Blutzucker
Vorgeschichte der momentanen Beschwerde(n): «Vor drei Wochen bildete sich eine Blase am Fuß beim Eintragen neuer Schuhe. Habe die Blase angestochen, hat sich aber nicht gebessert.»
Die Erwartungen des Patienten an den Spitalaufenthalt: Heilung der Infektion, Einstellung des Diabetes mellitus
Weitere pflegerelevante Krankheiten und/oder frühere Spitalaufenthalte: nein

Entlassungs-/Austrittsplanung
Voraussichtlicher Entlassungstermin: 1. 7. 91 (3 Tage)
Ressourcen:
Personen: Ehefrau
Finanziell: Genügend Ersparnisse, möchte jedoch so rasch wie möglich wieder nach Hause.
Vermutliche Veränderungen der Lebensweise: keine
Erforderliche Hilfen: braucht einige Tage eine Hilfe für den Hof

3.2.2 Pflegediagnosen

1. *Hautschädigung* (sezernierende Wunde am linken Fuß) b/d eine Druckstelle, veränderten Stoffwechsel, eingeschränkte Zirkulation und verminderte Sensibilität

2. *Schmerz* b/d Wundversorgung am linken Fuß, a/d geäußerte Beschwerden bei unvorsichtiger Manipulation und Schonung des betroffenen Fußes

3. *Periphere Durchblutungsstörung* b/d eine verminderte arterielle Durchblutung, a/d schwach fühlbare Fußpulse, blasse/kühle Füsse, verdickte Fußnägel, Taubheitsgefühl/Kribbeln bei längerem Gehen

> 4. *Wissensdefizit* bezüglich Diabetesbehandlung b/d Missverständnis oder Vergesslichkeit, a/d vernachlässigte Diabeteskontrolle, Uringlukosekontrolle und Fußpflege; nicht rechtzeitiges Erkennen von Zeichen der Hyperglykämie

b/d = beeinflusst durch; a/d = angezeigt durch

3.2.3 Musterpflegeplan

Erste Pflegediagnose:

> *Hautschädigung* (sezernierende Wunde am linken Fuß) b/d eine Druckstelle, veränderten Stoffwechsel, eingeschränkte Zirkulation und verminderte Sensibilität

Patientenbezogene Pflegeziele/Evaluationskriterien:
- Korrektur des Stoffwechsels entsprechend dem Blutzuckerwert bis hin zu normalen Werten innerhalb von 36 Stunden (30.6., 7 Uhr).
- Wunde frei von eitrigem Sekret innerhalb von 48 Stunden (30.6., 19.00 Uhr).
- Nachweis beginnender Wundheilung bei Austritt/Entlassung.

Maßnahmen	Begründung
Durchführen eines Wundabstrichs nach Verordnung	Um die pathogenen Keime zu identifizieren und eine entsprechende Therapie einleiten zu können
Verabreichen von Floxapen Kps. à 500 mg nach Verordnung, eine Kapsel um 10.00 Uhr. Achten auf Zeichen einer Überempfindlichkeit (z.B. Juckreiz, Urticaria, Hautausschlag)	Zur Therapie der Infektion und Verhütung von Komplikationen. Nahrungsmittel stören die Medikamentenresorption, deshalb Verabreichung zwischen den Mahlzeiten. Obwohl keine Allergie auf Penicillin besteht, kann sie spontan auftreten
Baden des linken Fußes in steriler Betadinelösung. 3-mal täglich 15 Minuten nach Verordnung.	Lokal bakterizide Wirkung bei oberflächlichen Wunden

• Verbinden der Wunde (feucht und steril); Verwenden hautfreundlichen Heftpflasters	Wunde wird sauber gehalten; eine Kreuzkontamination möglichst verhindern. Normales Heftpflaster kann das zarte Gewebe verletzen
• Verabreichen von 15 IE Protaphan s. c. nach morgendlicher Blutzuckerbestimmung entsprechend der Verordnung	Therapie des Diabetes, um den Blutzuckerspiegel herabzusetzen und somit die Heilung zu fördern

Zweite Pflegediagnose:

Schmerz b/d Wundversorgung am linken Fuß, a/d geäußerte Beschwerden bei unvorsichtiger Manipulation und Schonung des betroffenen Fußes

Patientenbezogene Pflegeziele/Evaluationskriterien:
- Herr Bürki berichtet über Schmerzlinderung innerhalb 48 Stunden (30. 6., 19.00 Uhr).
- Herr Bürki kann sich bei Austritt frei bewegen und das Bein normal belasten.

Maßnahmen	Begründung
• Ermitteln der Merkmale des Schmerzes anhand von Beschreibungen des Patienten	Ausgangslage schaffen, um jede Verbesserung/Veränderung zu beurteilen
• Einrichten des Bettbogens/ Tragen eines weiten Pantoffels empfehlen	Zur Druckentlastung der Wunde, um eine Konstriktion/vermehrte Schmerzen zu vermeiden
• Verabreichen von Ponstan Kps. à 500 mg maximal 6-stdl., bei Bedarf • Dokumentieren der Wirkung	Zur Schmerzlinderung, wenn andere Maßnahmen erfolglos

Dritte Pflegediagnose:

Periphere Durchblutungsstörung b/d eine verminderte arterielle Durchblutung, a/d schwach fühlbare Fußpulse, blasse/kühle Füsse, verdickte Fußnägel, Taubheitsgefühl/Kribbeln bei längerem Gehen

3.2.3 Musterpflegeplan

Patientenbezogene Pflegeziele/Evaluationskriterien:
- Herr Bürki kann nach 48 Stunden (30.6., 19.00 Uhr) den Zusammenhang zwischen der Grundkrankheit Diabetes mellitus und den Zirkulationsstörungen erklären.
- Herr Bürki kann nach 72 Stunden (1.7., 8.00) eine sorgfältige Fußpflege und Sicherheitsmaßnahmen demonstrieren.

Maßnahmen	Begründung
Hochlagern des linken Fußes beim Sitzen. Meiden herunterhängender Füsse während längerer Zeitspannen	Vermeidet einen Blutstau durch Abknickung und fördert den venösen Rückfluss
Achten auf Zeichen einer Dehydratation. Kontrollieren von Ein- und Ausfuhr und ausreichende Flüssigkeitszufuhr empfehlen	Glykosurie kann zu einer Dehydratation führen, was zu einem vermindertem Flüssigkeitsvolumen im Körper führt und weitere Einschränkung der peripheren Durchblutung zur Folge hat
Instruieren des Patienten, einengende Kleidung/Socken und schlecht sitzende Schuhe zu meiden	Eine Beeinträchtigung der Durchblutung und ein vermindertes Schmerzempfinden können einen Hautdefekt auslösen oder verschlimmern
Beachten der Verbrennungsgefahr beim Gebrauch von Heizkissen, Bettflaschen/Fußbädern	Wärme erhöht den Stoffwechselbedarf des gefährdeten Gewebes. Eine vaskuläre Insuffizienz vermindert das Schmerzempfinden, was zu erhöhter Verletzungsgefahr führt
Überprüfen, ob Herr Bürki die Spätfolgen, die zu vaskulären Schäden führen, versteht (z.B. Ulzerationen, Gangrän, Veränderung des Muskel-, Knochengewebes)	Eine korrekte Diabeteskontrolle kann Spätfolgen zwar nicht verhindern, aber die Auswirkungen vermutlich auf ein Mindestmaß beschränken
Überprüfen der korrekten Fußpflege, wie bei «Wissensdefizit» beschrieben	Eine veränderte Gewebedurchblutung der unteren Extremitäten kann zu schwerwiegenden/ bleibenden Problemen im zellulären Bereich führen

Vierte Pflegediagnose:

Wissensdefizit bezüglich Diabetesbehandlung b/d Missverständnis oder Vergesslichkeit, a/d vernachlässigte Diabeteskontrolle, Uringlukosekontrolle und Fußpflege; nicht rechtzeitiges Erkennen von Zeichen der Hyperglykämie

Patientenbezogene Pflegeziele:
- Herr Bürki kann nach 48 Stunden (30. 6., 19.00 Uhr) Krankheitsverlauf und Therapie erklären.
- Herr Bürki führt nach 72 Stunden (1. 7., 19.00 Uhr) Urinkontrolle und Insulinverabreichung korrekt durch und kann die Verrichtungen begründen.

Maßnahmen	**Begründung**
• Besprechen des Wissensstandes, Prioritäten in Lernbedürfnissen setzen, Einbeziehen der Ehefrau bei Instruktionen	Voraussetzungen klären, damit die Instruktion wirksam gestaltet werden kann. Der Einbezug der Ehefrau kann, falls erwünscht, das Durchziehen der neu erlernten Verhaltensweisen fördern
• Anbieten von Informationsschriften über den Umgang mit Diabetes mellitus. Weitergeben der zur Verfügung stehenden Mittel an Patient und Ehefrau (evtl. Film, Gruppenunterricht)	Verschiedene Methoden der Informationsvermittlung anwenden
• Besprechen von Fragen und dem Patienten Rückmeldungen über die erworbenen Kenntnisse geben	Lerngelegenheiten ausnützen und üben und Fortschritte anerkennen
• Besprechen von Faktoren, welche zu einer Veränderung in der Diabeteskontrolle führen können (z. B. Stress, Krankheit, Anstrengungen)	Insulintherapie ebenso Diät brauchen evtl. Anpassungen bei kürzeren oder längeren Stressphasen
• Besprechen von Zeichen der Hyperglykämie (z. B. Müdig-	Kenntnis und Verständnis der Krankheit helfen dem Patien-

- keit, Übelkeit, Erbrechen, Polyurie, erhöhtes Durstgefühl). Maßnahmen zur Vorbeugung besprechen und Kriterien aufzeigen, wann der Arzt aufgesucht werden muss
- Überprüfen der Informationen
- Überprüfen und sorgen für Informationen über die tägliche Kontrolle der Füße und korrekte Fußpflege (z. B. tägliche Kontrolle nach Verletzungen, Druckstellen, Hühneraugen, Schwielen; korrektes Nägelschneiden; tägliches Waschen; Meiden von Barfußlaufen; Tragen von nicht einengenden Socken, gut sitzenden Schuhen; z. B. vorsichtiges Eintragen neuer Schuhe; beim Auftreten einer/s Fußverletzung/Hautdefektes: desinfizieren und mit steriler Gaze abdecken, Wunde täglich kontrollieren und verbinden, bei Rötung, Schwellung oder Wundsekretion sofort Arzt aufsuchen)
- Anleiten zur Verabreichung des verordneten Insulins
- Erklären der Wirkung von Protaphan s.c. (NPH)-Insulin
- Erklären des Umgangs mit Stechampullen und ihrer Aufbewahrung (langsames Durchmischen der Flüssigkeit vor dem Aufziehen, Ampulle

ten, sowohl Zeichen und Symptome rechtzeitig zu erkennen als auch die entsprechenden Maßnahmen einzuleiten, um Komplikationen vorzubeugen

Vermindert die Gefahr einer Gewebeverletzung; fördert sowohl das Verständnis wie auch das Verhüten einer Ulkusbildung und weiterer Probleme bei der Wundheilung

Die Insulintherapie kann vorübergehender oder permanenter Ersatz der Daonil Tbl. sein. Wirkt 18–24 Stunden, mit maximaler Wirkung nach 6–12 Stunden
Kräftiges Schütteln und Temperaturschwankungen können die Wirksubstanzen zerstören

kühl und trocken aufbewahren)

- Zeigen von günstigen Injektionsstellen und erklären des Spritzschemas

  Das Abwechseln der Injektionsstelle kann Gewebeschädigungen vorbeugen. Je nach Einstichstelle ist die Resorptionszeit unterschiedlich

- Demonstrieren und/oder ausführen unter Kontrolle: Aufziehen, Dosiskontrolle und Verabreichung des Insulins

  Dieser Prozess muss dem Patienten und seinen Bedürfnissen angepasst werden. Entsprechend müssen Übungsgelegenheiten angeboten werden (z. B. Aufziehen), bis sich der Patient sicher fühlt

- Beraten hinsichtlich der Zeichen/Symptome einer Insulinreaktion/Hypoglykämie (z. B. Müdigkeit, Übelkeit, Kopfschmerzen, Heißhunger, Schwitzen, Reizbarkeit, Zittern, Angstgefühl, Konzentrationsschwierigkeiten)

  Um Zeichen sofort erkennen und entsprechend handeln zu können (z. B. Einnahme von Orangensaft als Sofortmaßnahme und Käse für eine verzögerte Wirkung)

- Überprüfen der Maßregeln bei Krankheit (z. B. Aufsuchen des Hausarztes wenn keine Nahrungszufuhr möglich, Insulinverabreichung entsprechend Verordnung; Vorkommnisse schriftlich festhalten)

  Um das korrekte Vorgehen bei Krankheit wieder in Erinnerung zu rufen und somit eine Hyper-/Hypoglykämie zu meiden

- Dem Patienten empfehlen, Fingerblutzuckerwerte, Insulindosis/Injektionsort, ungewohnte körperliche Reaktionen, Nahrungszufuhr aufzuzeichnen

  Zur genauen Beurteilung der Wirksamkeit der Therapie durch Betreuungspersonen

- Verweisen an Ernährungsberatung zur Überprüfung der Diät

  Die Kalorienzahl bleibt unverändert, wird jedoch auf drei Mahlzeiten und zwei Zwischenmahlzeiten umverteilt

4. Hilfen zum Auffinden einzelner Pflegediagnosen[1]

4.1 Anmerkung zum diagnostischen Prozess

Der diagnostische Prozess gliedert sich grundsätzlich in folgende Schritte:

1. Lernen Sie den Patienten/seine Angehörigen kennen. Bauen Sie eine professionelle Beziehung auf. Wichtige Anliegen: Hauptsorgen? Hilfsbedürftigkeit ATL/ADL? Krisenerfahrungen? Risiken? Beobachten Sie die Patienten im Alltag, nehmen Sie einfache körperliche Untersuchungen vor und befragen Sie den Patienten/die Angehörigen (Pflegeanamnese/Pflegeassessment).

2. Bündeln/gruppieren Sie die einzelnen Beobachtungen: Was gehört zusammen? Mit welchen übergeordneten Konzepten (z.B. menschlichen Reaktionsmustern, LA, ATL, AEDL, Funktionelle Verhaltensmuster) haben die einzelnen Beobachtungen zu tun?

3. Suchen Sie auf der Diagnosenliste *mögliche* (vermutete) Pflegediagnosen: Erstellen Sie eine provisorische Liste (≈ Differentialdiagnose)

Die folgenden Listen sollen das Auffinden möglicher Diagnosen erleichtern: Die Suche kann nach verschiedenen Ordnungsmustern erfolgen: Über «Menschliche Reaktionsmuster» (NANDA), «ATL» (Juchli), «AEDL» (Krohwinkel), «Funktionelle Verhaltensmuster» (Gordon), thematische Gliederung (Doenges) etc.
Suchen Sie nach derjenigen Einteilung, die Ihnen vertraut ist, oder die der Struktur der durchgeführten Pflegeanamnese am besten entspricht. Beispiel: Suchen Sie die möglichen Diagnosen in der nach Aktivitäten des täglichen Lebens gegliederten Liste, wenn die Pflegeanamnese nach den ATL durchgeführt wurde.

---

[1] Von der Übersetzergruppe der deutschsprachigen Auflage hinzugefügt.

4. Hilfen zum Auffinden einzelner Pflegediagnosen

4. Prüfen Sie jede dieser Diagnosen durch Vergleich mit der Definition und den Merkmalen/Kennzeichen im Buch sowie anhand von Rückfragen an Patient/Patientin und anhand von zusätzlichen, gezielten Beobachtungen oder Einschätzungen mit Pflegeskalen.

5. Streichen Sie Diagnosen, die nicht zutreffen, wenn die vorgegebenen Definitionen/bestimmenden Merkmale oder Kennzeichen nicht mit den Beobachtungen/Aussagen übereinstimmen

6. Beschaffen Sie eventuell zusätzliche Informationen.

7. Erstellen Sie die definitive Diagnosenliste.

8. Formulieren/dokumentieren Sie die Diagnosen definitiv nach dem PES-Format (**P**roblem – **E**influssfaktoren – **S**ymptome und Kennzeichen):
   - **P**roblem: Diagnosename, evtl. Präzisierung, Grad/Stufe, Zeitverlauf; beeinflusst durch (b/d)
   - **E**influssfaktoren/Ursachen; angezeigt durch (a/d)
   - **S**ymptome und Kennzeichen

   Formulieren/dokumentieren Sie Risikodiagnosen nach dem PR-Format (**P**roblem – **R**isiko faktoren):
   - **P**roblem: Diagnosename, evtl. Präzisierung, Grad/Stufe, Zeitverlauf; beeinflusst durch (b/d)
   - **R**isikofaktoren

   Formulieren/dokumentieren Sie eine Verdachtsdiagnose, wenn Sie noch nicht ausreichend Informationen gesammelt haben, um das Vorliegen einer Diagnose zu belegen:
   - Verdacht auf (V. a.) Diagnosename
   - Die Verdachtsdiagnose muss in der Folge be- oder widerlegt werden

> Eine Anleitung zum Formulieren von Pflegediagnosen nach dem PES-Format ist im Kapitel 7.1 enthalten, ein Fallbeispiel im Kapitel 3.2.3.

9. Überprüfen Sie laufend die Aktualität der Pflegediagnosen und nehmen Sie Veränderungen vor (Stoppen gelöster Diagnosen, Hinzufügen neuer Pflegediagnosen).

4.2 Pflegediagnosen, gegliedert nach Menschlichen Reaktionsmustern (NANDA-Taxonomie 1 R)

1 Austauschen: menschliches Verhaltensmuster, das gegenseitiges Geben und Nehmen umfasst

1.1.2.1	Überernährung	775
1.1.2.2	Mangelernährung (zu spezifizieren)	510
1.1.2.3	Gefahr der Überernährung	781
1.2.1.1	Infektionsgefahr	443
1.2.2.1	Gefahr einer unausgeglichenen Körpertemperatur	484
1.2.2.2	Hypothermie (erniedrigte Körpertemperatur)	426
1.2.2.3	Hyperthermie (erhöhte Körpertemperatur)	420
1.2.2.4	Unwirksame Wärmeregulation (Körpertemperaturschwankungen)	877
1.2.3.1	Autonome Dysreflexie	250
1.2.3.2	Gefahr einer autonomen Dysreflexie	254
1.3.1.1	Obstipation*	540
1.3.1.4	Obstipationsgefahr	547
1.3.1.1.1	Subjektive Obstipation	551
1.3.1.2	Diarrhö	226
1.3.1.3	Stuhlinkontinenz	721
1.3.2	Beeinträchtigte Urinausscheidung	790
1.3.2.1.1	Stressurininkontinenz	716
1.3.2.1.2	Reflexurininkontinenz	574
1.3.2.1.3	Drangurininkontinenz	231
1.3.2.1.6	Drangurininkontinenzgefahr	235
1.3.2.1.4	Funktionelle Urininkontinenz	796
1.3.2.1.5	Totale Urininkontinenz	800
1.3.2.2	Harnverhalt [akut/chronisch]	388
1.4.1.1	Durchblutungsstörung (zu spezifizieren)	239
1.4.1.1.1	Renale Durchblutungsstörung	239
1.4.1.1.2	Zerebrale Durchblutungsstörung	239
1.4.1.1.3	Kardiopulmonale Durchblutungsstörung	239
1.4.1.1.4	Gastrointestinale Durchblutungsstörung	239
1.4.1.1.5	Periphere Durchblutungsstörung	239
1.4.1.2	Gefahr eines unausgeglichenen Flüssigkeitshaushalts	331
1.4.1.2.1	Flüssigkeitsüberschuss	335
1.4.1.2.2.1 a	Flüssigkeitsdefizit [aktiver Verlust] (Dehydratation)	319

1.4.1.2.2.1 b	Flüssigkeitsdefizit [Stoffwechselstörung] (Dehydratation)	324
1.4.1.2.2.2	Gefahr eines Flüssigkeitsdefizits (Dehydratationsgefahr)	328
1.4.2.1	Verminderte Herzleistung	407
1.5.1.1	Beeinträchtigter Gasaustausch	346
1.5.1.2	Unwirksame Selbstreinigungsfunktion der (unteren) Atemwege	642
1.5.1.3	Unwirksamer Atemvorgang	167
1.5.1.3.1	Beeinträchtigte Spontanatmung	695
1.5.1.3.2	Erschwerte Beatmungsentwöhnung (erschwerte Respiratorentwöhnung)	173
1.6.1	Gefahr einer Körperschädigung	479
1.6.1.1	Erstickungsgefahr	303
1.6.1.2	Vergiftungsgefahr	816
1.6.1.3	Verletzungsgefahr	835
1.6.1.4	Aspirationsgefahr	162
1.6.1.5	Gefahr eines Immobilitätssyndroms	437
1.6.1.6	Latexallergische Reaktion°	492
1.6.1.7	Gefahr einer latexallergischen Reaktion°	496
	Sturzgefahr°	725
	Suizidgefahr°	731
1.6.2	Unwirksamer Selbstschutz	647
1.6.2.1	Gewebeschädigung	383
1.6.2.1.1	Beeinträchtigte Mundschleimhaut	523
1.6.2.1.2.1	Hautschädigung (zu spezifizieren) (Wunde)	397
1.6.2.1.2.2	Gefahr einer Hautschädigung	403
1.6.2.1.2.3	Beeinträchtigte Zahnbildung	890
1.7.1	Vermindertes intrakranielles Anpassungsvermögen (Hirndrucksteigerung)	157
1.8	Energiefeldstörung	277

2. Kommunizieren: menschliches Verhaltensmuster, das Aussenden und Empfangen von Botschaften umfasst

2.1.1.1	Beeinträchtigte verbale Kommunikation	459

3. In Beziehung treten: menschliches Verhaltensmuster, das Aufbauen von Beziehungen umfasst

3.1.1	Beeinträchtigte soziale Interaktion	448
3.1.2	Soziale Isolation	454
3.1.3	Vereinsamungsgefahr	805

3.2.1	Unwirksames Rollenverhalten	597
3.2.1.1.1	Beeinträchtigte elterliche Fürsorge	259
3.2.1.1.2	Gefahr einer beeinträchtigten elterlichen Fürsorge	265
3.2.1.1.2.1	Gefahr einer beeinträchtigten Eltern-Kind-Bindung.	269
3.2.1.2.1	Sexualstörung (sexuelle Funktionsstörung)	681
3.2.2	Unterbrochene Familienprozesse	314
3.2.2.1	Rollenüberlastung pflegender Angehöriger/Laien	584
3.2.2.2	Gefahr einer Rollenüberlastung pflegender Angehöriger/Laien	592
3.2.2.3.1	Alkoholismusbedingt gestörte Familienprozesse	308
3.2.3.1	Elternrollenkonflikt	273
3.3	Unwirksames Sexualverhalten	686

4. Wertschätzen: menschliches Verhaltensmuster, das Einordnen in ein Wertsystem umfasst

4.1.1	Existenzielle Verzweiflung (schwere Sinnkrise)	854
4.1.2	Gefahr der existenziellen Verzweiflung (schweren Sinnkrise)	859
4.2	Bereitschaft für ein verbessertes spirituelles Wohlbefinden	885

5. Wählen: menschliches Verhaltensmuster, das Abwägen und Entscheiden zwischen Alternativen umfasst

5.1.1.1	Unwirksames Coping (unwirksames Problembewältigungsverhalten)	195
5.1.1.1.1	Beeinträchtigte Anpassung	152
5.1.1.1.2	Defensives Coping (defensives Problembewältigungsverhalten)	201
5.1.1.1.3	Unwirksames Verleugnen (situationsinadäquates Verleugnen)	841
5.1.2.1.1	Familiäres Coping: behindernd	206
5.1.2.1.2	Familiäres Coping: mangelhafte Unterstützung	211
5.1.2.2	Bereitschaft für ein verbessertes familiäres Coping	216
5.1.3.1	Bereitschaft für ein verbessertes Coping der Gemeinschaft	187
5.1.3.2	Unwirksames Coping einer Gemeinschaft	191
5.2.1	Unwirksames Therapiemanagement	737
5.2.1.1	Fehlende Kooperationsbereitschaft (Noncompliance; bewusste Ablehnung von Behandlungsempfehlungen)	465

5.2.2.1	Unwirksames familiäres Therapiemanagement	741
5.2.3.1	Unwirksames gemeinschaftliches Therapiemanagement	745
5.2.4	Wirksames Therapiemanagement	749
5.3.1.1	Entscheidungskonflikt (zu spezifizieren)	282
5.4	Gesundheitsförderliches Verhalten (zu spezifizieren) (Bereitschaft für eine verbesserte Gesundheitsförderung)	363

6. Sich bewegen: menschliches Verhaltensmuster, das Aktivität umfasst

6.1.1.1	Beeinträchtigte körperliche Mobilität	517
6.1.1.1.1	Gefahr einer peripheren neurovaskulären Störung	534
6.1.1.1.2	Gefahr eines perioperativen Lagerungsschadens	488
6.1.1.1.3	Beeinträchtigte Gehfähigkeit°	360
6.1.1.1.4	Beeinträchtigte Mobilität im Rollstuhl°	602
6.1.1.1.5	Beeinträchtigte Transferfähigkeit°	757
6.1.1.1.6	Beeinträchtigte Bett-Mobilität°	183
6.1.1.2	Aktivitätsintoleranz	135
6.1.1.2.1	Erschöpfung	297
6.1.1.3	Gefahr der Aktivitätsintoleranz	141
6.2.1	Schlafstörung (zu spezifizieren)	615
6.2.1.1	Schlafentzug	610
6.3.1.1	Beschäftigungsdefizit (unbefriedigende Freizeitgestaltung)	179
6.4.1.1	Beeinträchtigte Haushaltsführung	393
6.4.2	Unwirksames Gesundheitsverhalten (zu spezifizieren)	367
6.4.2.1	Verzögerte postoperative Erholungsphase	558
6.4.2.2	Gedeihstörung eines Erwachsenen	355
6.5.1	Selbstversorgungsdefizit: Essen (Selbstpflegedefizit: Nahrungseinnahme)	660
6.5.1.1	Schluckstörung	623
6.5.1.2	Unwirksames Stillen (zu spezifizieren) (Stillprobleme)	702
6.5.1.2.1	Unterbrochenes Stillen	709
6.5.1.3	Erfolgreiches Stillen	713
6.5.1.4	Saug-/Schluckstörung des Säuglings (Beeinträchtigte Nahrungsaufnahme des Säuglings)	606

6.5.2	Selbstversorgungsdefizit: Körperpflege (Selbstpflegedefizit: Körperpflege)	660
6.5.3	Selbstversorgungsdefizit: Sich kleiden/äußere Erscheinung (Selbstpflegedefizit: Sich kleiden/äußere Erscheinung)	660
6.5.4	Selbstversorgungsdefizit: Toilettenbenutzung (Selbstpflegedefizit: Toilettenbenutzung)	660
6.6	Verzögerte/s Wachstum und Entwicklung (zu spezifizieren)	286
6.6.1	Gefahr einer verzögerten Entwicklung	293
6.6.2	Gefahr eines unproportionalen Wachstums	863
6.7	Relokationssyndrom (Verlegungsstress-Syndrom)	578
	Gefahr eines Relokationssyndroms	582
6.8.1	Gefahr einer unausgereiften kindlichen Verhaltensorganisation	821
6.8.2	Unausgereifte kindliche Verhaltensorganisation	823
6.8.3	Bereitschaft für eine verbesserte kindliche Verhaltensorganisation	832
	Sturzgefahr°	725

7. Wahrnehmen: menschliches Verhaltensmuster, das Aufnahme und Verarbeitung von Informationen umfasst

7.1.1	Körperbildstörung (Störung des Körpererlebens)	471
7.1.2	Störung des Selbstwertgefühls*	668
7.1.2.1	Chronisch geringes Selbstwertgefühl	668
7.1.2.2	Situationsbedingt geringes Selbstwertgefühl	673
	Gefahr eines situativ geringen Selbstwertgefühls°	678
7.1.3	Gestörte persönliche Identität	433
7.2	Wahrnehmungsstörung (zu spezifizieren)	869
7.2.1	Visuelle Wahrnehmungsstörung	869
7.2.1.1	Neglect (halbseitige Vernachlässigung)	529
7.2.2	Auditive Wahrnehmungsstörung	869
7.2.3	Kinästhetische Wahrnehmungsstörung	869
7.2.4	Gustatorische Wahrnehmungsstörung	869
7.2.5	Taktile Wahrnehmungsstörung	869
7.2.6	Olfaktorische Wahrnehmungsstörung	869
7.3.1	Hoffnungslosigkeit	415
7.3.2	Machtlosigkeit (Kontrollverlust)	500
	Gefahr der Machtlosigkeit	506

8. Wissen: menschliches Verhaltensmuster, das Information mit Bedeutung verknüpft

8.1.1	Wissensdefizit (zu spezifizieren)	880
8.2.1	Orientierungsstörung (beeinträchtigte Umgebungsinterpretation)	554
8.2.2	Akute Verwirrtheit	845
8.2.3	Chronische Verwirrtheit	850
8.3	Gestörte Denkprozesse	220
8.3.1	Beeinträchtigte Gedächtnisleistung (Gedächtnisstörung)	351

9. Fühlen: menschliches Verhaltensmuster, das Information subjektiv deutet

9.1.1	Schmerz	630
9.1.1.1	Chronische Schmerzen	636
9.1.1.2	Akute Schmerzen	630
9.1.2	Übelkeit	771
9.2.1.1	Erschwertes Trauern (unbewältigter Verlust)	761
9.2.1.2	Vorwegnehmendes Trauern	766
9.2.1.3	Sorgen, chronische	691
9.2.2	Gefahr einer fremdgefährdenden Gewalttätigkeit	372
9.2.2.1	Selbstverletzungsgefahr	655
9.2.2.2	Gefahr einer selbstgefährdenden Gewalttätigkeit	375
	Selbstverletzung°	650
9.2.3	Posttraumatisches Syndrom	562
9.2.3.1	Vergewaltigungssyndrom	809
9.2.3.1.1	Vergewaltigungssyndrom: verstärkte Reaktion (Vergewaltigungssyndrom mit psychosomatischen Krankheitsfolgen)	809
9.2.3.1.2	Vergewaltigungssyndrom: stumme Reaktion	809
9.2.4	Gefahr eines posttraumatischen Syndroms	562
9.3.1	Angst (zu spezifizieren: leicht, mittel, schwer, Panik)	144
9.3.1.1	Todesangst	752
9.3.2	Furcht (zu spezifizieren)	340

° 2000 von der NANDA akzeptierte Pflegediagnose
* von der Liste der NANDA-Pflegediagnosen gestrichen

4.3 Pflegediagnosen, gegliedert nach der NANDA-Taxonomie 2

Kodierung

1. Gesundheitsförderung (Gesundheitsbewusstsein, Gesundheitsmanagement)

00084	Gesundheitsförderliches Verhalten (zu spezifizieren)	363
00099	Gesundheitsverhalten, unwirksames (zu spezifizieren)	367
00098	Haushaltsführung, beeinträchtigte	393
00078	Therapiemanagement, unwirksames	737
00080	Therapiemanagement, unwirksames familiäres	741
00081	Therapiemanagement, unwirksames gemeinschaftliches	745
00082	Therapiemanagement, wirksames	749

2. Ernährung (Nahrungsaufnahme, Verdauung, Absorption, Verstoffwechslung, Hydratation)

00027	Flüssigkeitsdefizit (isotone/hypotone/hypertone Dehydratation)	319
00028	Flüssigkeitsdefizits (Dehydratationsgefahr), Gefahr eines	328
00025	Flüssigkeitshaushalts, Gefahr eines unausgeglichenen	331
00026	Flüssigkeitsüberschuss	335
00002	Mangelernährung	510
00107	Nahrungsaufnahme des Säuglings, beeinträchtigte (Saug-/Schluckstörung des Säuglings)	606
00103	Schluckstörung	623
00001	Überernährung	775
00003	Überernährung, Gefahr der	781

3. Ausscheidung (Harnwegssystem, gastrointestinales, pulmonales System, Haut)

00013	Diarrhö	226
00019	Drangurininkontinenz	231
00022	Drangurininkontinenzgefahr	235
00030	Gasaustausch, beeinträchtigter	346
00023	Harnverhalt [akut/chronisch]	388
00011	Obstipation	540
00015	Obstipationsgefahr	546
00012	Obstipation, subjektiv	551
00018	Reflexuriniinkontinenz	574
00017	Stressuriniinkontinenz	716
00014	Stuhlinkontinenz	721
00016	Urinausscheidung, beeinträchtigte	790

00020 Urininkontinenz, funktionelle 796
00021 Urininkontinenz, totale 800

4. Aktivität/Ruhe (Schlaf/Ruhe, Aktivität/Bewegung, Energiegleichgewicht, kardiovaskuläre/pulmonäre Reaktionen)
00092 Aktivitätsintoleranz 135
00094 Aktivitätsintoleranz, Gefahr der 141
00032 Atemvorgang, unwirksamer 167
00034 Beatmungsentwöhnung, erschwerte (erschwerte Respiratorentwöhnung) 173
00097 Beschäftigungsdefizit 179
00091 Bett-Mobilität, beeinträchtigte 183
00024 Durchblutungsstörung (kardial, renal, zerebral, gastrointestinal, peripher) 239
00050 Energiefeldstörung 277
00093 Erschöpfung 297
00088 Gehfähigkeit, beeinträchtigte 360
00029 Herzleistung, verminderte 407
00040 Immobilitätssyndroms, Gefahr eines 437
00085 Mobilität, beeinträchtigte körperliche 517
00100 Postoperative Erholungsphase, verzögerte 558
00089 Rollstuhl-Mobilität, beeinträchtigte 602
00095 Schlafstörung 615
00096 Schlafentzug 610
00109 Selbstversorgungsdefizit: Sich kleiden/äußere Erscheinung 660
00108 Selbstversorgungsdefizit: Körperpflege 660
00102 Selbstversorgungsdefizit: Essen 660
00110 Selbstversorgungsdefizit: Toilettenbenutzung 660
00033 Spontanatmung, beeinträchtigte 695
00090 Transferfähigkeit, beeinträchtigte 757
00154 Umhergehen, ruheloses 785

5. Perzeption/Kognition (Aufmerksamkeit, Orientierung, Wahrnehmung/Perzeption, Kognition, Kommunikation)
00130 Denkprozesse, gestörte 220
00131 Gedächtnisleistung, beeinträchtigte (Gedächtnisstörung) 351
00051 Kommunikation, verbale beeinträchtigte 459
00123 Neglect 529
00127 Orientierungsstörung (Umgebungsinterpretation, beeinträchtigte) 554

00128	Verwirrtheit, akute	845
00129	Verwirrtheit, chronische	850
00122	Wahrnehmungsstörung (zu spezifizieren)	869
00126	Wissensdefizit	880

6. Selbstwahrnehmung (Selbstkonzept, Selbstwertgefühl, Körperbild)

00124	Hoffnungslosigkeit	415
00121	Identität, gestörte persönliche	433
00118	Körperbildstörung	471
00125	Machtlosigkeit	500
00126	Machtlosigkeit, Gefahr der	506
00119	Selbstwertgefühl, chronisch geringes	668
00120	Selbstwertgefühl, situationsbedingt geringes	673
00153	Selbstwertgefühls, Gefahr eines situationsbedingt geringen°	678
00054	Vereinsamungsgefahr	805

7. Rolle/Beziehungen (Laienpflege-Rolle, Familienbeziehungen, Rollenausübung)

00056	Elterliche Fürsorge, beeinträchtigte	259
00057	Elterlichen Fürsorge, Gefahr einer beeinträchtigten	265
00058	Eltern-Kind-Bindung, Gefahr einer beeinträchtigten	269
00064	Elternrollenkonflikt	273
00063	Familienprozesse, alkoholismusbedingt gestörte	308
00060	Familienprozesse, unterbrochene	314
00061	Rollenüberlastung pflegender Angehöriger/Laien	584
00062	Rollenüberlastung pflegender Angehöriger/Laien, Gefahr einer	592
00055	Rollenverhalten, unwirksames	597
00052	Soziale Interaktion, beeinträchtigte	448
00106	Stillen, erfolgreiches	713
00105	Stillen, unterbrochenes	709
00104	Stillen, unwirksames (zu spezifizieren) (Stillprobleme)	702

8. Sexualität (sexuelle Identität, sexuelle Funktionen, Reproduktion)

| 00059 | Sexualstörung (sexuelle Funktionsstörung) | 681 |
| 00065 | Sexualverhalten, unwirksames | 686 |

9. Coping/Stresstoleranz (posttraumatische Reaktionen, Coping-Reaktionen, neurobehavioraler Stress)

| 00146 | Angst | 144 |
| 00070 | Anpassung, beeinträchtigte | 152 |

Code	Diagnose	Seite
00049	Anpassungsvermögen, vermindertes intrakranielles	157
00076	Coping einer Gemeinschaft, Bereitschaft für ein verbessertes	187
00077	Coping, unwirksames einer Gemeinschaft	191
00069	Coping, unwirksames	195
00071	Coping, defensives	201
00075	Coping, Bereitschaft für ein verbessertes familiäres	216
00073	Coping, familiäres: behinderndes	206
00074	Coping, familiäres: mangelhafte Unterstützung	211
00009	Dysreflexie, autonome	250
00010	Dysreflexie, Gefahr einer autonomen	254
00148	Furcht	340
00141	Posttraumatisches Syndrom	562
00145	Posttraumatischen Syndroms, Gefahr eines	570
00114	Relokationssyndrom (Verlegungsstress-Syndrom)	578
00149	Relokationssyndroms, Gefahr eines°	582
00137	Sorgen, chronische	691
00147	Todesangst	752
00142	Vergewaltigungssyndrom	809
00144	Vergewaltigungssyndrom: stumme Reaktion	809
00143	Vergewaltigungssyndrom: verstärkte Reaktion	809
00115	Verhaltensorganisation, kindliche, Gefahr einer unausgereiften	821
00116	Verhaltensorganisation, kindliche, unausgereifte	823
00117	Verhaltensorganisation, kindliche, Bereitschaft für eine verbesserte	832
00072	Verleugnung, unwirksame	841
00135	Trauern, erschwertes	761
00136	Trauern, vorweggenommenes	766

10. Lebensprinzipien (Werte, Glaubenseinstellungen, Werte-/Glaubens-/Handlungs-Kongruenz)

Code	Diagnose	Seite
00083	Entscheidungskonflikt (zu spezifizieren)	282
00079	Kooperationsbereitschaft, fehlende (Noncompliance)	465
00066	Verzweiflung, existenzielle (schwere Sinnkrise)	854
00067	Verzweiflung, existenziellen, Gefahr der	859
00068	Wohlbefinden, Bereitschaft für ein verbessertes spirituelles	885

11. Sicherheit/Schutz (Infektion, Körperverletzung, Gewalt, Umweltgefahren, defensive Prozesse, Thermoregulation)

Code	Diagnose	Seite
00039	Aspirationsgefahr	162

00036	Erstickungsgefahr	303
00044	Gewebeschädigung	383
00004	Infektionsgefahr	443
00038	Körperschädigung, Gefahr einer	479
00138	Gewalttätigkeit, Gefahr einer fremdgefährdenden	372
00140	Gewalttätigkeit, Gefahr einer selbstgefährdenden	375
00046	Hautschädigung (zu spezifizieren) (Wunde)	397
00047	Hautschädigung, Gefahr einer	403
00007	Hyperthermie (erhöhte Körpertemperatur)	420
00006	Hypothermie (erniedrigte Körpertemperatur)	426
00005	Körpertemperatur, Gefahr einer unausgeglichenen	484
00087	Lagerungsschadens, Gefahr eines perioperativen	488
00041	Latexallergische Reaktion	492
00042	Latexallergischen Reaktion, Gefahr einer	496
00045	Mundschleimhaut, beeinträchtigte	523
00086	Neurovaskuläre Störung, Gefahr einer peripheren	534
00031	Selbstreinigungsfunktion der (unteren) Atemwege, unwirksame	642
00043	Selbstschutz, unwirksamer	647
00151	Selbstverletzung°	650
00139	Selbstverletzungsgefahr	655
00155	Sturzgefahr°	725
00150	Suizidgefahr°	731
00037	Vergiftungsgefahr	816
00035	Verletzungsgefahr	835
00008	Wärmeregulation, unwirksame	877
00048	Zahnbildung, beeinträchtigte	890

12. Wohlbehagen (Comfort) (physisches Wohlsein, umgebungsbezogenes Wohlsein, soziales Wohlsein)

00053	Isolation, soziale	454
00132	Schmerzen, akute	630
00133	Schmerzen, chronische	636
00134	Übelkeit	771

13. Wachstum/Entwicklung (Wachstum/Entwicklung)

00112	Entwicklung, verzögerten, Gefahr einer	293
00101	Gedeihstörung eines Erwachsenen	355
00111	Wachstum und Entwicklung, verzögert (zu spezifizieren)	286
00113	Wachstum, unproportionalen, Gefahr eines	863

4.4 Pflegediagnosen, gegliedert nach den Funktionellen Verhaltensmustern von Gordon

1. Verhaltensmuster: Wahrnehmung und Umgang mit der eigenen Gesundheit

1.2.1.1	Infektionsgefahr	443
1.6.1	Gefahr einer Körperschädigung	479
1.6.1.1	Erstickungsgefahr	303
1.6.1.2	Vergiftungsgefahr	816
1.6.2	Unwirksamer Selbstschutz	647
1.6.1.6	Latexallergische Reaktion	492
1.6.1.7	Gefahr einer latexallergischen Reaktion	496
1.6.1.3	Verletzungsgefahr	835
	Sturzgefahr°	725
	Suizidgefahr°	731
1.8	Energiefeldstörung	277
5.2.1	Unwirksames Therapiemanagement	737
5.2.1.1	Fehlende Kooperationsbereitschaft (Noncompliance)	465
5.2.2.1	Unwirksames familiäres Therapiemanagement	741
5.2.3.1	Unwirksames gemeinschaftliches Therapiemanagement	745
5.2.4	Wirksames Therapiemanagement	749
6.1.1.1.2	Gefahr eines perioperativen Lagerungsschadens	488
5.4	Gesundheitsförderliches Verhalten (zu spezifizieren) (Bereitschaft für eine verbesserte Gesundheitsförderung)	363

2. Verhaltensmuster: Ernährung und Stoffwechsel

1.1.2.1	Überernährung	775
1.1.2.2	Mangelernährung (zu spezifizieren)	510
1.1.2.3	Gefahr der Überernährung	781
1.2.2.1	Gefahr einer unausgeglichenen Körpertemperatur	484
1.2.2.2	Hypothermie (erniedrigte Körpertemperatur)	426
1.2.2.3	Hyperthermie (erhöhte Körpertemperatur)	420
1.2.2.4	Unwirksame Wärmeregulation (Körpertemperaturschwankungen)	877
1.4.1.2	Gefahr eines unausgeglichenen Flüssigkeitshaushaltes	331
1.4.1.2.1	Flüssigkeitsüberschuss	335

4.4 Pflegediagnosen, nach Funktionellen Verhaltensmustern

1.4.1.2.2.1a	Flüssigkeitsdefizit [aktiver Verlust] (Dehydratation)	319
1.4.1.2.2.1b	Flüssigkeitsdefizit [Stoffwechselstörung] (Dehydratation)	324
1.4.1.2.2.2	Gefahr eines Flüssigkeitsdefizits (Dehydratationsgefahr)	328
1.6.1.4	Aspirationsgefahr	162
1.6.2.1	Gewebeschädigung	383
1.6.2.1.1	Beeinträchtigte Mundschleimhaut	523
1.6.2.1.2.3	Beeinträchtigte Zahnbildung	890
1.6.2.1.2.1	Hautschädigung (zu spezifizieren) (Wunde)	397
1.6.2.1.2.2	Gefahr einer Hautschädigung	403
6.5.1.1	Schluckstörung	623
6.5.1.2	Unwirksames Stillen (zu spezifizieren) (Stillprobleme)	702
6.5.1.2.1	Unterbrochenes Stillen	709
6.5.1.3	Erfolgreiches Stillen	713
6.5.1.4	Saug-/Schluckstörung des Säuglings (Beeinträchtigte Nahrungsaufnahme des Säuglings)	606

3. Verhaltensmuster: Ausscheidung

1.3.1.1	Obstipation	540
1.3.1.4	Obstipationsgefahr	546
1.3.1.1.1	Subjektive Obstipation	551
1.3.1.2	Diarrhö	226
1.3.1.3	Stuhlinkontinenz	721
1.3.2	Beeinträchtigte Urinausscheidung	790
1.3.2.1.1	Stressurininkontinenz	716
1.3.2.1.2	Reflexurininkontinenz	574
1.3.2.1.3	Drangurininkontinenz	231
1.3.2.1.6	Drangurininkontinenzgefahr	235
1.3.2.1.4	Funktionelle Urininkontinenz	796
1.3.2.1.5	Totale Urininkontinenz	800
1.3.2.2	Harnverhalt [akut/chronisch]	388

4. Verhaltensmuster: Aktivität und Bewegung

1.4.1.1	Durchblutungsstörung (zu spezifizieren)	239
1.4.1.1.1	Renale Durchblutungsstörung	239
1.4.1.1.2	Zerebrale Durchblutungsstörung	239
1.4.1.1.3	Kardiopulmonale Durchblutungsstörung	239
1.4.1.1.4	Gastrointestinale Durchblutungsstörung	239

4. Hilfen zum Auffinden einzelner Pflegediagnosen

1.4.1.1.5	Periphere Durchblutungsstörung	239
1.4.2.1	Verminderte Herzleistung	407
1.5.1.1	Beeinträchtigter Gasaustausch	346
1.5.1.2	Unwirksame Selbstreinigungsfunktion der (unteren) Atemwege	642
1.5.1.3	Unwirksamer Atemvorgang	167
1.6.1.5	Gefahr eines Immobilitätssyndroms	437
1.5.1.3.1	Beeinträchtigte Spontanatmung	695
1.5.1.3.2	Erschwerte Beatmungsentwöhnung (erschwerte Respiratorentwöhnung)	173
6.1.1.1	Beeinträchtigte körperliche Mobilität	517
6.1.1.1.3	Beeinträchtigte Gehfähigkeit°	360
6.1.1.1.4	Beeinträchtigte Rollstuhl-Mobilität°	602
6.1.1.1.5	Beeinträchtigte Transferfähigkeit°	757
6.1.1.1.6	Beeinträchtigte Bett-Mobilität°	183
6.1.1.1.1	Gefahr einer peripheren neurovaskulären Störung	534
6.1.1.2	Aktivitätsintoleranz	135
6.1.1.2.1	Erschöpfung	297
6.1.1.3	Gefahr der Aktivitätsintoleranz	141
6.3.1.1	Beschäftigungsdefizit (unbefriedigende Freizeitgestaltung)	179
6.4.1.1	Beeinträchtigte Haushaltsführung	393
6.4.2	Unwirksames Gesundheitsverhalten (zu spezifizieren)	367
6.4.2.2	Gedeihstörung eines Erwachsenen	355
6.4.2.1	Verzögerte postoperative Erholungsphase	558
6.5.1	Selbstversorgungsdefizit: Essen (Selbstpflegedefizit: Nahrungseinnahme)	660
6.5.2	Selbstversorgungsdefizit: Körperpflege (Selbstpflegedefizit: Körperpflege)	660
6.5.3	Selbstversorgungsdefizit: Sich kleiden/äußere Erscheinung (Selbstpflegedefizit: Sich kleiden/äußere Erscheinung)	660
6.5.4	Selbstversorgungsdefizit: Toilettenbenutzung (Selbstpflegedefizit: Toilettenbenutzung)	660
6.6	Verzögerte/s Wachstum und Entwicklung (zu spezifizieren)	286
6.6.1	Gefahr einer verzögerten Entwicklung	293
6.6.2	Gefahr eines unproportionalen Wachstums	863
6.8.1	Gefahr einer unausgereiften kindlichen Verhaltensorganisation	821

6.8.2	Unausgereifte kindliche Verhaltensorganisation	823
6.8.3	Bereitschaft für eine verbesserte kindliche Verhaltensorganisation	832

5. Verhaltensmuster: Schlaf und Ruhe

6.2.1	Schlafstörung (zu spezifizieren)	615
6.2.1.1	Schlafentzug	610

6. Verhaltensmuster: Kognition und Perzeption

1.7.1	Vermindertes intrakranielles Anpassungsvermögen (Hirndrucksteigerung)	157
7.2	Wahrnehmungsstörung (zu spezifizieren)	869
7.2.1	Visuelle Wahrnehmungsstörung	869
7.2.1.1	Neglect (halbseitige Vernachlässigung)	529
7.2.2	Auditive Wahrnehmungsstörung	869
7.2.3	Kinästhetische Wahrnehmungsstörung	869
7.2.4	Gustatorische Wahrnehmungsstörung	869
7.2.5	Taktile Wahrnehmungsstörung	869
7.2.6	Olfaktorische Wahrnehmungsstörung	869
5.3.1.1	Entscheidungskonflikt (zu spezifizieren)	282
8.1.1	Wissensdefizit (zu spezifizieren)	880
8.2.1	Orientierungsstörung (Beeinträchtigte Umgebungsinterpretation)	554
8.2.2	Akute Verwirrtheit	845
8.2.3	Chronische Verwirrtheit	850
8.3	Gestörte Denkprozesse	220
8.3.1	Beeinträchtigte Gedächtnisleistung (Gedächtnisstörung)	351
9.1.1	Schmerz	630
9.1.1.1	Chronische Schmerzen	636
9.1.1.2	Akute Schmerzen	630
9.1.2	Übelkeit	771

7. Verhaltensmuster: Selbstwahrnehmung und Selbstkonzept

7.1.1	Körperbildstörung (Störung des Körpererlebens)	471
7.1.2	Störung des Selbstwertgefühls*	668
7.1.2.1	Chronisch geringes Selbstwertgefühl	668
7.1.2.2	Situationsbedingt geringes Selbstwertgefühl	673
	Gefahr eines situationsbedingt geringen Selbstwertgefühls°	678
7.1.3	Gestörte persönliche Identität	433

7.3.1	Hoffnungslosigkeit.	415
7.3.2	Machtlosigkeit (Kontrollverlust) Gefahr der Machtlosigkeit	506
9.3.1	Angst (zu spezifizieren: leicht, mittel, schwer, Panik)	144
9.3.1.1	Todesangst	752
9.3.2	Furcht (zu spezifizieren)	340
3.1.3	Vereinsamungsgefahr	805
9.2.2.1	Selbstverletzungsgefahr	655
	Selbstverletzung	650

8. Verhaltensmuster: Rollen und Beziehungen

2.1.1.1	Beeinträchtigte verbale Kommunikation	459
3.1.1	Beeinträchtigte soziale Interaktion	448
3.1.2	Soziale Isolation	454
3.2.1	Unwirksames Rollenverhalten	597
3.2.1.1.1	Beeinträchtigte elterliche Fürsorge	259
3.2.1.1.2	Gefahr einer beeinträchtigten elterlichen Fürsorge	265
3.2.1.1.2.1	Gefahr einer beeinträchtigten Eltern-Kind-Bindung	269
3.2.2	Unterbrochene Familienprozesse	314
3.2.2.1	Rollenüberlastung pflegender Angehöriger/Laien	584
3.2.2.2	Gefahr einer Rollenüberlastung pflegender Angehöriger/Laien	592
3.2.2.3.1	Alkoholismusbedingt gestörte Familienprozesse	308
3.2.3.1	Elternrollenkonflikt	273
6.7	Relokationssyndrom (Verlegungsstress-Syndrom)	578
	Gefahr eines Relokationssyndroms	582
9.2.1.1	Erschwertes Trauern (unbewältigter Verlust)	761
9.2.1.2	Vorwegnehmendes Trauern	766
9.2.1.3	Chronische Sorgen	691
9.2.2	Gefahr einer fremdgefährdenden Gewalttätigkeit	372
9.2.2.2	Gefahr einer selbstgefährdenden Gewalttätigkeit	375

9. Verhaltensmuster: Sexualität und Reproduktion

3.2.1.2.1	Sexualstörung (sexuelle Funktionsstörung)	681
3.3	Unwirksames Sexualverhalten	686
9.2.3.1	Vergewaltigungssyndrom	809
9.2.3.1.1	Vergewaltigungssyndrom: verstärkte Reaktion (Vergewaltigungssyndrom mit psychosomatischen Krankheitsfolgen)	809
9.2.3.1.2	Vergewaltigungssyndrom: stumme Reaktion	809

10. Verhaltensmuster: Bewältigungsverhalten und Stresstoleranz

5.1.1.1	Unwirksames Coping (unwirksames Problembewältigungsverhalten)	195
5.1.1.1.1	Beeinträchtigte Anpassung	152
5.1.1.1.2	Defensives Coping (defensives Problembewältigungsverhalten)	201
5.1.1.1.3	Unwirksames Verleugnen (situationsinadäquates Verleugnen)	841
5.1.2.1.1	Unwirksames familiäres Coping: behindernd.....	206
5.1.2.1.2	Unwirksames familiäres Coping: mangelhafte Unterstützung	211
5.1.2.2	Bereitschaft für ein verbessertes familiäres Coping	216
5.1.3.1	Bereitschaft für ein verbessertes Coping der Gemeinschaft..................	187
5.1.3.2	Unwirksames Coping einer Gemeinschaft	191
9.2.3	Posttraumatisches Syndrom	562
9.2.4	Gefahr eines posttraumatischen Syndroms.......	570

11. Verhaltensmuster: Werte und Überzeugungen

4.1.1	Existenzielle Verzweiflung (schwere Sinnkrise)....	854
4.1.2	Gefahr der existenziellen Verzweiflung° (schweren Sinnkrise)	859
4.2	Bereitschaft für ein verbessertes spirituelles Wohlbefinden..................	885

4.5 Pflegediagnosen, nach der Thematischen Gliederung von Doenges/Moorhouse

1. Aktivität und Ruhe

1.6.1.5	Gefahr eines Immobilitätssyndroms............	437
6.1.1.1	Beeinträchtigte körperliche Mobilität...........	517
6.1.1.1.3	Beeinträchtigte Gehfähigkeit°	360
6.1.1.1.4	Beeinträchtigte Rollstuhl-Mobilität°.............	602
6.1.1.1.5	Beeinträchtigte Transferfähigkeit°..............	757
6.1.1.1.6	Beeinträchtigte Bett-Mobilität°.................	183
6.1.1.2	Aktivitätsintoleranz	135
6.1.1.2.1	Erschöpfung................................	297
6.1.1.3	Gefahr der Aktivitätsintoleranz	141
6.2.1	Schlafstörung (zu spezifizieren)	615
6.2.1.1	Schlafentzug................................	610

6.3.1.1	Beschäftigungsdefizit (unbefriedigende Freizeitgestaltung)	179
6.4.2.1	Verzögerte postoperative Erholungsphase	558

2. Kreislauf

1.2.3.1	Autonome Dysreflexie	250
1.2.3.2	Gefahr einer autonomen Dysreflexie	254
1.4.2.1	Verminderte Herzleistung	407
1.4.1.1	Durchblutungsstörung (zu spezifizieren)	239
1.4.1.1.1	Renale Durchblutungsstörung	239
1.4.1.1.2	Zerebrale Durchblutungsstörung	239
1.4.1.1.3	Kardiopulmonale Durchblutungsstörung	239
1.4.1.1.4	Gastrointestinale Durchblutungsstörung	239
1.4.1.1.5	Periphere Durchblutungsstörung	239
1.7.1	Vermindertes intrakranielles Anpassungsvermögen (Hirndrucksteigerung)	157

3. Integrität der Person

1.8	Energiefeldstörung	277
4.1.1	Existenzielle Verzweiflung (schwere Sinnkrise)	854
4.1.2	Gefahr der existenziellen Verzweiflung° (schweren Sinnkrise)	859
4.2	Bereitschaft für ein verbessertes spirituelles Wohlbefinden	885
5.1.1.1	Unwirksames Coping (unwirksames Problembewältigungsverhalten)	195
5.1.1.1.1	Beeinträchtigte Anpassung	152
5.1.1.1.2	Defensives Coping (defensives Problembewältigungsverhalten)	201
5.1.1.1.3	Unwirksames Verleugnen (situationsinadäquates Verleugnen)	841
5.3.1.1	Entscheidungskonflikt (zu spezifizieren)	282
6.7	Relokationssyndrom (Verlegungsstress-Syndrom)	578
	Gefahr eines Relokationssyndroms°	582
7.1.1	Körperbildstörung (Störung des Körpererlebens)	471
7.1.2.1	Chronisch geringes Selbstwertgefühl	668
7.1.2.2	Situationsbedingt geringes Selbstwertgefühl	673
	Gefahr eines situationsbedingt geringen Selbstwertgefühls°	678

7.1.3	Gestörte persönliche Identität	433
7.3.1	Hoffnungslosigkeit	415
7.3.2	Machtlosigkeit (Kontrollverlust)	500
	Gefahr der Machtlosigkeit°	506
9.2.1.1	Erschwertes Trauern (unbewältigter Verlust)	761
9.2.1.2	Vorwegnehmendes Trauern	766
9.2.1.3	Chronische Sorgen	691
9.2.3	Posttraumatisches Syndrom	562
9.2.4	Gefahr eines posttraumatischen Syndroms	570
9.2.3.1	Vergewaltigungssyndrom	809
9.2.3.1.1	Vergewaltigungssyndrom: verstärkte Reaktion (Vergewaltigungssyndrom mit psychosomatischen Krankheitsfolgen)	809
9.2.3.1.2	Vergewaltigungssyndrom: stumme Reaktion	809
9.3.1	Angst (zu spezifizieren: leicht, mittel, schwer, Panik)	144
9.3.1.1	Todesangst	752
9.3.2	Furcht (zu spezifizieren)	340

4. Ausscheidung

1.3.1.1	Obstipation	540
1.3.1.4	Obstipationsgefahr	546
1.3.1.1.1	Subjektive Obstipation	551
1.3.1.2	Diarrhö	226
1.3.1.3	Stuhlinkontinenz	721
1.3.2	Beeinträchtigte Urinausscheidung	790
1.3.2.1.1	Stressurininkontinenz	716
1.3.2.1.2	Reflexurininkontinenz	574
1.3.2.1.3	Drangurininkontinenz	231
1.3.2.1.6	Drangurininkontinenzgefahr	235
1.3.2.1.4	Funktionelle Urininkontinenz	796
1.3.2.1.5	Totale Urininkontinenz	800
1.3.2.2	Harnverhalt [akut/chronisch]	388

5. Ernährung/Flüssigkeit

1.1.2.1	Überernährung	775
1.1.2.2	Mangelernährung (zu spezifizieren)	510
1.1.2.3	Gefahr der Überernährung	781
1.4.1.2	Gefahr eines unausgeglichenen Flüssigkeitshaushaltes	331
1.4.1.2.1	Flüssigkeitsüberschuss	335

1.4.1.2.2.1a	Flüssigkeitsdefizit [aktiver Verlust] (Dehydratation)	319
1.4.1.2.2.1b	Flüssigkeitsdefizit [Stoffwechselstörung] (Dehydratation)	324
1.4.1.2.2.2	Gefahr eines Flüssigkeitsdefizits (Dehydratationsgefahr)	328
1.6.2.1.1	Beeinträchtigte Mundschleimhaut	523
1.6.2.1.2.3	Beeinträchtigte Zahnbildung°	890
6.5.1	Selbstversorgungsdefizit: Essen (Selbstpflegedefizit: Nahrungseinnahme)	660
6.5.1.1	Schluckstörung	623
6.5.1.2	Unwirksames Stillen (zu spezifizieren) (Stillprobleme)	702
6.5.1.2.1	Unterbrochenes Stillen	709
6.5.1.3	Erfolgreiches Stillen	713
6.5.1.4	Saug-/Schluckstörung des Säuglings (Beeinträchtigte Nahrungsaufnahme des Säuglings)	606

6. Körperpflege/Selbstversorgung

6.5.2	Selbstversorgungsdefizit: Körperpflege (Selbstpflegedefizit: Körperpflege)	660
6.5.3	Selbstversorgungsdefizit: Sich kleiden/äußere Erscheinung (Selbstpflegedefizit: Sich kleiden/äußere Erscheinung)	660
6.5.4	Selbstversorgungsdefizit: Toilettenbenutzung (Selbstpflegedefizit: Toilettenbenutzung)	660

7. Wahrnehmung/Kommunikation

6.8.1	Gefahr einer unausgereiften kindlichen Verhaltensorganisation	821
6.8.2	Unausgereifte kindliche Verhaltensorganisation	823
6.8.3	Bereitschaft für eine verbesserte kindliche Verhaltensorganisation	832
7.2	Wahrnehmungsstörung (zu spezifizieren)	869
7.2.1	Visuelle Wahrnehmungsstörung	869
7.2.2	Auditive Wahrnehmungsstörung	869
7.2.3	Kinästhetische Wahrnehmungsstörung	869
7.2.4	Gustatorische Wahrnehmungsstörung	869
7.2.5	Taktile Wahrnehmungsstörung	869
7.2.6	Olfaktorische Wahrnehmungsstörung	869
7.2.1.1	Neglect (Halbseitige Vernachlässigung)	529

8.2.1	Orientierungsstörung (beeinträchtigte Umgebungsinterpretation)	554
8.2.2	Akute Verwirrtheit	845
8.2.3	Chronische Verwirrtheit	850
8.3	Gestörte Denkprozesse	220
8.3.1	Beeinträchtigte Gedächtnisleistung (Gedächtnisstörung)	351

8. Schmerz

9.1.1	Schmerz	630
9.1.1.1	Chronische Schmerzen	636
9.1.1.2	Akute Schmerzen	630
9.1.2	Übelkeit	771

9. Atmung

1.5.1.1	Beeinträchtigter Gasaustausch	346
1.5.1.2	Unwirksame Selbstreinigungsfunktion der (unteren) Atemwege	642
1.5.1.3	Unwirksamer Atemvorgang	167
1.5.1.3.1	Beeinträchtigte Spontanatmung	695
1.5.1.3.2	Erschwerte Beatmungsentwöhnung (erschwerte Respiratorentwöhnung)	173
1.6.1.4	Aspirationsgefahr	162

10. Sicherheit

1.2.1.1	Infektionsgefahr	443
1.2.2.1	Gefahr einer unausgeglichenen Körpertemperatur	484
1.2.2.2	Hypothermie (erniedrigte Körpertemperatur)	426
1.2.2.3	Hyperthermie (erhöhte Körpertemperatur)	420
1.2.2.4	Unwirksame Wärmeregulation (Körpertemperaturschwankungen)	877
1.6.1	Gefahr einer Körperschädigung	479
1.6.1.1	Erstickungsgefahr	303
1.6.1.2	Vergiftungsgefahr	816
1.6.1.3	Verletzungsgefahr	835
	Sturzgefahr°	725
	Suizidgefahr°	731
1.6.1.6	Latexallergische Reaktion	492
1.6.1.7	Gefahr einer latexallergischen Reaktion°	496
1.6.2	Unwirksamer Selbstschutz	647
1.6.2.1	Gewebeschädigung	383

1.6.2.1.2.1	Hautschädigung (zu spezifizieren) (Wunde)	397
1.6.2.1.2.2	Gefahr einer Hautschädigung	403
6.1.1.1.1	Gefahr einer peripheren neurovaskulären Störung	534
6.1.1.1.2	Gefahr eines perioperativen Lagerungsschadens	488
6.4.1.1	Beeinträchtigte Haushaltsführung	393
6.4.2	Unwirksames Gesundheitsverhalten (zu spezifizieren)	367
6.4.2.2	Gedeihstörung eines Erwachsenen	355
9.2.2	Gefahr einer fremdgefährdenden Gewalttätigkeit	372
9.2.2.1	Selbstverletzungsgefahr	655
	Selbstverletzung°	650
9.2.2.2	Gefahr einer selbstgefährdenden Gewalttätigkeit	375

11. Sexualität

3.2.1.2.1	Sexualstörung (sexuelle Funktionsstörung)	681
3.3	Unwirksames Sexualverhalten	687

12. Soziale Interaktion

2.1.1.1	Beeinträchtigte verbale Kommunikation	459
3.1.1	Beeinträchtigte soziale Interaktion	448
3.1.2	Soziale Isolation	454
3.1.3	Vereinsamungsgefahr	805
3.2.1	Unwirksames Rollenverhalten	597
3.2.1.1.1	Beeinträchtigte elterliche Fürsorge	259
3.2.1.1.2	Gefahr einer beeinträchtigten elterlichen Fürsorge	265
3.2.1.1.2.1	Gefahr einer beeinträchtigten Eltern-Kind-Bindung	269
3.2.2	Unterbrochene Familienprozesse	314
3.2.2.1	Rollenüberlastung pflegender Angehöriger/Laien	584
3.2.2.2	Gefahr einer Rollenüberlastung pflegender Angehöriger/Laien	592
3.2.2.3.1	Alkoholismusbedingt gestörte Familienprozesse	308
3.2.3.1	Elternrollenkonflikt	273
5.1.2.1.1	Unwirksames familiäres Coping: behindernd	206
5.1.2.1.2	Unwirksames familiäres Coping: mangelhafte Unterstützung	211
5.1.2.2	Bereitschaft für ein verbessertes familiäres Coping	216
5.1.3.1	Bereitschaft für ein verbessertes Coping der Gemeinschaft	187
5.1.3.2	Unwirksames Coping einer Gemeinschaft	191

13. Lehren/Lernen

5.2.1	Unwirksames Therapiemanagement	737
5.2.1.1	Fehlende Kooperationsbereitschaft (Noncompliance)	465
5.2.2.1	Unwirksames familiäres Therapiemanagement	741
5.2.3.1	Unwirksames gemeinschaftliches Therapiemanagement	745
5.2.4	Wirksames Therapiemanagement	749
5.4	Gesundheitsförderliches Verhalten (zu spezifizieren) (Bereitschaft für eine verbesserte Gesundheitsförderung)	363
6.6	Verzögerte/s Wachstum und Entwicklung (zu spezifizieren)	286
6.6.1	Gefahr einer verzögerten Entwicklung	293
6.6.2	Gefahr eines unproportionalen Wachstums	863
8.1.1	Wissensdefizit (zu spezifizieren)	880

4.6 Pflegediagnosen, gegliedert nach den Aktivitäten des täglichen Lebens (ATL) von Liliane Juchli

Die folgende Zuordnung ist eher intuitiv, wurde aber soweit möglich aufgrund von Inhaltsverzeichnis und Sachverzeichnis des Lehrbuches «Pflege: Praxis und Theorie der Gesundheits- und Krankenpflege» von Liliane Juchli (8. Auflage, 1997, Thieme, Stuttgart) vorgenommen. Pflegediagnosen zu Orientierungsstörungen und zu Schmerz wurden keiner ATL zugeordnet (vgl. Schluss der Liste).

1. Wach sein und Schlafen

6.2.1	Schlafstörung (zu spezifizieren)	615
6.2.1.1	Schlafentzug	610

2. Sich bewegen

1.2.3.1	Autonome Dysreflexie	250
1.2.3.2	Gefahr einer autonomen Dysreflexie	254
1.6.1.5	Immobilitätssyndroms, Gefahr eines	437
6.1.1.1	Beeinträchtigte körperliche Mobilität	517
6.1.1.1.1	Gefahr einer peripheren neurovaskulären Störung	534
6.1.1.1.2	Gefahr eines perioperativen Lagerungsschadens	488

6.1.1.1.3	Beeinträchtigte Gehfähigkeit	360
6.1.1.1.4	Beeinträchtigte Mobilität im Rollstuhl°	602
6.1.1.1.5	Beeinträchtigte Transferfähigkeit°	757
6.1.1.1.6	Beeinträchtigte Bett-Mobilität°	183
	Ruheloses Umhergehen	785
6.1.1.2.1	Erschöpfung	297
6.1.1.2	Aktivitätsintoleranz	135
6.1.1.3	Gefahr der Aktivitätsintoleranz	141

3. Sich waschen und kleiden

6.5.2	Selbstversorgungsdefizit: Körperpflege (Selbstpflegedefizit: Körperpflege)	660
6.5.3	Selbstversorgungsdefizit: Sich kleiden/äußere Erscheinung (Selbstpflegedefizit: Sich kleiden/ äußere Erscheinung)	660

4. Essen und trinken

1.1.2.1	Überernährung	775
1.1.2.2	Mangelernährung (zu spezifizieren)	510
1.1.2.3	Gefahr der Überernährung	781
1.4.1.2	Gefahr eines unausgeglichenen Flüssigkeitshaushaltes	331
1.4.1.2.1	Flüssigkeitsüberschuss	335
1.4.1.2.2.1 a	Flüssigkeitsdefizit [aktiver Verlust] (Dehydratation)	319
1.4.1.2.2.1 b	Flüssigkeitsdefizit [Stoffwechselstörung] (Dehydratation)	324
1.4.1.2.2.2	Gefahr eines Flüssigkeitsdefizits (Dehydratationsgefahr)	328
6.5.1	Selbstversorgungsdefizit: Essen (Selbstpflegedefizit: Nahrungseinnahme)	660
6.5.1.1	Schluckstörung	623
6.5.1.2	Unwirksames Stillen (zu spezifizieren) (Stillprobleme)	702
6.5.1.2.1	Unterbrochenes Stillen	709
6.5.1.3	Erfolgreiches Stillen	713
6.5.1.4	Saug-/Schluckstörung des Säuglings (beeinträchtigte Nahrungsaufnahme des Säuglings)	606
9.1.2	Übelkeit	771

5. Ausscheiden

1.3.1.1	Obstipation	540
1.3.1.4	Obstipationsgefahr	546
1.3.1.1.1	Subjektive Obstipation	551
1.3.1.2	Diarrhö	226
1.3.1.3	Stuhlinkontinenz	721
1.3.2	Beeinträchtigte Urinausscheidung	790
1.3.2.1.1	Stressurininkontinenz	716
1.3.2.1.2	Reflexurininkontinenz	574
1.3.2.1.3	Drangurininkontinenz	231
1.3.2.1.6	Drangurininkontinenzgefahr	235
1.3.2.1.4	Funktionelle Urininkontinenz	796
1.3.2.1.5	Totale Urininkontinenz	800
1.3.2.2	Harnverhalt [akut/chronisch]	388
6.5.4	Selbstversorgungsdefizit: Toilettenbenutzung (Selbstpflegedefizit: Toilettenbenutzung)	660

6. Körpertemperatur regulieren

1.2.2.1	Gefahr einer unausgeglichenen Körpertemperatur	484
1.2.2.2	Hypothermie (erniedrigte Körpertemperatur)	426
1.2.2.3	Hyperthermie (erhöhte Körpertemperatur)	420
1.2.2.4	Unwirksame Wärmeregulation (Körpertemperaturschwankungen)	877

7. Atmen

1.4.1.1	Durchblutungsstörung (zu spezifizieren)	239
1.4.1.1.1	Renale Durchblutungsstörung	239
1.4.1.1.2	Zerebrale Durchblutungsstörung	239
1.4.1.1.3	Kardiopulmonale Durchblutungsstörung	239
1.4.1.1.4	Gastrointestinale Durchblutungsstörung	239
1.4.1.1.5	Periphere Durchblutungsstörung	239
1.4.2.1	Verminderte Herzleistung	407
1.5.1.1	Beeinträchtigter Gasaustausch	346
1.5.1.2	Unwirksame Selbstreinigungsfunktion der (unteren) Atemwege	642
1.5.1.3	Unwirksamer Atemvorgang	167
1.5.1.3.1	Beeinträchtigte Spontanatmung	695
1.5.1.3.2	Erschwerte Beatmungsentwöhnung (erschwerte Respiratorentwöhnung)	173
1.7.1	Vermindertes intrakranielles Anpassungsvermögen (Hirndrucksteigerung)	157

8. Sich sicher fühlen und verhalten

1.2.1.1	Infektionsgefahr	443
1.6.1	Gefahr einer Körperschädigung	479
1.6.1.1	Erstickungsgefahr	303
1.6.1.2	Vergiftungsgefahr	816
1.6.1.3	Verletzungsgefahr	835
1.6.1.4	Aspirationsgefahr	162
1.6.1.6	Latexallergische Reaktion	492
1.6.1.7	Gefahr einer latexallergischen Reaktion	496
	Sturzgefahr°	725
	Suizidgefahr°	731
1.6.2	Unwirksamer Selbstschutz	647
1.6.2.1	Gewebeschädigung	383
1.6.2.1.1	Beeinträchtigte Mundschleimhaut	523
1.6.2.1.2.3	Beeinträchtigte Zahnbildung	890
1.6.2.1.2.1	Hautschädigung (zu spezifizieren) (Wunde)	397
1.6.2.1.2.2	Gefahr einer Hautschädigung	403
1.8	Energiefeldstörung	277
6.4.2	Unwirksames Gesundheitsverhalten (zu spezifizieren)	367
6.4.2.2	Gedeihstörung eines Erwachsenen	355
9.2.2	Gefahr einer fremdgefährdenden Gewalttätigkeit	372
9.2.2.1	Selbstverletzungsgefahr	655
	Selbstverletzung°	650
9.2.2.2	Gefahr einer selbstgefährdenden Gewalttätigkeit	375

9. Raum und Zeit gestalten, arbeiten und spielen

6.3.1.1	Beschäftigungsdefizit (unbefriedigende Freizeitgestaltung)	179
6.4.1.1	Beeinträchtigte Haushaltsführung	393

10. Kommunizieren

2.1.1.1	Beeinträchtigte verbale Kommunikation	459
3.1.1	Beeinträchtigte soziale Interaktion	448
7.2	Wahrnehmungsstörung (zu spezifizieren)	869
7.2.1	Visuelle Wahrnehmungsstörung	869
7.2.1.1	Neglect (halbseitige Vernachlässigung)	529
7.2.2	Auditive Wahrnehmungsstörung	869
7.2.3	Kinästhetische Wahrnehmungsstörung	869
7.2.4	Gustatorische Wahrnehmungsstörung	869
7.2.5	Taktile Wahrnehmungsstörung	869

7.2.6	Olfaktorische Wahrnehmungsstörung	869
8.1.1	Wissensdefizit (zu spezifizieren)	880

11. Kind, Frau, Mann sein

3.2.1	Unwirksames Rollenverhalten	597
7.1.1	Körperbildstörung (Störung des Körpererlebens)	471
3.2.1.1.1	Beeinträchtigte elterliche Fürsorge	259
3.2.1.1.2	Gefahr einer beeinträchtigten elterlichen Fürsorge	265
3.2.1.1.2.1	Gefahr einer beeinträchtigten Eltern-Kind-Bindung	269
3.2.1.2.1	Sexualstörung (sexuelle Funktionsstörung)	681
3.2.2	Unterbrochene Familienprozesse	314
3.2.2.1	Rollenüberlastung pflegender Angehöriger/Laien	584
3.2.2.2	Gefahr einer Rollenüberlastung pflegender Angehöriger/Laien	592
3.2.2.3.1	Alkoholismusbedingt gestörte Familienprozesse	308
3.2.3.1	Elternrollenkonflikt	273
3.3	Unwirksames Sexualverhalten	686
6.6	Wachstum und Entwicklung verzögert (zu spezifizieren)	286
6.6.1	Gefahr einer verzögerten Entwicklung	293
6.6.2	Gefahr eines unproportionalen Wachstums	863
6.8.1	Gefahr einer unausgereiften kindlichen Verhaltensorganisation	821
6.8.2	Unausgereifte kindliche Verhaltensorganisation	823
6.8.3	Bereitschaft für eine verbesserte kindliche Verhaltensorganisation	832
9.2.3.1	Vergewaltigungssyndrom	809
9.2.3.1.1	Vergewaltigungssyndrom: verstärkte Reaktion (Vergewaltigungssyndrom mit psychosomatischen Krankheitsfolgen)	809
9.2.3.1.2	Vergewaltigungssyndrom: stumme Reaktion	809

12. Sinn finden im Werden, Sein, Vergehen

3.1.2	Soziale Isolation	454
3.1.3	Vereinsamungsgefahr	805
4.1.1	Existenzielle Verzweiflung (schwere Sinnkrise)	854
4.1.2	Gefahr der existenziellen Verzweiflung (schweren Sinnkrise)	859
4.2	Bereitschaft für ein verbessertes spirituelles Wohlbefinden	885

4. Hilfen zum Auffinden einzelner Pflegediagnosen

5.1.1.1	Unwirksames Coping (unwirksames Problembewältigungsverhalten)	195
5.1.1.1.1	Beeinträchtigte Anpassung	152
5.1.1.1.2	Defensives Coping (defensives Problembewältigungsverhalten)	201
5.1.1.1.3	Unwirksames Verleugnen (situationsinadäquates Verleugnen)	841
5.1.2.1.1	Unwirksames familiäres Coping: behindernd	206
5.1.2.1.2	Unwirksames familiäres Coping: mangelhafte Unterstützung	211
5.1.2.2	Bereitschaft für ein verbessertes familiäres Coping	216
5.1.3.1	Bereitschaft für ein verbessertes Coping der Gemeinschaft	187
5.1.3.2	Unwirksames Coping einer Gemeinschaft	191
5.2.1	Unwirksames Therapiemanagement	737
5.2.1.1	Fehlende Kooperationsbereitschaft (Noncompliance)	465
5.2.2.1	Unwirksames familiäres Therapiemanagement	741
5.2.3.1	Unwirksames gemeinschaftliches Therapiemanagement	745
5.2.4	Wirksames Therapiemanagement	749
5.3.1.1	Entscheidungskonflikt (zu spezifizieren)	282
5.4	Gesundheitsförderliches Verhalten (zu spezifizieren) (Bereitschaft für eine verbesserte Gesundheitsförderung)	363
6.7	Relokationssyndrom (Verlegungsstress-Syndrom)	578
	Gefahr eines Relokationssyndroms°	582
7.1.2.1	Chronisch geringes Selbstwertgefühl	668
7.1.2.2	Situationsbedingt geringes Selbstwertgefühl	673
	Gefahr eines situationsbedingt geringen Selbstwertgefühls°	678
7.1.3	Gestörte persönliche Identität	433
7.3.1	Hoffnungslosigkeit	415
7.3.2	Machtlosigkeit (Kontrollverlust)	500
	Gefahr der Machtlosigkeit°	506
9.2.1.1	Erschwertes Trauern (unbewältigter Verlust)	761
9.2.1.2	Vorwegnehmendes Trauern	766
9.2.1.3	Chronische Sorgen	691
9.2.3	Posttraumatisches Syndrom	562
9.2.4	Gefahr eines posttraumatischen Syndroms	570

9.3.1	Angst (zu spezifizieren: leicht, mittel, schwer, Panik)	144
9.3.1.1	Todesangst	752
9.3.2	Furcht (zu spezifizieren)	340

Keiner ATL zugeordnet

6.4.2.1	Verzögerte postoperative Erholungsphase	558
8.2.1	Orientierungsstörung (beeinträchtigte Umgebungsinterpretation)	554
8.2.2	Akute Verwirrtheit	845
8.2.3	Chronische Verwirrtheit	850
8.3	Gestörte Denkprozesse	220
8.3.1	Beeinträchtigte Gedächtnisleistung (Gedächtnisstörung)	351
9.1.1	Schmerz	630
9.1.1.1	Chronische Schmerzen	636
9.1.1.2	Akute Schmerzen	630

4.7 Pflegediagnosen, gegliedert nach den Aktivitäten und existenziellen Erfahrungen des Lebens (AEDL) von Monika Krohwinkel

Pflegediagnosen können nach diesem Modell wie folgt definiert werden: «Eine Pflegediagnose ist eine zusammenfassende Aussage, die von einer professionell geschulten Pflegeperson nach einem Pflegeassessment, bestehend aus: Beobachtung, Befragung und körperlicher Untersuchung, gemacht wird. Diese Aussage bezieht sich auf: die Art (P), die mögliche Ursache/Einflussfaktoren (E) und die Symptome (S)/Kennzeichen oder Risikofaktoren (R) aktueller oder potenzieller Gesundheitsprobleme eines Individuums, einer Familie oder einer sozialen Gemeinschaft mit Einschränkungen der Unabhängigkeit hinsichtlich der Aktivitäten des Lebens oder im Umgang mit existenziellen Erfahrungen des Lebens (AEDL). Pflegediagnosen liegen im Zuständigkeits- und Verantwortungsbereich der Pflegeperson und sie bilden die Grundlage für die Planung und Durchführung von Pflegeinterventionen und -maßnahmen zur Erreichung und Bewertung/Evaluation angestrebter Pflegeziele.» (Georg 1997)

1. Kommunizieren

2.1.1.1	Beeinträchtigte verbale Kommunikation	459
7.2	Wahrnehmungsstörung (zu spezifizieren)	869
7.2.1	Visuelle Wahrnehmungsstörung	869
7.2.1.1	Neglect (halbseitige Vernachlässigung)	529
7.2.2	Auditive Wahrnehmungsstörung	869
7.2.3	Kinästhetische Wahrnehmungsstörung	869
7.2.4	Gustatorische Wahrnehmungsstörung	869
7.2.5	Taktile Wahrnehmungsstörung	869
7.2.6	Olfaktorische Wahrnehmungsstörung	869
8.1.1	Wissensdefizit (zu spezifizieren)	880
5.2.1	Unwirksames Therapiemanagement	737
5.2.1.1	Fehlende Kooperationsbereitschaft (Noncompliance)	465
5.2.2.1	Unwirksames familiäres Therapiemanagement	741
5.2.3.1	Unwirksames gemeinschaftliches Therapiemanagement	745
5.2.4	Wirksames Therapiemanagement	749

2. Sich bewegen

1.6.1.5	Gefahr eines Immobilitätssyndroms	437
1.2.3.1	Autonome Dysreflexie	250
1.2.3.2	Gefahr einer autonomen Dysreflexie	254
6.1.1.1	Beeinträchtigte körperliche Mobilität	517
6.1.1.1.1	Gefahr einer peripheren neurovaskulären Störung	534
6.1.1.1.2	Gefahr eines perioperativen Lagerungsschadens	488
6.1.1.1.3	Beeinträchtigte Gehfähigkeit°	360
6.1.1.1.4	Beeinträchtigte Rollstuhl-Mobilität°	602
6.1.1.1.5	Beeinträchtigte Transferfähigkeit°	757
6.1.1.1.6	Beeinträchtigte Bett-Mobilität°	183
6.1.1.3	Gefahr der Aktivitätsintoleranz	141
	Ruheloses Umhergehen	785

3. Vitale Funktionen des Lebens aufrechterhalten

1.2.2.1	Gefahr einer unausgeglichenen Körpertemperatur	484
1.2.2.2	Hypothermie (erniedrigte Körpertemperatur)	426
1.2.2.3	Hyperthermie (erhöhte Körpertemperatur)	420
1.2.2.4	Unwirksame Wärmeregulation (Körpertemperaturschwankungen)	877
1.4.1.1	Durchblutungsstörung (zu spezifizieren)	239
1.4.1.1.1	Renale Durchblutungsstörung	239

4.7 Pflegediagnosen, nach AEDL von Monika Krohwinkel

1.4.1.1.2	Zerebrale Durchblutungsstörung	239
1.4.1.1.3	Kardiopulmonale Durchblutungsstörung	239
1.4.1.1.4	Gastrointestinale Durchblutungsstörung	239
1.4.1.1.5	Periphere Durchblutungsstörung	239
1.4.2.1	Verminderte Herzleistung	407
1.5.1.1	Beeinträchtigter Gasaustausch	346
1.5.1.2	Unwirksame Selbstreinigungsfunktion der (unteren) Atemwege	642
1.5.1.3	Unwirksamer Atemvorgang	167
1.5.1.3.1	Beeinträchtigte Spontanatmung	695
1.5.1.3.2	Erschwerte Beatmungsentwöhnung (erschwerte Respiratorentwöhnung)	173
1.7.1	Vermindertes intrakranielles Anpassungsvermögen (Hirndrucksteigerung)	157

4. Sich pflegen

6.5.2	Selbstversorgungsdefizit: Körperpflege (Selbstpflegedefizit: Körperpflege)	660
1.6.2.1	Gewebeschädigung	383
1.6.2.1.1	Beeinträchtigte Mundschleimhaut	523
1.6.2.1.2.3	Beeinträchtigte Zahnbildung	890
1.6.2.1.2.1	Hautschädigung (zu spezifizieren) (Wunde)	397
1.6.2.1.2.2	Gefahr einer Hautschädigung	403

5. Essen und trinken

1.1.2.1	Überernährung	775
1.1.2.2	Mangelernährung (zu spezifizieren)	510
1.1.2.3	Gefahr der Überernährung	781
1.4.1.2	Gefahr eines unausgeglichenen Flüssigkeitshaushaltes	331
1.4.1.2.1	Flüssigkeitsüberschuss	335
1.4.1.2.2.1a	Flüssigkeitsdefizit [aktiver Verlust] (Dehydratation)	319
1.4.1.2.2.1b	Flüssigkeitsdefizit [Stoffwechselstörung] (Dehydratation)	324
1.4.1.2.2.2	Gefahr eines Flüssigkeitsdefizits (Dehydratationsgefahr)	328
6.5.1	Selbstversorgungsdefizit: Essen (Selbstpflegedefizit: Nahrungseinnahme)	660
6.5.1.1	Schluckstörung	623
6.5.1.2	Unwirksames Stillen (zu spezifizieren) (Stillprobleme)	702

6.5.1.2.1	Unterbrochenes Stillen	709
6.5.1.3	Erfolgreiches Stillen	713
6.5.1.4	Saug-/Schluckstörung des Säuglings (Beeinträchtigte Nahrungsaufnahme des Säuglings)	606
9.1.2	Übelkeit	771

6. Ausscheiden

1.3.1.1	Obstipation	540
1.3.1.4	Obstipationsgefahr	546
1.3.1.1.1	Subjektive Obstipation	551
1.3.1.2	Diarrhö	226
1.3.1.3	Stuhlinkontinenz	721
1.3.2	Beeinträchtigte Urinausscheidung	790
1.3.2.1.1	Stressurininkontinenz	716
1.3.2.1.2	Reflexurininkontinenz	574
1.3.2.1.3	Drangurininkontinenz	231
1.3.2.1.6	Drangurininkontinenzgefahr	235
1.3.2.1.4	Funktionelle Urininkontinenz	796
1.3.2.1.5	Totale Urininkontinenz	800
1.3.2.2	Harnverhalt [akut/chronisch]	388
6.5.4	Selbstversorgungsdefizit: Toilettenbenutzung (Selbstpflegedefizit: Toilettenbenutzung)	660

7. Sich kleiden

6.5.3	Selbstversorgungsdefizit: Sich kleiden/äußere Erscheinung (Selbstpflegedefizit: Sich kleiden/äußere Erscheinung)	660

8. Ruhen und Schlafen

6.2.1	Schlafstörung (zu spezifizieren)	615
6.2.1.1	Schlafentzug	610
6.1.1.2.1	Erschöpfung	297
6.4.2.1	Verzögerte postoperative Erholungsphase	558

9. Sich beschäftigen

6.3.1.1	Beschäftigungsdefizit (unbefriedigende Freizeitgestaltung)	179
6.4.1.1	Beeinträchtigte Haushaltsführung	393

10. Sich als Mann oder Frau fühlen und verhalten

3.2.1	Unwirksames Rollenverhalten	597
3.2.1.1.1	Beeinträchtigte elterliche Fürsorge	259

4.7 Pflegediagnosen, nach AEDL von Monika Krohwinkel

3.2.1.1.2	Gefahr einer beeinträchtigten elterlichen Fürsorge	265
3.2.1.1.2.1	Gefahr einer beeinträchtigten Eltern-Kind-Bindung	269
3.2.1.2.1	Sexualstörung (sexuelle Funktionsstörung)	681
3.2.3.1	Elternrollenkonflikt	273
3.3	Unwirksames Sexualverhalten	686
6.6	Wachstum und Entwicklung verzögert (zu spezifizieren)	286
6.6.1	Gefahr einer verzögerten Entwicklung	293
6.6.2	Gefahr eines unproportionalen Wachstums	863
6.8.1	Gefahr einer unausgereiften kindlichen Verhaltensorganisation	821
6.8.2	Unausgereifte kindliche Verhaltensorganisation	823
6.8.3	Bereitschaft für eine verbesserte kindliche Verhaltensorganisation	832
9.2.3.1	Vergewaltigungssyndrom	809
9.2.3.1.1	Vergewaltigungssyndrom: verstärkte Reaktion (Vergewaltigungssyndrom mit psychosomatischen Krankheitsfolgen)	809
9.2.3.1.2	Vergewaltigungssyndrom: stumme Reaktion	809

11. Für eine sichere Umgebung sorgen

1.2.1.1	Infektionsgefahr	443
1.6.1	Gefahr einer Körperschädigung	479
1.6.1.1	Erstickungsgefahr	303
1.6.1.2	Vergiftungsgefahr	816
1.6.1.3	Verletzungsgefahr	835
1.6.1.4	Aspirationsgefahr	162
1.6.1.6	Latexallergische Reaktion	492
1.6.1.7	Gefahr einer latexallergischen Reaktion	496
	Sturzgefahr°	725
1.6.2	Unwirksamer Selbstschutz	647
1.8	Energiefeldstörung	277
3.1.1	Beeinträchtigte soziale Interaktion	448
6.7	Relokationssyndrom (Verlegungsstress-Syndrom)	578
	Gefahr eines Relokationssyndroms°	582
6.4.2	Unwirksames Gesundheitsverhalten (zu spezifizieren)	367
6.4.2.2	Gedeihstörung eines Erwachsenen°	355
9.2.2	Gefahr einer fremdgefährdenden Gewalttätigkeit	372

| 9.2.2.2 | Gefahr einer selbstgefährdenden Gewalttätigkeit . . 375 |
| | Selbstverletzung° . . . . 650 |

12. Soziale Bereiche des Lebens sichern

3.2.2	Unterbrochene Familienprozesse 314
3.2.2.1	Rollenüberlastung pflegender Angehöriger/ Laien 584
3.2.2.2	Gefahr einer Rollenüberlastung pflegender Angehöriger/Laien 592
3.2.2.3.1	Alkoholismusbedingt gestörte Familienprozesse . . 308

13. Mit existenziellen Erfahrungen des Lebens umgehen

3.1.2	Soziale Isolation 454
3.1.3	Vereinsamungsgefahr 805
4.1.1	Existenzielle Verzweiflung (schwere Sinnkrise) 854
4.1.2	Gefahr der existenziellen Verzweiflung° (schweren Sinnkrise) 859
4.2	Bereitschaft für ein verbessertes spirituelles Wohlbefinden 885
5.1.1.1	Unwirksames Coping (unwirksames Problembewältigungsverhalten) 195
5.1.1.1.1	Beeinträchtigte Anpassung 152
5.1.1.1.2	Defensives Coping (defensives Problembewältigungsverhalten) 201
5.1.1.1.3	Unwirksames Verleugnen (situationsinadäquates Verleugnen) 841
5.1.2.1.1	Unwirksames familiäres Coping: behindernd 206
5.1.2.1.2	Unwirksames familiäres Coping: mangelhafte Unterstützung 211
5.1.2.2	Bereitschaft für ein verbessertes familiäres Coping 216
5.1.3.1	Bereitschaft für ein verbessertes Coping der Gemeinschaft 187
5.1.3.2	Unwirksames Coping einer Gemeinschaft 191
5.3.1.1	Entscheidungskonflikt (zu spezifizieren) 282
5.4	Gesundheitsförderliches Verhalten (zu spezifizieren) (Bereitschaft für eine verbesserte Gesundheitsförderung) 363
7.1.1	Körperbildstörung (Störung des Körpererlebens) . 471
7.1.2.1	Chronisch geringes Selbstwertgefühl 668

7.1.2.2	Situationsbedingt geringes Selbstwertgefühl	673
	Gefahr eines situationsbedingt geringen Selbstwertgefühls°	678
7.1.3	Gestörte persönliche Identität	433
9.2.2.1	Selbstverletzungsgefahr	655
	Selbstverletzung	650
7.3.1	Hoffnungslosigkeit	415
7.3.2	Machtlosigkeit (Kontrollverlust)	500
	Gefahr der Machtlosigkeit	506
8.2.1	Orientierungsstörung (beeinträchtigte Umgebungsinterpretation)	554
8.2.2	Akute Verwirrtheit	845
8.2.3	Chronische Verwirrtheit	850
8.3	Gestörte Denkprozesse	220
8.3.1	Beeinträchtigte Gedächtnisleistung (Gedächtnisstörung)	351
9.1.1	Schmerz	630
9.1.1.1	Chronische Schmerzen	636
9.1.1.2	Akute Schmerzen	630
9.2.1.1	Erschwertes Trauern (unbewältigter Verlust)	761
9.2.1.2	Vorwegnehmendes Trauern	766
9.2.1.3	Chronische Sorgen	691
9.2.3	Posttraumatisches Syndrom	562
9.2.4	Gefahr eines posttraumatischen Syndroms	570
9.3.1	Angst (zu spezifizieren: leicht, mittel, schwer, Panik)	144
9.3.1.1	Todesangst	752
9.3.2	Furcht (zu spezifizieren)	340
	Suizidgefahr°	731

4.8 Pflegediagnosen, alphabetisch gegliedert

6.1.1.2	Aktivitätsintoleranz	135
6.1.1.3	Aktivitätsintoleranz, Gefahr der	141
9.3.1	Angst (zu spezifizieren: leicht, mittel, schwer, Panik)	144
5.1.1.1.1	Anpassung, beeinträchtigte	152
1.7.1	Anpassungsvermögen, vermindertes intrakranielles (Hirndrucksteigerung)	157
1.6.1.4	Aspirationsgefahr	162
1.5.1.3	Atemvorgang, unwirksamer	167

1.5.1.3.2	Beatmungsentwöhnung, erschwerte (erschwerte Respiratorentwöhnung)	173
6.3.1.1	Beschäftigungsdefizit (unbefriedigende Freizeitgestaltung)	179
6.1.1.1.6	Bett-Mobilität, beeinträchtigte	183
5.1.3.1	Coping einer Gemeinschaft, Bereitschaft für ein verbessertes	187
5.1.3.2	Coping, unwirksames einer Gemeinschaft	191
5.1.1.1	Coping, unwirksames (unwirksames Problembewältigungsverhalten)	195
5.1.1.1.2	Coping, defensives (defensives Problembewältigungsverhalten)	201
5.1.2.2	Coping, Bereitschaft für ein verbessertes familiäres	216
5.1.2.1.1	Coping, familiäres: behindernd	206
5.1.2.1.2	Coping, familiäres: mangelhafte Unterstützung	211
8.3	Denkprozesse, gestörte	220
1.3.1.2	Diarrhö	226
1.3.2.1.3	Drangurininkontinenz	231
1.3.2.1.6	Drangurininkontinenzgefahr	235
1.4.1.1	Durchblutungsstörung (zu spezifizieren)	239
1.4.1.1.4	Durchblutungsstörung, gastrointestinale	239
1.4.1.1.3	Durchblutungsstörung, kardiopulmonale	239
1.4.1.1.5	Durchblutungsstörung, periphere	239
1.4.1.1.1	Durchblutungsstörung, renale	239
1.4.1.1.2	Durchblutungsstörung, zerebrale	239
1.2.3.1	Dysreflexie, autonome	250
1.2.3.2	Dysreflexie, Gefahr einer autonomen	254
3.2.1.1.1	Elterliche Fürsorge, beeinträchtigte	259
3.2.1.1.2	Elterlichen Fürsorge, Gefahr einer beeinträchtigten	265
3.2.1.1.2.1	Eltern-Kind-Bindung, Gefahr einer beeinträchtigten	269
3.2.3.1	Elternrollenkonflikt	273
1.8	Energiefeldstörung	277
5.3.1.1	Entscheidungskonflikt (zu spezifizieren)	282
6.6	Entwicklung und Wachstum, verzögert	286
6.6.1	Entwicklung, verzögerten, Gefahr einer	293
6.1.1.2.1	Erschöpfung	297
1.6.1.1	Erstickungsgefahr	303
3.2.2.3.1	Familienprozesse, alkoholismusbedingt gestörte	308

3.2.2	Familienprozesse, unterbrochene	314
1.4.1.2.2.1a	Flüssigkeitsdefizit (isotone Dehydratation)	319
1.4.1.2.2.1b	Flüssigkeitsdefizit (hypotone/hypertone Dehydratation)	324
1.4.1.2.2.2	Flüssigkeitsdefizits (Dehydratationsgefahr), Gefahr eines	328
1.4.1.2	Flüssigkeitshaushalts, Gefahr eines unausgeglichenen	331
1.4.1.2.1	Flüssigkeitsüberschuss	335
9.3.2	Furcht (zu spezifizieren)	340
1.5.1.1	Gasaustausch, beeinträchtigter	346
8.3.1	Gedächtnisleistung, beeinträchtigte (Gedächtnisstörung)	351
6.4.2.2	Gedeihstörung eines Erwachsenen	355
6.1.1.1.3	Gehfähigkeit, beeinträchtigte	360
5.4	Gesundheitsförderliches Verhalten (zu spezifizieren) (Bereitschaft für ein verbessertes Gesundheitsverhalten)	363
6.4.2	Gesundheitsverhalten, unwirksames (zu spezifizieren)	367
9.2.2	Gewalttätigkeit, Gefahr einer fremdgefährdenden	372
9.2.2.2	Gewalttätigkeit, Gefahr einer selbstgefährdenden	375
1.6.2.1	Gewebeschädigung	383
1.3.2.2	Harnverhalt [akut/chronisch]	388
6.4.1.1	Haushaltsführung, beeinträchtigte	393
1.6.2.1.2.1	Hautschädigung (zu spezifizieren) (Wunde)	397
1.6.2.1.2.2	Hautschädigung, Gefahr einer	403
1.4.2.1	Herzleistung, verminderte	407
7.3.1	Hoffnungslosigkeit	415
1.2.2.3	Hyperthermie (erhöhte Körpertemperatur)	420
1.2.2.2	Hypothermie (erniedrigte Körpertemperatur)	426
7.1.3	Identität, gestörte	433
	Immobilitätssyndoms, Gefahr eines	437
1.2.1.1	Infektionsgefahr	443
3.1.1	Interaktion, beeinträchtigte soziale	448
3.1.2	Isolation, soziale	454
2.1.1.1	Kommunikation, beeinträchtigte verbale	459
5.2.1.1	Kooperationsbereitschaft, fehlende (Noncompliance; bewusste Ablehnung von Behandlungsempfehlungen)	465

4. Hilfen zum Auffinden einzelner Pflegediagnosen

7.1.1	Körperbildstörung	471
1.6.1	Körperschädigung, Gefahr einer	479
1.2.2.1	Körpertemperatur, Gefahr einer unausgeglichenen	484
6.1.1.1.2	Lagerungsschadens, Gefahr eines perioperativen	488
1.6.1.6	Latexallergische Reaktion	492
1.6.1.7	Latexallergischen Reaktion, Gefahr einer	496
7.3.2	Machtlosigkeit (Kontrollverlust)	500
	Machtlosigkeit, Gefahr der°	506
1.1.2.2	Mangelernährung (zu spezifizieren)	510
6.1.1.1	Mobilität, beeinträchtigte körperliche	517
	Mundschleimhaut, beeinträchtigte	523
6.5.1.4	Nahrungsaufnahme des Säuglings, beeinträchtigte (Saug-/Schluckstörung des Säuglings)	606
7.2.1.1	Neglect (Halbseitige Vernachlässigung)	529
6.1.1.1.1	Neurovaskuläre Störung, Gefahr einer peripheren	534
1.3.1.1	Obstipation	540
1.3.1.1.1	Obstipation, subjektive	551
1.3.1.4	Obstipationsgefahr	546
8.2.1	Orientierungsstörung (beeinträchtigte Umgebungsinterpretation)	554
6.4.2.1	Postoperative Erholungsphase, verzögerte	558
9.2.3	Posttraumatisches Syndrom	562
9.2.4	Posttraumatischen Syndroms, Gefahr eines	570
1.3.2.1.2	Reflexurininkontinenz	574
6.7	Relokationssyndrom (Verlegungsstress-Syndrom)	578
	Relokationssyndroms, Gefahr eines°	582
3.2.2.1	Rollenüberlastung pflegender Angehöriger/Laien	584
3.2.2.2	Rollenüberlastung pflegender Angehöriger/Laien, Gefahr einer	592
3.2.1	Rollenverhalten, unwirksames	597
6.1.1.1.4	Rollstuhlmobilität, beeinträchtigte	602
6.5.1.4	Saug-/Schluckstörung des Säuglings (Nahrungsaufnahme des Säuglings, beeinträchtigt)	606
6.2.1	Schlafstörung (zu spezifizieren)	615
6.2.1.1	Schlafentzug	610
6.5.1.1	Schluckstörung	623
9.1.1	Schmerz	630

4.8 Pflegediagnosen, alphabetisch gegliedert

9.1.1.2	Schmerzen, akute	630
9.1.1.1	Schmerzen, chronische	636
1.5.1.2	Selbstreinigungsfunktion der (unteren) Atemwege, unwirksame	642
1.6.2	Selbstschutz, unwirksamer	647
	Selbstverletzung°	650
9.2.2.1	Selbstverletzungsgefahr	655
6.5.3	Selbstversorgungsdefizit: Sich kleiden/äußere Erscheinung (Selbstpflegedefizit: Sich kleiden/äußere Erscheinung)	660
6.5.2	Selbstversorgungsdefizit: Körperpflege (Selbstpflegedefizit: Körperpflege)	660
6.5.1	Selbstversorgungsdefizit: Essen (Selbstpflegedefizit: Nahrungseinnahme)	660
6.5.4	Selbstversorgungsdefizit: Toilettenbenutzung (Selbstpflegedefizit: Toilettenbenutzung)	660
7.1.2.1	Selbstwertgefühl, chronisch geringes	668
7.1.2.2	Selbstwertgefühl, situationsbedingt geringes	673
	Selbstwertgefühls, Gefahr eines situationsbedingt geringen°	678
7.1.2	Selbstwertgefühls, Störung des*	668
3.2.1.2.1	Sexualstörung (sexuelle Funktionsstörung)	681
3.3	Sexualverhalten, unwirksames	686
9.2.1.3	Sorgen, chronische	691
1.5.1.3.1	Spontanatmung, beeinträchtigte	695
6.5.1.3	Stillen, erfolgreiches	713
6.5.1.2.1	Stillen, unterbrochenes	709
6.5.1.2	Stillen, unwirksames (zu spezifizieren) (Stillprobleme)	702
1.3.2.1.1	Stressurininkontinenz	716
1.3.1.3	Stuhlinkontinenz	721
	Sturzgefahr°	725
	Suizidgefahr°	731
	Therapiemanagement, unwirksames, familiäres	741
	Therapiemanagement, unwirksames gemeinschaftliches	745
	Therapiemanagement, unwirksames	737
	Therapiemanagement, wirksames	749
9.3.1.1	Todesangst	752
6.1.1.1.5	Transferfähigkeit, beeinträchtigte	757

9.2.1.1	Trauern, erschwertes (unbewältigter Verlust)	761
9.2.1.2	Trauern, vorwegnehmendes	766
9.1.2	Übelkeit	771
1.1.2.1	Überernährung	775
1.1.2.3	Überernährung, Gefahr der	781
8.2.1	Umgebungsinterpretation, beeinträchtigte (Orientierungsstörung)	554
	Umhergehen, ruheloses	785
1.3.2	Urinausscheidung, beeinträchtigte	790
1.3.2.1.4	Urininkontinenz, funktionelle	796
1.3.2.1.5	Urininkontinenz, totale	800
3.1.3	Vereinsamungsgefahr	805
9.2.3.1	Vergewaltigungssyndrom	809
9.2.3.1.2	Vergewaltigungssyndrom: stumme Reaktion	809
9.2.3.1.1	Vergewaltigungssyndrom: verstärkte Reaktion (Vergewaltigungssyndrom mit psychosomatischen Krankheitsfolgen)	809
1.6.1.2	Vergiftungsgefahr	816
6.8.1	Verhaltensorganisation, kindliche, Gefahr für eine unausgereifte	821
6.8.2	Verhaltensorganisation, kindliche, unausgereifte	823
6.8.3	Verhaltensorganisation, kindliche, Bereitschaft für eine verbesserte	832
1.6.1.3	Verletzungsgefahr	835
5.1.1.1.3	Verleugnen, unwirksames (situationsinadäquates Verleugnen)	841
8.2.2	Verwirrtheit, akute	845
8.2.3	Verwirrtheit, chronische	850
4.1.1	Verzweiflung, existenzielle (schwere Sinnkrise)	854
4.1.2	Verzweiflung, existenziellen, Gefahr der	859
6.6	Wachstum und Entwicklung, verzögert (zu spezifizieren)	286
6.6.2	Wachstum, unproportional, Gefahr	863
7.2	Wahrnehmungsstörung (zu spezifizieren)	869
7.2.2	Wahrnehmungsstörung, auditive	869
7.2.4	Wahrnehmungsstörung, gustatorische	869
7.2.3	Wahrnehmungsstörung, kinästhetische	869
7.2.6	Wahrnehmungsstörung, olfaktorische	869
7.2.5	Wahrnehmungsstörung, taktile	869
7.2.1	Wahrnehmungsstörung, visuelle	869

1.2.2.4	Wärmeregulation, unwirksame	877
8.1.1	Wissensdefizit (zu spezifizieren)	880
4.2	Wohlbefinden, Bereitschaft für ein verbessertes spirituelles	885
1.6.2.1.2.3	Zahnbildung, beeinträchtigte	890

4.9 Pflegediagnosen bei bestimmten Krankheitsbildern

Das folgende Kapitel umfasst etwa 300 Krankheiten/Zustände aus verschiedenen pflegerischen Tätigkeitsfeldern mit jeweils typischen/häufigen Pflegediagnosen, die im jeweiligen Fall noch um die ursächlichen und beeinflussenden Faktoren («beeinflusst durch» **b/d**) und Kennzeichen/Merkmale («angezeigt durch» **a/d**) ergänzt werden müssen.

Die Angaben in diesem Kapitel sollen den Assessment- und den Diagnosenschritt des Pflegeprozesses erleichtern. Da der Pflegeprozess ein fortlaufender Prozess ist und die Situation der Patienten mit gleicher Krankheit individuell sehr unterschiedlich sein kann, muss immer auch das Vorliegen (oder das Hinzukommen) anderer Pflegediagnosen als der angegebenen geprüft werden. Eine ermittelte Pflegediagnose sollte immer anhand ihrer Definition, Merkmale und beeinflussenden (Risiko-)Faktoren überprüft werden. Dieser Schritt ist notwendig, um festzustellen ob die Pflegediagnose akkurat und passend ist, ob mehr Informationen notwendig sind oder ob eine andere Pflegediagnose in Betracht kommt.

Anmerkung der Übersetzergruppe:

Das Benutzen dieser Liste ersetzt auf keinen Fall einen sorgfältigen diagnostischen Prozess, da es durchaus möglich ist, das ein Patient mit einer der erwähnten medizinischen Diagnosen andere Pflegediagnosen zeigt! Die Auswahl der hier als typisch/häufig erwähnten Pflegediagnosen beruht auf einer persönlichen Einschätzung und Erfahrung der Autorinnen Doenges/Moorhouse und nicht auf epidemiologischen Studien.

Um den Zugang zu den einzelnen Gesundheitsstörungen und Pflegediagnosen zu erleichtern wurden diese alphabetisch geordnet und nach pflegerischen Tätigkeitsfeldern wie folgt kodiert:

4. Hilfen zum Auffinden einzelner Pflegediagnosen

- I/CH: Innere/Chirurgie
- PÄD: Pädiatrie
- GYN: Gynäkologie
- ENT: Entbindung
- GEM: Gemeindepflege, ambulante Pflege
- PSY: Psychiatrie

Eine gesonderte Kategorie für geriatrische Patienten/Bewohner wurde nicht dargestellt, da geriatrische Beschwerdebilder häufig unter die anderen Fachbereiche zu subsumieren sind und alte Menschen besonders anfällig für die genannten Probleme sind.

Medizinische Diagnose	Häufige/typische Pflegediagnosen
Achalasie I/CH	• Schluckstörung • Mangelernährung • Schmerz • Angst (Ausmaß angeben) • Furcht • Aspirationsgefahr • Wissensdefizit
Addison-Krankheit I/CH	• Flüssigkeitsdefizit • Verminderte Herzleistung • Erschöpfung • Körperbildstörung • Gefahr einer beeinträchtigten körperlichen Mobilität • Mangelernährung • Gefahr einer beeinträchtigten Haushaltsführung
Adenoidektomie I/CH; PÄD	• Angst • Gefahr einer unwirksamen Selbstreinigungsfunktion der Atemwege • Gefahr eines Flüssigkeitsdefizits • Schmerz [akut]
Adipositas I/CH	• Überernährung • Körperbildstörung • Aktivitätsintoleranz • Unwirksames Coping
Adnexitis GYN	• (siehe Pelviperitonitis)

4.9 Pflegediagnosen bei bestimmten Krankheitsbildern

Medizinische Diagnose	Häufige/typische Pflegediagnosen
Adrenalektomie I/CH	• Durchblutungsstörung (spezifizieren) • Infektionsgefahr • Wissensdefizit bezüglich Zustand, Prognose und Behandlungsbedarf
Affektive Psychose PSY	• (siehe Bipolare Krankheit)
AIDS I/CH	• Infektionsgefahr • Gefahr eines Flüssigkeitsdefizits • Schmerz • Mangelernährung • Erschöpfung • Soziale Isolation • Beeinträchtigte Denkprozesse • Chronische Verwirrtheit • Unwirksames Therapiemanagement
Aldosteronismus, primärer I/CH	• Flüssigkeitsdefizit • Beeinträchtigte körperliche Mobilität • Verminderte Herzleistung
Alkoholembryopathie PÄD	• Gefahr einer Körperschädigung • Unausgereifte Verhaltensorganisation des Kindes • Gefahr einer veränderten elterlichen Fürsorge • Unwirksames Coping • Unwirksames, behinderndes familiäres Coping
Alzheimer-Krankheit I/CH	• Verletzungsgefahr • Beeinträchtigte Denkprozesse • Chronische Verwirrtheit • Wahrnehmungsstörung • Schlafstörung • Verändertes Gesundheitsverhalten • Unwirksames, mit mangelhafter Unterstützung einhergehendes, familiäres Coping • Rollenüberlastung pflegender Angehöriger/Laien • Relokationssyndrom
Amputation I/CH	• Periphere Durchblutungsstörung • Akute Schmerzen • Beeinträchtigte körperliche Mobilität • Körperbildstörung
Amyotrophe Lateral Sklerose I/CH	• Beeinträchtigte körperliche Mobilität • Unwirksamer Atemvorgang

4. Hilfen zum Auffinden einzelner Pflegediagnosen

Medizinische Diagnose	Häufige/typische Pflegediagnosen
Anämie I/CH	• Schluckstörung • Machtlosigkeit • Vorwegnehmendes Trauern • Beeinträchtigte verbale Kommunikation • Rollenüberlastung pflegender Angehöriger/Laien • Durchblutungsstörung • Aktivitätsintoleranz • Wissensdefizit
Anämie: Sichelzellanämie I/CH	• Beeinträchtigter Gasaustausch • Durchblutungsstörung • Schmerzen, [akut]/chronisch • Wissensdefizit • Wachstum und Entwicklung verzögert • Unwirksames, mit mangelhafter Unterstützung einhergehendes, familiäres Coping
Angina pectoris I/CH	• Akute Schmerzen • Durchblutungsstörung • Angst • Aktivitätsintoleranz • Wissensdefizit • Beeinträchtigte Anpassung
Angstkrankheit (generalisiert) PSY	• Angst • Machtlosigkeit • Schlafstörung • Unwirksames Coping • Unwirksames, mit mangelhafter Unterstützung einhergehendes, familiäres Coping • Beeinträchtigte soziale Interaktion
Anorexia nervosa PSY	• Mangelernährung • Gefahr eines Flüssigkeitsdefizits • Körperbildstörung • Chronisch geringes Selbstwertgefühl • Unwirksames Coping • Unwirksames, behinderndes familiäres Coping
Aortastenose I/CH	• Verminderte Herzleistung • Akute Schmerzen • Gefahr der Aktivitätsintoleranz

4.9 Pflegediagnosen bei bestimmten Krankheitsbildern

Medizinische Diagnose	Häufige/typische Pflegediagnosen
Appendizitis I/CH	• Akute Schmerzen • Gefahr eines Flüssigkeitsdefizits • Infektionsgefahr
ARDS Adult Respiratory Distress Syndrom I/CH	• Unwirksame Selbstreinigungsfunktion der Atemwege • Beeinträchtigter Gasaustausch • Gefahr eines Flüssigkeitsdefizits • Verminderte Herzleistung • Angst
Arrhythmie, kardiale I/CH	• Verminderte Herzleistung • Angst • Akute Schmerzen • Wissensdefizit • Gefahr der Aktivitätsintoleranz
Arthritis, juvenile rheumatoide I/CH	• Wachstum und Entwicklung verzögert • Soziale Isolation
Arthritis, rheumatoide I/CH	• Chronische Schmerzen • Beeinträchtigte körperliche Mobilität • Selbstversorgungsdefizit (zu spezifizieren) • Körperbildstörung
Arthroplastik I/CH	• Infektionsgefahr • Gefahr eines Flüssigkeitsdefizits • Beeinträchtigte körperliche Mobilität • Akute Schmerzen
Arthroskopie I/CH	• Wissensdefizit
Asthma I/CH	• Unwirksame Selbstreinigungsfunktion der Atemwege • Beeinträchtigter Gasaustausch • Angst • Aktivitätsintoleranz • Unwirksames Therapiemanagement
Atemnotsyndrom (Frühgeborenes) PÄD	• Beeinträchtigter Gasaustausch • Beeinträchtigte Spontanatmung • Infektionsgefahr • Gastrointestinale Durchblutungsstörung • Gefahr einer veränderten Eltern-Kind-Bindung
Autismus PSY	• Beeinträchtigte soziale Interaktion • Beeinträchtigte verbale Kommunikation • Selbstverletzungsgefahr

4. Hilfen zum Auffinden einzelner Pflegediagnosen

Medizinische Diagnose	Häufige/typische Pflegediagnosen
	• Störung der persönlichen Identität
	• Unwirksames, mit mangelhafter Unterstützung einhergehendes, familiäres Coping
Azidose, metabolische I/CH	• (siehe Diabetische Ketoazidose)
Bandscheibenvorfall I/CH	• Akute Schmerzen
	• Beeinträchtigte körperliche Mobilität
	• Beschäftigungsdefizit
Benigne Prostatahypertrophie I/CH	• Harnverhalt
	• Akute Schmerzen
	• Gefahr eines Flüssigkeitsdefizits
	• Furcht
	• Angst
Bipolare Krankheit PSY	• Gefahr der Gewalttätigkeit
	• Mangelernährung
	• Vergiftungsgefahr
	• Schlafstörung
	• Wahrnehmungsstörung
	• Veränderte Familienprozesse
Bleivergiftung, akut I/CH	• Verletzungsgefahr
	• Gefahr eines Flüssigkeitsdefizits
	• Wissensdefizit
Bleivergiftung, chronisch I/CH	• Mangelernährung
	• Beeinträchtigte Denkprozesse
	• Chronische Schmerzen
Blutungsanomalien I/CH	• Angst
	• Aktivitätsintoleranz
Borderline Persönlichkeitsstörung PSY	• Gefahr der Gewalttätigkeit
	• Beeinträchtigte Denkprozesse
	• Angst
	• Störung des Selbstwertgefühls
	• Störung der persönlichen Identität
	• Soziale Isolation
Bronchitis I/CH	• Unwirksame Selbstreinigungsfunktion der Atemwege
	• Aktivitätsintoleranz
	• Akute Schmerzen
Bronchopneumonie I/CH	• (siehe auch Bronchitis)
	• Unwirksame Selbstreinigungsfunktion der Atemwege
	• Beeinträchtigter Gasaustausch
	• Infektionsgefahr
Bursitis I/CH	• Akute Schmerzen
	• Chronische Schmerzen
	• Beeinträchtigte körperliche Mobilität

4.9 Pflegediagnosen bei bestimmten Krankheitsbildern

Medizinische Diagnose	Häufige/typische Pflegediagnosen
Cerebrovaskulärer Insult CVI I/CH	• Zerebrale Durchblutungsstörung • Beeinträchtigte körperliche Mobilität • Beeinträchtigte verbale Kommunikation • Selbstversorgungsdefizit (zu spezifizieren) • Schluckstörung • Neglect • Beeinträchtigte Haushaltsführung • Störung des Selbstwertgefühls • Körperbildstörung
Chemotherapie I/CH	• Gefahr eines Flüssigkeitsdefizits • Mangelernährung • Veränderte Mundschleimhaut • Körperbildstörung
Chirurgische Eingriffe, generell I/CH	• Angst • Furcht • Wissensdefizit • Beeinträchtigte körperliche Mobilität • Unwirksamer Atemvorgang • Gefahr eines Flüssigkeitsdefizits • Akute Schmerzen
Cholelithiasis I/CH	• Akute Schmerzen • Mangelernährung • Wissensdefizit
Cholezystektomie I/CH	• Akute Schmerzen • Unwirksamer Atemvorgang
Chronische Obstruktive Lungenerkrankung COLE I/CH	• Beeinträchtigter Gasaustausch • Unwirksame Selbstreinigungsfunktion der Atemwege • Aktivitätsintoleranz • Mangelernährung • Infektionsgefahr
Colitis ulzerosa I/CH	• Diarrhö • Akute Schmerzen • Gefahr eines Flüssigkeitsdefizits • Mangelernährung • Unwirksames Coping • Machtlosigkeit
Conn's Syndrome I/CH	• siehe Primärer Aldosteronismus
Crohn-Krankheit I/CH	• Mangelernährung • Diarrhö • Wissensdefizit • Unwirksames Therapiemanagement

4. Hilfen zum Auffinden einzelner Pflegediagnosen

Medizinische Diagnose	Häufige/typische Pflegediagnosen
Curettage I/CH	• Wissensdefizit
Cushing Syndrom I/CH	• Infektionsgefahr
	• Mangelernährung
	• Selbstversorgungsdefizit (zu spezifizieren)
	• Körperbildstörung
	• Sexualstörung
	• Verletzungsgefahr
Dehiszenz, abdominal I/CH	• Hautschädigung
	• Infektionsgefahr
	• Gewebeschädigung
	• Furcht
	• Angst
	• Wissensdefizit
Dehydratation I/CH; PÄD	• Flüssigkeitsdefizit
	• Beeinträchtigte Mundschleimhaut
	• Wissensdefizit
Dekubitus I/CH	• Periphere Durchblutungsstörung
	• Wissensdefizit
	• Gewebeschädigung
	• Hautschädigung
	• Akute Schmerzen
	• Infektionsgefahr
Delirium tremens I/CH; PSY	• Wahrnehmungsstörung
	• Gefahr eines Flüssigkeitsdefizits
	• Verletzungsgefahr
	• Mangelernährung
Demenz, präsenile/senile PSY	• Beeinträchtigte Denkprozesse
	• Beeinträchtigte Gedächtnisleistung
	• Verwirrtheit (spezifizieren)
	• Verletzungsgefahr
	• Gefahr einer Rollenüberlastung pflegender Angehöriger/Laien
Depression PSY	• Suizidgefahr
	• Angst
	• Beeinträchtigte Denkprozesse
	• Schlafstörung
	• Soziale Isolation
	• Beeinträchtigte soziale Interaktion
	• Veränderte Familienprozesse
	• Gefahr einer Körperschädigung
Dermatitis, seborrhoische I/CH	• Hautschädigung
Dermatophytose I/CH	• (siehe Fußpilz)
Diabetes mellitus I/CH	• Unwirksames Therapiemanagement

4.9 Pflegediagnosen bei bestimmten Krankheitsbildern

Medizinische Diagnose	Häufige/typische Pflegediagnosen
	• Mangelernährung
	• Beeinträchtigte Anpassung
	• Infektionsgefahr
	• Unwirksames, mit mangelhafter Unterstützung einhergehendes, familiäres Coping
Diabetische Ketoazidose I/CH	• Flüssigkeitsdefizit
	• Mangelernährung
	• Wahrnehmungsstörung
	• Infektionsgefahr
Dialyse, generell I/CH	• Mangelernährung
	• Vorwegnehmendes Trauern
	• Körperbildstörung
	• Verändertes Rollenverhalten
	• Unwirksames Coping
	• Machtlosigkeit
	• Gefahr eines Flüssigkeitsüberschusses
	• Unwirksames, behinderndes familiäres Coping
	• Unwirksames, mit mangelhafter Unterstützung einhergehendes, familiäres Coping
Dialyse, peritoneal I/CH	• Flüssigkeitsüberschuss
	• Akute Schmerzen
	• Infektionsgefahr
	• Unwirksamer Atemvorgang
	• Unwirksames Therapiemanagement
Diarrhö I/CH	• Wissensdefizit
	• Gefahr eines Flüssigkeitsdefizits
	• Akute Schmerzen
	• Hautschädigung
DIC I/CH	• (siehe Verbrauchskoagulopathie)
Digitalisintoxikation I/CH	• Verminderte Herzleistung
	• Gefahr eines Flüssigkeitsdefizits
	• Wissensdefizit
	• Beeinträchtigte Denkprozesse
	• Wahrnehmungsstörung
Dissoziative Störungen (inkl. Multiple Persönlichkeit) PSY	• Angst
	• Furcht
	• Gefahr der Gewalttätigkeit
	• Störung der persönlichen Identität
	• Unwirksames, mit mangelhafter Unterstützung einhergehendes, familiäres Coping

4. Hilfen zum Auffinden einzelner Pflegediagnosen

Medizinische Diagnose	Häufige/typische Pflegediagnosen
Divertikulitis I/CH	• Akute Schmerzen • Wissensdefizit • Machtlosigkeit
Down Syndrom (siehe auch Geistige Behinderung) PÄD	• Wachstum und Entwicklung verzögert • Verletzungsgefahr • Mangelernährung • Unterbrochene Familienprozesse • Erschwertes Trauern • Beeinträchtigte elterliche Fürsorge • Soziale Isolation
Drogenmissbrauch PSY	• (siehe auch Medikamentenüberdosis, akut) • Unwirksames Verleugnen • Beeinträchtigte Anpassung • Machtlosigkeit • Mangelernährung • Unwirksames, behinderndes familiäres Coping • Unwirksames, mit mangelhafter Unterstützung einhergehendes, familiäres Coping • Rollenüberlastung pflegender Angehöriger/Laien • Sexualstörung • Alkoholismusbedingt gestörte Familienprozesse
Dysmenorrhö GYN	• Akute Schmerzen • Aktivitätsintoleranz • Unwirksames Coping
Eileiterschwangerschaft GYN	• (siehe Extrauterine Gravidität)EUG
Ekzem (Dermatitis) I/CH; PÄD	• Akute Schmerzen • Infektionsgefahr • Soziale Isolation
Emphysem I/CH	• Beeinträchtigter Gasaustausch • Unwirksame Selbstreinigungsfunktion der Atemwege • Aktivitätsintoleranz • Mangelernährung • Infektionsgefahr • Machtlosigkeit
Endokarditis I/CH	• Verminderte Herzleistung • Angst • Akute Schmerzen • Durchblutungsstörung

4.9 Pflegediagnosen bei bestimmten Krankheitsbildern

Medizinische Diagnose	Häufige/typische Pflegediagnosen
Endometriose GYN	• Akute Schmerzen • Sexualstörung • Wissensdefizit
Enteritis I/CH	• siehe Colitis ulzerosa, Crohn'sche Krankheit
Enzephalitis I/CH	• Zerebrale Durchblutungsstörung • Hyperthermie • Akute Schmerzen
Epididymitis I/CH	• Akute Schmerzen • Infektionsgefahr • Wissensdefizit
Epilepsie I/CH	• Wissensdefizit • Körperbildstörung • Beeinträchtigte soziale Interaktion • Verletzungsgefahr • Erstickungsgefahr • Therapiemanagement, unwirksam
Erfrierung I/CH	• Akute Schmerzen • Infektionsgefahr • Gewebeschädigung
Extrauterine Gravidität EUG	• Akute Schmerzen • Angst
Wachstums-/Entwicklungsstörung PÄD	• Mangelernährung • Wachstum und Entwicklung verzögert • Gefahr einer beeinträchtigten elterlichen Fürsorge • Wissensdefizit
Fehlgeburt ENT	• Trauern • Situationsbedingt geringes Selbstwertgefühl • Existenzielle Verzweiflung
Frakturen I/CH	• siehe auch Gipsverbände • Verletzungsgefahr • Akute Schmerzen • Beeinträchtigte körperliche Mobilität • Beeinträchtigter Gasaustausch • Wissensdefizit
Fruchttod GYN	• (siehe Fehlgeburt)
Frühgeborenes PÄD	• Beeinträchtigter Gasaustausch • Unwirksamer Atemvorgang • Unwirksame Wärmeregulation • Gefahr eines Flüssigkeitsdefizits • Unausgereifte kindliche Verhaltensorganisation

4. Hilfen zum Auffinden einzelner Pflegediagnosen

Medizinische Diagnose	Häufige/typische Pflegediagnosen
Fußpilz I/CH	• Hautschädigung • Infektionsgefahr
Gallensteine I/CH	• siehe Cholelitiasis
Gangrän, trocken I/CH	• Periphere Durchblutungsstörung • Akute Schmerzen
Gas, Lungenreizung I/CH	• Unwirksame Selbstreinigungsfunktion der Atemwege • Beeinträchtigter Gasaustausch • Angst
Gastritis, chronisch I/CH	• Gefahr einer Mangelernährung • Wissensdefizit
Gastrits, akut I/CH	• Akute Schmerzen • Gefahr eines Flüssigkeitsdefizits
Gastroenteritis (siehe Gastritis, chronisch) I/CH	
Geburt ENT	• (siehe auch Fehlgeburt; Kaiserschnittgeburt)
Geburt, Austreibungsphase ENT	• Akute Schmerzen • Verminderte Herzleistung • Beeinträchtigter Gasaustausch • Hautschädigung • Gewebeschädigung • Erschöpfung
Geburt, Eröffnungsphase ENT	• Akute Schmerzen • Beeinträchtigte Urinausscheidung • Unwirksames Coping • Störung des Selbstwertgefühls
Geburt, Nachgeburtsphase ENT	• Gefahr eines Flüssigkeitsdefizits • Akute Schmerzen • Beeinträchtigte Urinausscheidung • Obstipation • Schlafstörung
Geburt, Wehen eingeleitet, verstärkt ENT	• Wissensdefizit • Gefahr einer Körperschädigung • Beeinträchtigter Gasaustausch • Akute Schmerzen
Gehirnerschütterung I/CH	• Akute Schmerzen • Gefahr eines Flüssigkeitsdefizits • Wissensdefizit • Gefahr eines verminderten intrakraniellen Anpassungsvermögens
Geistige Behinderung PÄD	• (siehe auch Down Syndrom) • Beeinträchtigte verbale Kommunikation

4.9 Pflegediagnosen bei bestimmten Krankheitsbildern

Medizinische Diagnose	Häufige/typische Pflegediagnosen
	• Selbstversorgungsdefizit (zu spezifizieren) • Mangelernährung • Beeinträchtigte soziale Interaktion • Unwirksames, mit mangelhafter Unterstützung einhergehendes, familiäres Coping • Beeinträchtigte Haushaltsführung • Sexualstörung
Geschlechtsidentitätsstörung (Gender Identity Disorder) PSY	• Angst • Unwirksames Rollenverhalten • Störung der persönlichen Identität • Unwirksames Sexualverhalten • Unwirksames, behinderndes familiäres Coping • Unwirksames, mit mangelhafter Unterstützung einhergehendes, familiäres Coping • Entwicklungspotenzial des familiären Copings
Geschlechtskrankheiten I/CH	• Infektionsgefahr • Gewebeschädigung • Hautschädigung • Wissensdefizit
Gicht I/CH	• Akute Schmerzen • Beeinträchtigte körperliche Mobilität • Wissensdefizit
Gipsverband I/CH	• Gefahr einer peripheren neurovaskulären Störung • Gefahr einer Hautschädigung • Selbstversorgungsdefizit (zu spezifizieren)
Glaukom I/CH	• Visuelle Wahrnehmungsstörung • Angst
Glomerulonephritis I/CH	• Flüssigkeitsüberschuss • Akute Schmerzen • Mangelernährung • Beschäftigungsdefizit
Gonorrhö I/CH	• Infektionsgefahr • Akute Schmerzen • Wissensdefizit
Guillain-Barré-Syndrom (akute Polyneuritis) I/CH	• Unwirksamer Atemvorgang • Gefahr einer unwirksamen Selbstreinigungsfunktion der Atemwege

4. Hilfen zum Auffinden einzelner Pflegediagnosen

Medizinische Diagnose	Häufige/typische Pflegediagnosen
	• Wahrnehmungsstörung • Beeinträchtigte körperliche Mobilität • Angst • Furcht • Gefahr eines Immobilitätssyndroms • Machtlosigkeit
Hämodialyse I/CH	• siehe auch Dialyse, generell • Gefahr einer Körperschädigung • Gefahr eines Flüssigkeitsdefizits • Flüssigkeitsüberschuss
Hämophilie I/CH	• Gefahr eines Flüssigkeitsdefizits • Akute Schmerzen • Verletzungsgefahr • Gefahr einer beeinträchtigten körperlichen Mobilität • Unwirksames, mit mangelhafter Unterstützung einhergehendes, familiäres Coping
Hämorrhoidektomie I/CH	• Schmerz • Harnverhalt • Wissensdefizit
Hämorrhoiden I/CH	• Akute Schmerzen • Obstipation
Hämothorax I/CH	• siehe auch Pneumothorax • Verletzungsgefahr • Erstickungsgefahr • Angst
Harnstein I/CH	• Akute Schmerzen • Harnverhalt • Infektionsgefahr • Wissensdefizit
Hepatitis, akute virale I/CH	• Erschöpfung • Mangelernährung • Akute Schmerzen • Beeinträchtigte Haushaltsführung • Wissensdefizit
Herpes Zoster I/CH	• Akute Schmerzen • Wissensdefizit
Herpes simplex I/CH	• Akute Schmerzen • Infektionsgefahr • Unwirksames Sexualverhalten
Herzchirurgie I/CH	• Angst • Furcht • Verminderte Herzleistung

4.9 Pflegediagnosen bei bestimmten Krankheitsbildern

Medizinische Diagnose	Häufige/typische Pflegediagnosen
Herzinsuffizienz I/CH	• Flüssigkeitsdefizit [aktiver Verlust] • Beeinträchtigter Gasaustausch • Akute Schmerzen • Gefahr einer Hautschädigung • Hautschädigung • Verminderte Herzleistung • Flüssigkeitsüberschuss • Beeinträchtigter Gasaustausch • Aktivitätsintoleranz • Wissensdefizit
Heuschnupfen I/CH	• Akute Schmerzen • Wissensdefizit
Hiatushernie I/CH	• Chronische Schmerzen • Wissensdefizit
Hirnabszess, akut I/CH	• Schmerz • Hyperthermie • Akute Verwirrtheit • Erstickungsgefahr
Hirntumor I/CH	• Akute Schmerzen • Beeinträchtigte Denkprozesse • Gefahr eines Flüssigkeitsdefizits • Vermindertes intrakranielles Anpassungsvermögen • Selbstversorgungsdefizit (zu spezifizieren)
Hitzschlag I/CH	• Hyperthermie • Verminderte Herzleistung
HIV positiv I/CH	• siehe auch AIDS • Beeinträchtigte Anpassung • Wissensdefizit • Unwirksames Therapiemanagement
Hodgkin-Krankheit I/CH	• siehe auch Krebs, Chemotherapie • Angst • Wissensdefizit • Akute Schmerzen • Unwirksamer Atemvorgang • Unwirksame Selbstreinigungsfunktion der Atemwege
Hydrozephalus I/CH	• Zerebrale Durchblutungsstörung • Visuelle Wahrnehmungsstörung • Beeinträchtigte körperliche Mobilität • Infektionsgefahr • Wissensdefizit

4. Hilfen zum Auffinden einzelner Pflegediagnosen

Medizinische Diagnose	Häufige/typische Pflegediagnosen
Hyperbilirubinämie I/CH	• Gefahr einer Körperschädigung • Wissensdefizit
Hyperemesis Gravidarum GYN	• Gefahr eines Flüssigkeitsdefizits • Mangelernährung • Unwirksames Coping
Hyperglykämie I/CH	• Beeinträchtigte Denkprozesse • Mangelernährung • Wissensdefizit
Hyperthyreose I/CH	• (siehe auch Hyperthyroidism) • Verminderte Herzleistung • Angst • Beeinträchtigte Denkprozesse • Wissensdefizit
Hyperthyroidismus I/CH	• Erschöpfung • Angst • Mangelernährung • Gewebeschädigung
Hypertonie I/CH	• Wissensdefizit • Beeinträchtigte Anpassung • Sexualstörung • Verminderte Herzleistung
Hypoparathyroidismus (akut) I/CH	• Gefahr einer Körperschädigung • Akute Schmerzen • Unwirksame Selbstreinigungsfunktion der Atemwege
Hypothermie (systemisch) I/CH	• Hypothermie • Wissensdefizit
Hypothyroidismus I/CH	• Beeinträchtigte körperliche Mobilität • Erschöpfung • Wahrnehmungsstörung • Obstipation
Hysterektomie I/CH	• Schmerz • Beeinträchtigte Urinausscheidung • Harnverhalt • Unwirksames Sexualverhalten • Sexualstörung • Körperbildstörung
Ileokolitis I/CH	• (siehe Colitis ulzerosa)
Ileostomie I/CH	• (siehe Colostomie)
Ileus I/CH	• Akute Schmerzen • Diarrhö • Obstipation • Gefahr eines Flüssigkeitsdefizits

4.9 Pflegediagnosen bei bestimmten Krankheitsbildern

Medizinische Diagnose	Häufige/typische Pflegediagnosen
Impetigo I/CH	• Hautschädigung • Akute Schmerzen • Infektionsgefahr
Influenza I/CH	• Akute Schmerzen • Gefahr eines Flüssigkeitsdefizits • Hyperthermie
Insulinschock I/CH	• (siehe Hypoglykämie)
Ischias I/CH	• Akute Schmerzen • Beeinträchtigte körperliche Mobilität
Kaiserschnittgeburt, geplant ENT	• Wissensdefizit • Angst • Situationsbedingt geringes Selbstwertgefühl • Akute Schmerzen • Infektionsgefahr
Karpaltunnelsyndrom I/CH	• Akute Schmerzen • Beeinträchtigte körperliche Mobilität • Gefahr einer peripheren neurovaskulären Störung • Wissensdefizit
Katarakt I/CH	• Visuelle Wahrnehmungsstörung • Verletzungsgefahr • Angst • Furcht • Wissensdefizit
Kindesmisshandlung (Battered Child Syndrome) PÄD	• Störung des Selbstwertgefühls • Posttraumatische Reaktion • Beeinträchtigte elterliche Fürsorge • Unwirksames, behinderndes familiäres Coping • Unwirksames, mit mangelhafter Unterstützung einhergehendes, familiäres Coping
Kokainvergiftung, akut I/CH	• Unwirksamer Atemvorgang • Verminderte Herzleistung • Mangelernährung • Beeinträchtigte Denkprozesse • Unwirksames Coping • Wahrnehmungsstörung
Kolostomie I/CH	• Gefahr einer Hautschädigung • Diarrhö • Obstipation • Wissensdefizit • Körperbildstörung

4. Hilfen zum Auffinden einzelner Pflegediagnosen

Medizinische Diagnose	Häufige/typische Pflegediagnosen
Koma I/CH	• Soziale Isolation • Sexualstörung • Erstickungsgefahr • Verletzungsgefahr • Selbstversorgungsdefizit (zu spezifizieren) • Zerebrale Durchblutungsstörung • Infektionsgefahr
Koma, diabetisches I/CH	• siehe Diabetische Ketoazidose
Koronarer Arterieller Bypass I/CH	• Verminderte Herzleistung • Flüssigkeitsdefizit [aktiver Verlust] • Akute Schmerzen • Wahrnehmungsstörung
Krebs I/CH	• (siehe auch Chemotherapie) • Furcht • Vorwegnehmendes Trauern • Akute Schmerzen • Erschöpfung • Beeinträchtigte Haushaltsführung • Unwirksames, behinderndes familiäres Coping • Unwirksames, mit mangelhafter Unterstützung einhergehendes, familiäres Coping • Entwicklungspotenzial des familiären Copings • Übelkeit
Krupp PÄD	• Unwirksame Selbstreinigungsfunktion der Atemwege • Flüssigkeitsdefizit [aktiver Verlust]
Laminektomie I/CH	• Gefahr einer peripheren neurovaskulären Störung • Verletzungsgefahr • Akute Schmerzen • Beeinträchtigte körperliche Mobilität • Harnverhalt
Langzeitpflege I/CH	• (siehe außerdem Zustände, die Behandlungsbedarf/Hospitalisation begründen) • Angst • Furcht • Vorwegnehmendes Trauern • Vergiftungsgefahr • Beeinträchtigte Denkprozesse

4.9 Pflegediagnosen bei bestimmten Krankheitsbildern

Medizinische Diagnose	Häufige/typische Pflegediagnosen
Laryngektomie I/CH	• Schlafstörung • Unwirksames Sexualverhalten • Relokationssyndrom • (siehe auch Krebs; Chemotherapie) • Unwirksame Selbstreinigungsfunktion der Atemwege • Beeinträchtigte verbale Kommunikation • Gewebeschädigung • Hautschädigung • Veränderte Mundschleimhaut • Körperbildstörung
Laryngitis I/CH	• (siehe Krupp)
Leukämie, akut I/CH	• (siehe auch Chemotherapie) • Infektionsgefahr • Angst • Furcht • Akute Schmerzen • Gefahr eines Flüssigkeitsdefizits
Lungenembolie I/CH	• Unwirksamer Atemvorgang • Beeinträchtigter Gasaustausch • Kardiopulmonale Durchblutungsstörung • Todesangst
Lupus erythematodes, systemischer I/CH	• Akute Schmerzen • Erschöpfung • Körperbildstörung
Lyme Borreliose I/CH	• Akute Schmerzen • Erschöpfung • Verminderte Herzleistung
Magenulkus I/CH	• Flüssigkeitsdefizit • Durchblutungsstörung • Furcht • Angst • Akute Schmerzen • Wissensdefizit
Mallory-Weiss Syndrom I/CH	• (siehe auch Achalasie) • Gefahr eines Flüssigkeitsdefizits • Wissensdefizit
Masern PÄD	• Akute Schmerzen • Hyperthermie • Infektionsgefahr • Wissensdefizit

4. Hilfen zum Auffinden einzelner Pflegediagnosen

Medizinische Diagnose	Häufige/typische Pflegediagnosen
Mastektomie I/CH	• Gewebeschädigung • Hautschädigung • Beeinträchtigte körperliche Mobilität • Selbstversorgungsdefizit: Körperpflege • Selbstversorgungsdefizit: sich kleiden • Körperbildstörung
Mastitis I/CH; ENT	• Akute Schmerzen • Infektionsgefahr • Wissensdefizit • Unterbrochenes Stillen
Mastoidektomie I/CH	• Akute Schmerzen • Infektionsgefahr • Auditive Wahrnehmungsstörung
Medikamentenüberdosis, akute I/CH	• Unwirksamer Atemvorgang • Beeinträchtigter Gasaustausch • Erstickungsgefahr • Vergiftungsgefahr • Verletzungsgefahr • Gefahr der Gewalttätigkeit • Infektionsgefahr
Meningitis, akute Meningokokken I/CH	• Infektionsgefahr • Zerebrale Durchblutungsstörung • Hyperthermie • Akute Schmerzen • Verletzungsgefahr • Erstickungsgefahr
Meniskektomie I/CH	• Beeinträchtigte körperliche Mobilität • Wissensdefizit
Mitralstenose I/CH	• Aktivitätsintoleranz • Beeinträchtigter Gasaustausch • Wissensdefizit
Mononukleose, infektiöse PÄD	• Erschöpfung • Akute Schmerzen • Hyperthermie • Wissensdefizit
Multiple Persönlichkeit	• (siehe Dissoziative Störung)
Multiple Sklerose I/CH	• Beeinträchtigte körperliche Mobilität • Visuelle Wahrnehmungsstörung • Kinästhetische Wahrnehmungsstörung • Taktile Wahrnehmungsstörung • Beeinträchtigte Denkprozesse • Hoffnungslosigkeit

4.9 Pflegediagnosen bei bestimmten Krankheitsbildern

Medizinische Diagnose	Häufige/typische Pflegediagnosen
	• Machtlosigkeit
	• Beeinträchtigte Haushaltsführung
	• Unwirksames, mit mangelhafter Unterstützung einhergehendes, familiäres Coping
	• Unwirksames, behinderndes familiäres Coping
Mumps PÄD	• Akute Schmerzen
	• Hyperthermie
	• Gefahr eines Flüssigkeitsdefizits
Muskeldystrophie (Duchenne) I/CH	• Beeinträchtigte körperliche Mobilität
	• Wachstum und Entwicklung verzögert
	• Gefahr der Überernährung
	• Unwirksames, mit mangelhafter Unterstützung einhergehendes, familiäres Coping
Myasthenia Gravis I/CH	• Unwirksamer Atemvorgang
	• Unwirksame Selbstreinigungsfunktion der Atemwege
	• Beeinträchtigte verbale Kommunikation
	• Schluckstörung
	• Angst
	• Furcht
	• Wissensdefizit
	• Beeinträchtigte körperliche Mobilität
Myokardinfarkt I/CH	• (siehe auch Myokarditis)
	• Akute Schmerzen
	• Aktivitätsintoleranz
	• Todesangst
	• Furcht
	• Verminderte Herzleistung
Myokarditis I/CH	• Aktivitätsintoleranz
	• Verminderte Herzleistung
	• Wissensdefizit
Myringotomie	• (siehe Mastektomie)
Myxödem I/CH	• (siehe auch Hypothyroidismus)
	• Körperbildstörung
	• Überernährung
	• Verminderte Herzleistung
Nephrektomie I/CH	• Akute Schmerzen
	• Gefahr eines Flüssigkeitsdefizits
	• Unwirksamer Atemvorgang
	• Obstipation

Medizinische Diagnose	Häufige/typische Pflegediagnosen
Nephrotisches Syndrom I/CH	• Flüssigkeitsüberschuss • Mangelernährung • Infektionsgefahr
Netzhautablösung I/CH	• Wahrnehmungsstörung • Wissensdefizit • Beeinträchtigte Haushaltsführung
Neugeborenes, normales PÄD	• Beeinträchtigter Gasaustausch • Gefahr einer veränderten Körpertemperatur • Gefahr einer veränderten Eltern-Kind-Bindung • Mangelernährung • Infektionsgefahr
Neuritis I/CH	• Akute Schmerzen • Chronische Schmerzen • Wissensdefizit
Nierentransplantation I/CH	• Flüssigkeitsüberschuss • Körperbildstörung • Furcht • Infektionsgefahr
Nierenversagen, akut I/CH	• Flüssigkeitsüberschuss • Mangelernährung • Infektionsgefahr • Beeinträchtigte Denkprozesse • Erschöpfung
Obstipation I/CH	• siehe Verstopfung
Ödem, pulmonal I/CH	• Flüssigkeitsüberschuss • Beeinträchtigter Gasaustausch • Angst • Furcht
Operation I/CH	• (siehe Chirurgische Eingriffe, generell)
Ösophagusvarizen I/CH	• Flüssigkeitsdefizit • Angst
Osteoarthritis I/CH	• (siehe auch Rheumatoide Arthritis)
Osteomalazie I/CH	• Wachstum und Entwicklung verzögert • Wissensdefizit
Osteomyelitis I/CH	• Akute Schmerzen • Hyperthermie • Durchblutungsstörung • Wissensdefizit
Osteoporose I/CH	• Verletzungsgefahr • Akute Schmerzen

4.9 Pflegediagnosen bei bestimmten Krankheitsbildern

Medizinische Diagnose	Häufige/typische Pflegediagnosen
Paranoide Störungen PSY	• Chronische Schmerzen • Beeinträchtigte körperliche Mobilität • Gefahr der Gewalttätigkeit • Angst • Machtlosigkeit • Beeinträchtigte Denkprozesse • Unwirksames, mit mangelhafter Unterstützung einhergehendes, familiäres Coping
Paraplegie I/CH	• Beeinträchtigte körperliche Mobilität • Wahrnehmungsstörung • Reflexurininkontinenz • Körperbildstörung • Unwirksames Rollenverhalten • Sexualstörung
Parathyroidektomie I/CH	• Akute Schmerzen • Gefahr eines Flüssigkeitsdefizits • Unwirksame Selbstreinigungsfunktion der Atemwege • Wissensdefizit
Parkinson-Krankheit I/CH	• Beeinträchtigte körperliche Mobilität • Schluckstörung • Beeinträchtigte verbale Kommunikation • Sturzgefahr
Pelviperitonitis I/CH	• Akute Schmerzen • Hyperthermie • Wissensdefizit
Periarteritis nodosa I/CH	• (siehe Polyarthritis)
Perikarditis I/CH	• Akute Schmerzen • Aktivitätsintoleranz • Verminderte Herzleistung • Angst
Periphere Gefäßkrankheit I/CH (Atherosklerose)	• Periphere Durchblutungsstörung • Aktivitätsintoleranz • Gewebeschädigung • Infektionsgefahr • Flüssigkeitsdefizit • Akute Schmerzen • Mangelernährung
Peritonealdialyse I/CH	• siehe Dialyse, generell
Phäochromozytom I/CH	• Angst • Flüssigkeitsdefizit • Verminderte Herzleistung

4. Hilfen zum Auffinden einzelner Pflegediagnosen

Medizinische Diagnose	Häufige/typische Pflegediagnosen
	• Durchblutungsstörung (zu spezifizieren)
	• Wissensdefizit
Phlebitis I/CH	• (siehe Thrombophlebitis)
Phobie I/CH	• (siehe auch Angstkrankheiten, generell)
	• Furcht
	• Beeinträchtigte soziale Interaktion
Plazenta previa GYN	• Gefahr eines Flüssigkeitsdefizits
	• Furcht
	• Gefahr eines Beschäftigungsdefizits
Plazentalösung GYN	• Flüssigkeitsdefizit [aktiver Verlust]
	• Furcht
	• Schmerz (akut)
	• Beeinträchtigter Gasaustausch, fötal
Pleuritis I/CH	• Akute Schmerzen
	• Unwirksamer Atemvorgang
	• Infektionsgefahr
Pneumonie I/CH	• (siehe Bronchitis; Bronchopneumonie)
Pneumothorax I/CH	• Unwirksamer Atemvorgang
	• Verminderte Herzleistung
	• Akute Schmerzen
Polyarthritis (nodosa) I/CH	• Durchblutungsstörung
	• Hyperthermie
	• Akute Schmerzen
	• Vorwegnehmendes Trauern
Polyradikulitis I/CH	• (siehe Guillain-Barré-Syndrom)
Polyzythemia Vera I/CH	• Aktivitätsintoleranz
	• Durchblutungsstörung
Postoperative Erholungsphase I/CH	• Unwirksamer Atemvorgang
	• Gefahr einer unausgeglichenen Körpertemperatur
	• Wahrnehmungsstörung
	• Beeinträchtigte Denkprozesse
	• Gefahr eines Flüssigkeitsdefizits
	• Akute Schmerzen
	• Gewebeschädigung
	• Hautschädigung
	• Infektionsgefahr
	• Verzögerte postoperative Erholungsphase
Postpartale Periode I/CH	• Gefahr eines Flüssigkeitsdefizits
	• Akute Schmerzen

4.9 Pflegediagnosen bei bestimmten Krankheitsbildern

Medizinische Diagnose	Häufige/typische Pflegediagnosen
	• Beeinträchtigte Urinausscheidung • Obstipation • Schlafstörung
Posttraumatische Stresskrankheit PSY	• Posttraumatische Reaktion • Angst • Furcht • Gefahr der Gewalttätigkeit • Unwirksames Coping • Erschwertes Trauern • Unterbrochene Familienprozesse
Präeklampsie GYN	• Flüssigkeitsdefizit • Renale Durchblutungsstörung • Beeinträchtigter Gasaustausch • Mangelernährung • Wissensdefizit
Prämenstruelles Syndrom PMS GYN	• Chronische Schmerzen • Flüssigkeitsüberschuss • Angst • Wissensdefizit
Prostatektomie I/CH	• Beeinträchtigte Urinausscheidung • Gefahr eines Flüssigkeitsdefizits • Akute Schmerzen • Körperbildstörung • Sexualstörung
Pruritus I/CH	• Akute Schmerzen • Gefahr einer Hautschädigung
Pseudo Krupp PÄD	• Erstickungsgefahr • Angst • Furcht
Psoriasis I/CH	• Hautschädigung • Körperbildstörung
Psychosomatische Krankheiten PSY	• Unwirksames Coping • Chronische Schmerzen • Beeinträchtigte soziale Interaktion • Gefahr der Gewalttätigkeit
Purpura, idiopathische thrombozytopenische	• Aktivitätsintoleranz • Wissensdefizit
Pyelonephritis I/CH	• Akute Schmerzen • Hyperthermie • Beeinträchtigte Urinausscheidung • Wissensdefizit
Raynaud, Morbus I/CH	• Akute Schmerzen • Chronische Schmerzen • Periphere Durchblutungsstörung • Wissensdefizit

4. Hilfen zum Auffinden einzelner Pflegediagnosen

Medizinische Diagnose	Häufige/typische Pflegediagnosen
Respiratory Distress Syndrome (Frühgeborene) I/CH	• (siehe Atemnotsyndrom)
Reye's Syndrom I/CH	• Flüssigkeitsdefizit • Zerebrale Durchblutungsstörung • Verletzungsgefahr • Unwirksamer Atemvorgang
Rheumatisches Fieber I/CH	• Akute Schmerzen • Hyperthermie • Aktivitätsintoleranz • Verminderte Herzleistung
Röteln PÄD	• Akute Schmerzen • Wissensdefizit
Salpingitis GYN	• (siehe Pelviperitonitis)
Scharlach PÄD	• Hyperthermie • Akute Schmerzen • Gefahr eines Flüssigkeitsdefizits
Schizophrenie PSY	• Beeinträchtigte Denkprozesse • Soziale Isolation • Unwirksames Gesundheitsverhalten • Gefahr der Gewalttätigkeit • Unwirksames Coping • Unwirksames, behinderndes familiäres Coping • Selbstversorgungsdefizit (zu spezifizieren)
Schneeblindheit I/CH	• Visuelle Wahrnehmungsstörung • Akute Schmerzen • Angst
Schock I/CH	• (siehe auch Schock, kardiogen; Schock, hämorrhagisch) • Durchblutungsstörung • Angst
Schock, hämorrhagisch I/CH	• Flüssigkeitsdefizit
Schock, kardiogen I/CH	• Verminderte Herzleistung
Schusswunde I/CH	• (hängt von Lokalisation und Geschwindigkeit/Geschosstyp ab) • Gefahr eines Flüssigkeitsdefizits • Akute Schmerzen • Infektionsgefahr • Furcht
Schwangerschaft ENT	• Unterbrochene Familienprozesse • Soziale Isolation • Körperbildstörung • Störung des Selbstwertgefühls

4.9 Pflegediagnosen bei bestimmten Krankheitsbildern

Medizinische Diagnose	Häufige/typische Pflegediagnosen
Schwangerschaft ENT (pränatale Periode)	• Wissensdefizit • Gefahr einer beeinträchtigten elterlichen Fürsorge • Mangelernährung • Schmerz • Gefahr einer Körperschädigung • Verminderte Herzleistung • Bereitschaft für ein verbessertes familiäres Coping • Erschöpfung • Schlafstörung • Verändertes Rollenverhalten • Wissensdefizit
Schwangerschaftshypertonie	• (siehe Präeklampsie)
Septikämie I/CH	• (siehe auch Sepsis, puerperal) • Durchblutungsstörung • Gefahr eines Flüssigkeitsdefizits • Verminderte Herzleistung
Skabies PÄD	• Hautschädigung • Wissensdefizit
Sklerodermie I/CH	• Beeinträchtigte körperliche Mobilität • Durchblutungsstörung • Mangelernährung • Beeinträchtigte Anpassung • Körperbildstörung
Skoliose I/CH	• Körperbildstörung • Wissensdefizit • Unwirksames Coping
Spontanabort ENT	• Flüssigkeitsdefizit • Angst • Wissensdefizit • Trauern (spezifizieren) • Gefahr eines veränderten Sexualverhaltens
SSS Sick Sinus Syndrom, I/CH (Sinusknotensyndrom)	• Verminderte Herzleistung • Verletzungsgefahr
Streckverband I/CH	• (siehe auch Gipsverbände) • Akute Schmerzen • Beeinträchtigte körperliche Mobilität • Infektionsgefahr
Stapedektomie I/CH	• Verletzungsgefahr • Infektionsgefahr • Akute Schmerzen

Medizinische Diagnose	Häufige/typische Pflegediagnosen
Sucht	• (siehe Drogenmissbrauch)
Synovitis (Knie) I/CH	• Akute Schmerzen
	• Beeinträchtigte körperliche Mobilität
Syphilis I/CH	• Akute Schmerzen
	• Gewebeschädigung
	• Hautschädigung
	• Wachstum und Entwicklung verzögert
	• Wissensdefizit
Syringomelie	• Wahrnehmungsstörungen
	• Angst
	• Furcht
	• Beeinträchtigte körperliche Mobilität
	• Selbstversorgungsdefizit (zu spezifizieren)
Tay-Sachs-Erkrankung	• Wachstum und Entwicklung verzögert
	• Wahrnehmungsstörung
	• Chronische Schmerzen
	• Machtlosigkeit
	• Existenzielle Verzweiflung
	• Unwirksames, mit mangelhafter Unterstützung einhergehendes, familiäres Coping
TEP Totalendoprothese I/CH	• Infektionsgefahr
	• Beeinträchtigte körperliche Mobilität
	• Periphere Durchblutungsstörung
	• Akute Schmerzen
Tetraplegie I/CH	• (siehe auch Paraplegie)
	• Unwirksamer Atemvorgang
	• Verletzungsgefahr
	• Erschwertes Trauern
	• Selbstversorgungsdefizit (zu spezifizieren)
	• Dysreflexie
	• Beeinträchtigte Haushaltsführung
Thrombophlebitis I/CH	• Durchblutungsstörung
	• Akute Schmerzen
	• Beeinträchtigte körperliche Mobilität
	• Wissensdefizit
Thyroidektomie I/CH	• (siehe auch Hyperthyroidismus; Hyperthyreoidismus)
	• Unwirksame Selbstreinigungsfunktion der Atemwege

Medizinische Diagnose	Häufige/typische Pflegediagnosen
	• Beeinträchtigte verbale Kommunikation
	• Gefahr einer Körperschädigung
	• Akute Schmerzen
Tonsillektomie I/CH	• (siehe Adenoidektomie)
Tonsillitis I/CH	• Akute Schmerzen
	• Hyperthermie
	• Wissensdefizit
Totgeburt ENT	• (siehe Fehlgeburt)
Toxischer Schock I/CH	• (siehe auch Septikämie)
	• Hyperthermie
	• Flüssigkeitsdefizit
	• Akute Schmerzen
	• Gewebeschädigung
	• Hautschädigung
Trichinosis I/CH	• Akute Schmerzen
	• Flüssigkeitsdefizit
	• Unwirksamer Atemvorgang
	• Wissensdefizit
Trigeminusneuralgie I/CH	• Akute Schmerzen
	• Wissensdefizit
Tuberkulose (Lungen) I/CH	• Infektionsgefahr
	• Unwirksame Selbstreinigungsfunktion der Atemwege
	• Beeinträchtigter Gasaustausch
	• Aktivitätsintoleranz
	• Mangelernährung
	• Fehlende Kooperationsbereitschaft
Übergewicht I/CH	• (siehe Adipositas)
Urolithiasis I/CH	• Akute Schmerzen
	• Beeinträchtigte Urinausscheidung
	• Gefahr eines Flüssigkeitsdefizits
Uterusruptur GYN	• Flüssigkeitsdefizit
	• Verminderte Herzleistung
	• Akute Schmerzen
	• Angst
Vaginismus GYN; PSY	• Akute Schmerzen
	• Sexualstörung
Vaginitis GYN	• Gewebeschädigung
	• Akute Schmerzen
	• Wissensdefizit
Varizen I/CH	• Chronische Schmerzen
	• Körperbildstörung
	• Gefahr einer Hautschädigung

4. Hilfen zum Auffinden einzelner Pflegediagnosen

Medizinische Diagnose	Häufige/typische Pflegediagnosen
Venenthrombose I/CH	• (siehe Thrombophlebitis)
Verbrauchskoagulopathie (Disseminated Intravascular Coagulation DIC) I/CH	• Angst • Furcht • Gefahr eines Flüssigkeitsdefizits • Durchblutungsstörung • Beeinträchtigter Gasaustausch • Akute Schmerzen
Verbrennung (abhängig von Typ, Grad, Schweregrad der Verletzung) I/CH	• Gefahr eines Flüssigkeitsdefizits • Infektionsgefahr • Akute Schmerzen • Mangelernährung • Posttraumatische Reaktion • Beschäftigungsdefizit • Wachstum und Entwicklung verzögert • Körperbildstörung
Vergewaltigung I/CH	• Wissensdefizit • Vergewaltigungssyndrom • Gewebeschädigung • Unwirksames Coping • Sexualstörung
Verhaltensstörungen PSY (Kinder/Jugendliche)	• Unwirksames Coping • Gefahr der Gewalttätigkeit • Beeinträchtigte Anpassung • Unwirksames, behinderndes familiäres Coping • Unwirksames, mit mangelhafter Unterstützung einhergehendes, familiäres Coping • Beeinträchtigte soziale Interaktion
Verstopfung I/CH	• Obstipation • Akute Schmerzen • Wissensdefizit
Vorzeitige Wehen	• Aktivitätsintoleranz • Vergiftungsgefahr • Gefahr einer Körperschädigung • Angst • Wissensdefizit
Wilms Tumor I/CH	• (siehe auch Krebs, Chemotherapie) • Angst • Furcht • Gefahr einer Körperschädigung • Unterbrochene Familienprozesse • Beschäftigungsdefizit

4.9 Pflegediagnosen bei bestimmten Krankheitsbildern

Medizinische Diagnose	Häufige/typische Pflegediagnosen
Wochenbettfieber ENT	• Infektionsgefahr • Hyperthermie • Eingeschränkte elterliche Fürsorge • Periphere Durchblutungsstörung
Zirrhose I/CH	• Mangelernährung • Flüssigkeitsüberschuss • Gefahr einer Hautschädigung • Beeinträchtigte Denkprozesse • Störung des Selbstwertgefühls • Körperbildstörung
Zystische Fibrose I/CH	• Unwirksame Selbstreinigungsfunktion der Atemwege • Infektionsgefahr • Mangelernährung • Wissensdefizit • Unwirksames, mit mangelhafter Unterstützung einhergehendes, familiäres Coping
Zystitis I/CH	• Akute Schmerzen • Beeinträchtigte Urinausscheidung • Wissensdefizit
Zytomegalie-Syndrom I/CH	• Siehe Herpes-Infektionen

5. Pflegediagnosen und Maßnahmen von A–Z

Anmerkung der Übersetzergruppe

Der Buchstabe «R» in Verbindung mit einer Jahreszahl kennzeichnet das Jahr in dem diese Pflegediagnose überarbeitet (revised) wurde.

Weitere Angaben zur NANDA-Terminologie sind in Kapitel 6.1 enthalten.

Aktivitätsintoleranz

(Beeinträchtigungsstufe angeben), (Überanstrengung bei Alltagsaktivitäten)*

Taxonomie 1 R: Sich bewegen (6.1.1.2/1982)
Taxonomie 2: Aktivität/Ruhe, kardiovaskuläre/pulmonale Reaktionen, Aktivitätstoleranz (00092/1982)
NANDA Originalbezeichnung: «Activity Intolerance»
[Thematische Gliederung: Aktivität/Ruhe]

Definition: Ungenügend physische oder psychische Kraft oder Energie, um erforderliche oder erwünschte alltägliche Aktivitäten durchzuhalten oder auszuführen.

Mögliche ursächliche oder beeinflussende Faktoren

- Bettruhe, -lägerigkeit, Inaktivität oder Immobilität
- Allgemeine Schwäche
- Missverhältnis zwischen Sauerstoffangebot und -bedarf, [beeinträchtigter Sauerstofftransport]
- Bewegungsarme, sitzende Lebensweise
- [Kognitive Defizite/Gemütszustand; sekundär beeinflusst durch eine kardiologische/pulmonale Grundkrankheit oder Depression]
- [Schmerzen, Schwindel, extreme physische/psychische Belastung]
- [Erhöhter Stoffwechselbedarf]

Bestimmende Merkmale oder Kennzeichen

subjektive

- Äußerungen über Müdigkeit oder Schwäche
- Missbehagen oder Dyspnoe (Kurzatmigkeit/Atemnot) bei körperlicher Anstrengung und Belastung
- [Äußerung, dass Aktivität nicht erwünscht ist und/oder kein Interesse daran besteht]

objektive

- Abnorme Veränderung von Puls[-frequenz, -rhythmus oder -qualität] als Reaktion auf Aktivität und Belastung

---

* Umgangssprachliche Umschreibung der Übersetzergruppe, die dem besseren Verständnis dienen soll.

- Abnorme Blutdruckveränderung [diastolischer Blutdruck >15 mmHg] oder fehlende Blutdruckanpassung als Reaktion auf Aktivität und Belastung
- EKG-Veränderungen aufgrund von Arrhythmien oder einer Ischämie
- [Blässe, Zyanose]
- [Abnormer Atemfrequenzanstieg]

Klassifikation der Funktionsstufen (Gordon, 1987):

Stufe I: Geht normales Schritttempo auf einer ebenen, unbegrenzten Strecke; steigt eine oder mehrere Etagetreppen, ist aber kurzatmiger als gewöhnlich.

Stufe II: Geht normales Schritttempo auf einer ebenen, etwa 150 m langen Strecke; oder steigt eine Etagetreppe langsam, ohne anzuhalten.

Stufe III: Geht nicht mehr als 15 m, ohne anzuhalten; kann nicht eine Etagetreppe steigen, ohne anzuhalten.

Stufe IV: Dyspnoe (Atemnot, Kurzatmigkeit) und Erschöpfung auch im Ruhezustand.

> Diagnostischer Hinweis der Übersetzergruppe:
> Verwende anstelle von «Aktivitätsintoleranz» die Pflegediagnose «Erschöpfung«, wenn der Energiemangel anhaltend, überwältigend und generalisiert ist und sich nach Ruheperioden nicht bessert.

Patientenbezogene Pflegeziele oder Evaluationskriterien

Der Patient

- erkennt negative Faktoren, welche die Belastungsgrenze (Aktivitätstoleranz) negativ beeinflussen und vermindert oder schaltet diese negativen Einflüsse nach Möglichkeit aus
- nutzt bewährte Techniken und Hilfsmittel, um die Aktivitätstoleranz zu verbessern
- nimmt bereitwillig an notwendigen/erwünschten Aktivitäten teil
- berichtet über eine merkliche Zunahme der Aktivitätstoleranz und körperlichen Belastungsfähigkeit

- zeigt weniger physiologische Zeichen der Aktivitätsintoleranz (z. B. Puls, Atmung und Blutdruck bleiben innerhalb der normalen Werte des Patienten)

Maßnahmen oder Pflegeinterventionen

1. Pflegepriorität: Erkennen ursächlicher/auslösender Faktoren:
- Beachten von beeinflussenden Faktoren, die zu Müdigkeit und Erschöpfung führen (z. B. akute oder chronische Erkrankungen, Herzinsuffizienz, Hypothyreose, Tumore und Tumortherapien etc.)
- Beurteilen der derzeitigen Einschränkungen im Vergleich zum gewohnten/normalen Zustand, *um eine Vergleichsbasis zu finden*
- Beachten von Äußerungen des Patienten über Schwäche, Müdigkeit, Erschöpfung, Schmerzen, Schwierigkeiten bei der Ausführung von Tätigkeiten und/oder Schlaflosigkeit
- Einschätzen von kardiopulmonalen Reaktionen auf körperliche Aktivitäten, einschließlich der Vitalzeichen vor, während und nach der Aktivität. Beachten der Zunahme oder Abnahme von Belastungs- und Erschöpfungszeichen
- Feststellen der Fähigkeit zu stehen und zu gehen sowie des Ausmaßes an notwendiger Unterstützung durch Personen und/oder Hilfsmittel
- Erkennen des notwenigen Bewegungsbedarfs gegenüber erwünschten Bewegungsbedürfnissen (z. B. kann kaum Treppen steigen, möchte aber Bergwandern)
- Einschätzen emotionaler/psychologischer Faktoren, die die gegenwärtige Situation beeinflussen *(z. B. kann Stress und/oder eine Depression die Auswirkungen einer Erkrankung verstärken, oder eine Depression kann das Ergebnis einer erzwungenen Inaktivität sein)*
- Beachten von Faktoren, die mit der Therapie in Zusammenhang stehen (z. B. Nebenwirkungen oder Interaktionen von Arzneimitteln)

2. Pflegepriorität: Unterstützen des Patienten, mit beeinflussenden Faktoren zurechtzukommen und Aktivitäten im Rahmen der individuellen Möglichkeiten auszuführen:
- Kontrollieren von Vitalzeichen und kognitiven Funktionen; achten auf Blutdruck-, Puls-, und Atemveränderungen, Blässe und/oder Zyanose sowie Verwirrtheitszeichen

- Anpassen des Aktivitätsgrads, *um Überanstrengung zu vermeiden.* Reduzieren der Intensität von Aktivitäten oder Unterbrechen von Aktivitäten, die unerwünschte physiologische Veränderungen verursachen
- Verabreichen zusätzlicher Sauerstoff- oder Arzneimittelgaben und Kontrollieren der Reaktionen auf die veränderte Behandlung
- schrittweise Steigern von Bewegung und Aktivitätsgrad; Lehren von Methoden und Techniken, *um Körperkräfte und Energie zu schonen und einzusparen,* wie z. B. drei Minuten ausruhen während eines 10-minütigen Spaziergangs oder Haarbürsten im Sitzen, statt im Stehen
- Integrieren von Ruhephasen in die pflegerische Versorgung, *um die Ermüdung und Erschöpfung zu verringern*
- Vermitteln einer positiv-optimistischen Atmosphäre bei gleichzeitigem Anerkennen der Schwere der Situation für den Patienten, *um Frustrationen zu minimieren und Energien zu kanalisieren*
- Ermutigen des Patienten, Gefühle auszudrücken, die zum gegenwärtigen Zustand beitragen oder als Folge davon auftreten
- Beteiligen von Patienten/Angehörigen an der Planung von Aktivitäten – so weit wie möglich
- Unterstützen von Aktivitäten sowie Bereitstellen von Hilfsmitteln und Kontrollieren des richtigen Hilfsmittelgebrauchs (z. B. Gehstöcke, Rollator, Gehbock, Rollstuhl, Sauerstoffgerät etc.), *um Unfälle zu verhüten*
- Schaffen von Bedingungen, die das Wohlbefinden fördern, und Sorgen für Schmerzlinderung, *um die Fähigkeit, an Aktivitäten teilzunehmen, zu steigern* (vgl. PD: akute/chronische Schmerzen)
- Überweisen an andere Gesundheitsberufe bei Bedarf (z. B. Gymnastik, Ergo-, Physio-, Aktivierungstherapie, psychologische Beratung), *um individuell angepasste Behandlungsformen zu entwickeln*

3. Pflegepriorität: Fördern des Wohlbefindens (Beratung, Patientenedukation und Entlassungsplanung):
- Planen der größtmöglichen Aktivität im Rahmen der Möglichkeiten und Fähigkeiten des Patienten
- Überprüfen der Erwartungen von Patienten/Angehörigen, *um individuelle Ziele zu vereinbaren.* Erforschen und Klären diesbezüglicher Konflikte und Differenzen, *um eine Übereinstimmung für den wirkungsvollsten Plan zu erreichen*

- Anleiten von Patienten/Angehörigen, Reaktionen auf Aktivität zu kontrollieren und Zeichen/Symptome zu erkennen, *die eine Anpassung des Aktivitätsgrads erfordern*
- Planen einer zunehmenden Steigerung der Aktivitäten im Rahmen der Belastungsfähigkeit des Patienten
- Informieren des Patienten über täglich/wöchentlich sichtbare Fortschritte, *um die Motivation zu erhalten*
- Unterstützen des Patienten, angemessene Sicherheitsmaßnahmen zu erlernen und zu demonstrieren, *um Unfälle zu verhüten*
- Vermitteln von Kenntnissen über den Einfluss des Lebensstils und allgemeiner gesundheitsfördernder Faktoren auf die Aktivitätsintoleranz (z. B. Ernährung, ausreichende Flüssigkeitszufuhr, psychischer Zustand)
- Ermutigen des Patienten, eine positive Einstellung zu bewahren; Vorschlagen von Entspannungstechniken wie Autogenem Training, Visualisierung und gelenkter Imagination, *um das Wohlbefinden zu fördern*
- Ermutigen zur Teilnahme an Freizeitaktivitäten, geselligen Anlässen und zur Ausübung situationsangepasster Hobbies (vgl. PD: Beschäftigungsdefizit)

Schwerpunkte der Pflegedokumentation

Pflegeassessment oder Neueinschätzung
- Aktivitätsniveau gemäß Klassifikation der Funktionsstufen
- Beeinflussende/ursächliche Faktoren
- Aussagen des Patienten über Schwierigkeiten/Veränderungen

Planung
- Pflege- und Versorgungsplan und an der Planung beteiligte Personen

Durchführung/Evaluation
- Reaktionen auf Interventionen/Anleitung und ausgeführte Pflegetätigkeiten
- Veränderungen des Plans aufgrund von Assessment/Neueinschätzung
- Plan zur Patientenedukation, Verständnis des Plans und Reaktionen auf Schulung, Anleitung und Beratung
- Zielerreichung/Fortschritte in Richtung Zielerreichung

Entlassungs- oder Austrittsplanung
- Überweisungen an andere Gesundheitsberufe

- Langfristige Bedürfnisse nach Entlassung und Austritt sowie die Verantwortlichkeit für die nötigen Maßnahmen

Pflegeinterventionsklassifikation (NIC)

Bereich: *Körperfunktionen: grundlegende (physiological: basic)*. Interventionen zur Unterstützung körperlicher Funktionen.

Klasse: *Aktivitäts- und Bewegungsmanagement (activity and exercise management)*. Interventionen zur Unterstützung oder Organisation von (energiesparenden oder verbrauchenden) körperlichen Aktivitäten.

Empfohlene Pflegeinterventionen: Beschäftigungstherapie, Energiemanagement, Bewegungsförderung: Krafttraining u. a. (siehe McCloskey/Bulecheck, 2003).

Pflegeergebnisklassifikation (NOC)

Empfohlenes Pflegeergebnis: Aktivitätstoleranz (activity tolerance), (siehe Johnson/Maas/Moorhead, 2003).

Literatur

Bienstein, C.; Schröder, G.: atmen. Thieme, Stuttgart 2000

Carpenito, L. J.: Nursing Diagnosis – Application to clinical practice. Lippincott, Philadelphia 2000: 99

Holoch, E. et al. (Hrsg.): Lehrbuch Kinderkrankenpflege. Huber, Bern 1999: 739 ff.

Johnson, M.; Maas, M.; Moorhead, S.: Pflegeergebnisklassifikation (NOC). Huber, Bern 2003 (Plan)

Kasper, M.; Kraut, D.: Atmung und Atemtherapie. Huber, Bern 2000

Lauber, A.; Schmalstieg, P. (Hrsg.): Wahrnehmen und beobachten. Thieme, Stuttgart 2001: 182 ff.

Maas, M. L. et al.: Nursing Care of older adults – Diagnoses, Outcomes & Interventions. Mosby, St. Louis 2001: 324

McCloskey, J. C.; Bulecheck, G. M.: Pflegeinterventionsklassifikation (NIC). Huber, Bern 2003 (Plan)

Gefahr einer Aktivitätsintoleranz
(Gefahr einer Überanstrengung bei Alltagsaktivitäten)*

Taxonomie 1 R: Sich bewegen (6.1.1.3/1982)
Taxonomie 2: Aktivität/Ruhe, kardiovaskuläre/pulmonale Reaktionen, Aktivitätstoleranz (00094/1982)
NANDA Originalbezeichnung: «Risk for Activity Intolerance»
[Thematische Gliederung: Aktivität/Ruhe]

Definition: Gefährdung einer Person, eine ungenügende physische oder psychische Kraft oder Energie zu erfahren, um erforderliche oder erwünschte alltägliche Aktivitäten durchzuhalten oder auszuführen.

Risikofaktoren

- Mangelnde Erfahrung mit der Aktivität
- Bestehende Kreislauf-/Atemprobleme
- Vorgeschichte von Intoleranz gegenüber körperlichen Belastungen oder Überanstrengung bei Alltagsaktivitäten
- Schlechter Allgemeinzustand
- [Diagnose einer fortschreitenden Krankheit oder eines behindernden Zustandes wie Krebs, Multiple Sklerose; große Operationen]
- [Äußerung über Unvermögen/Unfähigkeit, die erwartete Aktivität auszuführen]

Anmerkung: Eine Risikopflegediagnose kann nicht durch Zeichen und Symptome (bzw. bestimmende Merkmale) belegt werden, da das Problem noch nicht aufgetreten ist und die Pflegemaßnahmen präventiv ausgerichtet sind.

Patientenbezogene Pflegeziele oder Evaluationskriterien

Der Patient
- versteht, dass sein gegenwärtiger Zustand eine Abnahme der Belastungsfähigkeit zur Folge haben kann

---

* Umgangssprachliche Umschreibung der Übersetzergruppe, die dem besseren Verständnis dienen soll.

- nimmt an einem Aktivierungs-/Rehabilitationsprogramm teil, um die Leistungsfähigkeit zu verbessern
- erkennt alternative Möglichkeiten, die helfen, das gegenwärtige Aktivitätsniveau aufrechtzuerhalten
- erkennt Zustände/Symptome, die eine erneute medizinische Beurteilung erfordern

Maßnahmen oder Pflegeinterventionen

1. Pflegepriorität: Einschätzen von Faktoren, die die gegenwärtige Situation beeinflussen:
- Erkennen von Faktoren, die das gewünschte Aktivitätsniveau blockieren oder beeinträchtigen könnten (z. B. Alter, Arthritis, Klima oder Wetterlage)
- Beachten aktueller medizinischer Diagnosen und/oder Therapien, die einen störenden Einfluss auf die Leistungsfähigkeit und das Aktivitätsniveau des Patienten haben könnten
- Bestimmen des momentanen Aktivitätsniveaus und der körperlichen Kondition, *um Veränderungen nachvollziehen zu können*

2. Pflegepriorität: Entwickeln und Ausführen alternativer Möglichkeiten, um im Rahmen des eingeschränkten Zustandes aktiv zu bleiben:
- Entwickeln eines Bewegungsprogramms in Zusammenarbeit mit dem Patienten und anderen Gesundheitsberufen (z. B. Physio- und/oder Ergotherapie), *da ein interdisziplinär konzipiertes und koordiniertes Programm größeren Erfolg verspricht*
- Fördern und Einführen eines Bewegungsprogramms und Unterstützen der Teilnahme an Bewegungs-/Aktivitätsgruppen, *um eine Verschlechterung des Zustandes zu begrenzen oder zu verhindern*
- Anleiten des Patienten zu ungewohnten Aktivitäten oder zu einer veränderten Ausführung gewohnter Aktivitäten, *um Körperkräfte und Energie zu sparen und Sicherheit zu fördern*

3. Pflegepriorität: Fördern des Wohlbefindens (Beratung, Patientenedukation und Entlassungsplanung):
- Diskutieren des Zusammenhangs zwischen der Erkrankung/dem behindernden Zustand und der Unfähigkeit, erwünschte Aktivitäten auszuführen
- Informieren über mögliche Störungen, die bei der Aktivität auftreten können

- Unterstützen der Patienten/Bezugspersonen, *um evtl. notwendige Veränderungen zu planen*
- Feststellen und Diskutieren von Symptomen, bei deren Auftreten der Patient medizinische Hilfe/Beurteilung in Anspruch nehmen muss, *um rechtzeitig Gegenmaßnahmen einzuleiten*
- Verweisen auf angemessene Ressourcen zur weiteren Unterstützung und Ausrüstung mit erforderlichen Hilfsmitteln, *um das gegenwärtige Aktivitätsniveau aufrechtzuerhalten*

Schwerpunkte der Pflegedokumentation

Pflegeassessment oder Neueinschätzung
- Festgestellte/mögliche Risikofaktoren für die Person
- Aktuelles Maß der Belastbarkeit/Aktivitätstoleranz und Hindernisse für Aktivitäten

Planung
- Behandlungsoptionen, inklusive Physiotherapie, Bewegungsprogramm und anderen unterstützenden Therapien und Hilfsmitteln
- Geplante Veränderungen der Lebensweise. Wer ist verantwortlich für die einzelnen Maßnahmen und das Kontrollieren und Überwachen der angewandten Methoden?

Durchführung/Evaluation
- Reaktionen auf Interventionen/Anleitung und ausgeführte Pflegetätigkeiten
- Veränderungen des Plans
- Zielerreichung/Fortschritte in Richtung Zielerreichung

Entlassungs- oder Austrittsplanung
- Überweisungen zur medizinischen Untersuchung/Evaluation

Pflegeinterventionsklassifikation (NIC)

Bereich: *Körperfunktionen: grundlegende (physiological: basic).* Interventionen zur Unterstützung körperlicher Funktionen.

Klasse: *Aktivitäts- und Bewegungsmanagement (activity and exercise management).* Interventionen zur Unterstützung oder Organisation von (energiesparenden oder verbrauchenden) körperlichen Aktivitäten.

Empfohlene Pflegeinterventionen: Emotionale Unterstützung, Energiemanagement, Bewegungsförderung: Krafttraining u.a. (siehe McCloskey/Bulecheck, 2003).

Pflegeergebnisklassifikation (NOC)

Empfohlenes Pflegeergebnis: Ausdauer (endurance) (siehe Johnson/Maas/Moorhead, 2003).

Literatur

Bienstein, C.; Schröder, G.: atmen. Thieme, Stuttgart 2000

Fitzgerald Miller, J.: Chronisch Kranksein bewältigen – Machtlosigkeit überwinden. Huber, Bern 2003 (Plan)

Johnson, M.; Maas, M.; Moorhead, S.: Pflegeergebnisklassifikation (NOC). Huber, Bern 2003 (Plan)

Kasper, M.; Kraut, D.: Atmung und Atemtherapie. Huber, Bern 2000

King, C. P.; Hinds, P. S.: Lebensqualität – Pflege- und Patientenperspektiven. Huber, Bern 2001: 387 ff.

Maas, M. L. et al: Nursing Care of older adults – Diagnoses, Outcomes & Interventions. Mosby, St. Louis 2001: 324

McCloskey, J. C.; Bulecheck, G. M.: Pflegeinterventionsklassifikation (NIC). Huber, Bern 2003 (Plan)

Angst (zu spezifizieren: geringfügige, mäßige, ausgeprägte, panische[1])

Taxonomie 1 R: Fühlen (9.3.1/1973; R 1982; R 1998)
Taxonomie 2: Coping/Stresstoleranz, Bewältigungsverhalten (00146/1973; R 1982; R 1998)
NANDA-Originalbezeichnung: «Anxiety (Mild, Moderate, Severe, Panic)»
[Thematische Gliederung: Integrität der Person]

Definition: Ein unbestimmtes, unsicheres Gefühl des Unwohlseins oder der Bedrohung, dessen Ursache für die betroffene Person oft unspezifisch oder unbekannt ist, begleitet von einer autonomen Reaktion; ein Gefühl des Besorgtseins verursacht durch die Vorwegnahme einer drohenden Gefahr. Es ist alarmierendes Signal, das vor einer kommenden Gefahr warnt und es der Person erlaubt, Maßnahmen zum Umgang mit der Bedrohung zu ergreifen.

---

[1] Zur Einteilung der Angst in die vier Stufen siehe Pflegepriorität 1.

Angst

Mögliche ursächliche oder beeinflussende Faktoren

- Exposition gegenüber Giftstoffen
- Unbewusster Konflikt über grundsätzliche Werte [Überzeugungen, Glaubensfragen] und Lebensziele
- Familiäre Verbindungen, Herkunft
- Unbefriedigte Bedürfnisse
- Zwischenmenschliche Ansteckung, Infektion
- Situative oder entwicklungsbedingte Krisen
- Todesangst [wahrgenommen oder tatsächlich]
- Bedrohung des Selbstkonzeptes [wahrgenommen oder tatsächlich];[unbewusster Konflikt]
- Stress
- Suchtmittelmissbrauch
- Bedrohung oder Veränderung von
  - Rollenstatus/-funktion
  - Gesundheitszustand [fortschreitende, behindernde, terminale Erkrankung]
  - Interaktionsmustern
  - Umgebung [Sicherheit]
  - Ökonomischer Status
- [Positive oder negative Selbstbeeinflussung]
- [Physiologische Faktoren wie Hyperthyreose, Phäochromozytom, medikamentöse Therapie, z. B. mit Steroiden, usw.]

Bestimmende Merkmale oder Kennzeichen

subjektive

Verhaltensbezogene Merkmale

- Geäußerte Besorgnis über Veränderungen der Lebensumstände
- Emotionsbezogene Merkmale
- Gefühle des Bedauerns; wirkt verängstigt, zittrig, gestresst, besorgt, nervös, beunruhigt; Unsicherheit; Furchtsamkeit, Unzulänglichkeitsgefühle; [Gefühl drohenden Unheils]; [Hoffnungslosigkeit]
- Kognitive Merkmale
- Furcht vor unklaren Folgen; Bewusstheit über körperliche Merkmale der Angst
- Physiologische Merkmale (P = Parasympathikus, S = Sympathikus)
- Erschauern; Mundtrockenheit (S); zittrige Hände und Extremi-

täten (P); Herzklopfen (S); Übelkeit (P); abdominelle Schmerzen (P); Durchfall (P); Harnverhalt (P); Harndrang (P); Schwächegefühl (P); Schwäche (S); Schlafstörung (P); Körpermissempfindungen, Schmerzen (Brust, Rücken, Nacken, Bauch)

objektive

Verhaltensbezogene Merkmale

- Wenig Blickkontakt; Umherschauen; Mustern der Umgebung; erhöhte Wachsamkeit; fahrige Bewegungen (Scharren mit den Füßen, Hand-, Armbewegungen); Zappeln; Unruhe; verminderte Produktivität; [Weinen/Weinerlichkeit]; [Auf- und Abschreiten/zielllose Tätigkeit]; [Immobilität]
- Emotionsbezogene Merkmale
- Misstrauen/Argwohn; Selbstbezogenheit; Reizbarkeit; übererregt sein; gequält und sorgenvoll wirken; schmerzvolle und anhaltende Hilflosigkeit
- Physiologische Merkmale (P = Parasympathikus, S = Sympathikus)
- Zittrige Stimme, veränderter Tonfall; Zittern, Handtremor; Anspannung; angespannte Gesichtszüge; Herzfrequenzanstieg (S) -abfall (P); vermehrtes Schwitzen; kardiovaskuläre Erregung (S); Gesichtsrötung/Flush (S); periphere Vasokonstriktion (S), Pupillenerweiterung (S); nervöse Zuckungen (S); Blutdruckanstieg (S); verstärkte Reflexe (S); Harndrang (P); Blutdruckabfall (P); Schlafstörung; Anorexie (S); Atemfrequenzanstieg (S)
- Kognitive Merkmale
- Verminderte Aufmerksamkeit; Konzentrationsschwierigkeiten; Vergesslichkeit; verminderte Lern-, Problemlösefähigkeit; Grübeln, Rumifizieren; Neigung, andere anzuklagen; Denkblockaden; Verwirrtheit; eingeschränktes Wahrnehmungsfeld; Voreingenommenheit

Patientenbezogene Pflegeziele oder Evaluationskriterien

Der Patient

- macht einen entspannten Eindruck und teilt mit, dass sich die Angst auf ein erträgliches Maß reduziert hat
- spricht Angstgefühle aus
- erkennt sinnvolle Möglichkeiten, seine Angst auszudrücken und mit der Angst umzugehen

- zeigt Problemelösefähigkeiten
- nutzt Ressourcen/Unterstützungssysteme wirksam aus

Maßnahmen oder Pflegeinterventionen

1. Pflegepriorität: Einschätzen des Ausmaßes der Angst:
- Überprüfen möglicher familiärer und physiologischer Einflussfaktoren und der aktuellen Medikation (z. B. erblich bedingte Depressionsform, anamnestisch bekannte Schilddrüsenerkrankungen, Einnahme von Kortikosteroiden; Stoffwechselprobleme, Lungenkrankheiten, Anämie, Arrhythmien, Appetitzügler, Suchtmittelmissbrauch usw.)
- Erkennen, was der Patient in seiner Situation als Bedrohung wahrnimmt
- Überwachen körperlicher Reaktionen, z. B. Herzklopfen, Tachykardie, stereotype Bewegungen, Auf- und Abschreiten
- Beobachten von Verhaltensweisen, um dem betreffenden Angstzustand näher zu bestimmen (die Pflegeperson sollte dabei auch auf eigene Gefühle von Angst oder Unbehagen achten, *da diese oft ein Hinweis auf das Angstniveau des Patienten sein können*)

Geringfügige Angst:
– Erhöhte Wachsamkeit, gesteigerte Wahrnehmung der Umgebung, Aufmerksamkeit ist auf Umgebung und unmittelbare Ereignisse fixiert
– Unruhig, reizbar, leicht weckbar, schlaflos
– Motiviert, sich in dieser Situation mit den vorhandenen Problemen zu befassen

Mäßige Angst:
– Wahrnehmung eingeschränkt, erhöhte Konzentration; lässt sich bei der Problemlösung nicht ablenken
– Zittrige Stimme oder veränderter Tonfall
– Zittern, erhöhte Puls-/Atemfrequenz

Ausgeprägte Angst:
– Wahrnehmung ist vermindert; Angst beeinträchtigt wirksames Funktionieren
– Ist vom Gefühl des Missbehagens/drohenden Unheils eingenommen
– Erhöhte Puls-/Atemfrequenz mit Klagen über Schwindel, Kribbeln, Kopfschmerzen usw.

Panische Angst:
- Gestörte Konzentrationsfähigkeit; das Verhalten ist desintegriert
- Der Patient nimmt die Situation verzerrt wahr; kann, was geschieht, nicht richtig einordnen. Erlebt möglicherweise Terror und Verwirrung, ist unfähig, zu sprechen oder sich zu bewegen (vor Schreck gelähmt)

- Achten auf Missbrauch von Suchtmitteln (z. B. Alkohol), Schlafstörungen (im Speziellen Schlaflosigkeit oder übermäßiges Schlafen), Beschränkung/Vermeidung von Interaktionen mit anderen, *da dies verhaltensbezogene Hinweise auf Rückzugsverhalten als Problemlösungsstrategie sein können*
- Beachten von Abwehrmechanismen (der Patient könnte in einer Phase der Verleugnung, Regression usw. sein), *da diese Bewältigungsformen ineffektiv zur Problemlösung sind*
- Erkennen von Bewältigungsstrategien, die der Patient gegenwärtig anwendet, wie z. B. zornig sein, Tagträumen, Vergesslichkeit, Essen, Rauchen, fehlendes systematisches Problemlösen
- Überprüfen früherer Bewältigungsformen, *um festzustellen, welche in der jetzigen Situation hilfreich sein könnten*

2. Pflegepriorität: Unterstützen des Patienten, seine Gefühle zu erkennen und zu beginnen, sich mit seinen Problemen auseinander zu setzen:
- Aufbauen einer therapeutischen Beziehung durch Empathie und bedingungslose positive Wertschätzung
- Erreichbar sein können für den Patienten zum Zuhören oder für Gespräche
- Ermutigen des Patienten, Gefühle zuzulassen und auszudrücken, z. B. Weinen (Traurigkeit), Lachen (Furcht, Abwehr), Fluchen (Furcht, Zorn)
- Unterstützen des Patienten, sein eigenes verbales und nonverbales Verhalten wahrzunehmen
- Klären der Bedeutung von Gefühlen/Handlungen durch Feedback, Rückfragen und Überprüfung im Gespräch mit dem Patienten
- Anerkennen von Angst/Furcht. Leugnen/bestreiten Sie nicht oder versuchen Sie nicht, dem Patienten zu versichern, dass alles in Ordnung sein wird
- Informieren über die Situation. *Hilft dem Patienten, den Bezug zur Realität herzustellen*

- Sorgen für wohltuende Maßnahmen (z. B. eine ruhige Umgebung, ein warmes Bad, angenehme Musik, Rückenmassage, Nacken- oder Bauchwickel)
- Annehmen des Patienten, so wie er ist. *(Es kann für den Patienten grundlegend wichtig sein, die betreffende Phase zu erleben, z.B. indem er die mitgeteilte Diagnose einer terminalen Krankheit verleugnet)*
- Dem Patienten Verhaltensweisen zugestehen und nicht auf sich beziehen, *da ansonsten die Situation eskalieren könnte*
- Unterstützen des Patienten, den Angstzustand auszunutzen, wenn dieser für die Bewältigung der Situation hilfreich ist. *(Mäßige Angst schränkt die Wahrnehmung so ein, dass es dem Patienten ermöglicht wird, sich auf seine Probleme zu konzentrieren)*

Pflegeinterventionen bei panischen Angstzuständen (Panikattacken)

- Verweilen beim Patienten, Bewahren einer ruhigen, sichernden Haltung
- Sprechen in kurzen Sätzen, Sich-Ausdrücken in einfachen Worten
- Sorgen für eine nicht bedrohliche, beständige Umgebung/Atmosphäre. Minimieren von Außenreizen. Kontrollieren von Besuchern und deren Interaktionen mit dem Patienten, *um Auswirkungen der Übertragung von Gefühlen zu minimieren*
- Grenzen setzen bei unangemessenen Verhaltensweisen und Unterstützen des Patienten, annehmbare Verhaltensweisen im Umgang mit der Angst zu entwickeln. *Anmerkung:* das Personal muss evtl. Sicherheitsmaßnahmen ergreifen, bis der Patient seine Selbstkontrolle wiedererlangt
- Nutzen der kognitiven Therapie, *um Fehlinterpretationen von körperlichen Symptome zu fokussieren und zu kontrollieren*
- Schrittweise Steigerung von Aktivitäten/Interaktionen mit anderen, parallel zur Abnahme der Angst
- Verabreichen von Anxiolytika (Tranquilizer/Sedativa) entsprechend der Verordnung

3. Pflegepriorität: Fördern des Wohlbefindens (Beratung, Patientenedukation und Entlassungsplanung):
- Anleiten des Patienten, auslösende Faktoren zu erkennen sowie Methoden kennen zu lernen, um die lähmende und behindernde Angst zu bewältigen

- Überprüfen von Ereignissen, Gedanken und Gefühlen, die dem Angstanfall vorausgegangen sind
- Erkennen früherer Bewältigungsformen des Patienten bei Nervosität/Angstgefühlen
- Zusammenstellen einer Liste mit hilfreichen Ressourcen/Personen, einschließlich des Not-, Sorgentelefons oder der Krisenberatung, *um für eine nachhaltige und rasche Unterstützung zu sorgen*
- Ermutigen des Patienten, ein Übungs-/Aktivitätsprogramm zu entwickeln, *das beim Abbau von Angstzuständen und Spannungen hilfreich sein kann*
- Unterstützen der Entwicklung von Fähigkeiten, *um negative Selbstbeeinflussungen auszuschalten* (z. B. Bewusstmachen von negativen Gedanken durch Gedankenstoppen («Stopp» sagen) und positives Denken). Anmerkung: Personen mit leichten Phobien, scheinen besser auf Verhaltenstherapien zu reagieren
- Überprüfen von Strategien für den Umgang mit angstauslösenden Situationen, wie Rollenspiele und Visualisierungstechniken, um Reaktionen auf zu erwartende Ereignisse zu üben
- Überprüfen der medikamentösen Therapie nach möglichen Arzneimittelinteraktionen speziell mit rezeptfreien Medikamenten, Alkohol usw., *um Nebenwirkungen zu reduzieren*
- Überweisen an einen Arzt zur Überprüfung und Neueinstellung der Medikation. *(Zu den Medikamenten, die Angstsymptome verursachen können, gehören Aminophyllin/Theophyllin, Anticholinergika, Levodopa, Salicylate und Steroide)*
- Sorgen für eine Überweisung an eine Einzel- und/oder Gruppentherapie bei chronischen Angstzuständen

Schwerpunkte der Pflegedokumentation

Pflegeassessment oder Neueinschätzung
- Ausmaß der Angst, auslösende/verstärkende Faktoren
- Beschreibung der ausgesprochenen und gezeigten Gefühle
- Bewusstheit für eigene Gefühle, Fähigkeit, diese auszudrücken
- Allfälliger, die Angst beeinflussender Suchtmittelmissbrauch

Planung
- Pflegeplan/-interventionen und individuelle Verantwortlichkeit für spezifische Aktivitäten
- Plan für die Patientenanleitung, -schulung und -beratung

Durchführung/Evaluation
- Beteiligung des Patienten und Reaktionen auf Interventionen/Anleitung und ausgeführte Pflegetätigkeiten
- Zielerreichung/Fortschritte in Richtung Zielerreichung
- Veränderungen des Pflege- und Versorgungsplans

Entlassungs- oder Austrittsplanung
- Überweisungen an andere Gesundheitsberufe, Nachsorgeplanung
- Spezifische Empfehlungen/Überweisungen

Pflegeinterventionsklassifikation (NIC)

Bereich: *Verhalten (behavioral)*. Interventionen zur Förderung der psychosozialen Lebensgestaltung und zur Erleichterung von Veränderungen der Lebensweise.

Klasse: *Patientenedukation (patient education)*. Interventionen zur Erleichterung von Lernprozessen.

Empfohlene Pflegeinterventionen: Angstminderung, Beruhigung, Copingverbesserung u. a. (siehe McCloskey/Bulecheck, 2003).

Pflegeergebnisklassifikation (NOC)

Empfohlenes Pflegeergebnis: Angstkontrolle (anxiety control), (siehe Johnson/Maas/Moorhead, 2003).

Literatur

Barnow, S. et al.: Von Angst bis Zwang. Huber, Bern 2000

Bühlmann, J.: Angst. In Käppeli, S.: Pflegekonzepte Bd. 1. Huber, Bern

Brogle, E.; Leuenberger, M.: Angst erkennen und lindern. Krankenpflege (2001) 6: 14–17

Carpenito, L. J.: Nursing Diagnosis – Application to Clinical Practice. Lippincott, Philadelphia 2001: 121 ff.

Corr, D.; Corr, M.: Gerontologische Pflege. Huber, Bern/Göttingen 1992

Fröhlich, W. D.: Wörterbuch Psychologie. dtv, München 2000

Georg, J.: Angst bei alten Menschen. Pflegediagnosen und -interventionen. NOVA 33 (2002) 1: 14–18

Johnson, M.; Maas, M.; Moorhead, S.: Pflegeergebnisklassifikation (NOC). Huber, Bern 2003 (Plan)

Kim, M. J.; McFarlane, G. K.; McLane, A. M.: Pflegediagnosen und Pflegeinterventionen. Ullstein-Medical, Wiesbaden 1998: 10 ff.

Maas, M. L. et al: Nursing Care of older adults – Diagnoses, Outcomes & Interventions. Mosby, St. Louis 2001: 571

McCloskey, J. C.; Bulecheck, G. M.: Pflegeinterventionsklassifikation (NIC). Huber, Bern 2003 (Plan)

Maas M.; Buckwalter K. et al.: Nursing Care of Older Adults – Nursing Diagnoses, Outcomes & Interventions. Mosby, St. Louis 2001: 571

McFarland, G. K.; McFarlane: Nursing Diagnoses & Intervention. Mosby, St. Louis 1997

Peurifoy, R. Z.: Angst, Panik und Phobien. Huber, Bern 1992

Rachman, S.: Angst. Diagnose, Klassifikation und Therapie. Huber, Bern 1998

Riemann: Grundformen der Angst. Reinhardt, München/Basel 1995

Strian, F.: Angst und Angstkrankheiten. Beck, München 1998

Townsend, M. C.: Pflegediagnosen in der psychiatrischen Pflege. Huber, Bern 2000

Beeinträchtigte Anpassung

Taxonomie 1 R: Wählen (5.1.1.1.1/1986; R 1998)
Taxonomie 2: Coping/Stresstoleranz, Bewältigungsverhalten (00070/1986; R1998)
NANDA Originalbezeichnung: «Impaired Adjustment»
[Thematische Gliederung: Integrität der Person]

Definition: Unfähigkeit, die Lebensweise, das Verhalten in einer konsistenten Form an einen veränderten Gesundheitszustand anzupassen.

Mögliche ursächliche oder beeinflussende Faktoren

- Behinderung oder gesundheitliche Einschränkung, die eine Veränderung der Lebensweise erforderlich macht
- Mehrfachbelastungen; intensiver emotionaler Zustand
- Gering ausgeprägter Optimismus; negative Einstellung gegenüber Gesundheitsverhalten; fehlende Motivation zur Verhaltensveränderung
- Versagen beim Initialisieren von Verhaltensveränderungen
- [Körperliche Einschränkung und/oder Lernbehinderung]

Bestimmende Merkmale oder Kennzeichen

subjektive

- Verleugnen eines veränderten Gesundheitszustandes
- Versagen, ein optimales Gefühl der Kontrolle zu erreichen

objektive
- Versagen, Handlungen einzuleiten, die weitergehende Gesundheitsprobleme verhindern würden
- Anzeichen, dass Veränderungen des Gesundheitszustandes nicht akzeptiert werden

Patientenbezogene Pflegeziele oder Evaluationskriterien

Der Patient
- zeigt zunehmendes Interesse, sich aktiv an der Selbstversorgung zu beteiligen
- entwickelt die Fähigkeit, die Verantwortung für eigene Bedürfnisse zu übernehmen, wenn möglich
- erkennt belastende Situationen, die zu beeinträchtigter Anpassung führen können, und ergreift gezielte Gegenmaßnahmen
- beginnt, seine Lebensweise so zu verändern, dass eine Anpassung an die momentanen Lebensumstände möglich wird
- erkennt und nutzt angemessene Unterstützungssysteme

Maßnahmen oder Pflegeinterventionen

1. Pflegepriorität: Einschätzen des Grades der Funktionseinschränkung:
- Ausführen einer körperlichen Untersuchung und/oder eines psychosozialen Assessments, *um das Ausmaß der Einschränkung des aktuellen Zustandes zu bestimmen*
- Achten auf Äußerungen des Patienten, die auf ein Bewältigen/Scheitern an der aktuellen Situation hinweisen
- Gemeinsames Feststellen von früheren und gegenwärtigen Unterstützungssystemen (Familie, Gruppen, Organisationen, Kirche etc.), *um hilfreiche Ressourcen zu identifizieren*
- Achten auf Gefühlsäußerungen von Patienten/Angehörigen im Zusammenhang mit Anpassungsschwierigkeiten (z. B. Angst, Furcht, Ärger, Besorgnis, passives oder aktives Verleugnen)
- Achten auf Interaktionsformen von Kindern mit Ihren Bezugspersonen. *Die Entwicklung von Bewältigungsverhalten ist in diesem Alter begrenzt, Bezugspersonen bieten in dieser Situation Unterstützung und wirken als Rollenmodell*
- Feststellen, ob bei Kindern Probleme in der Schule auftreten, sich Kinder von der Familie und Bezugsgruppe zurückziehen oder ob sie gewalttätiges Verhalten gegen sich oder andere zeigen

2. Pflegepriorität: Erkennen ursächlicher/beeinflussender Faktoren, die zu einer beeinträchtigten Anpassung führen:
- Beachten, wie der Patient die Faktoren, die zur momentanen Beeinträchtigung geführt haben, einschätzt. Beachten des Beginns, der Dauer, des Vorkommens/Nichtvorkommens körperlicher Beschwerden, von Rückzugsverhalten
- Gemeinsames Prüfen früherer Lebensumstände und Rollenveränderungen, *um bereits eingesetzte Bewältigungsfähigkeiten zu erkennen*
- Feststellen ob Ressourcen nicht vorhanden sind oder nicht genutzt werden
- Überprüfen vorhandener Dokumente oder andere Ressourcen, um Lebenserfahrungen zu bestimmen (z.B. Krankengeschichte, Aussagen von Bezugspersonen, Berichte von anderen Dienststellen). *Bei körperlich und/oder emotional extrem belastenden Situationen wird der Patient Umstände, die zur gegenwärtigen Situation geführt haben, eventuell nicht angemessen einzuschätzen vermögen*

3. Pflegepriorität: Unterstützen des Patienten im Umgang mit und der Bewältigung der Behinderung/Einschränkung:
- Organisieren einer interdisziplinären Fallbesprechung mit dem Patienten, *die sich auf beeinflussende Faktoren der beeinträchtigten Anpassung konzentriert und an der ein Plan zum Umgang mit der Situation erstellt werden soll*
- Anerkennen der Bemühungen des Patienten sich anzupassen «Sie haben Ihr Bestes getan...». *Beugt der Entstehung von Schuld- und Schamgefühlen und defensiven Reaktionsweisen vor.* Teilen von Informationen mit Bezugspersonen/-gruppen von Jugendlichen, wenn die Erkrankung das Körperbild beeinflusst. *Bezugsgruppen (peers) sind die wichtigste Unterstützungsgruppe für Jugendliche/Adoleszenten*
- Erklären des Krankheitsprozesses, der Krankheitsursachen und -prognose, falls angemessen und ermutigen von Patienten/Bezugspersonen, weitergehende Fragen zu stellen, *um für ein verbessertes Verständnis der Situation zu sorgen*
- Sorgen für ein offenes Klima, *in dem mit Gefühlen realistisch umgegangen werden kann, die durch die Funktionseinschränkungen ausgelöst wurden*
- Nutzen von therapeutischen Kommunikationsfähigkeiten (Aktives Zuhören, Anerkennung, Schweigen, Ich-Botschaften)

Beeinträchtigte Anpassung

- Diskutieren und Bewerten früherer Ressourcen, die zur Bewältigung vorheriger Lebenskrisen hilfreich waren (Rehabilitation, Berufserfahrung, psychosoziale Unterstützungsdienstleistungen)
- Gemeinsames Planen des Vorgehens, *um die dringlichsten Bedürfnisse zu erfüllen* (körperliche Sicherheit und Hygiene, psychische Unterstützung durch Berufs- und Bezugspersonen) und Unterstützen beim Ausführen des Plans. *Bietet einen Anfang, um mit der gegenwärtigen Situation umzugehen und um den Plan voranzutreiben und die Ergebnisse bewerten zu können*
- Untersuchen früher angewandter Bewältigungsstrategien und der Möglichkeit, sie auf die aktuelle Situation anzuwenden. Anpassen oder Entwickeln neuer Bewältigungsformen
- Gemeinsames Erkennen und Lösen von Frustrationsquellen in der täglichen Pflege und Versorgung. *(Die Auseinandersetzung mit kleineren Problemen ermöglicht dem Patienten, die beeinträchtigte Anpassung aus einer weniger bedrohlichen Perspektive wahrzunehmen: Konzept der kleinen Schritte)*
- Beteiligen von Bezugsperson(en) bei der längerfristigen Planung der biopsychosozialen Bedürfnisse

4. Pflegepriorität: Fördern des Wohlbefindens durch Beratung, Patientenedukation und Entlassungsplanung:

- Erkennen von Stärken, die der Patient in der gegenwärtigen Lebenssituation wahrnimmt. Mit Konzentration auf die Gegenwart, *da Ungewissheiten der Zukunft zu überwältigend sein könnten*
- Verweisen auf andere Ressourcen/Gesundheitsberufe bei der längerfristigen Pflegeplanung (z. B. Ergotherapie, berufliche Rehabilitation), falls angemessen
- Unterstützen von Patienten/Bezugsperson(en), entsprechende Veränderungen in der Kontrollerwartung (locus of control) zu erkennen
- Unterstützen von Bezugspersonen, geeignete Methoden zur Hilfeleistung im Umgang mit gegenwärtigen Bedürfnissen (vgl. PD, die sich mit Einschränkungen des Patienten befassen)
- Planen von Lernsituationen in geeignetem Tempo und zu sinnvollen Zeiten, *um die Bedürfnisse des Patienten zu befriedigen*. Geben von Feed-back während und nach Beratungssitzungen (z. B. bei der Selbstkatheterisierung, Bewegungsübungen, Wundversorgung, therapeutischen Kommunikation), *um das Merken, Können und das Selbstbewusstsein zu fördern*

Schwerpunkte der Pflegedokumentation

Pflegeassessment oder Neueinschätzung
- Gründe/Grad der Beeinträchtigung
- Wahrnehmung der Situation durch Patienten/Angehörige
- Auswirkungen des Verhaltens auf die gesundheitliche Situation

Planung
- Pflegeplan/-interventionen und beteiligte Personen
- Plan für die Patientenanleitung, -schulung und -beratung

Durchführung/Evaluation
- Reaktionen auf Interventionen/Anleitung und konkrete Pflegetätigkeiten
- Zielerreichung/Fortschritte in Richtung Zielerreichung
- Veränderungen des Plans

Entlassungs- oder Austrittsplanung
- Ressourcen, die dem Patienten und seinen Angehörigen zur Verfügung stehen und Überweisungen an andere Dienste

Pflegeinterventionsklassifikation (NIC)

Bereich: *Verhalten (behavioral).* Interventionen zur Förderung der psychosozialen Lebensgestaltung und zur Erleichterung von Veränderungen der Lebensweise.

Klasse: *Copingunterstützung.* Interventionen zur Unterstützung anderer Personen eigene Stärken zu entwickeln, sich an Funktionsveränderungen anzupassen oder ein höheres Funktionsniveau zu erreichen.

Empfohlene Pflegeinterventionen: Copingförderung u.a. (siehe McCloskey/Bulecheck, 2003).

Pflegeergebnisklassifikation (NOC)

Empfohlenes Pflegeergebnis: Akzeptanz: Gesundheitszustand (acceptance: health status), (siehe Johnson/Maas/Moorhead, 2003).

Literatur

Carpenito. L. J.: Nursing Diagnosis – Application to clinical practice. Lippincott, Philadelphia 2002

Käppeli, S. (Hrsg.): Pflegekonzepte 3. – Phänomene im Erleben von Krankheit und Umfeld. Huber, Bern 2000

Fitzgerald Miller, J.: Chronisch Kranksein bewältigen – Machtlosigkeit überwinden. Huber, Bern 2003 (Plan)

Hill Rice, V.: Handbook of Stress and Coping. Sage, Thousand Oaks 2000

Johnson, M.; Maas, M.; Moorhead, S.: Pflegeergebnisklassifikation (NOC). Huber, Bern 2003 (Plan)

McCloskey, J.C.; Bulecheck, G.M.: Pflegeinterventionsklassifikation (NIC). Huber, Bern 2003 (Plan)

Morof-Lubkin, I.: Chronisch Kranksein. Implikationen und Interventionen für Pflege- und Gesundheitsberufe. Huber. Bern 2002

Schwartz-Barcott, D.: Adaptation. In: Kollak, I.; Kim, H.S.: Pflegetheoretische Grundbegriffe. Huber, Bern 1999

Vermindertes intrakranielles Anpassungsvermögen (Hirndrucksteigerung)*

Taxonomie 1: Austauschen (1.7.1/1994)
Taxonomie 2: Coping/Stresstoleranz, neurobehavioraler Stress (00049/1994)
NANDA-Originalbezeichnung: «Decreased Intracranial Adaptive Capacity»
[Thematische Gliederung: Kreislauf]

Definition: Ein Zustand, bei dem die normalen Mechanismen zur Kompensation der intrakraniellen Flüssigkeitsdynamik bei einem erhöhten intrakraniellen Volumen eingeschränkt sind, was als Reaktion auf verschiedene giftige und ungiftige Reize und Noxen zu wiederholten unproportionalen Steigerungen des intrakraniellen Druckes (ICP) führt.

Mögliche ursächliche oder beeinflussende Faktoren

- Anhaltend erhöhter ICP = 10–15 mmHg
- Verminderter zerebraler Blutdruck ≤ 50–60 mmHg
- Systemische Hypotonie mit intrakranieller Hypertonie
- Hirnverletzungen

Bestimmende Merkmale oder Kennzeichen

objektive
- Wiederholt erhöhter ICP, größer als 10 mmHg über einen Zeitraum von 5 Minuten nach verschiedenen externen Stimuli
- ICP-Ausgangswert ≥ 10 mmHg

---

* Umgangssprachliche Umschreibung der Übersetzergruppe, die dem besseren Verständnis dienen soll.

- Unproportionale Erhöhungen des ICP nach einem Außenreiz oder nach einem Reiz durch pflegerische Maßnahmen
- Erhöhte ICP-P_2-Welle
- Abweichung beim Volumendruck-Reaktions-Test (Volumendruckverhältnis > 2 mmHg, Druck-Volumen-Index < 10 mmHg)
- Große Amplitude der ICP-Wellen
- [Veränderter Bewusstseinszustand – Koma]
- [Änderungen der Vitalzeichen, Herzrhythmus]

Anmerkung der Autorinnen:
Diese Diagnose scheint sich auf mechanische Befunde zu konzentrieren ohne die Betrachtung des aktuellen Zustandes des Patienten oder der Reaktion auf das Ereignis, welche für die Entscheidung zur Diagnosestellung und bei der Wahl der Interventionen berücksichtigt werden sollten.

Patientenbezogene Pflegeziele oder Evaluationskriterien

Der Patient
- zeigt stabile ICP-Werte, angezeigt durch eine Normalisierung der Druckwellen und Reaktionen auf (Außen-)Reize
- zeigt verbesserte neurologische Zeichen

Maßnahmen oder Pflegeinterventionen

1. Pflegepriorität: Erkennen ursächlicher/beeinflussender Faktoren:
- Bestimmen der Faktoren, die mit der individuellen Situation zusammenhängen (z. B. Ursache des Komas)
- Überwachen und Dokumentieren von Veränderungen der ICP-Kurven und den damit korrespondierenden Ereignissen (z. B. Absaugen, Lagerungswechsel, Alarm des Monitors, Familienbesuche), um die Pflege entsprechend anzupassen

2. Pflegepriorität: Beachten des Beeinträchtigungsgrades:
- Einschätzen Augenöffnungsreaktion sowie der Augenposition/Bewegung, der Pupillen (Größe, Form, Gleichmäßigkeit, Lichtreaktion), des Bewusstseinszustandes und des mentalen Zustandes
- Beobachten willkürlicher und unwillkürlicher motorischer Reaktionen (Körperposition usw.), Vergleichen von rechter und linker Körperhälfte

- Testen von neurologischen Reflexen (z. B. Blinzeln, Husten, Schlucken [Babinski], Nackensteifigkeit)
- Überwachen der Vitalzeichen und des Herzrhythmus bevor/während/nach Aktivitäten, *um sichere und schonende Interventionen ermitteln zu können*

3. Pflegepriorität: Vermindern/Korrigieren ursächlicher Faktoren, Fördern der zerebralen Durchblutung:
- Oberkörperhochlagerung mit 15–45 Grad, je nach individueller Situation
- Lagern des Kopfs/Nackens in neutraler Position, Unterstützen der Kopflage mit einer/m kleinen Rolle/Kissen, *um den venösen Rückfluss zu fördern*. Verhindern, dass der Kopf auf einem großen Kissen liegt oder Verhindern einer Hüftbeugung um mehr als 90 Grad
- Vermindern von übermäßigen Reizen, Sorgen für beruhigende Maßnahmen (z. B. ruhige Umgebung, sanfte Stimme, kurzes Abspielen vertrauter Stimmen über den Kopfhörer, Basale Stimulation, Rückenmassagen, sanfte Berührungen je nach Reaktionen), um Stimulationen des ZNS zu verringern und Entspannung zu fördern
- Begrenzen schmerzhafter Eingriffe (z. B. Venenpunktionen, wiederholte neurologische Untersuchungen) auf das absolut Notwendigste
- Sorgen für Ruhezeiten [von mindestens 90 min] zwischen den Pflegetätigkeiten und Reduzieren der Dauer von Pflegemaßnahmen soweit wie möglich. Reduzieren von Licht/Lärmpegel, Planen und Reduzieren der Tätigkeiten, *um eine ruhige Umgebung und regelmäßigen Schlaf (z. B. Tag/Nachtrhythmus) zu gewährleisten*
- Reduzieren/Verhüten von Aktivitäten, die den intrathorakalen/abdominellen Druck erhöhen (z. B. Husten, Erbrechen, Pressen beim Stuhlgang). Vermeiden/Reduzieren der Benutzung von Fixationen, da diese Faktoren den ICP merklich ansteigen lassen
- Vorsichtiges Absaugen – nur bei Bedarf – limitiert auf zwei Vorgänge von 10 Sekunden Dauer, jeder mit einem Sog von nicht mehr als 120 mmHg. Absaugen unmittelbar nach dem endotrachealen Tubusende mit größter Vorsicht. Intratracheales Verabreichen von Lidocain nach Verordnung *(reduziert den Hustenreflex)*, Hyperoxigenieren vor dem Absaugen, wenn angemessen, um eine Hypoxie zu vermeiden

- Erhalten der Durchlässigkeit des Urindrainagesystems, *um das Risiko einer Hypertonie und eines ICP-Anstieges in Verbindung mit einer Dysreflexie bei einer Rückenmarkschädigung nach einem spinalen Schock zu vermindern*
- Wiegen des Patienten, wenn angezeigt. Berechnen der Flüssigkeitsbilanz in jeder Schicht täglich, *um den Flüssigkeitsbedarf zu bestimmen, dem Patienten ausreichend Flüssigkeit zuzuführen und einen Flüssigkeitsüberschuss zu verhindern*
- Reduzieren der Flüssigkeitseinfuhr, wenn nötig. Verabreichen von Infusionen via Infusionspumpe, *um unsachgemäßen Flüssigkeitsüberschüssen oder Kreislaufüberlastung vorzubeugen*
- Regulieren der Umgebungstemperatur/Bettwäsche, Nutzen von Kühlmatratzen, wenn angezeigt, *um den Stoffwechsel und Sauerstoffverbrauch bei Fieber zu reduzieren*
- Klären der Ursache zunehmender Unruhe, *um angemessene korrigierende Maßnahmen frühzeitig zu initiieren*
- Sorgen für angemessene Maßnahmen zur Krampfanfallprophylaxe und Ergreifen von Notfallmaßnahmen bei Krampfanfällen, *um Verletzungen, ICP-Anstiege und eine Hypoxie zu verhindern*
- Verabreichen von zusätzlichem Sauerstoff; Hyperventilieren, wenn angezeigt. Überwachen der Blutgase, insbesondere die CO_2- und $PaCO_2$-Werte. *$PaCO_2$-Werte zwischen 28 und 30 mmHg verringern die zerebrale Durchblutung bei Erhaltung einer angemessenen zerebralen Sauerstoffversorgung, während $PaCO_2$-Werte über 65 mmHg eine zerebrale Vasodilatation verursachen können*
- Verabreichen von Medikamenten (z. B. Antihypertensiva, Diuretika, Antipyretika, Antiepileptika, Kortikosteroide, Schmerz- und Beruhigungsmittel etc.) nach Verordnung, *um die Homöostase aufrechtzuerhalten*
- Vorbereiten des Patienten für eine geplante Operation, z. B. Hämatomentleerungen/raumfordernde Verletzungen, *um den Hirndruck zu senken und die zerebrale Durchblutung zu fördern*

4. Pflegepriorität: Fördern des Wohlbefindens (Beratung, Patientenedukation und Entlassungsplanung):
- Besprechen von Situationen mit den pflegenden Angehörigen, die zu einem Hirndruckanstieg führen können (z. B. Erstickungsanfälle, Schmerzen, Lagerungen, Verstopfung, behinderter Urinabfluss) und Überprüfen ihrer Kenntnisse über die entsprechenden Maßnahmen, *um kurzzeitige ICP-Anstiege zu verhindern oder zu verringern*

- Erkennen von Zeichen/Symptomen, die auf einen Hirndruckanstieg hinweisen bei Risikopatienten ohne ICP-Monitor, z. B. Unruhe, sich verschlechternde neurologische Reaktionen. Überprüfen angemessener Reaktionen

Schwerpunkte der Pflegedokumentation

Pflegeassessment oder Neueinschätzung
- Beobachten und Dokumentieren von neurologischen Zeichen der rechten/linken Seite (z. B. Pupillen, motorische Reaktion, Reflexe, Unruhe, Nackensteifigkeit)
- Reaktionen auf Aktivitäten/Ereignisse (z. B. Veränderungen der Druckwellen, Vitalzeichen)
- Auftreten/Merkmale von Krampfanfällen

Planung
- Pflegeplan/-interventionen und beteiligte Personen
- Plan zur Patientenanleitung, -schulung und -beratung

Durchführung/Evaluation
- Reaktionen auf Interventionen und ausgeführte Pflegetätigkeiten
- Zielerreichung/Fortschritte in Richtung Zielerreichung
- Veränderungen des Plans

Entlassungs- oder Austrittsplanung
- Zukünftige Bedürfnisse, Planung zur Erfüllung dieser Bedürfnisse, Bestimmung der Verantwortlichkeiten
- Vorgenommene Überweisungen

Pflegeinterventionsklassifikation (NIC)

Bereich: *Körperfunktionen: komplexe (physiological: complex).* Interventionen zur Unterstützung homöostatischer und regulierender Prozesse.

Klasse: *Neurologische Pflege (neurologic management).* Interventionen zur Optimierung neurologischer Funktionen.

Empfohlene Pflegeinterventionen: Hirnödemmanagement, Förderung der Hirndurchblutung, Hirndrucküberwachung (ICP), neurologische Überwachung u. a. (siehe McCloskey/Bulecheck, 2003).

Pflegeergebnisklassifikation (NOC)

Empfohlenes Pflegeergebnis: Neurologischer Status (neurological status), (siehe Johnson/Maas/Moorhead, 2003).

Literatur

Fiersching, R.; Synowitz, H. J.; Wolf, F.: Professionelle neurochirurgische und neurologische Pflege. Huber, Bern 2002

Johnson, M.; Maas, M.; Moorhead, S.: Pflegeergebnisklassifikation (NOC). Huber, Bern 2003 (Plan)

Lauber, A.; Schmalstieg, P. (Hrsg.): Wahrnehmen und beobachten. Thieme, Stuttgart 2001: 223ff.

McCloskey, J. C.; Bulecheck, G. M.: Pflegeinterventionsklassifikation (NIC). Huber, Bern 2003 (Plan)

Nydahl, P.; Bartoszek, G.: Basale Stimulation in der Intensivpflege. U&F, München 1999

Aspirationsgefahr

Taxonomie 1 R: Austauschen (1.6.1.4/1988)
Taxonomie 2: Sicherheit/Schutz, Körperverletzung, Aspiration (00039/1988)
NANDA-Originalbezeichnung: «Risk for Aspiration»
[Thematische Gliederung: Atmung]

Definition: Gefahr des Eindringens von Sekreten, Flüssigkeiten oder festen Stoffen aus Magen, Rachen und Mund in den tracheobronchialen Raum [aufgrund von gestörten oder fehlenden normalen Schutzmechanismen].

Risikofaktoren

- Erhöhter Magendruck
- Sondenernährung [portionsweise Sondenkost-/Medikamentenverabreichungen
- Situationen, die eine Oberkörperhochlagerung nicht möglich machen [Schwäche, Lähmung]
- Verminderter Bewusstseinszustand
- Tracheotomie oder liegender endotrachealer Tubus [übermäßig oder ungenügend aufgeblasener Cuff des endotrachealen Tubus]
- Arzneimittelverabreichung (oral)
- Operation oder Trauma im Gesichts-/Mund-/Halsbereich
- Verdrahteter Kiefer
- Erhöhter Restmageninhalt
- Unvollständiger unterer Ösophagussphinkter [Hiatushernie oder

eine andere Krankheit, welche den Antirefluxmechanismus beeinflusst]
- Schluckstörung
- Gastrointestinale Sonde
- Verminderter Husten- und Würgereflex
- Verminderte gastrointestinale Motilität
- Verzögerte Entleerung des Magens

Anmerkung: Eine Risikopflegediagnose kann nicht durch Zeichen und Symptome (bzw. bestimmende Merkmale) belegt werden, da das Problem noch nicht aufgetreten ist und die Pflegemaßnahmen präventiv ausgerichtet sind.

Patientenbezogene Pflegeziele oder Evaluationskriterien

Der Patient
- aspiriert nicht, angezeigt durch geräuschfreies Atmen und klare Atemgeräusche; klare und geruchlose Sekrete
- kennt die ursächlichen Faktoren/Risikofaktoren
- zeigt Techniken, um eine Aspiration zu verhindern und/oder zu korrigieren

Maßnahmen oder Pflegeinterventionen

1. Pflegepriorität: Einschätzen ursächlicher oder beeinflussender Faktoren:
- Beobachten des Bewusstseinszustandes, der Aufmerksamkeit gegenüber der Umgebung und möglicher kognitiver Veränderungen
- Beurteilen, ob eine neuromuskuläre Schwäche vorliegt und Beobachten, welche Muskelgruppen davon betroffen sind, welches Ausmaß die Behinderung hat und ob es sich um einen akuten oder progressiven Zustand handelt (z. B. Guillain-Barré-Syndrom, Amyotrophe Lateralsklerose)
- Ermitteln der Menge und Konsistenz der Bronchialsekrete und Stärke des Würge-/Hustenreflexes
- Beobachten von Hals- oder Gesichtsödemen, z. B. beim Patienten mit einer Verletzung der Trachea oder des Thorax durch eine Verbrennung des Oberkörpers oder Inhalation/Aspiration schädlicher chemischer Substanzen; OP im Kopf-/Halsbereich

- Achten beim Verabreichen von Sondenkost auf eine mögliche Regurgitation und/oder falsche Lage der Sonde
- Ermitteln der Lebensgewohnheiten des Patienten (z. B. Alkohol, Tabakkonsum und Einnahme von Medikamenten/Drogen mit bewusstseinsverändernder Wirkung und Beeinflussung der Würge- und Schluckmuskulatur)

2. Pflegepriorität: Unterstützen des Patienten bei der Korrektur von Faktoren, die zur Aspiration führen können:
- Überwachen des Patienten mit Sauerstoffmasken, bei denen die Gefahr des Erbrechens besteht. Unterlassen des Gebrauchs von Sauerstoffmasken bei komatösen Personen
- Bereithalten einer Drahtschere/Schere in der Nähe des Patienten, deren Kiefer verdrahtet/verbunden ist, *um jederzeit in einem Notfall die Atemwege reinigen zu können*
- Bereitstellen eines betriebsbereiten Absauggerätes am Bett/Stuhl des Patienten
- Absaugen von Mundhöhle, Nasenraum und Trachealtubus nach Bedarf, *um Sekrete zu entfernen*. Vermeiden des Auslösens eines Würge-/Brechreizes beim Absaugen oder bei der Mundpflege
- Mithelfen bei der Atemtherapie (Lagerungsdrainage des Thorax), *um zähflüssige, das Schlucken erschwerende Sekrete zu mobilisieren*
- Auskultieren der Lungen und Atemgeräusche bei Bedarf. Vor allem bei Patienten, die häufig oder nie husten, bei beatmeten Patienten, die über eine Magensonde ernährt werden, *um Sekrete oder eine bislang unbemerkte Aspiration zu entdecken*
- Hochlagern des Oberkörpers des Patienten so hoch und bequem wie möglich, zum Essen und Trinken und beim Verabreichen der Sondennahrung
- Langsames Verabreichen von Nahrung, Auffordern des Patienten, langsam und gründlich zu kauen
- Verabreichen halbharter Nahrung an den Patienten; Vermeiden pürierter Kost *wegen erhöhter Aspirationsgefahr* und Vermeiden schleimbildender Nahrungsmittel (z. B. Milch). Sorgen für weiche, konsistente Kost (z. B. Aufläufe, Pudding, Eintöpfe), welche das Schlucken ganzer Bissen erleichtern
- Bereitstellen sehr warmer oder sehr kalter Getränke, *die die Temperaturrezeptoren im Mund stimulieren und helfen, einen Schluckreflex auszulösen*

- Vermeiden des Herunterspülens von fester Nahrung mit Flüssigkeit
- Kontrollieren der Atemgeräusche sowie Magen-/Darmgeräusche des Patienten vor/während der Sondenkostverabreichung
- Kontrollieren der Sondenlage vor jeder Verabreichung der Sondenkost. Messen des Restmageninhaltes, wenn angezeigt, *um zu große Nahrungsgaben zu vermeiden.* Einfärben von Nahrungsmitteln, *um eine Regurgitation zu erkennen*
- Verabreichen von Medikamenten möglichst in flüssiger oder zermörserter Form
- Hinzuziehen eines Logopäden für Übungen *zur Stärkung der Muskulatur und zum Schlucktraining*

3. Pflegepriorität: Fördern des Wohlbefindens (Beratung, Patientenedukation und Entlassungsplanung):
- Überprüfen der individuellen Risikofaktoren des Patienten
- Informieren des Patienten über die Folgen einer Aspiration für die Atmung
- Instruieren über Sicherheitsvorkehrungen beim Verabreichen des Essens (oral oder Sondenernährung). Vgl. PD: Schluckstörung
- Anleiten von Patienten/Familienangehörigen, wenn möglich, das Absaugen selbst durchzuführen, vor allem wenn der Patient unter starker Sekretbildung leidet oder sehr zähen Schleim bildet, *um die Sicherheit und Selbstständigkeit zu fördern*
- Anleiten von Patienten/Familienmitgliedern, Aktivitäten, die den intraabdominellen Druck erhöhen, zu meiden/einzuschränken (z. B. durch enge/einschnürende Kleidung, Zerren/Ziehen/Pressen, anstrengende Übungen), *um eine Verzögerung des Nahrungstransports zu vermeiden und das Risiko einer Regurgitation zu mindern*

Schwerpunkte der Pflegedokumentation

Pflegeassessment oder Neueinschätzung
- Ergebnisse der Einschätzung/Zustände, die zu Aspirationsproblemen führen könnten
- Überprüfung der Sondenlage, Beobachtungen über körperliche Befunde

Planung
- Interventionen zur Prävention einer Aspiration oder zur Verminderung der Risikofaktoren

- Pflegeplan/-interventionen und beteiligte Personen
- Plan für die Patientenanleitung, -schulung und -beratung

Durchführung/Evaluation
- Reaktionen des Patienten auf Interventionen/Anleitung und ausgeführte Pflegetätigkeiten
- Getränke/Nahrungsmittel, die der Patient leicht/schwer zu sich nehmen kann
- Menge/Häufigkeit der Nahrungszufuhr
- Zielerreichung/Fortschritte in Richtung Zielerreichung
- Veränderungen des Plans

Entlassungs- oder Austrittsplanung
- Langfristige Bedürfnisse nach Entlassung und Austritt sowie die Verantwortlichkeit für die nötigen Maßnahmen

Pflegeinterventionsklassifikation (NIC)

Bereich: *Sicherheit (safety)*. Interventionen zum Schutz vor Schädigungen und Verletzungen.

Klasse: *Risikomanagement/-bewältigung (risk management)*. Interventionen zum Einsatz risikoreduzierender Aktivitäten und zur kontinuierlichen Überwachung von Risiken.

Empfohlene Pflegeinterventionen: Aspirationsprophylaxe, Emesismanagement u.a. (siehe McCloskey/Bulecheck, 2003).

Pflegeergebnisklassifikation (NOC)

Empfohlenes Pflegeergebnis: Risikokontrolle (risk control), (siehe Johnson/Maas/Moorhead, 2003).

Literatur

Eich, A.: Enterale Ernährung. Huber, Bern 1997
Bienstein, C.; Schröder, G.: atmen. Thieme, Stuttgart 2000
Carpenito, L. J.: Nursing Diagnosis – Application to clinical practice. Lippincott, Philadelphia 2002: 540
Johnson, M.; Maas, M.; Moorhead, S.: Pflegeergebnisklassifikation (NOC). Huber, Bern 2003 (Plan)
Kasper, M.; Kraut, D.: Atmung und Atemtherapie. Huber, Bern 2000
McCloskey, J. C.; Bulecheck, G. M.: Pflegeinterventionsklassifikation (NIC). Huber, Bern 2003 (Plan)

Unwirksamer Atemvorgang   A

Taxonomie 1 R: Austauschen (1.5.1.3/1980; R 1996; R 1998)
Taxonomie 2: Aktivität/Ruhe, kardiovaskuläre/pulmonale Reaktionen (00032/ 1980; R 1996; R 1998)
NANDA-Originalbezeichnung: «Ineffective Breathing Pattern»
[Thematische Gliederung: Atmung]

Definition: Inspirations- und/oder Expirationsvorgang, der nicht zu einer adäquaten Belüftung der Lungen führt.

Diagnostischer Hinweis der Übersetzergruppe: Taxonomisch ist diese Diagnose eine übergeordnete, breite Kategorie, die verschiedene genauere/detailliertere Diagnosen umfasst. Wenn die Ersteinschätzung zu dieser Diagnose führt, sind weitere Abklärungen nötig, um die spezifischen Bedürfnisse des Patienten festzustellen und, wenn möglich, sollte eine genauere Diagnose gestellt werden (hier ungenügende Spontanatmung, erschwerte Beatmungsentwöhnung).

Mögliche ursächliche oder beeinflussende Faktoren

- Hyperventilation
- Hypoventilationssyndrom
- Knochen-, Brustkorbdeformation
- Schmerz
- Angst
- Verminderte Kraft/Erschöpfung
- Neuromuskuläre Störung
- Muskuloskeletale Beeinträchtigung
- Wahrnehmungsstörung, kognitive Beeinträchtigung
- Adipositas
- Rückenmarkverletzung
- Neurologische Unreife
- Erschöpfung der Atemhilfsmuskulatur

Bestimmende Merkmale oder Kennzeichen

subjektive
- Kurzatmigkeit

objektive
- Verminderte Vitalkapazität
- Vermindertes Atemminutenvolumen
- Nasenflügelatmung
- Gebrauch der Atemhilfsmuskulatur [Ächzen]
- Dyspnoe, Orthopnoe [Zyanose]
- Veränderungen der Brustkorbbewegungen [paradoxe Atemmuster]
- Fremitus
- Husten
- Veränderungen der Atemtiefe, der Exkursion des Brustkorbes
- Einnahme der 3-Punkte-Stellung/Kutscherstellung
- Atmen mit der Lippenbremse, verlängerte Exspirationsphase
- Einnahme der 3-Punkte-Stellung/Kutscherstellung
- Vergrößerter anteroposteriorer Thoraxdurchmesser
- Atemfrequenz/min
  - Säugling: < 25/min oder > 60/min
  - Kleinkind (1–4): < 20/min oder > 30/min
  - Kind (5–14): < 14/min oder > 25/min
  - Erwachsener (> 14): ≤ 11/min oder > 24/min
- Atemtiefe
  - Atemzugvolumen – Kind: 6–8 ml/kg KG
  - Atemzugvolumen – Erwachsener: 500 ml in Ruhe
- Verminderte Vitalkapazität, Zyanose, abnorme arterielle Blutgaswerte
- Verhältnis von Ein- und Ausatmung

Patientenbezogene Pflegeziele oder Evaluationskriterien

Der Patient
- eignet sich ein normales/wirksames Atemmuster an
- hat weder eine Zyanose noch andere Kennzeichen der Hypoxie und Blutgaswerte, die im Rahmen der normalen Werte des Patienten liegen
- äußert, sich der ursächlichen Faktoren bewusst zu sein und leitet erforderliche Veränderungen des Lebensstils ein
- zeigt angemessene Bewältigungsformen

Maßnahmen oder Pflegeinterventionen

1. Pflegepriorität: Erkennen ursächlicher/auslösender Faktoren:
- Auskultieren des Thorax, um die Art der Atemgeräusche und das Vorhandensein von Sekreten festzustellen
- Beobachten der Atemfrequenz und -tiefe, des Atemmusters: Tachypnoe, Cheyne-Stokes-Atmung, andere abweichende Atemmuster
- Assistieren bei der Diagnostik (z. B. Lungenvolumen, Lungenfunktion, Schlafstudien), *um das Vorliegen und den Schweregrad einer Lungenerkrankung festzustellen*
- Betrachten von Röntgenbildern, *um den Schweregrad der akuten/ chronischen Erkrankungen zu beurteilen*
- Beachten der Laborwerte, z. B. Blutgaswerte (Sauerstoffsättigung, CO_2-Retention), Medikamentenblutspiegel und Atemfunktion (Vitalkapazität/Atemzugvolumen)
- Beachten emotionaler Reaktionen, z. B. schweres Atmen, Schnappen nach Luft, Weinen, Fingerkribbeln. *(Hyperventilation könnte ein Einflussfaktor sein)*
- Ermitteln Sie begleitende Schmerzen/Unbehagen, *die/das die Atemfunktion beeinträchtigen könnte/n*

2. Pflegepriorität: Schaffen von Erleichterung durch Beeinflussung der ursächlichen Faktoren:
- Verabreichen von Sauerstoff in niedriger Konzentration, falls angezeigt, bei Atemstörung, Atemnot oder Zyanose
- Absaugen bei Bedarf, *um die Atemwege zu reinigen und Sekrete zu entfernen*
- Assistieren bei einer Bronchoskopie oder beim Einlegen einer Thoraxdrainage
- Erhöhen des Kopfteils des Bettes soweit wie nötig, *um eine maximale Einatmung physisch/psychisch zu ermöglichen*
- Unterstützen des Patienten, die Situation «in den Griff» zu bekommen, durch Anleiten zu langsameren/tieferen Atemzügen, den Gebrauch der Lippenbremse usw.
- Sorge tragen, dass der Patient in eine Tüte atmet, *um eine Hyperventilation zu korrigieren*
- Bewahren einer ruhigen Haltung im Umgang mit Patienten/Bezugsperson(en), *um das Ausmaß der Angst zu begrenzen*
- Unterstützen des Patienten bei der Anwendung von Entspannungstechniken

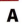

- Umgehen mit der Furcht/Angst des Patienten, die evtl. vorhanden ist (vgl. PD: Furcht und/oder Angst)
- Ermutigen des Patienten, eine möglichst bequeme Haltung einzunehmen. Häufiges Umlagern, wenn Immobilität ein Faktor ist
- Ausüben von Gegendruck auf den Brustkorb bei Atemübungen/beim Husten, falls nötig
- Verabreichen von Schmerzmitteln bei Bedarf, *um ein vertieftes Atmen und Aushusten zu erleichtern (vgl. PD: Schmerz [akut] oder chronischer Schmerz)*
- Mobilisieren des Patienten nach dessen individuellen Möglichkeiten
- Vermeiden von übermäßiger Nährstoffaufnahme oder blähenden Nahrungsmitteln, die zu einer Verdauungsstörung und abdominellem Druck führen können
- Bereitstellen von Hilfsmitteln (z. B. Flaschen zum Hineinblasen, Atemtrainer, Peak-Flow-Messgeräten), *um eine vertiefte Atmung zu erleichtern*
- Überwachen von Respirator/Zwerchfellstimulator, Schaukelbett, Apnoe-Monitor usw., wenn neuromuskuläre Beeinträchtigungen vorliegen

3. Pflegepriorität: Fördern des Wohlbefindens (Beratung, Patientenedukation und Entlassungsplanung):

- Überprüfen der beeinflussenden Faktoren und möglicher Bewältigungsformen
- Anleiten zur bewussten Kontrolle der Atemfrequenz, bei Bedarf
- Maximieren der Atemfunktion durch eine gute Körperhaltung/-lagerung und einen wirksamen Einsatz der Atemhilfsmuskulatur
- Unterstützen des Patienten, Atemübungen zu erlernen: Zwerchfell-, Bauchatmung und Lippenbremse, Einatmen durch die Nase, Ausatmen durch den Mund, falls angezeigt
- Empfehlen von kräftesparenden Techniken und zeitlicher Einteilung von Aktivitäten
- Ermutigen des Patienten, ausreichende Ruhepausen zwischen den Selbstversorgungsaktivitäten einzuhalten, *um das Ausmaß der Erschöpfung zu begrenzen*
- Besprechen des Zusammenhangs zwischen Rauchen und Atemfunktion
- Ermutigen von Patienten/Bezugspersonen, einen Plan zur Been-

digung des Rauchens zu entwickeln. Evtl. Verweisen auf Selbsthilfe-/Raucherentwöhnungsgruppen
- Anleiten zum korrekten Gebrauch und zur Beachtung der nötigen Sicherheitsvorkehrungen, wenn eine häusliche Sauerstofftherapie angezeigt ist
- Vermittlung von Kontakten zu Selbsthilfegruppen/Personen, die ähnliche Probleme erfahren haben

Schwerpunkte der Pflegedokumentation

Pflegeassessment oder Neueinschätzung
- Vorgeschichte des Problems
- Atemmuster, Atemgeräusche, Gebrauch der Atemhilfsmuskulatur
- Laborwerte
- Funktion/Typ von Thoraxdrainagen, respiratorischer Unterstützung und Einstellungen des Beatmungsgerätes usw.

Planung
- Pflegeplan/-interventionen und beteiligte Personen
- Plan für die Patientenanleitung, -schulung und -beratung

Durchführung/Evaluation
- Reaktionen auf Interventionen/Anleitung und ausgeführte Pflegetätigkeiten
- Beherrschen der Fertigkeiten, Grad der Unabhängigkeit
- Zielerreichung/Fortschritte in Richtung Zielerreichung
- Veränderungen des Plans

Entlassungs- oder Austrittsplanung
- Langfristige Bedürfnisse nach Entlassung und Austritt sowie die Verantwortlichkeit für die nötigen Maßnahmen
- Vermittlung an andere Gesundheitsberufe

Pflegeinterventionsklassifikation (NIC)

Bereich: *Körperfunktionen: komplexe (physiological: complex)*. Interventionen zur Unterstützung homöostatischer und regulierender Prozesse.

Klasse: *Atemunterstützung (respiratory management)*. Interventionen zur Förderung der Freihaltung der Atemwege und des Gasaustausches.

Empfohlene Pflegeinterventionen: Atemwegsmanagement, Beatmungsüberwachung u. a. (siehe McCloskey/Bulecheck, 2003).

Pflegeergebnisklassifikation (NOC)

Empfohlenes Pflegeergebnis: Respiratorischer Status: Atemvorgang (respiratory status: ventilation), (siehe Johnson/Maas/Moorhead, 2003).

Literatur

Bienstein, C.; Schröder, G.: atmen. Thieme, Stuttgart 2000

Carpenito, L. J.: Nursing Diagnosis – Application to clinical practice. Lippincott, Philadelphia 2002

Johnson, M.; Maas, M.; Moorhead, S.: Pflegeergebnisklassifikation (NOC). Huber, Bern 2003 (Plan)

Kasper, M.; Kraut, D.: Atmung und Atemtherapie. Huber, Bern 2000

McCloskey, J. C.; Bulecheck, G. M.: Pflegeinterventionsklassifikation (NIC). Huber, Bern 2003 (Plan)

Osterbrink, J.: Tiefe Atementspannung. Huber, Bern 1999

Erschwerte Beatmungsentwöhnung
(Erschwerte Respiratorentwöhnung)*

Taxonomie 1 R: Austauschen (1.5.1.3.2/1992)
Taxonomie 2: Aktivität/Ruhe, kardiovaskuläre/pulmonale Reaktionen (00034/1992)
NANDA-Originalbezeichnung: «Dysfunctional Ventilatory Weaning Response»
[Thematische Gliederung: Atmung]

Definition: Unfähigkeit sich an ein niedrigeres Niveau der maschinellen Atemunterstützung anzupassen, was zu einer Unterbrechung und Verlängerung der Entwöhnung (Weaning) vom Beatmungsgerät/Respirator führt.

Mögliche ursächliche oder beeinflussende Faktoren

physische
- Ungenügende Selbstreinigungsfunktion der unteren Atemwege
- Gestörte Schlafgewohnheiten
- Unzureichende Nahrungsaufnahme
- Unkontrollierte Schmerzen oder Missbehagen
- [Immobilität]
- [Muskelschwäche/Erschöpfung, Unfähigkeit zur Kontrolle der Atemmuskulatur; Immobilität]

psychische
- Wissensdefizit bezüglich Entwöhnungsprozess und Rolle des Patienten
- Vom Patienten wahrgenommene Erfolglosigkeit
- Verminderte Motivation
- Erniedrigtes Selbstwertgefühl
- Angst (mäßig, ausgeprägt); Furcht; ungenügendes Vertrauen in die Pflegeperson/Hoffnungslosigkeit
- Machtlosigkeit
- [Fehlende Vorbereitung auf den Entwöhnungsversuch]

---

* Umgangssprachliche Umschreibung der Übersetzergruppe, die dem besseren Verständnis dienen soll.

situative
- Unkontrollierbarer, vorübergehend gesteigerter Energiebedarf
- Unangemessenes Tempo bei der Entwöhnung, zu schnelle Verringerung der Beatmungsunterstützung
- Unangemessene soziale Unterstützung
- Ungünstiges Umfeld (laute, betriebsame Umgebung, negative Ereignisse im Zimmer, ungünstiges Verhältnis von Pflegeperson(en)/Patientenzahl, längere Abwesenheit der Pflegeperson, ungewohntes Pflegeteam)
- Vorgeschichte einer Abhängigkeit vom Respirator über eine Woche
- Vorgeschichte mehrerer erfolgloser Entwöhnungsversuche

Bestimmende Merkmale oder Kennzeichen

Auf das erniedrigte Leistungsniveau der künstlichen Beatmung reagiert der Patient mit folgender Störung:

Geringfügige Störung der Beatmungsentwöhnung

subjektive
- Äußerung des Gefühls eines erhöhten Sauerstoffbedarfs und zunehmender Atemnot; Unbehagen beim Atmen, Erschöpfung, Wärmegefühl
- Erkundigungen über möglichen Gerätedefekt

objektive
- Unruhe
- Geringfügig erhöhte Atemfrequenz im Vergleich zur Ausgangsfrequenz
- Erhöhte Konzentration auf die Eigenatmung

Mäßige Störung der Beatmungsentwöhnung

subjektive
- Besorgnis

objektive
- Geringfügige Blutdrucksteigerung von weniger als 20 mmHg im Vergleich zum Ausgangswert
- Geringfügige Pulssteigerung von weniger als 20 Pulsschlägen/Minute im Vergleich zum Ausgangswert
- Atemfrequenz um weniger als 5 Atemzüge/Minute erhöht im Vergleich zur Ausgangsfrequenz
- Gesteigerte Wachsamkeit

- Unfähigkeit, auf Anleitung zu reagieren/zu kooperieren
- Schweißsekretion
- Weit geöffnete Augen
- Vermindertes inspiratorisches Atemgeräusch bei der Auskultation
- Veränderungen der Hautfarbe: blaß, geringfügig zyanotisch
- Leichte Betätigung der Atemhilfsmuskulatur

Ausgeprägte Störung der Beatmungsentwöhnung

objektive
- Agitation
- Verschlechterung der arteriellen Blutgase im Vergleich zu den Ausgangswerten
- Blutdrucksteigerung von mehr als 20 mmHg Blutdruck im Vergleich zum Ausgangswert
- Pulssteigerung von mehr als 20 Pulsschlägen/Minute im Vergleich zum Ausgangswert
- Respirationsrate gegenüber Ausgangswerten deutlich erhöht
- Ausgeprägte Schweißsekretion
- Maximale Betätigung der Atemhilfsmuskulatur; oberflächliche, keuchende Atemgeräusche; paradoxe Atmung
- Keine Koordination von Spontanatmung und Beatmungsgerät
- Verminderter Bewusstseinszustand
- Abnorme Atemgeräusche, hörbare Bronchialsekrete
- Zyanose

Patientenbezogene Pflegeziele oder Evaluationskriterien

Der Patient
- nimmt aktiv am Entwöhnungsprozess teil
- erlangt wieder eigenständige Atmung mit arteriellen Blutgasen im Normbereich ohne Anzeichen respiratorischen Versagens
- zeigt zunehmende Aktivitätstoleranz, nimmt im Rahmen der eigenen Fähigkeiten an der Pflege und Selbstversorgung teil

Maßnahmen oder Pflegeinterventionen
1. Pflegepriorität: Erkennen ursächlicher/beeinflussender Faktoren, Erkennen des Ausmaßes der Störung:
- Beachten der bisherigen Länge der Abhängigkeit vom Respirator. Überprüfen vorheriger Phasen der Abhängigkeit vom Respirator, bzw. einer erschwerten Beatmungsentwöhnung

- Ermitteln der körperlichen Faktoren, die mit der Entwöhnung zusammenhängen (z. B. Stabilität der Vitalzeichen, Flüssigkeitshaushalt, Auftreten von Fieber/Schmerzen; Nahrungszufuhr und Muskelkraft)
- Sicherstellen, inwieweit der Patient den Entwöhnungsprozess versteht, welche Erwartungen und Sorgen bestehen
- Feststellen der psychischen Bereitschaft zur Beatmungsentwöhnung
- Einschätzen des Vorhandenseins von Angstgefühlen und des Ausmaßes der Angst
- Überprüfen der Laborbefunde im Zusammenhang mit Anzahl und Unversehrtheit der roten Blutkörperchen (Sauerstofftransport) und Ernährungszustand (genügend Energie, um die Entwöhnung zu verkraften)
- Überprüfen der Thorax-Röntgen-Befunde, Pulsoximetrie und arteriellen Blutgasanalysen

2. Pflegepriorität: Unterstützen des Entwöhnungsprozesses:
- Einbeziehen der Ernährungsberatung, *um die Patientenkost so anzupassen, dass eine Überproduktion von CO_2, die das Atemzentrum beeinflussen könnte, verhindert wird*
- Erklären der Entwöhnungsmethoden, z. B. T-Stück, SIMV-Beatmung (Synchronised Intermittent Mandatory Ventilation), CPAP (Continuous Positive Airway Pressure), Beatmung mit Druck. Besprechen des individuellen Plans und der Erwartungen. *Reduziert die Furcht vor dem Unbekannten und stärkt das Vertrauen in die bevorstehenden Aktivitäten*
- Vorstellen einer Person, die eine Beatmungsentwöhnung schon einmal erfolgreich absolviert hat
- Sorgen für ungestörte Schlaf-/Ruhephasen von mindestens 90–120 min. Meiden stark beanspruchender therapeutischer Maßnahmen/Situationen oder unnötiger Aktivitäten
- Einteilen der Medikamente in der Form, dass die sedative Wirkung während der Entwöhnungsversuche auf ein Mindestmaß reduziert wird
- Sorgen für ein ruhiges Zimmer, einen ruhigen Umgang und die volle Aufmerksamkeit der Pflegenden. *Fördert die Entspannung und spart Körperkräfte*
- Einbinden der Bezugsperson(en)/Familie wenn angemessen, um z. B. am Bettrand zu sitzen, um den Patienten moralisch zu

unterstützen, und als Hilfe zur Überwachung des Patientenzustandes)
- Sorgen für Beschäftigungsmöglichkeiten (z. B. Fernsehen, lautes Vorlesen), *um von der Eigenatmung abzulenken*
- Beobachten der Reaktionen auf Aktivitäten/Pflegemaßnahmen während der Entwöhnung. Einschränkungen vornehmen, *um einen möglichen Misserfolg im Zusammenhang mit dem erhöhten Sauerstoffbedarf zu verhüten*
- Regelmäßiges Auskultieren der Atemgeräusche; Absaugen bei Bedarf
- Anerkennen und Loben der Leistungen des Patienten und für fortlaufende Ermutigung und Bekräftigung sorgen
- Reduzieren der Rückfälle auf ein Minimum. Lenken der Aufmerksamkeit des Patienten auf Verbesserungen und erzielte Fortschritte, *um Frustrationen, die den Behandlungsfortschritt behindern könnten, gering zu halten*
- Regelmäßiges Unterbrechen der Entwöhnung, der individuellen Situation angepasst (dem Patienten die Gelegenheit geben, die Entwöhnung zu unterbrechen). (Beispiel: Patient kann sich zu Beginn 45–50 Minuten pro Stunde «ausruhen» und dann vierstündlich auf eine 20-minütige Pause steigern. Anschließend findet die Entwöhnung am Tag statt, und in der Nacht wird ausgeruht)

3. Pflegepriorität: Fördern des Wohlbefindens (Beratung, Patientenedukation und Entlassungsplanung):
- Besprechen der Auswirkung spezifischer Aktivitäten auf den Atemzustand. Anbieten von Problemlösungsvorschlägen zur Entwöhnung
- Unterstützen der Beteiligung des Patienten an einem Rehabilitationsprogramm zur Stärkung der Atemmuskeln und zur Förderung der Kondition
- Anleiten von Patienten/Bezugspersonen, wie (der Patient) vor Infektionsquellen geschützt werden kann, z. B. auf den Gesundheitszustand von Besuchern und an der Pflege beteiligten Personen achten, Menschenansammlungen in Zeiten von Erkältungskrankheiten/Grippewellen meiden
- Erkennen, in welchen Situationen eine sofortige medizinische Intervention erforderlich ist, *um ein Atemversagen zu vermeiden*

Schwerpunkte der Pflegedokumentation

Pflegeassessment oder Neueinschätzung
- Ausgangswerte und eingetretene Veränderungen
- Resultate diagnostischer Test und von Interventionen
- Individuelle Risikofaktoren

Planung
- Pflegeplan/-interventionen und beteiligte Personen
- Plan zur Patientenanleitung, -schulung und -beratung

Durchführung/Evaluation
- Reaktionen auf Interventionen/Anleitung und ausgeführte Pflegetätigkeiten
- Zielerreichung/Fortschritte in Richtung Zielerreichung
- Veränderungen des Plans

Entlassungs- oder Austrittsplanung
- Zustand zum Entlassungszeitpunkt, langfristige Bedürfnisse und Vermittlung an andere Gesundheitsberufe und Verantwortlichkeit dafür
- Bedarf nach Hilfsmitteln/Ausrüstungsgegenständen/Lieferquellen

Pflegeinterventionsklassifikation

Bereich: *Körperfunktionen: komplexe (physiological: complex).* Interventionen zur Unterstützung homöostatischer und regulierender Prozesse.

Klasse: *Atemunterstützung (respiratory management).* Interventionen zur Förderung der Freihaltung der Atemwege und des Gasaustausches.

Empfohlene Pflegeinterventionen: Beatmung, Beatmungsentwöhnung u.a. (siehe McCloskey/Bulecheck, 2003).

Pflegeergebnisklassifikation (NOC)

Empfohlenes Pflegeergebnis: Respiratorischer Status: Atemvorgang (respiratory status: ventilation), (siehe Johnson/Maas/Moorhead, 2003).

Literatur

Bienstein, C.; Schröder, G.: atmen. Thieme, Stuttgart 2000

Carpenito, L. J.: Nursing Diagnosis – Application to clinical practice. Lippincott, Philadelphia 2002

Johnson, M.; Maas, M.; Moorhead, S.: Pflegeergebnisklassifikation (NOC). Huber, Bern 2003 (Plan)
Kasper, M.; Kraut, D.: Atmung und Atemtherapie. Huber, Bern 2000
Larsen, R.: Anästhesie und Intensivmedizin für Schwestern und Pfleger. Springer, Heidelberg/Berlin 1999
Lobnig, M.; Hambücker, J.: Beatmung. Huber, Bern 2002
McCloskey, J.C.; Bulecheck, G.M.: Pflegeinterventionsklassifikation (NIC). Huber, Bern 2003 (Plan)

Beschäftigungsdefizit

Taxonomie 1 R: Sich Bewegen (6.3.1.1/1980)
Taxonomie 2: Aktivität/Ruhe, Aktivität/Bewegung (00097/1980)
NANDA Originalbezeichnung: «Diversional Activity Deficient»
[Thematische Gliederung: Aktivität/Ruhe]

Definition: Verminderte Anregung durch Freizeit- und Erholungsaktivitäten (oder geringeres Interesse oder Engagement für die Gestaltung von Freizeit und Erholung) [aufgrund innerer/äußerer Faktoren, die (nicht) beeinflussbar sind].

Mögliche ursächliche oder beeinflussende Faktoren

- Umgebungsbedingter Mangel an Beschäftigungsmöglichkeiten bei längerfristiger Hospitalisierung, häufigen, langdauernden Behandlungen [Bindung ans Haus]
- [Körperliche Einschränkungen, Bettlägerigkeit, Müdigkeit/Erschöpfung, Schmerz]
- [Situations-, entwicklungsbedingte Probleme, Mangel an Ressourcen]
- [Psychischer Zustand, z.B. Depression]

Bestimmende Merkmale oder Kennzeichen

subjektive

- Aussagen mit folgendem Inhalt:
  – Langeweile; Wunsch, etwas tun zu können, z.B. lesen usw.
  – Unmöglichkeit, gewohnte Hobbies im Spital [oder zu Hause] ausüben zu können
  – [veränderte Fähigkeiten/körperliche Einschränkungen]

objektive
- [Flache Affektivität; Desinteresse, Unaufmerksamkeit]
- [Unruhe, Weinen]
- [Lethargie; Zurückgezogenheit]
- [Feindseligkeit]
- [Übermäßiges Essen oder fehlendes Interesse am Essen; Gewichtszunahme oder -verlust]

Patientenbezogene Pflegeziele oder Evaluationskriterien

Der Patient
- erkennt seine psychischen Reaktionen (z. B. Hoffnungs- und Hilflosigkeit, Wut, Depression) und versucht, angemessener zu reagieren
- beschäftigt sich im Rahmen seiner Einschränkungen mit befriedigenden Aktivitäten

Maßnahmen oder Pflegeinterventionen

1. Pflegepriorität: Ermitteln ursächlicher/auslösender Faktoren:
- Überprüfen, wie sehr tatsächlich eine Beeinträchtigung durch die reizarme Umgebung vorhanden ist
- Beachten der Auswirkung der Einschränkung/Krankheit auf die Lebensweise des Patienten. Vergleichen mit dem Aktivitätszustand vor der Krankheit
- Bestimmen vorhandener Fähigkeiten und des Interesses, an Aktivitäten teilzunehmen. *Eine bestehende Depression, Mobilitätsprobleme, Isolation (life island), sensorische Deprivation können gewünschte Aktivitäten beeinträchtigen oder verunmöglichen*

2. Pflegepriorität: Motivieren und Anregen des Patienten, sich an der Lösungssuche zu beteiligen:
- Anerkennen der Realität der Situation und der Gefühle des Patienten, *um eine therapeutische Beziehung aufzubauen*
- Ermitteln von bevorzugten Aktivitäten, Hobbies usw. aus der Vorgeschichte des Patienten
- Festlegen angepasster Maßnahmen, um mit Begleitumständen, wie z. B. Depression, Immobilität usw. umzugehen
- Ermöglichen sowohl körperlicher als auch geistiger Aktivitäten
- Fördern abwechslungsreicher Aktivitäten/Anregungen (z. B. Musik; Nachrichten; Lernmaterialien – Fernsehen, Kassetten, Lese-

material; Besuche; Spiele; Handarbeiten und Hobbies) und Einlegen von Ruhe- und Erholungsphasen bei Bedarf. *Aktivitäten müssen dem Patienten persönlich etwas bedeuten, damit er die größtmögliche Befriedigung daraus zu ziehen vermag*
- Beteiligen des Patienten an der zeitlichen und örtlichen Planung längerer Behandlungen, *um damit Entspannung zu fördern und Langeweile zu vermindern*
- Ermutigen des Patienten, bei Planung und Auswahl der notwendigen und freiwilligen Aktivitäten mitzuhelfen. Beispielsweise möchte er vielleicht eine Lieblingssendung während einer Pflegemaßnahme anschauen; wenn die Maßnahme zu einem anderen Zeitpunkt eingeplant werden kann, *wird dadurch beim Patienten das Gefühl von Kontrolle/Mitbestimmung gefördert*
- Vornehmen von Änderungen nicht ohne Absprache mit dem Patienten. *Es ist wichtig, dass die Pflegenden Vereinbarungen mit dem Patienten treffen und sich daran halten*
- Sorgen für Umgebungswechsel (im Haus und wenn möglich auch außerhalb)
- Feststellen, was zur Mobilisierung nötig ist (Rollstuhl, Gehbock, Transportdienste, Wagen, freiwillige Helfer und ähnliches)
- Sorgen für regelmäßige Veränderungen in der unmittelbaren Umgebung des Patienten, wenn er diese nicht verlassen kann, z. B. Anschlagbretter entsprechend der Jahreszeit, farbliche Veränderungen, Möbelumstellungen, Bilder usw. können auf den Patienten anregend wirken. Berücksichtigen von Vorschlägen des Patienten bei der Umgestaltung
- Vorschlagen, z. B. Vogelfutterstellen/-bäder oder Blumenfenster, ein Terrarium/Aquarium anzuschaffen, *um die Anteilnahme und Beteiligung beim Erkennen der Vogelarten, Auswahl der Körner usw. zu fördern*
- Akzeptieren feindseliger Gefühlsäußerungen, setzen von Grenzen bei aggressiven Handlungen. *(Das Zugeständnis, Gefühle der Wut oder Hilflosigkeit auszudrücken, erlaubt eine beginnende Heilung. Destruktives Verhalten ist hingegen kontraproduktiv für Selbstwertgefühl und Problemlösung)*
- Hinzuziehen eines Ergotherapeuten bei Bedarf, *um Hilfsmittel oder -material zu finden und zu beschaffen und Aktivitäten der spezifischen Situation anzupassen*

3. Pflegepriorität: Fördern des Wohlbefindens (Beraten, Patientenanleitung, Austritts-, Entlassungsvorbereitung):
- Abklären der Möglichkeiten für sinnvolle Aktivitäten unter Berücksichtigung der Stärken/Fähigkeiten der Person
- Hinweisen auf vorhandene Selbsthilfegruppen, Hilfsorganisationen, Vereine, Dienstleistungsorganisationen
- vgl. PD: Machtlosigkeit; soziale Isolation

Schwerpunkte der Pflegedokumentation

Pflegeassessment oder Neueinschätzung
- Spezifische Ergebnisse der Einschätzung, inklusive Hindernisse für erwünschte Aktivitäten
- Individuelle Wahl von Aktivitäten

Planung
- Pflegeplan/-interventionen und beteiligte Personen

Durchführung/Evaluation
- Reaktionen auf Interventionen/Anleitung und ausgeführte Pflegetätigkeiten
- Veränderungen des Plans
- Zielerreichung/Fortschritte in Richtung Zielerreichung

Entlassungs- oder Austrittsplanung
- Langfristige Bedürfnisse nach Entlassung und Austritt sowie die Verantwortlichkeit für die nötigen Maßnahmen
- Vermittlung an andere Gesundheitsberufe

Pflegeinterventionsklassifikation (NIC)

Bereich: *Verhalten (behavioral).* Interventionen zur Förderung der psychosozialen Lebensgestaltung und zur Erleichterung von Veränderungen der Lebensweise.
Klasse: *Unterstützung des Coping-Verhaltens (coping assistance).* Interventionen zur Unterstützung anderer Personen eigene Stärken zu entwickeln, sich an Funktionsveränderungen anzupassen oder ein höheres Funktionsniveau zu erreichen.
Empfohlene Pflegeinterventionen: Freizeittherapie, Selbstverantwortungserleichterung, u.a. (siehe McCloskey/Bulecheck, 2003).

Pflegeergebnisklassifikation (NOC)

Empfohlenes Pflegeergebnis: Freizeitgestaltung (leisure participation), (siehe Johnson/Maas/Moorhead, 2003).

Literatur

Carpenito, L. J.: Nursing Diagnosis – Application to clinical practice. Lippincott, Philadelphia 2002

Johnson, M.; Maas, M.; Moorhead, S.: Pflegeergebnisklassifikation (NOC). Huber, Bern 2003 (Plan)

McCloskey, J. C.; Bulecheck, G. M.: Pflegeinterventionsklassifikation (NIC). Huber, Bern 2003 (Plan)

Beeinträchtigte Bett-Mobilität

Taxonomie 1 R: Bewegen (6.1.1.1.6, 1998)
Taxonomie 2: Aktivität/Ruhe, Aktivität/Bewegung (00091, 1998)
NANDA-Originalbezeichnung: «Impaired Bed Mobility»
[Thematische Gliederung: Aktivität/Ruhe]

Definition: Einschränkung des unabhängigen Lagewechsels im Bett.

Mögliche ursächliche oder beeinflussende Faktoren

- In Bearbeitung durch die NANDA
- [Neuromuskuläre Beeinträchtigung]
- [Schmerz/Unbehagen]

Bestimmende Merkmale oder Kennzeichen

subjektive
- [Angegebene Schwierigkeiten beim Durchführen von Aktivitäten]

objektive
- Beeinträchtigung der Fähigkeit, sich von einer Seite auf die andere zu drehen, aus dem Liegen in die sitzende Position zu gelangen und umgekehrt, sich im Bett zu rollen oder umzulagern, aus der Rücken- in die Bauchlage zu gelangen und umgekehrt, aus der Rückenlage in die Sitzhaltung mit gestreckten Beinen zu gelangen und umgekehrt

Patientenbezogene Pflegeziele oder Evaluationskriterien

Der Patient
- formuliert seine Bereitschaft zur Teilnahme an einem Umlagerungsprogramm
- bringt zum Ausdruck, dass er die Situation/Risikofaktoren, individuelle Therapiepläne und Sicherheitsmaßnahmen versteht
- zeigt Techniken/Verhaltensweisen, die ein sicheres Umlagern ermöglichen
- bewahrt Funktionsstellung und unversehrte Haut, angezeigt durch ein Fehlen von Kontrakturen, Spitzfuß, Dekubitus usw.
- bewahrt oder erhöht Stärke und Funktion des betroffenen und/oder kompensatorischen Körperteils

Maßnahmen oder Pflegeinterventionen

1. Pflegepriorität: Erkennen ursächlicher/beeinflussender Faktoren:
- Feststellen von Diagnosen, die zur Immobilität beitragen (z. B. Multiple Sklerose, Arthritis, Parkinson-Krankheit, Hemi-/Para-/Tetraplegie, Frakturen/Polytrauma, Geisteskrankheit, Depression)
- Beachten individueller Risikofaktoren und der aktuellen Situation, wie etwa Operation, Gips, Amputation, Streckverband, Schmerzen, Alter/Schwäche/Gebrechlichkeit, schwere Depression, zunehmende Immobilität, Kopfverletzung, Demenz, Verbrennungen, Rückenmarkverletzung
- Bestimmen des Grades der Wahrnehmungsbeeinträchtigung/kognitiven Beeinträchtigung und/oder der Fähigkeit, Anweisungen zu folgen

2. Pflegepriorität: Einschätzen der funktionellen Fähigkeit:
- Bestimmen der Funktionslevel-Klassifikation von 1 bis 4 (1 = Bedarf des Einsatzes von Geräten oder Hilfsmitteln; 2 = Bedarf zur Unterstützung der Hilfe durch andere Personen; 3 = Bedarf der Hilfe durch eine andere Person und durch Hilfsmittel, 4 = abhängig, nimmt nicht an Aktivität teil)
- Achten auf emotionale Reaktionen/Verhaltensreaktionen auf immobilitätsbedingte Probleme
- Achten auf das Vorliegen von Komplikationen in Zusammenhang mit der Immobilität

3. Pflegepriorität: Fördern eines optimalen Funktionsniveaus und Verhindern von Komplikationen:
- Integrieren von Physiotherapeuten und Ergotherapeuten beim Erstellen eines Übungsprogramms und bei der Suche nach Hilfsmitteln
- Häufiges Drehen, Umlagern in guter Ausrichtung des Körpers und Verwenden geeigneter Stützen
- Instruieren der Betreuungspersonen in Methoden, den Patienten abhängig von spezifischen Situationen zu bewegen
- Beobachten der Haut auf gerötete Bereiche/Einwirkung von Scherkräften. Sorgen für eine geeignete Hautversorgung
- Unterstützen beim Benutzen der Bettpfanne und beim Aufsetzen, wenn möglich. *Erleichtert die Ausscheidung*
- Nach Bedarf Verabreichen von Medikamenten zur Schmerzlinderung vor einer Aktivität, um maximale Anstrengung/Teilnahme an der Aktivität zu ermöglichen
- Beobachten auf Veränderungen der Kraft, mehr oder weniger Selbstversorgung durchzuführen, *um die Versorgung entsprechend anzupassen*
- Unterstützen bei Aktivitäten der Körperpflege, des Stuhlgangs und der Nahrungsaufnahme
- Sicherstellen, dass sich die Bettklingel in Reichweite befindet
- Sorgen für individuell geeignete Methoden, *um mit dem Patienten adäquat zu kommunizieren*
- Für Schutz der Extremitäten sorgen (Polster, Übungen etc.)

4. Pflegepriorität: Fördern des Wohlbefindens (Beratung und Entlassungsplanung):
- Beteiligen des Patienten/von Bezugspersonen beim Festlegen des Aktivitätenplans. *Fördert die Akzeptanz und Umsetzung des Plans, maximiert Ergebnisse*
- Ermutigen zur Fortführung von Übungen, *um eine Zunahme an Muskelkraft/-beherrschung zu erhalten/zu verstärken*
- Auffinden und Ausweisen von Quellen für Hilfsmittel. Demonstrieren des sicheren Gebrauchs und der richtigen Wartung

Schwerpunkte der Pflegedokumentation

Pflegeassessment oder Neueinschätzung
- Individuelle Befunde einschließlich des Funktionsgrades/der Fähigkeit zur Teilnahme an speziellen/gewünschten Aktivitäten

Planung
- Pflegeplan und beteiligte Personen

Durchführung/Evaluation
- Reaktionen auf Interventionen und ausgeführte Pflegetätigkeiten
- Zielerreichung/Fortschritte in Richtung Zielerreichung
- Veränderungen des Plans

Entlassungs- oder Austrittsplanung
- Bedürfnisse bei Entlassung und langfristige Bedürfnisse feststellen, benennen, wer für jede Maßnahme verantwortlich ist
- Vorgenommene Überweisungen
- Quellen/Wartung für Hilfsmittel

Pflegeinterventionsklassifikation (NIC)

Bereich: *Körperfunktionen: grundlegende (physiological: basic).* Interventionen zur Unterstützung körperlicher Funktionen.

Klasse: *Aktivitäts- und Bewegungsmanagement (activity and exercise management).* Interventionen zur Unterstützung oder Organisation von (energiesparenden oder verbrauchenden) körperlichen Aktivitäten.

Empfohlene Pflegeinterventionen: Immobilitätspflege u. a.

Pflegeergebnisklassifikation (NOC)

Empfohlenes Pflegeergebnis: Körperposition: selbstiniziiert (body position) self-initiated u. a.

Literatur

Carpenito, L. J.: Nursing Diagnosis – Application to clinical practice. Lippincott, Philadelphia 2002

Johnson, M.; Maas, M.; Moorhead, S.: Pflegeergebnisklassifikation (NOC). Huber, Bern 2003 (Plan)

McCloskey, J. C.; Bulecheck, G. M.: Pflegeinterventionsklassifikation (NIC). Huber, Bern 2003 (Plan)

Kellhauser, E. et al.: THIEMES Pflege. Thieme, Stuttgart 2000

Bereitschaft für ein verbessertes Coping einer Gemeinschaft

Taxonomie 1 R: Wählen (5.1.3.1/1994)
Taxonomie 2: Coping/Stresstoleranz, Coping/Bewältigungsreaktionen (00075/1994)
NANDA-Originalbezeichnung: «Readiness for Enhanced Community Coping»
[Thematische Gliederung: Soziale Interaktion]

Definition: Ein befriedigendes Anpassungs- und Problemlösungsverhalten von Gemeinden/sozialer Gemeinschaft, das den Erfordernissen und Bedürfnissen entspricht, jedoch zur Bewältigung aktueller und zukünftiger Probleme und Belastungen noch verbessert werden kann.

[Soziale Gemeinschaft ist definiert als «eine Gruppe von Menschen mit einer gemeinsamen Identität oder Perspektive, die während einer bestimmten Zeitperiode Raum einnimmt und durch ein soziales System das Ziel verfolgt, ihre Bedürfnisse innerhalb einer größeren sozialen Umwelt zu befriedigen».]

Mögliche ursächliche oder beeinflussende Faktoren

- Verfügbare soziale Unterstützung
- Verfügbare Ressourcen zur Problemlösung
- Fähigkeiten und Ressourcen der Gemeinschaft, um Belastungen zu bewältigen

Bestimmende Merkmale oder Kennzeichen

objektive

- Defizite in einem oder mehreren Merkmalen, die auf ein wirksames Coping hinweisen
- Aktive Planung innerhalb der Gruppe für voraussehbare Belastungen/Stressoren
- Aktive Problemlösung innerhalb der Gruppe, wenn Probleme auftreten
- Übereinstimmung, dass die Gruppe für die Bewältigung der Probleme verantwortlich ist
- Konstruktive Kommunikation innerhalb der Gruppenmitglieder

- Konstruktive Kommunikation mit größeren Gemeinschaften
- Verfügbare Programme zur Erholung und Entspannung
- Genügend Ressourcen zur Bewältigung von Belastungen/Stressoren

Gemeinschaftsbezogene Pflegeziele/Kriterien zur Evaluation

Die Gemeinschaft
- erkennt positive und negative Faktoren, welche die aktuelle und zukünftige Problembewältigung beeinflussen
- hat einen klaren Plan bereit, wie mit Problemen und Stressoren umgegangen werden soll
- beschreibt das Vorgehen bei Problemen so, dass eine erfolgreiche Bewältigung zum Ausdruck kommt
- berichtet über eine deutliche Steigerung der Fähigkeiten im Umgang mit Problemen/Belastungen

Maßnahmen oder Pflegeinterventionen

1. Pflegepriorität: Erkennen bestehender Defizite oder Schwächen in der aktuellen oder zukünftigen Problem-/Stressbewältigung:
- Überprüfen der Gemeinschaft bezüglich der Planung von Problem-/Stressbewältigung
- Erfassen der Auswirkungen von beeinflussenden Faktoren auf die Problembewältigung
- Bestimmen der Stärken und Schwächen der Gemeinschaft
- Erkennen der Defizite in den aktuellen Gewohnheiten der Gemeinschaft, die durch Anpassung und Problemlösen verbessert werden können
- Überprüfen der Aktivitäten des Problemlösens innerhalb der Gemeinschaft und den Umgang der Gemeinschaft mit der Außenwelt

2. Pflegepriorität: Unterstützen der Gemeinschaft in der Problem-/Stressbewältigung aktueller und zukünftiger Probleme:
- Definieren und Diskutieren der aktuellen Probleme und Antizipieren der vorhersehbaren Probleme. *Das Einverständnis über das Ausmaß/die Merkmale der Probleme ist für eine effektive Planung unerlässlich*
- Setzen von Prioritäten, *um die Ziele leichter erreichen zu können*
- Erkennen der verfügbaren Ressourcen (z. B. Personen, Gemein-

schaften, Finanzierungsmöglichkeiten, Behörden oder anderen Gemeinschaften)
- Vereinbaren eines gemeinsamen Plans zur Anpassung der Problembewältigung mit der Gemeinschaft
- Erkennen und Berücksichtigen der vernachlässigten/gefährdeten Mitglieder innerhalb der Gemeinschaft

3. Pflegepriorität: Fördern des Wohlbefindens der sozialen Gemeinschaft:
- Unterstützen der Gemeinschaft, Partnerschaften innerhalb und außerhalb der Gemeinschaft zu bilden, *um eine langfristige Entwicklung der Gemeinschaft zu fördern*
- Unterstützen der Entwicklung von Plänen, *um diese Interaktionen zu stärken*
- Erarbeiten von Mechanismen zur Selbstkontrolle der Bedürfnisse und der Beurteilung der Bemühungen. *Fördert proaktive anstelle von reaktiven Reaktionen der Gemeinschaft*
- Informieren der Gemeinschaft in Bezug auf die Planung, Erfordernisse, Hilfsmittel verschiedener Art über Printmedien, Lokalradio, Websites, öffentliche Sprechzeiten, Berichte an leitende Gemeinschaftsmitglieder

Hinweise für die Pflegedokumentation

Pflegeassessment oder Neueinschätzung
- Ergebnisse der Einschätzung, einschließlich der Wahrnehmung der Situation durch die Gemeinschaft
- Festgestellte Sorgen, Stärken und Schwächen der Gemeinschaft

Planung
- Versorgungsplan/-intervention sowie beteiligte Personen
- Schulungsplan

Durchführung/Evaluation
- Reaktionen der Gemeinschaft auf die ausgeführten Aktivitäten
- Zielerreichung/Fortschritte in Richtung Zielerreichung
- Veränderungen des Plans

Entlassungs- oder Austrittsplanung
- Kurzfristige und langfristige Planung zur Bewältigung aktueller, potenzieller und zukünftiger Probleme, Festlegen der Verantwortlichkeit
- Vermittlung an andere Gesundheitsberufe, Bildung neuer Koalitionen

Pflegeinterventionsklassifikation (NIC)

Bereich: *Gemeindebezogene Interventionen (community).* Interventionen zur Unterstützung der Gemeinde/sozialen Gemeinschaft.

Klasse: *Gemeindegesundheitsförderung (community health promotion).* Interventionen, die die Gesundheit der ganzen sozialen Gemeinschaft fördern.

Empfohlene Pflegeinterventionen: Gesundheitspolitikbeobachtung, Programmentwicklung u.a. (siehe McCloskey/Bulecheck, 2003).

Pflegeergebnisklassifikation (NOC)

Empfohlenes Pflegeergebnis: Gemeinde-/Gemeinschaftkompetenz (community competence), (siehe Johnson/Maas/Moorhead, 2003).

Literatur

Carpenito, L. J.: Nursing Diagnosis – Application to clinical practice. Lippincott, Philadelphia 2002

Johnson, M.; Maas, M.; Moorhead, S.: Pflegeergebnisklassifikation (NOC). Huber, Bern 2003 (Plan)

McCloskey, J. C.; Bulecheck, G. M.: Pflegeinterventionsklassifikation (NIC). Huber, Bern 2003 (Plan)

Weitkunat, R.; Haisch, J.; Kessler, M. (Hrsg.): Public Health und Gesundheitspsychologie. Huber, Bern 1997

Unwirksames Coping einer Gemeinschaft

Taxonomie 1 R: Wählen (5.1.3.2/1994; R 1998)
Taxonomie 2: Coping/Stresstoleranz, Coping/Bewältigungsreaktionen (00077/ 1994, R 1998)
NANDA-Originalbezeichnung: «Ineffective Community Coping»
[Thematische Gliederung: Soziale Interaktion]

Definition: Verhaltensweisen einer Gemeinschaft zur Anpassung oder Problemlösung, welche den Bedarf und die Bedürfnisse der Gemeinschaft unbefriedigend decken.

[Soziale Gemeinschaft ist definiert als «eine Gruppe von Menschen mit einer gemeinsamen Identität oder Perspektive, die während einer bestimmten Zeitperiode Raum einnimmt und durch ein soziales System das Ziel verfolgt, ihre Bedürfnisse innerhalb einer größeren sozialen Umwelt zu befriedigen».]

Mögliche ursächliche oder beeinflussende Faktoren

- Naturkatastrophen oder vom Menschen gemachte Katastrophen
- Unwirksame oder fehlende Einrichtungen der Gemeinschaft, z. B. Fehlen eines medizinischen Notfallsystems, Transportsystems, Katastrophendienstes
- Ungeeignete Ressourcen zur Problemlösung
- Fehlende soziale Unterstützung der Gemeinschaft

Bestimmende Merkmale oder Kennzeichen

subjektive

- Die Gemeinschaft erfüllt ihre eigenen Erwartungen nicht
- Zunehmende soziale Probleme (Morde, Vandalismus, Terrorismus, Brandstiftung, Diebstähle, Kindstötung, Missbrauch, Scheidung, Arbeitslosigkeit, Armut, psychische Krankheiten)
- Ausgedrückte Verletzbarkeit
- Ausgedrückte Machtlosigkeit der Gemeinschaft
- Stressoren, die als übermäßig erlebt werden

objektive
- Defizite in der Partizipation der Gemeindemitglieder
- Defizite in den Kommunikationsmethoden der Gemeindemitglieder
- Übermäßige Konflikte in der Gemeinschaft
- Hohe Krankheitsrate

Gemeinschaftsbezogene Pflegeziele/Kriterien zur Evaluation

Die Gemeinschaft
- erkennt positive und negative Faktoren, welche die Fähigkeit der Gemeinschaft beeinflussen, um den eigenen Anforderungen oder Bedürfnissen zu entsprechen
- erkennt Alternativen für ungeeignete Aktivitäten der Anpassung/Problemlösung
- berichtet über eine messbare Zunahme der notwendigen/erwünschten Aktivitäten zur Verbesserung des Funktionierens der Gemeinschaft

Maßnahmen oder Pflegeinterventionen

1. Pflegepriorität: Einschätzen ursächlicher oder beeinflussender Faktoren:
- Evaluieren der Aktivitäten der Gemeinschaft, *die der Erfüllung der kollektiven Bedürfnisse innerhalb der Gemeinschaft oder zwischen der Gemeinschaft und der umgebenden Gesellschaft dienen*
- Beachten der Berichte über das Funktionieren der Gemeinschaft, die Hinweise auf Schwachstellen oder Konflikte beinhalten
- Feststellen der Effekte von beeinflussenden Faktoren auf die Aktivitäten der Gemeinschaft
- Bestimmen des Vorhandenseins und der Nutzung von Ressourcen
- Ermitteln der unerfüllten Bedürfnisse oder Anforderungen, denen die Gemeinschaft nicht gerecht wird

2. Pflegepriorität: Unterstützen der Gemeinschaft beim Reaktivieren/Entwickeln von Fähigkeiten zum Umgang mit Bedürfnissen:
- Ermitteln der Stärken der Gemeinschaft
- Identifizieren der Ziele der Gemeinschaft und ordnen dieser nach Prioritäten
- Ermutigen von Einzelpersonen/Gruppen aus der Gemeinschaft, sich an Aktivitäten zur Problemlösung zu beteiligen

- Entwickeln eines gemeinsamen Plans für den Umgang mit Defiziten, *um die ermittelten Ziele zu erreichen*

3. Pflegepriorität: Fördern des Wohlbefindens in Bezug auf die Gesundheit der Gemeinschaft:
- Entwickeln von Plänen, *um die kollektiven Bedürfnisse zu erfüllen.* Ermitteln von Problemen und Gestalten der Interaktionen innerhalb der Gemeinschaft und zwischen der Gemeinschaft sowie der umgebenden Gesellschaft
- Unterstützen der Gemeinschaft, Partnerschaften innerhalb und außerhalb der Gemeinschaft zu bilden, *um eine langfristige Entwicklung der Gemeinschaft zu fördern*
- Informieren der Gemeinschaft in Bezug auf die Planung, Erfordernisse, Hilfsmittel verschiedener Art über Printmedien, Lokalradio, Websites, öffentliche Sprechzeiten, Berichte an leitende Gemeinschaftsmitglieder
- Zugänglichmachen von Information über verschiedene Informationskanäle und Anpassen an die unterschiedlichen Bildungsstände und unterschiedliche kulturelle Gruppen der Gemeinschaft
- Suchen und Überprüfen unterversorgter Populationen innerhalb der Gemeinschaft

Schwerpunkte der Pflegedokumentation

Pflegeassessment oder Neueinschätzung
- Ergebnisse der Einschätzung inklusive Wahrnehmung der Probleme durch die Mitglieder der Gemeinschaft

Planung
- Interventionsplan und beteiligte Personen
- Schulungsplan

Durchführung/Evaluation
- Reaktionen von Teilen der Gemeinschaft, Interventionen/Anleitung und konkrete Tätigkeiten
- Zielerreichung/Fortschritte in Richtung Zielerreichung
- Veränderungen des Plans

Entlassungs- oder Austrittsplanung
- Langfristige Planungen, Verantwortlichkeit für zu ergreifende Maßnahmen

Pflegeinterventionsklassifikation (NIC)

Bereich: *Gemeindebezogene Interventionen (community)*. Interventionen zur Unterstützung der Gemeinde/sozialen Gemeinschaft.

Klasse: *Gemeinderisikomanagement (community risk management)*. Interventionen, die dabei helfen Gesundheitsrisiken für die ganze soziale Gemeinschaft zu entdecken und zu verhüten.

Empfohlene Pflegeinterventionen: Infektionskrankheiten-Management, Katastrophenfallvorbereitung: Gemeinde, Gemeindegesundheitsentwicklung, Umgebungsmanagement: Gemeinde u.a. (siehe McCloskey/Bulecheck, 2003).

Pflegeergebnisklassifikation (NOC)

Empfohlenes Pflegeergebnis: Gemeindegesundheitszustand (community health status), (siehe Johnson/Maas/Moorhead, 2003).

Literatur

Carpenito, L. J.: Nursing Diagnosis – Application to clinical practice. Lippincott, Philadelphia 2002

Johnson, M.; Maas, M.; Moorhead, S.: Pflegeergebnisklassifikation (NOC). Huber, Bern 2003 (Plan)

McCloskey, J. C.; Bulecheck, G. M.: Pflegeinterventionsklassifikation (NIC). Huber, Bern 2003 (Plan)

Weitkunat, R.; Haisch, J.; Kessler, M. (Hrsg.): Public Health und Gesundheitspsychologie. Huber, Bern 1997

Unwirksames Coping

(Unwirksames Problembewältigungsverhalten)*

Taxonomie 1 R: Wählen (5.1.1.1/1978; R 1998)
Taxonomie 2: Coping/Stresstoleranz, Coping/Bewältigungsreaktionen (00069/ 1978, R 1998)
NANDA-Originalbezeichnung: «Ineffective Coping»
[Thematische Gliederung: Integrität der Person]

Definition: Eine Störung der Anpassungs- und der Problemlösungsfähigkeiten eines Menschen in Bezug auf die Einschätzung von Situationen, die Auswahl geeigneter Reaktionen und die Unfähigkeit, vorhandene Ressourcen zu nutzen.

* Diagnostischer Hinweis der Übersetzergruppe: Taxonomisch ist diese Diagnose eine übergeordnete, breite Kategorie, die verschiedene genauere/detailliertere Diagnosen umfasst. Wenn die Ersteinschätzung zu dieser Diagnose führt, sind weitere Abklärungen nötig, um die spezifischen Bedürfnisse des Patienten festzustellen und wenn möglich sollte eine genauere Diagnose gestellt werden (hier z. B.: beeinträchtigte Anpassung, defensives Coping oder unwirksames Verleugnen).

Mögliche ursächliche oder beeinflussende Faktoren

- Geschlechtsspezifische Unterschiede im Bewältigungsverhalten
- Unangemessenes Maß an Vertrauen, die Situation zu bewältigen
- Unsicherheit
- Unangemessene soziale Unterstützung, hervorgerufen durch spezifische Merkmale der Beziehungen[-sgestaltung]
- Unangemessene Wahrnehmung der persönlichen Kontroll- und Einflussmöglichkeiten
- Unangemessene verfügbare Ressourcen
- Überwältigende persönliche Bedrohung
- Situations-/entwicklungsbedingte Krisen
- Unangemessene Entlastungsmethoden gegenüber Belastungen

---

* Umgangssprachliche Umschreibung der Übersetzergruppe, die dem besseren Verständnis dienen soll.

- Unzureichende Möglichkeiten, sich auf die Belastung vorzubereiten
- Unfähigkeit, Kräfte für die Anpassung an eine Situation zu konservieren
- Störung der Wahrnehmung in Bezug auf die Art der Bedrohung
- [Überarbeitung; keine Ferien; zu viele Abgabetermine, ungenügende Entspannung, kaum sportliche Betätigung]
- [Schädigung des Nervensystems; kognitive, sensorische, wahrnehmungsbezogene Beeinträchtigungen, Gedächtnisverlust]
- [Starke Schmerzen]

Bestimmende Merkmale oder Kennzeichen

subjektive
- Verbale Äußerungen über die Unfähigkeit, mit den Problemen zurechtzukommen oder die Unfähigkeit, um Hilfe nachzusuchen
- Schlafstörung, Erschöpfung
- Missbrauch von chemischen Substanzen
- [Klagen über muskuläre/emotionale Anspannung, Appetitlosigkeit]

objektive
- Mangelndes zielgerichtetes Verhalten oder mangelndes Problemlöseverhalten einschließlich der Unfähigkeit, aufmerksam zu sein, Schwierigkeiten beim Organisieren und Verarbeiten von Informationen, [mangelndes selbstbewusstes Verhalten]
- Verringerte Nutzung sozialer Unterstützung
- Nutzung von Bewältigungsformen, die eine Anpassung behindern [einschließlich der Nutzung unangemessener Abwehrmechanismen und verbaler Manipulation]
- Unangemessenes Problemlöseverhalten
- Unfähigkeit, den Rollenerwartungen zu entsprechen/die Grundbedürfnisse zu erfüllen
- Destruktives Verhalten gegen sich selbst und andere [einschließlich übermäßigem Essen/Rauchen/Trinken von Alkohol, Missbrauch von verordneten/rezeptfreien Medikamenten; Gebrauch illegaler Drogen]
- Häufiges Kranksein [einschließlich Hypertonie, Ulzera, Colon irritabile, häufige Kopf-/Nackenschmerzen]
- Veränderung der gewohnten Kommunikationsmuster
- Riskantes Verhalten

- Geringe Konzentrationsfähigkeit
- [Verhaltensänderungen, z. B. Ungeduld, Frustration, Reizbarkeit, Mutlosigkeit]

Patientenbezogene Pflegeziele oder Evaluationskriterien

Der Patient
- schätzt die momentane Situation richtig ein
- erkennt unwirksame Bewältigungsformen und ihre Konsequenzen
- äußert, sich seiner Bewältigungsfähigkeiten bewusst zu sein
- äußert Gefühle, die mit seinem Verhalten übereinstimmen
- erfüllt psychische Bedürfnisse, was durch angepasste Gefühlsäußerungen, Erkennen mehrerer Möglichkeiten und Nutzen von Ressourcen ersichtlich wird

Maßnahmen oder Pflegeinterventionen

1. Pflegepriorität: Bestimmen des Ausmaßes der Beeinträchtigung:
- Ermitteln der Fähigkeit, Ereignisse zu verstehen, sorgen für eine realistische Einschätzung der Situation
- Erkennen des Entwicklungsstandes beim täglichen *Funktionieren* (*Menschen neigen dazu, während einer Erkrankung/Krise in eine frühere Entwicklungsstufe zurückzufallen*)
- Einschätzen der momentanen Leistungsfähigkeit und Beobachten, wie diese die Bewältigungsformen des Betroffenen beeinflusst
- Einschätzen des Alkohol-, Medikamenten- und Suchtmittelkonsums, der Rauchgewohnheiten, des Essverhaltens
- Ermitteln, ob die Krankheit Auswirkungen auf die sexuellen Bedürfnisse/Beziehungen hat
- Kontinuierliches Ermitteln des Angstzustandes und der Bewältigungsformen
- Beachten des Sprach- (Aussprache etc.) und Kommunikationsmusters
- Beschreiben des Verhaltens in objektiven Begriffen, Überprüfen der Beobachtungen

2. Pflegepriorität: Einschätzen der Bewältigungsfähigkeiten und -formen:
- Ermitteln des Verständnisses des Patienten für die momentane Situation und ihre Bedeutung

- Aktives Zuhören und Erkennen, wie der Patient das momentane Geschehen wahrnimmt
- Beurteilen der Entscheidungsfähigkeit des Patienten
- Erkennen früherer Strategien, mit Lebensproblemen umzugehen, *um erfolgreiche Strategien zu entdecken, die in der momentanen Situation genutzt werden könnten*

3. Pflegepriorität: Unterstützen des Patienten im Umgang mit der gegenwärtigen Situation:
- Namentliche Nennung des Patienten und Sich-Vergewissern, wie der Patient angesprochen werden möchte. *Die Verwendung des korrekten Namens unterstützt das Selbstwertgefühl und fördert Individualität und Selbstachtung*
- Fördern der Kommunikation im Team/von wichtigen Bezugspersonen. Einsatz von Uhren, Kalender, Anschlagbrettern sowie Auskunft-Geben über Ort und Zeit. Platzieren von benötigten/vertrauten Gegenständen in Sichtweite
- Sorgen für eine kontinuierliche Pflege, in der die Betreuung, wenn immer möglich, durch dieselben Personen übernommen wird
- Erklären von Erkrankungen/Abläufen/Prozeduren in einfacher und verständlicher Form. Einplanen von Zeit für Rückfragen; *könnte der Person helfen, Gefühle auszudrücken, die Situation zu verstehen und ein Gefühl der Kontrolle zu entwickeln*
- Sorgen für eine ruhige Umgebung. Platzieren von Apparaten außerhalb der Sichtweite des Patienten, *wenn Patienten durch die Alarme und Geräusche verängstigt werden könnten*
- Einplanen von Ruhephasen zwischen den einzelnen Aktivitäten. Allmähliche Steigerung der Aktivität
- Unterstützen des Patienten bezüglich Freizeitgestaltung, Ablenkung, Erholung und Entspannung
- Betonen positiver Reaktionen des Körpers, aber nicht den Ernst der Situation verneinen (z. B. stabiler Blutdruck bei blutendem Ulkus oder bessere Körperhaltung beim depressiven Patienten)
- Ermutigen des Patienten, neue Bewältigungsformen auszuprobieren und die Situation schrittweise zu bewältigen
- Konfrontieren des Patienten mit seinem unangemessenen Verhalten, Aufzeigen der Diskrepanz zwischen Wort und Tat. *Bietet eine externe Kontrollorientierung, fördert die Sicherheit des Patienten*
- Unterstützen des Patienten, angemessen mit Veränderungen im Körpererleben umzugehen (vgl. PD: gestörtes Körperbild)

4. Pflegepriorität: Sorgen für die Befriedigung psychischer Bedürfnisse:
- Dem Patienten höflich und mit Respekt begegnen. Sich sprachlich so ausdrücken, dass der Patient es versteht; für ein sinnvolles Gespräch während der Durchführung der Pflege sorgen *(fördert den Aufbau einer therapeutischen Beziehung)*, Lernsituationen nutzen
- Dem Patienten zugestehen, auf seine Weise zu reagieren, ohne vom Pflegepersonal verurteilt zu werden. Bei Bedarf Unterstützung geben
- Ermutigen, sich verbal über Befürchtungen, Ängste und Gefühlsäußerungen der Ablehnung, Depression und Wut zu äußern. Den Patienten wissen lassen, dass dies alles normale Reaktionen sind
- Die Möglichkeit anbieten, sich über sexuelle Anliegen zu äußern
- Dem Patienten helfen, beim Ausleben seiner Gefühle Grenzen zu setzen und ihm Wege aufzuzeigen, wie er seine Gefühle in einer annehmbaren Weise äußern kann

5. Pflegepriorität: Fördern des Wohlbefindens (Beratung, Patientenedukation und Entlassungsplanung):
- Schnellstmögliches Informieren des Patienten über Ereignisse, Ursachen (wenn bekannt) und den möglichen Krankheitsverlauf. *Wissen reduziert Ängste und Befürchtungen und erlaubt es dem Patienten, sich mit der Realität auseinander zu setzen*
- Schaffen und Fördern einer Atmosphäre realistischer Hoffnung in der Rehabilitationsphase
- Informieren des Patienten über die Wirkung/Nebenwirkungen der Medikamente/Therapien
- Betonen der Wichtigkeit der Nachsorge
- Ermutigen und Unterstützen des Patienten, seine Lebensweise, berufliche Situation, Freizeitaktivitäten zu überdenken
- Einschätzen der Auswirkungen von Stressoren (z. B. Familie, soziale Situation, Arbeitsumwelt, Pflege/Gesundheitsversorgung)
- Unterstützen einer schrittweisen Umsetzung notwendiger Veränderungen im Verhalten in der Lebensweise und das Fortführen dieser Veränderungen. *Fördert die Zustimmung zum Pflegeplan*
- Besprechen des zu erwartenden Vorgehens sowie der Anliegen des Patienten, ebenso Besprechen von Erwartungen an eine OP, wenn eine Operation empfohlen wird
- Verweisen an externe Stellen und/oder professionelle Therapien, falls indiziert/verordnet

- Abklären des Bedürfnisses/Wunsches nach Seelsorge/Beratung und Treffen der notwendigen Vereinbarungen
- Sorgen, falls notwendig, bei sexuellen Anliegen für Informationen, Privatsphäre oder Beratung
- Vgl. andere PD (z.B. Schmerz; Angst; beeinträchtigte verbale Kommunikation; Gefahr der Gewalttätigkeit)

Schwerpunkte der Pflegedokumentation

Pflegeassessment oder Neueinschätzung
- Aktuelles Verhalten, Grad der Beeinträchtigung, Wahrnehmung der Situation durch den Patienten
- Copingfähigkeiten und frühere Formen, mit Lebensproblemen umzugehen

Planung
- Pflegeplan/-interventionen und beteiligte Personen
- Plan für die Patientenanleitung, -schulung und -beratung

Durchführung/Evaluation
- Reaktionen auf Interventionen/Anleitung und ausgeführte Pflegetätigkeiten
- Medikamentendosis, -einnahmezeit und Reaktion des Patienten auf Medikamenteneinnahme
- Veränderungen des Plans
- Zielerreichung/Fortschritte in Richtung Zielerreichung

Entlassungs- oder Austrittsplanung
- Langfristige Bedürfnisse nach Austritt und Entlassung sowie Maßnahmen, die ergriffen werden müssen
- Zur Verfügung stehendes Unterstützungssystem, Vermitteln an spezifische andere Dienste, Verantwortlichkeiten

Pflegeinterventionsklassifikation (NIC)

Bereich 3: *Verhalten (behavioral).* Interventionen zur Förderung der psychosozialen Lebensgestaltung und zur Erleichterung von Veränderungen der Lebensweise.

Klasse R: *Unterstützung des Copingverhaltens (coping assistance)*
Interventionen zur Unterstützung anderer Personen eigene Stärken zu entwickeln, sich an Funktionsveränderungen anzupassen oder ein höheres Funktionsniveau zu erreichen.

Empfohlene Pflegeinterventionen: Copingverbesserung u.a. (siehe McCloskey/Bulecheck, 2003).

Pflegeergebnisklassifikation (NOC)

Empfohlenes Pflegeergebnis: Coping (siehe Johnson/Maas/Moorhead, 2003).

Literatur

Baldegger, E.: Bewältigung/Coping. In Käppeli, S.: Pflegekonzepte Band 3, Huber, Bern 2000

Carpenito, L. J.: Nursing Diagnosis – Application to clinical practice. Lippincott, Philadelphia 2002

Fitzgerald Miller, J.: Chronisch krank sein bewältigen – Machtlosigkeit überwinden. Huber, Bern 2003 (Plan)

Hill Rice, V.: Handbook of Stress and Coping. Sage, Thousand Oaks 2000

Johnson, M.; Maas, M.; Moorhead, S.: Pflegeergebnisklassifikation (NOC). Huber, Bern 2003 (Plan)

McCloskey, J. C.; Bulecheck, G. M.: Pflegeinterventionsklassifikation (NIC). Huber, Bern 2003 (Plan)

Morof-Lubkin, I.: Chronisch krank sein – Implikationen und Interventionen. Huber, Bern 2002

Defensives Coping

Taxonomie 1 R: Wählen (5.1.1.1.2/1988)
Taxonomie 2: Coping/Stresstoleranz, Coping/Bewältigungsreaktionen (00071/1988)
NANDA-Originalbezeichnung: «Defensive Coping»
[Thematische Gliederung: Integrität der Person]

Definition: Eine wiederholte Projektion einer falsch-positiven Selbsteinschätzung, als Selbstschutz gegen eine empfundene Bedrohung des positiven Selbstbildes.

Mögliche ursächliche oder beeinflussende Faktoren

- In Bearbeitung durch die NANDA, vgl. PD: unwirksames Coping

Bestimmende Merkmale oder Kennzeichen

subjektive

- Verleugnung von offensichtlichen Problemen/Schwächen
- Projektion von Schuld/Verantwortung auf andere

- Überempfindlichkeit gegen Kränkungen/Kritik
- Erhabenheit
- Rationalisieren von Misserfolgen
- [Nicht Annehmen oder Zurückweisen von Hilfe]

C **objektive**
- Überhebliche Haltung gegenüber anderen
- Schwierigkeit, Beziehungen aufzubauen/aufrechtzuerhalten [Vermeidung enger, persönlicher Beziehungen]
- Feindseliges Lachen über andere oder sich über andere lustig machen [aggressives Verhalten]
- Schwierigkeit bei der Realitätsprüfung
- Mangelndes Durchhaltevermögen, fehlende Teilnahme an einer Behandlung oder Therapie
- [Aufmerksamkeit suchendes Verhalten]

Patientenbezogene Pflegeziele oder Evaluationskriterien

Der Patient
- äußert, seine Probleme/Stressoren zu verstehen
- erkennt Sorgen-/Problembereiche
- zeigt, dass er die Verantwortung für das eigene Handeln, für Erfolge und Misserfolge tragen kann
- beteiligt sich an einem Behandlungsprogramm/der Therapie
- hält Beziehungen aufrecht

Maßnahmen oder Pflegeinterventionen

- Vgl. PD: unwirksames Coping für zusätzliche Maßnahmen

1. Pflegepriorität: Bestimmen der Ausmaßes der Beeinträchtigung:
- Ermitteln der Fähigkeit des Patienten, die gegenwärtige Situation sowie seine entwicklungsbedingte Handlungs- und Funktionsfähigkeit zu verstehen
- Bestimmen des Ausmaßes der Angst und die Wirksamkeit der derzeitigen Bewältigungsformen
- Ermitteln, welche Bewältigungsformen der Patient anwendet (z. B. Projektion, Vermeidung, Rationalisierung) und welchen Zweck sie haben (z. B. können sie ein tiefes/niedriges Selbstwertgefühl überdecken). *Feststellen, wie diese Verhaltensweisen die gegenwärtige Situation beeinflussen*

- Dem Patienten helfen, zu erkennen/bedenken, dass das Problem auch anders angegangen werden kann
- Beschreiben aller Aspekte des Problems mit Hilfe von therapeutischen Kommunikationstechniken, wie z. B. dem aktiven Zuhören
- Beobachten der Interaktionen mit anderen, *um dabei auf die Fähigkeit des Patienten zu achten, zufriedenstellende Beziehungen aufzubauen*
- Achten auf Zeichen von Erhabenheit angesichts gegenteiliger Realitäten (z. B. «Ich werde mir ein neues Auto kaufen», wenn der Betroffene arbeitslos ist oder nicht die erforderlichen finanziellen Mittel dafür hat)

2. Pflegepriorität: Unterstützen des Patienten im Umgang mit der gegenwärtigen Situation:
- Erklären der Rahmenbedingungen der Therapie und die Konsequenzen einer fehlenden Kooperation
- Setzen von Grenzen bei manipulierenden Verhaltensweisen; konsistent sein mit den Konsequenzen, wenn der Patient die Regeln nicht einhält und Grenzen «testet»
- Aufbauen einer therapeutischen Beziehung, *die es dem Patienten ermöglicht, neue Verhaltensweisen in einem geschützten Rahmen zu erproben*. Dem Patienten positiv und nicht wertend begegnen und Ich-Botschaften verwenden, *um sein Selbstwertgefühl zu fördern*
- Ermutigen des Patienten, Gefühle wahrzunehmen und auszudrücken
- Ermutigen des Patienten, die Kontrolle in möglichst vielen Situationen zu übernehmen, Miteinbeziehen des Patienten in Entscheidungen und Planungen, um seine Autonomie zu fördern
- Anerkennen der individuellen Stärken des Patienten und diese bewusst in der Pflegeplanung berücksichtigen
- Ausdrücken einer Haltung von Akzeptanz und Respekt (bedingungslose positive Wertschätzung), *um Bedrohungen für das Selbstkonzept des Patienten zu vermeiden und sein vorhandenes Selbstwertgefühl zu erhalten*
- Fördern des Wahrnehmens und Ausdrückens von Gefühlen
- Bereitstellen von Möglichkeiten, um feindselige Gefühle auf eine «unschädliche» Weise ausleben zu können (z. B. Boxübungen mit Sandsack, Jogging). Den Patienten an einem Freizeitprogramm im Freien teilnehmen lassen, sofern vorhanden (z. B. Fußballspielen, Schwimmen, Radsport, Wandern)

- Dafür sorgen, dass der Patient Gelegenheit hat, mit anderen auf positive Weise zu interagieren, *um dabei das Selbstwertgefühl zu steigern*
- Unterstützen des Patienten bei der Problemlösung. Erkennen ungünstiger Copingformen. Besprechen und Empfehlen von Alternativen, *um dem Patienten zu helfen, bei Bedarf konstruktivere Bewältigungsformen zu wählen*
- Behutsames Konfrontieren des Patienten mit seinen Abwehrmechanismen (z. B. Verleugnung, Projektion), *um ihm zu erkennen zu geben, welche die Entwicklung von befriedigenden Beziehungen hindern oder fördern*

3. Pflegepriorität: Fördern des Wohlbefindens (Beratung, Patientenedukation und Entlassungsplanung):
- Ermutigen des Patienten, Entspannungs-, Visualisierungsmethoden zu erlernen
- Fördern der Teilnahme an Aktivitäten/Kursen, bei denen der Patient neue Fähigkeiten üben und neue Beziehungen aufbauen kann
- Verweisen auf zusätzliche Ressourcen (z. B. Suchtklinik, Familientherapie/Eheberatung, Beratungsstellen, Selbsthilfegruppen) bei Bedarf

Schwerpunkte der Pflegedokumentation

Pflegeassessment oder Neueinschätzung
- Ergebnisse der Einschätzung, gezeigtes Verhalten
- Wahrnehmung der Situation durch den Patienten, übliche Bewältigungsform, Grad der Beeinträchtigung

Planung
- Pflegeplan/-interventionen und beteiligte Personen
- Plan für die Patientenanleitung, -schulung und -beratung

Durchführung/Evaluation
- Reaktionen auf Interventionen/Anleitung und ausgeführte Pflegetätigkeiten
- Veränderungen des Plans
- Zielerreichung/Fortschritte in Richtung Zielerreichung

Entlassungs- oder Austrittsplanung
- Vermittlung an andere Gesundheitsberufe und Nachuntersuchungen

Pflegeinterventionsklassifikation (NIC)

Bereich 3: *Verhalten (behavioral).* Interventionen zur Förderung der psychosozialen Lebensgestaltung und zur Erleichterung von Veränderungen der Lebensweise.

Klasse R: *Unterstützung des Copingverhaltens (coping assistance).* Interventionen zur Unterstützung anderer Personen eigene Stärken zu entwickeln, sich an Funktionsveränderungen anzupassen oder ein höheres Funktionsniveau zu erreichen.

Empfohlene Pflegeinterventionen: Copingverbesserung, Selbstbewusstseinsförderung u. a. (siehe McCloskey/Bulecheck, 2003).

Pflegeergebnisklassifikation (NOC)

Empfohlenes Pflegeergebnis: Selbstbewusstsein (self esteem), (siehe Johnson/Maas/Moorhead, 2003).

Literatur

Carpenito, L. J.: Nursing Diagnosis – Application to clinical practice. Lippincott, Philadelphia 2002

Fitzgerald Miller, J.: Chronisch krank sein bewältigen – Machtlosigkeit überwinden. Huber, Bern 2003

Hill Rice, V.: Handbook of Stress and Coping. Sage, Thousand Oaks 2000

Johnson, M.; Maas, M.; Moorhead, S.: Pflegeergebnisklassifikation (NOC). Huber, Bern 2003 (Plan)

Baldegger, E.: Bewältigung/Coping. In Käppeli, S.: Pflegekonzepte Band 3, Huber, Bern 2000

McCloskey, J. C.; Bulecheck, G. M.: Pflegeinterventionsklassifikation (NIC). Huber, Bern 2003 (Plan)

Morof-Lubkin, I.: Chronisch krank sein – Implikationen und Interventionen. Huber, Bern 2002

Behinderndes familiäres Coping

Taxonomie 1 R: Wählen (5.1.2.1.1/1980; R 1996)
Taxonomie 2: Coping/Stresstoleranz, Coping/Bewältigungsreaktionen (00073/1980; R 1996)
NANDA-Originalbezeichnung: «Family Coping, disabled»
[Thematische Gliederung: Soziale Interaktion]

Definition: Ein Verhalten einer Bezugsperson (Familienmitglied oder andere Bezugsperson), das sie selbst und/oder den Patienten behindert, die notwendige Anpassung an den veränderten Gesundheitszustand zu leisten.

Mögliche ursächliche oder beeinflussende Faktoren

- Wichtige Bezugsperson mit chronisch unterdrückten Gefühlen von Schuld, Angst, Feindseligkeit, Verzweiflung usw.
- Unvereinbare Diskrepanz in den Bewältigungsformen der Bezugsperson und des Patienten oder unter den Bezugspersonen
- Ausgesprochen ambivalente familiäre Beziehungen
- Willkürliches Handhaben des Widerstandes einer Familie gegenüber der Therapie, was dazu führen kann, die Abwehr zu verstärken, denn dies macht es unmöglich, angemessen mit der zugrunde liegenden Angst umzugehen
- [Familiäre Risikosituation wie allein erziehender oder minderjähriger Elternteil, Missbrauchssituation, Sucht, akute/chronische Behinderung, Familienmitglied mit terminaler Krankheit]

Bestimmende Merkmale oder Kennzeichen

subjektive
- [Bringt Verzweiflung zum Ausdruck bezüglich der Reaktion der Familie/fehlenden Beteiligung/Anteilnahme]

objektive
- Intoleranz, «im Stich lassen», Ablehnung, Verlassen
- Psychosomatische Symptome/Somatisieren
- Agitation, Depression, Aggression, Feindseligkeit
- Übernimmt Symptome der Erkrankung des Patienten
- Vernachlässigt die Beziehungen zu anderen Familienmitgliedern

- Führt die Alltagsroutine weiter ohne Rücksicht auf die Bedürfnisse [des Patienten]
- Vernachlässigt die Pflege des Patienten bezüglich der Grundbedürfnisse eines Menschen und/oder die Behandlung der Krankheit
- Verzerrt die Realität des Gesundheitsproblems des Patienten, einschließlich der Leugnung von dessen Vorhandensein oder Schweregrad
- Entscheidungen und Handlungen der Familie, die für ökonomisches oder soziales Wohlbefinden nachteilig sind
- Beeinträchtigte Neugestaltung eines für sich sinnvollen Lebens, eingeschränkte individuelle Situation, Überfürsorge für den Patienten
- Entwicklung von Hilflosigkeit, passiver Abhängigkeit beim Patienten

Familienbezogene Pflegeziele/Kriterien zur Evaluation

Die Familienmitglieder
- zeigen Verständnis und sprechen realistische Erwartungen an den Patienten aus
- kommen regelmäßig zu Besuch/nehmen Kontakt auf
- nehmen innerhalb der Grenzen ihrer Möglichkeiten konstruktiv an der Pflege des Patienten teil
- drücken ihre Gefühle offen und ehrlich aus

Maßnahmen oder Pflegeinterventionen

1. Pflegepriorität: Ermitteln der ursächlichen/beeinflussenden Faktoren:
- Ermitteln von Verhaltensweisen/Interaktionen der Familie vor der Erkrankung, *um eine Vergleichsmöglichkeit zu haben*
- Erkennen gegenwärtiger Verhaltensweisen der Familienmitglieder (z. B. Rückzug – kein Besuch, kurze Besuche und/oder Nichtbeachten des Patienten während des Besuches, Wut und Feindseligkeit gegenüber dem Patienten und anderen, Körperkontakt unter den Familienmitgliedern, Ausdruck von Schuldgefühlen)
- Besprechen der Wahrnehmung der Situation mit den Familienmitgliedern. *Beachten, ob die Erwartungen von Patient/Familie realistisch sind*

- Beachten anderer Faktoren, die für die Familie belastend sein könnten (z. B. finanzielle Sorgen, fehlende soziale Unterstützung – z. B. Auftreten einer Krankheit an einem fremden Ort). *Bietet die Möglichkeit für geeignete Überweisungen*
- Ermitteln der Bereitschaft der Familienmitglieder, sich an der Pflege des Patienten zu beteiligen

2. Pflegepriorität: Unterstützen der Familie bei der Bewältigung der gegenwärtigen Situation:
- Etablieren einer Informations- und Kontaktmöglichkeit mit den verfügbaren Familienmitgliedern, *um eine therapeutische Beziehung und ein Unterstützungssystem für gemeinsame Problemlösungen aufzubauen*
- Anerkennen der schwierigen Lage, in der sich die Familie befindet, *um ein Aufkommen von Gefühlen der Scham und Schuld zu verhindern*
- Aktives Zuhören gegenüber Äußerungen der Besorgnis, dabei auf übertriebene/mangelnde Fürsorge achten, *was die Lösung der Situation beeinträchtigen könnte*
- Zulassen freier Gefühlsäußerungen, einschließlich Frustration, Wut, Feindseligkeit und Hoffnungslosigkeit. Destruktivem/unangemessenem Handeln klare Grenzen setzen, *um das Risiko gewalttätigen Verhaltens zu minimieren*
- Genaues Informieren der Bezugsperson(en) von Anfang an
- Vermitteln zwischen Familie und behandelnden Stellen, *um Patient/Familie den Therapieplan zu erklären*
- Kurzes, einfaches und verständliches Informieren von Patient/Bezugsperson über Zweck und Alarmvorrichtungen, wenn technische Ausrüstungen wie z. B. Beatmungsgeräte eingesetzt werden
- Ermitteln von Fachpersonen zur Gewährleistung einer kontinuierlichen Unterstützung und Hilfe bei Problemlösungen
- Einräumen von ungestörten Zeiten für private Gespräche zwischen Patienten und Bezugspersonen
- Einbeziehen von Bezugsperson(en) in den Pflegeplan, *um ihnen zu helfen, die notwendige Fertigkeit zur Versorgung des Patienten zu erlernen*
- Begleiten der Familienmitglieder während der Besuchszeiten, *um für Fragen, Sorgen und Unterstützung da zu sein*
- Unterstützen der Familienmitglieder, eine helfende Beziehung zum Patienten aufzubauen und effektiv mit ihm zu kommunizieren

3 Pflegepriorität: Fördern des Wohlbefindens (Beratung, Patientenedukation und Entlassungsplanung):

- Anleiten der Familienmitglieder, ihr Copingverhalten zu erkennen und hilfreiche von behindernden Bewältigungsformen zu unterscheiden
- Beantworten der Fragen der Familie in aufrichtiger und geduldiger Form. Bestätigen und Bekräftigen von Informationen, die sie von anderen behandelnden Personen erhalten haben
- Umformulieren negativer Aussagen in positive Aussagen, da eine positive Formulierung zu unterstützenden Interaktionen beiträgt und zu besseren Ergebnissen führt
- Respektieren des Bedürfnisses der Familie, sich zurückzuziehen. Vermitteln auf verständnisvolle Art und Weise
- Ermutigen der Familie, in kleinen Schritten mit der Situation umzugehen und nicht gleich das Ganze lösen zu wollen
- Respektieren von gelegentlichen sozialen Rückzügen der Familie, *da die Situation so überwältigend sein kann, dass eine vorübergehende zeitliche Pause hilfreich sein kann, um sich wieder von neuem zu engagieren*
- Beraten der Familie, gewohnte Dinge herauszufinden, die dem Patienten helfen könnten (z. B. Familienbild an der Wand), *um dem Patienten Halt und Orientierung zu geben*
- Verweisen der Familie bei Bedarf an geeignete unterstützende Einrichtungen (z. B. Familientherapie, Sozialamt, Spitalseelsorge usw.)
- Vgl. PD: vorzeitiges Trauern

Schwerpunkte der Pflegedokumentation

Pflegeassessment oder Neueinschätzung

- Ergebnisse der Einschätzung, aktuelles/früheres Verhalten der direkt beteiligten Familienmitglieder und zur Verfügung stehende Unterstützungssysteme
- Emotionale Reaktionen auf die Situation

Planung

- Pflegeplan/-interventionen und beteiligte Personen; ermittelte Unterstützungssysteme und Ressourcen in der Gemeinde
- Plan für die Patientenanleitung, -schulung und -beratung

Durchführung/Evaluation

- Reaktionen von Patient/Bezugspersonen(en) auf Interventionen/ Anleitung und ausgeführte Pflegetätigkeiten

- Zielerreichung/Fortschritte in Richtung Zielerreichung
- Veränderungen des Plans

Entlassungs- oder Austrittsplanung
- Langfristige Bedürfnisse nach Entlassung und Austritt sowie die Verantwortlichkeit für die notwendigen Maßnahmen
- Vermittlung an andere Gesundheitsberufe

Pflegeinterventionsklassifikation (NIC)

Bereich: *Familie (family).* Interventionen zur Unterstützung der Familie.

Klasse: *Pflege im Lebensverlauf (lifespan care).* Interventionen zur Unterstützung der Funktionen einer Familie/Lebensgemeinschaft und zur Förderung von Gesundheit und Wohlbefinden der Familienmitglieder während des gesamten Lebenslaufes.

Empfohlene Pflegeinterventionen: Familienunterstützung, Familientherapie.

Pflegeergebnisklassifikation (NOC)

Empfohlenes Pflegeergebnis: Normalisierung der Familie (family normalization), (siehe Johnson/Maas/Moorhead, 2003).

Literatur

Baldegger, E.: Bewältigung/Coping. In Käppeli, S.: Pflegekonzepte Band 3, Huber, Bern 2000

Carpenito, L. J.: Nursing Diagnosis – Application to clinical practice. Lippincott, Philadelphia 2002

Fitzgerald Miller, J.: Chronisch krank sein bewältigen – Machtlosigkeit überwinden. Huber, Bern 2003

Friedemann, M. L.: Familien- und umgebungsbezogene Pflege. Huber, Bern 2002

Gehring, M. et al.: Familienbezogene Pflege. Huber, Bern 2002

Hill Rice, V.: Handbook of Stress and Coping. Sage, Thousand Oaks 2000

Johnson, M.; Maas, M.; Moorhead, S.: Pflegeergebnisklassifikation (NOC). Huber, Bern 2003 (Plan)

McCloskey, J. C.; Bulecheck, G. M.: Pflegeinterventionsklassifikation (NIC). Huber, Bern 2003 (Plan)

Millar, B.; Burnard, P.: Intensivpflege – High-tech und High-touch. Huber, Bern 2002

Morof-Lubkin, I.: Chronisch krank sein – Implikationen und Interventionen. Huber, Bern 2002

Mangelhaft unterstützendes familiäres Coping

Taxonomie 1 R: Wählen (5.1.2.1.2/1980; R 1996)
Taxonomie 2: Coping/Stresstoleranz, Coping/Bewältigungsreaktionen (00074/1980, R 1996)
NANDA-Originalbezeichnung: «Familiy Coping: Compromised»
[Thematische Gliederung: Soziale Interaktion]

Definition: Unzureichende, unwirksame oder gefährdende Unterstützung, Ermutigung oder Hilfe durch eine normalerweise wichtige Bezugsperson (Familienmitglied oder naher Freund), die der Patient brauchen könnte, um die Anpassungsleistung zu erbringen, die die gesundheitliche Herausforderung erfordert.

Mögliche ursächliche oder beeinflussende Faktoren

- Unangemessene oder falsche Information oder mangelndes Verständnis zentraler Bezugspersonen
- Bezugsperson, die vorübergehend eigene emotionale Konflikte und Leiden zu meistern versucht und dadurch unfähig ist, die Bedürfnisse [des Patienten] wahrzunehmen und sich entsprechend zu verhalten. Vorübergehend gestörtes Gleichgewicht in der Familienorganisation und Rollenwechsel
- Andere situations- und entwicklungsbedingte Krisen oder Situationen, in denen sich die Bezugsperson befindet
- Der Patient seinerseits gibt der Bezugsperson wenig Unterstützung
- Langandauernde Krankheit oder fortschreitende Behinderung, welche die Kräfte der Bezugspersonen erschöpfen
- [Unrealistische Erwartungen von Patient/Bezugsperson oder gegenseitig]
- [Fehlen von Fähigkeiten zur gemeinsamen Entscheidungsfindung]
- [Verschiedene Koalitionen innerhalb der Familie]

Bestimmende Merkmale oder Kennzeichen

subjektive
- Der Patient drückt aus oder bestätigt die Sorge oder Klage über die Reaktion der Bezugsperson auf sein Gesundheitsproblem
- Die Bezugsperson beschreibt, dass sie völlig mit ihrer eigenen Reaktion beschäftigt ist (z. B. Furcht, vorwegnehmende Trauer, schlechtes Gewissen, Angst bezüglich der Krankheit oder Behinderungen des Patienten oder in Bezug auf andere situations- oder entwicklungsbedingte Krisen)
- Die Bezugsperson gibt ungenügendes Verständnis oder Wissen an, das wirksam helfendem und unterstützendem Verhalten im Wege steht

objektive
- Die Bezugsperson unternimmt den Versuch, sich hilfreich und unterstützend zu verhalten, jedoch mit unbefriedigender Wirkung
- Zu einem Zeitpunkt, da der Patient sie nötig hätte, zieht sich die Bezugsperson zurück oder schränkt die Kommunikation ein
- Die Bezugsperson zeigt zu viel oder zu wenig beschützendes Verhalten, was den Fähigkeiten oder den Bedürfnissen des Patienten nach Autonomie nicht entspricht
- [Die Bezugsperson hat plötzliche Gefühlsausbrüche, zeigt emotionale Labilität oder behindert notwendige pflegerische/medizinische Interventionen]

Familienbezogene Pflegeziele/Kriterien zur Evaluation

Die Familienmitglieder
- sprechen über oder erkennen eigene(r) Möglichkeiten, mit der Situation umzugehen
- reagieren angemessen auf den Patienten, indem sie bei Bedarf Unterstützung und Hilfe geben
- bieten dem Patienten die Gelegenheit, auf seine Art und Weise mit der Situation umzugehen
- sprechen aus, die Erkrankung/Behinderung zu verstehen und die notwendigen Kenntnisse zu besitzen
- erkennen das Bedürfnis nach Unterstützung von außen und bemühen sich darum

Maßnahmen oder Pflegeinterventionen

1. Pflegepriorität: Einschätzen ursächlicher oder beeinflussender Faktoren:

- Ermitteln zugrunde liegender Situation(en), die einen Einfluss auf die Fähigkeit der Familie haben könnte(n), dem Patienten die notwendige Unterstützung zu geben. *Achten auf Umstände, die vor der Erkrankung aufgetreten sind und sich nun stark auswirken könnten (z. B. ein während des Geschlechtsverkehrs aufgetretener Herzinfarkt und die Angst des Partners vor einer Wiederholung)*
- Beachten der Dauer der Erkrankung (z. B. bei Krebs, Multipler Sklerose oder anderen chronischen Krankheiten)
- Einschätzen, welche Informationen der Familie/Bezugsperson(en) zugänglich waren und wie sie verstanden wurden
- Besprechen der Wahrnehmung der Situation durch die Familie. *Die Erwartungen von Patient/Familie könnten (un)realistisch sein*
- Ermitteln der Rolle des Patienten in der Familie und inwiefern die Erkrankung die Familienstruktur verändert hat
- Beachten weiterer Faktoren neben der Erkrankung, die die Fähigkeiten der Familienmitglieder beeinträchtigen, *evtl. notwendige Unterstützung zu geben*

2. Pflegepriorität: Unterstützen der Familie, Fähigkeiten wiederzuerlangen/zu entwickeln, um mit der gegenwärtigen Situation fertig zu werden:

- Beachten von Kommentaren, Bemerkungen und geäußerten Sorgen von Patient/Bezugsperson. Auf nonverbale Verhaltensweisen und/oder Reaktionen und deren Kongruenz mit den verbalen Äußerungen achten
- Ermutigen von Familienmitgliedern, ihre Gefühle offen und klar auszudrücken
- Unterstützen der Familie, Verhaltensweisen des Patienten zu verstehen/akzeptieren und mit ihnen umzugehen, indem mit der Familie über die Hintergründe gesprochen wird
- Unterstützen der Familie, den Patienten zu verstehen, «wessen Problem es ist» und wer für die Lösung verantwortlich ist. Schuldzuweisungen vermeiden
- Ermutigen von Patient/Familie, Problemlösungsstrategien zu entwickeln, um mit der Situation umzugehen

3. Pflegepriorität: Fördern des Wohlbefindens (Beratung, Patientenedukation und Entlassungsplanung):

- Bereitstellen von Informationen über die Erkrankung/den Zustand des Patienten für die Familie/Bezugsperson(en)
- Häufiges Beteiligen von Patient/Familie an der Planung der Pflege. *Fördert die Zustimmung zum Pflegeplan und die weitere Beteiligung*
- Unterstützen der Familie bei der angemessenen Pflege des Patienten. *Eröffnet Wege, Unterstützung anzubieten und gleichzeitig die Unabhängigkeit des Patienten zu fördern (z. B. das Lieblingsessen besorgen, sich an Freizeitaktivitäten beteiligen)*
- *An weitere Dienste verweisen (z. B. Beratungsstellen, Psychotherapie, Seelsorge, Sozialamt)*
- Vgl. PD: Furcht; Angst; unwirksames Coping; Bereitschaft für ein verbessertes familiäres Coping; behinderndes familiäres Coping; vorwegnehmendes Trauern

Schwerpunkte der Pflegedokumentation

Pflegeassessment oder Neueinschätzung
- Ergebnisse der Einschätzung inklusive aktuelles/früheres Copingverhalten, emotionale Reaktion auf Situation/Stressoren, zur Verfügung stehende Unterstützungssysteme

Planung
- Pflegeplan/-interventionen und beteiligte Personen; ermittelte Unterstützungssysteme und Ressourcen in der Gemeinde
- Plan für die Patientenanleitung, -schulung und -beratung

Durchführung/Evaluation
- Reaktionen von Patient/Bezugspersonen(en) auf Interventionen/Anleitung und ausgeführte Pflegetätigkeiten
- Zielerreichung/Fortschritte in Richtung Zielerreichung
- Veränderungen des Plans

Entlassungs- oder Austrittsplanung
- Langfristige Bedürfnisse nach Entlassung und Austritt sowie die Verantwortlichkeit für die notwendigen Maßnahmen
- Vermittlung an andere Gesundheitsberufe

Pflegeinterventionsklassifikation (NIC)

Bereich: *Familie (family)*. Interventionen zur Unterstützung der Familie.
Klasse: *Pflege im Lebensverlauf (lifespan care)*. Interventionen zur Unterstützung der Funktionen einer Familie/Lebensgemeinschaft

und zur Förderung von Gesundheit und Wohlbefinden der Familienmitglieder während des gesamten Lebenslaufes.
Empfohlene Pflegeinterventionen: Familienunterstützung, Förderung der Familienbeteiligung, Mobilisierung der Familie.

Pflegeergebnisklassifikation (NOC)

Empfohlenes Pflegeergebnis: Familäres Coping (family coping), (siehe Johnson/Maas/Moorhead, 2003).

Literatur

Baldegger, E.: Bewältigung/Coping. In Käppeli, S.: Pflegekonzepte Band 3, Huber, Bern 2000

Carpenito. L. J.: Nursing Diagnosis – Application to clinical practice. Lippincott, Philadelphia 2002

Fitzgerald Miller, J.: Chronisch krank sein bewältigen – Machtlosigkeit überwinden. Huber, Bern 2003

Gehring, M. et al.: Familienbezogene Pflege. Huber, Bern 2002

Hill Rice, V.: Handbook of Stress and Coping. Sage, Thousand Oaks 2000

Johnson, M.; Maas, M.; Moorhead, S.: Pflegeergebnisklassifikation (NOC). Huber, Bern 2003 (Plan)

McCloskey, J. C.; Bulecheck, G. M.: Pflegeinterventionsklassifikation (NIC). Huber, Bern 2003 (Plan)

Millar, B.; Burnard, P.: Intensivpflege – High-tech und High-touch. Huber, Bern 2002

Morof-Lubkin, I.: Chronisch krank sein – Implikationen und Interventionen. Huber, Bern 2002

Bereitschaft für ein verbessertes familiäres Coping

Taxonomie 1 R: Wählen (5.1.2.2/1980)
Taxonomie 2: Coping/Stresstoleranz, Coping/Bewältigungsreaktionen (00075/1980)
NANDA-Originalbezeichnung: «Familiy Coping: Potential for Growth»
[Thematische Gliederung: Soziale Interaktion]

Definition: Effektive Bewältigung von Anpassungsleistungen durch die mit gesundheitlichen Herausforderungen konfrontierten Familienmitglieder, die nun den Wunsch und die Bereitschaft äußern, einen verbesserten Gesundheitszustand und eine verbesserte Entwicklung für sich und den Klienten zu erreichen.

Mögliche ursächliche oder beeinflussende Faktoren

- Die Grundbedürfnisse sind ausreichend erfüllt und die Anpassungsarbeit ist erfolgreich geleistet worden, sodass Ziele im Bereich der Selbstverwirklichung angestrebt werden können
- [Entwicklungsstadium, situative Krise/Unterstützung]

Bestimmende Merkmale oder Kennzeichen

subjektive
- Die Familienmitglieder versuchen, den Prozess zu beschreiben, der durch die Krise in Bezug auf ihre eigenen Werte, Prioritäten, Ziele oder Beziehungen in Gang gekommen ist
- Die Person zeigt Interesse, Kontakt mit einer Person oder einer Selbsthilfegruppe aufzunehmen, die ähnliche Erfahrungen gemacht hat

objektive
- Das Familienmitglied bewegt sich in Richtung auf einen gesundheitsförderlichen und erfüllten Lebensstil, der den Reifeprozess unterstützt; es prüft und diskutiert Behandlungsmöglichkeiten und strebt im Allgemeinen Erfahrungen an, die das Wohlbefinden erhöhen

Familienbezogene Pflegeziele/Kriterien zur Evaluation

Die Familienmitglieder
- sprechen die Bereitschaft aus, ihren eigenen Anteil am Wachstum der Familie zu beobachten
- sprechen den Wunsch aus, Schritte zur Veränderung zu unternehmen
- sprechen über Gefühle des Selbstvertrauens und der Zufriedenheit bezüglich der erzielten Fortschritte

Maßnahmen oder Pflegeinterventionen

1. Pflegepriorität: Einschätzen der Situation und der Anpassungsmechanismen der Familienmitglieder:
- Bestimmen der individuellen Situation und des Standes des Reifeprozesses, in dem die Familie steht/den sie zeigt
- Zuhören, wie die Familie über Hoffnungen, Pläne, Auswirkungen auf Beziehungen/Lebensumstände spricht
- Beachten von Aussagen wie «Das Leben hat einen größeren Sinn für mich, seit dies passiert ist», die auf eine Veränderung der persönlichen Werte hindeuten
- Beachten der Kommunikationsmuster der Familie

2. Pflegepriorität: Fördern des Wachstumspotenzials der Familie:
- Einräumen von ausreichend Zeit, *um mit der Familie über ihre Sicht der Dinge zu sprechen*
- Aufbauen einer Beziehung zur Familie/zum Patienten, um Wachstum zu ermöglichen
- Für ein Vorbild sorgen, mit dem sich die Familie identifizieren kann
- Besprechen und Diskutieren, wie wichtig es ist, offen und ehrlich miteinander zu kommunizieren und keine Geheimnisse voreinander zu haben
- Unterstützen der Familie, *um wirksame Kommunikationsformen zu entwickeln* (z. B. durch aktives Zuhören, Ich-Botschaften und Problemlösungsverfahren)

3. Pflegepriorität: Fördern des Wohlbefindens (Beratung, Patientenedukation und Entlassungsplanung):
- Sorgen für Erfahrungen in der Familie, *die helfen, Wege kennen zu lernen, um den Patienten zu begleiten/unterstützen*

- Unterstützen der Familie, den Patienten darin zu unterstützen, die eigenen Bedürfnisse im Rahmen des Möglichen zu erfüllen und/oder die Grenzen der Krankheit/Situation anzuerkennen
- Entdecken von anderen Patienten/Gruppen, die in einer ähnlichen Situation sind und dem Patienten/Familie helfen, Kontakt aufzunehmen (Selbsthilfegruppen wie AO usw.). Bietet nachhaltige Unterstützung, um gemeinsame Erfahrungen zu teilen, Probleme zu lösen und neue Verhaltensweisen zu erlernen
- Unterstützen der Familienmitglieder, neue, wirksame Möglichkeiten im Umgang mit ihren Gefühlen kennen zu lernen

Schwerpunkte der Pflegedokumentation

Pflegeassessment oder Neueinschätzung
- Verwendete Copingfähigkeiten, Stand von Entwicklung/Wachstum
- Kommunikationsmuster in der Familie

Planung
- Pflegeplan/-interventionen und beteiligte Personen; ermittelte Unterstützungssysteme und Ressourcen in der Gemeinde
- Plan für die Patientenanleitung, -schulung und -beratung

Durchführung/Evaluation
- Reaktionen von Patient/Bezugspersonen(en) auf Interventionen/Anleitung und ausgeführte Pflegetätigkeiten
- Zielerreichung/Fortschritte in Richtung Zielerreichung
- Veränderungen des Plans

Entlassungs- oder Austrittsplanung
- Langfristige Bedürfnisse nach Entlassung und Austritt sowie die Verantwortlichkeit für die notwendigen Maßnahmen
- Vermittlungen an andere Gesundheitsberufe

Pflegeinterventionsklassifikation (NIC)

Bereich: *Familie (family)*. Interventionen zur Unterstützung der Familie.

Klasse: *Pflege im Lebensverlauf (lifespan care)*. Interventionen zur Unterstützung der Funktionen einer Familie/Lebensgemeinschaft und zur Förderung von Gesundheit und Wohlbefinden der Familienmitglieder während des gesamten Lebenslaufes.

Empfohlene Pflegeinterventionen: Familienunterstützung, Förderung der Familienbeteiligung, Förderung der Normalisierung.

Pflegeergebnisklassifikation (NOC)

Empfohlenes Pflegeergebnis: Familiäre Partizipation an der Gesundheitsversorgung (family participation in professional care), (siehe Johnson/Maas/Moorhead, 2003).

Literatur

Baldegger, E.: Bewältigung/Coping. In Käppeli, S.: Pflegekonzepte Band 3, Huber, Bern 2000

Carpenito. L. J.: Nursing Diagnosis – Application to clinical practice. Lippincott, Philadelphia 2002

Fitzgerald Miller, J.: Chronisch krank sein bewältigen – Machtlosigkeit überwinden. Huber, Bern 2003

Gehring, M. et al.: Familienbezogene Pflege. Huber, Bern 2002

Johnson, M.; Maas, M.; Moorhead, S.: Pflegeergebnisklassifikation (NOC). Huber, Bern 2003 (Plan)

Hill Rice,V.: Handbook of Stress and Coping. Sage, Thousand Oaks 2000

McCloskey, J. C.; Bulecheck, G. M.: Pflegeinterventionsklassifikation (NIC). Huber, Bern 2003 (Plan)

Millar, B.; Burnard, P.: Intensivpflege – High-tech und High-touch. Huber, Bern 2002

Morof-Lubkin, I.: Chronisch krank sein – Implikationen und Interventionen. Huber, Bern 2002

Gestörte Denkprozesse (zu spezifizieren)

Taxonomie 1 R: Wissen (8.3/1973; R 1996)
Taxonomie 2: Perzeption/Kognition, Kognition (00130/1973; R 1996)
NANDA-Originalbezeichnung: «Disturbed Thought Processes»
[Thematische Gliederung: Wahrnehmung/Kommunikation]

Definition: Eine Störung kognitiver Abläufe und Vorgänge

Diagnostischer Hinweis der Übersetzergruppe: Wähle die Diagnose beeinträchtigte Gedächtnisleistung, wenn die Veränderung der Denkprozesse vor allem das Gedächtnis betrifft, oder die Diagnosen beeinträchtigte Umgebungsinterpretation oder Verwirrtheit, wenn hauptsächlich die Orientierung betroffen ist.

Mögliche ursächliche oder beeinflussende Faktoren

In Bearbeitung durch die NANDA:
- [Physiologische Veränderungen, Altern, Hypoxie, Kopfverletzung, Mangel-/Fehlernährung, Infektionen]
- [Biochemische Veränderungen, Medikamente, Suchtmittelmissbrauch]
- [Schlafentzug]
- [Psychische Konflikte, emotionale Veränderungen, psychische Krankheiten]

Bestimmende Merkmale oder Kennzeichen

subjektive
- [Beziehungsideen, Halluzinationen, Wahnvorstellungen]

objektive
- Kognitive Dissonanz [beeinträchtigte Fähigkeit, Gedanken nachzuvollziehen, Entscheidungen zu treffen, Probleme zu lösen, abstrakt oder begrifflich zu denken, zu rechnen; ungeordnete Denkabläufe]
- Gedächtnisdefizit/-probleme, [Desorientierung bezüglich Zeit, Ort, Person, Umständen und Ereignissen, Verlust von Kurzzeitgedächtnis/Merkfähigkeit]
- Ungenaue/unangemessene Interpretation der Umwelt
- Erhöhte/verminderte Wachsamkeit

- Ablenkbarkeit [veränderte Konzentrationsspanne]
- Egozentrik
- Inadäquates/unrealistisches Denken
- [Konfabulation]
- [Nicht angemessenes soziales Verhalten]

Patientenbezogene Pflegeziele oder Evaluationskriterien

Der Patient
- erkennt Veränderungen im Denken/Verhalten
- spricht aus, wenn dazu fähig, die ursächlichen Faktoren, sofern bekannt, zu verstehen
- erkennt Maßnahmen, um wirksam mit der Situation umzugehen
- zeigt Verhaltensweisen/Veränderungen der Lebensweise, um Veränderungen des geistigen Zustandes vorzubeugen oder diese auf ein Mindestmaß zu beschränken
- wahrt den gewohnten Realitätssinn

Maßnahmen oder Pflegeinterventionen

1. **Pflegepriorität:** Einschätzen ursächlicher/auslösender Faktoren:
- Erkennen, welche Einflussfaktoren von Bedeutung sind (z. B. akutes/chronisches organisches Psychosyndrom (kürzlich erlittener Schlaganfall/Alzheimer-/Multiinfarktdemenz); erhöhter Hirndruck; Infektionen; Mangelernährung; Reizentzug (sensorische Deprivation); Delirium
- Erfassen des Konsums von Medikamenten/Suchtmitteln (rezeptpflichtige/nichtrezeptpflichtige Medikamente/illegale Suchtmittel), *deren Nebenwirkungen/Interaktionen die Denkprozesse und die sensorische Wahrnehmung beeinflussen können*
- Beachten des Medikamentenplans *kann wichtig sein bei der Beurteilung kumulativer Effekte*
- Ermitteln der Nahrungszufuhr/des Ernährungszustandes
- Überprüfen der Laborwerte auf Abnormitäten wie metabolische Alkalose, Hypokaliämie, Anämie, erhöhtes Ammoniak sowie Anzeichen einer Infektion

2. **Pflegepriorität:** Ermitteln des Ausmaßes der Beeinträchtigung:
- Beurteilen des psychischen Zustands, des Ausmaßes der Beeinträchtigung beim Denkvermögen, des Gedächtnisses (Kurzzeit/

Merkfähigkeit), bei der Orientierung in Bezug auf Person/Ort/Zeit und bei der Einsichts- und Urteilsfähigkeit
- Beobachten der Konzentrationsspanne/Ablenkbarkeit und der Fähigkeit, Probleme zu lösen und Entscheidungen zu treffen. *Gibt Aufschlüsse über die Fähigkeit, an der Planung und Ausführung der Pflege mitzuwirken*
- Überprüfen der Kommunikationsfähigkeit (Botschaften senden/empfangen); Suchen alternativer Wege, wenn der Patient nicht verbal kommunizieren kann
- Beachten von Veränderungen im Verhalten, wie z. B. persönliche Vernachlässigung; Beobachten einer verlangsamten und/oder verwaschenen Sprache
- Beobachten des Vorhandenseins von Verfolgungsideen, Wahnideen und Halluzinationen
- Sprechen mit Bezugsperson(en) über die Vorgeschichte, um das gewohnte Verhaltenen zu erfassen, das üblicherweise vorhandene Denkvermögen, die Dauer des Problems und andere sachdienliche Informationen. *Bietet einen Grundstock an Informationen und Vergleichsmöglichkeiten*
- Ermitteln des Angstzustands in der gegebenen Situation
- Hilfe beim genaueren Testen spezifischer Funktionen

3. Pflegepriorität: Einer weiteren Verschlechterung vorbeugen; Fördern eines bestmöglichen Funktionierens:
- Assistieren bei der Therapie der zugrunde liegenden Probleme wie Anorexia (nervosa/andere), erhöhtem Hirndruck, Schlafstörungen, biochemischen Gleichgewichtsstörungen
- Regelmäßiges Überwachen und Dokumentieren der Vitalzeichen bei Bedarf
- Durchführen eines neurologischen Assessments bei Bedarf: dabei Veränderungen von Bewusstseinszustand und Kognition, verstärkte Lethargie, Verwirrtheit, Schläfrigkeit, Ablenkbarkeit; Veränderungen in der Kommunikationsfähigkeit beobachten. *Ein frühzeitiges Entdecken von Veränderungen ermöglicht eine proaktive Veränderung des Pflegeplans*
- Orientieren des Patienten nach Bedarf über Zeit/Ort/Person; *die Unfähigkeit, die Orientierung beizubehalten, kann Anzeichen einer Verschlechterung sein*
- Den Patienten regelmäßig seinen Namen aufschreiben lassen; diese Aufzeichnungen vergleichen und Unterschiede weiterleiten

- Beobachten von Verhaltensweisen, die auf Gewalttätigkeit schliessen lassen und evtl. die entsprechenden Schritte einleiten
- Sorgen für Sicherheitsvorkehrungen (z. B. Bettgitter, Polsterungen nach Bedarf, engmaschige Kontrollen usw.). Bei Neigung zu Krampfanfällen für entsprechende Vorsichtsmaßnahmen sorgen
- Erstellen eines Plans mit Aktivitäts- und Ruheperioden, bietet dem Patienten Anregung und Stimulation, ohne ihn zu erschöpfen
- Überwachen der medikamentösen Therapie. Sicherstellen, dass dem behandelnden Arzt alle Medikamente bekannt sind, die der Patient einnimmt, und auf mögliche Interaktionen/kumulative Effekte achten
- Die Familie/Bezugsperson(en) auffordern, an der laufenden Realitätsorientierung des Patienten teilzunehmen, wie auch für fortlaufende Impulse zu sorgen (z. B. momentane Neuigkeiten und Familienereignisse)
- Verweisen an geeignete Spezialtherapien (z. B. kognitives Training/Gedächtnistraining, Logopädie, Biofeedback, Beratung)

4. Pflegepriorität: Unterstützen von Patienten/Bezugsperson(en) bei der Entwicklung von Bewältigungsformen, wenn der Zustand irreversibel ist:

- Ermöglichen, dass die Bezugspersonen Gelegenheit haben, Fragen zu stellen und Informationen zu erhalten
- Wahren einer angenehmen, ruhigen Atmosphäre sowie behutsames und ruhiges Zugehen auf den Patienten, *da der Patient auf Überforderung ängstlich und aggressiv reagieren könnte*
- Geben einfacher Anweisungen, Verwenden kurzer Wörter und einfacher Sätze
- Aufmerksames Zuhören, *um dem Betroffenen Interesse und Wertschätzung zu vermitteln*
- Achten auf Realitätsorientierung im Umgang mit dem Patienten und bei der Gestaltung der Umgebung (Uhren, Kalender, persönliche Gegenstände, Dekorationen entsprechend den Jahreszeiten)
- Präzises und prägnantes Beschreiben der Realität, unlogisches Denken nicht in Frage stellen – *da dies zu defensiven Reaktionen führen kann*
- Vermeiden von provokativen Stimuli, negativer Kritik, Streitereien und Konfrontationen *um Kampf-/Fluchtreaktionen zu verhindern*
- Unterlassen, Aktivitäten und Kommunikation zu forcieren. Der

Patient könnte sich bedroht fühlen und sich zurückziehen oder rebellieren
- Respektieren von Individualität und Privatsphäre des Patienten
- Umsichtiges Vorgehen bei Körperkontakt, Respektieren persönlicher Bedürfnisse, dabei beachten, dass die Bedeutung des Körperkontaktes in physischer und psychischer Hinsicht wichtig ist
- Sorgen für eine ausgewogene Ernährung. Den Patienten ermutigen, zu essen, für eine angenehme Atmosphäre sorgen und dem Patienten genügend Zeit zum Essen lassen. *Fördert eine ausreichende Nährstoffzufuhr und das allgemeine Wohlbefinden*
- Genügend Zeit lassen, um auf Fragen/Bemerkungen zu reagieren und einfache Entscheidungen treffen zu können
- Unterstützen von Patient/Bezugsperson(en) beim Trauerprozess über Ich-Verlust/Verlust von Fähigkeiten (wie z. B. bei Alzheimer-Krankheit)
- Ermutigen, an Wiedereingliederungsgruppen teilzunehmen, sofern diese vorhanden sind

5. Pflegepriorität: Fördern des Wohlbefindens (Beratung, Patientenedukation und Entlassungsplanung):
- Mithelfen, das für den jeweiligen Patienten entsprechende Therapie-/Rehabilitationsprogramm herauszufinden, *um Erfolge und Fortschritte zu erzielen, wenn möglich*
- Betonen der Wichtigkeit der Kooperation in der Therapie
- Fördern einer sozialen Eingliederung im Rahmen der individuellen Möglichkeiten
- Erkennen von Problemen, die einen Zusammenhang mit dem Alter haben und reversibel sind. Patient/Bezugperson(en) unterstützen, die geeignete Hilfe dafür zu finden
- Unterstützen von Patient/Bezugsperson(en), einen Pflegeplan zu erstellen, wenn das Problem fortschreitend/längerfristig ist
- Verweisen auf soziale Institutionen (z. B. Tageszentren, Selbsthilfegruppen)
- Vgl. PD: akute Verwirrtheit; Selbstversorgungsdefizit; ungelöstes/vorwegnehmendes Trauern; Wahrnehmungsstörung; Durchblutungsstörung

Schwerpunkte der Pflegedokumentation

Pflegeassessment oder Neueinschätzung
- Ergebnisse der Einschätzung inklusive Art des Problems, aktuelles/früheres Funktionsniveau, Auswirkungen auf Unabhängigkeit und Lebensweise

Planung
- Pflegeplan/-interventionen und beteiligte Personen; ermittelte Unterstützungssysteme und Ressourcen in der Gemeinde
- Plan für die Patientenanleitung, -schulung und -beratung

Durchführung/Evaluation
- Reaktionen auf Interventionen/Anleitung und ausgeführte Pflegetätigkeiten
- Zielerreichung/Fortschritte in Richtung Zielerreichung
- Veränderungen des Plans

Entlassungs- oder Austrittsplanung
- Langfristige Bedürfnisse nach Entlassung und Austritt sowie die Verantwortlichkeit für die notwendigen Maßnahmen
- Vermitteln an andere Gesundheitsberufe

Pflegeinterventionsklassifikation (NIC)

Bereich: *Sicherheit (safety).* Interventionen zum Schutz vor Schädigungen und Verletzungen.
Klasse: *Risikomanagement (risk management).* Interventionen zum Einsatz risikoreduzierender Aktivitäten und zur kontinuierlichen Überwachung von Risiken.
Empfohlene Pflegeinterventionen: Demenzmanagement, Wahnmanagement u. a. (siehe McCloskey/Bulecheck, 2003).

Pflegeergebnisklassifikation (NOC)

Empfohlenes Pflegeergebnis: Kontrolle gestörten Denkens (distorted thought control), (siehe Johnson/Maas/Moorhead, 2003).

Literatur

Carpenito, L. J.: Nursing Diagnosis – Application to clinical practice. Lippincott, Philadelphia 2002
Bosch, C.: Vertrautheit. Ullstein Medical, Wiesbaden 1998
Johnson, M.; Maas, M.; Moorhead, S.: Pflegeergebnisklassifikation (NOC). Huber, Bern 2003 (Plan)

Käppeli, S.: Pflegekonzepte Band 3. Huber, Bern 2000
Kitwood, T.: Demenz. Huber, Bern 2000
Mace, N. L.; Rabins, P. V..: Der 36-Stunden Tag. Huber, Bern 2001
McCloskey, J. C.; Bulecheck, G. M.: Pflegeinterventionsklassifikation (NIC). Huber, Bern 2003 (Plan)

D

Diarrhö

Taxonomie 1 R: Austauschen (1.3.1.2/1975: R 1998)
Taxonomie 2: Ausscheidung, Gastrointestinales System (00013/1975: R 1998)
NANDA-Originalbezeichnung: «Diarrhea»
[Thematische Gliederung: Ausscheidung]

Definition: Ausscheiden von dünnem, wässrigem, ungeformtem Stuhl.

Mögliche ursächliche oder beeinflussende Faktoren

psychologische
- Starke psychische Belastung und Angst

situative
- Alkoholmissbrauch
- Toxine, Giftstoffe
- Laxanzienmissbrauch
- Bestrahlungstherapie
- Enterale Ernährung
- Nebenwirkungen von Medikamenten
- Kontaminierte Speisen
- Reisen, Auslandsaufenthalte

physiologische
- Darmentzündungen, -irritationen
- Störung der Absorption
- Infektiöse Prozesse
- Parasiten

Bestimmende Merkmale oder Kennzeichen

subjektive
- Bauchschmerzen
- Stuhldrang, Krämpfe

objektive
- Vermehrte Stuhlentleerungen
- Vermehrte Darmgeräusche
- Mindestens drei wässrige Stühle pro Tag

Patientenbezogene Pflegeziele oder Evaluationskriterien

Der Patient
- erlangt wieder eine normale Darmfunktion
- äußert, die ursächlichen Faktoren und Gründe der Behandlungsempfehlungen zu verstehen
- hilft durch sein Verhalten mit, ursächliche Faktoren auszuschliessen (z. B. durch richtige Nahrungszubereitung und Vermeiden von darmreizenden Nahrungsmitteln)

Maßnahmen oder Pflegeinterventionen

1. Pflegepriorität: Ermitteln der ursächlichen oder beeinflussenden Faktoren:
- Ermitteln des Beginns und Verlaufs des Durchfalls; Festhalten, ob das Problem akut oder chronisch ist
- Beobachten und Notieren von Häufigkeit, Qualität, Menge, Zeitpunkt und auslösenden Faktoren, die mit dem Auftreten des Durchfalls zusammenhängen
- Beachten der Schmerzen, die in Verbindung mit den Schüben auftreten
- Abhören des Darmes auf vorhandene Geräusche; achten auf Lokalisation und Charakteristika
- Achten auf Begleiterscheinungen, wie z. B. Fieber/Frösteln, Bauchschmerzen/Krämpfe, emotionale Erregung, physische Überanstrengung, usw.
- Ermitteln der Ernährungsgewohnheiten und des Zustands bezüglich Ernährung, Flüssigkeit und Elektrolyte
- Überprüfen der Medikation, Achten auf Nebenwirkungen und mögliche Interaktionen; Beachten der neuen Verordnungen – besonders Antibiotika

- Achten auf kürzlich erfolgte Auslandsaufenthalte, Umgebungswechsel, Veränderungen des Trinkwassers/der Ernährung, ähnliche Erkrankungen anderer Personen, um mögliche verursachende Faktoren zu identifizieren
- Achten auf kürzlich durchgeführte gastrointestinale chirurgische Eingriffe; gleichzeitige/chronische Krankheiten/Behandlungen, Nahrungsmittel- und Medikamentenallergien, Laktoseintoleranz. Ansehen der Laborbefunde von Stuhluntersuchungen (Fett, Blut, Infektionen usw.)
- Feststellen, ob eine Kotstauung vorhanden ist, *die von einer Diarrhö begleitet sein kann*

2. Pflegepriorität: Ausschalten von ursächlichen Faktoren:
- Einschränken der Zufuhr fester Nahrung, falls angezeigt
- Sorgen für eine Änderung der Ernährung, *um Durchfall auslösende Nahrungsmittel/Substanzen zu meiden*
- Einschränken von Koffein und ballaststoffreichen Nahrungsmitteln; Meiden von Milch und Obst
- Anpassen der Konzentration und Häufigkeit der Sondenernährung an den Zustand des Patienten
- Empfehlen einer Änderung der medikamentösen Therapie (z. B. Antazidum) bei Bedarf
- Empfehlen der Anwendung von Entspannungstechniken *zur Verminderung von Stress/Angst* (z. B. progressive Muskelentspannung, Visualisieren)

3. Pflegepriorität: Aufrechterhalten des Wasser-/Elektrolythaushaltes:
- Ermitteln des Flüssigkeitsgrundbedarfs; Beachten des Vorliegens einer posturalen, lageabhängigen Hypotonie, Tachykardie; Überprüfen von Hautturgor und Zustand der Schleimhäute
- Überprüfen der Laborwerte auf Normabweichungen
- Verabreichen antidiarrhöischer Medikamente nach Verordnung, *um Peristaltik und Flüssigkeitsverluste zu vermindern*
- Auffordern zur oralen Einnahme von elektrolythaltigen Flüssigkeiten (z. B. Säfte, Bouillon oder Fertigpräparate)
- Verabreichen von Flüssigkeit in enteraler Form oder per Infusion nach Verordnung

4. Pflegepriorität: Erhalten des Hautzustandes:
- Unterstützen bei der Intimpflege nach jedem Stuhlgang, falls notwendig

- Auftragen einer hautschützenden Lotion/Salbe bei Bedarf
- Sorgen für saubere, trockene Bettwäsche, falls erforderlich
- Aussetzen der betroffenen Hautstelle gegenüber der Luft und, wenn notwendig, Verwenden einer Wärmelampe, *um die Stelle trocken zu halten*
- Vgl. PD: Hautschädigung; Gefahr einer Hautschädigung

5. Pflegepriorität: Wiederherstellen der normalen Darmfunktion:
- Erhöhen der oralen Flüssigkeitszufuhr und Verabreichen normaler Kost, wenn es angezeigt ist
- Unterstützen der Einnahme nichtreizender Flüssigkeiten
- Empfehlen von Produkten, die *zur Wiederherstellung einer normalen Darmflora (z. B. Naturjoghurt, Symbioflor) beitragen*
- Verabreichen von Medikamenten nach Verordnung, die z. B. *zur Herabsetzung der Peristaltik und/oder Absorption von Wasser (Quellmittel) führen*

6. Pflegepriorität: Fördern des Wohlbefindens (Beratung, Patientenedukation und Entlassungsplanung):
- Überprüfen der ursächlichen Faktoren und entsprechenden Maßnahmen, *um ein Wiederauftreten zu verhüten*
- Ermitteln und Besprechen der individuellen Stressfaktoren und Bewältigungsformen
- Überprüfen der Nahrungsmittelzubereitung, insbesondere Verweisen auf die entsprechende Garzeit sowie die richtige Kühlung und Lagerung
- Besprechen der Möglichkeit einer Dehydratation und der Wichtigkeit des Flüssigkeitsersatzes
- Unverzügliches Reagieren auf den Ruf nach Unterstützung
- Bereitstellen des Steckbeckens oder des Nachtstuhls neben dem Bett, falls erwünscht, *um eine rasche Benutzung zu ermöglichen oder die Wartezeit für eine Unterstützung zu reduzieren*
- Ermöglichen von Privatsphäre und gegebenenfalls psychologischer Unterstützung
- Besprechen des Gebrauchs von Inkontinenzprodukten, je nach Schweregrad des Problems, *zum Schutz von Bettwäsche/Mobiliar*

Schwerpunkte der Pflegedokumentation
Pflegeassessment oder Neueinschätzung
- Individuelle Ergebnisse der Einschätzung inklusive Charakteristika/Muster der Ausscheidung

Planung
- Pflegeplan/-interventionen und beteiligte Personen
- Plan für die Patientenanleitung, -edukation und -beratung

Durchführung/Evaluation
- Reaktionen auf Interventionen/Anleitung und ausgeführte Pflegetätigkeiten
- Zielerreichung/Fortschritte in Richtung Zielerreichung
- Veränderungen des Plans

Entlassungs- oder Austrittsplanung
- Langfristige Bedürfnisse nach Entlassung und Austritt sowie die Verantwortlichkeit für die notwendigen Maßnahmen
- Vermitteln an andere Gesundheitsberufe

Pflegeinterventionsklassifikation (NIC)

Bereich: *Körperfunktionen: grundlegende (physiological: basic):* Interventionen zur Unterstützung körperlicher Funktionen.

Klasse B: *Ausscheidungsmanagement (elimination management):* Interventionen zur Entwicklung und Erhaltung regelmäßiger Urin- und Stuhlausscheidungsgewohnheiten und Umgang mit Komplikationen aufgrund veränderter Körperstrukturen.

Empfohlene Interventionen: Diarrhömanagement (siehe McCloskey/Bulecheck 2003)

Pflegeergebnisklassifikation (NOC)

Empfohlenes Pflegeergebnis: Stuhlausscheidung/Defäkation (bowel elimination), (siehe Johnson/Maas/Moorhead, 2003).

Literatur

Carpenito, L. J.: Nursing Diagnosis – Application to clinical practice. Lippincott, Philadelphia 2002

Johnson, M.; Maas, M.; Moorhead, S.: Pflegeergebnisklassifikation (NOC). Huber, Bern 2003 (Plan)

McCloskey, J. C.; Bulecheck, G. M.: Pflegeinterventionsklassifikation (NIC). Huber, Bern 2003 (Plan)

Van der Bruggen, H.: Defäkation – Grundlagen, Störungen, Interventionen Ullstein Medical, Wiesbaden 1998

Drangurininkontinenz

Taxonomie 1 R: Austauschen (1.3.2.1.3/1986)
Taxonomie 2: Ausscheidung, Harnwegssystem (00019/1986)
NANDA-Originalbezeichnung: «Urge Incontinence»
[Thematische Gliederung: Ausscheidung]

Definition: Ein unfreiwilliger Urinabgang, der direkt nach starkem Harndrang auftritt.

Mögliche ursächliche oder beeinflussende Faktoren

- Verkleinertes Blasenfüllungsvermögen (z. B. aufgrund anamnestischer Entzündungen im kleinen Becken, abdomineller Eingriffe, Dauerkatheter)
- Reizung der Blasendehnungsrezeptoren, die einen Spasmus verursacht (z. B. Blaseninfektion, [atrophische Urethritis, Vaginitis]); Alkohol; Koffein, erhöhte Flüssigkeitszufuhr; erhöhte Urinkonzentration; Blasenüberdehnung
- [Einnahme von Medikamenten wie Diuretika, Sedativa, Anticholinergika]
- [Obstipation/harter Stuhl/Stuhlsteine]
- [Eingeschränkte Mobilität; psychische Krankheiten wie Depression, Bewusstseinsveränderungen/Verwirrtheitszustand]

Bestimmende Merkmale oder Kennzeichen

subjektive
- Harndrang
- Häufiges Wasserlösen (häufiger als zweistündlich)
- Blasenkontraktion/Spasmus
- Nykturie (häufiger als zweimal in der Nacht)

objektive
- Unfähigkeit, die Toilette rechtzeitig zu erreichen
- Urinieren in kleinen Mengen (weniger als 100 ml) oder in großen Mengen (mehr als 550 ml)

Patientenbezogene Pflegeziele oder Evaluationskriterien

Der Patient
- erklärt, dass er seinen Zustand versteht
- zeigt Verhaltensweisen/Techniken, um die Situation zu kontrollieren/korrigieren
- teilt mit, dass der Zeitabstand zwischen Harndrang und dem unkontrollierten Urinabgang zunimmt
- uriniert 3- bis 4-stündlich individuell angemessene Mengen

Maßnahmen oder Pflegeinterventionen

1. Pflegepriorität: Einschätzen ursächlicher oder beeinflussender Faktoren:
- Achten auf Zeichen und Symptome einer Blaseninfektion (z. B. trüber, übelriechender Urin; Bakteriurie)
- Feststellen, ob Blasenreizstoffe angewendet/verabreicht werden (z. B. größere Zufuhr von Alkohol, Koffein), die zu einer erhöhten Ausscheidung oder zu konzentriertem Urin führen
- Beachten, ob es eine Anamnese langjähriger Gewohnheiten oder Krankheiten gibt, die das Blasenfüllungsvermögen vermindern können (z. B. schwere entzündliche Krankheit im Beckenbereich, abdominelle Eingriffe, Dauerkatheter oder häufiges, willkürliches Wasserlösen)
- Beachten von Faktoren, die das Reaktionsvermögen auf den Harndrang beeinflussen können (z. B. eingeschränkte Mobilität, Sedierung)
- Testen des Urins auf Glukose, *weil ein erhöhter Glukosespiegel im Urin eine Polyurie verursachen kann, die zu einer Überdehnung der Blase führen kann*
- Ermitteln, ob eine funktionelle Urininkontinenz als Begleiterscheinung vorhanden ist. Vgl. PD: Funktionelle Urininkontinenz
- Palpieren der Blase auf Überdehnung. Ausschliessen großer Restharnmengen via Palpierung/Katheterisierung
- Vorbereiten des Patienten/Helfen bei den entsprechenden Untersuchungen (z. B. Urinanalyse, Zystometrie)

2. Pflegepriorität: Ermitteln des Ausmaßes der Störung/Beeinträchtigung:
- Messen der Urinportionen, insbesondere auf Mengen unter 100 oder über 550 ml achten

- Festhalten von Häufigkeit und Stärke des Harndrangs
- Beachten, wie lange es vom ersten Warnzeichen eines Harndrangs bis zum Urinabgang dauert
- Überprüfen der Auswirkung auf Selbstwertgefühl und Lebensweise (inklusive soziale Kontakte und Sexualität)

3. Pflegepriorität: Hilfe leisten bei der Behandlung/Verhütung der Inkontinenz:

- Erhöhen der täglichen Flüssigkeitszufuhr auf 1500 bis 2000 ml
- Vereinbaren von Regeln zur Flüssigkeitszufuhr zu bestimmten Zeiten (zu und zwischen den Mahlzeiten), *um ein vorhersehbares Entleerungsmuster zu fördern*
- Für eine entsprechende Unterstützung/Hilfsmittel für Patienten sorgen, die in ihrer Mobilität eingeschränkt sind (z. B. Installieren eines Patientenrufs, Bereitstellen des Nachtstuhls, der Urinflasche oder des Steckbeckens in Reichweite)
- Etablieren eines Zeitplans für das Ausscheiden (Gewohnheits-, Blasentraining), welcher auf den üblichen Ausscheidungsgewohnheiten des Patienten beruht
- Instruieren des Patienten, die Beckenbodenmuskulatur vor dem Aufstehen anzuspannen
- Unterbreiten des Vorschlags, den Urinstrahl zwei- oder mehrmals während des Wasserlösens zu unterbrechen, um die Beckenbodenmuskeln zu trainieren. (Anmerkung der Übersetzergruppe: In der deutschsprachigen Literatur wird von dieser Übung abgeraten!)
- Auffordern des Patienten, mehrmals täglich Beckenbodenübungen durchzuführen. *Ggf. Kombinieren der Aktivität mit Biofeedback, um das Training zu fördern*
- Bereitstellen eines Weckers (auch nachts), *der daran erinnert, Wasser zu lösen/lassen*
- Allmähliches Verlängern der Zeitabstände zwischen den Entleerungen auf 2–4 Stunden durch bewusstes und konsequentes Hinausschieben der Ausscheidung

4. Pflegepriorität: Fördern des Wohlbefindens (Beratung, Patientenedukation und Entlassungsplanung):

- Empfehlen, die Zufuhr von Kaffee/Tee und Alkohol aufgrund ihrer reizauslösenden Wirkung einzuschränken, *wegen deren diuresefördernder Wirkung*
- Empfehlen, wenn nötig, die Verwendung von Inkontinenzeinla-

gen/-hosen, Berücksichtigen des Grades der Aktivität, des Ausmaßes des Urinverlusts, der Körpergröße, Fingerfertigkeit und kognitiven Fähigkeiten
- Empfehlen, nicht einengende oder speziell angepasste Kleidung zu tragen, *die es erleichtert, auf den Harndrang rasch zu reagieren*
- Betonen, wie wichtig die Intimpflege nach jedem Wasserlösen/-lassen ist
- Erkennen von Zeichen/Symptomen, die auf Komplikationen hinweisen und eine medizinische Kontrolle erfordern
- Überprüfen der Wirkung verordneter Anticholinergika, welche die Warnzeit verlängern, durch Blockieren von Impulsen im sakralen Reflexbogen
- Besprechen der Möglichkeit eines chirurgischen Eingriffs oder der Anwendung von Elektrostimulationstherapie *zur Auslösung der Blasenkontraktion/zur Hemmung der Schließmuskelüberaktivität*

Schwerpunkte der Pflegedokumentation

Pflegeassessment oder Neueinschätzung
- Individuelle Ergebnisse der Einschätzung inklusive Muster der Inkontinenz, Auswirkungen auf Lebensweise und Selbstwertgefühl

Planung
- Pflegeplan/-interventionen und beteiligte Personen
- Plan für die Patientenanleitung, -schulung und -beratung

Durchführung/Evaluation
- Reaktionen auf Interventionen/Anleitung und ausgeführte Pflegetätigkeiten
- Zielerreichung/Fortschritte in Richtung Zielerreichung
- Veränderungen des Plans

Entlassungs- oder Austrittsplanung
- Langfristige Bedürfnisse nach Entlassung und Austritt sowie die Verantwortlichkeit für die notwendigen Maßnahmen
- Vermitteln an andere Gesundheitsberufe

Pflegeinterventionsklassifikation (NIC)

Bereich: *Körperfunktionen: grundlegende (physiological: basic).* Interventionen zur Unterstützung körperlicher Funktionen.
Klasse: *Ausscheidungsmanagement (elimination management).* Interventionen zur Entwicklung und Erhaltung regelmäßiger Urin-

und Stuhlausscheidungsgewohnheiten und Umgang mit Komplikationen aufgrund veränderter Körperstrukturen.

Empfohlene Pflegeinterventionen: Urininkontinenzpflege, Toilettentraining u. a. (siehe McCloskey/Buleckeck, 2003)

Pflegeergebnisklassifikation (NOC)

Empfohlenes Pflegeergebnis: Urinkontinenz (siehe Johnson/Maas, 2003).

Literatur

Bühlmann, J.: Inkontinenz. In: Käppeli, S. (Hrsg.): Pflegekonzepte Band 2. Huber, Bern 1999

Johnson, M.; Maas, M.; Moorhead, S.: Pflegeergebnisklassifikation (NOC). Huber, Bern 2003 (Plan)

McCloskey, J. C.; Buleckeck, G. M.: Pflegeinterventionsklassifikation (NIC). Huber, Bern 2003 (Plan)

Norton, C.: Praxishandbuch – Pflege bei Inkontinenz. U&F, München 1999

van der Weide: Inkontinenz – Pflegediagnosen und Pflegeinterventionen. Huber, Bern 2001

Gefahr der Drangurininkontinenz

Taxonomie 1 R: Austauschen (1.3.2.1.6/1998)
Taxonomie 2: Ausscheidung, Harnwegssystem (00022, 1998)
NANDA-Originalbezeichnung: «Risk for Urge Urinary Incontinence»
[Thematische Gliederung: Ausscheidung]

Definition: Gefahr eines unbeabsichtigten Abgangs von Urin mit einer plötzlichen starken Empfindung des Harndrangs.

Risikofaktoren

- Wirkungen von Medikamenten; Koffein; Alkohol
- Detrusorhyperreflexie infolge einer Zystitis oder Urethritis, eines Tumors oder von Nierensteinen
- Erkrankungen des ZNS oberhalb des pontinen Miktionszentrums; Instabilität des Detrusors mit beeinträchtigter Kontraktilität; unbeabsichtigtes Nachgeben des Sphinkters

- Unwirksame Toilettengewohnheiten
- Geringes Fassungsvermögen der Blase

> Anmerkung: Eine Risikopflegediagnose kann nicht durch Zeichen und Symptome (bzw. bestimmende Merkmale) belegt werden, da das Problem noch nicht aufgetreten ist und die Pflegemaßnahmen präventiv ausgerichtet sind.

Patientenbezogene Pflegeziele oder Evaluationskriterien

Der Patient
- kennt individuelle Risikofaktoren und geeignete Interventionen
- zeigt Verhaltensweisen oder Änderungen der Lebensweise, um das Entstehen des Problems zu verhindern

Maßnahmen oder Pflegeinterventionen

1. Pflegepriorität: Einschätzen des Potenzials für die Entstehung einer Inkontinenz:
- Feststellen des Gebrauchs/Vorhandenseins von Blasenreizstoffen (z. B. erhebliche Aufnahme von Alkohol oder Koffein, was zu erhöhter Ausfuhr oder konzentriertem Urin führt)
- Überprüfen der Anamnese auf seit langem bestehende Gewohnheiten oder Erkrankungen, die die Blasenkapazität verringern können (z. B. beeinträchtigte Mobilität, Sedierung)
- Beachten von Faktoren, die die Fähigkeit, auf einen Miktionsdrang zu reagieren, beeinträchtigen können (z. B. beeinträchtigte Mobilität, Sedierung)
- Vorbereiten des geeigneten Testens und Assistieren (z. B. Urinanalyse, Zystometrie) *zur Evaluation des Entleerungsmusters und zum Erkennen des pathologischen Befundes*

2. Pflegepriorität: Verhindern des Auftretens des Problems:
- Messen der Menge an gelassenem Urin unter besonderem Vermerken von Mengen unter 100 ml und über 550 ml
- Aufschreiben der Einfuhr und der Häufigkeit/des Intensitätsgrads des Harndrangs
- Feststellen der Kenntnis/der Bedenken des Patienten hinsichtlich des sich entwickelnden Problems und ob die Lebensweise beeinträchtigt ist (z. B. soziale Kontakte, sexuelle Verhaltensmuster)

- Regeln der Flüssigkeitsaufnahme zu vorher festgelegten Zeiten (bei und zwischen den Mahlzeiten), *um ein vorhersagbares Entleerungsmuster zu fördern*
- Festlegen eines Ausscheidungsplans (Gewohnheits-, Blasentraining), beruhend auf den üblichen Gewohnheiten des Patienten
- Indikationsgemäßes Sorgen für Unterstützung/Hilfsmittel für Patienten mit eingeschränkter Mobilität (z. B. durch Sorgen für Mittel zum Herbeirufen von Unterstützung; Toilettenstuhl, Bettflasche oder Bettpfanne in Reichweite des Patienten platzieren)
- Instruieren des Patienten, die Beckenmuskeln anzuspannen, bevor er sich aus dem Bett erhebt. *Hilft, einen Abgang von Urin bei Veränderungen des Abdominaldrucks zu verhindern*
- Vorschlagen, den Harnstrahl während der Miktion zwei Mal bewusst zu stoppen, *um die am Miktionsprozess beteiligten Muskeln wahrzunehmen und in separaten Beckenbodenübungen zu trainieren*
- Anhalten zu regelmäßigen Übungen der Beckenbodenkräftigung (Kegel-Übungen oder Vaginalkonen). *Ggf. kombinieren mit Biofeedback zur Steigerung der Trainingseffektivität*

3. Pflegepriorität: Fördern des Wohlbefindens (Patientenedukation und Entlassungsplanung):
- Empfehlen, die Aufnahme von Kaffee/Tee und Alkohol einzuschränken, *da sie eine Reizwirkung auf die Blase haben und die Diurese fördern*
- Anregen, locker sitzende oder speziell angepasste Kleidung zu tragen, *um die rasche Reaktion auf einen Harndrang zu erleichtern*
- Hervorheben der Bedeutung der Intimpflege nach jeder Entleerung, *um die Gefahr einer aufsteigenden Infektion zu verringern*
- Erörtern der vaginalen Anwendung einer hormonhaltigen Creme (konjugierte Östrogene), *um ggf. das Harnwegsgewebe zu kräftigen*

Schwerpunkte der Pflegedokumentation

Pflegeassessment oder Neueinschätzung
- Individuelle Befunde einschließlich spezifischer Risikofaktoren und Entleerungsmuster

Planung
- Pflege-/Interventionsplan und beteiligte Personen
- Plan für die Patientenanleitung

Durchführung/Evaluation
- Reaktionen des Patienten auf Interventionen/Anleitung und ausgeführte Pflegetätigkeiten
- Zielerreichung/Fortschritte in Richtung Zielerreichung
- Veränderungen des Plans

Entlassungs- oder Austrittsplanung
- Erfordernisse der Entlassung/Überweisungen und Verantwortlichkeit für die nötigen Maßnahmen
- Spezielle vorgenommene Überweisungen

Pflegeinterventionsklassifikation (NIC)

Bereich: *Körperfunktionen: grundlegende (physiological: basic).* Interventionen zur Unterstützung körperlicher Funktionen.

Klasse: *Ausscheidungsmanagement (elimination management).* Interventionen zur Entwicklung und Erhaltung regelmäßiger Urin- und Stuhlausscheidungsgewohnheiten und Umgang mit Komplikationen aufgrund veränderter Körperstrukturen.

Empfohlene Pflegeinterventionen: Urininkontinenzpflege, Toilettentraining u. a. (siehe McClarkey/Bulecheck, 2003)

Pflegeergebnisklassifikation (NOC)

Empfohlenes Pflegeergebnis: Urinkontinenz (siehe Johnson/Maas, 2003).

Literatur

Johnson, M.; Maas, M.; Moorhead, S.: Pflegeergebnisklassifikation (NOC). Huber, Bern 2003 (Plan)

McCloskey, J. C.; Bulecheck, G. M.: Pflegeinterventionsklassifikation (NIC). Huber, Bern 2003 (Plan)

Norton, C.: Praxishandbuch – Pflege bei Inkontinenz. U&F, München 1999
van der Weide: Inkontinenz – Pflegediagnosen und Pflegeinterventionen. Huber, Bern 2001

Durchblutungsstörung

(spezifiziere Typ: zerebrale, kardiopulmonale, renale, gastrointestinale, periphere)

Taxonomie 1 R: Austauschen (1.4.1.1/1980; R 1998)
Taxonomie 2: Aktivität/Ruhe, kardiovaskuläre/pulmonale Reaktionen (00024/1980; R 1998)
NANDA-Originalbezeichnung: «Ineffective (Specify Type) Tissue Perfusion (Renal, cerebral, cardiopulmonary, gastrointestinal, peripheral)»
[Thematische Gliederung: Kreislauf]

Definition: Eine Abnahme der Nährstoff- und Sauerstoffversorgung auf zellulärer Ebene/Blutversorgung, bedingt durch eine ungenügende kapillare Blutversorgung.
[Probleme der Gewebedurchblutung können existieren ohne eine Abnahme des Herzminutenvolumens; es kann jedoch ein Zusammenhang zwischen dem Herzminutenvolumen und der Gewebedurchblutung bestehen.]

Mögliche ursächliche oder beeinflussende Faktoren

- Hypervolämie, Hypovolämie
- Unterbrechung des Blutstroms – arteriell/venös
- Austauschstörungen
- Mechanische Verminderung des venösen und/oder arteriellen Blutflusses
- Hypoventilation
- Beeinträchtigter Sauerstofftransport durch alveoläre oder kapilläre Membranen
- Missverhältnis zwischen Atmung und Blutfluss
- Verringerte Hämoglobinkonzentration im Blut
- Enzymvergiftung
- Veränderte Affinität zwischen Hämoglobin und Sauerstoff

Merkmale

renal

objektive

- Blutdruckveränderung außerhalb der Normwerte
- Oligurie oder Anurie; Hämaturie

- Arterielle Pulsationen, abnorme Strömungsgeräusche
- Anstieg des Harnstoff-Kreatinin-Verhältnisses

zerebral
objektive
- Veränderter Bewusstseinszustand; Sprachstörungen
- Verhaltensänderungen [Unruhe]; Veränderung der motorischen Reaktionen; Schwäche oder Lähmung von Extremitäten
- Veränderung der Pupillenreaktion
- Schluckschwierigkeiten

kardiopulmonal
subjektive
- Brustschmerz
- Dyspnö, Atemnot
- Gefühl drohenden Unheils

objektive
- Arrhythmien, Rhythmusstörungen
- Verzögerte kapilläre Füllung > 3 s
- Veränderte Atemfrequenz außerhalb der Norm
- Gebrauch der Atemhilfsmuskulatur, Einziehung des Brustkorbs, Nasenflügelatmung
- Bronchospasmus
- Anormale Blutgaswerte
- Hämoptö

gastrointestinal
subjektive
- Übelkeit
- Abdomineller Schmerz oder Druckschmerzhaftigkeit des Bauchs

objektive
- Hypoaktive oder fehlende Darmgeräusche
- Gebähtes Abdomen
- [Melaena]

peripher
subjektive
- Claudicatio

objektive
- Veränderter Hautzustand [pergamentartig, haarlos], (Haare, Nägel [langsam wachsend, trocken, verdickt, brüchig], Trockenheit)

- Veränderungen der Hauttemperatur
- Hautverfärbung, -entfärbung; Hautfarbe: Blässe bei Hochlagerung, verzögerte Farbveränderung bei anschliessender Tieflage
- Veränderte (Haut-)Sensibilität
- Blutdruckveränderungen in den Extremitäten
- Verminderte, nicht tastbare Pulse
- Ödeme
- Verzögerte Wundheilung
- Positives Homans-Zeichen

Patientenbezogene Pflegeziele oder Evaluationskriterien

Der Patient
- drückt Verständnis über seinen Gesundheitszustand, die Therapie, die Nebenwirkungen der Medikamente und den Zeitpunkt zur Benachrichtigung des Arztes aus
- zeigt Verhaltensweisen/Veränderungen bezüglich seiner Lebensgewohnheiten, um den Kreislauf zu verbessern (z. B. Rauchentwöhnung, Entspannungstechniken, Übungs-/Ernährungsprogramm)
- weist eine angemessene erhöhte Durchblutung auf (z. B. warme/trockene Haut, gut fühlbaren peripheren Puls, Vitalzeichen im normalen Bereich, wach/orientiert, ausgewogene Zufuhr/Ausfuhr, keine Ödeme, schmerzfrei/kein Missbehagen)

Maßnahmen oder Pflegeinterventionen

1. Pflegepriorität: Einschätzen ursächlicher oder beeinflussender Faktoren:
- Bestimmen von Faktoren, die einen Bezug zur individuellen Situation haben: z. B. Vorgeschichte mit Thrombose-/Embolierisiko, Frakturen, Diagnose des Raynaud-Syndroms und der Buerger-Krankheit. Zusätzlich beachten, dass gewisse Zustände sämtliche Körpersysteme beeinflussen (z. B. Kollagenosen, Glukokortikoide bei der Addison-Krankheit, Phäochromozytom, andere endokrine Störungen und Sepsis)
- Überwachen von mit verminderter systemischer und/oder peripherer Durchblutung verbundenen Veränderungen des Bewusstseinszustandes, der Vitalzeichen, der Orthostase, des Schmerzes, der Veränderungen von Haut/Gewebe/Organfunktionen und der Zeichen von Elektrolytverschiebungen/Stoffwechselstörungen.

Beachten der Anzeichen einer Infektion, vor allem bei geschwächtem Immunsystem
- Beachten der Anzeichen einer Lungenembolie: plötzlich auftretende Thoraxschmerzen, Zyanose, Atemnot, blutiges Sputum, Schwitzen, Hypoxie, Angst, Unruhe

2. Pflegepriorität: Ermitteln des Ausmaßes der Schädigung/Organbeteiligung:
- Bestimmen der Dauer der Probleme, der Häufigkeit ihres Wiederauftretens, der auslösenden/verstärkenden Faktoren
- Beachten der üblichen Normalwerte (z. B. normaler Blutdruck, Körpergewicht, Bewusstseinslage, Blutgasanalyse u. a. in Frage kommende Laborwerte), *um Vergleichswerte mit den aktuellen Befunden zu ermitteln*
- Überprüfen der Auswirkungen auf die gewohnte Lebensweise

renal
- Feststellen der gewohnten Ausscheidungsmuster und Vergleichen mit der aktuellen Situation
- Beachten der Eigenschaften des Urins; Messen des spezifischen Gewichts
- Beurteilen der Harnstoff-/Kreatinin-Werte, der Proteinurie, des spezifischen Gewichts, der Serumelektrolyte
- Beobachten der Bewusstseinslage *(kann verändert sein bei erhöhten Harnstoff-/Kreatinin-Werten)*
- Kontrollieren von Blutdruck/Puls *(eine verminderte glomeruläre Filtrationsrate kann die Reninausschüttung und den Blutdruck erhöhen)*
- Beachten der Lokalisation, Intensität, Dauer und des Auftretens von Schmerzen
- Achten auf periphere oder generalisierte Ödeme

zerebral
- Ermitteln von Veränderungen des Sehvermögens, der Persönlichkeit, von sensomotorischen Veränderungen, wie Kopfschmerzen, Schwindel, verändertes Bewusstsein
- Beachten von kurzen/intermittierenden Phasen der Verwirrtheit/Synkopen in der Vorgeschichte *(lässt eine TIA vermuten)*
- Befragen der Angehörigen über ihre Wahrnehmung der Situation

kardiopulmonal
- Äußerungen über Thoraxschmerzen/Angina abklären. Beachten von auslösenden Faktoren, Veränderungen bei Schmerzepisoden

- Beachten des Vorkommens und des Ausmaßes von Dyspnoe, Zyanose, Bluthusten
- Überwachen des Herzrhythmus, Dokumentieren von Arrhythmien
- Beurteilen der Blutgaswerte im Ruhezustand, der Elektrolyte, von Harnstoff/Kreatinin, der Herzenzyme

gastrointestinal
- Achten auf Klagen über Übelkeit/Erbrechen, Lokalisation/Art/Intensität der Schmerzen
- Abhören der Darmgeräusche; Messen des Bauchumfangs; Dokumentieren der üblichen Kleidergröße des Patienten; Beobachten von Veränderungen des Stuhls (Blutnachweis, okkultes Blut)
- Beobachten der Symptome einer Peritonitis, ischämischen Kolitis, Angina abdominalis

peripher
- Beachten früherer Schmerzerfahrungen/Merkmale der Schmerzen (z. B. im Ruhezustand/bei Aktivität, Temperatur-/Farbveränderungen, Parästhesien, Zeitpunkt (Tag/Nacht), wärmebedingt usw.)
- Messen des Umfangs der Extremitäten bei Bedarf, *hilft das Vorliegen von Ödemen im Bereich der Extremitäten zu erkennen und den Verlauf vergleichen zu können*
- Beachten der Hautbeschaffenheit der unteren Extremitäten (Ödeme, Ulzerationen)
- Beobachten der kapillären Füllung, des Vorhandenseins/Fehlens und der Qualität der Pulse
- Kontrollieren, ob eine Druckdolenz in der Wade (Homans-Thrombosezeichen), Schwellung und Rötung vorhanden ist, *was auf eine Thrombose hindeuten kann*
- Auskultieren der systolischen/kontinuierlichen Strömungsgeräusche unterhalb der Obstruktion in den Extremitäten
- Beurteilen der Gerinnungszeiten, von Hämoglobin/Hämatokrit
- Achten auf Zeichen eines Schocks/Sepsis. Beobachten, ob eine Blutung oder Zeichen einer disseminierten intravasalen Gerinnung (DIG) vorhanden ist

3. Pflegepriorität: Maximieren der Gewebedurchblutung:

renal
- Überwachen der Vitalzeichen
- Regelmäßige Kontrolle der Ausscheidung. Erstellen einer Einfuhr-/Ausfuhrbilanz

- Tägliches Kontrollieren und Dokumentieren des Körpergewichts
- Verabreichen der verordneten Medikamente (z. B. Antikoagulanzien bei einer bestehenden Thrombose; Steroide bei membranöser Glomerulonephritis usw.)
- Vornehmen einer Essenseinschränkung bei Bedarf, Sorgen für eine ausreichende Kalorienzufuhr, um die körperlichen Bedürfnisse zu erfüllen. Eine Reduktion der Eiweißzufuhr begrenzt die Harnstoffbildung
- Dem Patienten/Bezugsperson(en) psychische Unterstützung geben. Ein Fortschreiten der Krankheit und die daraus folgende Therapie (Dialyse) können von längerfristiger Dauer sein

zerebral
- Erhöhen des Kopfteils des Bettes (z. B. um 10 Grad) und den Kopf/Hals gerade halten oder in einer entsprechenden Position, *um die Zirkulation und den venösen Rückfluss zu fördern*
- Verabreichen der verordneten Medikamente, z. B. Steroide/Diuretika, die angewendet werden, um die Ödeme zu vermindern; Antikoagulanzien usw.
- Assistieren bei und Überwachen der Hypothermiebehandlung, die evtl. eingesetzt wird, um den Stoffwechsel und den Sauerstoffbedarf herabzusetzen
- Vorbereiten des Patienten auf eine Operation, wenn es angezeigt ist, z. B. Endarterektomie der Carotis; Entfernung/Entlastung einer Raumforderung
- Vgl. PD: vermindertes intrakranielles Anpassungsvermögen

kardiopulmonal
- Kontrollieren der Vitalzeichen, Kreislauffunktionen, Herzgeräusche
- Sorgen für eine ruhige, entspannte Atmosphäre, *spart Energie und vermindert den Sauerstoffbedarf des Gewebes*
- Ermahnen des Patienten zur Vorsicht bei Aktivitäten, welche die Herzbelastung zusätzlich steigern (z. B. Pressen beim Stuhlgang). Möglichkeiten prüfen, um eine Verstopfung zu vermeiden
- Verabreichen der verordneten Medikamente (z. B. Antiarrhythmika, Fibrinolytika usw.)
- Beachten der Anzeichen einer Ischämie als Folge von Medikamentennebenwirkungen
- Vgl. PD: Verminderte Herzleistung

gastrointestinal

- Sorgen für eine gastrische/intestinale Entlastung und Überwachen der Verluste
- Sorgen für leicht verdauliche Nahrungsmittel/Flüssigkeiten in kleineren Portionen, wenn der Patient dies verträgt
- Empfehlen einer Ruhepause nach den Mahlzeiten, *um die Blutzufuhr zum Magen auf ein Maximum zu steigern*
- Vorbereiten des Patienten auf eine Operation, wenn dies angezeigt ist (kann ein chirurgischer Notfall sein, z. B. Resektion, Bypassoperation, mesenteriale Endarterektomie usw.)
- Vgl. PD: Mangelernährung

peripher

(Anmerkung der Übersetzergruppe: Bei den folgenden Maßnahmen unterscheiden die Autorinnen kaum zwischen Maßnahmen bei venösen und arteriellen Durchblutungsstörungen. Einige der vorgeschlagenen Maßnahmen sind aber je nach Art der Durchblutungsstörung kontraindiziert. Zur konkreten Auswahl/Planung der Maßnahmen sollten deshalb aktuelle Pflegelehrbücher und/oder betriebliche Richtlinien konsultiert werden!)

- Durchführen aktiver/passiver Bewegungsübungen
- Fördern einer Frühmobilisation, wenn möglich. Steigert den venösen Rückfluss
- Den Patienten davon abhalten, längere Zeit zu sitzen/stehen, einengende Bekleidung zu tragen, die Beine übereinander zu schlagen
- Hochlagern der Beine beim Sitzen und ein zu starkes Abknicken der Hüfte oder Knie vermeiden
- Meiden des Einsatzes des Knieknicks im Bett; Erhöhen des Bettendes bei Bedarf
- Verwenden eines Bettbogens bei Bedarf
- Für eine Weichlagerung zum Schutz der Extremitäten sorgen
- Evtl. nachts das Kopfteil des Bettes erhöhen, um den Blutfluss durch die Schwerkraft zu erhöhen
- Stützstrümpfe/elastische Binden vor dem Aufstehen benutzen, *um den venösen Rückfluss zu fördern und eine venöse Stauung zu vermeiden*
- Massieren der Beine bei Emboliegefahr vermeiden
- Verwenden hautfreundlicher Pflaster anstelle von Heftpflaster

- Vorsicht beim Gebrauch von Bettflaschen oder Heizkissen; *das Gewebe hat evtl. eine verminderte Sensibilität aufgrund der Ischämie (Wärme kann ebenfalls den Stoffwechsel des schon gefährdeten Gewebes erhöhen)*
- Kontrollieren der Durchblutung ober-/unterhalb von Gipsverbänden; Eis anwenden und die Extremität hoch lagern, *um Ödeme zu vermindern*
- Ermutigen des Patienten, das Rauchen einzuschränken/aufzugeben
- Mithelfen bei medizinischen Behandlungsmethoden zur Verbesserung der Durchblutung und den Patienten auf einen operativen Eingriff vorbereiten (z. B. eine Sympathektomie, Venentransplantation)
- Engmaschiges Überwachen des Patienten, um nach einer Sympathektomie Zeichen eines Schocks zu erkennen
- Achten auf Zeichen einer Blutung während der Behandlung mit Fibrinolytika
- Verabreichen der verordneten Medikamente (z. B. Vasodilatatoren, Papaverin, Lipidsenker, Antikoagulanzien usw.), (*Anmerkung: aufgrund der verminderten Gewebedurchblutung können Medikamentenwirkung, Halbwertszeit und toxischer Bereich verändert sein*)

4. Pflegepriorität: Fördern des Wohlbefindens (Beratung, Patientenedukation und Entlassungsplanung):
- Besprechen der Risikofaktoren und der Folgen einer Arteriosklerose mit dem Patienten, *um ihm eine informierte Entscheidung und Zustimmung zu Veränderungen des Lebensstils zu ermöglichen*
- Ermutigen des Patienten, über seine Gefühle in Bezug auf die Prognose/längerfristigen Folgen seines Zustandes zu sprechen
- Besprechen der notwendigen Veränderungen der Lebensgewohnheiten und dem Patienten helfen, die Krankheitsbewältigung in die Aktivitäten des täglichen Lebens zu integrieren
- Ermutigen des Patienten, das Rauchen aufzugeben, sich einer Nichtrauchergruppe anzuschliessen oder ein anderes Nichtraucherprogramm durchzuführen
- Ermutigen des Patienten, Entspannungstechniken/-übungen anzuwenden, *um Spannungszustände zu lösen.* Etablieren eines Übungsprogramms
- Sprechen mit dem Patienten über Veränderungen/Einschränkungen in der Ernährung (z. B. Einschränkung des Cholesterins, der

Triglyzeride, eiweißarme/-reiche Diät, Meiden von Roggen bei der Buerger-Krankheit usw.)
- Sprechen mit dem Patienten über die Pflege der betroffenen Extremitäten sowie über die Körper-, Fußpflege bei eingeschränkter Durchblutung
- Anraten, gefäßverengende Medikamente zu vermeiden
- Abraten, bei vorhandenen Varizen/einer Thrombophlebitis die Wade zu massieren, um eine Embolie zu vermeiden
- Hinweisen auf die Wichtigkeit, dass bei einer Antikoagulation, die Einnahme von Acetylsalicylsäure, einigen rezeptfreien Medikamenten, kaliumhaltigen Vitaminen, mineralischen Ölen, Alkohol zu vermeiden ist
- Besprechen der medizinischen Therapie und den entsprechenden Sicherheitsmaßnahmen (z.B. den Gebrauch eines elektrischen Rasierapparates während der Dauer der Antikoagulation) mit dem Patienten
- Anraten, sich nicht der Kälte auszusetzen; sich warm anzuziehen; Kleidung aus Naturfasern zu benutzen, *die wirksamer isolieren*
- Präoperatives Beraten des Patienten, falls notwendig
- Verweisen auf spezielle Hilfsorganisationen, Beratungsstellen

Schwerpunkte der Pflegedokumentation

Pflegeassessment oder Neueinschätzung
- Individuelle Ergebnisse der Einschätzung, Art, Ausmaß und Dauer des Problems, Auswirkungen auf unabhängige Lebensweise
- Charakteristika der Schmerzen, auslösende Faktoren, Maßnahmen, die schmerzlindernd wirken
- Vitalzeichen, Herzrhythmus/Arrhythmien
- Puls/Blutdruck, bei Bedarf inklusive Messungen unter-/oberhalb vermuteter Läsion
- Nach Bedarf Ein-, Zufuhr/Ausfuhr und Körpergewicht

Planung
- Pflegeplan/-interventionen und beteiligte Personen

Durchführung/Evaluation
- Reaktionen auf Interventionen/Anleitung und ausgeführte Pflegetätigkeiten
- Veränderungen des Plans
- Zielerreichung/Fortschritte in Richtung Zielerreichung

Entlassungs- oder Austrittsplanung
- Zur Verfügung stehende Ressourcen, Vermitteln an spezifische Dienste
- Langfristige Bedürfnisse nach Entlassung und Austritt sowie die Verantwortlichkeit für die notwendigen Maßnahmen

Pflegeinterventionsklassifikation (NIC) – kadiopulmonal/peripher

Bereich: *Körperfunktionen: komplexe (physiological: complex).* Interventionen zur Unterstützung homöostatischer und regulierender Prozesse.

Klasse: *Durchblutungsförderung (tissue perfusion management).* Interventionen zur Optimierung der Blut- und Nährstoffversorgung von Körpergeweben.

Empfohlene Pflegeinterventionen: Kardiologische Akutpflege, kardiovaskuläre Pflege: arterielle Insuffizienz, kardiovaskuläre Pflege: venöse Insuffizienz, Atmungsüberwachung, Schockmanagement: kardiogen u. a. (siehe McCloskey/Bulecheck, 2003).

Empfohlenes Pflegeergebnis: Durchblutung: kardial (tissue perfusion: cardiac), (siehe Johnson/Maas/Moorhead, 2003).

Pflegeinterventionsklassifikation (NIC) – zerebral

Bereich: *Körperfunktionen: komplexe (physiological: complex).* Interventionen zur Unterstützung homöostatischer und regulierender Prozesse.

Klasse: *Neurologische Pflege (neurologic management).* Interventionen zur Optimierung neurologischer Funktionen.

Empfohlene Pflegeinterventionen: Förderung der Hirndurchblutung, Hirndrucküberwachung (ICP), neurologische Überwachung, Sensibilitätsstörungsmanagement u. a. (siehe McCloskey/Bulecheck, 2003).

Empfohlenes Pflegeergebnis: Durchblutung: zerebral (tissue perfusion: cerebral), (siehe Johnson/Maas/Moorhead, 2003).

Pflegeinterventionsklassifikation (NIC) – renal

Bereich: *Körperfunktionen: komplexe (physiological: complex).* Interventionen zur Unterstützung homöostatischer und regulierender Prozesse.

Klasse: *Elektrolyt- und Säure-Basen-Management (electrolyte and acid-base-management).* Interventionen, zur Regulierung des Elektrolyt- und Säure-Basen-Gleichgewichts sowie zur Vorbeugung von Komplikationen.

Empfohlene Pflegeinterventionen: Flüssigkeits-/Elektrolytmanagement, Flüssigkeitsmanagement, Hämodialyse, Hämofiltration, Peritonealdialyse u. a. (siehe McCloskey/Bulecheck, 2003).

Empfohlenes Pflegeergebnis: Durchblutung: renal (tissue perfusion: renal), (siehe Johnson/Maas/Moorhead, 2003).

Pflegeinterventionsklassifikation (NIC) – gastrointestinal

Bereich: *Körperfunktionen: grundlegende (physiological: basic).* Interventionen zur Unterstützung körperlicher Funktionen.

Klasse: *Ernährungsmanagement (nutrition management).* Interventionen zur Veränderung oder Erhaltung des Ernährungszustandes.

Empfohlene Pflegeinterventionen: Flüssigkeits-/Elektrolytmanagement, Magensonde einlegen, Ernährungsmanagement u. a. (siehe McCloskey/Bulecheck, 2003).

Empfohlenes Pflegeergebnis: Durchblutung: gastrointestinal (tissue perfusion: gastrointestinal), (siehe Johnson/Maas/Moorhead, 2003).

Literatur

Carpenito, L. J.: Nursing Diagnosis – Application to clinical practice. Lippincott, Philadelphia 2002

Johnson, M.; Maas, M.; Moorhead, S.: Pflegeergebnisklassifikation (NOC). Huber, Bern 2003 (Plan)

Kellnhauser, E. et al.: THIEMES Pflege. Thieme, Stuttgart 2000

McCloskey, J. C.; Bulecheck, G. M.: Pflegeinterventionsklassifikation (NIC). Huber, Bern 2003 (Plan)

Autonome Dysreflexie (Hyperreflexie)*

Taxonomie 1 R: Austauschen (1.2.3.1/1988)
Taxonomie 2: Neurobehavioraler Stress, Dysreflexie (00009/1988)
NANDA-Originalbezeichnung: «Dysreflexia, autonomic»
[Thematische Gliederung: Kreislauf]

Definition: Eine lebensbedrohende, ungehemmte, autonome Reaktion des Nervensystems auf einen schädlichen Reiz, nach einer Rückenmarkverletzung, in Höhe von Th7 oder oberhalb Th7.

Mögliche ursächliche oder beeinflussende Faktoren

- Blasenüberdehnung, Blähung [Kathetereinlage, Verstopfung, Spülung]
- Hautreizung
- Wissensdefizit von Patient und Betreuungsperson
- [Sexuelle Erregung]
- [Extreme in der Umgebungstemperatur]

Bestimmende Merkmale oder Kennzeichen

Ein Mensch mit einer Rückenmarkverletzung in Höhe von Th7 oder darüber:

subjektive
- Kopfschmerzen (ein diffuser Schmerz in unterschiedlichen Kopfbereichen und nicht beschränkt auf einen von einem bestimmten Nerv innervierten Kopfbereich)
- Parästhesien; Frösteln; verschwommenes Sehen; Thoraxschmerzen; metallischer Geschmack im Mund; Blutandrang in der Nase

objektive
- Paroxysmale Hypertonie (plötzlich auftretender periodisch erhöhter Blutdruck bei einem systolischen Druck von mehr als 140 mmHg und diastolischen Druck von mehr als 90 mmHg)
- Brady- oder Tachykardie (Pulsfrequenz weniger als 60 oder mehr als 100 Schläge pro Minute)

---

* Umschreibung der Übersetzergruppe, die dem besseren Verständnis dienen soll.

- Schweißsekretion (oberhalb der Rückenmarkverletzung); rote Hautflecken (oberhalb der Rückenmarkverletzung); Blässe (unterhalb der Rückenmarkverletzung)
- Horner-Syndrom (Pupillenverengung, partielles Herabhängen des Oberlides, Enophthalmus und manchmal eine fehlende Schweißsekretion auf der betroffenen Gesichtshälfte); Bindehautschwellung
- Pilomotorischer Reflex (Gänsehaut nach Kühlung der Haut)

Patientenbezogene Pflegeziele oder Evaluationskriterien

Der Patient/die Pflegeperson
- erkennt Risikofaktoren
- erkennt Zeichen/Symptome der Dysreflexie
- wendet präventive/korrigierende Maßnahmen an
- erlebt keine Anfälle einer Dysreflexie oder fordert medizinische Hilfe rechtzeitig an

Maßnahmen oder Pflegeinterventionen

1. Pflegepriorität: Einschätzen der auslösenden Risikofaktoren:
- Ermitteln, ob eine Blasenüberdehnung/Darmblähung, Blasenkrämpfe/Nierensteine oder eine Infektion vorhanden ist
- Beobachten der Haut/des Gewebes nach Druckstellen, vor allem nach längerem Sitzen
- Sorgen dafür, dass der Patient extreme Temperaturen/Durchzug meidet und ihn entsprechend instruieren
- Engmaschiges Überwachen des Patienten während der Untersuchungen, bei denen eine Blasen- oder Darmmanipulation stattfindet

2. Pflegepriorität: Sorgen für eine Früherkennung und sofortige Maßnahmen:
- Beurteilen, ob mit der Dysreflexie zusammenhängende Beschwerden/Symptome (z. B. starke Kopfschmerzen, Thoraxschmerzen, verschwommenes Sehen, Gesichtsrötungen, Übelkeit, metallischer Mundgeschmack, Horner-Syndrom) zu erkennen sind
- Erhöhen des Bettkopfteils um 45 Grad oder Lagern des Patienten in einer sitzenden Stellung, *um den Blutdruck zu senken*
- Korrigieren bzw. Ausschalten des ursächlichen Reizes (z. B. bei

einer Blasenüberdehnung/Darmblähung, Druck auf eine Hautstelle, extreme Temperatur)
- Häufiges Überwachen des Blutdrucks während eines Anfalls. Regelmäßige Blutdruckkontrollen, auch nach Abklingen der Symptome, durchführen, *um den Effekt der Interventionen zu evaluieren*
- Verabreichen von Medikamenten nach Verordnung *zur Blockierung einer übermäßigen autonomen Reizleitung, zur Normalisierung der Pulsfrequenz und zur Reduktion der Hypertonie*
- Auftragen einer lokal anästhesierenden Salbe auf das Rektum; Entfernen einer Kotstauung nach Abklingen der Symptome

3. Pflegepriorität: Fördern des Wohlbefindens (Beratung, Patientenedukation und Entlassungsplanung):
- Besprechen von Warnzeichen und präventive Maßnahmen mit dem Patienten/Bezugsperson(en)
- Anleiten von Patient/Familie bei der Darm- und Blasenpflege, der Prävention eines Druckgeschwürs, der Pflege von bestehenden Hautdefekten und der Prävention einer Infektion
- Anleiten der Bezugsperson/Betreuungsperson, bei einem akuten Anfall den Blutdruck zu messen
- Überprüfen der korrekten Anwendung/Verabreichung der Medikamente, falls angezeigt
- Unterstützen des Patienten bzw. Klären mit der Familie, an wen sie sich in einer Notfallsituation wenden können (z. B. ärztlicher Dienst, Rettungsdienst, Gemeindepflege)

Schwerpunkte der Pflegedokumentation

Pflegeassessment oder Neueinschätzung
- Individuelle Ergebnisse der Einschätzung, inklusive frühere Episoden von Dysreflexie, vorausgehende Faktoren und individuelle Symptomatik

Planung
- Pflegeplan/-interventionen und beteiligte Personen
- Plan für die Patientenanleitung, -edukation und -beratung

Durchführung/Evaluation
- Reaktionen auf Interventionen/Anleitung und ausgeführte Pflegetätigkeiten
- Veränderungen des Plans
- Zielerreichung/Fortschritte in Richtung Zielerreichung

Entlassungs- oder Austrittsplanung
- Langfristige Bedürfnisse nach Entlassung und Austritt sowie die Verantwortlichkeit für die notwendigen Maßnahmen

Pflegeinterventionsklassifikation (NIC)

Bereich: *Körperfunktionen: komplexe (physiological: complex):* Interventionen zur Unterstützung homöostatischer und regulierender Prozesse.

Klasse: *Neurologische Pflege (neurologic management):* Interventionen zur Optimierung neurologischer Funktionen.

Empfohlene Pflegeinterventionen: Dysreflexiemanagement (siehe McCloskey/Bulecheck, 2003).

Pflegeergebnisklassifikation (NOC)

Empfohlenes Pflegeergebnis: Neurologischer Status: autonomes Nervensystem (neurological status: autonomic), (siehe Johnson/Maas/Moorhead, 2003).

Literatur

Carpenito, L. J.: Nursing Diagnosis – Application to clinical practice. Lippincott, Philadelphia 2002

Fiersching, R.; Synowitz, H. J.; Wolf, F.: Professionelle neurochirurgische und neurologische Pflege. Huber, Bern 2002

Johnson, M.; Maas, M.; Moorhead, S.: Pflegeergebnisklassifikation (NOC). Huber, Bern 2003 (Plan)

McCloskey, J. C.; Bulecheck, G. M.: Pflegeinterventionsklassifikation (NIC). Huber, Bern 2003 (Plan)

Thomé, U.: Neurochirurgische und neurologische Pflege. Springer, Heidelberg/Berlin, 2002

Gefahr einer autonomen Dysreflexie

Taxonomie 1 R: Austauschen (1.2.3.2/1988)
Taxonomie 2: Neurobehavioraler Stress, Dysreflexie (00010/1998, R 2000)
NANDA-Originalbezeichnung: «Risk for autonomic Dysreflexia»
[Thematische Gliederung: Kreislauf]

Definition: Das Risiko einer lebensbedrohenden, ungehemmten, autonomen Reaktion des sympathischen Nervensystems nach einem spinalen Schock, bei einer Person mit einer Rückenmarkverletzung oder Schädigung in Höhe von Th6 oder oberhalb Th6 (Auftreten bei Personen mit einer Schädigung in Höhe von Th7 und Th8).

Risikofaktoren

- Rückenmarkverletzung oder Schädigung in Höhe von Th6 oder oberhalb Th6 und mindestens einer der folgenden Risikofaktoren:

Neurologischer Reiz

- Schmerzhafter starker Reiz unter der Rückenmarkverletzung

Urologische Reize

- Blasen(über)dehnung
- Nichtzusammenwirken zwischen Detrusor und Sphinkter
- Blasenspasmus
- Anwendung von Geräten im Blasenbereich oder chirurgischer Eingriff
- Epididymitis (Nebenhodenentzündung)
- Urethritis
- Harnwegsinfektion
- Nierensteine
- Blasenentzündung
- Katheterisierung

Gastrointestinale Reize

- Darm(über)dehnung
- Kotstauung
- Digitale Darmstimulation

- Suppositorien
- Hämorrhoiden
- Schmerzhafte Defäkation
- Obstipation
- Einläufe
- Erkrankungen des Gastrointestinaltraktes
- Magenulzera
- Ösophagealer Reflux
- Gallensteine

Reize über die Sexualorgane

- Menstruation
- Geschlechtsverkehr
- Schwangerschaft
- Geburt
- Ovarielle Zysten
- Ejakulation

Muskuloskeletale und Hautreize

- Kutane Stimulation (Druckgeschwür, eingewachsene Nägel, Verbände, Verbrennungen, Ausschläge)
- Druck auf hervorstehende Körperpartien oder Genitalien
- Spasmus
- Frakturen
- Bewegungsübungen
- [Heterotrophic bone]
- Wunden
- Sonnenbrand

Regulatorische Reize

- Temperaturschwankungen
- Temperaturextreme

Situative Reize

- Lagerung
- Einengende Kleidungsstücke (Strumpfbänder, Socken, Schuhe)
- Medikamentenreaktionen (Dekongestionsmittel, Sympatikomimetika, Vasokonstriktoren, Schmerzmittelentzug)

Kardiopulmonale Reize

- Lungenembolie
- Tiefe Beinvenenthrombose

Patientenbezogene Pflegeziele oder Evaluationskriterien

Der Patient
- erkennt vorliegende Risikofaktoren
- wendet präventive/korrigierende Maßnahmen an
- erlebt keine Anfälle einer Dysreflexie

Maßnahmen oder Pflegeinterventionen

1. Pflegepriorität: Einschätzen der vorliegenden Risikofaktoren:
- Überwachen hinsichtlich potenziell auslösender Faktoren, einschließlich: *urologischer Faktoren* (z. B. Blasen(über)dehnung, Harnwegsinfektion, Nierensteine); *gastrointestinaler Faktoren* (z. B. Darm(über)blähung, Hämorrhoiden, digitale Stimulation), *Hautreizungen* (z. B. Druckgeschwüre, Temperaturextreme, Verbandwechsel); *Reizungen über die Sexualorgane* (z. B. sexuelle Aktivitäten, Menstruation, Schwangerschaft, Entbindung) und verschiedene andere Faktoren (z. B. Lungenembolie, Medikamentenreaktionen, tiefe Beinvenenthrombose)

2. Pflegepriorität: Verhüten des Auftretens einer autonomen Dysreflexie:
- Überwachen der Vitalzeichen, Beachten von Veränderungen des Blutdrucks, der Herzfrequenz und Körpertemperatur, insbesondere in Zeiten physischen Stresses, *um Entwicklungen zu erkennen und rechtzeitig eingreifen zu können*
- Anleiten zu vorbeugenden Interventionen (regelmäßiger Stuhlgang, angemessene Abpolsterung der Haut und Schutz des Gewebes, gute Lagerung und Temperaturkontrolle)
- Anleiten aller (Laien-)Pflegenden zur Sorge für eine regelmäßige Stuhl- und Urinausscheidung und eine sofortige und langfristige Dekubitusprophylaxe, da dies die Faktoren sind, die am häufigsten mit einer Dysreflexie assoziiert sind
- Verabreichen von Antihypertensiva, wenn einem Risikopatienten eine Routine-Erhaltungsdosis verordnet wurde, wie es erfolgt, wenn das Einwirken eines schädigenden Reizes (z. B. chronisches

Gefahr einer autonomen Dysreflexie

Druckgeschwür im Sakralbereich; Fraktur oder akuter postoperative Schmerzen) nicht verhindert werden kann
- Vgl. PD: autonome Dysreflexie

3. Pflegepriorität: Fördern des Wohlbefindens (Beratung, Patientenedukation und Entlassungsplanung):
- Besprechen von Warnzeichen und präventiven Maßnahmen mit dem Patienten/Bezugsperson(en), (z. B. Blutandrang in der Nase, Angst, Sehveränderungen) [verschwommenes Sehen], metallischer Geschmack im Mund, Blutdruckanstieg, paroxysmale akute Hypertonie, starke klopfende Kopfschmerzen, Schwitzen, rote Hautflecken (Flushs oberhalb der Rückenmarksverletzung); Bradykardie, Herzrhythmusstörungen. *Erste Zeichen können sich innerhalb von Minuten entwickeln und müssen rasch behandelt werden*
- Überprüfen der korrekten Anwendung/Verabreichung der Medikamente, falls angezeigt
- Anleiten von Patient/Familie bei der Darm- und Blasenpflege, der Prävention eines Druckgeschwürs, der Pflege von bestehenden Hautdefekten und der Prävention einer Infektion
- Anleiten der Bezugsperson/Betreuungsperson, bei einem akuten Anfall den Blutdruck zu messen
- Überprüfen der korrekten Anwendung/Verabreichung der Medikamente, falls eine präventive Medikamentengabe vorgesehen ist
- Unterstützen des Patienten bzw. mit der Familie klären, an wen sie sich in einer Notfallsituation wenden können (z. B. ärztlicher Dienst, Rettungsdienst, Gemeindepflege)

Schwerpunkte der Pflegedokumentation

Pflegeassessment oder Neueinschätzung
- Individuelle Ergebnisse der Einschätzung inklusive früherer Episoden von Dysreflexie, vorausgehender Faktoren und individueller Symptomatik

Planung
- Pflegeplan/-interventionen und beteiligte Personen
- Plan für die Patientenanleitung, -edukation und -beratung

Durchführung/Evaluation
- Reaktionen auf Interventionen/Anleitung und ausgeführte Pflegetätigkeiten
- Veränderungen des Plans
- Zielerreichung/Fortschritte in Richtung Zielerreichung

Entlassungs- oder Austrittsplanung
- Langfristige Bedürfnisse nach Entlassung und Austritt sowie die Verantwortlichkeit für die notwendigen Maßnahmen

Pflegeinterventionsklassifikation (NIC)

Bereich: *Körperfunktionen: komplexe (Physiological: complex).* Interventionen zur Unterstützung homöostatischer und regulierender Prozesse.
Klasse: *Neurologische Pflege (neurologic management).* Interventionen zur Optimierung neurologischer Funktionen.
Empfohlene Pflegeinterventionen: Dysreflexiemanagement u. a. (siehe McCloskey/Bulecheck, 2003).

Pflegeergebnisklassifikation (NOC)

Empfohlenes Pflegeergebnis: Risikokontrolle (risk control), (siehe Johnson/Maas/Moorhead, 2003).

Literatur

Carpenito, L. J.: Nursing Diagnosis – Application to clinical practice. Lippincott, Philadelphia 2002

Fiersching, R.; Synowitz, H. J.; Wolf, F.: Professionelle neurochirurgische und neurologische Pflege. Huber, Bern 2002

Johnson, M.; Maas, M.; Moorhead, S.: Pflegeergebnisklassifikation (NOC). Huber, Bern 2003 (Plan)

McCloskey, J. C.; Bulecheck, G. M.: Pflegeinterventionsklassifikation (NIC). Huber, Bern 2003 (Plan)

Thomé, U.: Neurochirurgische und neurologische Pflege. Springer, Heidelberg/Berlin, 2002

Beeinträchtigte elterliche Fürsorge

Taxonomie 1 R: In Beziehung treten (3.2.1.1.1/1978; R 1998)
Taxonomie 2: Rolle/Beziehungen, Familienbeziehungen (00056/1978; R 1998)
NANDA-Originalbezeichnung: «Impaired Parenting»
[Thematische Gliederung: Soziale Interaktion]

Definition: Unfähigkeit einer erziehenden Person, eine Umgebung zu schaffen, zu erhalten oder wiederherzustellen, in der ein Kind optimal wachsen und sich entwickeln kann.

(Als Einleitung zu dieser Diagnose ist es wichtig zu erwähnen, dass die Anpassung an die Elternrolle im Allgemeinen ein normaler Reifeprozess ist. Er erfordert allenfalls präventive Maßnahmen zur Verhinderung von potenziellen Problemen).

Mögliche ursächliche oder beeinflussende Faktoren

Soziale Faktoren
- Fehlende Zugangsmöglichkeiten zu entsprechenden Ressourcen
- Soziale Isolation
- Fehlende Ressourcen
- Ärmliche häusliche Umgebung
- Fehlender Familienzusammenhalt
- Unangemessene Übereinkünfte zur Versorgung des Kindes
- Fehlende Transportmöglichkeiten
- Arbeitslosigkeit oder Probleme im Beruf
- Rollenbelastung, Rollenüberlastung
- Ehekonflikt, abnehmende Zufriedenheit mit der Ehe
- Fehlende Wertschätzung der Elternschaft
- Veränderung in der Familieneinheit
- Zugehörigkeit zu einer niedrigen gesellschaftlichen Klasse
- Ungeplante, ungewollte Schwangerschaft
- Bestehende Stresszustände (z. B. finanziell, rechtlich, kurz zurückliegende Krisen, kulturelle Verschiebung)
- Fehlende Identifikation mit der Rolle; Fehlen eines Vorbildes/unwirksames Vorbild
- Allein erziehender Elternteil
- Fehlende soziale Unterstützungsnetze
- Nichteinbeziehung des Vaters des Kindes

- Vorgeschichte eines ausgeübten Missbrauchs
- Vorgeschichte eines erlittenen Missbrauchs
- Finanzielle Schwierigkeiten
- Unangepasste Bewältigungsformen
- Armut
- Schlecht ausgebildete Problemlösungsfähigkeiten
- Unfähigkeit, die Bedürfnisse des Kindes über die eigenen zu stellen
- Geringes Selbstwertgefühl
- Ortswechsel
- Rechtliche Schwierigkeiten

Wissensbezogene Faktoren
- Fehlendes Wissen über die Gesunderhaltung eines Kindes
- Fehlendes Wissen über elterliche Fertigkeiten
- Unrealistische Erwartungen an sich selbst, an das Kleinkind, den Partner
- Begrenzte kognitive Funktionen und Fähigkeiten
- Fehlendes Wissen über die normale Entwicklung eines Kindes
- Unfähigkeit, Hinweise des Kindes zu erkennen und zu reagieren
- Geringes Bildungsniveau, niedriges Leistungsniveau
- Schlecht ausgebildete kommunikative Fähigkeiten
- Fehlende kognitive Bereitschaft zur Elternschaft
- Bevorzugte Wahl von Bestrafungen als Erziehungsmittel

Kleinkind oder Kind
- Frühgeburt
- Krankheit
- Lang andauernde Trennung von den Eltern
- Nicht erwünschtes Geschlecht des Kindes
- Aufmerksamkeitsdefizit-Hyperaktivitätssyndrom
- Schwieriges Temperament des Kindes
- Trennung von den leiblichen Eltern bei der Geburt
- Fehlende Passung des kindlichen Temperaments mit den Erwartungen des Kindes
- Ungeplantes, ungewolltes Kind
- Behinderung oder Entwicklungsverzögerung
- Mehrlingsschwangerschaft
- Veränderte Wahrnehmungsfähigkeiten

Psychologische Faktoren
- Vorgeschichte einer Suchtmittelabhängigkeit
- Behinderung

Beeinträchtigte elterliche Fürsorge

- Depression
- Schwierige Geburt/Entbindung
- Jugendliches Alter, besonders Adoleszenten
- Vorgeschichte einer psychischen Erkrankung
- Große Zahl kurz aufeinander folgender Schwangerschaften
- Schlafentzug oder -unterbrechung
- Fehlende oder verzögerte pränatale Versorgung
- Trennung vom Säugling/Kind

Bestimmende Merkmale oder Kennzeichen

subjektive

Eltern

- Äußerungen über Unfähigkeit, die kindlichen Bedürfnisse zu befriedigen, Äußerungen über fehlende Kontrolle über das Kind
- Negative Äußerungen über das Kind
- Äußerungen über Unzulänglichkeitsgefühle in der Rolle [Unfähigkeit, für das Kind zu sorgen/es zu erziehen]

objektive

Kleinkind/Kind

- Häufige Unfälle/Erkrankungen des Kindes; Gedeihstörung
- Schlechte Leistungen in der Schule, schlechte kognitive Entwicklung
- Schlecht ausgeprägte Sozialkompetenz; Verhaltensstörung
- [Aktuelles] Vorkommen körperlicher und psychischer Traumata oder Missbrauch
- Fehlende Bindung; Trennungsangst
- Weglaufen

Eltern

- Eingeschränkte Interaktion zwischen Mutter und Kind; geringe Interaktion zwischen Eltern und Kind; wenig Schmusen und Austausch von Zärtlichkeiten; unsichere oder fehlende Bindung zum Kind
- Unangemessene Gesunderhaltung des Kindes; unsichere häusliche Umgebung, unangemessene Übereinkünfte zur Versorgung des Kindes; unzureichende visuelle, taktile oder auditorische Stimulation
- Schlecht ausgebildete oder unangemessene Fertigkeiten zur Versorgung eines Kindes; inkonsistentes Versorgungs-/Verhaltensmanagement
- Unflexibilität, um die Bedürfnisse des Kindes oder die Erfordernisse der Situation zu befriedigen

- Hohe Wertschätzung für Bestrafungen als Erziehungsmittel, Zurückweisung oder Feindseligkeit gegenüber dem Kind, Kindesmissbrauch, Vernachlässigung des Kindes, Verlassen des Kindes

Patientenbezogene Pflegeziele oder Evaluationskriterien

Die Eltern
- äußern realistische Kenntnisse und Erwartungen an die Elternrolle
- sprechen aus, die individuelle Situation zu akzeptieren
- erkennen eigene Stärken, individuelle Bedürfnisse und Möglichkeiten/Ressourcen
- zeigen angemessene Verhaltensweisen, die Bindung/elterliche Pflege bezeugen

Maßnahmen oder Pflegeinterventionen

1. Pflegepriorität: Einschätzen ursächlicher oder beeinflussender Faktoren:
- Achten auf Familienkonstellation: beide Eltern, allein stehend, erweiterte Familie, Kind, das mit Verwandten lebt
- Ermitteln des Entwicklungsstandes in der Familie (z. B. neues Kind, Jugendliche, Kinder, die von zu Hause weggehen, usw.)
- Beurteilen der Beziehungen in der Familie und Erkennen der individuellen Bedürfnisse der einzelnen Mitglieder (Weiterleiten der Feststellungen, wenn die Sicherheit des Kindes gefährdet ist und Einleiten entsprechend notwendiger rechtlicher/professioneller Schritte
- Einschätzen der Fähigkeit des Elternteils(e), die elterliche Fürsorge zu übernehmen. Berücksichtigen der intellektuellen, seelischen und körperlichen Stärken und Schwächen des Betroffenen. *Elternteile mit auffälligen Beeinträchtigungen brauchen möglicherweise mehr Ausbildung und Unterstützung*
- Beobachten von Verhaltensweisen in Bezug auf die Bindung zwischen Mutter (Elternteil) und Kind (Vgl. PD: Gefahr einer beeinträchtigten Eltern-Kind-Bindung)
- Achten auf Probleme des Kindes (z. B. Geburtsschäden, Hyperaktivität), welche die Eltern-Kind-Bindung und die Betreuungsbedürfnisse beeinflussen könnten
- Einschätzen, ob eine körperliche Behinderung die Fähigkeit des Elternteils, für ein Kind zu sorgen, stören/verändern könnte (z. B. bei einer Sehbehinderung, Paraplegie, schwerer Depression)

- Feststellen, ob Unterstützungssystem, Vorbilder, erweiterte Familie und Ressourcen in der Wohngemeinde dem Elternteil (Eltern) zur Verfügung stehen/tauglich sind
- Achten auf Abwesenheiten von zu Hause/mangelnde Überwachung durch einen Elternteil (z. B. lange Arbeitszeiten/Arbeitsstelle außerhalb der Wohngemeinde, mehrere Verpflichtungen, wie z. B. Arbeit und gleichzeitige Weiterbildung)

2. Pflegepriorität: Fördern der Fähigkeiten zur elterlichen Fürsorge:
- Schaffen einer Atmosphäre, in der Beziehungen aufgebaut und die Bedürfnisse jedes Beteiligten erfüllt werden können: *Lernen verläuft erfolgreicher, wenn sich die beteiligten Personen sicher fühlen*
- Sich genügend Zeit nehmen, um die Sorgen/Befürchtungen der Eltern anzuhören
- Betonen der positiven Aspekte der Situation, Bewahren einer optimistischen/positiven Haltung gegenüber den Fähigkeiten der Eltern und den Möglichkeiten zur Besserung der Situation
- Achten auf die Haltung der Teammitglieder gegenüber dem Elternteil/Kind und spezifischen Problemen/Behinderungen (z. B. ein behinderter Elternteil/Eltern muss/müssen als Individuum beachtet und nicht anhand einer Norm beurteilt werden). *Negative Einstellung fördern negative Ergebnisse*
- Ermutigen zum Ausdruck von Gefühlen wie Hilflosigkeit, Ärger, Frustration. Setzen klarer Grenzen für inakzeptables Verhalten
- Anerkennen der Schwierigkeit der Situation und der Normalität der Gefühle. Erleichtert, die Situation zu akzeptieren
- Erkennen der Trauerphasen, wenn das Kind behindert ist oder anders als erwartet (z. B. Mädchen statt Knabe, unförmiger Kopf/auffälliges Muttermal). Den Eltern Zeit lassen, ihre Gefühle zu äußern und mit dem «Verlust» fertig zu werden
- Ermutigen der Eltern, Elternbildungskurse zu besuchen (z. B. PEKIP, Triple P), *um den Aufbau von Fähigkeiten zur Kommunikation und Problemlösung zu unterstützen*
- Betonen der gemeinsamen elterlichen Fürsorge und nicht von Fähigkeiten der Mutter/des Vaters allein

3. Pflegepriorität: Fördern des Wohlbefindens (Beratung, Elternberatung und Entlassungsplanung):
- Involvieren aller verfügbaren Familienmitglieder in den Lernprozess
- Angemessen Informieren über die Situation, einschließlich

Zeitmanagement, setzen von Grenzen und Methoden zum Stressabbau. *Erleichtert die Umsetzung des Plans, die Entwicklung neuer Verhaltensweisen*
- Aufbauen eines Unterstützungssystems, das der Situation entspricht (z. B. erweiterte Familie, Freunde, Sozialberatung usw.)
- Unterstützen der Eltern, die Zeit einzuteilen und Kräfte auf positive Art und Weise zu sparen. *Ermöglicht den Personen, mit aufkommenden Schwierigkeiten wirkungsvoll umzugehen*
- Ermutigen der Eltern, positive Möglichkeiten zur Erfüllung ihrer eigenen Bedürfnisse zu finden (z. B. Abend-/Nachtessen außer Haus, Zeiteinteilung für eigene Interessen). *Fördert das allgemeine Wohlbefinden, verhindert die Entwicklung eines Burn-outs*
- Verweisen auf entsprechende Hilfs-/Therapiegruppen bei Bedarf
- Feststellen, welche Institutionen es in der Gemeinde gibt (z. B. Kinderhort/-garten), *um die individuellen Bedürfnisse zu unterstützen*
- Vgl. PD: unwirksames individuelles/familiäres Coping; Gefahr der Gewalttätigkeit; Störung des Selbstwertgefühls; beeinträchtigte Familienprozesse

Schwerpunkte der Pflegedokumentation

Pflegeassessment oder Neueinschätzung
- Ergebnisse der Einschätzung inklusive Abweichungen von Erwartungen an elterliches Verhalten, Entwicklungsstand
- Vorhandensein/Nutzung von Unterstützungssystemen und Ressourcen in der Gemeinde

Planung
- Pflegeplan/-interventionen und beteiligte Personen; ermittelte Unterstützungssysteme und Ressourcen in der Gemeinde
- Plan für die Patientenanleitung, -schulung und -beratung

Durchführung/Evaluation
- Reaktionen von Eltern/Kind auf Interventionen/Anleitung und ausgeführte Pflegetätigkeiten
- Zielerreichung/Fortschritte in Richtung Zielerreichung
- Veränderungen des Plans

Entlassungs- oder Austrittsplanung
- Langfristige Bedürfnisse nach Entlassung und Austritt sowie die Verantwortlichkeit für die notwendigen Maßnahmen
- Vermitteln an andere Gesundheitsberufe

Pflegeinterventionsklassifikation (NIC)

Bereich: *Familie (Family)*. Interventionen zur Unterstützung der Familie.

Klasse: *Kindererziehung (childrearing care)*. Interventionen zur Unterstützung der Erziehung von Kindern.

Empfohlene Pflegeinterventionen: Missbrauchsprävention: Kind; Förderung der Bindung, Familienintegritätsförderung, Förderung der Erziehung u. a. (siehe McCloskey/Bulecheck, 2003).

Pflegeergebnisklassifikation (NOC)

Empfohlenes Pflegeergebnis: Rollenausübung (role performance), (siehe Johnson/Maas/Moorhead, 2003).

Literatur

Carpenito, L. J.: Nursing Diagnosis – Application to clinical practice. Lippincott, Philadelphia 2002

Johnson, M.; Maas, M.; Moorhead, S.: Pflegeergebnisklassifikation (NOC). Huber, Bern 2003 (Plan)

McCloskey, J. C.; Bulecheck, G. M.: Pflegeinterventionsklassifikation (NIC). Huber, Bern 2003 (Plan)

Gefahr einer beeinträchtigten elterlichen Fürsorge

Taxonomie 1 R: In Beziehung treten (3.2.1.1.2/1978; R 1998)
Taxonomie 2: Rolle/Beziehungen, Familienbeziehungen (00057/1978; R 1998)
NANDA-Originalbezeichnung: «Risk for Impaired Parenting»
[Thematische Gliederung: Soziale Interaktion]

Definition: Gefahr der Entwicklung einer Unfähigkeit der erziehenden Person, eine Umgebung zu schaffen, zu erhalten oder wiederherzustellen, in der ein Kind optimal wachsen und sich entwickeln kann.

(Als Einleitung zu dieser Diagnose ist es wichtig zu erwähnen, dass die Anpassung an die Elternrolle im Allgemeinen ein normaler Reifeprozess ist. Er erfordert allenfalls präventive Maßnahmen zur Verhinderung von potenziellen Problemen).

Risikofaktoren[2]

Soziale Faktoren
- Ehekonflikt, abnehmende Zufriedenheit mit der Ehe
- Vorgeschichte eines erlittenen Missbrauchs
- Schlecht ausgebildete Problemlösungsfähigkeiten
- Rollenbelastung, Rollenüberlastung
- Soziale Isolation
- Rechtliche Schwierigkeiten
- Fehlende Zugangsmöglichkeiten zu entsprechenden Ressourcen
- Fehlende Wertschätzung der Elternschaft
- Ortswechsel
- Armut
- Ärmliche häusliche Umgebung
- Fehlender Familienzusammenhalt
- Fehlende Identifikation mit der Rolle; Fehlen eines Vorbildes/unwirksames Vorbild
- Nichteinbeziehung des Vaters des Kindes
- Vorgeschichte eines ausgeübten Missbrauchs
- Finanzielle Schwierigkeiten
- Geringes Selbstwertgefühl
- Fehlende Ressourcen
- Unangemessene Vereinbarung bzgl. der Kinderversorgung
- Unangepasste Bewältigungsformen
- Zugehörigkeit zu einer niedrigen gesellschaftlichen Klasse
- Fehlende Transportmöglichkeiten
- Veränderung in der Familieneinheit
- Arbeitslosigkeit oder Probleme im Beruf
- Allein erziehender Elternteil
- Fehlende soziale Unterstützungsnetze
- Unfähigkeit, die Bedürfnisse des Kindes über die eigenen zu stellen
- Bestehende Stresszustände (z. B. finanziell, rechtlich, kurz zurückliegende Krisen, kulturelle Verschiebung)

---

[2] Anm. d. Autorinnen: Die NANDA spricht von ursächlichen/beeinflussenden Faktoren. Wir glauben jedoch, dass es sich hier um Risikofaktoren handelt. Die Risikofaktoren der NANDA sind identisch mit den bestimmenden Merkmalen der PD: «Eingeschränkte elterliche Fürsorge». Darum glauben wir, dass diese «Risikofaktoren» auf ein bestehendes und nicht ein potenzielles Problem hinweisen.

Wissensbezogene Faktoren

- Geringes Bildungsniveau, niedriges Leistungsniveau
- Unrealistische Erwartungen an sich selbst, an das Kleinkind, den Partner
- Fehlendes Wissen über elterliche Fertigkeiten
- Schlecht ausgebildete kommunikative Fähigkeiten
- Bevorzugte Wahl von Bestrafungen als Erziehungsmittel
- Unfähigkeit, Hinweise des Kindes zu erkennen und darauf zu reagieren
- Begrenzte kognitive Funktionen und Fähigkeiten
- Fehlendes Wissen über die Gesunderhaltung eines Kindes
- Fehlendes Wissen über die normale Entwicklung eines Kindes
- Fehlende kognitive Bereitschaft zur Elternschaft

Physiologische Faktoren

- Körperliche Krankheit

Kleinkind oder Kind

- Mehrlingsschwangerschaft
- Behinderung oder Entwicklungsverzögerung
- Krankheit
- Veränderte Wahrnehmungsfähigkeiten
- Fehlende Passung des kindlichen Temperaments mit den Erwartungen des Kindes
- Ungeplantes, ungewolltes Kind
- Frühgeburt
- Nicht erwünschtes Geschlecht des Kindes
- Schwieriges Temperament des Kindes
- Aufmerksamkeitsdefizit-Hyperaktivitätssyndrom
- Lang andauernde Trennung von den Eltern
- Trennung von den leiblichen Eltern bei der Geburt

Psychologische Faktoren

- Trennung vom Säugling/Kind
- Große Zahl kurz aufeinander folgender Schwangerschaften
- Behinderung
- Schlafentzug oder -unterbrechung
- Schwierige Geburt/Entbindung

- Jugendliches Alter, besonders Adoleszenten
- Depression
- Vorgeschichte einer psychischen Erkrankung
- Fehlende oder verzögerte pränatale Versorgung
- Vorgeschichte einer Suchtmittelabhängigkeit

> Anmerkung: Eine Risiko-Pflegediagnose kann nicht durch Zeichen und Symptome belegt werden, da das Problem nicht aufgetreten ist und die Pflegemaßnahmen präventiv ausgerichtet sind.

Patientenbezogene Pflegeziele oder Evaluationskriterien

Die Eltern

- sprechen aus, sich der individuellen Risikofaktoren bewusst zu sein
- erkennen eigene Stärken, individuelle Bedürfnisse und Möglichkeiten/Ressourcen
- zeigen Veränderungen im Verhalten/der Lebensweise, um das Risiko für das Problem herabzusetzen oder die Auswirkung der Risikofaktoren zu reduzieren/auszuschalten
- nehmen teil an Aktivitäten/Kursen zur Förderung der persönlichen Entwicklung und Reifung

Vgl. PD: beeinträchtigte elterliche Fürsorge oder Gefahr einer beeinträchtigten Eltern-Kind-Bindung für zusätzliche Ziele/Evaluationskriterien, Maßnahmen und Hinweise zur Dokumentation.

Pflegeinterventionsklassifikation (NIC)

Bereich: *Familie (family).* Interventionen zur Unterstützung der Familie.
Klasse: *Kindererziehung (childrearing care).* Interventionen zur Unterstützung der Erziehung von Kindern.
Empfohlene Pflegeinterventionen: Missbrauchsprävention: Kind; Bindungsförderung, Familienintegritätsförderung, Förderung der Normalisierung, Förderung der Erziehung u.a. (siehe McCloskey/Bulecheck, 2003).

Pflegeergebnisklassifikation (NOC)

Empfohlenes Pflegeergebnis: Elterliche Fürsorge (parenting), (siehe Johnson/Maas/Moorhead, 2003).

Literatur

Carpenito, L. J.: Nursing Diagnosis – Application to clinical practice. Lippincott, Philadelphia 2002

Johnson, M.; Maas, M.; Moorhead, S.: Pflegeergebnisklassifikation (NOC). Huber, Bern 2003 (Plan)

McCloskey, J. C.; Bulecheck, G. M.: Pflegeinterventionsklassifikation (NIC). Huber, Bern 2003 (Plan)

Gefahr einer beeinträchtigten Eltern-Kind-Bindung

Taxonomie 1 R: In Beziehung treten (3.2.1.1.2.1/1994)
Taxonomie 2: Rolle/Beziehungen, Familienbeziehungen, Bindung (00058/1994)
NANDA-Originalbezeichnung: «Risk for Impaired Parent/Infant/Child Attachment»
[Thematische Gliederung: Soziale Interaktion]

Definition: Eine Unterbrechung des interaktiven Prozesses zwischen Eltern/wichtigen Bezugspersonen und dem Kind, der die Entwicklung einer schützenden und fürsorglichen gegenseitigen Beziehung gefährdet.

Risikofaktoren

- Unfähigkeit der Eltern, persönliche Bedürfnisse zu befriedigen
- Mit der Elternrolle verbundene Angst
- Suchtmittelmissbrauch
- Frühgeburt; krankes Kind, das aufgrund von Verhaltenseinschränkungen keinen Kontakt zu den Eltern aufnehmen kann
- Trennung; physische Kontaktbarrieren
- Mangel an Privatheit
- [Eltern, die selbst wenig Bindung erlebt haben]

- [Unsicherheit bezüglich Vaterschaft; Schwangerschaft ist Folge von Vergewaltigung/sexuellem Missbrauch]
- [Schwierige Schwangerschaft und/oder Geburt (tatsächlich oder wahrgenommen)]

> Anmerkung: Eine Risiko-Pflegediagnose kann nicht durch Zeichen und Symptome belegt werden, da das Problem nicht aufgetreten ist und die Pflegemaßnahmen präventiv ausgerichtet sind.

Patientenbezogene Pflegeziele oder Evaluationskriterien

Die Eltern
- erkennen Stärken und Bedürfnisse der Familie und gewichten sie
- zeigen dem Kind gegenüber fürsorgliches und schützendes Verhalten
- erkennen und nutzen Ressourcen, um den Bedürfnissen der Familienmitglieder gerecht zu werden
- zeigen Verhaltensweisen, welche die Entwicklung des Kindes gezielt fördern
- lassen sich in eine gegenseitig befriedigende Beziehung zum Kind ein

Maßnahmen oder Pflegeinterventionen

1. Pflegepriorität: Einschätzen ursächlicher oder beeinflussender Faktoren:
- Befragen der Eltern, um festzustellen, wie sie die Situation wahrnehmen, welches ihre individuellen Sorgen sind
- Einschätzen der Eltern-Kind-Interaktionen
- Feststellen der Verfügbarkeit/Nutzung von Ressourcen (inkl. erweiterter Familie, Selbsthilfegruppen, finanzieller Hilfe)
- Beurteilen der Fähigkeit der Eltern, eine förderliche Umgebung zu schaffen und mit dem Kind in Beziehung zu treten

2. Pflegepriorität: Unterstützen der Verhaltensentwicklung des Kindes:
- Feststellen der Stärken und Gefährdungen des Kindes. *Jedes Kind ist mit einem ihm eigenen Temperament geboren, das die Interaktion mit den Eltern beeinflusst*

- Informieren der Eltern bezüglich Wachstum und Entwicklung von Kindern, unter Berücksichtigung der Wahrnehmungen der Eltern. *Hilft realistische Erwartungen zu entwickeln*
- Unterstützen der Eltern beim Schaffen einer stimulierenden, entwicklungsfördernden Umgebung
- Zeigen von Verhaltensweisen, welche die Verhaltensentwicklung des Kindes fördern
- Konsistente Reaktion einer positiven Zuwendung für das Kind

3. Pflegepriorität: Fördern der bestmöglichen Wahrnehmung der Elternrolle durch die Eltern:
- Aufbauen einer therapeutischen Beziehung zu den Familienmitgliedern, um eine konsistent warme, positive, fördernde und nichtwertende Atmosphäre zu vermitteln
- Unterstützen der Eltern im Erkennen von Stärken und Bedürfnissen der Familien und dabei, diese nach Priorität zu ordnen. *Fördert eine positive Sicht des Erreichten und baut auf diese Errungenschaften auf*
- Unterstützen und Führen der Eltern beim Beurteilen von Ressourcen/Unterstützungsmöglichkeiten
- Beteiligen der Eltern an Aktivitäten mit dem Kind, welche sie erfolgreich durchführen können. *Fördert das Selbstkonzept*
- Verstärken des positiven und fördernden Verhaltens der Eltern durch positives Feedback und Anerkennung. *Verstärkt die Fortsetzung erwünschter Verhaltensweisen*
- Minimieren der Anzahl von Betreuungspersonen, mit denen die Eltern Kontakt haben müssen, *um damit das Vertrauen in den Beziehungen zu fördern*

4. Pflegepriorität: Unterstützen der Eltern-Kind-Bindung in der Trennungsphase:
- Ermöglichen telefonischer Kontakte durch die Eltern
- Sorgen für einen regelmäßigen Zeitpunkt der Anrufe. Allenfalls selbst die Initiative für Anrufe ergreifen
- Unterstützen der Eltern bei der Suche nach Übernachtungs-/Verpflegungsmöglichkeiten im Spital oder in der Umgebung des Spitals.
- Dafür Sorgen, dass die Eltern Fotos des Kindes oder Berichte «des Kindes» über Fortschritte erhalten
- Empfehlen, dass die Eltern dem Kind Fotos oder ein Tonband von sich selbst geben

- Abschliessen einer Vereinbarung mit den Eltern in Erwägung ziehen, *um die gegenseitigen Erwartungen von Eltern/Betreuungsteam klar festzuhalten*
- Empfehlen, dass die Eltern ein Tagebuch über die Entwicklung/Fortschritte des Kindes führen

5. Pflegepriorität: Fördern des Wohlbefindens (Beratung, Patientenedukation und Entlassungsplanung):
- Verweisen an Familienberatungsstellen/Familientherapie, Suchtberatungsstellen o. ä. bei Bedarf
- Feststellen, wo die Eltern Unterstützung erhalten könnten bezüglich Geld, Transport, Unterkunft etc.
- Festlegen eines der Situation entsprechenden Unterstützungssystems (z. B. weitere Verwandtschaft, Freunde, Sozialdienste)
- Feststellen, welche Unterstützungsmöglichkeiten in der Gemeinde vorhanden sind (z. B. Kirche, Selbsthilfegruppen, Freiwilligengruppen, Tagesstätten etc.)

Schwerpunkte der Pflegedokumentation

Pflegeassessment oder Neueinschätzung
- Ergebnisse der Einschätzung von Eltern und Kind
- Spezifische Risikofaktoren und individuelle Wahrnehmung

Planung
- Pflegeplan/-interventionen und beteiligte Personen; ermittelte Unterstützungssysteme und Ressourcen in der Gemeinde
- Plan für die Patientenanleitung, -schulung und -beratung

Durchführung/Evaluation
- Reaktionen von Eltern/Kind auf Interventionen/Anleitung und ausgeführte Pflegetätigkeiten
- Zielerreichung/Fortschritte in Richtung Zielerreichung
- Veränderungen des Plans

Entlassungs- oder Austrittsplanung
- Langfristige Bedürfnisse nach Entlassung und Austritt sowie die Verantwortlichkeit für die notwendigen Maßnahmen
- Planung von Hausbesuchen zur Unterstützung der Eltern und zur Sicherstellung von Wohlbefinden und Sicherheit des Kindes
- Vermitteln an andere Gesundheitsberufe

Pflegeinterventionsklassifikation (NIC)

Bereich: *Familie (family).* Interventionen zur Unterstützung der Familie.
Klasse: *Pflege im Lebensverlauf (lifespan care).* Interventionen zur Unterstützung der Funktionen einer Familie/Lebensgemeinschaft und zur Förderung von Gesundheit und Wohlbefinden der Familienmitglieder während des gesamten Lebenslaufes.
Empfohlene Pflegeinterventionen: Bindungsförderung, Umgebungsmanagement: Bindungsprozess, Elternberatung, Förderung der Erziehung u. a. (siehe McCloskey/Bulecheck, 2003).

Pflegeergebnisklassifikation (NOC)

Empfohlenes Pflegeergebnis: Elterliche Fürsorge (parenting), (siehe Johnson/Maas/Moorhead, 2003).

Literatur

Carpenito, L. J.: Nursing Diagnosis – Application to clinical practice. Lippincott, Philadelphia 2002
Johnson, M.; Maas, M.; Moorhead, S.: Pflegeergebnisklassifikation (NOC). Huber, Bern 2003 (Plan)
McCloskey, J. C.; Bulecheck, G. M.: Pflegeinterventionsklassifikation (NIC). Huber, Bern 2003 (Plan)

Elternrollenkonflikt

Taxonomie 1 R: In Beziehung treten (3.2.3.1/1988)
Taxonomie 2: Rolle/Beziehungen, Rollenausübung (00064/1988)
NANDA-Originalbezeichnung: «Parental Role Conflict»
[Thematische Gliederung: Soziale Interaktion]

Definition: Ein Zustand, bei dem ein Elternteil als Reaktion auf eine Krise Rollenverwirrung und -konflikte erlebt.

Mögliche ursächliche oder beeinflussende Faktoren

- Trennung vom eigenen Kind aufgrund einer chronischen Krankheit/Behinderung

- Einschüchterung durch invasive oder restriktive Maßnahmen (z.B. durch Isolation, Intubation); spezialisierte Pflegezentren, Vorschriften
- Heimpflege bei einem speziell pflegebedürftigen Kind (z.B. Apnoe-Überwachung, Thoraxdrainage (Lagerungsdrainage), parenterale Ernährung)
- Veränderung des Ehestandes
- Störung des Familienlebens aufgrund von Heimpflege (Therapien, Pflegepersonen, fehlende Erholungsmöglichkeiten)

Bestimmende Merkmale oder Kennzeichen

subjektive
- Eltern(teil) äußern(t) Sorgen/Gefühle des Ungenügens, den körperlichen und seelischen Bedürfnissen des Kindes während eines Spitalaufenthaltes oder zu Hause zu entsprechen
- Eltern(teil) äußern(t) Sorgen über Veränderungen in Elternrolle, Zusammenleben, Kommunikation, Gesundheit in der Familie
- Eltern(teil) äußern(t) Sorgen, die Kontrolle über Entscheidungen betreffend des Kindes zu verlieren
- Eltern(teil) äußern(t) Schuldgefühle, Gefühle von Zorn, Angst, Furcht und/oder Frustration über die Auswirkung der Krankheit des Kindes auf das Familienleben

objektive
- Offenkundige Störung bei der alltäglichen Versorgung der Kinder
- Widerwillen, auch bei Ermutigung und Unterstützung, die gewohnten pflegerischen Aufgaben zu erfüllen
- Zeigt Schuldgefühle, Gefühle von Zorn, Furcht, Angst und/oder Frustration über die Auswirkung der Krankheit des Kindes auf den Familienprozess

Elternbezogene Pflegeziele/Kriterien zur Evaluation

Die Eltern
- sprechen aus, die Situation und die erwartete Rolle des Elternteiles/Kindes zu verstehen
- drücken Gefühle über die Krankheit des Kindes/Situation und ihre Auswirkung auf das Familienleben aus
- zeigen der Elternrolle angemessenes Verhalten
- übernehmen pflegerische Aufgaben, wo angemessen
- gehen konstruktiv mit Störungen in der Familie um

Maßnahmen oder Pflegeinterventionen

1. Pflegepriorität: Einschätzen ursächlicher oder beeinflussender Faktoren:
- Ermitteln der Merkmale der individuellen Situation sowie die Wahrnehmung/Sorgen der Eltern und die Erwartungen an sich selbst als Eltern
- Feststellen des Entwicklungsstandes der Eltern, inklusive Alter und Reife, Stabilität der Beziehung, andere Verantwortlichkeiten
- Feststellen, wie viel die Eltern über den Entwicklungsstand des Kindes wissen, welche Erwartungen sie für die Zukunft haben, *um falsche Vorstellungen und Stärken zu erkennen*
- Beachten der gegenwärtigen Bewältigungsformen jedes Betroffenen und wie früher mit Problemen umgegangen wurde. *Bietet eine Basis zum Vergleichen und darauf Bezug nehmen*
- Feststellen, ob Substanzen (z. B. Alkohol oder Medikamente/Drogen) eingenommen werden, *die auf die Fähigkeit des Betroffenen, mit der Situation umzugehen, Einfluss haben könnten*
- Feststellen des Vorhandenseins/der Nutzung von Ressourcen, inklusive erweiterter Familie/Unterstützungsgruppen, finanzieller Hilfe
- Ausführen von klinischen Tests zur Eltern-Kind-Beziehung (PCRI), *um die Situation eingehender zu bewerten*

2. Pflegepriorität: Unterstützen der Eltern im Umgang mit der gegenwärtigen Krise:
- Ermutigen des Patienten, sich möglichst frei über seine Gefühle (einschließlich negativer Gefühle, wie Angst und Feindseligkeit) zu äußern; dabei unangepasstem Verhalten Grenzen setzen
- Anerkennen der Schwierigkeit der Situation und die Normalität von Gefühlen des Überwältigtseins und der Hilflosigkeit. Kontakte zu Eltern fördern, die in einer ähnlichen Situation waren und eine positive Entwicklung der Situation erlebten
- Verhelfen zu Informationen, *die den individuellen Bedürfnissen entsprechen/Missverständnisse klären*
- Fördern der Beteiligung der Eltern an Entscheidungen/der Pflege so viel wie möglich/erwünscht
- Fördern der Beziehung/Erleichtern der Kommunikation zwischen Eltern(teil) und Kindern
- Fördern von Techniken zur Selbstbehauptung, Entspannungsmethoden, *um dem (den) Betroffenen zu helfen, mit der Situation/Krise umzugehen*

- Unterstützen der Eltern, bei Bedarf die korrekte Verabreichung von Medikamenten zu erlernen
- Unterstützen von Hilfen in Form von Hauspflege- oder Kinderhütediensten und anderen Möglichkeiten zur Entlastung der Eltern und *um das emotionale Wohlergehen zu fördern*

3. Pflegepriorität: Fördern des Wohlbefindens (Beratung, Patientenedukation und Entlassungsplanung):
- Fördern des Vorausdenkens, *um zum Entwerfen von Plänen zur Befriedigung zukünftiger Bedürfnisse zu ermuntern*
- Unterstützen des Setzens realistischer Ziele, über die ein Konsens besteht
- Fördern der Teilnahme an Lernmöglichkeiten, entsprechend den individuellen Bedürfnissen (z. B. Elternweiterbildungskurse)
- Verweisen auf Institutionen in der Gemeinde (z. B. Gemeindepflege, Entlastungsmöglichkeiten durch Pro Juventute und Pro Infirmis, weitere soziale Dienste wie Jugendberatungsstellen, jugendpsychologische und jugendpsychiatrische Dienste/Familientherapie, Kinderhorte, Selbsthilfegruppen)
- Vgl. PD: Eingeschränkte elterliche Fürsorge

Schwerpunkte der Pflegedokumentation

Pflegeassessment oder Neueinschätzung
- Ergebnisse der Einschätzung inklusive Merkmale der individuellen Situation/elterliche Besorgnisse

Planung
- Pflegeplan/-interventionen und beteiligte Personen; ermittelte Unterstützungssysteme und Ressourcen in der Gemeinde
- Plan für die Eltern-/Mütter-/Väterberatung

Durchführung/Evaluation
- Reaktionen der Eltern auf Interventionen/Anleitung und ausgeführte Pflegetätigkeiten
- Zielerreichung/Fortschritte in Richtung Zielerreichung
- Veränderungen des Plans

Entlassungs- oder Austrittsplanung
- Langfristige Bedürfnisse nach Entlassung und Austritt sowie die Verantwortlichkeit für die notwendigen Maßnahmen
- Vermitteln an andere Gesundheitsberufe

Pflegeinterventionsklassifikation (NIC)

Bereich: *Familie (family).* Interventionen zur Unterstützung der Familie.

Klasse: *Pflege im Lebensverlauf (lifespan care).* Interventionen zur Unterstützung der Funktionen einer Familie/Lebensgemeinschaft und zur Förderung von Gesundheit und Wohlbefinden der Familienmitglieder während des gesamten Lebenslaufes.

Empfohlene Pflegeinterventionen: Krisenintervention, Familienprozesserhaltung, Rollenförderung, Förderung der Erziehung u.a. (siehe McCloskey/Bulecheck, 2003).

Pflegeergebnisklassifikation (NOC)

Empfohlenes Pflegeergebnis: Rollenausübung (role performance), (siehe Johnson/Maas/Moorhead, 2003).

Literatur

Carpenito, L. J.: Nursing Diagnosis – Application to clinical practice. Lippincott, Philadelphia 2002

Johnson, M.; Maas, M.; Moorhead, S.: Pflegeergebnisklassifikation (NOC). Huber, Bern 2003 (Plan)

McCloskey, J. C.; Bulecheck, G. M.: Pflegeinterventionsklassifikation (NIC). Huber, Bern 2003 (Plan)

Energiefeldstörung

Taxonomie 1 R: Austauschen (1.8/1994)
Taxonomie 2: Energiegleichgewicht, Energiefeld (00050/1994)
NANDA-Originalbezeichnung: «Disturbed Energy Field»
[Thematische Gliederung: Integrität der Person]

Definition: Eine Unterbrechung des Energieflusses, der einen Menschen umgibt, die zur Disharmonie von Körper, Geist und/oder Seele führt.

Mögliche ursächliche oder beeinflussende Faktoren

In Bearbeitung durch die NANDA
- [Blockierung im Energiefeld]
- [Depression]
- [Erhöhter Angstzustand]
- [Beeinträchtigtes Immunsystem]
- [Schmerz]

Bestimmende Merkmale oder Kennzeichen

objektive
- Bewegung (Welle, Spitze, Kribbeln, Prickeln, Verdichtung, Fließen)
- Geräusche (Klänge/Worte)
- Temperaturveränderung (Wärme/Kälte)
- Visuelle Veränderungen ([Körper]Bild/Farbe)
- Störungen im Energiefeld (Leere, Blockade, Spitze, Anschwellen)

Patientenbezogene Pflegeziele oder Evaluationskriterien

Der Patient
- erkennt Angstgefühle und Stress an
- teilt Zeichen der Entspannung und des Wohlbefindens mit
- zeigt eine Abnahme der Ernsthaftigkeit/Häufigkeit der Symptome

Maßnahmen oder Pflegeinterventionen

1. Pflegepriorität: Erkennen ursächlicher/beeinflussender Faktoren:
- Entwickeln einer therapeutisch-pflegerischen Beziehung, anfangs in einer führenden/leitenden Rolle, falls es der Patient wünscht
- Einräumen der Möglichkeit für den Patienten, über seine Krankheit, Sorgen, Vergangenheit, emotionale Gefühle oder andere relevante Informationen zu sprechen. Beobachten der Körperhaltung, Stimmlage, Wortwahl und gewählten Ausdrucksformen für Gefühle
- Klären der Motivation und Erwartungen des Patienten über die Therapie
- Beachten des Gebrauchs von Medikamenten oder anderem Drogenkonsum (z. B. Alkohol)
- Benutzen standardisierter Tests für Angst (STAI) u. a. Gefühlszustände, *um das Ausmaß der Angst zu bestimmen*

Gestörtes Energiefeld

2. Pflegepriorität: Einschätzen des Energiefeldes:
- Aufrecht Sitzen lassen des Patienten, mit ungekreuzten Armen, die Beine nicht übereinander geschlagen. Benutzen von Kissen oder andere Hilfsmittel zur Unterstützung, *um Wohlbehagen und Entspannung zu fördern*
- Zentrieren des eigenen Selbst physisch und psychisch zu einem klaren Kopf und Anwenden der Aufmerksamkeit auf die heilende Absicht
- Einschätzen des Zustands des Energiefeldes und des Flusses der Energie entlang des Körpers, durch die langsame Bewegung der Hände im Abstand von 10–12 cm über der Haut des Patienten
- Erkennen der Bereiche, des Ungleichgewichts oder Behinderungen im Energiefeld (z. B. Asymmetrien, Gefühle der Hitze/Kälte, Prickeln, Stauungen oder Druck)

3. Pflegepriorität: Ausführen therapeutischer Interventionen:
- Erklären des Prozesses der therapeutischen Berührung (therapeutic touch, TT) und Beantworten anstehender Fragen. *Bedenken: Die grundsätzliche Sichtweise des TT bezieht sich auf Heilung und Ganzheitlichkeit, nicht auf die Behandlung von Zeichen/Symptomen von Krankheiten*
- Diskutieren von Ergebnissen der Evaluation mit dem Patienten
- Unterstützen des Patienten mit Übungen zur Förderung des «Zentrierens», *um das Potenzial zur Selbstheilung zu fördern*
- Einleiten eines Ruhefindungsprozesses nach den Methoden des TT, *um Störungen des Energieflusses innerhalb des Systems und zwischen Patient und Pflegender zu zerstreuen*
- Konzentrieren auf die Bereiche der erkannten Störungen und Anwenden der entsprechenden TT-Techniken
- Gleichzeitiges Konzentrieren auf die beabsichtigte Unterstützung für den Patienten
- Sprechen bei Entspannungsanleitungen/Suggestion mit beruhigender Stimme (z. B. angenehme Bilder, andere Visualisierungen, tiefe Atmung)
- Verwenden manueller Massage/Anwenden von Akupressur, wenn angezeigt
- Achten auf Veränderungen der Energieempfindlichkeit. Stoppen, wenn das Energiefeld im Gleichgewicht ist und Gefühle der Entspannung eingetreten sind
- Halten der Füsse des Patienten am Schluss der Therapie, für eine

kurze Weile (dies unterstützt die «Verankerung der Körperenergie»)
- Dem Patienten eine Ruhepause nach der Sitzung ermöglichen

4. Pflegepriorität: Fördern des Wohlbefindens (Beratung, Patientenedukation und Entlassungsplanung):
- Erlauben einer angemessenen Periode der Abhängigkeit, damit der Patient seine inneren Ressourcen stärken kann
- Ermutigen zur Fortsetzung des therapeutischen Prozesses
- Anhalten, stressabbauende Praktiken (z. B. Zentrierung/Meditation, Entspannungsübungen) weiter durchzuführen, *um die Harmonie zwischen Seele-Körper-Geist zu fördern*
- Diskutieren der Wichtigkeit von integrierenden Techniken zur Unterstützung/Förderung des Wohlbefindens in den Alltag
- Den Patienten jeden Prozess nachvollziehen lassen und ihm den vollständigen Prozess von TT nach einer Sitzung zeigen, wenn der Patient für den Selbstheilungsprozess bereit ist
- Anhalten, in einer Unterstützungsgruppe mitzumachen, um seine Praxis mit anderen Mitgliedern zu verfeinern
- Verweisen auf andere erkannte Ressourcen zur individuellen Unterstützung des Wohlbefindens (z. B. Physiotherapie, Seelsorge, medizinische Behandlung für bestimmte Krankheitsprozesse)

Hinweise für die Pflegedokumentation

Pflegeassessment oder Neueinschätzung
- Energiefeldeinschätzung, einschließlich der Merkmale und Unterschiede im Energiefeld
- Wahrnehmung des Problems/Therapiebedürfnis aus der Sicht des Patienten

Planung
- Pflegeplan/-interventionen und beteiligte Personen
- Plan zur Patientenanleitung, -schulung und -beratung

Durchführung/Evaluation
- Veränderungen im Energiefeld
- Reaktionen des Patienten auf Interventionen/Anleitung und ausgeführten Aktivitäten
- Zielerreichung/Fortschritte in Richtung der Zielerreichung
- Veränderungen des Plans

Entlassungs- oder Austrittsplanung
- Langfristige Bedürfnisse und Verantwortlichkeit dafür
- Vermitteln an andere Gesundheitsberufe

Pflegeinterventionsklassifikation (NIC)

Bereich: *Verhalten (behavioral).* Interventionen zur Förderung der psychosozialen Lebensgestaltung und zur Erleichterung von Veränderungen der Lebensweise.

Klasse: *Förderung des psychischen Wohlbefindens (psychological comfort promotion).* Interventionen zur Förderung des Wohlbefindens mit Hilfe psychologischer Methoden.

Empfohlene Pflegeinterventionen: Therapeutische Berührung u.a. (siehe McCloskey/Bulecheck, 2003).

Pflegeergebnisklassifikation (NOC)

Empfohlenes Pflegeergebnis: Wohlbefinden (well-being), (siehe Johnson/Maas/Moorhead, 2003).

Literatur

Carpenito, L. J.: Nursing Diagnosis – Application to clinical practice. Lippincott, Philadelphia 2002

Johnson, M.; Maas, M.; Moorhead, S.: Pflegeergebnisklassifikation (NOC). Huber, Bern 2003 (Plan)

McCloskey, J.C.; Bulecheck, G.M.: Pflegeinterventionsklassifikation (NIC). Huber, Bern 2003 (Plan)

Sayre-Adams, J.: Therapeutische Berührung. Ullstein Mosby, Berlin/Wiesbaden 1997 (vergr.)

Entscheidungskonflikt (zu spezifizieren)

Taxonomie 1 R: Wählen (5.3.1.1/1998)
Taxonomie 2: Lebensprinzipien, Werte-/Glaubens-/Handlungskongruenz (00083/ 1998)
NANDA-Originalbezeichnung: «Decisional Conflict»
[Thematische Gliederung: Integrität der Person]

Definition: Ein Zustand, bei dem ein Mensch unsicher ist, welchen Weg er wählen soll, wenn die Wahlmöglichkeiten Risiken, Verluste oder Infragestellung persönlicher Wertvorstellungen beinhalten.

[Anmerkung: Mögliche Konflikte können operativer Eingriff, Scheidung, Abtreibung, Therapieform o. a. Lebensereignisse sein].

Mögliche ursächliche oder beeinflussende Faktoren

- Ungenügendes Unterstützungssystem
- Wahrgenommene Bedrohung des persönlichen Wertsystems
- Mangelnde Erfahrung im Treffen von Entscheidungen oder Störung im Entscheidungsprozess
- Fehlen relevanter Informationen; mehrere oder widersprüchliche Informationsquellen
- Unklare Wertvorstellungen/Überzeugungen
- [Alter, Entwicklungsstand]
- [Familiensystem, soziokulturelle Faktoren]
- [Kognitiver, emotionaler, entsprechender funktionaler Status]

Bestimmende Merkmale oder Kennzeichen

subjektive

- Aussagen über Unsicherheit bezüglich Wahl oder unerwünschter Konsequenzen von Alternativen, die erwogen werden
- Geäußerte Gefühle der Verzweiflung oder Infragestellung persönlicher Wertvorstellungen/Überzeugungen während der Entscheidungsfindung

objektive

- Unschlüssigkeit zwischen mehreren Entscheidungsmöglichkeiten; verzögerter Entscheidungsprozess
- Selbstbezogenheit

- Körperliche Zeichen von Stress oder Anspannung (erhöhter Puls, erhöhte Muskelspannung, Unruhe usw.)

Patientenbezogene Pflegeziele oder Evaluationskriterien

Der Patient
- äußert, positive und negative Aspekte der Entscheidungsmöglichkeiten/Alternativen zu erkennen
- anerkennt Gefühle der Angst und der Verzweiflung im Zusammenhang mit der schwierigen Entscheidungsfindung
- erkennt, welche persönlichen Überzeugungen/Werte in Frage gestellt sind
- trifft Entscheidung(en) und äußert, über die getroffene Wahl zufrieden zu sein
- erfüllt seine psychischen Bedürfnisse, was sich in angemessenen Gefühlsäußerungen, im Erkennen der eigenen Möglichkeiten und im Nutzen von Ressourcen zeigt
- zeigt ein entspanntes und ruhiges Verhalten, frei von körperlichen Zeichen von Stress

Maßnahmen oder Pflegeinterventionen

1. Pflegepriorität: Einschätzen ursächlicher oder beeinflussender Faktoren:
- Bestimmen der üblichen Fähigkeit, die eigenen Angelegenheiten zu regeln
- Achten auf Zeichen der Unentschlossenheit, der Abhängigkeit von anderen, Verfügbarkeit/Einbeziehung von Bezugspersonen (z. B. fehlende/widersprüchliche Ratschläge). Feststellen, inwieweit andere Personen vom Patienten abhängig sind und inwieweit Fragen der Co-Abhängigkeit eine Rolle spielen
- Feststellen der Wirksamkeit der gegenwärtig angewandten Bewältigungsformen
- Aktives Zuhören, *um den Grund für die Unentschlossenheit zu erkennen und das Problem zu klären*
- Ermitteln von körperlichen Zeichen der Angst (z. B. erhöhter Puls/Muskelverspannung)
- Achten auf Äußerungen über die Unfähigkeit, den Sinn im Leben/Grund zum Leben zu finden, auf Gefühle der Nutzlosigkeit oder der Entfremdung von Gott (vgl. PD: existenzielle Verzweiflung)

2. Pflegepriorität: Den Patienten bei der Entwicklung von Fähigkeiten zur Problemlösung unterstützen:
- Sorgen für eine sichere Umgebung, falls notwendig, während der der Patient seine Selbstkontrolle wiedererlangt
- Ermutigen des Patienten, Konflikte und Sorgen zu äußern
- Akzeptieren verbaler Äußerungen von Wut, Setzen von Grenzen bei destruktivem Verhalten, *um die Sicherheit des Patienten zu fördern*
- Klären und Prioritäten-Setzen für individuelle Ziele, Beachten welcher Stellenwert dem «Konflikt» in diesem Prozess eingeräumt wird
- Erkennen der Stärken und der Anwendung positiver Bewältigungsformen (z. B. Anwendung von Entspannungsmethoden, Bereitschaft zur Gefühlsäußerung)
- Erkennen positiver Aspekte dieser Erfahrung und dem Patienten helfen, diese als Lernangebot für das Entwickeln von neuen, kreativen Lösungen zu betrachten
- Korrigieren möglicher Fehlauffassungen des Patienten und ihm zu sachlichen Informationen verhelfen, *was eine verbesserte Entscheidungsfindung fördert*
- Sorgen dafür, dass der Patient Gelegenheit hat, einfache Entscheidungen bezüglich der Aktivitäten des täglichen Lebens zu treffen; Akzeptieren, wenn der Patient derartige Entscheidungen ablehnt; allmähliches Erhöhen der Komplexität der zu entscheidenden Aufgaben
- Besprechen zeitlicher Faktoren, Setzen von Zeitgrenzen für kleine Schritte und an auftretende Probleme denken, wenn Entscheidungen nicht sofort getroffen werden können. *Erleichtert die Lösung des Konflikts*
- Aufzählen lassen von Alternativen in einem Brainstorming. Einbeziehen der Familie bei Bedarf in diesen Prozess (z.B. Verlegung der Eltern in ein Pflegeheim, Umgang mit einem suchtmittelabhängigen Familienmitglied). Vgl. PD: beeinträchtigter Familienprozess, alkoholismusbedingt beeinträchtigter Familienprozess, familiäres Coping
- Unterstützen des Patienten beim Erlernen des Problemlösungsverfahrens und Einüben desselbigen anhand der gegenwärtigen Situation/Entscheidung
- Besprechen/Klären von Glaubensfragen, dabei die Wertvorstellungen des Patienten akzeptieren, ohne darüber zu urteilen

3. Pflegepriorität: Fördern des Wohlbefindens (Beratung, Patientenedukation und Entlassungsplanung):
- Sorgen für Gelegenheiten, die Fähigkeiten zur Konfliktbewältigung anzuwenden und das schrittweise Vorgehen des Patienten festzuhalten
- Geben von positiven Rückmeldungen für Erfolge und Fortschritte, *um die Fortsetzung des gewünschten Verhaltens zu fördern*
- Fördern der Beteiligung der Familie/Bezugsperson(en), wenn erwünscht/verfügbar, *um dem Patienten Unterstützung zu geben*
- Ermutigen des Patienten zum Besuch von Kursen zum Stressabbau oder Selbstbehauptungstraining
- Bei Bedarf Verweisen auf andere Ressourcen (z. B. Seelsorge, psychiatrische Beratungsstellen, Suchtberatung, Familientherapie/Eheberatung)

Schwerpunkte der Pflegedokumentation

Pflegeassessment oder Neueinschätzung
- Ergebnisse der Einschätzung/Verhalten, Grad der Beeinträchtigung in der gewohnten Lebensweise
- Am Konflikt beteiligte Personen
- Persönliche Werte/Überzeugungen

Planung
- Pflegeplan/-interventionen und beteiligte Personen
- Plan für die Patientenanleitung, -schulung und -beratung

Durchführung/Evaluation
- Reaktionen auf Interventionen/Anleitung und ausgeführte Pflegetätigkeiten (Patient und andere Beteiligte)
- Fähigkeit, Gefühle auszudrücken, Möglichkeiten zur Erkennung/Nutzung von Ressourcen
- Veränderungen des Plans
- Zielerreichung/Fortschritte in Richtung Zielerreichung

Entlassungs- oder Austrittsplanung
- Vermitteln an spezifische andere Dienste
- Langfristige Bedürfnisse nach Entlassung und Austritt sowie die Verantwortlichkeit für die notwendigen Maßnahmen

Pflegeinterventionsklassifikation (NIC)

Bereich: *Verhalten (behavioral).* Interventionen zur Förderung der psychosozialen Lebensgestaltung und zur Erleichterung von Veränderungen der Lebensweise.

Klasse: *Unterstützung des Copingverhaltens (coping assistance).* Interventionen zur Unterstützung anderer Personen, eigene Stärken zu entwickeln, sich an Funktionsveränderungen anzupassen oder ein höheres Funktionsniveau zu erreichen.

Empfohlene Pflegeinterventionen: Entscheidungsfindungsunterstützung u.a. (siehe McCloskey/Bulecheck, 2003).

Pflegeergebnisklassifikation (NOC)

Empfohlenes Pflegeergebnis: Entscheidungsfindung (decision making), (siehe Johnson/Maas/Moorhead, 2003).

Literatur

Carpenito, L. J.: Nursing Diagnosis – Application to clinical practice. Lippincott, Philadelphia 2002

Johnson, M.; Maas, M.; Moorhead, S.: Pflegeergebnisklassifikation (NOC). Huber, Bern 2003 (Plan)

McCloskey, J. C.; Bulecheck, G. M.: Pflegeinterventionsklassifikation (NIC). Huber, Bern 2003 (Plan)

Verzögerte(s) Wachstum und Entwicklung (zu spezifizieren)

Taxonomie 1 R: Sich bewegen (6.6/1986)
Taxonomie 2: Wachstum/Entwicklung, Entwicklung (00111/1986)
NANDA-Originalbezeichnung: «Delayed Growth and Development»
[Thematische Gliederung: Lehren/Lernen]

Definition: Abweichungen von altersentsprechenden Normen.

Verzögerte(s) Wachstum und Entwicklung

Mögliche ursächliche oder beeinflussende Faktoren

- Unzulängliche Fürsorge [körperliche/seelische Vernachlässigung/Missbrauch]
- Gleichgültigkeit, inkonsequente Reaktionsweise, mehrere Betreuungspersonen
- Trennung von Bezugspersonen
- Unzulängliche Umgebung/Stimulation
- Auswirkungen körperlicher Behinderung [behindernde Situation]
- Erzwungene Abhängigkeit [ungenügende Erwartungen an die Selbstversorgung]
- [Körperliche/emotionale Krankheit (chronisch, traumatisch), z. B. chronisch entzündliche Erkrankung, Tumor der Wachstumsdrüse, beeinträchtigte Ernährung/Stoffwechselleistung, erhöhter Energiebedarf, langdauernde/schmerzhafte Behandlungen; langdauernde/wiederholte Hospitalisationen]
- [Sexueller Missbrauch]
- [Suchtmittelmissbrauch]

Bestimmende Merkmale oder Kennzeichen

subjektive
- Unfähigkeit, altersentsprechende Aktivitäten in Bezug auf Selbstversorgung oder Selbstkontrolle auszuüben

objektive
- Verzögerung oder Schwierigkeiten motorische, soziale oder expressive Fertigkeiten, die typisch für die Altersgruppe sind, auszuführen
- Verändertes körperliches Wachstum
- Flache Affektivität, Lustlosigkeit, verminderte Reaktionen
- [Schlafstörungen, negative Stimmung/Reaktion]

Patientenbezogene Pflegeziele oder Evaluationskriterien

Der Patient
- übt im Rahmen der gegenwärtigen Möglichkeiten motorische, soziale und/oder expressive Fähigkeiten aus, die für die betreffende Altersgruppe typisch sind
- übt dem Alter entsprechende Aktivitäten in Bezug auf die Selbstversorgung und Selbstkontrolle aus

Eltern/Betreuer
- sprechen Verständnis aus für die Entwicklungsverzögerung/-abweichung sowie für geplante Maßnahmen

Maßnahmen oder Pflegeinterventionen

1. Pflegepriorität: Einschätzen ursächlicher oder beeinflussender Faktoren:
- Feststellen, was zur Entwicklungsabweichung beiträgt, z. B. begrenzte intellektuelle Fähigkeiten, körperliche Behinderung, verändertes Körperwachstum, chronische Krankheit, Mehrlingsgeburt (z. B. Zwillinge oder minimale Zeitspanne zwischen den Schwangerschaften)
- Ermitteln, wie die Eltern/Betreuungspersonen ihre Pflichten erfüllen (z. B. unzulänglich, inkonsequent, unrealistische oder ungenügende Erwartungen, Mangel an Stimulation, Grenzsetzungen, Reaktionen/Zuwendung)
- Beachten des Ernstes, der Dringlichkeit der Situation (z. B. langfristiger körperlicher/emotionaler Missbrauch im Gegensatz zu situationsbedingter Entwurzelung oder ungenügendem Beistand während einer Krise oder Übergangszeit)
- Ermitteln von bedeutsamen belastenden Ereignissen, Verlusten, Trennungen und umweltbedingten Veränderungen (z. B. im Stich gelassen werden; Scheidung; Tod eines Elternteils; Partners oder Kindes; Älterwerden; Arbeitslosigkeit; Wohnort-, Stellenwechsel; Veränderung der Familienkonstellation; Geschwister; Heirat; neue Stiefeltern)
- Aktives Zuhören gegenüber Sorgen bezüglich der Körpergröße, der Fähigkeit, sich mit Andern kräftemäßig zu messen (Sport, Body building). Feststellen ob Medikamente zur Beeinflussung des Körperwachstums eingenommen werden
- Beurteilen, ob in Spital/Institution oder Umgebung angemessene Möglichkeiten zur Förderung (z. B. Freizeitaktivitäten/Spielen) bestehen

2. Pflegepriorität: Ermitteln der Abweichungen von den Entwicklungsnormen:
- Feststellen des/der Entwicklungsalters/-stufe, familiärer Faktoren und des Körperbaus, *um individuelle Erwartungen zu bestimmen*
- Dokumentieren von Körpergröße und -gewicht über einen längeren Zeitraum, *um Trends feststellen zu können*

- Beachten von Ergebnissen psychologischer Tests von Patient und Familie. *(Eine extreme emotionale Deprivation kann das Körperwachstum durch Hemmung von Wachstumshormonen über den Hypothalamus verzögern, wie bei Gedeihstörungen und Kleinwüchsigkeit)*
- Feststellen des/der Entwicklungsalters/-stufe. Beachten von Aussagen über funktionelle Verluste oder frühzeitige Entwicklung. *Bietet Vergleichsmöglichkeiten*
- Überprüfen der Fähigkeiten/Aktivitäten, Benutzen entsprechender Referenzliteratur und/oder anerkannter Testmethoden (z. B. Zeichnungen, Entwicklungsskalen)
- Beachten des Ausmaßes der individuellen Abweichung, ob mehrere Fähigkeiten betroffen sind (z. B. Sprache, Motorik, Sozialisation versus nur ein Bereich mit Schwierigkeiten, z. B. Toilettenbenutzung)
- Beachten, ob es sich um vorübergehende oder bleibende Schwierigkeiten handelt (z. B. Rückfall oder Verzögerung im Gegensatz zu einem irreversiblen Zustand, wie bei Gehirnverletzung, Schlaganfall, Alzheimer Krankheit)
- Untersuchen ob sexuelle Verhaltensweisen altersentsprechend sind. *Kann Hinweise auf einen sexuellen Missbrauch geben*
- Beachten sexueller Reifungszeichen (Scham-, Achselhaar, Brustvergrößerung, Auftreten von Körpergeruch, Akne, zunehmendes Größenwachstum, adoleszentes Verhalten mit oder ohne Wachstum der Keimdrüsen *(eine vorzeitig einsetzende Pubertät bei Mädchen vor acht Jahren oder bei Jungen vor 10 Jahren kann aufgrund von Schädigungen des Hypothalamus oder infolge intrakranieller Tumore auftreten)*

3. Pflegepriorität: Korrigieren/Minimieren von Wachstumsabweichungen und assoziierten Komplikationen:
- Überprüfen der Medikamente, um das Körperwachstum anzuregen bzw. zu hemmen oder um einen vorhandenen Tumor am Wachstum zu hindern
- Betonen der Notwendigkeit, die Medikamente nicht ohne die Zustimmung eines Arztes abzusetzen
- Treffen von Vorbereitungen für einen chirurgischen Eingriff oder eine Strahlentherapie *zur Behandlung eines Tumors*
- Diskutieren der Vor- und Nachteile einer knochenverlängernden Therapie

- Besprechen der Konsequenzen einer Medikamenteneinnahme, eines Drogenmissbrauchs
- Integrieren von Ernährungsfachleuten oder anderen Spezialisten (z. B. Aktivierungs-, Ergotherapie), um einen individuellen Versorgungsplan zu entwickeln
- Regelmäßige Überwachung des Wachstums. *Hilft die Effektivität der Intervention zu überprüfen, fördert die frühzeitige Erkennung eines Bedarfs an zusätzlichen Maßnahmen*
- Überprüfen der Medikamente zur Unterdrückung der Hypophyse, um eine frühzeitig einsetzende Pubertät zu verhindern und um die Notwendigkeit einer chirurgischen Entfernung des Tumors zu umgehen

4. Pflegepriorität: Unterstützen von Patienten/Betreuungspersonen, die Entwicklungsverzögerung oder Regression zu verhindern, auf ein Mindestmaß zu reduzieren oder zu überwinden:

- Sorgen für geeignete Fachpersonen (z. B. Aktivierungs-, Ergotherapie, Logopädie, Heilpädagogik, Berufsberatung), um individuelle Bedürfnisse zu berücksichtigen
- Fördern des Erkennens eines abweichenden, veränderten Wachstums und der Altersentwicklung (z. B. eine 14-Jährige, die sich wie eine 6-Jährige verhält oder ein 9-Jähriger der Zeichen einer beginnenden Pubertät zeigt). *Fördert die Akzeptanz des Patienten und hilft die individuellen Erwartungen bzgl. der aktuellen Situation anzusprechen*
- Vermeiden von Schuldzuweisungen beim Besprechen von beeinflussenden Faktoren
- Bewahren einer positiven, hoffnungsvollen Haltung. Unterstützen des natürlichen Strebens nach Selbstverwirklichung und der Versuche des Patienten, den optimalen Grad der Selbstkontrolle oder persönlichen Pflege aufrechtzuerhalten oder wiederzuerlangen
- Verweisen von Patienten/Angehörigen an eine Beratungsstelle oder Psychotherapie, *um sich mit den Themen Missbrauch und Vernachlässigung auseinander zu setzen*
- Fördern einer kurzfristigen, realistischen Zielsetzung
- Schaffen von Gelegenheiten für den Patienten, neue Verhaltensformen zu üben (z. B. Gruppenaktivitäten, Rollenspiele)
- Ermitteln des Bedarfs nach Hilfsmitteln/Ausrüstungsgegenständen (z. B. pädagogisches/stimulierendes Spielzeug, Computerprogramme, Kommunikationshilfsmittel)

- Kontinuierliches Beurteilen des Prozesses. Steigern des Schwierigkeitsgrades der Fähigkeiten/Ziele entsprechend dem Fortschritt
- Geben von positiven Rückmeldungen an den Patienten für erzielte Fortschritte und Erfolge, Vermeiden von Fehlschlägen. *Ermutigt zur Fortsetzung der Anstrengungen und verbessert die Ergebnisse*
- Unterstützen von Patienten/Betreuungspersonen irreversible Entwicklungsabweichungen zu akzeptieren und sich diesen anzupassen (z. B. Trisomie 21)
- Dafür sorgen, dass die Betreuungsperson während der Übergangskrisen (z. B. auswärtige Schulen, Einweisung in eine Institution) Unterstützung erhält

5. Pflegepriorität: Fördern des Wohlbefindens (Beratung, Patientenedukation und Entlassungsplanung):

- Informieren der Bezugspersonen über das normale Wachstum und die normale Entwicklung. Empfehlen einer genetischen Beratung für Familie/Patient, abhängig von beeinflussenden Faktoren
- Besprechen von vernünftigen Erwartungen für das Individuum, ohne einschränkend zu sein (z. B. Ziele setzen, die nach deren Erreichen gesteigert werden können). *Fördert ein kontinuierliches persönliches Wachstum*
- Besprechen ob das Aussehen, die Pflege der äußeren Erscheinung, der Umgang mit Berührungen, die Sprache angemessen sind. Vgl. PD: Selbstversorgungsdefizit (spezifizieren)
- Empfehlen, sich regelmäßig sportlich zu betätigen, bzw. an einem sportmedizinischen Programm teilzunehmen, um den/die Muskeltonus/-kraft zu stärken und einen angemessenen Körperbau zu entwickeln
- Besprechen von präventiven Maßnahmen und Tests, um möglichen Komplikationen vorzubeugen (z. B. regelmäßige Labortests von Hormonspiegeln oder Ernährungsstatus)
- Empfehlen, eine Notfallkapsel zu tragen, wenn eine Hormonsubstitutionstherapie durchgeführt wird
- Empfehlen von Bildungsprogrammen (z. B. Kurse/Beratung für Eltern, Seminare über belastende Lebenssituationen und über das Altern)
- Sorgen für sachdienliches Informationsmaterial und Broschüren. *Fördert ein Lernen nach eigenem Lerntempo*
- Besprechen der Verantwortlichkeit des Gemeinwesens. Beteiligen

der Sozialdienste/heilpädagogischen Dienste etc. in die Planung, *um pädagogische, physische, psychische und überwachungsbezogene Bedürfnisse des Kindes zu befriedigen*
- Erkennen entsprechender Ressourcen in der Wohngemeinde: frühe Interventionsprogramme, Senioren-/Hilfsgruppen, Talentförderungsprogramme und beschützende Werkstätte, Fahrdienste, Krankenmobiliar-Magazine, Hilfsmittelstellen. *Bieten zusätzliche Unterstützung der familiären Anstrengungen in Bezug auf das Behandlungsprogramm*
- Einschätzen/Vermitteln an soziale Dienstleister, *um die Sicherheit des Patienten zu gewährleisten und um eine Unterbringung in einem geschützten Rahmen sicherzustellen*
- Vgl. PD: Beeinträchtigte elterliche Fürsorge; unterbrochene Familienprozesse

Schwerpunkte der Pflegedokumentation

Pflegeassessment oder Neueinschätzung
- Ergebnisse der Einschätzung/individuelle Bedürfnisse inklusive Entwicklungsstand/Hinweise auf eine Regression
- Verständnis der Betreuungspersonen bezüglich Situation und eigener Rolle

Planung
- Pflegeplan/-interventionen und beteiligte Personen; ermitteln von Unterstützungssystemen und Ressourcen in der Gemeinde
- Plan für die Patientenanleitung, -schulung und -beratung

Durchführung/Evaluation
- Reaktionen von Patient/Betreuungspersonen auf Interventionen/ Anleitung und ausgeführte Pflegetätigkeiten
- Zielerreichung/Fortschritte in Richtung Zielerreichung
- Veränderungen des Plans

Entlassungs- oder Austrittsplanung
- Langfristige Bedürfnisse nach Entlassung und Austritt sowie die Verantwortlichkeit für die notwendigen Maßnahmen
- Vermitteln an andere Gesundheitsberufe

Pflegeinterventionsklassifikation (NIC)

Bereich: *Familie (family)*. Interventionen zur Unterstützung der Familie.

Klasse: *Kindererziehung (childrearing care).* Interventionen zur Unterstützung der Erziehung von Kindern.
Empfohlene Pflegeinterventionen: Entwicklungsförderung: Kind u.a. (siehe McCloskey/Bulecheck, 2003).

Pflegeergebnisklassifikation (NOC)

Empfohlenes Pflegeergebnis: Kindesentwicklung (Altersgruppe spezifizieren), (siehe Johnson/Maas/Moorhead, 2003).

Literatur

Holoch, E. et al.: Lehrbuch Kinderkrankenpflege. Huber, Bern 1999
Johnson, M.; Maas, M.; Moorhead, S.: Pflegeergebnisklassifikation (NOC). Huber, Bern 2003 (Plan)
McCloskey, J. C.; Bulecheck, G. M.: Pflegeinterventionsklassifikation (NIC). Huber, Bern 2003 (Plan)

Gefahr einer verzögerten Entwicklung (zu spezifizieren)

Taxonomie 1 R: Sich bewegen (6.6.1/1998)
Taxonomie 2: Wachstum/Entwicklung (00112/1998)
NANDA-Originalbezeichnung: «Risk for Delayed Development»
[Thematische Gliederung: Lehren/Lernen]

Definition: Gefahr einer verzögerten Entwicklung um mehr als 25% in den Bereichen soziales, selbstregulierendes Verhalten, kognitive, sprachliche, grob- und feinmotorische Fähigkeiten und Fertigkeiten.

Risikofaktoren

pränatal

- Alter der Mutter unter 15 Jahre oder über 35 Jahre
- Ungeplante oder ungewollte Schwangerschaft, fehlende, verspätete oder schlechte pränatale Versorgung
- Unzureichende Ernährung; Armut; Analphabetismus
- Genetische oder endokrine Störungen; Infektionen; Suchtmittelmissbrauch

individuell
- Frühgeburt; angeborene oder genetische Störungen
- Seh-/Hörbeeinträchtigung oder häufige Mittelohrentzündungen
- Gedeihstörung; unzureichende Ernährung; chronische Erkrankung
- Gehirnschädigung (z. B. Hirnblutung in der postnatalen Periode, «Schütteln» des Säuglings, Missbrauch, Unfall); Krampfanfälle
- Positiver Medikamententest; Suchtmittelmissbrauch
- Bleivergiftung; Chemotherapie; Bestrahlungstherapie
- Pflege- oder adoptiertes Kind
- Verhaltensstörung
- Abhängigkeit von technischen Hilfsmitteln

Umgebung
- Armut
- Gewalttätigkeit
- Naturkatastrophe

Betreuer
- Geistige Behinderung oder Lernbehinderung
- Missbrauch
- Psychische Erkrankung

Patientenbezogene Pflegeziele oder Evaluationskriterien

Der Patient
- zeigt altersentsprechende, im Rahmen seiner Fähigkeiten mögliche, motorische, soziale, selbststeuernde, kognitive und sprachliche Fertigkeiten

Eltern/Betreuer
- äußern ihr Verständnis für altersentsprechende Entwicklungen/Erwartungen
- erkennen individuelle Risikofaktoren für Entwicklungsverzögerungen, -abweichungen und geplante/planen Präventionsmaßnahmen

Maßnahmen oder Pflegeinterventionen

1. Pflegepriorität: Einschätzen ursächlicher oder beeinflussender Faktoren:
- Feststellen, welche Faktoren zur Entwicklungsabweichung beitragen können, z. B. Frühgeburt, Altersextreme der Mutter (< 15/

> 35), Suchtmittelmissbrauch, Hirnverletzung/-schädigung, schwere chronische Erkrankung, psychische Erkrankung, Armut, «geschüttelter» Säugling, Missbrauch, Gewalttätigkeit, Gedeihstörung, unzureichende Ernährung o. a. der aufgeführten Risikofaktoren
- Sicherstellen, dass die Eltern/Betreuer die zur Versorgung und Entwicklungsförderung notwendigen Fähigkeiten und Fertigkeiten haben
- Beachten der Schwere/Durchgängigkeit der Situation (z. B. Möglichkeit einer langfristigen Belastung, die zu Missbrauch/Vernachlässigung führt gegenüber kurzfristiger Belastung/Unterbrechung in Krisen- oder Übergangssituation)
- Bewerten der Umgebung, in der eine langfristige Versorgung angeboten werden wird

2. Pflegepriorität: Unterstützen in der Vorbeugung und/oder Begrenzung von Entwicklungsverzögerungen:
- Vermeiden von Anschuldigungen, wenn die beeinflussenden Faktoren diskutiert werden. *Anschuldigungen fördern negative Gefühle und tragen nichts zur Lösung der Situation bei*
- Beachten des chronologischen Alters, *um die Entwicklungserwartungen zu bestimmen*
- Überprüfen der Fähigkeiten/Aktivitäten, benutzen entsprechender Referenzliteratur und/oder anerkannter Testmethoden (z. B. Zeichnungen, Denver-Skala, Bender-Visual-Motor-Gestalt-Test). *Bietet Vergleichmöglichkeiten in der Folge*
- Konsultieren von professioneller Hilfe (Ergotherapeut, Logopäde, Heilpädagoge, Berufsberater) *um einen Entwicklungsplan zu gestalten und um individuellen Bedürfnissen zu entsprechen*
- Fördern einer kurzfristigen, realistischen Zielsetzung, um Entwicklungspotenzial auszuschöpfen. *Kleine, überschaubare Fortschritte sind leichter zu erreichen*
- Ermitteln des Bedarfs an Hilfsmitteln/Ausrüstungsgegenständen (z. B. pädagogisches/stimulierendes Spielzeug, Computerprogramme, Kommunikationshilfsmittel)

3. Pflegepriorität: Fördern des Wohlbefindens (Beratung, Patientenedukation und Entlassungsplanung):
- Informieren der Bezugspersonen über normales Wachstum und Entwicklung. Bereitstellen von Informationsmaterial
- Empfehlen von Bildungsprogrammen (z. B. Kurse/Beratung für Eltern, Seminare über belastende Lebenssituationen und Altern)

- Erkennen entsprechender Ressourcen in der Wohngemeinde: frühe Interventionsprogramme, Senioren-/Selbsthilfegruppen, Talentförderungsprogramme und geschützte Werkstätte, Fahrdienste, Krankenmobiliar-Magazine, Hilfsmittelstellen. *Bietet zusätzliche Möglichkeiten, um die Familie bei der Durchführung des Behandlungsprogramms zu unterstützen*

E Schwerpunkte der Pflegedokumentation

Pflegeassessment oder Neueinschätzung
- Ergebnisse der Einschätzung/individuelle Bedürfnisse inklusive Entwicklungsstand/Trend/Hinweise auf eine Regression
- Verständnis der Betreuungspersonen bezüglich Situation und eigener Rolle

Planung
- Pflegeplan/-interventionen und beteiligte Personen; ermittelte Unterstützungssysteme und Ressourcen in der Gemeinde
- Plan für die Patientenanleitung, -schulung und -beratung

Durchführung/Evaluation
- Reaktionen von Patient/Betreuungspersonen auf Interventionen/Anleitung und ausgeführte Pflegetätigkeiten
- Reaktionen der Betreuungsperson auf Beratung
- Zielerreichung/Fortschritte in Richtung Zielerreichung
- Veränderungen des Plans

Entlassungs- oder Austrittsplanung
- Langfristige Bedürfnisse nach Entlassung und Austritt sowie die Verantwortlichkeit für die notwendigen Maßnahmen
- Vermitteln an andere Gesundheitsberufe, Bezugsquellen für Hilfsmittel und Erziehungshilfen

Pflegeinterventionsklassifikation (NIC)

Bereich: *Familie (family)*. Interventionen zur Unterstützung der Familie.

Klasse: *Kindererziehung (childrearing care)*. Interventionen zur Unterstützung der Erziehung von Kindern.

Empfohlene Pflegeinterventionen: Entwicklungsförderung: Adoleszent, Entwicklungsförderung: Kind, Risikoabschätzung: genetische (siehe McCloskey/Bulecheck, 2003).

Pflegeergebnisklassifikation (NOC)

Empfohlenes Pflegeergebnis: Kindesentwicklung [Alter spezifizieren], (child development), (siehe Johnson/Maas/Moorhead, 2003).

Literatur

Carpenito, L. J.: Nursing Diagnosis – Application to clinical practice. Lippincott, Philadelphia 2002

Holoch, E. et al. (Hrsg.): Lehrbuch Kinderkrankenpflege. Huber, Bern 1999

Johnson, M.; Maas, M.; Moorhead, S.: Pflegeergebnisklassifikation (NOC). Huber, Bern 2003 (Plan)

McCloskey, J. C.; Bulecheck, G. M.: Pflegeinterventionsklassifikation (NIC). Huber, Bern 2003 (Plan)

Erschöpfung

Taxonomie 1 R: Sich bewegen (6.1.1.2.1/1988; R 1998)
Taxonomie 2: Aktivität/Bewegung, Energiebalance (00093/1988; R 1998)
NANDA Originalbezeichnung: «Fatigue»
[Thematische Gliederung: Aktivität/Ruhe]

Definition: Ein überwältigendes, anhaltendes Müdigkeitsgefühl und eine verminderte Fähigkeit, körperliche und geistige Arbeit zu leisten.

Diagnostischer Hinweis der Übersetzergruppe: Verwende anstelle von «Erschöpfung» die Pflegediagnose «Aktivitäts-/Belastungsintoleranz», wenn sich die Erschöpfung auf bestimmte Aktivitäten (z. B. Transfer, Treppensteigen, Gehen, Körperpflege) bezieht und wenn die Steigerung der Leistungsfähigkeit oberstes Ziel ist.

Mögliche ursächliche oder beeinflussende Faktoren

psychologische
- Stress; Angst, langweiliger Lebensstil; Depression

umgebungsbezogene
- Lärm, Licht, Luftfeuchtigkeit, Temperatur

situative
- Beschäftigung/Beruf, negative Lebensereignisse

physiologische
- Erhöhte körperliche Belastung; Schlafentzug
- Schwangerschaft; Erkrankungen; Mangelernährung; Anämie
- Schlechter Allgemeinzustand
- [Veränderte chemische Vorgänge im Körper (z. B. durch Medikamente, Drogenentzug, Chemotherapie)]

E Bestimmende Merkmale oder Kennzeichen

subjektive
- Aussagen über einen nicht nachlassenden und überwältigenden Mangel an Energie; Unfähigkeit, den gewohnten Tätigkeiten nachzugehen, das übliche Aktivitätsniveau aufrechtzuerhalten
- Bedürfnis nach zusätzlicher Energie, um die Alltagsroutine zu bewältigen; gesteigertes Ruhebedürfnis
- Sich müde fühlen; Unfähigkeit, die Körperkräfte und Energie im Schlaf zu regenerieren
- Schuldgefühle wegen Vernachlässigung der sozialen Pflichten
- Beeinträchtigte Libido
- Bedürfnis nach zusätzlicher Energie, um die Alltagsroutine zu bewältigen
- Beeinträchtigtes Konzentrationsvermögen
- Verminderte Libido
- Zunahme körperlicher Beschwerden

objektive
- Lethargie oder Lustlosigkeit, Benommenheit
- Beeinträchtigtes Konzentrationsvermögen
- Desinteresse in Bezug auf die Umgebung; In-sich-gekehrt-sein
- Emotionale Labilität oder Reizbarkeit
- Lethargie oder Lustlosigkeit
- Desinteresse in Bezug auf das Umfeld/ In-sich-gekehrt-sein
- Vermindertes Leistungs-, Konzentrationsvermögen, erhöhte Unfallneigung

Patientenbezogene Pflegeziele oder Evaluationskriterien

Der Patient
- berichtet über einen besseres Gefühl der Kraft und Energie
- erkennt den Grund der Erschöpfung und Faktoren, die selbst beeinflusst werden können

- führt die Aktivitäten des täglichen Lebens aus und nimmt je nach Fähigkeit an erwünschten Aktivitäten teil
- beteiligt sich am empfohlenen Therapieprogramm

Maßnahmen oder Pflegeinterventionen

1. Pflegepriorität: Einschätzen ursächlicher oder beeinflussender Faktoren:
- Beachten der Medikation (z. B. Müdigkeit kann eine Nebenwirkung von Betablockern oder Chemotherapie sein)
- Beachten, ob psychische oder physische Krankheitszustände vorhanden sind (z. B. MS, Lupus, chronische Schmerzen, Hepatitis, AIDS, schwerwiegende depressive Störungen, Angstzustände)
- Beachten des Stadiums des Krankheitsprozesses, des Ernährungszustands, des Flüssigkeitshaushalts
- Beachten der Veränderungen der Lebensweise, vermehrten Verantwortung, erhöhten Anforderungen/Erwartungen durch Drittpersonen, berufsbedingten Konflikte
- Ermitteln des Ausmaßes der Fähigkeit zur Beteiligung an Aktivitäten sowie den Mobilisationsgrad
- Feststellen des Vorhandenseins und des Ausmaßes von Schlafstörungen
- Ermitteln von psychischen Faktoren und Persönlichkeitsmerkmalen, die einen Einfluss auf die Klagen über Müdigkeit haben können
- Feststellen, wie sich die Erschöpfung äußert sowie ihre Intensität, Dauer und die emotionale Bedeutung für den Patienten. Verwenden einer Skala oder eines standardisierten Beobachtungsbogens, wie z. B. die «Piper-Fatigue-Self-Report-Scale», falls vorhanden
- Beachten, was nach der Auffassung des Patienten die Müdigkeit verursacht und wie er sich davon befreien kann
- Beurteilen der Aspekte einer «erlernten Hilflosigkeit», *die sich möglicherweise äußert durch Selbstaufgabe/Aufrechterhalten eines «Müdigkeitszyklus», beeinträchtigtes Leistungsvermögen, erhöhte Angst und Müdigkeit*

2. Pflegepriorität: Bestimmen des Ausmaßes der Erschöpfung und deren Folgen:
- Bestimmen der Erscheinungsform, Intensität, Dauer und gefühlsmäßigen Bedeutung der Erschöpfung. Verwenden einer Skala, wie zum Beispiel die Piper-Fatigue-Self-Report-Scale

- Feststellen des Verlaufsmusters im Tagesablauf (z. B. Zeiten, in denen die Erschöpfung besonders ausgeprägt ist, Zeiten, in denen sie weniger ausgeprägt ist). *Hilfreich zur Bestimmung von Aktivitätsmustern und -timing*
- Besprechen der Veränderungen in der Lebensweise/Einschränkung, welche durch die Erschöpfung verursacht werden
- Überprüfen der Wahrscheinlichkeit und gegenwärtige Nutzung von Unterstützungssystemen/Ressourcen
- Feststellen des Bedarfs an pers. Hilfeleistung und Hilfsmitteln
- Feststellen der physiologischen Reaktionen auf Aktivitäten (z. B. Blutdruck-, Puls-, Atemveränderungen)

3. Pflegepriorität: Unterstützen des Patienten, die Müdigkeit zu bewältigen und entsprechend den individuellen Fähigkeiten und Grenzen damit zurechtzukommen:

- Akzeptieren der Realität der Patientenberichte über die Erschöpfung. Auf keinen Fall Unterschätzen der Auswirkungen auf die Lebensqualität, die der Patient erlebt (Beispiele: MS-Patienten tendieren zu häufiger und schwerer Erschöpfung auch nach minimalem Energieverbrauch und benötigen längere Erholungszeiten; Postpoliopatienten erfahren oft einen kumulativen Erschöpfungseffekt, wenn sie ihre Tätigkeiten nicht aufteilen und wenn sie sich bei ersten Anzeichen von Erschöpfung nicht ausruhen)
- Planen von realistischen Aktivitätszielen mit dem Patienten, *steigert die Zustimmung zu den Pflegezielen und -maßnahmen*
- Einplanen von Ruhephasen bei der Pflege. Planen von Aktivitäten in jener Zeitspanne, in der der Patient am meisten Energie hat
- Beteiligen von Patienten/Bezugsperson(en) an der Zeitplanung
- Ermutigen des Patienten, alles, was möglich ist, selbst auszuführen (z. B. persönliche Pflege, aufstehen, spazieren gehen). Steigern der Aktivität entsprechend dem Zustand des Patienten
- Anleiten zu kräftesparenden Methoden, um die Kräfte gut einzuteilen (z. B. Aktivitäten sitzend anstatt stehend auszuführen, sitzend zu duschen; Handlungsabläufe so zu planen, dass alles benötigte Material in Reichweite ist)
- Unterstützen des Patienten bei der persönlichen Pflege; Stellen der Betthöhe auf die unterste Position, Wegräumen von Hindernissen, Leisten von Mithilfe bei der Mobilisation
- Sorgen für eine Umgebung, die eine Verminderung der Müdigkeit

bewirkt *(es ist z. B. bekannt, dass Lufttemperatur und -feuchtigkeit den Erschöpfungszustand beeinflussen können, insbesondere bei MS-Patienten)*
- Sorgen für Aktivitäten zur Erholung/Beschäftigung. Vermeiden von Über- wie auch Unterstimulation (kognitiv und sensorisch)
- Besprechen der Möglichkeiten, die zu einem erholsamen Schlaf beitragen (vgl. PD: Schlafstörung)
- Instruieren bei Bedarf über den Umgang mit Stress (z. B. Visualisierungstechniken, Entspannungsmethoden und Biofeedback)
- Verweisen an die Physio-/Ergotherapie für regelmäßige tägliche Übungen und Aktivitäten, *um die Kraft und den Muskeltonus zu bewahren/erhöhen und das persönliche Wohlbefinden zu steigern*

4. Pflegepriorität: Fördern des Wohlbefindens (Beratung, Patientenedukation und Entlassungsplanung):
- Besprechen des Therapieplans mit Hinweis auf die individuellen ursächlichen Faktoren (z. B. körperliche und/oder psychische Krankheiten) und Helfen, dem Patienten, die Beziehung zwischen Erschöpfung und Krankheit zu verstehen
- Unterstützen des Patienten/seiner Bezugsperson(en) einen Aktivitäts- und Übungsplan zu erstellen, unter Berücksichtigung der jeweiligen persönlichen Fähigkeiten. Dabei Betonen, dass unbedingt genügend Zeit für die Durchführung aller Tätigkeiten vorgesehen werden soll
- Instruieren des Patienten, aktivitätsbedingte Reaktionen zu überwachen, diese sowie Zeichen/Symptome zu erkennen, die eine Veränderung des Aktivitätsgrades erfordern
- Empfehlen allgemeiner gesundheitsfördernder Maßnahmen (z. B. gesunde Ernährungsweise, ausreichende Flüssigkeitszufuhr, angepasste Vitaminzufuhr)
- Sorgen für eine entsprechende Sauerstoffgabe bei einer bestehenden Anämie/Hypoxie, welche die Müdigkeit begünstigen. *Anämie und Hypoxie reduzieren das zelluläre Sauerstoffangebot und tragen zur Erschöpfung bei*
- Ermutigen des Patienten, die Fähigkeit zur Selbstbehauptung zu entwickeln, dabei Prioritäten in Zielsetzung/Aktivitäten zu unterscheiden und zu lernen, «nein» zu sagen. Falls angezeigt, das Burnout-Syndrom mit entsprechenden Maßnahmen besprechen, die der Patient ergreifen kann, um seine Situation zu verändern
- Unterstützen des Patienten, Bewältigungsformen zu erkennen, *die*

das Gefühl, die Kontrolle zu haben, erhöhen und die das Selbstwertgefühl steigern
- Verweisen auf Beratungsmöglichkeiten/Psychotherapie, falls angezeigt
- Vermitteln von Ressourcen als Hilfe für Routinearbeiten (z.B. Mahlzeitendienst, Haushalthilfen/Haus- und Gartenpflege)

Schwerpunkte der Pflegedokumentation

Pflegeassessment oder Neueinschätzung
- Äußerungsformen der Erschöpfung und andere Ergebnisse der Einschätzung
- Grad der Beeinträchtigung, Auswirkungen auf die gewohnten Lebensweise
- Erwartungen des Patienten/seiner Angehörigen bezüglich Fähigkeiten/individueller Situation

Planung
- Pflegeplan/-interventionen und beteiligte Personen
- Plan für die Patientenanleitung, -schulung und -beratung

Durchführung/Evaluation
- Reaktionen auf Interventionen/Anleitung und ausgeführte Pflegetätigkeiten
- Veränderungen des Plans
- Zielerreichung/Fortschritte in Richtung Zielerreichung

Entlassungs- oder Austrittsplanung
- Bedürfnisse hinsichtlich Spitalaustritt/Entlassungs- oder Austrittsplanung: Was muss getan werden, wer ist verantwortlich?
- Spezifisches Vermitteln an andere Gesundheitsberufe

Pflegeinterventionsklassifikation (NIC)

Bereich: *Körperfunktionen: grundlegende (physiological: basic).* Interventionen zur Unterstützung körperlicher Funktionen.

Klasse: *Aktivitäts- und Bewegungsmanagement (activity and exercise management).* Interventionen zur Unterstützung oder Organisation von (energiesparenden oder verbrauchenden) körperlichen Aktivitäten.

Empfohlene Pflegeinterventionen: Energiemanagement (siehe McCloskey/Bulecheck, 2003).

Pflegeergebnisklassifikation (NOC)

Empfohlenes Pflegeergebnis: Ausdauer (endurance), (siehe Johnson/Maas/Moorhead, 2003).

Literatur

Georg, J.: Erschöpfung bei alten Menschen. – Pflegeassessment, -diagnose und -interventionen. NOVA 33 (2002) 3:6–10

Johnson, M.; Maas, M.; Moorhead, S.: Pflegeergebnisklassifikation (NOC). Huber, Bern 2003 (Plan)

Glaus Hartmann, M.: Ermüdung/Erschöpfung. In: Käppeli, S. (Hrsg.): Pflegekonzepte Band 2. Huber, Bern 1999

King, C. R.; Hinds, P. S.: Lebensqualität. Pflege- und Patientenperspektiven. Huber, Bern 2001: 363 f.

Margulies, A. et al. (Hrsg.): Onkologische Krankenpflege. Springer, Heidelberg/Berlin 2002

McCloskey, J. C.; Bulecheck, G. M.: Pflegeinterventionsklassifikation (NIC). Huber, Bern 2003 (Plan)

Erstickungsgefahr

Taxonomie 1 R: Austauschen (1.6.1.1/1980)
Taxonomie 2: Sicherheit/Schutz, Körperverletzung (00036/1980)
NANDA-Originalbezeichnung: «Risk for Suffocation»
[Thematische Gliederung: Sicherheit]

Definition: Ein erhöhtes Risiko des Erstickens (ungenügendes Luftangebot zur Atmung).

Risikofaktoren

innere (betroffene Person)
- Vermindertes Riechvermögen
- Verminderte motorische Fähigkeiten
- Mangelhafte Sicherheitserziehung; Vorsichtsmaßnahmen
- Kognitive oder emotionale Schwierigkeiten [z. B. veränderter Bewusstseinszustand]
- Krankheit oder Verletzung

äußere [umweltbedingte]
- Kissen/Saugflasche im Bett eines Säuglings
- Schnuller um den Hals eines Säuglings gehängt
- Kinder, die mit Plastiksäcken spielen oder kleine Objekte in Mund oder Nase stecken
- Unbeaufsichtige Kinder in Badewannen oder Schwimmbädern
- Ausrangierte oder unbenutzte Kühlschränke/Tiefkühler mit Türen
- Anwärmenlassen von Automotoren in geschlossener Garage [Defektes Auspuffsystem]; Benutzung von Ölheizungen ohne Abluftvorrichtung
- Gaslecks in Haushalt/Wohnwagen; Rauchen im Bett
- Niedrige Wäscheleine
- Schlucken von großen Nahrungsmittelbissen

Anmerkung: Eine Risiko-Diagnose (Gefahr) kann nicht durch Zeichen und Symptome belegt werden, da das Problem noch nicht aufgetreten ist und die Pflegemaßnahmen die Prävention bezwecken.

Patientenbezogene Pflegeziele oder Evaluationskriterien

Der Patient/die Eltern
- erläutert sein Wissen über Umweltgefahren
- nennt Maßnahmen, die der Situation entsprechen
- verbessert/vermeidet gefährliche Situationen, um einer Erstickung vorzubeugen oder die Gefahr zu reduzieren
- kann eine Herz- und Lungenwiederbelebung (CPR) durchführen

Maßnahmen oder Pflegeinterventionen

1. Pflegepriorität: Einschätzen ursächlicher oder beeinflussender Faktoren:
- Beachten des Vorliegens innerer/äußerer Risikofaktoren in der individuellen Situation (z. B. Krampfanfälle, ungenügende Beaufsichtigung von Kleinkindern, bewusstlose Patienten)
- Ermitteln der Kenntnisse des/der Patienten/Bezugsperson(en) über Sicherheitsfaktoren/Risiken, die in ihrer Umwelt vorhanden sind
- Feststellen des Ausmaßes von Bewusstheit/Besorgtheit und die

Motivation der Patienten/Bezugsperson(en), Sicherheitsrisiken auszuschalten und die individuelle Situation zu verbessern
- Erfassen des neurologischen Status und Beachten der Faktoren, welche die Atemwege oder den Schluckvorgang beeinträchtigen können [z. B. Schlaganfall, zerebrale Lähmungserscheinungen (CP), Multiple Sklerose, Amyotrophe Lateralsklerose (ALS)]
- Achten auf Klagen über Schlafstörungen und Müdigkeit, die auf eine Schlafapnoe (Obstruktion der Atemwege) hindeuten können
- Feststellen der Art der antiepileptischen Medikation und Ermitteln, ob die Epilepsie unter Kontrolle ist
- Achten auf Berichte über Schlafstörungen und Müdigkeit/Erschöpfung: *Dies könnten Hinweise auf eine mögliche Schlafapnoe sein (Verlegung der Luftwege)*

2. Pflegepriorität: Risikofaktoren Ausschalten/Vermindern:
- Beachten von Sicherheitsmaßnahmen (z. B. Vorsichtsmaßnahmen im Hinblick auf Anfälle, nicht im Bett rauchen, Platzierung der Saugflasche, Laufenlassen des Automotors in der geschlossenen Garage), *um Verletzungen zu verhüten/reduzieren*
- Offenhalten der Atemwege eines bewusstlosen Patienten durch korrekte Lagerung, Absaugen, Gebrauch von entsprechenden Hilfsmitteln (u. U. ist eine Tracheotomie notwendig)
- Sorgen für eine entsprechende Kost, welche die Schluckbeschwerden und den Bewusstseinszustand berücksichtigt
- Überwachen der medikamentösen Therapie (z. B. Antikonvulsiva, Analgetika, Sedativa) und Achten auf mögliche Interaktionen und übermäßige Sedierung
- Sprechen mit dem Patienten/Bezugsperson(en) über erkannte Sicherheitsrisiken und Methoden zur Problemlösung
- Betonen der Notwendigkeit einer regelmäßigen Inspektion und Instandhalt von Gasgeräten und Autos

3. Pflegepriorität: Fördern des Wohlbefindens (Beratung, Patientenedukation und Entlassungsplanung):
- Überprüfen von erkannten Sicherheitsrisiken und Methoden zu ihrer Behebung
- Planen der Situation für entsprechend langfristige Maßnahmen, um Verletzungen zu vermeiden
- Sprechen mit dem Patienten über die Wichtigkeit, Speisen vor dem Schlucken vorsichtig zu kauen, kleine Bissen zu sich zu nehmen und vorsichtshalber während des Essens/Trinkens nicht zu

sprechen. *Die Gefahr des Verschluckens durch mangelnde Spannung in der Rachenmuskulatur und verminderte Urteilsfähigkeit ansprechen, welche als Folge von Alkoholgenuss eintreten kann*
- Betonen der Wichtigkeit, bei beginnendem Würgen Hilfe anzufordern; anstatt vom Tisch wegzugehen, ruhig zu bleiben und auf den Hals zu deuten und Sicherstellen, dass jemand den Notfall erkennt
- Empfehlen von Erste-Hilfe-Kursen zum Erlernen der Methoden der CPR (Herz-Lungen-Wiederbelebung) und des Heimlich-Handgriffs, um blockierte Atemwege freizumachen
- Empfehlen, Hinweise auf Verpackungen zu beachten und Sicherheitsrisiken zu erkennen (z.B. Spielsachen mit kleinen Teilen)
- Sich Einsetzen für die Sicherheit von Schwimmbädern, für Rettungsschwimmen und den Gebrauch geprüfter Schwimmausrüstungen
- Besprechen der Sicherheitsaspekte beim Gebrauch von Heizgeräten, Gasgeräten, alten/technisch mangelhaften Geräten
- Vgl. PD: Ungenügende Selbstreinigungsfunktion der Atemwege; Schlafstörung; beeinträchtigte elterliche Fürsorge

Schwerpunkte der Pflegedokumentation

Pflegeassessment oder Neueinschätzung
- Individuelle Risikofaktoren inklusive mentalem Status und Ausmaß der Kenntnisse
- Ausmaß der Besorgtheit und der Motivation zu Veränderungen
- Ausrüstungsgegenstände/-bedarf

Planung
- Pflegeplan/-interventionen und beteiligte Personen
- Plan zur Patientenanleitung, -schulung und -beratung

Durchführung/Evaluation
- Reaktionen auf Interventionen/Anleitung und ausgeführte Pflegetätigkeiten
- Zielerreichung/Fortschritte in Richtung Zielerreichung
- Veränderungen des Plans

Entlassungs- oder Austrittsplanung
- Langfristige Bedürfnisse, Vorbeugungsmaßnahmen und Verantwortlichkeit dafür
- Vermitteln an andere Gesundheitsberufe

Pflegeinterventionsklassifikation (NIC)

Bereich: *Körperfunktionen: komplexe (physiological: complex).* Interventionen zur Unterstützung homöostatischer und regulierender Prozesse.

Klasse: *Atemunterstützung (respiratory management).* Interventionen zur Förderung der Freihaltung der Atemwege und des Gasaustausches.

Empfohlene Pflegeinterventionen: Atemwegsmanagement, Atemwegsüberwachung, Edukation: Säuglingssicherheit (siehe McCloskey/Bulecheck, 2003).

Pflegeergebnisklassifikation (NOC)

Empfohlenes Pflegeergebnis: Risikokontrolle (risk control), (siehe Johnson/Maas/Moorhead, 2003).

Literatur

Bienstein, C.; Schröder, G.: atmen. Thieme, Stuttgart 2000
Carpenito, L. J.: Nursing Diagnosis – Application to clinical practice. Lippincott, Philadelphia 2002: 540
Johnson, M.; Maas, M.; Moorhead, S.: Pflegeergebnisklassifikation (NOC). Huber, Bern 2003 (Plan)
Kasper, M.; Kraut, D.: Atmung und Atemtherapie. Huber, Bern 2000
McCloskey, J. C.; Bulecheck, G. M.: Pflegeinterventionsklassifikation (NIC). Huber, Bern 2003 (Plan)

Alkoholismusbedingt gestörte Familienprozesse

Taxonomie 1 R: In Beziehung treten (3.2.2.3.1/1994)
Taxonomie 2: Rolle/Beziehungen, Familienbeziehungen (00063/1994)
NANDA-Originalbezeichnung: «Dysfunctional Family Process: Alcoholism [substance abuse]»
[Thematische Gliederung: Soziale Interaktion]

Definition: Ein Zustand, bei dem die psychosozialen, spirituellen und physiologischen Funktionen im familiären Zusammenleben chronisch gestört sind, was zu Konflikten, Problemverleugnung, Widerstand gegenüber Veränderungen, unwirksamer Problemlösung und zu wiederholten persönlichen Krisen führt.

Mögliche ursächliche oder beeinflussende Faktoren

- Alkoholabusus; Therapiewiderstand
- Vorkommen von Alkoholabusus in der Familiengeschichte
- Unangemessene Bewältigungsfähigkeiten; Suchtpersönlichkeit; mangelnde Problemlösungsfähigkeiten
- Biochemische Einflüsse; genetische Prädisposition

Bestimmende Merkmale oder Kennzeichen

subjektive

Gefühle

- Angst/Spannungen/Stress; vermindertes Selbstwertgefühl/Wertlosigkeit; anhaltende Verstimmung
- Ärger/unterdrückte Wut; Frustration; Scham/Verlegenheit; Schmerz; Unglücklichsein; Schuld
- Emotionale Isolation/Einsamkeit; Machtlosigkeit; Unsicherheit; Hoffnungslosigkeit; Ablehnung
- Verantwortlichkeit für den Alkoholkonsum; Verletzlichkeit; Misstrauen
- Depression; Feindseligkeit; Furcht; Verwirrtheit; Unzufriedenheit; Verlust; unterdrückte Emotionen
- Gefühl, anders als andere Menschen zu sein; Gefühl, nicht verstanden zu sein

- Sich emotional von anderen kontrolliert fühlen; sich ungeliebt fühlen; mangelnde Identifikation
- Verlassenheit; widersprüchliche Zuneigung und Mitleidsgefühle; Launenhaftigkeit; Versagen

Rollen und Beziehungen
- Familiäre Verleugnung; Zerfall von familiären Beziehungen, abgebrochene Familiendynamik; unwirksame Partnerkommunikation; Eheprobleme; Intimitätsstörungen
- Veränderte Rollenfunktion/Abbruch von Familienrollen; inkonsequentes Elternverhalten, herabgesetzte Wahrnehmung der elterlichen Unterstützung; chronische Familienprobleme
- Mangelnde Beziehungsfähigkeit; mangelnde Zugehörigkeit; abgebrochene Familienrituale
- Mangelnde Sicherheitsbedürfnisse der Familienmitglieder
- Muster von Ablehnung; ökonomische Probleme; vernachlässigte Verpflichtungen

objektive

Rollen und Beziehungen
- Geschlossene Kommunikationssysteme
- Verflochtene familiäre Beziehungen; verminderte Beziehungsfähigkeit der Familienmitglieder für wechselseitiges Wachstum und Reifung
- Familienmitglieder zeigen keinen Respekt für Individualität und Autonomie der einzelnen Mitglieder

Verhalten
- Ausdruck von Ärger in unangemessener Art; Schwierigkeit mit intimen Beziehungen; eingeschränkte Kommunikation; unwirksame Problemlösungsfähigkeit; Unfähigkeit, emotionale Bedürfnisse anderer Familienmitglieder zu erfüllen; Manipulation: Abhängigkeit; Kritik üben; gebrochene Versprechen; Rationalisieren, Verneinung der Probleme
- Ablehnung von Unterstützung/Unfähigkeit angemessene Hilfe anzuerkennen und anzunehmen; Anschuldigen
- Kontrollverlust bezüglich Trinken; Aufrechterhalten des Trinkens [Suchtmittelmissbrauch] ermöglichen; Alkohol-[Suchtmittel-]missbrauch; unangemessenes Verständnis von oder Wissen über Alkoholismus [Sucht]
- Unfähigkeit, die spirituellen Bedürfnisse der Familienmitglieder zu befriedigen

- Unfähigkeit verschiedene Gefühle ausdrücken zu können oder diese zu akzeptieren; zu entspannen, statt allein die Zielerreichung anzustreben; eskalierende Konflikte
- Lügen; widersprüchliche, paradoxe Kommunikation; mangelnde Konfliktfähigkeit; strenge Selbstbeurteilung; Isolation; Schwierigkeit sich zu freuen; Selbstbeschuldigung; ungelöster Kummer
- Kontrollierende Kommunikation/Machtkämpfe; Suche nach Anerkennung und Bestätigung
- Mangelnde Zuverlässigkeit; unerreichte akademische Leistungen der Kinder; Konzentrationsstörungen; Chaos; Versagen in der Entwicklung/Schwierigkeit sich der Lebensphasen entsprechend weiterzuentwickeln
- Verbale Verletzung des Partners oder Elternteils; Agitation; ungenügender Körperkontakt
- Familienfeste sind alkoholzentriert; Nikotin-[oder andere Suchtmittel-]abhängigkeit; Mangel an Flexibilität bei Veränderungen; Unreife; stressbezogene somatische Krankheiten; Unfähigkeit, mit traumatischen Erfahrungen konstruktiv umzugehen; kombinierter Drogenkonsum

Familienbezogene Pflegeziele/Kriterien zur Evaluation

Die Familienmitglieder
- zeigen Verständnis für die Dynamik der gegenseitigen Abhängigkeit
- beteiligen sich an individuellen/familiären Behandlungsprogrammen
- erkennen unwirksame Bewältigung
- planen die notwendigen Veränderungen des Lebensstils
- unternehmen Aktivitäten, die das eigene destruktive Verhalten des Trinkens/Drogenkonsums verändern

Maßnahmen oder Pflegeinterventionen

1. Pflegepriorität: Erkennen ursächlicher/beeinflussender Faktoren:
- Einschätzen der aktuellen Funktionsfähigkeit der Familie
- Sich Versichern über das Verständnis der aktuellen Situation der Familienmitglieder, Fragen nach dem Erfolg früherer Behandlungen

Alkoholismusbedingt gestörte Familienprozesse

- Besprechen der Familiengeschichte, Erkennen der Rollenverteilung und Gegebenheiten, die mit dem Drogenkonsum verbunden sind
- Bestimmen des Verlaufs von früheren Unfällen/gewalttätigem Verhalten innerhalb der Familie und die Sicherheitsvorkehrungen
- Diskutieren über aktuelle/frühere Methoden im Umgang mit schwierigen Situationen
- Bestimmen der Fähigkeit zur gegenseitigen Anerkennung
- Erkennen eines sabotierenden Verhaltens gegenüber Familienmitgliedern. *Sekundäre Krankheitsgewinne (bewusst oder unbewusst) können die Erholung behindern*
- Beobachten überbetreuender Verhaltensweisen von Pflegenden/Betreuenden/Patienten, wie häufiges Hilfesuchen, Entschuldigungen für das Nichteinhalten von Vereinbarungen, Gefühle von Ärger/Irritationen von anderen. *Befähigung von Verhaltensweisen kann die Akzeptanz und Lösung von Problemen komplizieren*

2. Pflegepriorität: Die Familie unterstützen, um destruktives Verhalten ändern zu können:

- Treffen gemeinsam vereinbarter Abmachungen über Verhaltensweisen/Verantwortlichkeiten zwischen Pflegenden und Patienten. *Erhöht das Verständnis für das, was erwartet wird*
- Konfrontieren der Familienmitglieder und Überprüfen der Verneinung sowie sabotierender Verhaltensweisen. *Hilft den einzelnen Familienmitgliedern, sich aus einer Blockadehaltung heraus in Richtung Erholung zu bewegen*
- Besprechen des Nutzens von Ärger, Rationalisierung und/oder Projektionen, welche bei Problemlösungen auftreten
- Ermutigen der Familie, mit Wut und Zorn umzugehen, *um damit der Eskalation von Gewalt vorzubeugen*
- Bestimmen der Stärken der Familie, Möglichkeiten für Entwicklung, individuelle und familiäre Erfolge
- Wertfrei bleiben im Kontakt mit den einzelnen Familienmitgliedern und der alkohol-/drogenabhängigen Person
- Anbieten von Informationen bezüglich der Auswirkungen von Sucht auf Stimmung und Persönlichkeit der beteiligten Personen. *Hilft den Familienmitgliedern, mit negativen Gefühlen zurechtzukommen, ohne wertend zu sein oder wütend zu reagieren*
- Unterscheiden zwischen destruktiven Aspekten und echter Motivation, der abhängigen Person zu helfen

- Erkennen manipulierender Verhaltensweisen und Besprechen der Wege, um dies zu verhindern

3. Pflegepriorität: Fördern des Wohlbefindens durch Familienberatung und Entlassungsplanung:
- Weitergeben von Informationen über Suchtaufrechterhaltendes Verhalten, über Merkmale von Suchtkrankheiten bei Abhängigen sowie Co-Abhängigen
- Weitergeben von gesicherten Informationen über die Auswirkungen des Suchtverhaltens (einschließlich Nikotin/Nikotinersatz) auf die Familie und dessen was nach der Entlassung passieren wird
- Besprechen der Wichtigkeit, Lebensaktivitäten, Arbeit, Freizeitbeziehungen neu zu strukturieren, welche den Drogenkonsum gefördert haben. *Frühere Lebensstile und Beziehungen, die die Sucht gefördert haben, müssen verändert werden, um einen Rückfall zu verhindern*
- Dazu ermutigen, Familienfeste ohne Alkoholkonsum zu feiern, *um einen Rückfall zu verhindern*
- Anbieten von Unterstützung für die Familienmitglieder; zur Beteiligung an Gruppen ermutigen, um nachhaltige Unterstützung zu sichern und um Unterstützung bei der Problemlösung anzubieten
- Ermutigen zur Beteiligung an Selbsthilfegruppen wie Anon oder den AA
- Bei Bedarf Bibliotherapie ermöglichen
- Vgl. PD: unterbrochene Familienprozesse; behinderndes familiäres Coping

Hinweise für die Pflegedokumentation

Pflegeassessment oder Neueinschätzung
- Beobachten und Festhalten des Suchtverhaltens einschließlich des Verlaufs, familiäre Risikofaktoren und Besorgnis um die Sicherheit
- Zusammensetzung der Zugehörigkeit der Familienmitglieder
- Erfolg früherer Behandlungen

Planung
- Pflegeplan/-interventionen und beteiligte Personen
- Plan zur Patientenanleitung, -schulung und -beratung

Durchführung/Evaluation
- Reaktionen auf Interventionen und ausgeführte Pflegetätigkeiten der Familienmitglieder

- Zielerreichung/Fortschritte in Richtung Zielerreichung
- Veränderungen des Plans

Entlassungs- oder Austrittsplanung
- Zukünftige Bedürfnisse und Verantwortlichkeit dafür
- Vermitteln an andere Gesundheitsberufe

Pflegeinterventionsklassifikation (NIC)

Bereich: *Familie (family)*. Interventionen zur Unterstützung der Familie.

Klasse: *Pflege im Lebensverlauf (lifespan care)*. Interventionen zur Unterstützung der Funktionen einer Familie/Lebensgemeinschaft und zur Förderung von Gesundheit und Wohlbefinden der Familienmitglieder während des gesamten Lebenslaufes.

Empfohlene Pflegeinterventionen: Familienprozesserhaltung, Suchtmittelmissbrauchsbehandlung, Suchtmittelbehandlung (siehe McCloskey/Bulecheck, 2003).

Pflegeergebnisklassifikation (NOC)

Empfohlenes Pflegeergebnis: Familienumgebung: intern (family environment: internal), (siehe Johnson/Maas/Moorhead, 2003).

Literatur

Carpenito, L. J.: Nursing Diagnosis – Application to clinical practice. Lippincott, Philadelphia 2002

Friedemann, M. L.: Familien- und umgebungsbezogene Pflege. Huber, Bern 2002

Gehring, M. et al.: Familienbezogene Pflege. Huber, Bern 2002

Johnson, M.; Maas, M.; Moorhead, S.: Pflegeergebnisklassifikation (NOC). Huber, Bern 2003 (Plan)

Loth, C. et al.: Professionelle Suchtkrankenpflege. Huber, Bern 2002

McCloskey, J. C.; Bulecheck, G. M.: Pflegeinterventionsklassifikation (NIC). Huber, Bern 2003 (Plan)

Millar, B.; Burnard, P.: Intensivpflege – High-tech und High-touch. Huber, Bern 2002

Unterbrochene Familienprozesse

Taxonomie 1 R: In Beziehung treten (3.2.2/1982; R 1998)
Taxonomie 2: Rolle/Beziehungen, Familienbeziehungen (00060/1982; R 1998)
NANDA-Originalbezeichnung: «Interrupted Family Processes»
[Thematische Gliederung: Soziale Interaktion]

Definition: Eine Veränderung der familiären Beziehungen und Funktionen.

Diagnostischer Hinweis der Übersetzergruppe: Taxonomisch ist diese Diagnose eine übergeordnete, breite Kategorie, die verschiedene genauere/detailliertere Diagnosen umfasst. Wenn die Ersteinschätzung zu dieser Diagnose führt, sind weitere Abklärungen nötig, um die spezifischen Bedürfnisse des Patienten festzustellen, und wenn möglich sollte eine genauere Diagnose gestellt werden (hier z. B.: Rollenüberlastung pflegender Angehöriger, Gefahr einer Rollenüberlastung pflegender Angehöriger, Alkoholismusbedingt veränderte Familienprozesse, Elternrollenkonflikt).

Mögliche ursächliche oder beeinflussende Faktoren

- Veränderte Macht- und Kräfteverhältnisse unter den Familienmitgliedern
- Veränderung der familiären Rollenverteilung
- Veränderung des Gesundheitszustandes eines Familienmitgliedes
- Situationsbedingter Übergang und/oder Krise [z. B. ökonomisch, Rollenwechsel, Krankheit, Unfall, behindernde/teure Therapien]
- Entwicklungsbedingter Übergang und/oder Krise [z. B. Verlust oder Hinzukommen eines Familienmitglieds, Adoleszenz; Wegzug der Kinder von zu Hause]
- Informelle oder formelle Kommunikation mit der Gemeinschaft
- Veränderung des sozialen Status der Familie
- Veränderung der finanziellen Verhältnisse der Familie

Bestimmende Merkmale oder Kennzeichen
subjektive
- Veränderung von: Machtallianzen; Zufriedenheit mit der Familie; Zeichen von Konflikten in der Familie; Effektivität in der Erfül-

lung zugewiesener Aufgaben; Stress reduzierende Verhaltensweisen; Zeichen von Konflikten zwischen Familie und Gemeinde und/oder Isolation von Ressourcen der Gemeinde; körperliche Beschwerden
- [Die Familienmitglieder sind im Unklaren darüber, wie sie sich verhalten sollen; bekunden Schwierigkeiten, mit der Situation zurechtzukommen]

objektive
- Veränderung von: zugewiesenen Aufgaben; Teilnahme an Problemlösungs- und Entscheidungsfindungsprozessen; Kommunikationsmuster; freiwillige Unterstützung; Verfügbarkeit emotionaler Unterstützung, emotionaler Reaktionsbereitschaft und Intimität; Muster und Rituale

Familienbezogene Pflegeziele/Kriterien zur Evaluation

Die Familienmitglieder
- drücken ihre Gefühle frei und angemessen aus
- beteiligen sich an Problemlösungsprozessen, um geeignete Maßnahmen zur Bewältigung der Situation/Krise zu finden
- richten ihre Kräfte gezielt auf die Problemlösung aus
- sagen, die Krankheit/Verletzung/Behandlung/Prognose zu verstehen
- ermutigen das erkrankte Mitglied, die Situation auf seine Weise zu bewältigen, um eine größere Unabhängigkeit zu erlangen

Maßnahmen oder Pflegeinterventionen

1. Pflegepriorität: Ermitteln ursächlicher/beeinflussender Faktoren entsprechend der individuellen Situation:
- Bestimmen vorhandener pathophysiologischer Prozesse, Erkrankungen/Verletzungen, Entwicklungskrisen
- Ermitteln des gegenwärtigen Entwicklungsstadiums der Familie (z.B. Heirat, Geburt eines Kindes, Kinder, die das Elternhaus verlassen usw.)
- Beachten der Zusammensetzung der Familie: Eltern, Kinder, männlich/weiblich, Großfamilie
- Beobachten des Kommunikationsmusters in der Familie: Werden Gefühle ausgesprochen? Unbefangen? Wer spricht mit wem? Wer trifft Entscheidungen? Für wen? Wer kommt zu Besuch? Wann?

Wie läuft die Interaktion zwischen den Familienmitgliedern ab? *Hilft, Problemfelder zu identifizieren und kann zur Lösung von Problemen eingesetzt werden,*
- Ermitteln der Grenzen und Abgrenzungen unter den Familienmitgliedern: Identifizieren sich die Mitglieder mit der Familie oder haben sie wenig Eigenidentität? Wirken sie emotional distanziert, ist keine Verbundenheit spürbar?
- Ermitteln der Rollenerwartungen der Familienmitglieder. Welche Stellung hat das Mitglied, das krank ist (z. B. hauptverantwortliche Person für Erziehung/Einkommen), und wie wirkt sich die Krankheit auf die Rolle der anderen aus?
- Ermitteln der «Familienregeln» (z. B. dass die Erwachsenen finanzielle Sorgen und Krankheit usw. von den Kindern fernhalten)
- Erkennen der Fähigkeiten zur elterlichen Fürsorge und diesbezüglicher Erwartungen
- Beurteilen, ob die Kräfte gezielt oder nur zögerlich zur Problemlösung eingesetzt werden
- Achten auf Aussagen der Verzweiflung/Hilflosigkeit (z. B.: «Ich weiß nicht, was ich tun soll»), *um das Ausmaß der Belastung einzuschätzen*
- Beachten von kulturellen und/oder religiösen Faktoren, *die die Wahrnehmungen und Erwartungen der Familie beeinflussen könnten*
- Ermitteln der Unterstützungssysteme außerhalb der Familie

2. Pflegepriorität: Unterstützen der Familie im Umgang mit der Situation/Krise:
- Behandeln der Familienangehörigen auf warmherzige, einfühlsame und respektvolle Weise
- Ernstnehmen der beobachteten Schwierigkeiten unter gleichzeitiger Betonung, dass ein gewisses Maß an Konflikten zu erwarten ist und dazu benutzt werden kann, das Wachstum zu fördern
- Zulassen des Ausdrucks von Wutreaktionen, Vermeiden, diese persönlich zu nehmen, *um Distanz zwischen Pflegender und Familie zu wahren*
- Betonen der Wichtigkeit eines ständigen, offenen Dialoges unter den Familienmitgliedern, *um den Problemlösungsprozess fortzuführen*
- Vermitteln mündlicher und schriftlicher Informationen, bei Bedarf wiederholen

- Erkennen und Fördern früher erfolgreich angewendeter Bewältigungsformen
- Fördern regelmäßiger und häufiger Kontakte unter den Familienangehörigen
- Ermutigen der Familie, sich an der interdisziplinären Teamsitzung/Gruppentherapie zu beteiligen
- Beteiligen der Familie an Gemeindeaktivitäten entsprechend ihren Interessen/ihrer Wahl

3. Pflegepriorität: Fördern des Wohlbefindens (Familienberatung und Entlassungsplanung):

- Fördern von Stressbewältigungstechniken (z. B. angemessener Ausdruck von Gefühlen, Entspannungsübungen)
- Sorgen für Lernhilfen, *um Informationen zu vermitteln, die der Familie bei der Lösung der gegenwärtigen Krise helfen*
- Bei Bedarf Verweisen an Selbsthilfegruppen (z. B. Elternberatung, krankheitsspezifische Selbsthilfegruppen wie die Insuliner, Multiple-Sklerose-Gesellschaft, Seelsorge, psychologische Beratung/Familientherapie)
- Unterstützen der Familie, Situationen zu erkennen, die Furcht/Angst auslösen (vgl. PD: Furcht; Angst)
- Beteiligen der Familie an der Entlassungs- oder Austrittsplanung/gemeinsamen Zielsetzung, *fördert die Zustimmung zum Plan*
- Ermitteln geeigneter Beratungsstellen in der Gemeinde (z. B. Essen auf Rädern, Gemeindepflege), *für eine sofortige oder langfristige Unterstützung*

Schwerpunkte der Pflegedokumentation

Pflegeassessment oder Neueinschätzung
- Ergebnisse der Einschätzung inklusive Zusammensetzung der Familie, Entwicklungsstand der Familie und Rollenerwartungen
- Kommunikationsmuster in der Familie

Planung
- Pflegeplan/-interventionen und beteiligte Personen; ermittelte Unterstützungssysteme und Ressourcen in der Gemeinde
- Plan für die Patientenanleitung, -schulung und -beratung

Durchführung/Evaluation
- Reaktionen aller beteiligten Personen auf Interventionen/Anleitung und ausgeführte Pflegetätigkeiten

- Zielerreichung/Fortschritte in Richtung Zielerreichung
- Veränderungen des Plans

Entlassungs- oder Austrittsplanung
- Langfristige Bedürfnisse nach Entlassung und Austritt sowie die Verantwortlichkeit für die notwendigen Maßnahmen
- Vermitteln an andere Gesundheitsberufe

Pflegeinterventionsklassifikation (NIC)

Bereich: *Familie (family)*. Interventionen zur Unterstützung der Familie.
Klasse: *Kindererziehung (childrearing care)*. Interventionen zur Unterstützung der Erziehung von Kindern.
Empfohlene Pflegeinterventionen: Familienintegritätsförderung, Familienprozesserhaltung, Föderung der Normalisierung u. a. (siehe McCloskey/Bulecheck, 2003).

Pflegeergebnisklassifikation (NOC)

Empfohlenes Pflegeergebnis: Funktionierende Familie (family functioning), (siehe Johnson/Maas/Moorhead, 2003).

Literatur

Carpenito, L. J.: Nursing Diagnosis – Application to clinical practice. Lippincott, Philadelphia 2002
Friedemann, M. L.: Familien- und umgebungsbezogene Pflege. Huber, Bern 2002
Gehring, M. et al.: Familienbezogene Pflege. Huber, Bern 2002
Johnson, M.; Maas, M.; Moorhead, S.: Pflegeergebnisklassifikation (NOC). Huber, Bern 2003 (Plan)
McCloskey, J. C.; Bulecheck, G. M.: Pflegeinterventionsklassifikation (NIC). Huber, Bern 2003 (Plan)
Millar, B.; Burnard, P.: Intensivpflege – High-tech und High-touch. Huber, Bern 2002

Flüssigkeitsdefizit (Dehydratation)*

[isotonisch, aktiver Verlust]

Taxonomie 1 R: Austauschen (1.4.1.2.2.1/1978; R 1996)
Taxonomie 2: Ernährung, Flüssigkeitshaushalt (00027/1978; R 1996)
NANDA-Originalbezeichnung: «Fluid Volume deficient»
[Thematische Gliederung: Ernährung]

Definition: Ein Zustand, bei dem ein Individuum einen Verlust intravasaler, intrazellulärer oder interstitieller Flüssigkeit erfährt. Dieser Zustand bezieht sich auf Dehydratation, Wasserverlust ohne Veränderung des Natriumspiegels.

Beachte: Diese Diagnose wurde formuliert, um Zustände einer isotonen Dehydratation (Hypovolämie) zu beschreiben, die nicht mit einem Natriumverlust einhergehen. Bei Patienten, die an einer Dehydratation mit Natriumverlust leiden vgl. PD: Flüssigkeitsdefizit [hyper-/hypotonisch].

Mögliche ursächliche oder beeinflussende Faktoren

- Aktiver Verlust [z.B. Blutung, Magen-Darm-Ableitungen/-drainage, Diarrhö, Verbrennungen, Wunden; abdomineller Tumor; Fisteln, Anwendung von hyperosmotischen Röntgenkontrastmitteln]
- Versagen regulatorischer Mechanismen [z.B. Fieber/thermoregulatorische Reaktion, Schädigung der Nierentubuli]

Bestimmende Merkmale oder Kennzeichen

subjektive
- Durst
- Schwächegefühl

objektive
- Verminderte Urinausscheidung; konzentrierter Urin
- Verminderte Venenfüllung, verminderte/s Pulsvolumen, -füllung
- Erhöhter Hämatokritwert

---

* Umschreibung der Übersetzergruppe, die dem besseren Verständnis dienen soll.

- Verminderter Blutdruck, erhöhte Pulsfrequenz und Körpertemperatur
- Verminderter Hautturgor, trockene Haut/Schleimhäute
- Veränderter Bewusstseinszustand
- [Gewichtszunahme/Ödeme]

Patientenbezogene Pflegeziele oder Evaluationskriterien

Der Patient
- hält ein funktionell genügendes Flüssigkeitsvolumen aufrecht, was sich durch individuell ausreichende Urinausscheidung bei normalem spezifischem Gewicht, stabilen Vitalzeichen, feuchte Schleimhäute, einen guten Hautturgor und prompte kapilläre Füllung und Rückgang von Ödemen (z. B. Aszites) zeigt
- äußert, die ursächlichen Faktoren und den Zweck der individuellen therapeutischen Maßnahmen sowie der Medikamente zu verstehen
- zeigt durch sein Verhalten, dass er seine Flüssigkeitsaufnahme überwacht und wenn nötig korrigiert

Maßnahmen oder Pflegeinterventionen

1. Pflegepriorität: Einschätzen ursächlicher oder beeinflussender Faktoren:
- Beachten möglicher Diagnosen, die auf ein Defizit des Flüssigkeitsvolumens hinweisen (z. B. Colitis ulcerosa, Verbrennungen, Leberzirrhose, abdominelles Karzinom); andere Faktoren wie z. B. Laryngektomie/Tracheostomie, Wunddrainagen/Fisteln oder Absauggeräte; Wassermangel/Flüssigkeitseinschränkungen; Bewusstseinstrübungen; Erbrechen, Blutungen, Dialyse; heißes/feuchtes Klima, ausgedehnte körperliche Betätigung; erhöhte Koffein-/Alkohol-/Zuckerzufuhr, hyperosmolare Sondenernährung, erhöhte Stoffwechselrate beeinflusst durch Fieber)
- Bestimmen von Auswirkungen des Alters. *(Ältere Menschen sind stärker gefährdet wegen einer verminderten Reaktionsfähigkeit und Wirksamkeit der Kompensationsmechanismen, z. B. sind die Nieren weniger effektiv in der Rückresorption von Natrium und Wasser. Säuglinge und Kinder haben einen relativ niedrigen Körperwasseranteil und können weniger gut ihre Flüssigkeitszufuhr kontrollieren.)*

2. Pflegepriorität: Beurteilen des Ausmaßes des Flüssigkeitsdefizits:
- Einschätzen des durch ein Trauma/Eingriffe verursachten Flüssigkeitsverlusts und Achten auf mögliche Wege eines unmerklichen Verlustes
- Kontrollieren der Vitalzeichen; Beachten der Qualität der peripheren Pulse
- Beobachten der körperlichen Zeichen der Dehydratation (z. B. konzentrierter Urin, trockene Schleimhäute, verzögerte kapilläre Rückfüllung, schlechter Hautturgor, Verwirrtheit)
- Bestimmen des üblichen und aktuellen Körpergewichts
- Beachten der Laborresultate (z. B. Hb/Hkt, Elektrolyte, Gesamteiweiß/Albumin, Harnstoff/Kreatinin)

3. Pflegepriorität: Korrigieren/Ersetzen der Verluste, um die pathophysiologischen Mechanismen rückgängig zu machen:
- Stoppen des Blutverlusts entsprechend der ärztlichen Verordnung (z. B. Magenspülung mit Wasser oder kalter Kochsalzlösung, Verabreichung von Medikamenten und Vorbereitung für den chirurgischen, endoskopischen Eingriff)
- Festlegen des Flüssigkeitsbedarfs für 24 Stunden sowie der Art der Zufuhr. *Verhindert überhöhte/zu niedrige Flüssigkeitszufuhr*
- Beachten der Vorlieben des Patienten bezüglich Getränken und flüssigkeitsreichen Nahrungsmitteln
- Stellen von Getränken in Reichweite des Patienten und Ermutigen zu regelmäßigem Trinken
- Verabreichen von Infusionen, Ersetzen von Elektrolyten und Verabreichen von Blutprodukten und Plasmaexpander nach Verordnung
- Sorgen für eine angemessene freie Flüssigkeit durch enterale Ernährung. Anpassen der Konzentration und Häufigkeit an die Bedürfnisse des Patienten
- Erhöhen der Luftfeuchtigkeit und Halten der Umgebungstemperatur auf 28–29 °C, besonders wenn ausgedehnte Verbrennungen vorliegen
- Sorgen für eine genaue Ein- und Ausfuhrkontrolle (Bilanz) und täglich Bestimmen des Körpergewichtes. Kontrollieren des spezifischen Gewichts des Urins
- Überwachen der Vitalzeichen (liegend/sitzend/stehend) sowie der blutigen Druckmessungen, falls angezeigt (z. B. ZVD, PAP/PCWP = zentralvenöser Druck, Pulmonalarteriendruck, Wedge-Druck)

- Wegnehmen von Decken und überflüssiger Kleidung, Durchführen von fiebersenkenden Wadenwickeln und Ganzkörperwäsche. Assistieren bei Hypothermiebehandlung, falls erforderlich, *um das Fieber und die gesteigerte Stoffwechselrate zu senken*

4. Pflegepriorität: Fördern des Wohlbehagens und der Sicherheit:
- Durchführen eines häufigen Lagewechsels
- Duschen des Patienten jeden zweiten Tag, für eine optimale Hautpflege mit rückfettenden Hautpflegemitteln sorgen
- Fördern des Wohlbefindens, Sorgen für häufige Mund- und Augenpflege, *um zu verhindern, dass die Augen durch Austrocknung Schaden erleiden*
- Wechseln von Verbänden, Wunddrainagen und Sekretauffangbeutel einsetzen, *um die Haut zu schützen und den Flüssigkeitsverlust zu messen*
- Verabreichen der Medikamente nach Verordnung (z. B. Antiemetika oder Antidiarrhoika)
- Vgl. PD: Diarrhö

5. Pflegepriorität: Fördern des Wohlbefindens (Beratung, Patientenedukation und Entlassungsplanung):
- Besprechen der Faktoren, die mit dem Auftreten des Flüssigkeitsdefizits zusammenhängen
- Anleiten von Patienten/Bezugsperson(en) zur Berechnung einer Flüssigkeitsbilanz
- Feststellen, welche Maßnahmen der Patient treffen könnte, um den Flüssigkeitsmangel zu beheben
- Empfehlen, Kaffee, Alkohol und Zucker einzuschränken
- Überprüfen der Medikamenteneinnahme; Achten auf entsprechende Nebenwirkungen
- Beachten der Zeichen/Symptome, die eine weitere Beurteilung und Nachkontrolle erfordern

Schwerpunkte der Pflegedokumentation

Pflegeassessment oder Neueinschätzung
- Ergebnisse der Einschätzung inklusive Ausmaß des Flüssigkeitsdefizits und aktuelle Art der Zufuhr
- Zufuhr/Ausfuhr, Bilanz, Gewichtsveränderungen, spezifisches Gewicht des Urins und Vitalzeichen

Planung
- Pflegeplan/-interventionen und beteiligte Personen
- Plan für die Patientenanleitung, -schulung und -beratung

Durchführung/Evaluation
- Reaktionen auf Interventionen/Anleitung und ausgeführte Pflegetätigkeiten
- Zielerreichung/Fortschritte in Richtung Zielerreichung
- Veränderungen des Plans

Entlassungs- oder Austrittsplanung
- Langfristige Bedürfnisse nach Entlassung und Austritt sowie die Verantwortlichkeit für die notwendigen Maßnahmen
- Vermitteln an andere Gesundheitsberufe

Pflegeinterventionsklassifikation (NIC)

Bereich: *Körperfunktionen: komplexe (physiological: complex)*. Interventionen zur Unterstützung homöostatischer und regulierender Prozesse.

Klasse: *Elektrolyt- und Säure-Basen-Management (electrolyte and acid-base-management)*. Interventionen, zur Regulierung des Elektrolyt- und Säure-Basen-Gleichgewichts sowie zur Vorbeugung von Komplikationen.

Empfohlene Pflegeinterventionen: Elektrolytmanagement, Flüssigkeitsmanagement, Flüssigkeitshaushaltsüberwachung, Infusionstherapie, Volumenschockmanagement u.a. (siehe McCloskey/Bulecheck, 2003).

Pflegeergebnisklassifikation (NOC)

Empfohlenes Pflegeergebnis: Flüssigkeitshaushalt (hydration), (siehe Johnson/Maas/Moorhead, 2003).

Literatur

Johnson, M.; Maas, M.; Moorhead, S.: Pflegeergebnisklassifikation (NOC). Huber, Bern 2003 (Plan)

Larsen, R.: Anästhesie und Intensivmedizin für Schwestern und Pfleger. Springer, Heidelberg/Berlin 1999

McCloskey, J.C.; Bulecheck, G.M.: Pflegeinterventionsklassifikation (NIC). Huber, Bern 2003 (Plan)

Flüssigkeitsdefizit (Dehydratation)* [hyper-/hypotonisch]

Taxonomie 1 R: Austauschen (1.4.1.2.2.1/1978; R 1996)
Taxonomie 2: Ernährung, Flüssigkeitshaushalt (00027/1978; R 1996)
NANDA-Originalbezeichnung: «Fluid Volume deficient»
[Thematische Gliederung: Ernährung]

Definition: Ein Zustand, bei dem ein Individuum einen Verlust intravasaler, intrazellulärer oder interstitieller Flüssigkeit erfährt. Dieser Zustand bezieht sich auf Dehydratation, Wasserverlust mit einer Veränderung des Natriumspiegels.

Beachte: Die NANDA hat die PD: Flüssigkeitsdefizit nur auf Zustände einer isotonischen Dehydratation reduziert. Bei Patienten, die an einer Dehydratation mit Natriumverlust leiden, haben die Autorinnen diese differenzierende Diagnose geschaffen.

Mögliche ursächliche oder beeinflussende Faktoren

- [Hypertonische Dehydratation: unkontrollierter Diabetes mellitus/insipidus; vermehrte Aufnahme hypertonischer Flüssigkeiten/Infusionstherapie; Unfähigkeit, auf den Durstreflex zu reagieren, unangemessene Zufuhr an freiem Wasser (hyperosmolare enterale Ernährung), Niereninsuffizienz, -versagen]
- [Hypotone Dehydratation: chronische Krankheit/Mangelernährung, übermäßiger Gebrauch hypotoner Infusionslösungen, renale Insuffizienz]

Bestimmende Merkmale oder Kennzeichen

subjektive
- [Klagen über Müdigkeit, Nervosität, Erschöpfung]
- [Durst]

objektive
- [Erhöhte Urinausscheidung, schwach konzentrierter Urin (anfänglich) und/oder verminderte Urinausscheidung/Oligurie]
- [Gewichtsverlust]

---

* Umschreibung der Übersetzergruppe, die dem besseren Verständnis dienen soll.

- [Verminderte venöse Füllung]
- [Posturale Hypotension]
- [Erhöhte Pulsfrequenz, verminderte/s Pulsvolumen/-füllung]
- [Verminderter Hautturgor]
- [Veränderter Bewusstseinszustand] (z. B. Verwirrtheit)
- [Erhöhte Körpertemperatur]
- [Trockene Haut/Schleimhäute]
- Veränderter Bewusstseinszustand
- [Gewichtszunahme/Ödeme]
- [Eindickung des Blutes; verändertes Serumnatrium]

Patientenbezogene Pflegeziele oder Evaluationskriterien

Der Patient

- hält ein funktionell ausreichendes Flüssigkeitsvolumen aufrecht, was sich durch individuell ausreichende Urinausscheidung bei normalem spezifischem Gewicht, stabile Vitalzeichen, feuchte Schleimhäute, guten Hautturgor, Rückgang der Ödeme zeigt
- äußert sich, ursächliche Faktoren und den Zweck der individuellen therapeutischen Maßnahmen sowie der Medikamente zu verstehen
- zeigt durch sein Verhalten, dass er seine Flüssigkeitsaufnahme überwacht und wenn nötig korrigiert, falls der Zustand chronisch ist

Maßnahmen oder Pflegeinterventionen

1. Pflegepriorität: Einschätzen ursächlicher oder beeinflussender Faktoren:

- Beachten möglicher Diagnosen, die auf ein Flüssigkeitsdefizit hinweisen (z. B. chronisches Nierenversagen mit Natriumverlust, diuretische Therapie, zunehmende respiratorische Verluste bedingt durch eine Azidose, Hyperglykämie)
- Bestimmen der Auswirkungen des Alters. *(Alte Menschen haben häufig ein verringertes Durstgefühl und sind sich eines erhöhten Flüssigkeitsbedarfs oft nicht bewusst)*
- Bewerten des Ernährungsstatus, Beachten der aktuellen Flüssigkeitsaufnahme, Gewichtsveränderungen, Probleme mit der oralen Flüssigkeitszufuhr, Nutzung von Nahrungsergänzungen, Sondenkost. Messen des subkutanen Fetts und der Muskelmasse

2. Pflegepriorität: Beurteilen des Ausmaßes des Flüssigkeitsdefizits:
- Ermitteln der Vitalzeichen und der Qualität der peripheren Pulse
- Messen des Blutdrucks (wenn möglich liegend, sitzend, stehend) und nach Bedarf Durchführen blutiger Druckmessungen (z. B. ZVD, PAP/PCWP = zentralvenöser Druck, pulmonalarterieller Druck, Wedge-Druck)
- Achten auf körperliche Symptome (z. B. trockene Schleimhäute, schlechter Hautturgor, verzögerte kapilläre Rückfüllung, Ödeme)
- Überwachen der Urinausscheidung und -farbe, Messen der Menge und des spezifischen Gewichts
- Beachten der Laborresultate (z. B. Hb/Hkt, Elektrolyte, Gesamteiweiß/Albumin)

3. Pflegepriorität: Korrigieren/Ersetzen von Flüssigkeitsverlusten, um pathophysiologische Mechanismen rückgängig zu machen:
- Festlegen des Flüssigkeitsbedarfs für 24 Stunden sowie der Art der Zufuhr. *Verhindert überhöhte, zu niedrige Flüssigkeitszufuhr*
- Beachten der Vorlieben des Patienten bezüglich Getränken und flüssigkeitsreichen Nahrungsmitteln
- Sorgen für eine angemessene freie Flüssigkeit durch enterale Ernährung. Anpassen der Konzentration und Häufigkeit an den Bedürfnissen des Patienten
- Verabreichen von Infusionen, falls angemessen
- Sorgen für eine genaue Ein- und Ausfuhrkontrolle, Berechnen der 24-Stunden-Bilanz und tägliches Messen des Körpergewichts

4. Pflegepriorität: Fördern des Wohlbefindens (Beratung, Patientenedukation und Entlassungsplanung):
- Besprechen der Faktoren, die mit dem Auftreten des Flüssigkeitsdefizits zusammenhängen, soweit individuell angemessen
- Erkennen und Anleiten, wie die Ernährungsbedürfnisse eines Patienten befriedigt werden können
- Anleiten von Patienten/Bezugsperson(en), wie eine Flüssigkeitsbilanz errechnet und aufgezeichnet wird
- Erkennen von Handlungsmöglichkeiten, die der Patient selbst ergreifen kann, um etwaige Flüssigkeitsdefizite zu beheben
- Überprüfen der Medikamenteneinnahme, Beachten entsprechender Nebenwirkungen
- Achten auf Zeichen und Symptome, die eine weitere Beurteilung und Nachkontrolle erfordern

Schwerpunkte der Pflegedokumentation

Pflegeassessment oder Neueinschätzung
- Individuelle Ergebnisse der Einschätzung inklusive Faktoren, welche einen Einfluss haben auf die Regulation der Körperflüssigkeit und das Ausmaß des Flüssigkeitsdefizits
- Zufuhr/Ausfuhr, Flüssigkeitsbilanz, Gewichtsveränderungen, spezifisches Gewicht des Urins und Vitalzeichen
- Ergebnisse von Tests und Laboruntersuchungen

Planung
- Pflegeplan/-interventionen und beteiligte Personen
- Plan für die Patientenanleitung, -schulung und -beratung

Durchführung/Evaluation
- Reaktionen auf Interventionen/Anleitung und ausgeführte Pflegetätigkeiten
- Zielerreichung/Fortschritte in Richtung Zielerreichung
- Veränderungen des Plans

Entlassungs- oder Austrittsplanung
- Langfristige Bedürfnisse nach Entlassung und Austritt sowie die Verantwortlichkeit für die notwendigen Maßnahmen
- Vermitteln an andere Gesundheitsberufe

Pflegeinterventionsklassifikation (NIC)

Bereich: *Körperfunktionen: komplexe (physiological: complex).* Interventionen zur Unterstützung homöostatischer und regulierender Prozesse.

Klasse: *Elektrolyt- und Säure-Basen-Management (electrolyte and acid-base-management).* Interventionen zur Regulierung des Elektrolyt- und Säure-Basen-Gleichgewichts sowie zur Vorbeugung von Komplikationen.

Empfohlene Pflegeinterventionen: Elektrolytmanagement, Flüssigkeitsmanagement, Flüssigkeitshaushaltsüberwachung, Infusionstherapie, Volumenschockmanagement u. a. (siehe McCloskey/Bulecheck, 2003).

Pflegeergebnisklassifikation (NOC)

Empfohlenes Pflegeergebnis: Flüssigkeitsgleichgewicht *(fluid balance),* (siehe Johnson/Maas/Moorhead, 2003).

Literatur

Johnson, M.; Maas, M.; Moorhead, S.: Pflegeergebnisklassifikation (NOC). Huber, Bern 2003 (Plan)

Larsen, R.: Anästhesie und Intensivmedizin für Schwestern und Pfleger. Springer, Heidelberg/Berlin 1999

McCloskey, J.C.; Bulecheck, G.M.: Pflegeinterventionsklassifikation (NIC). Huber, Bern 2003 (Plan)

F

Gefahr eines Flüssigkeitsdefizits
(Dehydratationsgefahr)*

Taxonomie 1 R: Austauschen (1.4.1.2.2.2/1978; R 1996)
Taxonomie 2: Ernährung, Flüssigkeitshaushalt (00028/1978; R 1996)
NANDA-Originalbezeichnung: «Risk for Deficient Fluid Volume»
[Thematische Gliederung: Ernährung]

Definition: Ein Zustand, bei dem ein Mensch der erhöhten Gefahr einer intravasalen, intrazellulären oder interstitiellen Dehydratation ausgesetzt ist.

Risikofaktoren

- Faktoren, die den Flüssigkeitsbedarf beeinflussen (z.B. bei erhöhtem Stoffwechsel)
- Medikamente (z.B. Diuretika)
- Verlust von Flüssigkeiten auf ungewöhnlichen Wegen (z.B. Drainagen)
- Wissensdefizite in Bezug auf das Flüssigkeitsvolumen
- Umstände, die den Zugang zu Flüssigkeiten, ihre Einnahme oder Absorption erschweren (z.B. körperliche Immobilität)
- Extreme in Alter oder im Gewicht
- Übermäßige Verluste auf normalem Weg (z.B. Durchfall)

---

* Umschreibung der Übersetzergruppe, die dem besseren Verständnis dienen soll.

Anmerkung: Eine Risiko-Pflegediagnose kann nicht durch Zeichen und Symptome belegt werden, da das Problem nicht aufgetreten ist und die Pflegemaßnahmen präventiv ausgerichtet sind.

Patientenbezogene Pflegeziele oder Evaluationskriterien

Der Patient
- nennt individuelle Risikofaktoren und geeignete Maßnahmen
- zeigt Verhaltens- und Lebensstilveränderungen, die einem Flüssigkeitsdefizit vorbeugen

Maßnahmen oder Pflegeinterventionen

1. Pflegepriorität: Einschätzen ursächlicher oder beeinflussender Faktoren:
- Beachten von Alter, Bewusstseinsgrad, Bewusstseinszustand des Patienten
- Ermitteln anderer ursächlicher Faktoren (z. B. Verfügbarkeit von Flüssigkeiten, Mobilität, Fieber)

2. Pflegepriorität: Vorbeugen eines Flüssigkeitsdefizits:
- Wiegen des Patienten und Vergleichen des Gewichtes mit früheren Angaben vergleichen
- Erstellen eines Plans mit individuellem Flüssigkeitsbedarf/Zeitplan für Flüssigkeitszufuhr/-ersatz
- Fördern einer vermehrten oralen Flüssigkeitsaufnahme (z. B. zwischen den Mahlzeiten Getränke anbieten, Wasser mit einem Trinkhalm trinken lassen), *um die Zufuhr zu steigern*
- Sorgen für zusätzliche Flüssigkeiten (Sondenernährung, Infusionen), falls angezeigt. Verteilen der Flüssigkeit über 24 Stunden, um eine *überhöhte/zu niedrige Flüssigkeitszufuhr zu verhindern*
- Kontrollieren der Einfuhr-Ausfuhr-Bilanz (dabei die Perspiratio insensibilis berücksichtigen), *um ein zutreffendes Bild des Flüssigkeitshaushaltes zu bekommen*
- Regelmäßiges Kontrollieren des Gewichts, *um Trends erkennen zu können*
- Erfassen von Veränderungen der Vitalzeichen (z. B. orthostatische Hypotonie, Tachykardie, Fieber)
- Beurteilen des Hautturgors/der Mundschleimhaut

- Beachten der Laborresultate (Hb/Hkt, Elektrolyte, Harnstoff/Kreatinin usw.)
- Verabreichen verordneter Medikamente (z. B. Antiemetika, Antidiarrhoika, Antipyretika)

3. Pflegepriorität: Fördern des Wohlbefindens (Beratung, Patientenedukation und Entlassungsplanung):
- Besprechen der individuellen Risikofaktoren/potenziellen Probleme und spezifischen Maßnahmen
- Überprüfen der korrekten Anwendung der Medikamente
- Auffordern des Patienten, Trinkmenge/Anzahl und Menge der Ausscheidungen täglich zu notieren
- Vgl. PD: Flüssigkeitsdefizit [isotonische, hypo-/hypertonische Dehydratation]

Schwerpunkte der Pflegedokumentation

Pflegeassessment oder Neueinschätzung
- Individuelle Ergebnisse der Einschätzung inklusive individuelle Faktoren, welche Flüssigkeitsbedürfnisse und -bedarf beeinflussen
- Ausgangsgewicht, Vitalzeichen
- Spezifische Vorlieben für Getränke

Planung
- Pflegeplan/-interventionen und beteiligte Personen
- Plan für die Patientenanleitung, -schulung und -beratung

Durchführung/Evaluation
- Reaktionen auf Interventionen/Anleitung und ausgeführte Pflegetätigkeiten
- Zielerreichung/Fortschritte in Richtung Zielerreichung
- Veränderungen des Plans

Entlassungs- oder Austrittsplanung
- Langfristige Bedürfnisse nach Entlassung und Austritt sowie die Verantwortlichkeit für die notwendigen Maßnahmen
- Vermitteln an andere Gesundheitsberufe

Pflegeinterventionsklassifikation (NIC)

Bereich: *Körperfunktionen: komplexe (physiological: complex).* Interventionen zur Unterstützung homöostatischer und regulierender Prozesse.

Klasse: *Elektrolyt- und Säure-Basen-Management (electrolyte and acid-base-management).* Interventionen, zur Regulierung des Elektrolyt- und Säure-Basen-Gleichgewichts sowie zur Vorbeugung von Komplikationen.

Empfohlene Pflegeinterventionen: Eigenbluttransfusion, Elektrolytmanagement, Flüssigkeitsmanagement, Flüssigkeitshaushaltsüberwachung, Hypovolämiemanagement, Infusionstherapie, Volumenschockmanagement u.a. (siehe McCloskey/Bulecheck, 2003).

Pflegeergebnisklassifikation (NOC)

Empfohlenes Pflegeergebnis: Flüssigkeitsgleichgewicht (fluid balance), (siehe Johnson/Maas/Moorhead, 2003).

Literatur

Johnson, M.; Maas, M.; Moorhead, S.: Pflegeergebnisklassifikation (NOC). Huber, Bern 2003 (Plan)

Larsen, R.: Anästhesie und Intensivmedizin für Schwestern und Pfleger. Springer, Heidelberg/Berlin 1999

McCloskey, J.C.; Bulecheck, G.M.: Pflegeinterventionsklassifikation (NIC). Huber, Bern 2003 (Plan)

Gefahr eines unausgeglichenen Flüssigkeitshaushalts

Taxonomie 1 R: Austauschen (1.4.1.2/1998)
Taxonomie 2: Ernährung, Hydratation (00025, 1998)
NANDA-Originalbezeichnung: «Risk for Imbalanced Fluid Volume»
[Thematische Gliederung: Ernährung]

Definition: Gefahr der Zunahme, Abnahme oder raschen Verschiebung von intravaskulärer, interstitieller und/oder intrazellulärer Flüssigkeit. Dies bezieht sich auf den Verlust, Überschuss oder Mangel intravaskulärer, interstitieller und/oder intrazellulärer Flüssigkeit. Dies bezieht sich auf den Verlust und/oder Überschuss von Körperflüssigkeiten oder Volumenersatzstoffen.

Risikofaktoren

- Vorgesehen für größere invasive Eingriffe
- [Rascher/anhaltender Verlust, z. B. Hämorrhagie, Verbrennungen, Fisteln]
- [Rascher Flüssigkeitsersatz]
- Andere zu bestimmende Risikofaktoren

Patientenbezogene Pflegeziele oder Evaluationskriterien

Der Patient

- zeigt eine adäquate Flüssigkeitsbilanz, angezeigt durch stabile Vitalzeichen, palpable Pulse, einen normalen Hautturgor von normaler Qualität, feuchte Schleimhäute; individuell angemessene Harnmenge; Fehlen einer exzessiven Gewichtsfluktuation (Ab-/Zunahme) und Fehlen eines Ödems

Maßnahmen oder Pflegeinterventionen

1. Pflegepriorität: Erkennen ursächlicher/beeinflussender Faktoren:

- Beachten potenzieller Quellen eines Flüssigkeitsverlustes/einer Flüssigkeitsaufnahme; Vorliegen von Erkrankungen wie Diabetes insipidus, hyperosmolares Syndrom; Notwendigkeit größerer invasiver Eingriffe, Medikamente (z. B. Diuretika); Einsatz von intravenös verabreichten Flüssigkeiten und Infusionsbesteck, totale parenterale Ernährung
- Beachten des Alters des Patienten, des Hydrierungsgrades und der Geistesfunktion. *Liefert Informationen über die Fähigkeit zur Toleranz von Fluktuationen des Flüssigkeitslevels und über die Gefahr, eine Störung zu verursachen oder nicht darauf zu reagieren (z. B. nimmt ein verwirrter Patient u. U. nur unzureichend Flüssigkeit auf, unterbricht Schlauchverbindungen und verstellt die Infusionsgeschwindigkeit)*

2. Pflegepriorität: Verhindern von Fluktuationen/Unausgewogenheiten der Flüssigkeitsmenge:

- Messen der Ein- und Ausfuhr. Überwachen der Urinausfuhr (bei Bedarf stündlich), Notieren von Menge, Farbe, Tageszeit, Diurese
- Achten auf das Vorliegen von Erbrechen, flüssigem Stuhl; Inspizieren von Verbänden, Drainagen, *um Verluste in die Ausfuhrberechnungen aufzunehmen*

- Berechnen der Flüssigkeitsbilanz (Einfuhr > Ausfuhr oder Ausfuhr > Einfuhr)
- Messen des Blutdrucks, Berechnen des Pulsdrucks (erweitert sich, bevor der systolische Blutdruck als Reaktion auf einen Flüssigkeitsverlust sinkt)
- Überwachen der Reaktion des Blutdrucks auf Aktivitäten (z. B. steigen bei einem Flüssigkeitsmangel oder -überschuss oft Blutdruck/Herzfrequenz und Atemfrequenz)
- Täglich Wiegen, oder wenn indiziert, Evaluieren von Veränderungen, soweit sie mit dem Flüssigkeitsstatus zusammenhängen
- Einschätzen klinischer Zeichen der Dehydrierung (Hypotonie, trockene Haut/Schleimhäute, verzögerte kapilläre Rückfüllung) oder Flüssigkeitsüberschuss (z. B. peripheres/lagerungsabhängiges Ödem, akzidentelle Atemgeräusche, erweiterte Halsvenen)
- Achten auf erhöhte Lethargie, Hypotonie, Muskelkrämpfe (es kann ein Elektrolytungleichgewicht vorliegen)
- Überprüfen von Labordaten und Thorax-Röntgen-Aufnahmen, *um Veränderungen festzustellen, die für ein Elektrolyt- oder Flüssigkeitsungleichgewicht sprechen*
- Ansetzen oraler Flüssigkeitsaufnahme, wenn möglich unter Berücksichtigung persönlicher Vorlieben
- Bei Bedarf Einhalten einer Flüssigkeits-/Natriumrestriktion
- Verabreichen intravenöser Flüssigkeiten nach Verordnung unter Verwenden von Infusionspumpen zur Förderung des Flüssigkeitsmanagements
- Abkleben von Schlauchverbindungen in Längsrichtung, *um die Gefahr einer Entkopplung und eines Flüssigkeitsverlustes zu verringern*
- Verabreichen von Diuretika und Antiemetika nach Verordnung
- Unterstützen durch Dialyse oder Ultrafiltration zur Korrektur einer Flüssigkeitsüberlastung

3. Pflegepriorität: Fördern des Wohlbefindens (Beratung und Entlassungsplanung):
- Erörtern individueller Risikofaktoren/potenzieller Probleme und spezifischer Interventionen
- Anleiten von Patienten/Bezugspersonen im Messen und Aufzeichnen der Ein- und Ausfuhr
- Überprüfen von/Anleiten in Medikationsplänen/Plänen zur totalen parenteralen Ernährung

- Identifizieren von Zeichen und Symptomen für die Notwendigkeit einer sofortigen Evaluation/einer unmittelbaren Nachsorge

Schwerpunkte der Pflegedokumentation

Pflegeassessment oder Neueinschätzung
- Individuelle Befunde einschließlich individueller Faktoren mit Einfluss auf den Flüssigkeitsbedarf/auf Anforderungen an Flüssigkeiten
- Ausgangsgewicht, Vitalzeichen
- Vorlieben des Patienten für spezielle Flüssigkeiten

Planung
- Pflegeplan und beteiligte Personen
- Patientenschulung

Durchführung/Evaluation
- Reaktionen auf Interventionen und ausgeführte Pflegetätigkeiten
- Zielerreichung/Fortschritte in Richtung Zielerreichung
- Veränderungen des Plans

Entlassungs- oder Austrittsplanung
- Individuelle langfristige Bedürfnisse, Bestimmung der Verantwortlichkeiten
- Vorgenommene Überweisungen

Pflegeinterventionsklassifikation (NIC)

Bereich: *Körperfunktionen: komplexe (physiological: complex)*. Interventionen zur Unterstützung homöostatischer und regulierender Prozesse.

Klasse: *Elektrolyt- und Säure-Basen-Management (electrolyte and acid-base-management)*. Interventionen, zur Regulierung des Elektrolyt- und Säure-Basen-Gleichgewichts sowie zur Vorbeugung von Komplikationen.

Empfohlene Pflegeinterventionen: Eigenbluttransfusion, Elektrolytmonitoring, Flüssigkeitsmanagement, Flüssigkeitshaushaltsüberwachung, Infusionstherapie u. a. (siehe McCloskey/Bulecheck, 2003).

Pflegeergebnisklassifikation (NOC)

Empfohlenes Pflegeergebnis: Flüssigkeitsgleichgewicht (fluid balance), (siehe Johnson/Maas/Moorhead, 2003).

Literatur

Johnson, M.; Maas, M.; Moorhead, S.: Pflegeergebnisklassifikation (NOC). Huber, Bern 2003 (Plan)
Larsen, R.: Anästhesie und Intensivmedizin für Schwestern und Pfleger. Springer, Heidelberg/Berlin 1999
McCloskey, J.C.; Bulecheck, G.M.: Pflegeinterventionsklassifikation (NIC). Huber, Bern 2003 (Plan)

Flüssigkeitsüberschuss

Taxonomie 1 R: Austauschen (1.4.1.2.1/1982; R 1996)
Taxonomie 2: Ernährung, Flüssigkeitshaushalt (00026/1982; R 1996)
NANDA-Originalbezeichnung: «Excess Fluid Volume»
[Thematische Gliederung: Ernährung]

Definition: Eine erhöhte isotonische Flüssigkeitsretention.

Mögliche ursächliche oder beeinflussende Faktoren

- Beeinträchtigte Regulationsmechanismen [z.B. Syndrom eines unangemessenen antidiuretischen Hormons, verminderte Plasmaeiweiße bei Mangelernährung, Fisteln mit eiweißreichen Verlusten, Brandwunden, Organversagen]
- Übermäßige Flüssigkeitseinnahme
- Übermäßige Salzeinnahme
- [Medikamentöse Therapien wie z.B. Chlorprobamid, Tolbutamid, Vincristin, Tryptilin, Carbamazepin]

Bestimmende Merkmale oder Kennzeichen

subjektive
- Kurzatmigkeit, Orthopnoe
- Angst

objektive
- Ödeme, Ergüsse, Anasarka; Gewichtszunahme
- Einfuhr größer als Ausfuhr; Oligurie, Veränderung des spezifischen Gewichts
- Dritter Herzton (S3)

- Abnorme Atemgeräusche: Karcheln (Rasselgeräusche); Lungenstauung (Thorax-Röntgenbild)
- Änderung des Atemmusters
- Änderung der Bewusstseinslage; Unruhe
- Veränderungen des Blutdrucks
- Änderungen des zentralvenösen Druckes; gestaute Halsvenen; positiver hepatojugularer Reflux
- Änderungen des Pulmonalarteriendruckes
- Azotämie, veränderte Elektrolyte
- Vermindertes Hämoglobin, Hämatokrit

Patientenbezogene Pflegeziele oder Evaluationskriterien

Der Patient
- zeigt ein stabilisiertes Flüssigkeitsvolumen, mit ausgeglichener Bilanz, Vitalzeichen innerhalb der normalen Werte des Patienten, stabilem Gewicht und keine Anzeichen für Ödeme
- äußert Verständnis für die individuellen Nahrungs-/Flüssigkeitseinschränkungen
- zeigt durch sein Verhalten, dass er den Flüssigkeitszustand überwachen und einen erneuten Flüssigkeitsüberschuss vermindern kann
- zählt Symptome auf, bei deren Auftreten die Benachrichtigung einer Fachperson erforderlich ist

Maßnahmen oder Pflegeinterventionen

1. Pflegepriorität: Einschätzen ursächlicher oder beeinflussender Faktoren:
- Achten auf Risikofaktoren (z. B. Herzversagen, zerebrale Verletzungen, Nieren-/Nebenniereninsuffizienz, psychogene Polydipsie, akuter Stress, chirurgische Eingriffe/Narkosen, übermäßige oder zu rasch einlaufende Infusionen, Abnahme oder Verlust von Serumeiweißen)
- Beachten der Menge/Häufigkeit der Flüssigkeitszufuhr: oral, intravenös, vom Beatmungsgerät usw.
- Überprüfen der Salz- und Eiweißzufuhr (Ernährung, Medikamente, Infusionen usw.)

2. Pflegepriorität: Beurteilen des Ausmaßes des Flüssigkeitsüberschusses:

- Vergleichen des aktuellen Gewichts mit dem Eintrittsgewicht und/oder früheren Gewichtsangaben
- Überwachen der Vitalzeichen und, wenn möglich, blutige Druckmessungen (z. B. ZVD, PAP/PCWP)
- Auskultieren der Lungen, *um Rasselgeräusche, Stauungen zu erkennen*
- Beachten des Auftretens einer Dyspnö (bei Anstrengung, nächtlich usw.)
- Auskultieren der Herztöne, *auf dritten Herzton, ventrikulären Galopp achten*
- Feststellen, ob gestaute Halsvenen/ein hepatikojugularer Reflux vorhanden sind/ist
- Achten auf Ödeme (geschwollene Augenlider, lageabhängige Ödeme an Knöcheln/Füßen nach Gehen oder Sitzen; Steißbein und Unterseite der Oberschenkel beim Liegen), Anasarka
- Messen des Bauchumfangs, *um Flüssigkeitsretention/Ödembildung frühzeitig zu erkennen*
- Beobachten des Ausscheidungsrhythmus und der Menge beim Wasserlösen (z. B. Nykturie, Oligurie)
- Ermitteln der Bewusstseinslage, *um Persönlichkeitsveränderungen oder Verwirrtheitszustände frühzeitig zu erkennen*
- Ermitteln der neuromuskulären Reflexe
- Beurteilen des Appetits; auf Übelkeit/Erbrechen achten
- Beobachten der Haut und Schleimhäute (Dekubitusgefahr/Ulzeration)
- Beachten von Fieber *(erhöhtes Infektionsrisiko)*
- Beachten der Laborwerte: Hb, Hkt, Eiweiße und Elektrolyte, des spezifischen Gewichts des Urins/der Osmolarität/Natriumausscheidung und Thoraxröntgenaufnahme

3. Pflegepriorität: Fördern der Mobilisierung der Ausscheidung überschüssiger Flüssigkeit:

- Einschränken der Salz- und Flüssigkeitszufuhr, wenn es angezeigt ist
- Erstellen einer genauen Dokumentation der Ein-/Ausfuhr, Bilanz
- Festlegen einer angemessenen Flüssigkeitszufuhr (peroral, Infusionen) über 24 Stunden, um eine *überhöhte, zu niedrige Flüssigkeitszufuhr zu verhindern*
- Bestimmen des Gewichts, täglich oder nach einem anderen festen Zeitplan. *Zur Ermittlung von Verlauf und Vergleichswerten*

- Verabreichen der verordneten Medikamente (z. B. Diuretika, Kardiotonika, Steroidersatz, Volumenexpander – Plasma oder Albumin)
- Hochlagern der ödematösen Extremitäten, häufiger Lagewechsel durchführen, *um Druckgeschwüre zu verhindern*
- Aufsetzen des Patienten bei beeinträchtigter Atmung in die Oberkörperhochlagerung *(zur Unterstützung der Atemhilfsmuskulatur und Zwerchfellatmung)*
- Fördern einer frühen Mobilisierung
- Sorgen für eine ruhige Umgebung, sich auf äußere Einflüsse beschränken
- Treffen von Sicherheitsvorkehrungen bei Verwirrtheit/Behinderung
- Assistieren bei ärztlichen Untersuchungen/Therapien (z. B. Pleurapunktion, Dialyse)

4. Pflegepriorität: Bewahren der Unversehrtheit der Haut und Schleimhäute:
- Vgl. PD: Hautschädigung; beeinträchtigte Mundschleimhaut

5. Pflegepriorität: Fördern des Wohlbefindens (Beratung, Patientenedukation und Entlassungsplanung):
- Überprüfen der Ernährungsempfehlungen und ungefährliche Arten des Salzersatzes (z. B. Zitronensaft oder Gewürze, wie z. B. Oregano)
- Besprechen der Wichtigkeit der Flüssigkeitseinschränkungen und «versteckter» Zufuhrmöglichkeiten, wie Nahrungsmittel mit hohem Wasseranteil
- Bei Bedarf Konsultieren der Ernährungsberatung
- Vorschlagen von Maßnahmen, *um die Beschwerden bei eingeschränkter Flüssigkeitszufuhr zu vermindern* (z. B. häufige Mundpflege, Kaugummi/Lutschtabletten, Lippenpomade)
- Überwachen der medikamentösen Therapie/Wirkungen/Nebenwirkungen
- Betonen der Notwendigkeit von Bewegung und/oder häufigem Lagewechsel, *um eine Venostase und Druckgeschwüre zu verhindern*
- Besprechen von «Warnzeichen», welche die Benachrichtigung einer Fachperson erfordern

Schwerpunkte der Pflegedokumentation

Pflegeassessment oder Neueinschätzung
- Ergebnisse der Einschätzung inklusive Ausmaß der Flüssigkeitsretention und beitragende Faktoren (Vitalzeichen, Vorhandensein, Ausmaß und Lokalisation von Ödemen, und Gewichtsveränderungen)
- Zufuhr/Ausfuhr, Flüssigkeitsbilanz

Planung
- Pflegeplan/-interventionen und beteiligte Personen
- Plan für die Patientenanleitung, -schulung und -beratung

Durchführung/Evaluation
- Reaktionen auf Interventionen/Anleitung und ausgeführte Pflegetätigkeiten
- Veränderungen des Plans
- Zielerreichung/Fortschritte in Richtung Zielerreichung

Entlassungs- oder Austrittsplanung
- Langfristige Pflegebedürfnisse, Verantwortlichkeit für notwendige Maßnahmen

Pflegeinterventionsklassifikation (NIC)

Bereich: *Körperfunktionen: komplexe (physiological: complex).* Interventionen zur Unterstützung homöostatischer und regulierender Prozesse.

Klasse: *Elektrolyt- und Säure-Basen-Management (electrolyte and acid-base-management).* Interventionen, zur Regulierung des Elektrolyt- und Säure-Basen-Gleichgewichts sowie zur Vorbeugung von Komplikationen.

Empfohlene Pflegeinterventionen: Flüssigkeitsmanagement, Flüssigkeitshaushaltsüberwachung, Hypervolämiemanagement u.a. (siehe McCloskey/Bulecheck, 2003).

Pflegeergebnisklassifikation (NOC)

Empfohlenes Pflegeergebnis: Flüssigkeitsgleichgewicht (fluid balance), (siehe Johnson/Maas/Moorhead, 2003).

Literatur

Johnson, M.; Maas, M.; Moorhead, S.: Pflegeergebnisklassifikation (NOC). Huber, Bern 2003 (Plan)

Larsen, R.: Anästhesie und Intensivmedizin für Schwestern und Pfleger. Springer, Heidelberg/Berlin 1999

McCloskey, J. C.; Bulecheck, G. M.: Pflegeinterventionsklassifikation (NIC). Huber, Bern 2003 (Plan)

F Furcht

Taxonomie 1 R: Fühlen (9.3.2/1980; R 1998, R 2000)
Taxonomie 2: Coping/Stresstoleranz, Copingreaktionen (00148/1980; R 1998, R 2000)
NANDA-Originalbezeichnung: «Fear»
[Thematische Gliederung: Integrität der Person]

Definition: Ein Gefühl des Schreckens, das sich auf eine erkennbare, für den betroffenen Menschen bedeutsame Ursache bezieht.

Mögliche ursächliche oder beeinflussende Faktoren

- Natürlicher oder angeborener Herkunft: plötzliche Geräusche, Höhe, Schmerz, Verlust physischer Unterstützung
- Erlernte Reaktion: durch Konditionierung, Prägung oder Identifikation mit anderen
- Trennung vom Unterstützungssystem in einer potenziell bedrohlichen Situation wie Spitalaufenthalt, Therapien usw.
- Unvertrautheit mit Umgebung
- Sprachbarriere, [Unfähigkeit zu kommunizieren]
- Sensorische Beeinträchtigung
- Angeborene Auslöser (Neurotransmitter)
- Phobischer Reiz

Bestimmende Merkmale oder Kennzeichen

subjektive

- Aussagen über Besorgnis, Befürchtung, zunehmende Anspannung, verminderte Selbstsicherheit, Aufregung, verängstigt sein, zittrig sein, Bedrohungsgefühl, alarmiert sein, Panikgefühl, Gefühl, terrorisiert zu werden

objektive

kognitive
- Erkennt Objekt der Furcht
- Stimulus, der als Bedrohung empfunden wird
- Verminderte Leistungs-, Lernfähigkeit und Problemlösefähigkeit

verhaltensbezogene
- Erhöhte Wachsamkeit
- Fluchtverhalten – Rückzug oder Angriffs-/Kampfhaltung
- Impulsivität
- Fokussierte Wahrnehmung auf «es» (z. B. den Gegenstand der Furcht)

physiologische
- Erhöhter Puls/systolischer Blutdruck
- Anorexie
- Übelkeit/Erbrechen
- Durchfall
- Muskelanspannung
- Erschöpfung
- Erhöhte Atemfrequenz und Kurzatmigkeit
- Blässe
- Verstärktes Schwitzen
- Erweiterte Pupillen
- Trockener Mund

Patientenbezogene Pflegeziele oder Evaluationskriterien

Der Patient
- anerkennt und spricht über seine Befürchtungen, unterscheidet dabei gesunde von ungesunden Befürchtungen
- äußert genaue Kenntnisse über die Situation und ein Gefühl der Sicherheit in der jetzigen Situation
- zeigt Einsicht durch Anwenden wirksamer Bewältigungsformen (z. B. systematisches Problemlösen) und aktive Teilnahme an der Behandlung
- zeigt angemessene Gefühlsreaktionen und verminderte Furcht

Maßnahmen oder Pflegeinterventionen

1. Pflegepriorität: Einschätzen des Ausmaßes der Furcht und der tatsächlichen Bedrohung, die der Patient wahrnimmt:

- Besprechen der Situation und des Verständnisses für die Situation mit dem Patienten/der(den)Bezugsperson(en)
- Beachten des Ausmaßes der Fähigkeitsbeeinträchtigung durch die Furcht («starr vor Schreck», Unfähigkeit, sich in notwendigen Aktivitäten zu engagieren)
- Beobachten verbaler/nonverbaler Reaktionen, *um Übereinstimmungen und Inkongruenzen in der Reaktion zu erkennen*
- Achten auf Zeichen der Abwehr/Depression
- Achten auf mögliche sensorische Defizite, z. B. Schwerhörigkeit. *Betrifft die Wahrnehmung und Umgebungsinterpretation*
- Beobachten der Konzentrationsfähigkeit und worauf die Aufmerksamkeit gerichtet wird
- Beachten der subjektiven Erlebnisse, die der Patient schildert (es könnten Wahnvorstellungen/Halluzinationen sein)
- Achtgeben auf mögliche Gewalttätigkeit
- Kontrolle der Vitalzeichen und des Ausmaßes der Behinderung
- Bestimmen innerer/äußerer Ressourcen, die zur Problemlösung beitragen (z. B. Bewusstsein früher wirksamer Bewältigungsformen, Bezugspersonen, die zur Unterstützung verfügbar sind)
- Ermitteln der Familienbeziehungen usw. (vgl. PD: unterbrochene Familienprozesse; behinderndes, mangelhaft unterstützendes familiäres Coping; Bereitschaft für ein verbessertes familiäres Coping; Angst)

2. Pflegepriorität: Unterstützen des Patienten/seiner Bezugspersonen im Umgang mit der Furcht/der Situation:
- Bleiben beim Patienten oder Organisieren, dass jemand anderes anwesend ist. *Ein Gefühl des Verlassenseins kann die Furcht verstärken*
- Aktives Zuhören gegenüber den Sorgen des Patienten
- Geben mündlicher und schriftlicher Informationen. *Fördert das Verständnis und das Behalten von Informationen*
- Einräumen von Gelegenheiten für Fragen und ehrliches Beantworten der Fragen. *Fördert die Entwicklung einer therapeutischen Beziehung zwischen Pflegenden und Patienten*
- Erkennen von Furcht, Schmerzen, Verzweiflung und es Zulassen, dass Gefühle entsprechend/frei ausgedrückt werden können
- Vermeiden von Diskussionen über die Wahrnehmungen des Patienten zur Situation. Objektive Informationen geben und die Ansichten des Patienten gelten lassen. *Begrenzt Konflikte, wenn die Furchtreaktion das rationale Denken beeinträchtigt*

- Wenn möglich, die Mitbestimmung des Patienten fördern (z. B. Waschzeit) und ihm helfen, diejenigen Dinge zu akzeptieren, über die er keine Kontrolle haben kann, *stärkt die interne Kontrollorientierung*
- Fördern des Kontakts mit Personen, die eine ähnlich furchtauslösende Situation konstruktiv bewältigt haben. *Bietet ein Rollenmodell mit hoher Glaubwürdigkeit*

3. Pflegepriorität: Unterstützen des Patienten beim Lernen, die eigenen Reaktionen für die Problemlösung zu nutzen:
- Anerkennen von Furcht als möglichen Selbstschutz
- Erkennen der Verantwortung des Patienten zur Problemlösung (Bestätigen, dass die Pflegeperson zur Unterstützung bereit ist). *Fördert ein Gefühl der Kontrolle*
- Bestimmen interner/externer Hilfsquellen/-ressourcen (z. B. Bewusstsein für/Nutzen von effektiven Bewältigungsformen in der Vergangenheit; Bezugspersonen, die zur Unterstützung verfügbar sind)
- Dem Patienten das Vorgehen entsprechend seiner Aufnahme- und Handlungsfähigkeit erklären (den Informationsbedarf des Patienten berücksichtigen), *um Verwirrung und ein Übermaß an Informationen zu vermeiden*
- Den Zusammenhang zwischen Krankheit und Symptomen bestätigen
- Den Gebrauch der verordneten angstlösenden Medikamente kontrollieren und die Einnahme bestärken

4. Pflegepriorität: Fördern des Wohlbefindens (Beratung, Patientenedukation und Entlassungsplanung):
- Unterstützen von Plänen, die den Patienten befähigen, mit der Realität umzugehen
- Unterstützen des Patienten beim Erlernen von Entspannungstechniken/Visualisieren und gelenkter Imagination
- Entwickeln eines Übungsprogramms, das der Situation des Patienten entspricht, *damit er die durch angestaute Gefühle zustande gekommene Energie gesund ausleben kann*
- Sorgen für einen angemessenen Umgang mit sensorischen Defiziten (z. B. artikulierte Aussprache, vorsichtiges, der Situation angepasstes Berühren)
- Verweisen auf Selbsthilfegruppen, Gemeindefürsorgestellen/-organisationen für weiterführende Betreuung

Schwerpunkte der Pflegedokumentation

Pflegeassessment oder Neueinschätzung
- Spezifische Ergebnisse der Einschätzung inklusive individuelle Faktoren, welche die aktuelle Situation beeinflussen
- Manifestationen der Furcht

Planung
- Pflegeplan/-interventionen und beteiligte Personen
- Plan für die Patientenanleitung, -schulung und -beratung

Durchführung/Evaluation
- Reaktionen auf Interventionen/Anleitung und ausgeführte Pflegetätigkeiten
- Zielerreichung/Fortschritte in Richtung Zielerreichung
- Veränderungen des Plans

Entlassungs- oder Austrittsplanung
- Langfristige Bedürfnisse nach Entlassung und Austritt sowie die Verantwortlichkeit für die notwendigen Maßnahmen
- Vermitteln an andere Gesundheitsberufe

Pflegeinterventionsklassifikation (NIC)

Bereich: *Verhalten (behavioral).* Interventionen zur Förderung der psychosozialen Lebensgestaltung und zur Erleichterung von Veränderungen der Lebensweise.

Klasse: *Unterstützung des Copingverhaltens (coping assistance).* Interventionen zur Unterstützung anderer Personen eigene Stärken zu entwickeln, sich an Funktionsveränderungen anzupassen oder ein höheres Funktionsniveau zu erreichen.

Empfohlene Pflegeinterventionen: Angstminderung, Copingverbesserung, Sicherheitsförderung u.a. (siehe McCloskey/Bulecheck, 2003).

Pflegeergebnisklassifikation (NOC)

Empfohlenes Pflegeergebnis: Angstkontrolle (anxiety control), (siehe Johnson/Maas/Moorhead, 2003).

Literatur

Barnow, S. et al.: Von Angst bis Zwang. Huber, Bern 2000
Bühlmann, J.: Angst. In Käppeli, S.: Pflegekonzepte Bd. 1. Huber, Bern 1998
Brogle, E.; Leuenberger, M.: Angst erkennen und lindern. Krankenpflege (2001) 6: 14–17

Carpenito, L. J.: Nursing Diagnosis – Application to Clinical Practice. Lippincott, Philadelphia 2001: 121 ff.

Georg, J.: Angst bei alten Menschen. Pflegediagnosen und -interventionen. NOVA 33 (2002) 1: 14–18

Johnson, M.; Maas, M.; Moorhead, S.: Pflegeergebnisklassifikation (NOC). Huber, Bern 2003 (Plan)

Käppeli, S.: Pflegekonzepte Bd. 1. Huber, Bern 1998

Maas, M.; Buckwalter, K. et al.: Nursing Care of Older Adults – Nursing Diagnoses, Outcomes & Interventions. Mosby, St. Louis 2001: 571

McCloskey, J. C.; Bulecheck, G. M.: Pflegeinterventionsklassifikation (NIC). Huber, Bern 2003 (Plan)

Peurifoy, R. Z.: Angst, Panik und Phobien. Huber, Bern 1992

Rachman, S.: Angst. Diagnose, Klassifikation und Therapie. Huber, Bern 1998

Strian, F.: Angst und Angstkrankheiten. Beck, München 1998

Townsend, M. C.: Pflegediagnosen in der psychiatrischen Pflege. Huber, Bern 2000

Beeinträchtigter Gasaustausch

Taxonomie 1 R: Austauschen (1.5.1.1/1980; R 1996; R 1998)
Taxonomie 2: Ausscheidung, pulmonales System (00030/1980; R 1996; R 1998)
NANDA-Originalbezeichnung: «Impaired Gas Exchange»
[Thematische Gliederung: Atmung]

Definition: Übermäßiger oder zu geringer Sauerstoff- und/oder Kohlendioxidaustausch in den Alveolarkapillaren.

[Dies kann eine Angelegenheit für sich, oder auch das Endergebnis anderer pathologischer Vorgänge sein, die mit dem Freihalten der Atemwege und/oder anderen Atmungsproblemen zusammenhängen.]

Mögliche ursächliche oder beeinflussende Faktoren

- Gestörtes Verhältnis zwischen Ventilation und Perfusion [Veränderter Blutstrom (z. B. Lungenembolie, erhöhter Gefäßwiderstand), Gefäßspasmus, Herzversagen, hypovolämischer Schock]
- Alveolär-kapilläre Veränderungen an den Membranen (z. B. Akutes respiratorisches Distresssyndrom = ARDS); chronische Zustände, wie z. B. bei einschränkenden/obstruktiven Lungenkrankheiten, Staublunge, atemdepressive Medikamente, Hirnverletzungen, Asbestose/Silikose]
- [Veränderte Sauerstoffzufuhr (z. B. bei Höhenkrankheit)]
- [Veränderte Sauerstoffbindungskapazität des Blutes (z. B. bei Sichelzellanämie/anderer Anämie, Kohlenmonoxidvergiftung)]

Bestimmende Merkmale oder Kennzeichen

subjektive
- Dyspnoe, Atemnot
- [Gefühl von unmittelbarer Bedrohung]

objektive
- Sehstörungen
- Verminderter Kohlendioxidspiegel
- Tachykardie, Tachypnoe
- Hyperkapnie, Hypoxie
- Unruhe, Reizbarkeit, [Agitation]

- Verwirrtheit; [mentale Funktionseinschränkung]
- Abnorme arterielle Blutgase
- Zyanose [nur bei Neugeborenen]
- Abnorme Hautfarbe (Blässe, aschgrau)
- Hypoxämie, Hyperkapnie
- Somnolenz, [Lethargie]
- Kopfschmerz beim Aufwachen
- Anormale/r Atemfrequenz, -rhythmus, -tiefe
- Schwitzen
- Anormaler arterieller pH-Wert
- Nasenflügelatmung
- [Polyzythämie]

Patientenbezogene Pflegeziele oder Evaluationskriterien

Der Patient
- zeigt eine verbesserte Ventilation und ausreichende Sauerstoffversorgung des Gewebes, belegt durch arterielle Blutgase im Rahmen der normalen Werte des Patienten; weist keine Symptome eines beeinträchtigten Gasaustausches (vgl. bestimmende Merkmale) auf
- äußert, die ursächlichen Faktoren und entsprechende Maßnahmen zu verstehen
- beteiligt sich im Rahmen der Möglichkeiten/Situation an der Behandlung (z. B. wirksames Abhusten, Sauerstofftherapie)

Maßnahmen oder Pflegeinterventionen

1. Pflegepriorität: Einschätzen ursächlicher oder beeinflussender Faktoren:
- Beachten, ob ursächliche/beeinflussende Faktoren vorhanden sind
- Vgl. PD: ungenügende Selbstreinigungsfunktion der Atemwege

2. Pflegepriorität: Das Ausmaß der Beeinträchtigung ermitteln:
- Beobachten der Atemfrequenz und -tiefe; Gebrauch der Atemhilfsmuskulatur, Lippenbremse; Achten auf Bereiche von Blässe/Zyanose, z. B. periphere (Nagelbett) versus zentrale (um den Mund), generell aschgraue Farbe
- Auskultieren von Atemgeräuschen, sowohl Gebiete mit vermindertem Atemgeräusch, wie auch einen Fremitus beachten
- Ermitteln des quantitativen und qualitativen Bewusstseinszustan-

des. Auf Zeichen von Somnolenz, Ruhelosigkeit, Klagen über Kopfschmerzen beim Aufstehen achten
- Überwachen der Vitalzeichen und des Herzrhythmus
- Verwenden der arteriellen Blutgasanalysen *zur Festlegung der Sauerstoffgabe;* beurteilen der Ateminsuffizienz anhand der Vitalkapazität, *um eine respiratorische Insuffizienz festzustellen*
- Kontrollieren der Untersuchungsergebnisse, wie arterielle Blutgasanalyse, Blutbild; Thorax-Röntgen-Bilder
- Einschätzen des Energieniveaus und der Aktivitätstoleranz
- Beachten der Auswirkungen der Krankheit auf das Selbstwertgefühl/Körperbild

3. Pflegepriorität: Beheben/Vermindern vorhandener Störungen:
- Freihalten der Atemwege, Erhöhen des Kopfteils des Bettes, korrektes Lagern des Patienten. Falls angezeigt, Sekret absaugen und für Hilfsmittel sorgen, *um die Atmung zu erleichtern und die Atemwege frei zu halten*
- Sorgen für eine optimale Ausdehnung des Brustkorbes und den Abfluss des Sekretes durch häufigen Lagewechsel forcieren. Den Patienten auffordern, tief einzuatmen und auszuhusten; bei Bedarf IPPB, Peak-Flow-Messung, Physiotherapie einsetzen/durchführen usw.
- Sorgen für eine Sauerstoffzufuhr mit verminderter Konzentration, wenn es aufgrund von Laborresultaten und Symptomen des Patienten angezeigt ist
- Sorgen für eine ausreichende Flüssigkeitsbilanz, *um die Mobilisation der Sekrete zu* erleichtern, jedoch eine Überwässerung vermeiden
- Vorsichtiges Anwenden von Beruhigungsmitteln, *zur Vermeidung einer Atemdepression*
- Sorgen für angemessene Ruhe-/Aktivitätsphasen, entsprechend den Möglichkeiten des Patienten. Für eine ruhige/erholsame Umgebung sorgen. *Hilft den Sauerstoffbedarf/-verbrauch zu senken*
- Psychologisches Unterstützen des Patienten, indem seine Fragen/Sorgen angehört werden
- Verabreichen der verordneten Medikamente (z.B. Kortikosteroide, Antibiotika, Bronchodilatatoren, Expektoranzien, Heparin), *um das zugrunde liegende Gesundheitsproblem zu behandeln*
- Überwachen der Wirkungen/Nebenwirkungen/Interaktionen der medikamentösen Therapie

- Mindern des Blutverlusts bei Untersuchungen auf ein Mindestmaß (z. B. Blutentnahmen, Hämodialyse usw.), *um die Atemfunktion zu verbessern und die Sauerstoffbindungskapazität zu erhalten*
- Assistieren bei Untersuchungen/Therapien (z. B. Transfusion, Phlebotomie, Bronchoskopie)
- Überwachen und Anpassen der Beatmung, bei Gebrauch von Respiratoren, bzw. Verändern der Einstellung der Geräte (z. B. FIO_2, Atemzugvolumen, Ein-/Ausatmungsfrequenz, Seufzer, PEEP usw.) entsprechend den aktuellen Werten
- Freihalten der Umgebung von Allergenen und Pollen, um Reizungen der Atemwege zu vermeiden

4. Pflegepriorität: Fördern des Wohlbefindens (Beratung, Patientenedukation und Entlassungsplanung):
- Überprüfen der Risikofaktoren, besonders im Zusammenhang mit Umwelt-/Arbeitsbedingungen, *um eine Prävention und ein Management des Risikos zu fördern*
- Besprechen der Auswirkungen des Rauchens im Zusammenhang mit der Erkrankung
- Ermutigen des Patienten und seiner Bezugsperson(en), das Rauchen aufzugeben und an Entwöhnungsprogrammen teilzunehmen, *um die Lungenfunktion zu verbessern*
- Erklären, weshalb Allergietests angezeigt sind. Die individuelle medikamentöse Therapie und Möglichkeiten besprechen, mit den Nebenwirkungen umzugehen
- Bei Bedarf Entspannungsübungen und stressreduzierende Techniken zeigen
- Betonen der Notwendigkeit angemessener Ruhe, den Patienten zur Aktivität im Rahmen seiner Möglichkeiten ermutigen
- Besprechen der Techniken zur Reduktion des Sauerstoffbedarfs (z. B. Sitzen statt Stehen bei Tätigkeiten, kleine Portionen essen; langsamere, gezieltere Bewegungen)
- Wenn erforderlich, die Abklärung für den beruflichen Wiedereinstieg/Umschulung veranlassen, *um einzuschätzen ob eine Veränderung des Arbeitsplatzes oder eine Rehabilitationsmaßnahme notwendig ist*
- Besprechen der Möglichkeiten und notwendigen Sicherheitsmaßnahmen für eine häusliche Sauerstofftherapie
- Weiterreichen von Bezugsquellen/Lieferanten für Sauerstoff und

Bereitstellen notwendiger Hilfsmittel sowie Eruieren zusätzlicher Unterstützungsmöglichkeiten, wie z. B. Essen auf Rädern, etc., *um die Unabhängigkeit des Patienten zu fördern*

Schwerpunkte der Pflegedokumentation

Pflegeassessment oder Neueinschätzung
- Ergebnisse der Einschätzung, inklusive Atemfrequenz, Kennzeichen der Atemgeräusche; Häufigkeit, Menge und Aussehen von Sekreten; Auftreten von Zyanose, Laborbefunde, mentaler Zustand
- Zustände, welche die Sauerstoffversorgung beeinträchtigen können

Planung
- Pflegeplan/-interventionen und beteiligte Personen
- Geräteeinstellungen, zusätzlicher Sauerstoff in Litern
- Plan für die Patientenanleitung, -schulung und -beratung

Durchführung/Evaluation
- Reaktionen auf Interventionen/Anleitung und ausgeführte Pflegetätigkeiten
- Zielerreichung/Fortschritte in Richtung Zielerreichung
- Veränderungen des Plans

Entlassungs- oder Austrittsplanung
- Langfristige Bedürfnisse nach Entlassung und Austritt sowie die Verantwortlichkeit für die notwendigen Maßnahmen
- Ressourcen in der Gemeinde für Ausrüstung/Versorgung nach der Entlassung
- Vermitteln an andere Gesundheitsberufe

Pflegeinterventionsklassifikation (NIC)

Bereich: *Körperfunktionen: komplexe (physiological: complex)*. Interventionen zur Unterstützung homöostatischer und regulierender Prozesse.

Klasse: *Atemunterstützung (respiratory management)*. Interventionen zur Förderung der Freihaltung der Atemwege und des Gasaustausches.

Empfohlene Pflegeinterventionen: Atemwegsmanagement, Beatmungsüberwachung, Sauerstofftherapie u. a. (siehe McCloskey/Bulecheck, 2003).

Pflegeergebnisklassifikation (NOC)

Empfohlenes Pflegeergebnis: Respiratorischer Status: Gasaustausch (respiratory status: gas exchange), (siehe Johnson/Maas/Moorhead, 2003).

Literatur

Bienstein, C.; Schröder, G.: atmen. Thieme, Stuttgart 2000

Carpenito, L. J.: Nursing Diagnosis – Application to clinical practice. Lippincott, Philadelphia 2002

Johnson, M.; Maas, M.; Moorhead, S.: Pflegeergebnisklassifikation (NOC). Huber, Bern 2003 (Plan)

Kasper, M.; Kraut, D.: Atmung und Atemtherapie. Huber, Bern 2000

Larsen, R.: Anästhesie und Intensivmedizin für Schwestern und Pfleger. Springer, Heidelberg/Berlin 1999

McCloskey, J.C.; Bulecheck, G.M.: Pflegeinterventionsklassifikation (NIC). Huber, Bern 2003 (Plan)

Teising, D.: Neonatologische und pädiatrische Intensivpflege. Springer, Heidelberg/Berlin 2000

Beeinträchtigte Gedächtnisleistung
(Gedächtnisstörung)*

Taxonomie 1 R: Wissen (8.3.1/1994)
Taxonomie 2: Perzeption/Kognition, Kognition (00131/1994)
NANDA-Originalbezeichnung: «Impaired Memory»
[Thematische Gliederung: Wahrnehmung/Kommunikation]

Definition: Unfähigkeit, Informationen oder verhaltensbezogene Handlungen zu erinnern oder zu behalten.

Anmerkung: Eine beeinträchtigte Gedächtnisleistung kann pathophysiologische oder situative Ursachen haben die vorübergehend oder dauernd vorhanden sein können.

---

* Umgangssprachliche Umschreibung der Übersetzergruppe, die dem besseren Verständnis dienen soll.

Mögliche ursächliche oder beeinflussende Faktoren

- Flüssigkeits- oder Elektrolytungleichgewicht
- Neurologische Störungen [z. B. Hirnverletzung/-erschütterung]
- Ausgeprägte Störung aus der Umgebung; [manischer Zustand, Dämmerzustand, traumatisches Ereignis]
- Anämie
- Akute oder chronische Hypoxie
- Verminderte Herzleistung
- [Suchtmittelgebrauch, -missbrauch; Medikamentenwirkung]
- [Alter]

Bestimmende Merkmale oder Kennzeichen

subjektive
- Berichte über Vergesslichkeit
- Unfähigkeit, sich an kürzer oder länger zurückliegende Ereignisse, Sachinformationen zu erinnern [oder vertraute Personen, Orte, Gegenstände]

objektive
- Beobachten von Vergesslichkeit
- Unfähigkeit, zu bestimmen, ob eine Handlung ausgeführt worden ist
- Unfähigkeit, neue Fähigkeiten zu erlernen oder neue Informationen zu behalten
- Unfähigkeit, früher erlernte Handlungen auszuführen
- Vergessen, Handlungen zur geplanten/üblichen Zeit auszuführen

Patientenbezogene Pflegeziele oder Evaluationskriterien

Der Patient
- äußert, dass er sich des Gedächtnisproblems bewusst ist
- setzt wenn möglich Methoden ein, die ihm das Erinnern wesentlicher Dinge erleichtern
- akzeptiert die Einschränkungen durch seinen Zustand und nutzt Ressourcen

Maßnahmen oder Pflegeinterventionen

1. Pflegepriorität: Einschätzen ursächlicher/auslösender Faktoren und des Ausmaßes der Beeinträchtigung:

Beeinträchtigte Gedächtnisleistung

- Feststellen der physischen/biochemischen Faktoren, die mit der beeinträchtigten Gedächtnisleistung in Verbindung stehen könnten
- Hilfe beim Durchführen kognitiver Tests und Beachten der Ergebnisse
- Evaluieren der Fähigkeit zur Ausführung von Handlungen, wie z. B. die tägliche Selbstversorgung, Autofahren etc.
- Feststellen, wie der Patient und seine Familie/Bezugsperson(en) Probleme sehen (z. B. praktische Probleme bezüglich Vergesslichkeit, Konzentration, Rolle, Verantwortlichkeiten), *um die Bedeutung des Problems einzuschätzen*

2. Pflegepriorität: Das Funktionsniveau maximieren:
- Einsetzen angepasster Methoden von Gedächtnishilfen und Gedächtnistraining, wie Kalender, Listen, Gedächtnisspiele, Erinnerungshilfen, Computer etc.
- Anleiten von Patienten/Familie/Bezugspersonen, wie sie Gedächtnisübungen durchführen können: z. B. Informationen zur Person wiedergeben, sich an frühere Ereignisse erinnern, geographische Orte wiedererkennen etc.
- Ermutigen zum Ausdrücken von Gefühlen, von Frustration, Hilflosigkeit, usw. Lenken der Aufmerksamkeit auf Bereiche, die unter Kontrolle sind oder in denen Fortschritte zu verzeichnen sind
- Betonen der Wichtigkeit der Aufteilung der Lernaktivitäten in einzelne Schritte und des Einschaltens von Erholungsphasen zur Vermeidung von Erschöpfung
- Beobachten des Verhaltens des Patienten und ihn in der Anwendung von Techniken zur Stressreduktion unterstützen, *um Frustrationen zu vermindern*
- Anpassen der Methoden zur Anleitung der Interventionen an das Funktionsniveau und die Entwicklungsmöglichkeiten des Patienten
- Bestimmen der Reaktionen des Patienten auf Medikamente, die zur Verbesserung von Aufmerksamkeit, Konzentration, Gedächtnis und Stimmung verabreicht werden

3. Pflegepriorität: Fördern des Wohlbefindens (Beratung, Patientenedukation und Entlassungsplanung):
- Unterstützen von Patienten/Angehörigen/Bezugspersonen bei der Entwicklung von Kompensationsstrategien zur Verbesserung des

Alltagslebens, z. B. Menüplanung/Einkaufsliste, gleich bleibende Tagespläne für Aktivitäten, Checklisten an der Haustüre zur Sicherstellung, dass Lichter/Öfen vor dem Verlassen des Hauses ausgemacht werden
- Vermitteln an/Ermutigen zur Nutzung von Hilfsangeboten in den Bereichen Beratung, Arbeit, Finanzen etc., *um mit anhaltenden, schwierigen Problemen besser zurecht zu kommen*
- Unterstützen des Patienten im Umgang mit funktionellen Einschränkungen (wie z. B. Verlust des Führerscheins) und nach Ressourcen suchen, *um persönliche Bedürfnisse trotzdem zu befriedigen*

Schwerpunkte der Pflegedokumentation

Pflegeassessment oder Neueinschätzung
- Ergebnisse der Einschätzung, Testresultate, subjektive Wahrnehmung des Schweregrades des Problems
- Aktuelle Auswirkungen auf Lebensweise und Unabhängigkeit

Planung
- Pflegeplan/-interventionen und beteiligte Personen
- Plan für die Patientenanleitung, -schulung und -beratung

Durchführung/Evaluation
- Reaktionen auf Interventionen/Anleitung und ausgeführte Pflegetätigkeiten
- Zielerreichung/Fortschritte in Richtung Zielerreichung
- Veränderungen des Plans

Entlassungs- oder Austrittsplanung
- Langfristige Bedürfnisse nach Entlassung und Austritt sowie die Verantwortlichkeit für die notwendigen Maßnahmen
- Vermitteln an andere Gesundheitsberufe

Pflegeinterventionsklassifikation (NIC)

Bereich: *Verhalten (behavioral).* Interventionen zur Förderung der psychosozialen Lebensgestaltung und zur Erleichterung von Veränderungen der Lebensweise.
Klasse: *Kognitive Therapie (cognitive therapy).* Interventionen zur Verstärkung oder Förderung erwünschter kognitiver Funktionen oder zur Veränderung unerwünschter kognitiver Funktionen.
Empfohlene Pflegeinterventionen: Gedächtnistraining u. a. (siehe McCloskey/Bulecheck, 2003).

Pflegeergebnisklassifikation (NOC)

Empfohlenes Pflegeergebnis: Gedächtnis (memory), (siehe Johnson/Maas/Moorhead, 2003).

Literatur

Carpenito, L. J.: Nursing Diagnosis – Application to clinical practice. Lippincott, Philadelphia 2002

Kitwood, T.: Demenz. Huber, Bern 2000

Mace, N. L.; Rabins, P. V.: Der 36-Stunden-Tag. Huber, Bern 2001

McCloskey, J. C.; Bulecheck, G. M.: Pflegeinterventionsklassifikation (NIC). Huber, Bern 2003 (Plan)

Gedeihstörung eines Erwachsenen

Taxonomie 1: Bewegen (6.4.2.2, 1998)
Taxonomie 2: Wachstum/Entwicklung, Wachstum (00101, 1998)
NANDA-Originalbezeichnung: «Adult Failure to Thrive»
[Thematische Gliederung: Ernährung]

Definition: Eine fortschreitende funktionelle Verschlechterung physischer und kognitiver Natur. Die Fähigkeiten einer Person, mit mehreren Erkrankungen zu leben, mit Folgeproblemen zurechtzukommen und sich selbst zu versorgen sind deutlich vermindert.

Mögliche ursächliche oder beeinflussende Faktoren

- Depression; Apathie
- Erschöpfung
- [schwere Krankheit/degenerative Erkrankung]
- [Altersprozess]

Bestimmende Merkmale oder Kennzeichen

subjektive

- Aussage des Patienten, er habe keinen Appetit, sei nicht hungrig oder: «Ich mag nicht essen.»
- Patient bringt den Verlust seines Interesses an erfreulichen Din-

gen wie Nahrung, Sex, Arbeit, Freunde, Familie, Hobbies oder Unterhaltung, zum Ausdruck
- Schwierigkeiten bei der Durchführung einfacher Selbstversorgungsaufgaben
- Veränderte Stimmungslage – Patient bringt Trauer und gedrückte Stimmung zum Ausdruck
- Patient äußert den Wunsch zu sterben

objektive
- Inadäquate Aufnahme von Nährstoffen – Patient isst weniger als sein Körper braucht; isst zu den meisten Mahlzeiten nur das Minimum oder gar nichts (d.h. nimmt bei jeder oder den meisten Mahlzeiten weniger als 75% des normalen Bedarfs zu sich)
- Anorexie – nimmt angebotene Mahlzeiten nicht zu sich
- Gewichtsverlust (gegenüber dem Ausgangsgewicht verringerte Körpermasse) – 5% unbeabsichtigter Gewichtsverlust in einem Monat, 10% unbeabsichtigter Gewichtsverlust in sechs Monaten
- Körperlicher Verfall (körperlicher Funktionsverfall) – Anzeichen von Erschöpfung, Dehydrierung sowie Stuhl- und Harninkontinenz
- Kognitiver Verfall (Verfall der geistigen, mentalen Informationsverarbeitung) – sichtbar anhand von Schwierigkeiten beim angemessenen Reagieren auf Umgebungsreize; Patient zeigt Schwierigkeiten beim Denken, bei der Entscheidungsfindung, des Urteilens, des Gedächtnisses und der Konzentration; verringerte Wahrnehmung
- Apathie – sichtbar anhand eines Mangels an beobachtbarem Gefühl oder Emotion im Sinne normaler ADLs und einer normalen Umgebung
- Geringere Teilnahme an ADLs, die der älteren Person früher gefielen; Selbstversorgungsdefizit – Patient achtet nicht länger auf körperliche Sauberkeit und physisches Erscheinungsbild oder kümmert sich nicht mehr darum; vernachlässigt das häusliche Umfeld und/oder finanzielle Verpflichtungen
- Verringerte soziale Fertigkeiten/sozialer Rückzug – spürbarer Rückgang des früher üblichen Verhaltens bei Versuchen, kooperative oder wechselseitige Beziehungen zu knüpfen oder daran teilzunehmen (z.B. verringerte verbale Kommunikation mit dem Personal, der Familie und Freunden)
- Häufiges Auftreten chronischer Gesundheitsstörungen wie Pneumonie oder Harnwegsinfekte

Patientenbezogene Pflegeziele oder Evaluationskriterien

Der Patient
- gesteht das Vorliegen von Faktoren ein, die das Wohlbefinden beeinträchtigen
- nennt korrigierende/adaptative Maßnahmen für die individuelle Situation
- zeigt Veränderungen des Verhaltens/der Lebensweise, die notwendig sind, um einen verbesserten Zustand zu fördern

Maßnahmen oder Pflegeinterventionen

1. Pflegepriorität: Erkennen ursächlicher/beeinflussender Faktoren:
- Einschätzen der Wahrnehmung des Patienten von Faktoren, die zum aktuellen Zustand führen; Feststellen von Beginn, Dauer und Vorliegen/Fehlen von körperlichen Beschwerden und sozialem Rückzug
- Gemeinsam mit dem Patienten Sichten früherer und aktueller Lebenssituationen einschließlich von Rollenveränderungen, Verlusten usw., um Stressoren herauszuarbeiten, die sich auf die aktuelle Situation auswirken
- Feststellen des Vorliegens einer Unterernährung sowie von Faktoren, die zur Essstörung beitragen (z. B. chronisches Erbrechen, Appetitverlust, fehlender Zugang zu Nahrung oder Kochgelegenheiten, schlecht sitzende Prothesen, finanzielle Probleme)
- Bestimmen des kognitiven Status und des Wahrnehmungsstatus des Patienten sowie deren Auswirkungen auf die Fähigkeit zur Selbstversorgung
- Evaluieren des Niveaus des adaptiven Verhaltens, des Wissens und der Fertigkeiten zur Erhaltung der Gesundheit, Umgebung und Sicherheit
- Ermitteln der Sicherheit und Effektivität der häuslichen Umgebung, der versorgenden Personen und des Potenzials/Vorliegens von Situationen der Vernachlässigung, des Missbrauchs

2. Pflegepriorität: Einschätzen des Beeinträchtigungsgrades:
- Durchführen eines körperlichen und/oder psychosozialen Assessments *zur Bestimmung des Ausmaßes von Einschränkungen, die das Gedeihen beeinträchtigen*
- Aktives Zuhören bei der Wahrnehmung des Problems durch den Patienten/die Betreuungsperson

- Überprüfen früherer und aktueller Verfügbarkeit bzw. des früheren und aktuellen Gebrauchs unterstützender Systeme

3. Pflegepriorität: Unterstützen des Patienten beim Erreichen/Bewahren allgemeinen Wohlbefindens:
- Entwickeln eines Aktionsplans mit dem Patienten/der Betreuungsperson, um unmittelbare Bedürfnisse (körperliche Sicherheit, Hygiene, Ernährung, emotionale Unterstützung) zu befriedigen, und Unterstützung beim Umsetzen des Plans
- Erforschen früher angewandter erfolgreicher Bewältigungsformen und Übertragen auf die aktuelle Situation. Bedarfsgemäßes Verfeinern/Entwickeln neuer Strategien
- Unterstützen des Patienten beim Entwickeln von Zielen für den Umgang mit der Lebens-/Krankheitssituation. Beteiligen von Bezugspersonen an der Langzeitplanung. *Fördert die Verbundenheit mit Zielen und Plan, maximiert Ergebnisse*

4. Pflegepriorität: Fördern des Wohlbefindens (Beratung, Patientenedukation und Entlassungsplanung):
- Überweisen an andere verfügbare personelle Ressourcen (z. B. SozialarbeiterIn, BeschäftigungstherapeutIn, unterstützende Versorgung, Unterbringungsdienste, geistliche Beratung). *Verstärkt das Coping, unterstützt beim Problemlösen und kann Gefahren für den Patienten und die Betreuungspersonen verringern*
- Fördern der Sozialisation innerhalb individueller Grenzen. *Sorgt für zusätzliche Anregung, verringert das Gefühl des Isoliertseins*
- Unterstützen des Patienten beim Finden eines Lebenssinns oder dabei, sich allmählich mit Fragen des Lebensendes zu befassen, und Anbieten von Unterstützung beim Trauern. *Stärkt das Gefühl, Kontrolle zu haben.*

Schwerpunkte der Pflegedokumentation

Pflegeassessment oder Neueinschätzung
- Individuelle Befunde einschließlich des aktuellen Körpergewichts, der Ernährungsmuster, der Selbstwahrnehmung, der Nahrung und des Essens, der Motivation für den Gewichtsverlust, Unterstützung/Feed-back durch Bezugspersonen
- Fähigkeit zur Durchführung von ADLs/Teilnahme an der Versorgung, Befriedigung eigener Bedürfnisse

Planung
- Pflege-/Interventionsplan und beteiligte Personen
- Schulungsplan

Durchführung/Evaluation
- Reaktionen des Patienten auf Interventionen und ausgeführte Pflegetätigkeiten, allgemeines Wohlbefinden, wöchentliches Wiegen
- Zielerreichung/Fortschritte in Richtung Zielerreichung
- Veränderungen des Plans

Entlassungs- oder Austrittsplanung
- Langfristige Bedürfnisse, Bestimmen der Verantwortlichkeiten
- Kommunale Ressourcen/Selbsthilfegruppen
- Vorgenommene Überweisungen

Pflegeinterventionsklassifikation (NIC)

Bereich: *Verhalten (behavioral).* Interventionen zur Förderung der psychosozialen Lebensgestaltung und zur Erleichterung von Veränderungen der Lebensweise.

Klasse: *Verhaltenstherapie (behavior therapy)* Interventionen zur Verstärkung oder Förderung erwünschter Verhaltensweisen oder zur Veränderung unerwünschter Verhaltensweisen.

Empfohlene Pflegeinterventionen: Hoffnungsvermittlung, Stimmungsmanagement, Selbstversorgungsunterstützung u. a. (siehe McCloskey/Bulecheck, 2003).

Pflegeergebnisklassifikation (NOC)

Empfohlenes Pflegeergebnis: Lebenswille (will to live), (siehe Johnson/Maas/Moorhead, 2003).

Literatur

Carpenito, L. J.: Nursing Diagnosis – Application to clinical practice. Lippincott, Philadelphia 2002

Farran, C. J.; Herth, K. A.; Popovich, J. M.: Hoffnung und Hoffnungslosigkeit. Ullstein Medical, Wiesbaden 1999

Fitzgerald Miller, J.: Chronisch Kranksein bewältigen – Machtlosigkeit überwinden. Huber, Bern 2003 (Plan)

Johnson, M.; Maas, M.; Moorhead, S.: Pflegeergebnisklassifikation (NOC). Huber, Bern 2003 (Plan)

McCloskey, J. C.; Bulecheck, G. M.: Pflegeinterventionsklassifikation (NIC). Huber, Bern 2003 (Plan)

Beeinträchtigte Gehfähigkeit

Taxonomie 1 R: Bewegen (6.1.1.1.3, 1998)
Taxonomie 2: Aktivität/Ruhe, Aktivität/Bewegung, Gehen (00088, 1998)
NANDA-Originalbezeichnung: «Impaired Walking»
[Thematische Gliederung: Aktivität/Ruhe]

Definition: Einschränkung der unabhängigen Bewegung zu Fuß innerhalb der Umgebung.

Mögliche ursächliche oder beeinflussende Faktoren

- In Bearbeitung durch die NANDA
- [Zustand/Erkrankung, die sich auf Muskeln/Gelenke auswirkt und die Gehfähigkeit beeinträchtigt]

Bestimmende Merkmale oder Kennzeichen
subjektive oder objektive

- Beeinträchtigte Fähigkeit, erforderliche Strecken zu gehen, auf- oder abwärts oder auf unebenen Oberflächen zu gehen, um Kurven zu gelangen, Treppen zu steigen
- [Spezifizieren des Unabhängigkeitsgrades – siehe Pflegediagnose «beeinträchtigte körperliche Mobilität» für die empfohlene Klassifizierung des Funktionsgrades]

Patientenbezogene Pflegeziele oder Evaluationskriterien
Der Patient

- ist in der Lage, sich nach Bedarf/wie gewünscht in den Grenzen seiner Fähigkeit oder mit geeigneten Hilfen in seiner Umgebung zu bewegen
- bringt zum Ausdruck, dass er die Situation/Risikofaktoren und geeignete Sicherheitsmaßnahmen versteht

Maßnahmen oder Pflegeinterventionen

1. Pflegepriorität: Einschätzen ursächlicher oder beeinflussender Faktoren:

- Erkennen der Erkrankung/der Diagnosen, die zu den Gehschwierigkeiten beitragen (z.B. fortgeschrittenes Alter, akute Krank-

heit, Schwäche/chronische Krankheit, kurze Zeit zurückliegende Operation, Trauma, Arthritis, Hirntrauma, Sehbehinderungen, Schmerzen, Erschöpfung, Störungen der kognitiven Funktionen)
- Bestimmen der Fähigkeit, Anweisungen zu folgen, und Beachten der Verhaltensreaktionen, die die Situation beeinträchtigen können

2. Pflegepriorität: Einschätzen der funktionellen Fähigkeit:
- Bestimmen des Behinderungsgrades in Bezug auf die vorgeschlagene Funktionsskala (0 bis 4) unter Beachtung, dass eine Behinderung entweder vorübergehend oder von Dauer sein kann
- Beachten von emotionalen Reaktionen/Verhaltensreaktionen des Patienten/der Bezugsperson auf Mobilitätsprobleme

3. Pflegepriorität: Fördern eines sicheren, optimalen Niveaus der Unabhängigkeit beim Gehen:
- Assistieren bei der Behandlung der Grunderkrankung, die die Funktionsstörung verursacht, soweit durch die individuelle Situation indiziert/erforderlich
- Konsultieren eines Physiotherapeuten/Beschäftigungstherapeuten *zur Entwicklung eines individuellen Mobilitäts-/Gehprogramms und zur Darstellung geeigneter Hilfsmittel*
- Demonstrieren des Gebrauchs der Hilfsmittel (z. B. Gehwagen/Rollator, Gehstock, Unterarmgehstützen, Prothese)
- Zeitliches Planen von Aktivitäten des Gehens/körperlicher Übungen mit eingestreuten adäquaten Ruhepausen, *um Erschöpfung zu verringern*. Sorgen für reichlich Zeit, um mobilitätsbezogene Aufgaben durchzuführen. Erhöhen des Übungsniveaus, soweit der Patient dazu in der Lage ist
- Sorgen für Sicherheitsmaßnahmen, wie indiziert, einschließlich der Anpassung des Umfeldes/der Sturzprävention

4. Pflegepriorität: Fördern des Wohlbefindens (Patientenedukation und Entlassungsplanung):
- Beteiligen des Patienten/der Bezugsperson an der Versorgung, unterstützen beim Lernen von Wegen, des Managements von Defiziten, *um die Sicherheit von Patient und Bezugsperson/betreuenden Angehörigen und Laien zu erhöhen*
- Ausweisen geeigneter Ressourcen für den Erhalt und die Wartung von Hilfsmitteln, Ausrüstung und Modifikationen der Umgebung, *um die Mobilität zu fördern*

- Instruieren des Patienten/der Bezugsperson in Sicherheitsmaßnahmen (z. B. Erhalten sicherer Wege, ordentliche Beleuchtung/Handläufe an Treppen etc.), *um die Sturzgefahr zu verringern*

Schwerpunkte der Pflegedokumentation

Pflegeassessment oder Neueinschätzung
- Individuelle Befunde einschließlich des Funktionsgrades/der Fähigkeit zur Teilnahme an spezifischen/gewünschten Aktivitäten

Planung
- Pflegeplan und beteiligte Personen
- Plan für die Patientenanleitung

Durchführung/Evaluation
- Reaktionen des Patienten auf Interventionen/Anleitung und ausgeführte Pflegetätigkeiten
- Zielerreichung/Fortschritte in Richtung Zielerreichung
- Veränderungen des Plans

Entlassungs- oder Austrittsplanung
- Entlassung/langfristige Bedürfnisse und Verantwortlichkeit für die nötigen Maßnahmen
- Spezielle vorgenommene Überweisungen
- Quellen für Hilfsmittel und deren Wartung

Pflegeinterventionsklassifikation (NIC)

Bereich: *Körperfunktionen: grundlegende (physiological: basic)*. Interventionen zur Unterstützung körperlicher Funktionen.

Klasse: *Aktivitäts- und Bewegungsmanagement (activity and exercise management)*. Interventionen zur Unterstützung oder Organisation von (energiesparenden oder verbrauchenden) körperlichen Aktivitäten.

Empfohlene Pflegeinterventionen: Bewegungstherapie: Fortbewegungsfähigkeit u. a. (siehe McCloskey/Bulecheck, 2003)

Pflegeergebnisklassifikation (NOC)

Empfohlenes Pflegeergebnis: Fortbewegung: Gehen (ambulation: walking), (siehe Johnson/Maas/Moorhead, 2003).

Literatur

Johnson, M.; Maas, M.; Moorhead, S.: Pflegeergebnisklassifikation (NOC). Huber, Bern 2003 (Plan)

McCloskey, J. C.; Bulecheck, G. M.: Pflegeinterventionsklassifikation (NIC). Huber, Bern 2003 (Plan)

Runge, M.; Rehfeld, G.: Mobil bleiben – Pflege bei Gehstörungen und Sturzgefahr. Schlüthersche, Hannover 2001

Tideiksaar, R.: Stürze und Sturzprävention. Huber, Bern 1999

Gesundheitsförderliches Verhalten
(zu spezifizieren), (Bereitschaft für einen verbesserten Gesundheitszustand)*

Taxonomie 1 R: Wählen (5.4/1988)
Taxonomie 2: Gesundheitsförderung, Gesundheitsmanagement (00084/1988)
NANDA-Originalbezeichnung: «Health Seeking Behaviors (Specify)»
[Thematische Gliederung: Lehren/Lernen]

Definition: Aktive Suche einer Person von stabiler Gesundheit nach Möglichkeiten zur Veränderung des persönlichen Gesundheitsverhaltens und/oder der Umgebung, um ein höheres Gesundheitsniveau zu erreichen.

(Ein stabiler Gesundheitszustand wird folgendermaßen definiert: Dem Alter entsprechende präventive Maßnahmen gegen Krankheit werden ergriffen, der Patient berichtet über eine gute oder ausgezeichnete Gesundheit, bei bestehender Krankheit sind ihre Zeichen und Symptome unter Kontrolle.)

Mögliche ursächliche oder beeinflussende Faktoren

- [Situations-/entwicklungsbedingte Gegebenheiten, die Sorgen um/über den momentanen Gesundheitszustand auslösen]
- In Bearbeitung durch die NANDA

---

* Umgangssprachliche Umschreibung der Übersetzergruppe, die dem besseren Verständnis dienen soll.

Bestimmende Merkmale oder Kennzeichen

subjektive
- Geäußerter Wunsch, ein höheres Niveau von Gesundheit/Wohlbefinden zu erlangen
- Geäußerter Wunsch, einen größeren Einfluss auf das Gesundheitsverhalten zu haben
- Geäußerte Besorgnis bezüglich des Einflusses gegenwärtiger Umweltbedingungen auf den Gesundheitszustand
- Aussage, keine gesundheitsbezogenen Ressourcen in der Gemeinde zu kennen
- [Geäußerter Wunsch, ein co-abhängiges Verhalten zu verändern]

objektive
- Beobachteter Wunsch, ein höheres Niveau von Gesundheit/Wohlbefinden zu erlangen
- Beobachteter Wunsch, einen größeren Einfluss auf das Gesundheitsverhalten auszuüben
- Dargestelltes oder beobachtetes Wissensdefizit in Bezug auf gesundheitsfördernde Verhaltensweisen, fehlende Vertrautheit mit gesundheitsbezogenen Ressourcen in der Gemeinde

Patientenbezogene Pflegeziele oder Evaluationskriterien

Der Patient
- spricht den Wunsch aus, spezifische Gewohnheiten/Lebensweisen so zu verändern, dass eine optimale Gesundheit erreicht wird
- nimmt teil an der Planung der Umstellung und Veränderung
- sucht Ressourcen in der Gemeinde als Hilfestellung für die erwünschte Veränderung

Maßnahmen oder Pflegeinterventionen

1. Pflegepriorität: Einschätzen spezifischer Sorgen/Gewohnheiten/Gegebenheiten, die der Patient verändern möchte:
- Besprechen der Sorgen des Patienten; aktiv Zuhören, *um die Hintergründe zu erfassen (z. B. körperliche, emotionale Hintergründe, Stressoren und/oder äußere Faktoren, wie z. B. Umweltverschmutzung oder andere Gefahren)*
- Überprüfen des Wissensstandes sowie der Bewältigungsformen, die früher angewendet worden sind, um Verhaltensweisen/Gewohnheiten zu verändern

- Bei Bedarf Tests durchführen und die Resultate mit dem Patienten/Bezugsperson(en) überprüfen, *als Hilfestellung für den Aktionsplan*
- Erkennen von Verhaltensweisen, die einen Zusammenhang mit Gesundheitsverhalten/ungünstigen Gewohnheiten haben und Maßnahmen, diese zu verändern

2. Pflegepriorität: Unterstützen des Patienten, einen Plan für eine verbesserte Gesundheit zu erstellen:
- Besprechen mit Patient/Bezugsperson(en), auf welche Gesundheitsbereiche sie Einfluss nehmen können
- Besprechen der verschiedenen Lösungsansätze für eine Veränderung; *Erkennen, welche Schritte unternommen werden müssen, um die erwünschte Verbesserung zu erzielen*
- Informieren des Patienten in mündlicher und schriftlicher Form über Zustand/Risiken/spezielle Besorgnisse. *Eine Darstellung über verschiedene Vermittlungsmedien fördert den Wissenserwerb und das Behalten von Informationen*
- Besprechen, wie man sicher auftreten kann und für Übungsgelegenheiten für den Patienten sorgen
- Sorgen für eine Unterstützung der erwünschten Veränderungen durch die Anwendung von therapeutischen Kommunikationsformen

3. Pflegepriorität: Fördern des Wohlbefindens (Beratung, Patientenedukation und Entlassungsplanung):
- Anerkennen der Stärken des Patienten im gegenwärtigen Umgang mit seiner Situation und Integrieren in die zukünftige Planung
- Ermutigen des Patienten, Entspannungsmethoden wie z. B. Meditation, Visualisierung und geführtes Bilderleben anzuwenden
- Anleiten zu individuell angemessenen gesundheitsfördernden Verhaltensweisen (z. B. Selbstuntersuchung der Brust, regelmäßige medizinische und zahnärztliche Kontrollen, gesundheitsbewusste Ernährung, Fitnessprogramme)
- Verweisen auf Ressourcen in der Gemeinde (z. B. Ernährungsberatung/Gewichtskontrollprogramme, Rückenschule, Raucherentwöhnungsgruppen, Anonyme Alkoholiker, Angehörigengruppen, Elternbildungskurse, Fachpersonen), *um auf spezifische Anliegen einzugehen*

Schwerpunkte der Pflegedokumentation

Pflegeassessment oder Neueinschätzung
- Ergebnisse der Einschätzung, inklusive individuelle Besorgnisse/Risikofaktoren
- Wünsche des Patienten bezüglich Veränderungen

Planung
- Pflegeplan/-interventionen und beteiligte Personen; ermittelte Unterstützungssysteme und Ressourcen in der Gemeinde
- Plan für die Patientenanleitung, -schulung und -beratung

Durchführung/Evaluation
- Reaktionen auf Interventionen/Anleitung und ausgeführte Pflegetätigkeiten
- Zielerreichung/Fortschritte in Richtung Zielerreichung
- Veränderungen des Plans

Entlassungs- oder Austrittsplanung
- Langfristige Bedürfnisse nach Entlassung und Austritt sowie die Verantwortlichkeit für die notwendigen Maßnahmen
- Vermitteln an andere Gesundheitsberufe

Pflegeinterventionsklassifikation (NIC)

Bereich: *Verhalten (behavioral).* Interventionen zur Förderung der psychosozialen Lebensgestaltung und zur Erleichterung von Veränderungen der Lebensweise.

Klasse: *Verhaltenstherapie (behavior therapy).* Interventionen zur Verstärkung oder Förderung erwünschter Verhaltensweisen oder zur Veränderung unerwünschter Verhaltensweisen.

Empfohlene Pflegeinterventionen: Gesundheitsbildung, Verhaltensmodifikationsunterstützung u.a. (siehe McCloskey/Bulecheck, 2003).

Pflegeergebnisklassifikation (NOC)

Empfohlenes Pflegeergebnis: Gesundheitsförderliches Verhalten (health seeking), (siehe Johnson/Maas/Moorhead, 2003).

Literatur

Brieskorn-Zinke, M.: Gesundheitsförderung in der Pflege. Kohlhammer, Stuttgart 1996

Canobbio, M. C.: Praxishandbuch Patientenschulung und -beratung. Ullstein Medical, Wiesbaden 1998

Carpenito, L. J.: Nursing Diagnosis – Application to clinical practice. Lippincott, Philadelphia 2002

Johnson, M.; Maas, M.; Moorhead, S.: Pflegeergebnisklassifikation (NOC). Huber, Bern 2003 (Plan)

McCloskey, J. C.; Bulecheck, G. M.: Pflegeinterventionsklassifikation (NIC). Huber, Bern 2003 (Plan)

Unwirksames Gesundheitsverhalten
(zu spezifizieren), (unwirksame Gesunderhaltung)

Taxonomie 1 R: Sich bewegen (6.4.2/1982)
Taxonomie 2: Gesundheitsförderung, Gesundheitsmanagement (00099/1982)
NANDA-Originalbezeichnung: «Ineffective Health Maintenance»
[Thematische Gliederung: Sicherheit]

Definition: Die Unfähigkeit, Hilfsmöglichkeiten zur Erhaltung der Gesundheit zu erkennen, zu nutzen und in Anspruch zu nehmen.

[Diagnostischer Hinweis der Autorinnen: Diese Diagnose enthält Bestandteile anderer Pflegediagnosen. Wir empfehlen die Verwendung dieser anderen, spezifischeren Pflegediagnosen, falls die Veränderung des Gesundheitsverhaltens durch einen einzelnen Faktor bestimmt wird (z. B. PD: Wissensdefizit; beeinträchtigte verbale Kommunikation; beeinträchtigte Denkprozesse; unwirksames Coping; unwirksames Handhaben von Behandlungsempfehlungen; chronische Verwirrtheit; unwirksames familiäres Coping; Wachstum und Entwicklung verzögert).]

Mögliche ursächliche oder beeinflussende Faktoren

- Unwirksames familiäres Coping
- Wahrnehmungsstörung und kognitive Beeinträchtigung (vollständiger oder partieller Verlust der grob- und/oder feinmotorischen Fertigkeiten)
- Fehlende oder veränderte Kommunikationsfähigkeit (schriftlich, verbal und/oder nonverbal)

- Beeinträchtigte Entwicklung [nicht erreichte Entwicklungsziele]
- Fehlende materielle Ressourcen; [Mangel an psychosozialer Unterstützung]
- Unwirksames Coping, fehlgeleitetes Trauern, behindernde spirituelle Verzweiflung/Sinnkrise
- Mangelnde Fähigkeit, bewusste und überlegte Entscheidungen/Urteile zu fällen

Bestimmende Merkmale oder Kennzeichen
subjektive
- Zeigt Desinteresse, das Gesundheitsverhalten zu verbessern
- Berichtet über Mangel an entsprechendem Material/Ausrüstung, finanziellen Mitteln und/oder anderen Ressourcen; beeinträchtigtes persönliches Unterstützungssystem
- Berichtet über Unfähigkeit zur Übernahme der Verantwortung zur Gesunderhaltung in einzelnen oder allen Bereichen des Gesundheitsverhaltens
- [Berichtet über Zwangshandlungen]

objektive
- Erwiesener Mangel an Wissen in Bezug auf Grundregeln der Gesundheit
- Beobachtete Unfähigkeit, die Verantwortung für die Gesundheitserhaltung in einem oder allen Bereichen des Gesundheitsverhaltens zu übernehmen; Vorgeschichte von unwirksamem Gesundheitsverhalten
- Erwiesene mangelnde Anpassung an interne/externe Umgebungsveränderungen
- Beobachtete Beeinträchtigung des persönlichen Unterstützungssystems; Mangel an Ausrüstung, finanziellen und/oder anderen Ressourcen
- [Beobachtete Zwangshandlungen]

Patientenbezogene Pflegeziele oder Evaluationskriterien
Der Patient
- erkennt notwendige Handlungen zur Gesundheitserhaltung
- äußert, die Faktoren, welche die aktuelle Situation beeinflussen, zu verstehen
- übernimmt, wenn möglich, die Eigenverantwortung für die Gesundheitserhaltung

- verändert die Lebensweise, um die individuellen Ziele der Gesundheitserhaltung zu erreichen

Wichtige Bezugspersonen/pflegende Angehörige
- sprechen aus, die gegenwärtige Situation bewältigen zu können

Maßnahmen oder Pflegeinterventionen

1. Pflegepriorität: Einschätzen ursächlicher oder beeinflussender Faktoren:
- Ermitteln des Grades der Abhängigkeit/Unabhängigkeit und Ermitteln der Art und des Vorliegens entwicklungsbedingter Behinderungen *(z. B. vollständig, teilweise abhängig, relativ unabhängig)*
- Ermitteln des/der Kommunikationsvermögens/-fähigkeit und/oder des Bedarf nach einer Bezugsperson/einem Dolmetscher
- Beachten, ob es sich bei der Behinderung um eine fortschreitende Erkrankung/ein langfristiges Gesundheitsproblem und/oder eine akute Verschlimmerung oder Komplikation einer chronischen Krankheit handelt
- Achten auf Einnahme/Missbrauch (z. B. von Alkohol, Betäubungsmitteln)
- Ermitteln des Wunsches und des Fähigkeitsgrades zur Aufrechterhaltung der Gesundheit sowie zur Selbstversorgung in Bezug auf die Lebensaktivitäten
- Beachten, in welcher Umgebung der Patient lebt (z. B. Langzeitpflegeheim, ans Haus gebunden, obdachlos)
- Beachten von kürzlich aufgetretenen Veränderungen in der Lebenssituation (z. B. ein Mann, der nach dem Tod seiner Gattin nicht in der Lage ist, für seine eigene Gesundheit und die Gesundheit seiner Familie zu sorgen)
- Ermitteln des Grades der Anpassung, des Wissens und der Fertigkeiten zur Gesunderhaltung unter Beachtung von Sicherheits- und Umgebungsfaktoren
- Beurteilen des Umfeldes, *um festzustellen, welche individuellen Anpassungen notwendig sind (z. B. zusätzliche Luftbefeuchtung, andere Heizung etc.)*
- Beachten, wie der Patient professionelle Dienstleistungen in Anspruch nimmt (z. B. angemessen oder nicht angemessen)

2. Pflegepriorität: Unterstützen von Patienten/Pflegeperson(en), das gewünschte Gesundheitsverhalten aufrechtzuerhalten und damit zurechtzukommen:

- Planen und Organisieren der Selbstversorgung, gemeinsam mit dem Patienten/Bezugsperson(en), *dabei bestehende Behinderungen berücksichtigen und die Pflege entsprechend anpassen*
- Sich Zeit nehmen, um den Sorgen des Patienten/Bezugsperson(en) zuzuhören
- Unterstützen des Patienten, die normalen Gesundheitsgewohnheiten in Zeiten von Wohlbefinden aufrechtzuerhalten, und Wege ausfindig machen, wie sich der Patient anpassen kann, wenn sich sein Zustand verschlechtert (während fortschreitender chronischer Erkrankung/langfristiger gesundheitlicher Probleme)
- Fördern sozialer Kontakte und Integration, *um eine Regression zu verhindern*
- Fördern und Koordinieren der Kommunikation und Zusammenarbeit zwischen dem Pflegeteam im Spital und in der Gemeinde, *um für eine kontinuierliche Pflege zu sorgen*
- Hinzuziehen spezialisierter Stellen (z. B. Atemwegsliga, psychiatrische Dienste, Stomaberatung, Krebsliga, Ernährungsberatung, Suchtberatung)
- Überprüfen der Einnahme der verordneten Medikamente, *um den Pflegeplan entsprechend anzupassen*

3. Pflegepriorität: Fördern des Wohlbefindens (Beratung, Patientenedukation und Entlassungsplanung):
- Anbieten von Informationen über eine bedarfsgerechte individuelle Gesundheitspflege
- Unterstützen von Patienten/Bezugsperson(en), gesundheitsbezogene Ziele zu entwickeln. Alle am Planungsprozess beteiligten Personen erhalten eine Kopie des Pflegeplans, *damit sie darauf Bezug nehmen und sich an dessen Anpassung beteiligen können*
- Unterstützen von Patienten/Bezugsperson(en), Fähigkeiten zu entwickeln, mit Stress umzugehen und sich an einem entsprechenden Training zu beteiligen
- Wege finden, um die Trainingsprogramme an die individuelle Situation des Patienten anzupassen
- Erkennen von Zeichen und Symptomen, die weitere Beurteilungen und Nachkontrollen/-betreuung erfordern
- Verweisen an Hilfsorganisationen (z. B. Haushalthilfe, Heimpflege, Elternberatung, Rotes Kreuz, Mahlzeitendienst, Gemeindepflege und weitere Beratungsstellen für das Alter, Caritas) bei Bedarf

- Verweisen auf soziale Dienststellen bei finanziellen/rechtlichen/ Unterkunftsproblemen
- Verweisen auf Unterstützungs-/Selbsthilfegruppen (z. B. Seniorenvereinigungen, Anonyme Alkoholiker)
- Organisieren von Möglichkeiten der Hospizpflege für Patienten mit terminaler Krankheit
- Arrangieren einer palliativen Versorgung von Patienten mit terminaler Krankheit

Schwerpunkte der Pflegedokumentation

Pflegeassessment oder Neueinschätzung
- Ergebnisse der Einschätzung inklusive individueller Fähigkeiten; Beteiligung der Familie, Unterstützungssysteme, Ressourcen

Planung
- Pflegeplan/-interventionen und beteiligte Personen
- Plan zur Patientenanleitung, -schulung und -beratung

Durchführung/Evaluation
- Reaktionen auf Interventionen/Anleitung und ausgeführte Pflegetätigkeiten
- Zielerreichung/Fortschritte in Richtung Zielerreichung
- Veränderungen des Plans

Entlassungs- oder Austrittsplanung
- Langfristige Bedürfnisse nach Entlassung und Austritt sowie die Verantwortlichkeit für die notwendigen Maßnahmen
- Vermitteln an andere Gesundheitsberufe

Pflegeinterventionsklassifikation (NIC)

Bereich: *Sicherheit (safety)*. Interventionen zum Schutz vor Schädigungen und Verletzungen.
Klasse: *Risikomanagement (risk management)*. Interventionen zum Einsatz risikoreduzierender Aktivitäten und zur kontinuierlichen Überwachung von Risiken.
Empfohlene Pflegeinterventionen: Gesundheitssystemorientierung, Unterstützungssystemförderung u. a. (siehe McCloskey/Bulecheck, 2003).

Pflegeergebnisklassifikation (NOC)

Empfohlenes Pflegeergebnis: Gesundheitsförderndes Verhalten (health promotion behaviour), (siehe Johnson/Maas/Moorhead, 2003).

Literatur

Brieskorn-Zinke, M.: Gesundheitsförderung in der Pflege. Kohlhammer, Stuttgart 1996

Canobbio, M. C.: Praxishandbuch Patientenschulung und -beratung. Ullstein Medical, Wiesbaden 1998

Carpenito, L. J.: Nursing Diagnosis – Application to clinical practice. Lippincott, Philadelphia 2002

Johnson, M.; Maas, M.; Moorhead, S.: Pflegeergebnisklassifikation (NOC). Huber, Bern 2003 (Plan)

McCloskey, J. C.; Bulecheck, G. M.: Pflegeinterventionsklassifikation (NIC). Huber, Bern 2003 (Plan)

Gefahr der fremdgefährdenden Gewalttätigkeit

Taxonomie 1 R: Fühlen (9.2.2/1980; R 1996)
Taxonomie 2: Sicherheit/Schutz, Gewalttätigkeit (00138/1980; R 1996)
NANDA-Originalbezeichnung: «Risk for Violence: Other-Directed»
[Thematische Gliederung: Sicherheit]

Definition: Risiko, dass eine Person Verhaltensweisen zeigt, die anderen körperlichen, emotionalen und/oder sexuellen Schaden zufügen könnten.

Risikofaktoren

Vorgeschichte der Gewalttätigkeit

- Gegen andere gerichtet (z. B. Schlagen, Treten, Kratzen, Beißen, Spucken, Gegenstände auf andere werfen, Vergewaltigungsversuch, Vergewaltigung, sexuelle Belastigung, Urinieren/Defäzieren auf andere
- Drohungen (z. B. verbale Drohungen gegen Personen/Besitz-

tümer, soziale Drohungen, Beschimpfen/Verfluchen, bedrohende Notizen, Drohbriefe oder Drohgesten, sexuelle Drohungen)
- Asoziales Verhalten (Stehlen, hartnäckiges Beleihen anderer, hartnäckiges Einfordern von Privilegien, penetrantes Unterbrechen von Sitzungen, Weigerung zu essen oder Medikamente einzunehmen, Ignorieren von Anweisungen)
- Indirekt (z. B. Zerreissen von Kleidungsstücken, Urinieren/Defäzieren auf den Boden, mit den Füßen stampfen, Temperamentausbruch, Herumrennen und Fluchen, an Wände schmieren, Schreien, Gegenstände von der Wand reißen, mit Gegenständen werfen, Fensterscheiben zertrümmern, Türen knallen, sexuelle Anmache)

andere Faktoren
- Neurologische Beeinträchtigung (z. B. Nachweis im EEG, CT, MRI, Kopfverletzung, positive neurologische Befunde, Anfallsleiden, [Temporallappenepilepsie]
- Kognitive Beeinträchtigung (Lernbehinderung, Aufmerksamkeitsstörung, eingeschränkte intellektuelle Funktionen); [organisches Hirnsyndrom]
- Missbrauchserfahrung in der Kindheit, Miterleben von Gewalt in der Familie, [negatives Rollenmodell], Tierquälerei, Brandstiftung
- Pränatale und perinatale Komplikationen/Abnormitäten
- Drogen-/Alkoholmissbrauch in der Vorgeschichte, pathologische Intoxikation [toxische Reaktion auf Medikamente]
- Psychotische Symptomatologie (akustische, visuelle, befehlende Halluzinationen; paranoide Wahnvorstellungen, loses Gefasel, unlogisches Denken); [Panikzustände, Zornausbrüche; katatoner/manischer Erregungszustand]
- Straftaten mit motorisierten Zweirädern (z. B. häufige Verstöße gegen Verkehrsregeln; Motorrad zum Abreagieren von Wut nutzen)
- Suizidales Verhalten, Impulsivität; Verfügbarkeit oder Besitz einer/mehrerer Waffe/n
- Körpersprache: angespannte, steife Körperhaltung, Ballen der Fäuste und Anspannen der Wangenmuskulatur, Hyperaktivität, Hin- und Hergehen, Atemlosigkeit, bedrohliche Körperhaltung)
- [Hormonelle Störung (z. B. Postmenopausesyndrom, postpartale Depression/Psychose)]
- [Geäußerte/r Absicht/Wunsch, anderen direkt oder indirekt Schaden zuzufügen]
- [Fast ununterbrochene gewalttätige Gedanken]

Anmerkung: Eine Risiko-Diagnose (Gefahr) kann nicht durch Zeichen und Symptome belegt werden, da das Problem noch nicht aufgetreten ist und die Pflegemaßnahmen die Prävention bezwecken.

Pflegeinterventionsklassifikation (NIC)

Bereich 3: *Verhalten (behavioral).* Interventionen zur Förderung der psychosozialen Lebensgestaltung und zur Erleichterung von Veränderungen der Lebensweise.
Klasse: *Verhaltenstherapie (behavior therapy).* Interventionen zur Verstärkung oder Förderung erwünschter Verhaltensweisen oder zur Veränderung unerwünschter Verhaltensweisen.
Empfohlene Pflegeinterventionen: Aggressionskontrolle, Umgebungsmanagement; Gewaltprävention u. a. (siehe McCloskey/Bulecheck, 2003).

Pflegeergebnisklassifikation (NOC)

Empfohlenes Pflegeergebnis: Aggressionskontrolle (aggression control), (siehe Johnson/Maas/Moorhead, 2003).

Literatur

Breakwell, G. M.: Aggression bewältigen. Huber, Bern 1998
Carpenito, L. J.: Nursing Diagnosis – Application to clinical practice. Lippincott, Philadelphia 2002
Glaus Hartmann, M.: Aggression/Gewalt. In: Käppeli, S.: Pflegekonzepte Band 3. Huber, Bern 2000
Johnson, M.; Maas, M.; Moorhead, S.: Pflegeergebnisklassifikation (NOC). Huber, Bern 2003 (Plan)
McCloskey, J. C.; Bulecheck, G. M.: Pflegeinterventionsklassifikation (NIC). Huber, Bern 2003 (Plan)

Gefahr der selbstgefährdenden Gewalttätigkeit

Taxonomie 1 R: Fühlen (9.2.2.2/1994)
Taxonomie 2: Sicherheit/Schutz, Gewalttätigkeit (00140/1994)
NANDA-Originalbezeichnung: «Risk for Violence: Self-Directed»
[Thematische Gliederung: Sicherheit]

Definition: Risiko, dass eine Person Verhaltensweisen zeigt, mit denen er/sie sich selbst körperlichen, emotionalen und/oder sexuellen Schaden zufügen könnte.

Diagnostischer Hinweis der Übersetzergruppe: Wenn die Gefahr der Gewalttätigkeit (nichtsuizidale) Selbstverletzungen betrifft, sollte die taxonomisch untergeordnete Diagnose Selbstverstümmelungsgefahr verwendet werden.

Risikofaktoren

- Alter 15–19 Jahre; über 45 Jahre
- Familienstand (allein stehend, verwitwet, geschieden)
- Beruf (arbeitslos, kürzlicher Arbeitsplatzverlust/Versagen am Arbeitsplatz); Beschäftigung (Leitungsfunktion, Verwalter/Besitzer, eines Geschäfts, Selbstständiger, ungelernter Arbeiter)
- Konfliktreiche zwischenmenschliche Beziehungen
- Familienhintergrund (chaotisch oder konfliktreich, Selbsttötung in der Familie)
- Sexuelle Orientierung: bisexuell (aktiv), homosexuell (inaktiv)
- Körperliche Gesundheit (schwere Depression, Psychose, schwere Persönlichkeitsstörung, Alkoholismus oder Drogenmissbrauch)
- Emotionaler Zustand (Hoffnungslosigkeit, [ansteigende Stimmung bei depressivem Zustand], Verzweiflung, zunehmende Angst, Panik, Wut, Feindseligkeit); mehrere Suizidversuche in der Vorgeschichte; Suizidgedanken (häufig, intensiv, anhaltend); Planung eines Suizids (klar und spezifisch); Letalität: Methode und Verfügbarkeit von zerstörerischen Mitteln)
- Persönliche Ressourcen (wenig ausgebildet, wenig Einsicht gewährend, Affekte nicht verfügbar und wenig kontrolliert)

- Soziale Ressourcen (wenig Auskünfte, sozial isoliert, nicht reagierende Familie)
- Verbale Hinweiszeichen (über den Tod sprechen «das Leben wäre besser ohne mich», Erkundigungen über tödliche Dosis von Medikamenten)
- Verhaltensbezogene Hinweiszeichen (Schreiben verzweifelter Liebesbriefe; wütende Nachrichten an jemanden senden, der die Person zurückgewiesen hat; Weggeben von persönlichen Besitztümern; eine große Lebensversicherungspolice auszahlen lassen; Personen, die sich autosexuell betätigen [z. B. Asphyxierung]

Anmerkung: Eine Risiko-Diagnose (Gefahr) kann nicht durch Zeichen und Symptome belegt werden, da das Problem noch nicht aufgetreten ist und die Pflegemaßnahmen die Prävention bezwecken.

Patientenbezogene Pflegeziele oder Evaluationskriterien

Der Patient

- ist sich der Realität der Situation bewusst
- äußert, zu verstehen, weshalb dieses Verhalten auftritt
- erkennt die auslösenden Faktoren
- drückt realistische Selbsteinschätzung/erhöhtes Selbstwertgefühl aus
- nimmt an der Pflege und Selbstversorgung teil und erfüllt die eigenen Bedürfnisse auf selbstbewusste Weise
- zeigt Selbstkontrolle, was sich durch entspannte Körperhaltung, gewaltfreies Verhalten ausdrückt
- nutzt Ressourcen und das soziale Beziehungsnetz auf wirksame Art

Maßnahmen oder Pflegeinterventionen

1. Pflegepriorität: Einschätzen ursächlicher oder beeinflussender Faktoren:

- Ermitteln der ursächlichen Dynamik der Situation gemäß der erwähnten Risikofaktoren
- Feststellen, wie der Patient selbst die Situation wahrnimmt. Auf Abwehrmechanismen (z. B. Verleugnung, Projektion) achten
- Achten auf frühe Anzeichen von Stress/Anspannung/erhöhter

Gefahr der selbstgefährdenden Gewalttätigkeit

Angst (z. B. Reizbarkeit, mangelnde Kooperation, forderndes Verhalten, Körperhaltung/Ausdruck)
- Erkennen von Zuständen, *die möglicherweise die Fähigkeit, das eigene Verhalten unter Kontrolle zu halten, beeinträchtigen* (z. B. akutes/chronisches organisches Psychosyndrom, PMS, postpartale Psychose, medikamenteninduzierte, postoperative und nach Krampfanfällen auftretende Verwirrtheit; psychomotorische Krampfanfälle)
- Beachten der Laborresultate (z. B. Blutalkoholgehalt, Blutzucker, arterielle Blutgasanalyse, Elektrolyte, Nierenfunktionswerte)
- Beachten von Zeichen einer Selbsttötungs-/Tötungsabsicht (z. B. Wahrnehmung eigener Todesgedanken/Angstgefühle, während des Zusammenseins mit dem Patienten; Warnungen des Patienten: «Es spielt ja keine Rolle», «Ich wäre lieber tot (Sie wären besser tot)»; Stimmungsschwankungen; gefahrengeneigtes/unfallprovozierendes/selbstzerstörerisches Verhalten; Selbsttötungsversuche; Besitz von Alkohol und anderen Suchtmitteln bei bekannter Suchtmittelkrankheit)
- Beachten von suizidalem/homozidalem/gewalttätigem Verhalten in der Familienanamnese
- Direktes Ansprechen von Absichten in Richtung Gewalttätigkeit/Suizid, wenn der Patient seinen Gedanken/Gefühlen gemäß handeln möchte, *um gewalttätige Absichten zu erkennen*
- Bestimmen von Gegenständen/Möglichkeiten, mit deren Hilfe Gewalt/Selbsttötung verübt werden kann
- Ermitteln der Bewältigungsformen des Patienten. *Beachte: Der Patient glaubt, dass es keine andere Möglichkeit als Gewalt gibt*
- Erkennen von Risikofaktoren und Hinweise beachten, die auf Kindesmisshandlungen/Vernachlässigung hinweisen: unerklärbare, häufige Verletzungen, Gedeih- und Entwicklungsstörungen usw.

2. Pflegepriorität: Den Patienten bei der Übernahme von Verantwortung für impulsives Verhalten und für sein Gewaltpotenzial unterstützen:
- Aufbau einer therapeutischen Beziehung zwischen Pflegeperson/Patient – wenn möglich – für eine kontinuierliche Betreuung durch die gleiche Pflegeperson. *Vermittelt ein Gefühl des Vertrauens, das es dem Patienten erlaubt, Gefühle offen zu diskutieren*
- Direktes Kommunizieren, offen und eindeutig, *um manipulatives Verhalten nicht zu unterstützen*

- Beachten von möglichen Motivationsquellen für eine Veränderung (z. B. wiederholtes Scheitern von Beziehungen, Verlust des Arbeitsplatzes, Probleme mit Polizei/Justiz). *Krisensituationen können einen Anreiz für Veränderungen darstellen, die Intervention muss jedoch rechtzeitig erfolgen, um nachhaltige Wirkung zu zeigen*
- Dem Patienten helfen zu erkennen, dass sein eigenes Handeln möglicherweise eine Reaktion auf eigene Ängste (z. B. Angst vor eigenem Verhalten, Kontrollverlust), Abhängigkeit oder Gefühl der Machtlosigkeit, ist
- Sich Zeit nehmen, den Gefühlsäußerungen des Patienten zuzuhören. Anerkennen der Realität seiner Gefühle und ihm Versichern, dass Gefühlserlebnisse/-äußerungen in Ordnung sind (Vergleiche PD: Störung des Selbstwertgefühls)
- Konfrontieren des Patienten mit seiner Tendenz, die Situation/das eigene Verhalten herunterzuspielen
- Erkennen von Faktoren (Gefühle/Ereignisse), die den gewaltsamen Verhaltensweisen vorausgegangen sind
- Besprechen der Auswirkungen des Verhaltens auf andere/der Konsequenzen des Handelns
- Anerkennen, dass Selbsttötung/Mord eine reale Verhaltensmöglichkeit ist. Besprechen der Folgen des Handelns, wenn es tatsächlich ausgeführt würde. Fragen, wie es dem Patienten bei der Lösung seiner Probleme helfen würde
- Akzeptieren des Zorns des Patienten, ohne mit Emotionen zu reagieren. Dem Patienten gewähren, zornige Gefühle auf annehmbare Weise zu äußern, und ihn wissen lassen, dass das Pflegeteam da ist, um ihm zu helfen, sich unter Kontrolle zu halten. *Fördert Akzeptanz und Gefühl der Sicherheit*
- Unterstützen des Patienten, angemessenere Lösungen/Verhaltensweisen zu erkennen (z. B. körperliche Aktivitäten/Übungen), *um das Gefühl der Angst und die damit verbundenen physischen Symptome abzubauen*
- Dem Patienten Möglichkeiten geben, etwas zu tun/zu unternehmen und negative Formulierungen wie «tu das nicht», «das darf man nicht» vermeiden

3. Pflegepriorität: Unterstützen des Patienten bei der Selbstkontrolle:
- Abschließen verbindlicher Vereinbarungen mit dem Patienten über seine Sicherheit/die Sicherheit anderer

Gefahr der selbstgefährdenden Gewalttätigkeit 379

- Dem Patienten so viel Kontrolle/Entscheidungsmöglichkeiten geben, wie dies in der aktuellen Situation möglich ist. *Fördert das Selbstbewusstsein und stärkt das Vertrauen in die Fähigkeit Verhalten verändern zu können*
- Ehrlich bei Information und im Umgang mit dem Patienten sein
- Feststellen aktueller/früherer Erfolge und Stärken. Besprechen der Wirksamkeit verwendeter Bewältigungsformen und möglicher Veränderungen (vgl. PD: Unwirksames Coping). *Der Patient ist sich oft der positiven Aspekte des Lebens nicht bewusst; einmal erkannt können diese eine Basis für Veränderungen darstellen*
- Unterstützen des Patienten, zwischen Realität und Halluzinationen/Wahnvorstellungen zu unterscheiden
- Dem Patienten mit positiver Einstellung/Haltung begegnen, so als ob er die Kontrolle hat und für das eigene Verhalten verantwortlich ist. Jedoch daran Denken, dass sich der Patient möglicherweise nicht unter Kontrolle hat, vor allem wenn er/sie unter dem Einfluss von Suchtmitteln steht (einschließlich Alkohol)
- Distanz wahren und nicht den Patienten Berühren, wenn sich aus der Situation erkennen lässt, dass er keine Nähe erträgt (z. B. nach einem Trauma, posttraumatische Reaktion)
- Ruhig bleiben, klare und Setzen bestimmter Grenzen des Verhaltens (einschließlich der jeweiligen Konsequenzen)
- Hinweisen des Patienten darauf, in Sichtweite des Personals zu bleiben
- Verabreichen verordneter Medikamente (z. B. Anxiolytika, Neuroleptika). Darauf Achten, den Patienten nicht zu stark zu sedieren
- Achten auf Interaktionen und kumulative Effekte (z. B. Antikonvulsiva/Tranquilizer) bei der medikamentösen Therapie
- Geben von positiven Rückmeldungen bei Bemühungen des Patienten. *Ermutigt zur Fortsetzung erwünschten Verhaltens*
- Beachten von Todesphantasien, falls solche ausgedrückt werden (z. B. «Ich werde hinunterschauen und sie leiden sehen, sie werden es bereuen», «Sie werden froh sein, mich loszuwerden» oder nicht endgültige Todesvorstellungen – «Ich kann wieder zurückkommen»)

4. Pflegepriorität: Unterstützen von Patienten/Bezugsperson(en), mit der bestehenden Situation besser umzugehen:
- Abstimmen der Maßnahmen auf die betroffene(n) Person(en), gemäß Alter/Beziehung zum Patienten usw.

- Eine ruhige, sachliche und wertfreie Haltung bewahren. *Verringert Abwehrreaktionen*
- Beachten, wer im Falle von Morddrohungen/-absichten die möglichen Opfer sind. Initiieren entsprechender Maßnahmen entsprechend den rechtlichen/ethischen Vorschriften (z. B. zur Warnung/zum Schutz der Betroffenen)
- Besprechen der Situation mit der misshandelten/geschlagenen Person, Informieren über die Wahl und die Wirksamkeit verschiedener Maßnahmen, die ergriffen werden können
- Dem Betroffenen helfen zu verstehen, dass Gefühle des Zorns und der Rache angemessen sind, in der Situation ausgedrückt, aber nicht ausgelebt werden dürfen (vgl. PD: posttraumatische Reaktion, weil die psychischen Reaktionen sehr ähnlich sein können)
- Ermitteln von verfügbaren Ressourcen (z. B. Frauennotruf, Frauenhäuser, soziale Dienststellen usw.)

5. Pflegepriorität: Gewährleisten/Fördern von Sicherheit im Falle von gewalttätigem Verhalten:
- Sorgen für eine sichere, ruhige Umgebung und gefährliche Gegenstände aus der Umgebung des Patienten entfernen
- Einhalten von Distanz zu einem Patienten, der um sich schlägt/zuschlägt; Ausweichen, Maßnahmen zur Kontrolle der Situation einleiten
- Rufen von zusätzlichem Personal/Sicherheitsbeamten
- Annähern an einen aggressiven, angreifenden Patienten nur von vorne, außer Reichweite bleiben, bestimmt/sicher auftreten, «Kommandohaltung» einnehmen, die Arme am Körper anliegend
- Direkten, andauernden Blickkontakt halten, falls angezeigt
- Dem Patienten Sagen, wann die Grenzen erreicht sind. Dies kann genügen, ihn zu befähigen, die eigenen Handlungen zu kontrollieren
- Mit leiser, aber bestimmter Stimme sprechen
- Dem Patienten das Gefühl geben, die Situation im Griff zu haben, *um ein Sicherheitsgefühl zu vermitteln*
- Offenhalten eines Weges für Personal und Patient und in dauernder Bereitschaft sein, sich schnell zu bewegen
- Verwenden von Sicherheitsgurten – falls nötig – beim Festhalten des Patienten oder den Patienten Absondern, bis er die Selbstkontrolle wiedererlangt hat. Verabreichen der verordneten Medikation

Gefahr der selbstgefährdenden Gewalttätigkeit

6. **Pflegepriorität:** Fördern des Wohlbefindens (Beratung, Patientenedukation und Entlassungsplanung):
- Beteiligen des Patienten an der Pflegeplanung, entsprechend der Situation; ihm Ermöglichen, seine Bedürfnisse nach Unterhaltung zu befriedigen *(Bitte beachten: Menschen sind oft der Ansicht, dass sie kein Recht haben auf Vergnügen/auf schöne Dinge im Leben und müssen lernen, sich etwas Gutes zu gönnen)*
- Unterstützen des Patienten, sich selbstsicher, statt manipulativ, unsicher oder aggressiv zu verhalten
- Sprechen mit der(n) Bezugsperson(en) über die Gründe für das Verhalten des Patienten. Feststellen, wie wichtig den Beteiligten die Aufrechterhaltung der Beziehung ist
- Planen von Strategien als Hilfestellung für die Eltern, damit sie lernen, ihre Elternrolle wirksamer zu erfüllen (z. B. Elternbildungskurse, sinnvoller Umgang mit Frustrationen, usw.)
- Feststellen, welches soziale Netz vorhanden ist (z. B. Familie/Freunde, kirchliche Vertreter, usw.)
- Bei Bedarf Verweisen an offizielle Stellen (z. B. Einzel-/Gruppenpsychotherapie, soziale Dienststellen, Frauenhäuser, usw.)
- Vgl. PD: beeinträchtigte elterliche Fürsorge; unwirksames individuelles/familiäres Coping; Störung des Selbstwertgefühls; posttraumatische Reaktion; Vergewaltigungssyndrom

Schwerpunkte der Pflegedokumentation

Pflegeassessment oder Neueinschätzung
- Individuelle Ergebnisse der Einschätzung inklusive Natur des Problems (z. B. Suizidalität/Fremdgefährdung), Risikoverhalten und Ausmaß der Impulskontrolle, allfällige Pläne zur Ausführung der Gewaltvorhaben
- Wahrnehmung der Situation durch den Patienten, Motivation zur Veränderung

Planung
- Pflegeplan/-interventionen und beteiligte Personen
- Details der Vereinbarung bezüglich Gewalt gegen sich oder andere
- Plan zur Patientenanleitung, -schulung und -beratung

Durchführung/Evaluation
- Ergriffene Maßnahmen zur Gewährleistung der Sicherheit inklusive Angabe der gefährdeten Personen
- Reaktionen auf Interventionen/Anleitung und ausgeführte Pflegetätigkeiten

- Zielerreichung/Fortschritte in Richtung Zielerreichung
- Veränderungen des Plans

Entlassungs- oder Austrittsplanung
- Langfristige Bedürfnisse nach Entlassung und Austritt sowie die Verantwortlichkeit für die notwendigen Maßnahmen
- Vermitteln an andere Gesundheitsberufe

Pflegeinterventionsklassifikation (NIC)

Bereich 3: *Verhalten (behavioral).* Interventionen zur Förderung der psychosozialen Lebensgestaltung und zur Erleichterung von Veränderungen der Lebensweise.

Klasse: *Verhaltenstherapie (behavior therapy).* Interventionen zur Verstärkung oder Förderung erwünschter Verhaltensweisen oder zur Veränderung unerwünschter Verhaltensweisen.

Empfohlene Pflegeinterventionen: Aggressionskontrolle, Umgebungsmanagement: Gewaltprävention u.a. (siehe McCloskey/Bulecheck, 2003).

Pflegeergebnisklassifikation (NOC)

Empfohlenes Pflegeergebnis: Aggressionskontrolle (aggression control), (siehe Johnson/Maas/Moorhead, 2003).

Literatur

Carpenito, L. J.: Nursing Diagnosis – Application to clinical practice. Lippincott, Philadelphia 2002

Glaus Hartmann, M.: Aggression/Gewalt. In: Käppeli, S.: Pflegekonzepte Band 3. Huber, Bern 2000

Johnson, M.; Maas, M.; Moorhead, S.: Pflegeergebnisklassifikation (NOC). Huber, Bern 2003 (Plan)

Käppeli, S.: Pflegekonzepte 3. Huber, Bern 2000

McCloskey, J. C.; Bulecheck, G. M.: Pflegeinterventionsklassifikation (NIC). Huber, Bern 2003 (Plan)

Gewebeschädigung (zu spezifizieren)

Taxonomie 1 R: Austauschen (1.6.2.1/1986; R 1998)
Taxonomie 2: Sicherheit/Schutz, Körperverletzung (00044/1986; R 1998)
NANDA-Originalbezeichnung: «Impaired Tissue Integrity»
[Thematische Gliederung: Sicherheit]

Definition: Eine Schädigung der Schleimhaut, der Hornhaut, der äußersten Haut oder des subkutanen Gewebes.

Diagnostischer Hinweis der Übersetzergruppe: Taxonomisch ist diese Diagnose eine übergeordnete, breite Kategorie, die verschiedene genauere/detailliertere Diagnosen umfasst. Wenn die Ersteinschätzung zu dieser Diagnose führt, sind weitere Abklärungen nötig, um die spezifischen Bedürfnisse des Patienten festzustellen und wenn möglich, sollte eine genauere Diagnose gestellt werden (hier z.B.: beeinträchtigte Mundschleimhaut, Hautschädigung [Wunde], Gefahr einer Hautschädigung).

Mögliche ursächliche oder beeinflussende Faktoren

- Mechanische Faktoren (Druck, Scherkräfte, Reibung)
- Strahlung (einschließlich therapeutischer Bestrahlung)
- Ernährungsdefizit/-überschuss
- Thermische Faktoren (extreme Temperaturen)
- Wissensdefizit
- Reizstoffe, chemische Faktoren (einschließlich Körperausscheidungen, Sekrete, Medikamente)
- Beeinträchtigte körperliche Mobilität
- Veränderte Durchblutung
- Flüssigkeitsdefizit/-überschuss

Bestimmende Merkmale oder Kennzeichen

objektive
- Verletztes oder zerstörtes Gewebe (Hornhaut, Schleimhaut, äußere Haut/Subkutis)

Patientenbezogene Pflegeziele oder Evaluationskriterien

Der Patient
- äußert, seinen Zustand und die ursächlichen Faktoren zu verstehen
- erkennt Maßnahmen, die dem spezifischen Zustand entsprechen
- zeigt Verhaltensweisen/Änderungen der Lebensweise, um die Heilung zu fördern und um Komplikationen/ein Wiederauftreten zu verhindern
- weist eine beobachtbare Besserung der Wundheilung auf

Maßnahmen oder Pflegeinterventionen

1. Pflegepriorität: Erkennen ursächlicher/beeinflussender Faktoren:
- Überprüfen der Anamnese nach möglichen Ursachen: berufsbedingt, aufgrund sportlicher Tätigkeiten und Risiken bei den Lebensaktivitäten; Familienanamnese, Krankheiten, Gebrauch von Prothesen (künstliche Glieder, Glasaugen, Kontaktlinsen, Zahnprothesen, Trachealkanüle, Foley-Katheter, Magensonde, Sengstaken-Sonde usw.)
- Beachten der gesundheitsschädigenden Gewohnheiten (ungenügende Körperpflege, häufiger Gebrauch von Klistieren, schlechte Ernährung, gefährliche Sexualpraktiken, schlechte Zahnhygiene usw.); emotionale/psychische Probleme; kulturelle/religiöse Bräuche
- Beachten der gegenwärtigen und früheren Umwelteinflüsse zu Hause, bei der Arbeit, beim Reisen *(in gewissen Gebieten eines Landes oder einer Stadt scheinen bestimmte Krankheiten/Umweltverschmutzungen vermehrt aufzutreten)*
- Beachten der ethnischen Herkunft, *um genetische/soziokulturelle Faktoren zu erfassen*
- Beachten von Zeichen einer weiteren Organ-/Gewebebeteiligung (z. B. kann eine nach außen drainierende Fistel eine Knocheninfektion zur Folge haben)
- Beurteilen der Durchblutung/Innervation des betroffenen Gewebes

2. Pflegepriorität: Einschätzen des Ausmaßes der Beeinträchtigung:
- Sammeln von Informationen über den Zustand: Zeitpunkt und Dauer eines früheren Auftretens; Zeitpunkt, Häufigkeit, Lokalisation früherer Episoden; wie beginnt/endet die Episode; Begleitsymptome, Merkmale früherer Läsionen, Veränderungen/Unter-

schiede zwischen den Läsionen/Episoden; Dauer der aktuellen Episode
- Dokumentieren der Größe (Tiefe, Durchmesser), Farbe, Geruch, Lokalisation, Temperatur, Beschaffenheit, Konsistenz, wenn dies möglich ist (das gesamte Ausmaß von Schleimhaut-/Gewebeschädigung ist evtl. nicht erkennbar)
- Erfassen sämtlicher Zeichen einer Entzündung (z. B. Exsudat; Granulation; Zyanose/Blässe; gespannte/glänzende Haut)
- Mithilfe bei diagnostischen Abklärungen, die evtl. notwendig sind, um das Ausmaß der Schädigung zu bestimmen (z. B. Kulturen, Endoskopien, Computertomographie [CT] usw.)
- Ermitteln von psychischen Auswirkungen des Zustandes auf Patient und Familie

3. Pflegepriorität: Unterstützen des Patienten, die Schädigung zu beheben/zu lindern und die Heilung zu fördern:
- Verändern/Eliminieren, wenn möglich, der Faktoren, die den Zustand begünstigen. Beteiligen an der Behandlung des ursächlichen Zustandes
- Tägliches Beobachten der Läsionen/Wunden auf Veränderungen (z. B. Zeichen einer Infektion oder weiterer Komplikationen), *um ein rechtzeitiges Eingreifen oder die Modifikation des Behandlungsplans zu ermöglichen*
- Fördern einer guten Ernährung mit angemessener Eiweiß- und Kalorienzufuhr, *um die Heilung zu begünstigen*. Eventuell zusätzliche Vitamine/Mineralstoffe verabreichen
- Sorgen für angemessene Ruhe- und Schlafphasen, inklusive ununterbrochene Schlafperioden von ausreichender Dauer; Fördern des Wohlbefindens; Begrenzen/Vermeiden des Gebrauchs von Koffein/Alkohol und von Medikamenten, welche den REM-Schlaf beeinträchtigen
- Unterstützen einer frühen Mobilisation. Für Positionswechsel sorgen (aktive/passive) und Übungen zur Verbesserung der Zirkulation unterstützen; *fördert die Durchblutung und verhindert lang anhaltende Druckeinwirkungen*
- Sorgen für Wohlbefinden/Heilung durch geeignete Hilfsmittel (z. B. Augenkompressen, Verdunster, Polsterungen, Wasser-/Superweichmatratzen, Schienen, Verbände, Mundspülungen usw.)
- Wahren der Asepsis beim Reinigen/Verbinden/Behandeln der Läsionen. Material für bakterielle Untersuchungen entnehmen

- Überprüfen der entsprechenden Laborwerte auf Veränderungen, *die Heilung/Infektion/Komplikation anzeigen* (z.B. Blutbild, Elektrolyte, Glukose usw.)
- Sorgen für eine sichere Umgebung bei eingeschränktem Sehvermögen

4. Pflegepriorität: Fördern des Wohlbefindens (Beratung, Patientenedukation und Entlassungsplanung):
- Ermutigen des Patienten, seine Gefühle in Bezug auf die gegenwärtige Situation zu äußern
- Dem Patienten und der Familie helfen, Bewältigungsstrategien zu erkennen und anzuwenden
- Besprechen der Wichtigkeit der Früherkennung und Sofortmaßnahmen bei ungewöhnlichen körperlichen Beschwerden/Veränderungen. *Fördert die frühzeitige Erkennung sich entwickelnder Komplikationen*
- Betonen der Notwendigkeit einer ausreichenden Nahrungsaufnahme/Flüssigkeitszufuhr
- Instruieren über das aseptische/saubere Vorgehen beim Verbandwechsel und die korrekte Entsorgung von gebrauchtem Verbandmaterial, *um die Verbreitung infektiöser Erreger zu verhindern*
- Besprechen der therapeutischen Maßnahmen (z.B. korrekte Applikation von äußerlich zu verwendenden Sprays, Lotionen, Salben oder Bädern)
- Erkennen, *aufgrund der zustandsbedingten Einschränkungen oder der ursächlichen Faktoren,* welche Veränderungen der Lebensweise in Beruf und gewohnter Umgebung nötig sind
- Verweise, je nach Bedarf, an kommunale, kantonale, private Beratungsstellen
- Vgl. PD: Hautschädigung; beeinträchtigte Mundschleimhaut; Wahrnehmungsstörung (visuell); Gefahr eines perioperativen Lagerungsschadens; Durchblutungsstörung; Infektionsgefahr; Verletzungsgefahr

Schwerpunkte der Pflegedokumentation

Pflegeassessment oder Neueinschätzung
- Individuelle Ergebnisse der Einschätzung, inklusive Vorgeschichte, Merkmale von Wunde/Läsion, Hinweise auf Beteiligung andere Organe/Gewebe
- Auswirkungen auf Lebensstil/funktionelle Gesundheit

Planung
- Pflegeplan/-interventionen und beteiligte Personen
- Plan zur Patientenanleitung, -schulung und -beratung

Durchführung/Evaluation
- Reaktionen auf Interventionen/Anleitung und ausgeführte Pflegetätigkeiten
- Zielerreichung/Fortschritte in Richtung Zielerreichung
- Veränderungen des Plans

Entlassungs- oder Austrittsplanung
- Langfristige Bedürfnisse nach Entlassung und Austritt sowie die Verantwortlichkeit für die notwendigen Maßnahmen
- Vermitteln an andere Gesundheitsberufe

Pflegeinterventionsklassifikation (NIC)

Bereich: *Körperfunktionen: komplexe (physiological: complex).* Interventionen zur Unterstützung homöostatischer und regulierender Prozesse.
Klasse: *Hautpflege und Wundmanagement (skin/wound management).* Interventionen zur Erhaltung oder Wiederherstellung der Integrität des Gewebes.
Empfohlene Pflegeinterventionen: Wundpflege u. a. (siehe McCloskey/Bulecheck, 2003).

Pflegeergebnisklassifikation (NOC)

Empfohlenes Pflegeergebnis: Gewebeintegrität (tissue integrity: skin and mucous membranes), siehe Johnson/Maas/Moorhead, 2003).

Literatur

Johnson, M.; Maas, M.; Moorhead, S.: Pflegeergebnisklassifikation (NOC). Huber, Bern 2003 (Plan)
Kammerlander, G.: Lokaltherapeutische Standards für chronische Wunden. Springer, Wien 2001
Kellnhauser, E.: THIEMES Pflege. Thieme, Stuttgart 2000
McCloskey, J. C.; Bulecheck, G. M.: Pflegeinterventionsklassifikation (NIC). Huber, Bern 2003 (Plan)
Phillips, J.: Dekubitus und Dekubitusprävention. Huber, Bern 2001
Sachsenmaier, B.: Professionelle Hautpflege. Kohlhammer, Stuttgart 2000

Harnverhalt [akut, chronisch]

Taxonomie 1 R: Austauschen (1.3.2.2/1986)
Taxonomie 2: Ausscheidung, Harnwegssystem (00023/1986)
NANDA-Originalbezeichnung: «Urinary Retention [acute/chronic]»
[Thematische Gliederung: Ausscheidung]

Definition: Eine unvollständige Entleerung der Blase.

[Hoher urethraler Druck hemmt die Entleerung, bis ein erhöhter abdomineller Druck bewirkt, dass Urin unwillkürlich ausgeschieden wird oder hoher urethraler Druck hemmt die rechtzeitige/vollständige Entleerung der Blase.]

Mögliche ursächliche oder beeinflussende Faktoren

- Blockade [z. B. gutartige Prostatahypertrophie, perineale Schwellung]
- Hoher urethraler Druck, verursacht durch einen schwachen [fehlenden] Detrusormuskel
- Hemmung des Reflexbogens
- Starker Sphinktertonus
- [Gewöhnung des Reflexbogens]
- [Infektionen]
- [Neurologische Krankheiten/Trauma]
- [Einnahme von Medikamenten, die als Nebenwirkung eine Retention verursachen können (z. B. Atropin, Belladonna, Psychopharmaka, Antihistaminika, Opiate)]

Bestimmende Merkmale oder Kennzeichen

subjektive
- Gefühl einer vollen Blase
- Harntröpfeln, -träufeln
- Dysurie

objektive
- Blasenüberdehnung
- Häufiges Wasserlösen/-lassen in kleinen Mengen oder fehlende Urinausscheidung
- Restharn [150 ml und mehr]

- [Inkontinenz durch eine Überlaufblase]
- [Verminderter Harnstrahl]

Patientenbezogene Pflegeziele oder Evaluationskriterien

Der Patient

- äußert Einsicht in die ursächlichen Faktoren
- erkennt geeignete Maßnahmen entsprechend der individuellen Situation
- demonstriert Methoden/Techniken, um eine Retention zu vermindern/zu verhüten
- entleert in ausreichenden Mengen ohne palpable Blasendehnung; die Restharnmengen betragen weniger als 50 ml; kein Tröpfeln/Überlauf

Maßnahmen oder Pflegeinterventionen

Akuter Zustand

1. Pflegepriorität: Einschätzen ursächlicher, beeinflussender Faktoren:

- Beachten des Vorliegens pathologischer Zustände (z. B. neurologische Erkrankung, Infektion, Steinbildung)
- Einschätzen der Nebenwirkungen von Psychopharmaka, Narkosemitteln, Opiaten, Sedativa, Antihistaminika
- Bestimmen des Grades der Angst *(z. B. schämt sich der Patient vielleicht zu sehr, um vor anderen Wasser zu lösen/lassen)*
- Untersuchen, ob Stuhlverhalten, Schwellung im Operationsgebiet, Nachgeburtsödem, vaginale oder rektale Tamponade, vergrößerte Prostata oder andere Faktoren vorhanden sind, *die eine Blockade der Harnröhre verursachen können*
- Einschätzen des Flüssigkeitshaushalts, der Flüssigkeitszufuhr

2. Pflegepriorität: Ermitteln des Ausmaßes der Störung/Behinderung:

- Feststellen, ob in den letzten 6–8 Stunden eine größere Menge Urin ausgeschieden worden ist
- Palpieren des Blasenniveaus
- Notieren der Menge und Art der Flüssigkeit, die kürzlich eingenommen wurde
- Sicherstellen ob der Patient eine Wahrnehmung für den Füllungszustand der Blase hat, Einschätzen des Grades der Unbehaglichkeit und Beschwerden

3. Pflegepriorität: Bei der Behandlung/Verhütung der Inkontinenz Hilfe leisten:
- Lindern der Schmerzen durch Verabreichung von Schmerzmedikamenten und Maßnahmen, *welche eine zugrunde liegende Schwellung reduzieren oder ursächliche Faktoren behandeln*
- Aufrechtsetzen des Patienten auf das Steckbecken/Nachtstuhl oder ihn Aufstehen lassen, *um eine funktionelle Haltung zum Entleeren einzunehmen*
- Wahren der Intimsphäre
- *Stimulieren des Reflexbogens* durch Anwendung von Eis, Bestreichen der Innenseite der Oberschenkel, Wasser ins Waschbecken/Lavabo laufen lassen oder das Gießen von warmem Wasser über den Damm
- Entfernen der Blockade, wenn möglich (z. B. Vaginaltamponade, Stuhlverhalten). Vorbereiten des Patienten für invasivere Therapieverfahren Operation/Prostatektomie
- *Beheben der akuten Retention* durch intermittierendes Katheterisieren oder Dauerkatheter
- Sorgen für eine langsame Entleerung der Blase (200 ml), mittels eines geraden Blasenkatheters, *um das Auftreten einer Hämaturie, Synkope zu verhindern*
- Achten auf Zeichen einer Infektion, Einsenden des Urins zur bakteriologischen Untersuchung ins Labor, bei Bedarf
- Vermeiden des Wiederauftretens des Harnverhaltens durch Behandlung der Schwellung oder Verstopfung (z. B. durch das Auflegen von Eis auf den Damm oder die Verwendung von Stuhlweichmachern/Laxanzien, Laktulose) und anderer verursachender Faktoren (Veränderung der Medikamentendosierung)

4. Pflegepriorität: Fördern des Wohlbefindens (Beratung, Patientenedukation und Entlassungsplanung):
- Ermutigen des Patienten, Probleme sofort zu melden, *so dass eine Therapie unverzüglich eingeleitet werden kann*
- Betonen der Notwendigkeit einer ausreichenden Flüssigkeitszufuhr

Chronischer Zustand
1. Pflegepriorität: Einschätzen ursächlicher oder beeinflussender Faktoren:
- Überprüfen der Anamnese auf Diagnosen, *die auf eine Atrophie des Detrusormuskels und/oder chronische Überdehnung aufgrund*

einer Abflussbehinderung hinweisen (z. B. Prostatavergrößerung, Vernarbungen, Steinbildung)
- Ermitteln, ob schwache oder fehlende sensorische und/oder motorische Impulse vorhanden sind (z. B. nach zerebrovaskulären Ereignissen, Verletzungen des Rückenmarks oder Diabetes mellitus)
- Ermitteln der üblichen Flüssigkeitsaufnahme
- Achten auf Nebenwirkungen von Psychopharmaka, Antihistaminika, Atropin, Belladonna usw.
- Sieben und Filtrieren des Urins, um Steine/Konkremente zu erfassen

2. Pflegepriorität: Einschätzen des Ausmaßes der Störung/Beeinträchtigung:
- Messen der Urinmenge und Bestimmen des Restharns
- Ermitteln der Häufigkeit und des Zeitpunkts des Tröpfelns und/oder des Wasserlösens
- Achten auf die Qualität des Harnstrahls (Stärke, Größe)
- Palpieren des Blasenniveaus
- Feststellen, ob Blasenkrämpfe vorhanden sind
- Beachten der Auswirkung des Zustandes auf die Lebensweise

3. Pflegepriorität: Assistieren bei der Behandlung/Verhütung der Inkontinenz:
- Dem Patienten empfehlen, nach einem Zeitplan auszuscheiden
- Demonstrieren und Instruieren des Patienten und der Bezugsperson(en) in Bezug auf die Anwendung des Credé-Handgriffes, *um das Entleeren der Blase zu erleichtern*
- Falls angezeigt, den Patienten auffordern, das Valsalva-Manöver anzuwenden, *um den intraabdominalen Druck zu erhöhen*
- Erstellen eines Programms zum/zur regelmäßigen Wasserlösen/Selbstkatheterisierung, *um einen Reflux und erhöhten renalen Druck zu vermeiden*

4. Pflegepriorität: Fördern des Wohlbefindens (Beratung, Patientenedukation und Entlassungsplanung):
- Etablieren eines Zeitplans für die Entleerung der Blase (Miktionsprotokoll), entweder durch normales Ausscheiden oder durch Katheterisieren
- Die Notwendigkeit einer genügenden Flüssigkeitszufuhr betonen, einschließlich der Einnahme von urinansäuernden Fruchtsäften

oder Einnahme von z. B. Vitamin C, *um Bakterienwachstum und Steinbildung einzudämmen*
- Anleiten von Patienten/Bezugsperson(en) in der Technik des intermittierenden Katheterisierens
- Achten auf Zeichen/Symptome einer Komplikation, die eine medizinische Einschätzung/Behandlung erfordert

Schwerpunkte der Pflegedokumentation

Pflegeassessment oder Neueinschätzung
- Individuelle Ergebnisse der Einschätzung, inklusive Natur des Problems, Ausmaß der Behinderung, Vorliegen einer Inkontinenz

Planung
- Pflegeplan/-interventionen und beteiligte Personen
- Plan für die Patientenanleitung, -schulung und -beratung

Durchführung/Evaluation
- Reaktionen auf Interventionen/Anleitung und ausgeführte Pflegetätigkeiten
- Zielerreichung/Fortschritte in Richtung Zielerreichung
- Veränderungen des Plans

Entlassungs- oder Austrittsplanung
- Langfristige Bedürfnisse nach Entlassung und Austritt sowie die Verantwortlichkeit für die notwendigen Maßnahmen
- Vermitteln an andere Gesundheitsberufe

Pflegeinterventionsklassifikation (NIC)

Bereich: *Körperfunktionen: grundlegend (physiological: basic)*. Interventionen zur Unterstützung körperlicher Funktionen.

Klasse: *Ausscheidungsmanagement (elimination management)*. Interventionen zur Entwicklung und Erhaltung regelmäßiger Urin- und Stuhlausscheidungsgewohnheiten und Umgang mit Komplikationen aufgrund veränderter Körperstrukturen.

Empfohlene Pflegeinterventionen: Urinausscheidungsmanagement u. a. (siehe McCloskey/Bulecheck, 2003)

Pflegeergebnisklassifikation (NOC)

Empfohlenes Pflegeergebnis: Urinausscheidung (urinary elimination), (siehe Johnson/Maas/Moorhead, 2003).

Literatur

Johnson, M.; Maas, M.; Moorhead, S.: Pflegeergebnisklassifikation (NOC). Huber, Bern 2003 (Plan)

McCloskey, J. C.; Bulecheck, G. M.: Pflegeinterventionsklassifikation (NIC). Huber, Bern 2003 (Plan)

Norton, C.: Praxishandbuch – Pflege bei Inkontinenz. U&F, München 1999

Van der Weide, M.: Inkontinenz – Pflegediagnosen und Pflegeinterventionen. Huber, Bern 2001

Beeinträchtigte Haushaltsführung

Taxonomie 1 R: Sich bewegen (6.4.1.1/1980)
Taxonomie 2: Gesundheitsförderung/Gesundheitsmanagement (00098/1980)
NANDA-Originalbezeichnung: «Impaired Home Maintenance»
[Thematische Gliederung: Sicherheit]

Definition: Die Unfähigkeit, selbstständig für eine sichere, wachstums-/entwicklungsfördernde und unmittelbare Wohnumgebung zu sorgen.

Mögliche ursächliche oder beeinflussende Faktoren

- Krankheit oder Verletzung des(r) Betroffenen oder eines Familienmitgliedes
- Unzulängliche Organisation/Planung in der Familie
- Unzulängliche finanzielle Mittel
- Beeinträchtigte kognitive oder emotionale Fähigkeiten
- Fehlendes Vorbild
- Unvertrautheit mit nachbarschaftlichen Ressourcen
- Wissensmangel
- Unzureichende soziale Unterstützung

Bestimmende Merkmale oder Kennzeichen

subjektive

- Haushaltsmitglieder sprechen über die Schwierigkeit, ihr Heim auf angemessene Art und Weise zu pflegen
- Es wird um Hilfe in der Haushaltsführung gebeten

- Haushaltsmitglieder sprechen von ausstehenden Schulden oder finanziellen Krisen

objektive
- Ansammlung von Schmutz, Nahrung oder Abfällen (z. B. hygienische Artikel)
- Ungewaschene oder nicht zur Verfügung stehende Kochutensilien, Kleider oder Bettwäsche
- Überforderte Familienmitglieder (z. B. erschöpft, ängstlich)
- Wiederholte hygienebedingte Krankheiten, Verseuchungen oder Infektionen
- Unordentliche Umgebung, abstoßende Gerüche
- Unangemessene Wohnungstemperatur
- Fehlen von notwendiger Ausrüstung oder Hilfen
- Vorhandensein von Ungeziefer oder Nagetieren

Patientenbezogene Pflegeziele oder Evaluationskriterien

Der Patient
- erkennt die individuellen Faktoren, die mit der Schwierigkeit zusammenhängen, eine sichere Umgebung zu bewahren
- hat einen Plan zur Ausschaltung von Gesundheits- und Sicherheitsrisiken
- nimmt – als Ausdruck einer veränderten Lebensweise – Verhaltensweisen an, die eine entwicklungsfördernde Umgebung schaffen und aufrechterhalten
- wendet Ressourcen angemessen und wirksam an

Maßnahmen oder Pflegeinterventionen

1. Pflegepriorität: Einschätzen ursächlicher oder beeinflussender Faktoren:
- Bestimmen der Gründe und des Ausmaßes des Unvermögens
- Ermitteln der kognitiven/emotionalen/körperlichen Fähigkeiten
- Erkennen des Mangels an Wissen/Fehlinformation
- Beurteilen der Umgebung, *um Möglichkeiten zur Selbstversorgung abzuklären und um Gesundheits- und Sicherheitsrisiken ausfindig zu machen*
- Erkennen der Unterstützungsmöglichkeiten, die dem Patienten/der(n) Bezugsperson(en) zur Verfügung stehen
- Ermitteln der finanziellen Ressourcen, um die Bedürfnisse der individuellen Situation abzudecken

2. Pflegepriorität: Unterstützen des Patienten/seine Bezugsperson(en), eine sichere, gesundheits-/entwicklungsfördernde Umgebung aufrechtzuerhalten:
- Koordinieren der multidisziplinären Zusammenarbeit vor der Entlassung des Patienten
- Sorgen für Hausbesuche, bei Bedarf (Kontaktbesuche)
- Unterstützen von Patient/Bezugsperson(en), einen Plan zu erstellen, um eine saubere, gesunde Umgebung zu bewahren (z. B. Aufteilen von Haushalt-/Unterhaltsarbeiten unter Familienmitgliedern, Hinzuziehen von Reinigungsdiensten, Gemeindediensten etc.)
- Unterstützen von Patient/Bezugsperson(en) bei der Auswahl und Anschaffung von Hilfsmitteln, *um die Pflege zu erleichtern (z. B. Hebevorrichtungen, Nachtstuhl, Sicherheitsgriffe, Hilfsmittel zum Putzen usw.)*
- Ermitteln von Möglichkeiten finanzieller Hilfen

3. Pflegepriorität: Fördern des Wohlbefindens (Beratung, Patientenedukation und Entlassungsplanung):
- Feststellen, ob es Gefahren in der Umgebung gibt, *welche die Gesundheit negativ beeinflussen.* Diskutieren von langfristigen Plänen, *um die umgebungsbezogenen Erfordernisse zu berücksichtigen*
- Dem Patienten zu den für die individuelle Situation notwendigen Informationen verhelfen; Besprechen der Langzeitplanung zur Pflege der häuslichen Umgebung
- Den Familienmitgliedern/Betreuern die Gelegenheit anbieten, ihre Pflegetätigkeit für eine gewisse Zeit zu unterbrechen. Feststellen, welche Ressourcen und Unterstützungshilfen in der Gemeinde vorhanden sind (z. B. erweiterte Familie, Nachbarn usw.)
- Vgl. PD: Wissensdefizit; Selbstversorgungsdefizit; unwirksames individuelles/familiäres Coping; Verletzungsgefahr

Schwerpunkte der Pflegedokumentation

Pflegeassessment oder Neueinschätzung
- Ergebnisse der Einschätzung inklusive Einflussfaktoren (Individuum, Umgebung), Vorhandensein und Nutzung von Unterstützungssystemen

Planung
- Pflegeplan/-interventionen und beteiligte Personen; ermittelte Unterstützungssysteme und Ressourcen in der Gemeinde
- Plan für die Patientenanleitung, -schulung und -beratung

Durchführung/Evaluation

- Reaktionen von Patient/Bezugspersonen(en) auf Interventionen/ Anleitung und ausgeführte Pflegetätigkeiten
- Zielerreichung/Fortschritte in Richtung Zielerreichung
- Veränderungen des Plans

Entlassungs- oder Austrittsplanung

- Langfristige Bedürfnisse nach Entlassung und Austritt sowie die Verantwortlichkeit für die notwendigen Maßnahmen
- Vermitteln an andere Gesundheitsberufe

Pflegeinterventionsklassifikation (NIC)

Bereich: *Familie (family).* Interventionen zur Unterstützung der Familie.

Klasse: *Pflege im Lebensverlauf (lifespan care).* Interventionen zur Unterstützung der Funktionen einer Familie/Lebensgemeinschaft und zur Förderung von Gesundheit und Wohlbefinden der Familienmitglieder während des gesamten Lebenslaufes.

Empfohlene Pflegeinterventionen: Haushaltsführungsunterstützung u. a. (siehe McCloskey/Bulecheck, 2003)

Pflegeergebnisklassifikation (NOC)

Empfohlenes Pflegeergebnis: Selbstversorgung: instrumentelle Aktivitäten des täglichen Lebens (IADL), (siehe Johnson/Maas/Moorhead, 2003).

Literatur

Altmann-Gädke, G.; Klug, S.; Simpfendörfer, D.: Haushaltsführung und Haushaltspflege. Handwerk und Technik, Hamburg 1995

Cukanic-Gächter, B.; Schneiter-Grossniklaus, M.; Wildhaber, C.: Haushalten mit Pfiff. Lehrmittelverlag des Kantons Zürich, Zürich 1991

Gehring, M. et al.: Familienbezogene Pflege. Huber, Bern 2002

Johnson, M.; Maas, M.; Moorhead, S.: Pflegeergebnisklassifikation (NOC). Huber, Bern 2003 (Plan)

McCloskey, J. C.; Bulecheck, G. M.: Pflegeinterventionsklassifikation (NIC). Huber, Bern 2003 (Plan)

Simpfendörfer-Trieschmann, D.; Ullmann, K.: Familienpflege. Handwerk und Technik, Hamburg 1999

Hautschädigung (zu spezifizieren), (Wunde)*

Taxonomie 1 R: Austauschen (1.6.2.1.2.1/1975; R 1998)
Taxonomie 2: Sicherheit/Schutz, Körperverletzung (00046/1975; R 1998)
NANDA-Originalbezeichnung: «Impaired Skin integrity»
[Thematische Gliederung: Sicherheit]

Definition: Veränderung der Epidermis (Oberhaut) und/oder Dermis (Lederhaut).
[Die Haut ist das größte multifunktionelle Körperorgan.]

Mögliche ursächliche oder beeinflussende Faktoren

äußere
- Hyperthermie oder Hypothermie
- Chemische Substanzen; Bestrahlung
- Körperliche Immobilisierung
- Feuchtigkeit [Ausscheidungen, Sekrete]
- Mechanische Faktoren (Scherkräfte, Druck, Zwangsruhigstellung), [Trauma: Verletzung/Operation]
- Altersextreme
- Medikamente

innere
- Veränderte Stoffwechsellage
- Knochenvorsprünge
- Immunologische Defizite
- Entwicklungsbezogene Faktoren
- Veränderte Hautsensibilität
- Veränderter Ernährungszustand (Adipositas, Kachexie)
- Veränderte Pigmentierung
- Veränderte Durchblutung
- Veränderung des Turgors (Veränderung der Elastizität); [Ödeme]
- Veränderungen des Flüssigkeitshaushaltes
- [Psychogene Faktoren]

---

* Umgangssprachliche Umschreibung der Übersetzergruppe, die dem besseren Verständnis dienen soll.

Bestimmende Merkmale oder Kennzeichen

subjektive
- [Klagen über Juckreiz, Schmerz, Gefühllosigkeit im betroffenen Gebiet/Umgebung]

objektive
- Schädigung der Körperstrukturen
- Zerstörung von Hautschichten der Lederhaut (Dermis)
- Schädigung der Hautoberfläche der Oberhaut (Epidermis)

Patientenbezogene Pflegeziele oder Evaluationskriterien

Der Patient
- zeigt eine zeitlich normale und komplikationslose Heilung von Hautläsionen, Wunden, Druckgeschwüren
- weist einen optimalen Allgemein- und Ernährungszustand auf
- beteiligt sich an präventiven Maßnahmen und am Behandlungsplan
- zeigt die Fähigkeit, mit der Situation umzugehen, und äußert Gefühle des Selbstvertrauens

Maßnahmen oder Pflegeinterventionen

1. Pflegepriorität: Einschätzen ursächlicher oder beeinflussender Faktoren:
- Ermitteln der ursächlichen Faktoren (z. B. Hautkrebs und andere Krebsarten, Verbrennung, Sklerodermie, Lupus erythematodes, Psoriasis, Akne, Diabetes, berufsbedingte Schäden, Steroidtherapie, Familienanamnese, Verletzungen, chirurgische Eingriffe/Amputation, Bestrahlungstherapie, übertragbare Krankheiten)
- Ermitteln des Krankheitsverlaufs: Alter des Patienten bei Beginn der Erkrankung, Zeitpunkt des Auftretens, Dauer, ursprüngliche Stelle, Merkmale der Läsion und seither aufgetretene Veränderungen
- Beachten von: allgemeiner Schwäche, verminderter Mobilität, Hautveränderungen, Veränderungen der Muskelmasse in Verbindung mit den Alterungsprozessen, chronischen Erkrankungen, Vorliegen von Selbstversorgungsdefiziten und Inkontinenz
- Einschätzen der Blutversorgung (kapillaren Füllung) und Hautsensibilität (Nervenschädigung) der betroffenen Region

- Bestimmen des Ernährungszustandes und der wegen Mangelernährung gefährdeten Körperstellen (z. B. Druckstellen bei kachektischen und/oder älteren Patienten)
- Ermitteln der potenziellen Gefahren einer Schädigung (z. B. bei Verwendung von Fixationen, lang andauernder Immobilisierung)
- Beachten der zu den ursächlichen Faktoren gehörenden Laborwerte wie Hämoglobin/Hämatokrit, Blutzucker, Albumin/Protein

2. Pflegepriorität: Ermitteln des Ausmaßes der Schädigung:
- Ermitteln der Vorgeschichte des Zustandes einschließlich Alter beim ersten Auftreten, Datum des ersten Auftretens, Dauer des Bestehens des Zustandes, Stelle des ersten Auftretens, Merkmale der Schädigung, Veränderungen des Zustandes
- Beachten der Veränderungen der Hautfarbe, -beschaffenheit und des Hautturgors. An den Stellen mit der geringsten Pigmentierung (z. B. Augenbindehaut, Nagelbett, Mundschleimhaut, Zunge und Fußsohlen) ermitteln, ob Farbveränderungen vorhanden sind
- Beurteilen der Hautläsionen: Größe, Form, Festigkeit, Beschaffenheit, Temperatur und Hydratation
- Bestimmen der Tiefe der Verletzung/Schädigung des Hautgewebes, der Epidermis, der Kutis und/oder darunter liegender Gewebe
- Messen der Länge, Breite und Tiefe der Hautulzeration. Beachten des Vorliegens von Gewebetaschen, falls vorhanden
- Beobachten der Wundumgebung hinsichtlich Erythemen, Verhärtungen, Mazerationen
- Fotografieren der Läsion, allenfalls, *um den Zustand zu dokumentieren/um eine Vergleichsbasis zu haben*
- Achten auf den Geruch der geschädigten Haut/-stelle
- Einschätzen des Wundzustandes mit einem standardisierten Wundeinschätzungsinstrument, *um eine konsistente Terminologie für die Wunddokumentation zu verwenden*

3. Pflegepriorität: Bestimmen der Auswirkungen und der Bedeutung des Zustandes für den Patienten:
- Ermitteln der Einstellung des(r) Betroffenen/Bezugsperson(en) gegenüber der Erkrankung (z. B. kulturelle Wertvorstellungen, Stigma usw.), Beachten von Missverständnissen oder falschen Vorstellungen
- Ermitteln des psychischen Befindens des Patienten, dabei auf

etwaige sexuelle Probleme Achten, die aufgrund des Zustandes auftreten
- Beachten, bei Menschen mit beeinträchtigtem Seh-, Hör- oder Sprechvermögen, *dass die Haut ein wichtiger Weg der Kommunikation ist. Ein Hautdefekt kann deren Reaktionen beeinflussen*

4. Pflegepriorität: Unterstützen des Patienten, den Gesundheitszustand zu verbessern/die Krankheit zu lindern und eine optimale Heilung zu fördern:
- Tägliches Inspizieren der Haut mit Beschreibung der beobachteten Läsionen und Veränderungen
- Regelmäßiges Messen/Fotografieren des Verlaufs der Wundheilung und Achten auf Zeichen einer Wundheilungskomplikation (z. B. Infektion, Auseinanderklaffen der Wunde)
- Unterstützen des natürlichen Heilungsprozesses des Körpers durch Sauberhalten der Wunde, sorgfältiges Verbinden der Wunde, Stützen der Inzisionsstelle (z. B. durch den Gebrauch von Steristrips, durch Gegendruck beim Husten), Verhüten einer Infektion und Stimulation der Durchblutung des umgebenden Gewebes
- Assisitieren beim Débridement oder der enzymatischen Therapie in schweren Fällen (z. B. bei Verbrennungen, schwerem Dekubitus)
- Verwenden angemessener Hautschutzplatten, -pasten, Wundverbände, Drainagen und Hautschutzmittel für offene/sezernierende Wunden und Stomata, *um die Wundumgebung zu schützen*. Aussetzen der Läsionen/Ulzera gegenüber Luft und Licht, falls indiziert
- Reduzieren/Vermeiden des Gebrauchs von Gummi-/Kunststoffmaterial (z. B. Bettgummi, Matratzenschoner). Sofortiges Entfernen von nassem/faltigen Bettzeug, *da Feuchtigkeit zu Hautmazerationen führen kann*
- Planen eines individuellen Umlagerungsplans für den Patienten. Den Patienten Mitentscheiden lassen und Berücksichtigen seiner Wünsche in Bezug auf Zeit, Aktivitäten, Lagerungsarten usw., *um sein Verständnis und seine Kooperation zu fördern*
- Einsetzen von Lagerungshilfsmitteln, bei Bedarf (z. B. Superweich-/Luft-/Wassermatratzen, Schaffell, Polsterungen, usw.), *wenn diese die Stelle von Druck entlasten und die Durchblutung des Areals verbessern*
- Fördern einer möglichst frühen Mobilisation. *Fördert die Durchblutung und vermindert Immobilitätsrisiken*
- Entnehmen von Material von drainierenden Wunden für Kultu-

ren/Resistenzprüfung/Gramfärbung, bei Bedarf, um eine spezifische Therapie zu empfehlen
- Sorgen für eine ausgewogene Ernährung mit erhöhter Eiweißzufuhr, *um eine positive Stickstoffbilanz zu erreichen und die Heilung von Druckgeschwüren/Läsionen/Wunden zu fördern*
- Regelmäßiges Überprüfen von Laborbefunden, die mit dem Allgemeinzustand und dem spezifischen Zustand des Patienten zu tun haben
- Hinzuziehen eines Wundspezialisten, wenn indiziert, *um dessen Unterstützung bei der Behandlungsplanung von problematischen und schweren Wunden einzuholen*

5. Pflegepriorität: Fördern des Wohlbefindens (Beratung, Patientenedukation und Entlassungsplanung):
- Besprechen der Bedeutung der Haut und Maßnahmen zur Aufrechterhaltung einer normalen Hautfunktion
- Besprechen der Wichtigkeit des frühzeitigen Erkennens von Hautveränderungen und/oder Komplikationen
- Unterstützen von Patienten/Bezugsperson(en), die medizinische Behandlung zu verstehen und durchzuführen und ein Programm zur präventiven und täglichen Pflege aufzustellen. *Fördert die Zustimmung zum Behandlungsplan und verbessert die Ergebnisse*
- Besprechen von Maßnahmen zur Verhinderung einer Infektion/Reinfektion bei übertragbaren Krankheiten/Zuständen
- Achten auf gut sitzende Kleidung/Schuhe, Nutzen von speziellen Strümpfen und Einlegesohlen, *um Druck zu reduzieren und den Tritt zu dämpfen im Falle einer verminderten Sensibilität und Durchblutung*
- Erkennen von Gefahren bei der Verwendung von Hilfsmitteln (z. B. bei Heizkissen, Stomaversorgungen, Gummistopfen an Gehstöcken)
- Den Patienten ermutigen, seine Gefühle zu äußern und darüber zu sprechen, wie/ob die Krankheit sein Körperbild/Selbstwertgefühl beeinflusst (vgl. PD: gestörtes Körperbild; Störung des Selbstwertgefühls)
- Dem Patienten helfen, die Trauerphasen durchzuleben und Gefühle zu ertragen, die mit der Situation verbunden sind
- Anbieten von psychischer Unterstützung und Respekt gegenüber dem Patienten durch Körperkontakt, Gesichtsausdruck und Stimme/Tonfall

- Unterstützen des Patienten, stressreduzierende/alternativ therapeutische Methoden zu erlernen, *um Gefühle der Hilflosigkeit zu kontrollieren und die Situation zu meistern*
- Verweisen an eine Diätassistentin oder eine Diabetesschwester, *um die Wundheilung zu fördern und das Wiederauftreten von diabetischen Ulzerationen zu verhindern*

Schwerpunkte der Pflegedokumentation

Pflegeassessment oder Neueinschätzung
- Charakteristika der Läsion(en)/des Zustandes
- Ursächliche/Beeinflussende Faktoren
- Auswirkungen des Zustandes

Planung
- Pflegeplan/-interventionen und beteiligte Personen
- Plan für die Patientenanleitung, -schulung und -beratung

Durchführung/Evaluation
- Reaktionen auf Interventionen/Anleitung und ausgeführte Pflegetätigkeiten
- Zielerreichung/Fortschritte in Richtung Zielerreichung
- Veränderungen des Plans

Entlassungs- oder Austrittsplanung
- Langfristige Bedürfnisse nach Entlassung und Austritt sowie die Verantwortlichkeit für die notwendigen Maßnahmen
- Vermitteln an andere Gesundheitsberufe

Pflegeinterventionsklassifikation (NIC)

Bereich: *Körperfunktionen: komplexe (physiological: complex).* Interventionen zur Unterstützung homöostatischer und regulierender Prozesse.

Klasse: *Hautpflege und Wundmanagement (skin/wound management).* Interventionen zur Erhaltung oder Wiederherstellung der Integrität des Gewebes.

Empfohlene Pflegeinterventionen: Wundpflege bei primärem Wundverschluss, Hautbeobachtung, Wundpflege u. a. (siehe McCloskey/Bulecheck, 2003)

Pflegeergebnisklassifikation (NOC)

Empfohlenes Pflegeergebnis: Haut-/Gewebeintegrität (tissue integrity: skin and mucous membranes), (s. Johnson et al., 2003).

Literatur

Bienstein, Ch.; Schröder, G.; Neander, K.-D.: Dekubitus. Thieme, Stuttgart 1997

Deutschmann, G.: Die Haut und ihre Hautanhangsgebilde. Springer, Wien 2002

Johnson, M.; Maas, M.; Moorhead, S.: Pflegeergebnisklassifikation (NOC). Huber, Bern 2003 (Plan)

Kammerlander, G.: Lokaltherapeutische Standards für chronische Wunden. Springer, Wien 2001

McCloskey, J. C.; Bulecheck, G. M.: Pflegeinterventionsklassifikation (NIC). Huber, Bern 2003 (Plan)

Phillips, J.: Dekubitus und Dekubitusprävention. Huber, Bern 2001

Sachsenmaier, B.: Professionelle Hautpflege. Kohlhammer, Stuttgart 2000

Gefahr einer Hautschädigung

Taxonomie 1 R: Austauschen (1.6.2.1.2.2/1975; R 1998)
Taxonomie 2: Sicherheit/Schutz, Körperverletzung (00047/1975; R 1998)
NANDA-Originalbezeichnung: «Risk for Impaired Skin Integrity»
[Thematische Gliederung: Sicherheit]

Definition: Gefahr einer negativen Veränderung der Haut.

Risikofaktoren

äußere

- Bestrahlung
- Körperliche Immobilisierung
- Mechanische Faktoren (Scherkräfte, Druck, Zwangsruhigstellung), [Trauma: Verletzung/Operation]
- Hyperthermie oder Hypothermie
- Feuchtigkeit
- Ausscheidungen, Sekrete
- Chemische Substanzen
- Altersextreme
- Medikamente

innere
- Medikamente
- Knochenvorsprünge
- Immunologische Faktoren
- Entwicklungsbezogene Faktoren
- Veränderte Hautsensibilität
- Veränderte Pigmentierung
- Veränderte Stoffwechsellage
- Veränderte Durchblutung
- Veränderung des Turgors (Veränderung der Elastizität); [Ödeme]
- Veränderter Ernährungszustand (Adipositas, Kachexie)
- Veränderungen des Flüssigkeitshaushaltes
- Psychogene Faktoren

> Anmerkung: Eine Risiko-Diagnose (Gefahr) kann nicht durch Zeichen und Symptome belegt werden, da das Problem noch nicht aufgetreten ist und die Pflegemaßnahmen die Prävention bezwecken. Die Gefahr für eine Hautschädigung sollte mit einer Risikoeinschätzungsskala eingeschätzt werden (z. B. Braden-Skala).

Patientenbezogene Pflegeziele oder Evaluationskriterien

Der Patient
- erkennt die individuellen Risikofaktoren
- äußert Einsicht in die Behandlung/Therapie
- zeigt Verhaltensweisen/Methoden, um eine Schädigung der Haut zu verhindern

Maßnahmen oder Pflegeinterventionen

1. Pflegepriorität: Einschätzen ursächlicher oder beeinflussender Faktoren:
- Beachten von: allgemeiner Schwäche, verminderter Mobilität, Hautveränderungen, Veränderungen der Muskelmasse in Verbindung mit den Alterungsprozessen und chronischen Erkrankungen, Vorliegen von Selbstversorgungsdefiziten, Inkontinenz und/oder Medikamenten/Behandlungen usw.
- Beachten der Laborresultate, die für die ursächlichen Faktoren bedeutsam sind (z. B. Hämoglobin/Hämatokrit, Blutzucker, Albumin/Protein)

2. Pflegepriorität: Erhalten der Integrität der Haut:
- Durchführen einer sorgfältigen Hautpflege; Verwenden einer milden alkalifreien Seife, behutsames und gründliches Abtrocknen. Verwenden eines Hautpflegemittels bei Bedarf
- Meiden von Reibung und Schwerkräften beim Lagern
- Sorgen für regelmäßigen Lagewechsel, gemäß Pflegeplan. Unterstützende Teilnahme an aktiven/passiven Übungen im Bett/Stuhl
- Sorgen für passende Kleidung/Decke; Schützen vor Durchzug, *um eine Vasokonstriktion zu vermeiden*
- Achten auf trockenes Bettzeug, Benutzen hautfreundlichen Gewebes und das Bett von Falten, Krümeln usw. freihalten
- Sorgen für den Gebrauch von Polstern, Kissen, Superweich-, Luft-, Wassermatratzen usw., *um die Mikrozirkulation zu gewährleisten und den Druck zu verändern/auszuschalten*
- Routinemäßiges Kontrollieren der Hautoberfläche und der druckgefährdeten Stellen
- Achten auf gerötete/minderdurchblutete Stellen und unverzügliches Einleiten von Maßnahmen
- Sorgen für Sicherheitsmaßnahmen bei Mobilisation und anderen Therapien, die eine Hautschädigung verursachen können (z.B. durch passende Unterwäsche/Schuhe; beim Gebrauch von Heizkissen/Lampen, Fixationen)

3. Pflegepriorität: Fördern des Wohlbefindens (Beratung, Patientenedukation und Entlassungsplanung):
- Besprechen der Wichtigkeit einer regelmäßigen Hautbeobachtung. Unterstützen des Patienten beim Erlernen der Selbstkontrolle und der wirksamen Hautpflege zur Prävention
- Betonen der Wichtigkeit einer angemessenen Nahrungs-/Flüssigkeitszufuhr, *um einen guten Allgemeinzustand und Hautturgor zu erhalten*
- Empfehlen der Weiterführung eines regelmäßigen Übungsprogramms (aktiv/passiv), *um die Zirkulation zu verbessern*
- Empfehlen, während des Sitzens die unteren Extremitäten hochzulagern, *um den venösen Rückfluss zu fördern und die Bildung von Ödemen zu vermeiden* (Anmerkung der Übersetzergruppe: Ausnahme: periphere arterielle Verschlusskrankheit)
- Empfehlen der Einschränkung/Abstinenz von Tabakkonsum, *der eine Vasokonstriktion verursachen kann*

- Empfehlen, der Anwendung von Eis, Bädern, Lotionen, Essig, Menthol, *um den plagenden Juckreiz zu lindern*
- Empfehlen bei starkem Juckreiz, die Nägel kurz zu schneiden oder Handschuhe zu tragen, *um die Gefahr einer Hautschädigung durch Kratzen zu mindern*
- Besprechen, wie wichtig es ist, in bestimmten Situationen die direkte Sonnenbestrahlung zu meiden (z. B. bei Lupus, Einnahme von Tetrazyklinen/Psychopharmaka, Bestrahlung) sowie das Risiko für das Entstehen von Hautkrebs
- Beraten von Patienten mit Diabetes mellitus und neurologischen Beeinträchtigungen in Bezug auf die Wichtigkeit der Hautpflege, vor allem der unteren Extremitäten

Schwerpunkte der Pflegedokumentation

Pflegeassessment oder Neueinschätzung
- Individuelle Ergebnisse der Einschätzung inklusive individueller Risikofaktoren

Planung
- Pflegeplan/-interventionen und beteiligte Personen
- Plan für die Patientenanleitung, -schulung und -beratung

Durchführung/Evaluation
- Reaktionen auf Interventionen/Anleitung und ausgeführte Pflegetätigkeiten
- Zielerreichung/Fortschritte in Richtung Zielerreichung
- Veränderungen des Plans

Entlassungs- oder Austrittsplanung
- Langfristige Bedürfnisse nach Entlassung und Austritt sowie die Verantwortlichkeit für die notwendigen Maßnahmen

Pflegeinterventionsklassifikation (NIC)

Bereich: *Körperfunktionen: komplexe (physiological: complex)*. Interventionen zur Unterstützung homöostatischer und regulierender Prozesse.

Klasse: *Hautpflege und Wundmanagement (skin/wound management)*. Interventionen zur Erhaltung oder Wiederherstellung der Integrität des Gewebes.

Empfohlene Pflegeinterventionen: Druckentlastung, Dekubitusprophylaxe, Hautbeobachtung, Dekubituspflege u. a. (siehe McCloskey/Bulecheck, 2003)

Pflegeergebnisklassifikation (NOC)

Empfohlenes Pflegeergebnis: Risikokontrolle (risk control), (siehe Johnson/Maas/Moorhead, 2003).

Literatur

Bienstein, Ch.; Schröder, G.; Neander, K.-D.: Dekubitus. Thieme, Stuttgart 1997

Deutschmann, G.: Die Haut und ihre Hautanhangsgebilde. Springer, Wien 2002

Johnson, M.; Maas, M.; Moorhead, S.: Pflegeergebnisklassifikation (NOC). Huber, Bern 2003 (Plan)

Kammerlander, G.: Lokaltherapeutische Standards für chronische Wunden. Springer, Wien 2001

McCloskey, J. C.; Bulecheck, G. M.: Pflegeinterventionsklassifikation (NIC). Huber, Bern 2003 (Plan)

Phillips, J.: Dekubitus und Dekubitusprävention. Huber, Bern 2001

Sachsenmaier, B.: Professionelle Hautpflege. Kohlhammer, Stuttgart 2000

Verminderte Herzleistung

Taxonomie 1 R: Austauschen (1.4.2.1/1975; R 1996, R 2000)
Taxonomie 2: Aktivität/Ruhe, kardiovaskuläre-pulmonale Reaktionen (00029/1975; R 1996, R 2000)
NANDA-Originalbezeichnung: «Decreased Cardiac Output»
[Thematische Gliederung: Kreislauf]

Definition: Das vom Herzen ausgeworfene Blut genügt den metabolischen Anforderungen des Körpers nicht.

[Anm. d. Autorinnen: Bei einem erhöhten Stoffwechsel kann die Versorgung des Gewebes immer noch ungenügend sein, obwohl das Herzzeitvolumen noch im normalen Bereich liegt. Das Herzzeitvolumen und die Gewebedurchblutung stehen in Beziehung zueinander, obwohl es Unterschiede gibt. Wenn das Herzzeitvolumen vermindert ist, treten Störungen der Gewebeperfusion auf, Störungen der Gewebeperfusion können jedoch auch ohne vermindertes Herzzeitvolumen auftreten.]

Mögliche ursächliche oder beeinflussende Faktoren

- Veränderte Herzfrequenz, veränderter Herzrhythmus

Verändertes Schlagvolumen

- Veränderte Vorlast
- Veränderte Nachlast
- Veränderte Kontraktilität

Bestimmende Merkmale oder Kennzeichen

Veränderte Herzfrequenz, veränderter Herzrhythmus

- Arrhythmien (Tachykardie, Bradykardie)
- Herzklopfen
- EKG-Veränderungen

Veränderte Vorlast

- Gestaute Halsvenen
- Erschöpfung
- Ödeme
- Herzgeräusche
- Erhöhter/verminderter Zentralvenendruck (ZVD)
- Erhöhter/verminderter pulmonal-arterieller (Wedge-)Druck
- Gewichtszunahme

Veränderte Nachlast

- Kaltschweißige Haut
- Kurzatmigkeit, Atemnot/Dyspnoe
- Oligurie
- Verlängerte kapillare Rückfüllung
- Verminderte periphere Pulse
- Veränderungen des Blutdrucks
- Erhöhter/verminderter systemischer Gefäßwiderstand
- Farbveränderungen der Haut und Schleimhäute [Zyanose]

Veränderte Kontraktilität

- Abnorme auskultatorische Atemgeräusche (Rasseln)
- Husten
- Orthopnoe, paroxysmale nächtliche Dyspnoe
- Herzminutenvolumen: < 4 l/min
- Herzindex: < 2,5 l/min
- Verminderte Herzauswurfleistung, verminderter Schlagvolumenindex (SVI), linksventrikuläres Schlagvolumen
- S3- und S4-Geräusche

Verhaltensbezogene/emotionale Faktoren
- Angst
- Unruhe

Patientenbezogene Pflegeziele oder Evaluationskriterien

Der Patient
- zeigt eine verbesserte hämodynamische Stabilität (z. B. Blutdruck, Herzzeitvolumen, renale Durchblutung/Urinausscheidung, periphere Pulse)
- berichtet über weniger Anfälle von Atemnot, Engegefühl und Arrhythmien
- zeigt eine Zunahme der Aktivitätstoleranz
- drückt Verständnis des Krankheitsgeschehens, für individuelle Risikofaktoren und Behandlungsplan aus
- nimmt an Aktivitäten teil, welche die Belastung des Herzens senken (z. B. Stressbewältigungsprogramm)
- erkennt Zeichen der kardialen Dekompensation, verändert seine Aktivitäten und sucht entsprechende Hilfe

Maßnahmen oder Pflegeinterventionen

1. Pflegepriorität: Einschätzen ursächlicher oder beeinflussender Faktoren:
- Herausfinden der Risikopatienten anhand der aufgelisteten möglichen ursächlichen/beeinflussenden Faktoren. *Anmerkung:* Patienten mit einem Hirnstammtrauma, einer Rückenmarkverletzung bei Th7 oder oberhalb davon haben ein besonderes Risiko für ein vermindertes Herzzeitvolumen, wegen einer unkontrollierten Sympathikusreaktion (vgl. PD: autonome Dysreflexie)
- Bewerten der medikamentösen Therapie: Beachten: Drogennutzung/-missbrauch
- Einschätzen des Risikos für und die Art von beginnende(n) Schockzustände(n): hämatogene, septische, kardiogene, vaskuläre und psychogene
- Überprüfen von Labordaten (z. B. Blutbild, Elektrolyte, BGA, Harnstoff/Kreatinin, Blutkultur)

2. Pflegepriorität: Ermitteln des Ausmaßes der Beeinträchtigung:
- Bestimmen der Basiswerte der Vitalzeichen/hämodynamischen

Werte inklusive der peripheren Pulse. Bietet die Möglichkeit, Veränderungen festzustellen
- Erfassen von Zeichen einer drohenden Dekompensation/eines beginnenden Schocks, wie bei den Merkmalen aufgelistet, Beachten der Vitalzeichen, der blutigen Druckmessungen, von Atemgeräuschen, Herztönen und Urinausscheidung. Beachten des Auftretens eines paradoxen Pulses. *Er kann auf eine Herztamponade hindeuten*
- Beachten der Untersuchungsergebnisse (pharmakologische Belastungstests, EKG, Ultraschall, Herzkatheteruntersuchung)
- Beachten der Reaktion auf Aktivitäten/Maßnahmen und die Zeit, die erforderlich ist zur Wiedererlangung der Ausgangswerte von Puls, Blutdruck, Atmung

3. Pflegepriorität: Minimieren und Korrigieren der ursächlichen Faktoren. Maximieren des Herzzeitvolumens:

Akutstadium
- Erhöhen der Beine in einer Schocksituation bei flachem Oberkörper um 20–30° (bei Stauungszuständen kann dies kontraindiziert sein, in diesem Falle wird die Herzbettlagerung [Oberkörper um 15° erhöht, Beine um 20–30° erhöht] bevorzugt)
- Kontrollieren der Vitalzeichen, *um die Reaktion auf Aktivitäten zu beobachten*
- Ausführen, bei Bedarf, der periodisch blutigen Druckmessungen, z. B. arteriellen Druck, ZVD (Zentralvenendruck), PAP (Pulmonalarteriendruck), PCWP (Wedge-Druck), linker Vorhofdruck, Herzzeitvolumen
- Kontinuierliches Überwachen des Herzrhythmus, *um die Wirksamkeit von Medikamenten und/oder Hilfsmitteln (z. B. implantierter Schrittmacher/Defibrillator) zu überwachen*
- Verabreichen von Blut-/Flüssigkeitsersatz, Antibiotika, Diuretika, inotrope Medikamente, Antiarrhythmika, Steroide, Vasopressoren und/oder Vasodilatoren. *Beobachten der therapeutischen, paradoxen oder toxischen Wirkungen der medikamentösen Therapie*
- Einschränken der Flüssigkeitszufuhr (i/v, per os) – den Bedürfnissen des Patienten und der stündlichen Urinausscheidung entsprechend – bei Bedarf, *um rechtzeitig die Therapie anpassen zu können*
- Engmaschiges Überwachen der Infusionsmenge pro Zeiteinheit, bei Bedarf Infusionspumpen verwenden, *um Bolusgabe oder Überinfundierung zu vermeiden*

- Verabreichen von zusätzlichem Sauerstoff, wenn angezeigt, *um das Sauerstoffangebot für das Gewebe (Myokard eingeschlossen) zu erhöhen*
- Sorgen für eine ruhige Umgebung durch Eindämmen von äußeren Einflüssen. *Erreichen eines Höchstmaßes an Erholungs- und Schlafphasen*, indem Aktivitäten und Überwachung koordiniert sind
- Erklären des Grundes der Nahrungs-/Flüssigkeitseinschränkung
- Zuführen, nach Bedarf, von Flüssigkeit (intravenös oder peroral) oder Einschränken der Zufuhr; geeignete Flüssigkeiten wählen. Stündlich oder periodisch die Urinausscheidung beurteilen und Führen einer Flüssigkeitsbilanz
- Unterstützen des Patienten bei der Selbstversorgung oder Übernehmen dieser Aufgaben
- Vermeiden, wenn möglich, einen verwirrten Patienten zu fixieren *(könnte die Erregung und die Herzbelastung steigern)*
- Verabreichen der verordneten Beruhigungs- und Schmerzmittel mit Vorsicht, *um die erwünschte Wirkung ohne nachteiligen Einfluss auf die hämodynamischen Werte zu erreichen*
- Offenhalten der venösen/arteriellen Leitungen. Sichern der Verbindungsstücke, *um eine Luftembolie und/oder Ausblutung zu verhindern*
- Wahren der Asepsis während invasiver Eingriffe.
- Durchführen fiebersenkender Maßnahmen, Gabe von Antipyretika, falls angebracht
- Tägliches Kontrollieren des Körpergewichtes
- Meiden von Aktivitäten, *die ein Valsalva-Manöver stimulieren können*, wie bei isometrischen Übungen, rektaler Stimulation, Erbrechen, Reizhusten usw. Verabreichen von Stuhlweichmacher bei Bedarf
- Anleiten des Patienten, tief durchzuatmen während Aktivitäten, welche die Gefahr eines Valsalva-Effektes erhöhen
- Verändern der Bettwäsche und Umgebung, *so dass die Körpertemperatur im Normalbereich bleibt*
- Geben von psychologischer Unterstützung. Ruhig bleiben, wahrheitsgetreue Beantwortung von Fragen des Patienten. *Ehrlichkeit kann Sicherheit vermitteln, wenn die Besorgnis für den Patienten offensichtlich ist*
- Dafür sorgen, dass der Patient über Untersuchungsabläufe sowie seine Mitwirkung informiert ist

- Assistieren bei speziellen Eingriffen, bei Bedarf (z. B. beim Einlegen eines venösen/arteriellen Zugangs, eines intraarteriellen Ballonkatheters, eines Schrittmachers, einer Perikardpunktion oder Kardioversion)
- Erklären der Einschränkungen bezüglich Diät und Flüssigkeitszufuhr
- Vgl. PD: Durchblutungsstörung

4. Pflegepriorität: Förden des venösen Rückflusses:

Postakutphase, chronisches Stadium
- Für genügende Ruhe sorgen und dabei den Patienten möglichst bequem lagern. Wenn angezeigt, Schmerzmittel verabreichen
- Fördern der Anwendung von Entspannungstechniken *zur Angstreduktion*
- Hochlagern der Beine im Sitzen. Bei Bedarf einen Bauchgurt verwenden. Auf Zeichen einer orthostatischen Hypotension achten
- Für Hautpflege und eine Dekubitusprophylaxe sorgen, *um ein Druckgeschwür zu verhindern*
- Hochlagern von ödematösen Extremitäten und einengende Bekleidung meiden. Wenn Stützstrümpfe angezeigt/verordnet sind, darauf achten, dass sie individuell angepasst werden
- Steigern der Aktivität entsprechend dem individuellen Gesundheitszustand

5. Pflegepriorität: Aufrechterhalten eines angemessenen Ernährungszustandes und Flüssigkeitshaushalts:
- Vorsehen von Essenseinschränkungen: häufige kleinere Mahlzeiten; bei Bedarf eine salzarme, leichtverdauliche, kalorien- und fettarme Kost
- Beachten von Klagen über Appetitlosigkeit/Übelkeit und wenn nötig, zurückhaltend sein mit der oralen Zufuhr
- Verabreichen von Flüssigkeiten und Elektrolyten nach Verordnung (evtl. Flüssigkeitseinschränkung, Elektrolyt-, Kaliumersatz), *um Arrhythmien zu verhindern*
- Kontrollieren der Ein- und Ausfuhr und Durchführen einer Flüssigkeitsbilanz

6. Pflegepriorität: Fördern des Wohlbefindens (Beratung, Patientenedukation und Entlassungsplanung):
- Beachten der vorhandenen individuellen Risikofaktoren (z. B. Rauchen, Stress, Übergewicht usw.) und Abklären/Beraten des

Patienten in Bezug auf Maßnahmen zur Reduktion der ursächlichen Faktoren
- Überprüfen von Einzelheiten der medikamentösen Therapie, der Diät, des Übungs- und Aktivitätsprogramms
- Besprechen der Symptome mit dem Patienten, die er unbedingt seinen Ärzten/Krankenschwestern berichten muss (z. B. Muskelkrämpfe, Kopfschmerzen, Schwindelgefühl, Hautallergien, Zeichen einer Medikamentenüberdosierung und/oder eines Elektrolytverlustes (v. a. Kalium), *diese Zeichen könnten auf eine Arzneimittelvergiftung oder einen Elektolyverlust, insbesondere von Natrium hinweisen*
- Überprüfen und Achten auf «Warnsignale», die eine sofortige Benachrichtigung des Arztes erfordern (z. B. vermehrte Schmerzen, Dyspnoe, Ödeme, usw.)
- Anleiten des Patienten, einen Lagewechsel vorsichtig vorzunehmen; den Patienten am Bettrand sitzen lassen, bevor er aufsteht, *um die Gefahr einer Orthostase zu vermindern*
- Informieren über Zeichen einer Verbesserung, z. B. vermindertes Ödem, bessere Vitalzeichen/Kreislauf, *zur Verstärkung von Verhaltensänderungen*
- Anleiten des Patienten zur häuslichen Selbstkontrolle des Gewichtes, Pulses und/oder Blutdruckes, *um Veränderungen zu erkennen und rechtzeitig Interventionen einleiten zu können*
- Fördern der Besuche von Bezugspersonen, die einen positiven Einfluss auf den Patienten haben
- Fördern einer beruhigenden Atmosphäre durch Entspannungstechniken, Massage, beruhigende Musik, ruhige Aktivitäten
- Instruieren, wenn angezeigt, in Stressbewältigungstechniken, einschließlich eines geeigneten Übungsprogramms
- Nennen sinnvoller Selbsthilfegruppen zur Gewichtsabnahme, Rauchentwöhnung, usw.
- Vgl. Aktivitätsintoleranz; Beschäftigungsdefizit; Coping; sexuelle Störung; Schmerz [akut]/chronisch; veränderte Nahrungsaufnahme; Flüssigkeitsüberschuss/-defizit

Schwerpunkte der Pflegedokumentation
Pflegeassessment oder Neueinschätzung
- Basiswerte und Folgemessungen von hämodynamischen Parametern, Herztöne, Atemgeräusche, EKG, Vorhandensein/Stärke peri-

pherer Pulse, Haut-/Gewebezustand, Ausscheidung, psychischer/ geistiger Zustand

Planung
- Pflegeplan/-interventionen und beteiligte Personen
- Plan für die Patientenanleitung, -schulung und -beratung

Durchführung/Evaluation
- Reaktionen auf Interventionen/Anleitung und ausgeführte Pflegetätigkeiten
- Zustand beim Austritt, bei der Entlassung
- Veränderungen des Plans
- Zielerreichung/Fortschritte in Richtung Zielerreichung

Entlassungs- oder Austrittsplanung
- Entlassungs- oder Austrittsplanung und Verantwortlichkeiten
- Vermitteln an andere Gesundheitsberufe
- Langfristige Bedürfnisse nach Entlassung und Austritt sowie die Verantwortlichkeit für die notwendigen Maßnahmen

Pflegeinterventionsklassifikation (NIC)

Bereich: *Körperfunktionen: komplexe (physiological: complex).* Interventionen zur Unterstützung homöostatischer und regulierender Prozesse.

Klasse: *Durchblutungsförderung (tissue perfusion management).* Interventionen, zur Optimierung der Blut- und Nährstoffversorgung von Körpergeweben.

Empfohlene Pflegeinterventionen: Kardiologische Pflege, Kardiologische Akutpflege, apparative kardiovaskuläre Pflege, Kardiovaskuläre Pflege: arterielle Insuffizienz, Kardiovaskuläre Pflege: venöse Insuffizienz, hämodynamische Regulation u.a. (siehe McCloskey/Bulecheck, 2003)

Pflegeergebnisklassifikation (NOC)

Empfohlenes Pflegeergebnis: Effektivität der Herzauswurfleistung (cardiac pump effectiveness), (siehe Johnson/Maas/Moorhead, 2003).

Literatur

Carpenito, L. J.: Nursing Diagnosis – Application to clinical practice. Lippincott, Philadelphia 2002

Johnson, M.; Maas, M.; Moorhead, S.: Pflegeergebnisklassifikation (NOC). Huber, Bern 2003 (Plan)

McCloskey, J. C.; Bulecheck, G. M.: Pflegeinterventionsklassifikation (NIC). Huber, Bern 2003 (Plan)

Larsen, R.: Anästhesie und Intensivmedizin für Schwestern und Pfleger. Springer, Heidelberg 1999

Hoffnungslosigkeit

Taxonomie 1 R: Wahrnehmen (7.3.1/1986)
Taxonomie 2: Selbstwahrnehmung, Selbstkonzept, Identität (00124/1986)
NANDA-Originalbezeichnung: «Hopelessness»
[Thematische Gliederung: Integrität der Person]

Definition: Ein Zustand, in dem ein Mensch begrenzte oder keine Wahlmöglichkeiten sieht und unfähig ist, Energien für eigene Interessen zu mobilisieren.

Mögliche ursächliche oder beeinflussende Faktoren

- Aktivitätseinschränkung, die zu einer Isolation führt
- Sich verschlechternder körperlicher Zustand, Versagen körperlicher Funktionen
- Längerfristiger Stress, Verlassenheitsgefühl
- Verlorener Glaube an grundlegende Werte/an Gott

Bestimmende Merkmale oder Kennzeichen

subjektive
- Verbale Hinweise (mutloser Inhalt, «ich kann nicht mehr», Seufzen) [Glaube, dass sich nichts ändern wird, dass Probleme immer bestehen bleiben]

objektive
- Passivität, Wortkargheit
- Herabgesetzte Affektivität
- [Sozialer Rückzug]
- Erhöhte/verminderte Schlafquantität
- Mangel an Initiative
- Verminderte Reaktion auf Reize [Verminderte kognitive Funktionsfähigkeit, Probleme mit Entscheidungen, mit Denken; Regression]

- Sich Abwenden von Gesprächspartnern; Schließen der Augen; Achselzucken als Reaktion auf Gesprächspartner
- Appetitlosigkeit, vermehrter/verminderter Schlaf
- Teilnahmslosigkeit bei der Pflege/passives Erdulden der Pflege
- [Teilnahmslosigkeit/Desinteresse betreffend Bezugsperson(en), Kinder, Partner]
- [Wutausbrüche]

Patientenbezogene Pflegeziele oder Evaluationskriterien

Der Patient
- erkennt und äußert Gefühle
- erkennt und wendet Bewältigungsformen an, um den Gefühlen der Hoffnungslosigkeit entgegenzuwirken
- beteiligt sich an den Aktivitäten des täglichen Lebens (ADLs) und hat die Kontrolle darüber (im Rahmen der individuellen Situation)
- setzt aufbauende Nahziele fest, um Verhaltensveränderungen/Zukunftsaussichten zu entwickeln, zu begünstigen und aufrechtzuerhalten
- beteiligt sich an Freizeitbeschäftigungen nach eigener Wahl

Maßnahmen oder Pflegeinterventionen

1. Pflegepriorität: Erkennen ursächlicher/beeinflussender Faktoren:
- Überprüfen der familiären/sozialen und körperlichen Anamnese, z. B. auf unzureichende Bewältigungsformen in der Vergangenheit, auf gestörte familiäre Beziehungsmuster, seelische Probleme, Sprach-/Kulturbarrieren, (die zu einem Isolationsgefühl führen können), vor kurzem aufgetretene oder länger andauernde Erkrankung des Patienten oder eines Familienmitgliedes, mehrfache soziale und/oder körperliche Traumata/Schockzustände des Patienten oder der Familienmitglieder
- Überprüfen der momentanen familiären/sozialen/körperlichen Situation des Patienten (z. B. neu diagnostizierte chronische/terminale Krankheit, Sprach-/Kulturbarrieren, Fehlen eines sozialen Netzes, kürzlich erlittener Verlust der Arbeitsstelle, Verlust eines geistigen/religiösen Glaubens, kürzlich aufgetretene mehrfache Traumata)
- Ermitteln von Bewältigungsformen und Abwehrmechanismen, die der Patient zeigt

2. Pflegepriorität: Einschätzen des Ausmaßes der Hoffnungslosigkeit:
- Beobachten von Verhaltensweisen, die auf Hoffnungslosigkeit hinweisen (vgl. Merkmale)
- Achten auf benutzte und ungenutzte Bewältigungsformen: Problemlösungsstrategien, Äußern von Befürchtungen, Festlegen von Zielen usw.
- Beobachten, ob Abwehrmechanismen angewendet werden oder nicht (sinnvoll oder nicht), Zunahme der Schlafdauer, Medikamentenkonsum, Krankheit, Essensbeschwerden, Verweigerung, Vergesslichkeit, Tagträumen, ineffektive organisatorische Bemühungen, Hintergehen der eigenen festgelegten Ziele, Regression

3. Pflegepriorität: Unterstützen des Patienten bei der Wahrnehmung seiner Gefühle und Beginnen, mit den Problemen umzugehen, (die vom Patienten wahrgenommen werden):
- Herstellen einer therapeutischen/förderlichen Beziehung (z.B. positive Haltung zum Patienten; *der Patient hat Vertrauen, wagt, Gefühle zu zeigen, fühlt sich verstanden und angehört*)
- Eingehendes Erklären aller Untersuchungen/Eingriffe, den Patienten laufend über Ereignisse und erzielte Fortschritte in der Pflege informieren. *Fördert die Entwicklung einer therapeutischen Beziehung*
- Ermutigen, Gefühle und Empfindungen zu entdecken und auszudrücken (z.B. Zorn, Hilflosigkeit, Ohnmacht, Verwirrung, Mutlosigkeit, Isolation, Trauer)
- Zeigen von Hoffnung, Bezugspersonen und andere Teammitglieder auffordern, dasselbe zu tun. *Der Patient selbst kann möglicherweise an der Situation nichts Positives erkennen*
- Unterstützen des Patienten, kurzfristige Ziele zu identifizieren. Fördern von Aktivitäten zur Zielerreichung und Erleichtern einer kontinuierlichen längerfristigen Planung. *Fördert, die Situation in bewältigbaren Schritten anzugehen, fördert die Möglichkeit eines Erfolges und die Wahrnehmung, die Situation kontrollieren zu können*
- Diskutieren der gegenwärtigen Optionen und Auflisten der Aktivitäten, *die geeignet wären, die Situation zu kontrollieren*. Korrigieren von falschen Vorstellungen beim Patienten
- Sich bemühen, Situationen zu vermeiden, die in der Wahrnehmung der Patienten zu Gefühlen der Isolation oder zu Kontrollverlust führen könnten

- Fördern der Mitbestimmung des Patienten beim Festsetzen der Zeit, des Ortes, der Häufigkeit von Therapiesitzungen. Miteinbeziehen von Familienangehörigen in die Therapie
- Unterstützen des Patienten, die Situationen zu erkennen, die er kontrollieren kann, gegenüber denen, die er nicht kontrollieren kann
- Fördern der Risikobereitschaft in Situationen, die der Patient meistern kann
- Dem Patienten helfen, Bewältigungsformen zu entwickeln, die erlernt und erfolgreich angewendet werden können, *um der Hoffnungslosigkeit zu begegnen*
- Fördern einer kontrollierten Steigerung der körperlichen Aktivität. *Fördert ein Gefühl des Wohlbefindens*
- Fördern von Entspannungsübungen, Anwendung des gelenkten Bild-Erlebens (aktive oder gelenkte Imagination)

4. Pflegepriorität: Fördern des Wohlbefindens (Beratung, Patientenedukation und Entlassungsplanung):
- Geben von positivem Feed-back über ausgeführte Tätigkeiten, um mit Gefühlen der Hoffnungslosigkeit umzugehen und diese zu überwinden. *Bestärkt, die gewünschten Verhaltensweisen fortzuführen*
- Unterstützen von Patient/Familie, sich der Faktoren/Situationen bewusst zu werden, die zu Gefühlen der Hoffnungslosigkeit führen können. *Bietet die Möglichkeit, derartige Situationen zu vermeiden/modifizieren*
- Sprechen über Vorzeichen der Hoffnungslosigkeit (z. B. Aufschieben von Problemen, zunehmendes Schlafbedürfnis, verminderte körperliche Aktivität, verminderte Teilnahme an sozialen/familiären Aktivitäten)
- Erleichtern der Einbeziehung von persönlichen Verlusten in das tägliche Leben. *Fördert die Trauerarbeit und fördert eine Lösung der Gefühle*
- Ermutigen des Patienten, unterstützende Maßnahmen unmittelbar in der Gemeinde in Anspruch zu nehmen
- Unterstützen des Patienten, sich spiritueller Kraftquellen bewusst zu werden und diese zu nähren und zu entwickeln (vgl. PD: existenzielle Verzweiflung)
- Einführen des Patienten in eine Selbsthilfegruppe, bevor die individuelle Therapie beendet ist, *um den therapeutischen Prozess fortzusetzen*

- Verweisen an andere Ressourcen zur Unterstützung (z. B. Fachpersonen, soziale Dienste, Seelsorger usw.)

Schwerpunkte der Pflegedokumentation

Pflegeassessment oder Neueinschätzung
- Spezifische Ergebnisse der Einschätzung inklusive des Grades der Beeinträchtigung, Anwendung von Copingstrategien und Nutzung von Unterstützungssystemen

Planung
- Pflegeplan/-interventionen und beteiligte Personen
- Plan für die Patientenanleitung, -schulung und -beratung

Durchführung/Evaluation
- Reaktionen auf Interventionen/Anleitung und ausgeführte Pflegetätigkeiten
- Zielerreichung/Fortschritte in Richtung Zielerreichung

Entlassungs- oder Austrittsplanung
- Festgestellte langfristige Bedürfnisse/Ziele des Patienten und Verantwortlichkeit für entsprechende Maßnahmen
- Vermitteln an andere Gesundheitsberufe

Pflegeinterventionsklassifikation (NIC)

Bereich: *Verhalten (behavioral).* Interventionen zur Förderung der psychosozialen Lebensgestaltung und zur Erleichterung von Veränderungen der Lebensweise.

Klasse: *Unterstützung des Copingverhaltens (coping assistance).* Interventionen zur Unterstützung anderer Personen, eigene Stärken zu entwickeln, sich an Funktionsveränderungen anzupassen oder ein höheres Funktionsniveau zu erreichen.

Empfohlene Pflegeinterventionen: Hoffnungsvermittlung u. a. (siehe McCloskey/Bulecheck, 2003)

Pflegeergebnisklassifikation (NOC)

Empfohlenes Pflegeergebnis: Depressionskontrolle (depression control), (siehe Johnson/Maas/Moorhead, 2003).

Literatur

Bühlmann, J.: Hoffnung/Hoffnungslosigkeit. In: Käppeli, S. (Hrsg.): Pflegekonzepte Band 1. Huber, Bern 1998

Carpenito, L. J.: Nursing Diagnosis. Lippincott, Philadelphia 2002

Farran, C. J.; Herth, K. A.; Popovich, J. M.: Hoffnung und Hoffnungslosigkeit. Ullstein Medical, Wiesbaden 1999

Fitzgerald Miller, J.: Chronisch Kranksein bewältigen – Machtlosigkeit überwinden. Huber, Bern 2003 (Plan)

Johnson, M.; Maas, M.; Moorhead, S.: Pflegeergebnisklassifikation (NOC). Huber, Bern 2003 (Plan)

McCloskey, J. C.; Bulecheck, G. M.: Pflegeinterventionsklassifikation (NIC). Huber, Bern 2003 (Plan)

Schröck, R.; Drerup, E.: Bangen und Hoffen – Beiträge der Pflegeforschung zu existenziellen Erfahrungen kranker Menschen und ihrer Angehörigen. Lambertus, Freiburg 2001

H

Hyperthermie (Erhöhte Körpertemperatur)*

Taxonomie 1 R: Austauschen (1.2.2.3/1986)
Taxonomie 2: Sicherheit/Schutz, Temperaturregulation (00007/1986)
NANDA-Originalbezeichnung: «Hyperthermia»
[Thematische Gliederung: Sicherheit]

Definition: Ein Zustand, bei dem die Körpertemperatur über dem normalen Wert liegt.

Mögliche ursächliche oder beeinflussende Faktoren

- Einer heißen Umgebung ausgesetzt sein; unangemessene Kleidung
- Übermäßige Aktivität; Dehydratation
- Unfähigkeit oder eingeschränkte Fähigkeit zu schwitzen
- Medikamente/Narkose
- Erhöhter Stoffwechsel; Erkrankung oder Verletzung

Bestimmende Merkmale oder Kennzeichen

subjektive
- [Kopfschmerzen]

---

* Umgangssprachliche Umschreibung der Übersetzergruppe, die dem besseren Verständnis dienen soll.

objektive
- Zunahme der Körpertemperatur über den normalen Wert
- Gerötete, überwärmte Haut
- Erhöhte Atemfrequenz, Tachykardie; [instabiler Blutdruck]
- Krampfanfälle [Muskelsteife/Gliederschmerzen]
- [Verwirrtheit]

Patientenbezogene Pflegeziele oder Evaluationskriterien

Der Patient
- weist eine Kerntemperatur innerhalb der normalen Werte auf
- zeigt keine Zeichen einer Komplikation (z. B. irreversible Hirnschäden, neurologische Ausfälle, akute Niereninsuffizienz)
- erkennt die zugrunde liegende Ursache/beeinflussende Faktoren/ Wichtigkeit der Therapie und Zeichen/Symptome, die eine weitere Abklärung oder Intervention erfordern
- zeigt durch sein Verhalten, dass er die normale Körpertemperatur aufrechterhalten kann
- hat keine Krampfanfälle

Maßnahmen oder Pflegeinterventionen

1. Pflegepriorität: Einschätzen ursächlicher oder beeinflussender Faktoren:
- Feststellen, welches die zugrunde liegende Ursache ist (z. B. übermäßige Wärmebildung aufgrund einer Überfunktion der Schilddrüse, maligne Hyperpyrexie; beeinträchtigte Hitzeabgabe wie z. B. Hitzschlag, Exsikkose, gestörte vegetative Funktion, die nach der Durchtrennung des Rückenmarks auftritt; gestörte Funktion des Hypothalamus wie bei einer Infektion des Zentralnervensystems, Hirnverletzungen, Medikamentenüberdosierung, Infektionen)
- Beachten des Alters und des Entwicklungsstandes des Patienten *(z. B. bei sehr jungen Kindern besteht in erhöhtem Maße die Gefahr eines bleibenden neurologischen Schadens, Betroffene können unfähig sein, die Symptome der Hyperthermie zu erkennen und entsprechend zu handeln)*

2. Pflegepriorität: Ermitteln des Ausmaßes und der Auswirkungen der erhöhten Körpertemperatur:
- Kontrollieren der Kerntemperatur. *Merke:* Die rektale und otale

Temperaturmessung entspricht am genauesten der Kerntemperatur; Beachten von spezielle Messmethoden bei Frühgeborenen
- Einschätzen der neurologischen Reaktionen, des Bewusstseinszustandes und der Orientierungsfähigkeit, Reaktionen auf Reize, Pupillenreaktion, Auftreten von Krampfanfällen
- Überwachen des Blutdruckes und – sofern Messmöglichkeiten vorhanden – des arteriellen Mitteldrucks (MAP), pulmonalarteriellen Drucks (PAP), Wedge-Drucks (PCWP), zentralvenösen Drucks (ZVD). *Es ist möglich, dass eine zentrale Hypertonie und eine periphere oder hypostatische Hypotension auftreten kann*
- Überwachen der Herzfrequenz und des -rhythmus. *Arrhythmien und Änderungen im EKG können aufgrund von Elektrolytverschiebungen, Dehydratation, spezifischer Wirkung der Katecholamine und direkter Auswirkung der Hyperthermie auf das Blut und das kardiale Gewebe auftreten*
- Überwachen der Atmung. *Zu Beginn kann eine Hyperventilation auftreten, die kompensatorische Atmung kann jedoch allmählich durch Krampfanfälle und einen erhöhten Stoffwechsel (Schock und Azidose) beeinträchtigt werden*
- Auskultieren der Atemgeräusche, auf knarrende/rasselnde Atemgeräusche achten
- Bilanzieren aller Flüssigkeitsverluste, wie z. B. Urin *(Oligurie und/oder Niereninsuffizienz können aufgrund der Hypotension, Exsikkose, Schock und Gewebenekrose auftreten)*; Erbrechen und Durchfall *(was den Flüssigkeits- und Elektrolytverlust erhöht)*; Wunden/Fisteln; Verluste über die Haut
- Beachten des Auftretens/Fehlens von Schwitzen (der Körper kann durch Verdunstung, Wärmeleitung und Diffusion die Wärmeabgabe steigern). *Anmerkung: Die Verdunstung wird durch hohe Luftfeuchtigkeit und hohe Umgebungstemperatur vermindert, ebenso durch körperliche Faktoren, welche die Fähigkeit zu schwitzen herabsetzen (z. B. durch gestörte Funktion der Schweißdrüsen, Durchtrennung des Rückenmarks, Zystische Fibrose, Exsikkose, Vasokonstriktion)*
- Beachten der Laborresultate, z. B. arterielle Blutgasanalysen, Elektrolyte, Herz- und Leberenzyme *(ein Anstieg der Herz- und Leberenzyme kann auf eine Gewebeschädigung hinweisen)*, Blutzucker, Urinanalyse *(Myoglobinurie, Proteinurie und Hämoglobinurie können Zeichen einer Gewebenekrose sein)* und Gerinnungsstatus *(es besteht die Möglichkeit einer intravasalen Gerinnungsstörung)*

Hyperthermie

3. Pflegepriorität: Assistieren bei Maßnahmen zur Senkung der Körpertemperatur/Wiederherstellung der normalen Körper-/Organfunktionen:
- Verabreichen von fiebersenkenden Medikamenten, oral/rektal/i.v. (z.B. Acetylsalicylsäure, Paracetamol)
- Sorgen für die Abkühlung der Körperoberfläche mit Hilfe von:
  – Entkleidung *(Wärmeverlust durch Wärmestrahlung und -leitung);*
  – Kühle Umgebung und/oder Ventilatoren *(Wärmeabgabe durch Konvektion)*
  – Eiswasser-/Alkohol-/lauwarme Waschungen oder Tauchbäder *(Wärmeabgabe durch Verdunsten und Wärmeleitung);*
  – Fiebersenkende Ganzkörperwäsche (mit Pfefferminztee-Zusatz) und Wadenwickel *(Wärmeabgabe durch Verdunsten und Wärmeleitung)*
  – Lokale Eispackungen, v.a. in der Leisten- und Achselgegend *(Gebiete, die gut durchblutet sind)* und/oder Anwendung einer Hypothermiedecke
  – (Anmerkung: Bei Kindern wird lauwarmes Wasser anstatt Alkoholanwendung bevorzugt, *da Alkohol eine Vasokonstriktion und Depression des Zentralnervensystems (durch Dämpfe) verursachen kann und zusätzlich die Haut austrocknet;* Eiswasserbäder/Tauchbäder können Frösteln bewirken *und dadurch die Wärmebildung fördern).* Im Falle einer malignen Hyperthermie kann das Ausspülen von Körperhöhlen mit kaltem Wasser *zur Senkung der Kerntemperatur* verwendet werden
- Verabreichen der verordneten Medikamente wie Chlorpromazin oder Diazepam, *um Frösteln/Schüttelfrost/Krampfanfälle zu kontrollieren*
- Bedecken der Extremitäten mit Socken/Handschuhen/Tüchern, wenn eine Hypothermiedecke verwendet wird, *um das Frösteln zu kontrollieren*
- Anschalten der Hypothermiedecke, sobald die Kerntemperatur 1–2 °C oberhalb der erwünschten Temperatur ist, *weil diese noch weiter abfallen kann*
- Sorgen für die Sicherheit des Patienten (z.B. Freihalten der Atemwege, gepolsterte Bettgitter, Kälteschutz. Bei Verwendung einer Hypothermiedecke Beachten der Sicherheitsvorschriften von Geräten)
- Sorgen für zusätzlichen Sauerstoff, *um den vermehrten Bedarf und Verbrauch auszugleichen*

- Ersetzen der Flüssigkeitsverluste durch Erhöhung der Zufuhr (per os/i. v.), *um einer Dehydratation vorzubeugen*
- Verabreichen der verordneten Medikamente, um die zugrunde liegende Ursache zu behandeln, z. B. Antibiotika (Infektion), Dantrolen (maligne Hyperthermie), Betablocker (thyreotoxische Krise)
- Verabreichen von verordneten Ersatzflüssigkeiten und Elektrolyten, *um Zirkulation und Gewebedurchblutung zu unterstützen*
- Dem Patienten Bettruhe ermöglichen, *um den Stoffwechsel/Sauerstoffbedarf herabzusetzen*
- Sorgen für eine hochkalorische Ernährung, Sondenkost oder parenterale Ernährung, *um den erhöhten Stoffwechsel zu berücksichtigen*

4. Pflegepriorität: Fördern des Wohlbefindens (Beratung, Patientenedukation und Entlassungsplanung):
- Überprüfen der spezifischen Ursachen, z. B. eine zugrunde liegende Krankheit (thyreotoxische Krise), Umgebungsfaktoren (Hitzschlag), Reaktion auf Narkose (maligne Hyperthermie)
- Feststellen, welche Faktoren der Patient möglicherweise selbst beeinflussen kann, wie z. B. Behandlung des zugrunde liegenden Krankheitsgeschehens (z. B. Schilddrüsenmedikamente), Hitzeschutz (z. B. passende Kleidung, Einschränkung der Aktivität, Arbeiten im Freien auf kühlere Tageszeit verschieben) und beachten von erblichen Faktoren (z. B. kommt die maligne Hyperthermie als Narkosereaktion familiär gehäuft vor)
- Besprechen der Wichtigkeit einer vermehrten Flüssigkeitszufuhr, *um einer Dehydratation vorzubeugen*
- Beachten der Zeichen/Symptome einer Hypothermie (z. B. gerötete Haut (flush), Anstieg der Körpertemperatur, Zunahme von Atem- und Herzfrequenz). Diese Zeichen erfordern Sofortmaßnahmen
- Abraten von heißen Bädern/Saunen (z. B. bei Patienten mit Herzkrankheiten, während der Schwangerschaft: *wegen der Gefahr einer Kreislaufüberbelastung bzw. Schädigung des Fötus*)

Schwerpunkte der Pflegedokumentation
Pflegeassessment oder Neueinschätzung
- Körpertemperatur und andere Einschätzungsergebnisse, inklusive Vitalzeichen und Bewusstseinszustand

Planung
- Pflegeplan/-interventionen und beteiligte Personen
- Plan für die Patientenanleitung, -schulung und -beratung

Durchführung/Evaluation
- Reaktionen auf Interventionen/Anleitung und ausgeführte Pflegetätigkeiten
- Zielerreichung/Fortschritte in Richtung Zielerreichung
- Veränderungen des Plans

Entlassungs- oder Austrittsplanung
- Vermitteln an andere Gesundheitsberufe und Verantwortlichkeit für die zu ergreifenden Maßnahmen

Pflegeinterventionsklassifikation (NIC)

Bereich 2: *Körperfunktionen: komplexe (physiological: complex).* Interventionen zur Unterstützung homöostatischer und regulierender Prozesse

Klasse M: *Temperaturregulation (thermoregulation).* Interventionen zur Aufrechterhaltung der Körpertemperatur innerhalb normaler Grenzen

Empfohlene Pflegeinterventionen: Hyperthermiebehandlung, Prävention: maligne Hyperthermie, Temperaturregulation u. a. (siehe McCloskey/Bulecheck, 2003)

Pflegeergebnisklassifikation (NOC)

Empfohlenes Pflegeergebnis: Temperaturregulation (thermoregulation), (siehe Johnson/Maas/Moorhead, 2003).

Literatur

McCloskey, J. C.; Bulecheck, G. M.: Pflegeinterventionsklassifikation (NIC). Huber, Bern 2003 (Plan)

Larsen, R.: Anästhesie und Intensivmedizin für Schwestern und Pfleger. Springer, Heidelberg/Berlin 1999

Sonn, A. Pflegethema: Wickel und Auflagen. Thieme, Stuttgart 1998

Thüler, M.: Wohltuende Wickel. Eigenverlag Worb 1998

Hypothermie (Erniedrigte Körpertemperatur)*

Taxonomie 1 R: Austauschen (1.2.2.2/1986; R 1988)
Taxonomie 2: Sicherheit/Schutz, Temperaturregulation (00006/1986; R 1988)
NANDA-Originalbezeichnung: «Hypothermia»
[Thematische Gliederung: Sicherheit]

Definition: Ein Zustand, bei dem die Körpertemperatur eines Menschen unter dem normalen Wert liegt.

Mögliche ursächliche oder beeinflussende Faktoren

- Aufenthalt in kühler oder kalter/nasser Umgebung, [d.h. ihr länger ausgesetzt sein, z.B. bei Obdachlosigkeit, Liegen in kaltem Wasser, Ertrinken, künstliche Hypothermie bei kardiopulmonärer Bypass-OP]
- Unangemessene Kleidung
- Wärmeverlust (Verdunstung) in einer kühlen Umgebung
- Unfähigkeit oder eingeschränkte Fähigkeit zum Kältezittern/Frösteln
- Altersextreme
- [Körperschwächende] Erkrankung oder Verletzung; Schädigung des Hypothalamus
- Mangelernährung; verminderter Stoffwechsel; Inaktivität
- Alkoholkonsum; Medikamente[/Überdosierung], die eine Vasodilatation bewirken

Bestimmende Merkmale oder Kennzeichen

objektive
- Körpertemperatur unter dem normalen Wert
- Blässe (geringfügig)
- Frösteln (leichtes)
- Kühle Haut
- Zyanotische Nagelbetten
- Piloerektion, Gänsehaut

---

* Umgangssprachliche Umschreibung der Übersetzergruppe, die dem besseren Verständnis dienen soll.

- Hypertonie; Tachykardie
- Verlangsamte kapilläre Füllung
- [Kerntemperatur 35 °C: erhöhte Atemfrequenz, eingeschränktes Urteilsvermögen, Frösteln]
- [Kerntemperatur 34–35 °C: Bradykardie oder Tachykardie, Reizbarkeit des Myokards/Arrhythmien, Muskelsteife, Frösteln, Lethargie/Verwirrtheit, verminderte Koordination]
- [Kerntemperatur 30–34 °C: Hypoventilation, Bradykardie, generalisierte Steifigkeit, metabolische Azidose, Koma]
- [Kerntemperatur unter 30 °C: keine messbaren Vitalzeichen, Herzfrequenz spricht nicht auf medikamentöse Therapie an, komatös, zyanotisch, erweiterte Pupillen, Atemstillstand, Fehlen von Reflexen, kein Frösteln (erscheint tot)]

Patientenbezogene Pflegeziele oder Evaluationskriterien

Der Patient
- hat eine Kerntemperatur im Rahmen der normalen Werte
- zeigt keine Zeichen einer Komplikation, wie z. B. Herzversagen, Ateminsuffizienz, Pneumonie, Thromboembolien
- erkennt die zugrunde liegende Ursache/begünstigende Faktoren, die er beeinflussen kann
- äußert, die spezifischen Maßnahmen zur Verhütung einer Hypothermie zu verstehen
- zeigt durch sein Verhalten, dass er die normale Körpertemperatur aufrechterhalten kann

Maßnahmen oder Pflegeinterventionen

1. Pflegepriorität: Einschätzen ursächlicher oder beeinflussender Faktoren:
- Beachten der zugrunde liegenden Ursachen (z. B. Aufenthalt im Freien bei kaltem Wetter, Kontakt mit kaltem Wasser, Operationsvorbereitung, offene Wunden/exponierte innere Organe, mehrere schnelle Bluttransfusionen, Therapie der Hyperthermie)
- Beachten der begünstigenden Faktoren:
  – Alter des Patienten (z. B. Frühgeburt, Kind, ältere Person)
  – Zusätzliche/bestehende medizinische Probleme (z. B. Hirnstammverletzung, Ertrinkungsunfall, Sepsis, Hypothyreose, Alkoholintoxikation);

- Ernährungszustand;
- Wohnverhältnisse/Beziehungsnetz (z. B. betagter/geistig beeinträchtigter Patient, der alleine lebt)

2. Pflegepriorität: Verhindern einer weiteren Abnahme der Körpertemperatur:
- Entfernen der nassen Kleidung. Vermeiden der intraoperativen Ansammlung von Spül- und Desinfektionsflüssigkeiten unter dem Patienten
- Einwickeln des Patienten in Decken, Anziehen zusätzlicher Kleidung; Bedecken der Hautpartien außerhalb des Operationsfeldes. Legen von Säuglingen unter spezielle Wärmelampen
- Vermeiden von Wärmestrahler oder Wärmflaschen. *Eine Erwärmung der Körperoberfläche kann in einen Schockzustand münden infolge einer Vasodilatation an der Körperoberfläche*
- Bereitstellen von warmen Getränken, falls der Patient schlucken kann
- Temperieren der Blutkonserven bei Bedarf
- Vermeiden von Durchzug

3. Pflegepriorität: Beurteilen der Auswirkungen der erniedrigten Körpertemperatur:
- Messen der Kerntemperatur mit einem speziellen Thermometer, das Temperaturen unter 34 °C anzeigt
- Achten auf die Atmung: *Atemfrequenz, Atemzugvolumen sind bei erniedrigtem Stoffwechsel und respiratorischer Azidose vermindert*
- Auskultieren der Lungen, auf Begleitgeräusche achten (*Lungenödem, Pneumonie und Lungenembolie sind mögliche Komplikationen einer Hypothermie*)
- Überwachen der Herzfrequenz und des -rhythmus. *Kältestress bewirkt Veränderungen im Herzreizleitungssystem. Die Folge kann eine Bradykardie sein, die nicht auf Atropin anspricht, oder ein Vorhofflimmern, ein atrioventrikulärer Block, eine ventrikuläre Tachykardie. Anmerkung: Ein Kammerflimmern tritt meistens auf, wenn die Kerntemperatur auf 28 °C oder darunter sinkt*
- Überwachen des Blutdrucks. Dabei auf einen Blutdruckabfall aufgrund einer Vasokonstriktion und einen Flüssigkeitsverlust ins Gewebe achten, bedingt durch einen Kälteschaden, der die Permeabilität des Kapillarsystems beeinflusst
- Messen der Urinausscheidung (*Oligurie/Nierenversagen können*

als Folge verlangsamter Nierendurchblutung und/oder hypothermischen osmotischer Diurese auftreten)
- Beachten der Auswirkungen auf das zentrale Nervensystem (z. B. Veränderungen des Gemütszustandes, verlangsamtes Denken, Amnesie, Bewusstseinsveränderungen), oder das periphere Nervensystem (z. B. Lähmungen – bei 31 °C, erweiterte Pupillen – unter 30 °C, flaches EEG – bei 20 °C)
- Beachten der Laborresultate, wie z. b. arterielle Blutgasanalysen (respiratorische oder metabolische Azidose), Elektrolyte, Gesamtblutbild (erhöhter Hämatokrit, Leukozytenzahl vermindert), Herzenzyme *(ein Myokardinfarkt kann durch Elektrolytverschiebungen, Ausschüttung von Katecholaminen, Hypoxie oder Azidose verursacht werden)*, Gerinnungsstatus, Blutzucker, Medikamentenspiegel *(kumulativer Effekt der Medikamente)*

4. Pflegepriorität: Wiederherstellen der normalen Körpertemperatur/Organfunktionen:
- Unterstützen der Maßnahmen, um die Kerntemperatur zu erhöhen (z. B. Verabreichung erwärmter intravenöser Lösungen, Lavagen für Magen, Bauchhöhle, Blase mit erwärmter Lösung oder kardiopulmonaler Bypass, falls angezeigt)
- Erhöhen der Kerntemperatur nicht schneller als 1–2 °C pro Stunde, *um eine/n plötzliche/n Vasodilatation/Blutdruckabfall/erhöhte metabolische Belastung des Herzens zu vermeiden (Schock durch zu rasche Aufwärmung)*
- Sorgfältiges Fördern der Oberflächenerwärmung mit Hilfe von warmen Decken, warmer Umgebungstemperatur/Zusatzheizkörpern, Wärmedecken. Bedecken von Kopf/Nacken und Thorax, die Extremitäten bleiben unbedeckt, um die periphere Vasokonstriktion aufrechtzuerhalten *(Anmerkung: Bei der akuten Hypothermie ist es wichtig, dass die Kerntemperatur vor der Oberflächenerwärmung erhöht wird, um zu vermeiden, dass durch Shunts von kaltem Blut die Kerntemperatur erneut sinkt)*
- Schützen der Haut/des Gewebes durch Umlagern, bei Bedarf Lotionen/Salben auftragen und direkten Kontakt mit Heizapparaten/-decken meiden *(als Folge der beeinträchtigten Zirkulation kann eine schwere Gewebeschädigung entstehen)*
- Beruhigen des Patienten. Den Patienten behutsam anfassen, *um die Gefahr eines Kammerflimmerns zu verhindern*
- Beginnen der Herzmassage mit einer Frequenz von 30 Stößen/

min *(eine akute Hypothermie verursacht eine verlangsamte Reizleitung, und ein unterkühltes Herz spricht evtl. nicht auf Medikamente, Schrittmacherbehandlung und Defibrillation an)*
- Achten auf freie Atemwege und, falls nötig, Mithilfe bei der Intubation
- Verabreichen, wenn nötig, von erwärmtem und befeuchtetem Sauerstoff
- Abschalten der Wärmedecke, wenn die Kerntemperatur 1–2 °C unterhalb der erwünschten Temperatur liegt, *um eine Hyperthermie zu vermeiden*
- Verabreichen von Infusionen mit Vorsicht, um eine Überbelastung zu verhüten, während sich das vaskuläre Bett erweitert *(ein unterkühltes Herz kann ein erhöhtes Volumen nur verlangsamt verarbeiten)*
- Vermeiden einer zu intensiven medikamentösen Therapie *(wenn sich der Körper wieder aufwärmt, die Organfunktionen zurückkehren, und die Stoffwechselabnormitäten korrigiert werden, kommen vorher verabreichte Medikamente überschießend zur Wirkung)*. Anmerkung: Intravenöse Katecholamine können helfen, die Blutviskosität zu kontrollieren, *was die Blutzirkulation verbessert und das Gangränrisiko vermindert*
- Eintauchen von Händen und Füßen in warmes Wasser, Anlegen warmer Wickel, sobald sich die Körpertemperatur stabilisiert hat. Legen von steriler Gaze zwischen Zehen und Finger und Umwickeln der Hände und Füße mit warmen Tüchern
- Unterstützen des Patienten bei Atemübungen, dem Ab-, Aushusten, bei Lagewechseln und Bewegungsübungen zur Erhaltung der Gelenkbeweglichkeit. Vermeiden von einengender Kleidung/Fixationen, *um eine Zirkulationsstörung zu verhindern*
- Sorgen für eine ausgewogene, hochkalorische Ernährung, um die Glykogenreserve wiederherzustellen und einen guten Ernährungszustand zu erreichen

5. Pflegepriorität: Fördern des Wohlbefindens (Beratung, Patientenedukation und Entlassungsplanung):
- Informieren des Patienten, der/die Bezugsperson(en) über die Maßnahmen, die zur Erwärmung durchgeführt werden
- Besprechen der Ursache der Hypothermie mit dem Patienten
- Besprechen der Frühsymptome/Zeichen einer beginnenden Unterkühlung (z. B. Bewusstseinsveränderungen, Somnolenz, verän-

derte Koordinationsfähigkeit, verwaschene Sprache), *um sie frühzeitig zu erkennen und rechtzeitig Interventionen einleiten zu können*
- Feststellen, welche Faktoren der Patient zukünftig beeinflussen kann, wie z. B. Schutz vor Umgebungseinflüssen, Risiko einer Kälteempfindlichkeit

Schwerpunkte der Pflegedokumentation

Pflegeassessment oder Neueinschätzung
- Ergebnisse der Einschätzung inklusive des Ausmaßes der Systembeteiligung, Respirationsrate, EKG-Kurven, Kapillarfüllung, Bewusstseinszustand
- Temperaturkurve

Planung
- Pflegeplan/-interventionen und beteiligte Personen
- Plan für die Patientenanleitung, -schulung und -beratung

Durchführung/Evaluation
- Reaktionen auf Interventionen/Anleitung und ausgeführte Pflegetätigkeiten
- Zielerreichung/Fortschritte in Richtung Zielerreichung
- Veränderungen des Plans

Entlassungs- oder Austrittsplanung
- Langfristige Bedürfnisse nach Entlassung und Austritt sowie die Verantwortlichkeit für die notwendigen Maßnahmen

Pflegeinterventionsklassifikation (NIC)

Bereich 2: *Körperfunktionen: komplexe (physiological: complex).* Interventionen zur Unterstützung homöostatischer und regulierender Prozesse.

Klasse N: *Durchblutungsförderung (tissue perfusion management).* Interventionen, zur Optimierung der Blut- und Nährstoffversorgung von Körpergeweben.

Empfohlene Pflegeinterventionen: Hypothermiebehandlung, Prävention: maligne Hyperthermie, Temperaturregulation, Temperaturregulation: intraoperativ, Vitalzeichenkontrolle u.a. (siehe McCloskey/Bulecheck, 2003)

Pflegeergebnisklassifikation (NOC)

Empfohlenes Pflegeergebnis: Temperaturregulation (thermoregulation), (siehe Johnson/Maas/Moorhead, 2003).

Literatur

Johnson, M.; Maas, M.; Moorhead, S.: Pflegeergebnisklassifikation (NOC). Huber, Bern 2003 (Plan)

McCloskey, J.C.; Bulecheck, G.M.: Pflegeinterventionsklassifikation (NIC). Huber, Bern 2003 (Plan)

Larsen, R.: Anästhesie und Intensivmedizin für Schwestern und Pfleger. Springer, Heidelberg/Berlin 1999

H

Gestörte Identität

Taxonomie 1 R: Wahrnehmen (7.1.3/1978)
Taxonomie 2: Selbstkonzept (00121/1978)
NANDA-Originalbezeichnung: «Personal Identity disturbance»
[Thematische Gliederung: Integrität der Person]

Definition: Die Unfähigkeit, zwischen sich und der Außenwelt zu unterscheiden.

Diagnostischer Hinweis der Übersetzergruppe: Wir empfehlen, diese Diagnose nur beim Vorliegen sehr schwerwiegender Beeinträchtigungen (wie zum Beispiel während einer akuten Psychose) zu verwenden. In weniger gravierenden Situationen empfehlen wir, eine selbstformulierte Diagnose zu verwenden und dabei z.B. den Begriff «Störung des Selbstkonzeptes» zu wählen.

Mögliche ursächliche oder beeinflussende Faktoren

In Bearbeitung durch die NANDA
- [Hirnorganisches/Psychoorganisches Syndrom/Organisches Hirnsyndrom]
- [Schlechte Selbst-/Ichdifferenzierung, wie bei Schizophrenie]
- [Panische/Dissoziative Zustände]
- [Biochemische körperliche Veränderungen]

Bestimmende Merkmale oder Kennzeichen

In Bearbeitung durch die NANDA

subjektive
- [Verwirrtheit in Bezug auf Selbstwahrnehmung, Lebenssinn oder -ziel, sexuelle Identifikation/Präferenz]

objektive
- [Entscheidungsschwierigkeiten]
- [Schlecht differenzierte Ich-Grenzen]
- [Vgl. PD: Angst, Panischer Zustand]

Patientenbezogene Pflegeziele oder Evaluationskriterien

Der Patient
- anerkennt die Bedrohung der persönlichen Identität
- integriert die Bedrohung auf eine gesunde, positive Art (sagt z. B., dass sich der Angstzustand vermindert hat, macht Zukunftspläne)
- äußert, erfolgte Veränderungen zu akzeptieren
- erklärt sich fähig, sich selbst als eine Person wahrzunehmen und zu akzeptieren [langfristiges Ziel]

Maßnahmen oder Pflegeinterventionen

1. Pflegepriorität: Einschätzen ursächlicher oder beeinflussender Faktoren:
- Bestimmen des Ausmaßes der Selbstbedrohung, die der Patient wahrnimmt, und wie er mit der Situation umgeht
- Bestimmen, wie schnell die Bedrohung aufgetreten ist *(ein plötzlich aufgetretenes Ereignis kann eher bedrohlich sein)*
- Ermitteln, ob eine Störung des Körperbildes vorliegt (das Körperbild ist Teil der persönlichen Identität, vgl. PD: Körperbildstörung)
- Beobachten von körperlichen Zeichen eines panischen Zustands (vgl. PD: Angst)
- Beachten des Alters des Patienten *(eine Person in der Adoleszenz befindet sich im Entwicklungsabschnitt, in dem sie die persönliche/sexuelle Identität entwickeln muss, währenddem eine ältere Person evtl. vermehrt Schwierigkeiten haben wird, eine Bedrohung der Identität durch zunehmenden Gedächtnisverlust zu akzeptieren/damit umzugehen)*
- Ermitteln des sozialen Netzes und dessen Nutzung und die Reaktion von Familie/wichtigen Bezugspersonen
- Beobachten der Zeichen eines Rückzuges, automatisierter Verhaltensweisen, Regression, allgemeiner Verwirrung im Verhalten
- Achten auf Halluzinationen/Wahnvorstellungen, Verzerrungen in der Realitätswahrnehmung

2. Pflegepriorität: Unterstützen des Patienten im Umgang mit der Bedrohung:
- Sich Zeit nehmen, dem Patienten zuzuhören, ihn ermutigen, seine Gefühle – auch Angst und Feindseligkeit – auszudrücken
- Schaffen einer ruhigen Umgebung

Gestörte Identität 435

- Anwenden von Prinzipien der Krisenintervention, um nach Möglichkeit das innere Gleichgewicht des Patienten wiederherzustellen
- Unterstützen des Patienten bei der Entwicklung von Strategien zum Umgang mit der Bedrohung der eigenen Identität und dabei Angst zu reduzieren sowie Selbstwahrnehmung und Selbstwertgefühl zu fördern
- Den Patienten an Aktivitäten teilnehmen lassen, die ihm helfen, sich als ein Individuum zu erkennen (z. B. Gebrauch eines Spiegels als visuelles Feed-back, taktile Stimulation)
- Sorgen für einfache Entscheidungen, konkrete Aufgaben, beruhigende Aktivitäten
- Dem Patienten erlauben, sich schrittweise mit der Situation auseinander zu setzen; er kann evtl. nicht übergeordnet (abstrakt/logisch) denken bei Überforderung
- Dem Patienten helfen, ein individuelles Übungsprogramm zu entwickeln/daran teilzunehmen (Spazierengehen ist ein ausgezeichnetes Anfangsprogramm)
- Bei Bedarf konkrete Hilfeleistung geben (z. B. Hilfe bei den Aktivitäten des täglichen Lebens, bei der Ernährung)
- Achten auf Gelegenheiten, den Reifeprozess zu fördern. Bedenken, dass der Patient in dissoziiertem Zustand Lernschwierigkeiten haben wird
- Aufrechthalten der Realitätsorientierung, ohne den Patienten mit seinen irrationalen Überzeugungen zu konfrontieren
- Umsichtiges Einsetzen von Humor
- Besprechen der Möglichkeiten, mit Problemen der Geschlechtlichkeit umzugehen (z. B. Therapie/Geschlechtsumwandlung, wenn der Patient transsexuell ist)
- Vgl. PD: Körperbildstörung; Störung des Selbstwertgefühls; existenzielle Verzweiflung

3. Pflegepriorität: Fördern des Wohlbefindens (Beratung, Patientenedukation und Entlassungsplanung):
- Sorgen für genaue Informationen über die Bedrohung und mögliche Konsequenzen für den Betroffenen
- Unterstützen des Patienten und der Bezugsperson(en), die Bedrohung anzuerkennen und in die Zukunftsplanung zu integrieren (z. B. Tragen einer Identitätskarte bei Personen, die zu mentaler Verwirrtheit neigen; Veränderung der Lebensweise, um einer Ge-

schlechtsumwandlung des transsexuellen Patienten Rechnung zu tragen)
- Verweisen an entsprechende Stellen (z.B. Beratung/Psychotherapie, Selbsthilfe-/Unterstützungsgruppen)

Schwerpunkte der Pflegedokumentation

Pflegeassessment oder Neueinschätzung
- Ergebnisse der Einschätzung, Ausmaß der Beeinträchtigung
- Art der Bedrohung und Wahrnehmung durch den Patienten

Planung
- Pflegeplan/-interventionen und beteiligte Personen
- Plan für die Patientenanleitung, -schulung und -beratung

Durchführung/Evaluation
- Reaktionen auf Interventionen/Anleitung und ausgeführte Pflegetätigkeiten
- Zielerreichung/Fortschritte in Richtung Zielerreichung
- Veränderungen des Plans

Entlassungs- oder Austrittsplanung
- Langfristige Bedürfnisse nach Entlassung und Austritt sowie die Verantwortlichkeit für die notwendigen Maßnahmen
- Vermitteln an andere Gesundheitsberufe

Pflegeinterventionsklassifikation (NIC)

Bereich: *Verhalten (behavioral).* Interventionen zur Förderung der psychosozialen Lebensgestaltung und zur Erleichterung von Veränderungen der Lebensweise.

Klasse: *Unterstützung des Copingverhaltens (coping assistance).* Interventionen zur Unterstützung anderer Personen, eigene Stärken zu entwickeln, sich an Funktionsveränderungen anzupassen oder ein höheres Funktionsniveau zu erreichen.

Empfohlene Pflegeinterventionen: Selbstwertgefühlsverbesserung, Entscheidungsfindungsunterstützung u.a. (siehe McCloskey/Bulecheck, 2003)

Pflegeergebnisklassifikation (NOC)

Empfohlenes Pflegeergebnis: Identität (identity) (siehe Johnson/Maas/Moorhead, 2003).

Literatur

Johnson, M.; Maas, M.; Moorhead, S.: Pflegeergebnisklassifikation (NOC). Huber, Bern 2003 (Plan)

McCloskey, J. C.; Bulecheck, G. M.: Pflegeinterventionsklassifikation (NIC). Huber, Bern 2003 (Plan)

Gefahr eines Immobilitätssyndroms

Taxonomie 1 R: Austauschen (1.6.1.5/1988)
Taxonomie 2: Aktivität/Ruhe, Aktivität/Bewegung (00040/1988)
NANDA Originalbezeichnung: «Risk for Disuse Syndrome»
[Thematische Gliederung: Aktivität/Ruhe]

Definition: Ein Zustand, bei dem die Gefahr von Schädigungen als Folge verordneter oder unvermeidbarer körperlicher Inaktivität besteht.

(Anmerkung: Die NANDA stellt folgende Komplikationen bei Immobilität fest: Dekubitus, Obstipation, Stase der Lungensekrete [unwirksame Reinigungsfähigkeit der Atemwege], Thrombose, Harnwegsinfekt/-retention, verminderte Kraft/Ausdauer [Aktivitätsintoleranz], orthostatische Hypotension, herabgesetzte Beweglichkeit von Gelenken [beeinträchtigte körperliche Mobilität], Desorientierung, Körperbildstörung und Machtlosigkeit.)

Risikofaktoren

- Starker Schmerz, [chronische Schmerzen]
- Paralyse/Lähmungen [andere neuromuskuläre Schädigung]
- Mechanische oder verordnete Immobilisierung
- Veränderter Bewusstseinszustand
- [Chronische körperliche oder psychische Krankheit]

Anmerkung: Eine Risiko-Pflegediagnose kann nicht durch Zeichen und Symptome belegt werden, da das Problem nicht aufgetreten ist und die Pflegemaßnahmen präventiv ausgerichtet sind. Der beeinflussende Faktor wird bei Syndromdiagnosen im Diagnosentitel (hier: «Immobilität») benannt.

Patientenbezogene Pflegeziele oder Evaluationskriterien

Der Patient
- weist intakte Haut/Gewebe auf oder erlangt eine komplikationslose Wundheilung
- bewahrt/erlangt wirksame Ausscheidungsgewohnheiten
- ist frei von Zeichen/Symptomen infektiöser Vorgänge im Körper
- weist eine angemessene periphere Durchblutung mit stabilen Vitalzeichen auf; die Haut ist warm und trocken, die peripheren Pulse sind tastbar
- bewahrt/erlangt optimale kognitive, neurosensorische, muskuloskelettale Funktionen
- bewahrt den gewohnten Realitätssinn
- äußert, ein Gefühl der Kontrolle über die gegenwärtige Situation und das zukünftige Geschehen zu haben
- erkennt und integriert auf realistische Weise die Veränderung in sein Selbstkonzept und Körperbild, ohne sein Selbstwertgefühl zu schmälern

Maßnahmen oder Pflegeinterventionen

1. Pflegepriorität: Beurteilen, ob Komplikationen, die bei den Risikofaktoren aufgelistet sind, entstehen können:
- Feststellen der spezifischen und potenziellen Probleme
- Ermitteln der individuellen Ressourcen/Unterstützungssysteme des Patienten
- Feststellen, ob der Zustand des Patienten akut/kurzfristig ist oder länger andauert
- Beurteilen, ob der Patient und die Familie die Situation einschätzen können und fähig sind, die Pflege für eine längere Zeitspanne zu übernehmen

2. Pflegepriorität: Erkennen, individuell angemessener präventiver/verbessernder Maßnahmen:

Haut
- Beobachten des Hautzustandes über hervorstehenden Knochen
- Häufiges Umlagern zur Druckentlastung, je nach Bedarf und Situation
- Tägliches Durchführen einer sorgfältigen Hautpflege, gutes Abtrocknen der Haut

Gefahr eines Immobilitätssyndroms

- Einsetzen druckentlastender Hilfsmittel (z. B. Superweichlagerung, Wasserkissen usw.)
- Ermitteln des Ernährungszustandes und Dokumentieren der Nahrungsaufnahme
- Sorgen für eine wiederholte Patienteninstruktion bezüglich Ernährung, Umlagern, Körperpflege
- Vgl. PD: Hautschädigung; Gewebeschädigung

Ausscheidung
- Fördern einer ausgewogenen Ernährung mit hohem Nahrungsfaseranteil und ausreichender Flüssigkeitszufuhr einschließlich Fruchtsäfte, *um die Stuhlkonsistenz und -passage zu verbessern*
- Fördern einer optimalen Mobilität, so früh wie möglich, bei Bedarf angepasste Hilfsmittel verwenden
- Beurteilen, ob Stuhlweichmacher, Quellmittel angezeigt sind
- Konsequentes Durchführen, bei Bedarf, von Stuhl-/Blasentraining
- Überwachen der Menge und Qualität des Urins, Achten auf Anzeichen einer Infektion
- Durchführen, bei Bedarf, eines Ausscheidungstrainings für Darm und Blase
- Vgl. PD: Obstipation; Diarrhö; Stuhlinkontinenz; veränderte Urinausscheidung; Harnverhalt [akut/chronisch]

Atmung
- Beobachten von Atemgeräuschen und Eigenschaften der Sekrete, *um Komplikationen (z. B. Pneumonie, unwirksame Reinigungsfähigkeit der Atemwege) frühzeitig zu erkennen*
- Für regelmäßiges Umlagern sorgen, Ab-/Aushusten, vertieftes Atmen, *um die Reinigungsfunktion der Atemwege (tussive/ziliäre Clearance) zu fördern und eine Atelektase zu verhindern*
- Absaugen zur Reinigung der Atemwege, bei Bedarf, *um die Atemwege zu reinigen und freizuhalten*
- Fördern des Gebrauchs eines Atemtrainers (z. B. Medi-Flow)
- Anleiten zu Lagerungen für die Sekretentleerung
- Unterstützen/Instruieren von Familienangehörigen und Betreuungspersonen bezüglich wirksamer Hustentechniken
- Abraten vom Rauchen. Bei Bedarf die Teilnahme an einem Entwöhnungsprogramm empfehlen
- Vgl. PD: unwirksame Selbstreinigungsfunktion der Atemwege; unwirksamer Atemvorgang

Gewebedurchblutung (vaskulär)

- Kontrollieren der Kern- und Hauttemperatur. Verfolgen der Entwicklung der Zyanose, von Veränderungen/des Wechsels im Bewusstsein/des kognitiven Zustandes, *um Veränderungen der Sauerstoffversorgung zu erkennen*
- Beobachten regelmäßiger Veränderungen der Sensibilität, Durchblutung, allgemeinen Hautfarbe, des Bewusstseinszustandes, der Atmung und Sekrete. Festhalten entsprechender Veränderungen
- Einsetzen von Hilfsmitteln zur Förderung der vaskulären Zirkulation (z. B. Wickeln der Beine, ATS-Stützstrümpfe)
- Kontrollieren des Blutdrucks, wenn möglich vor, während und nach einer Aktivität, stehend, sitzend und liegend
- Stufenweise Erhöhen des Kopfteils. Bei Bedarf beim Umlagern helfen. Einsetzen, bei Bedarf, eines kippbaren Tisches
- Sorgen für eine korrekte Körperhaltung; Vermeiden einengender Kleidung/Hilfsmittel zur Zwangsruhigstellung
- Vgl. PD: Durchblutungsstörung; Gefahr einer peripheren neurovaskulären Störung

Mobilität/Kraft usw. (muskulär)

- Durchführen passiver und aktiver Bewegungsübungen mit Hilfe der Physio-/Ergotherapie *(z. B. zur Kräftigung der Muskulatur)*
- Fördern des Patienten, schrittweise seine persönliche Pflege zu übernehmen
- Einplanen regelmäßiger Aktivitäten, *um die Kraft/Ausdauer nach Möglichkeit zu verbessern*
- Anwenden funktioneller Schienen, bei Bedarf
- Beurteilen des Einflusses der Schmerzen bei Mobilitäts-/Bewegungsproblemen
- Durchführen, je nach Situation, eines Schmerzlinderungsprogramms
- Vgl. PD: Aktivitätsintoleranz; beeinträchtigte körperliche Mobilität; Schmerz [akut]; Schmerz, chronisch

Sensibilität/Wahrnehmung

- Orientieren des Patienten, wenn nötig, über Zeit, Ort, Person usw. Sorge für Orientierungshilfen (z. B. Uhr, Kalender)
- Sorgen für eine stimulierende Umgebung (z. B. Musik, Fernseher/Radio, Uhr, Kalender, persönliche Gegenstände und Besuche)
- Ermutigen des Patienten (entsprechend den körperlichen Möglichkeiten), an einem regelmäßigen Übungsprogramm teilzunehmen

- Unterstützen des Gebrauchs von persönlichen Schlafhilfen/Einschlafritualen, *um einen normalen Schlaf und eine normale Erholung zu fördern*
- Vgl. PD: Wahrnehmungsstörung; Schlafstörung; Soziale Isolation; Beschäftigungsdefizit

Selbstwertgefühl, Machtlosigkeit
- Erklären/Besprechen aller pflegerischen Maßnahmen mit dem Patienten
- Sorgen für gemeinsame Zielsetzungen unter Beteiligung der Bezugsperson(en), *vermittelt ein Gefühl der Kontrolle und fördert die Akzeptanz der Plans*
- Sorgen für eine kontinuierliche Pflege durch die gleichen Personen, wenn möglich
- Sicherstellen, dass der Patient seine Bedürfnisse ausreichend mitteilen kann (z. B. Rufglocke in Reichweite, schriftliche Mitteilungsmöglichkeiten, Übersetzungshilfe)
- Ermutigen des Aussprechens von Gefühlen/Fragen
- Vgl. PD: Machtlosigkeit; beeinträchtigte verbale Kommunikation; Störung des Selbstwertgefühls; unwirksames Rollenverhalten

Körperbild
- Orientieren des Patienten über körperliche Veränderungen durch mündliche Beschreibungen, schriftliche Informationen; ihn zur Betrachtung der Veränderungen und zu Gesprächen darüber ermutigen
- Fördern der Beziehungen zu Gleichaltrigen/Gleichgesinnten und die Rückkehr zu gewohnten Aktivitäten im Rahmen der individuellen Möglichkeiten
- Vgl. PD: Körperbildstörung; situationsbedingt geringes Selbstwertgefühl; soziale Isolation; Störung der persönlichen Identität

3. Pflegepriorität: Fördern des Wohlbefindens (Beratung, Patientenedukation und Entlassungsplanung))
- Vermitteln/Besprechen von Kenntnissen bezüglich individueller Bedürfnisse/Problembereiche
- Besprechen von Zeichen/Symptomen, die eine medizinische Kontrolle/Intervention erfordern, *um rechtzeitig intervenieren zu können*
- Fördern regelmäßiger Maßnahmen, wie isometrische/isotone Übungen, aktive oder passive Bewegungsübungen, *um die Folgen*

der Immobilität zu verringern und eine maximale Bewegungsfunktion zu erhalten
- Ermitteln/Erkennen von Hilfsangeboten in der Gemeinde (z. B. finanzielle Hilfen, Hauspflege, Tageskliniken, Ferienlager, Transportmöglichkeiten)
- Verweisen auf angemessene Möglichkeiten zur Rehabilitation/zur spitalexternen Pflege
- Beachten möglicher Bezugsstellen für Hilfsmittel/-geräte

Schwerpunkte der Pflegedokumentation

Pflegeassessment oder Neueinschätzung
- Ergebnisse der Einschätzung, besonders individuelle Problembereiche, funktioneller Status, Grad der Unabhängigkeit, zur Verfügung stehendes Unterstützungssystem/zugängliche Ressourcen

Planung
- Pflegeplan/-interventionen und beteiligte Personen
- Plan für die Patientenanleitung, -schulung und -beratung

Durchführung/Evaluation
- Reaktionen auf Interventionen/Anleitung und ausgeführte Pflegetätigkeiten
- Veränderungen im funktionellen Status
- Veränderungen des Plans
- Zielerreichung/Fortschritte in Richtung Zielerreichung

Entlassungs- oder Austrittsplanung
- Spezifisches Vermitteln an andere Gesundheitsberufe, Bezugsquellen für spezifisches Hilfsmaterial
- Langfristige Bedürfnisse nach Entlassung und Austritt sowie die Verantwortlichkeit für die notwendigen Maßnahmen

Pflegeinterventionsklassifikation (NIC)

Bereich: *Körperfunktionen: grundlegende (physiological: basic).* Interventionen zur Unterstützung körperlicher Funktionen.

Klasse: *Immobilitätsmanagement (immobility manangement).* Interventionen zum Umgang mit beeinträchtigter Mobilität und deren Folgen.

Empfohlene Pflegeinterventionen: Energiemanagement, Defäkationsmanagement, Dekubitusprävention, Körperbildverbesserung, Bewegungstherapie (siehe McCloskey/Bulecheck, 2003).

Pflegeergebnisklassifikation (NOC)

Empfohlenes Pflegeergebnis: Immobilitätsfolgen: physiologische (immobility consequences: physiological), (siehe Johnson/Maas/Moorhead, 2003).

Literatur

Bienstein, C.; Schröder, G.: atmen. Thieme, Stuttgart 2000
Bienstein, Ch.; Schröder, G.; Neander, K.-D.: Dekubitus. Thieme, Stuttgart 1997
Carpenito, L. J.: Nursing Diagnosis – Application to clinical practice. Lippincott, Philadelphia 2000: 99
Carr, E.; Mann, E.: Schmerz und Schmerzmanagement. Huber, Bern 2002
Fitzgerald-Miller, J.: Chronisch Kranksein bewältigen – Machtlosigkeit überwinden. Huber, Bern 2003 (Plan)
Johnson, M.; Maas, M.; Moorhead, S.: Pflegeergebnisklassifikation (NOC). Huber, Bern 2003 (Plan)
Kammerlander, G.: Lokaltherapeutische Standards für chronische Wunden. Springer, Wien 2001
Kasper, M.; Kraut, D.: Atmung und Atemtherapie. Huber, Bern 2000
Lauber, A.; Schmalstieg, P. (Hrsg.): Wahrnehmen und beobachten. Thieme, Stuttgart 2001: 182 ff.
McCloskey, J. C.; Bulecheck, G. M.: Pflegeinterventionsklassifikation (NIC). Huber, Bern 2003 (Plan)
Morof-Lubkin, I.: Chronisch Kranksein. Implikationen und Interventionen für Pflege- und Gesundheitsberufe. Huber, Bern 2002
Phillips: Dekubitus und Dekubitusprävention. Huber, Bern 2001
Sachsenmaier, B.: Professionelle Hautpflege. Kohlhammer, Stuttgart 2000
Salter, M: Körperbildung und Körperbildstörung. Huber, Bern 1999
Zeller-Forster, F.: Immobilität. Käppeli, S. (Hrsg.): Pflegekonzepte Band 2. Huber, Bern 1999

Infektionsgefahr

Taxonomie 1 R: Austauschen (1.2.1.1/1986)
Taxonomie 2: Sicherheit/Schutz, Infektion (00004/1986)
NANDA-Originalbezeichnung: «Risk for Infection»
[Thematische Gliederung: Sicherheit]

Definition: Ein Zustand, bei dem ein Mensch ein erhöhtes Risiko hat, von pathogenen Organismen infiziert zu werden.

Risikofaktoren

- Ungenügende primäre Abwehrmechanismen (verletzte Haut, traumatisiertes Gewebe, Verminderung der Flimmerhaarbewegung (ziliäre Clearance), Stase von Körperflüssigkeiten, Veränderung des pH-Wertes, veränderte Peristaltik)
- Ungenügende sekundäre Abwehrmechanismen (z.B. erniedrigtes Hämoglobin, Leukopenie, unterdrückte Entzündungsreaktion) und Immunsuppression
- Ungenügende erworbene Immunität; Gewebezerstörung und erhöhte Exposition gegenüber pathogenen Erregern; invasive Eingriffe
- Chronische Erkrankung; Mangelernährung; Verletzungen; pharmazeutische Wirkstoffe [inklusive Antibiotika]
- Ruptur der Fruchtblase
- Ungenügende Kenntnisse, sich vor pathogenen Keimen zu schützen

> Anmerkung: Eine Risiko-Pflegediagnose kann nicht durch Zeichen und Symptome belegt werden, da das Problem noch nicht aufgetreten ist und die Pflegemaßnahmen präventiv ausgerichtet sind.

Patientenbezogene Pflegeziele oder Evaluationskriterien

Der Patient

- äußert, die individuellen ursächlichen Faktoren zu kennen
- nennt Maßnahmen, um das Infektionsrisiko herabzusetzen
- zeigt durch sein Vorgehen/seine Veränderungen in der Lebensweise, dass er eine sichere Umgebung fördert
- zeigt eine normale Wundheilung, keine Eiterbildung, keine Rötungen und ist fieberfrei

Maßnahmen oder Pflegeinterventionen

1. Pflegepriorität: Einschätzen ursächlicher oder beeinflussender Faktoren:

- Achten auf Risikofaktoren, die eine Infektion begünstigen (z.B. beeinträchtigte Körperabwehr, Hautdefekte, Exposition gegenüber pathogenen Keimen)

- Achten auf Zeichen einer Infektion bei i. v./i. a. Leitungszugängen, Nähten, Wunden, Einstichstellen
- Beobachten und Dokumentieren des Zustands der Haut im Bereich von Drähten, Klammern usw., nach chirurgischen Eingriffen; dabei auf Entzündungsreaktionen und Sekretionen achten
- Achten auf Zeichen/Symptome einer Sepsis: Fieber, Schüttelfrost, Schweißbildung, veränderte Bewusstseinslage, positive Blutkulturen
- Entnehmen von Material für mikrobiologische Untersuchungen

2. Pflegepriorität: Vermindern/Beheben der bestehenden Risikofaktoren:
- Betonen der Wichtigkeit der korrekten Händehygiene bei allen Pflegepersonen und pflegenden Angehörigen zwischen Pflegeverrichtungen/Patienten *als Hauptmaßnahme zur Vermeidung von nosokomialen Infektionen/Kontaminationen*
- Kontrollieren der Besucher/Angehörigen, *um Patienten mit verminderter Abwehr zu schützen*
- Veranlassen einer Isolation/Umkehrisolation, falls angezeigt
- Sorgen für eine präoperative Dusche/Hautreinigung (z. B. bei orthopädischen oder plastischen Eingriffen), falls angezeigt
- Achten auf sterile Verhältnisse/Techniken (z. B. beim Einlegen von intravenösen Leitungen, Blasenkathetern, intratrachealem Absaugen)
- Tägliches Reinigen von Wunden/Leitungszugängen oder bei Bedarf mit einer Desinfektionslösung
- Wechseln der Wundverbände nach Bedarf/Verordnung
- Trennen von Flächen, die sich berühren, wenn die Haut offen ist, wie z. B. beim Herpes zoster. Benutzen von Handschuhen *als Selbstschutz/Schutz vor Übertragungen von viralen Krankheiten (z. B. Herpes simplex, Hepatitis B, AIDS)* bei der Wundpflege
- Schützen der Verbände/Gipse mit undurchlässigem Material während des Benutzens des Steckbeckens, *um eine Kontamination zu verhüten, wenn sich die Wunde in der Nähe der Ausscheidungsorgane befindet*
- Fördern der Frühmobilisation. Auffordern des Patienten, tief durchzuatmen, abzuhusten, die Lage zu ändern, *um Bronchialsekrete zu mobilisieren*
- Anleiten des Patienten bei Atemtherapien mit Hilfsmitteln (z. B. IPPB, Tri-Flow) zu arbeiten

- Sorgen für eine ausreichende Flüssigkeitszufuhr. Den Patienten, wenn möglich, sitzend oder stehend Wasser lösen lassen. Katheterisieren nur bei Zeichen einer Blasenüberdehnung
- Sorgen für eine regelmäßige Katheter- und Intimpflege
- Assistieren bei Untersuchungen (z. B. Wund-/Gelenkpunktionen, Inzision und Drainage von Abszessen sowie Bronchoskopie)
- Überwachen der medikamentösen Therapie (z. B. Antibiotika-Verabreichung, Spülung bei Osteomyelitis/einem Wundinfekt, lokaler Antibiotikaapplikation) und Dokumentieren der Reaktion des Patienten, *um die Effektivität der Therapie und das Auftreten von Nebenwirkungen zu dokumentieren*
- Prophylaktisches Verabreichen von Antibiotika und Impfungen, nach Verordnung

3. Pflegepriorität: Fördern des Wohlbefindens (Beratung, Patientenedukation und Entlassungsplanung):
- Überprüfen der individuellen Ernährungsbedürfnisse, der körperlichen Betätigungen und des Ruhebedürfnisses
- Anleiten von Patienten/der Bezugsperson(en), wie Hautläsionen behandelt werden, um das Ausbreiten einer Infektion zu vermeiden
- Besprechen der Wichtigkeit des Rauchens in Bezug auf Infektionen der Atemwege
- Fördern von Safersex und Beachten der Meldepflichten für sexuelle Kontakte von Personen mit sexuell übertragbaren Krankheiten. Instruieren der Patienten mit sexuell übertragbaren Krankheiten, das Verhalten bei intimen Partnerkontakten mit dem Arzt zu besprechen, *um so eine weitere Ausbreitung zu vermeiden*
- Unterstützen der Aufklärungskampagnen, die darauf abzielen, das Bewusstsein für die Ausbreitung/Prävention von übertragbaren Krankheiten/Suchtmittelmissbrauch usw. zu schärfen und auf vorhandene Hilfsmittel/Möglichkeiten aufmerksam zu machen
- Hinweisen auf Impfkampagnen für Kinder. Erwachsene darauf aufmerksam machen, ihren Impfschutz zu erneuern
- Präoperativ den Patienten instruieren, *um die Gefahr einer postoperativen Infektion zu vermindern (z. B. Atemübungen als Pneumonieprophylaxe, Wundpflege, Meiden von Kontakten mit infektiösen Patienten)*
- Besprechen der prophylaktischen Verwendung von Antibiotika (z. B. vor einer Zahnbehandlung bei Patienten mit einer Vorgeschichte von rheumatischem Fieber)

- Ausfindig machen möglicher unterstützender Programme/Einrichtungen (z. B. für Suchtkranke, Spritzentauschmöglichkeiten, Möglichkeit zum Bezug von Präservativen etc.)
- Vgl. PD: Gefahr eines Immobilitätssyndroms; unwirksames Gesundheitsverhalten; beeinträchtigte Haushaltsführung

Schwerpunkte der Pflegedokumentation

Pflegeassessment oder Neueinschätzung
- Individuelle Risikofaktoren inklusive aktuelle/zurückliegende Antibiotikatherapie
- Lage von Wunden oder Leitungszugängen, Art von Drainage/Sekretionen
- Infektionszeichen

Planung
- Pflegeplan/-interventionen und beteiligte Personen
- Plan für die Patientenanleitung, -schulung und -beratung

Durchführung/Evaluation
- Reaktionen auf Interventionen/Anleitung und ausgeführte Pflegetätigkeiten
- Zielerreichung/Fortschritte in Richtung Zielerreichung
- Veränderungen des Plans

Entlassungs- oder Austrittsplanung
- Langfristige Bedürfnisse nach Entlassung und Austritt sowie die Verantwortlichkeit für die notwendigen Maßnahmen
- Vermitteln an andere Gesundheitsberufe

Pflegeinterventionsklassifikation (NIC)

Bereich 4: *Sicherheitsbezogene Pflegeinterventionen (safety).* Interventionen zum Schutz vor Schädigungen und Verletzungen.

Klasse V: *Risikomanagement/-bewältigung (risk management).* Interventionen zum Einsatz risikoreduzierender Aktivitäten und zur kontinuierlichen Überwachung von Risiken.

Empfohlene Pflegeinterventionen: Infektionskontrolle, Immunisierungs-/Impfmanagement u. a. (siehe McCloskey/Bulecheck, 2003)

Pflegeergebnisklassifikation (NOC)

Empfohlenes Pflegeergebnis: Immunstatus (immune status) (siehe Johnson/Maas/Moorhead, 2003).

Literatur

Johnson, M.; Maas, M.; Moorhead, S.: Pflegeergebnisklassifikation (NOC). Huber, Bern 2003 (Plan)
McCloskey, J. C.; Bulecheck, G. M.: Pflegeinterventionsklassifikation (NIC). Huber, Bern 2003 (Plan)
Sitzmann, F.: Hygiene. Springer, Berlin/Heidelberg 1999

Beeinträchtigte soziale Interaktion

Taxonomie 1 R: In Beziehung treten (3.1.1/1986)
Taxonomie 2: Rolle/Beziehungen, Rollenanausübung (00052/1986)
NANDA-Originalbezeichnung: «Impaired Social Interaction»
[Thematische Gliederung: Soziale Interaktion]

Definition: Eine ungenügende, übermäßige oder unwirksame Art, am sozialen Austausch teilzunehmen.

Mögliche ursächliche oder beeinflussende Faktoren

- Wissens-/Fähigkeitsdefizit über Möglichkeiten, die Gegenseitigkeit und den gegenseitigen Austausch zu fördern
- Kommunikationsbarrieren [einschließlich Kopfverletzung, Schlaganfall, andere neurologische Zustände, welche die Fähigkeit zu kommunizieren beeinträchtigen]
- Störung des Selbstbildes/Selbstkonzeptes
- Fehlen von Bezugspersonen oder Gleichgesinnten (Peergroup)
- Beeinträchtigte körperliche Mobilität [z. B. neuromuskuläre Krankheit]
- Therapeutische Isolation
- Soziokulturelle Dissonanz
- Umweltbedingte Einschränkungen
- Veränderte Denkprozesse

Bestimmende Merkmale oder Kennzeichen

subjektive

- Aussagen über Unbehagen in sozialen Situationen
- Aussagen über Unfähigkeit, ein zufriedenstellendes Gefühl der

Zugehörigkeit, der Anteilnahme, des Interesses oder der gemeinsamen Geschichte zu empfinden oder mitzuteilen
- Aussagen der Familie über veränderte Interaktionsgewohnheiten

objektive
- Beobachtetes Missbehagen in sozialen Situationen
- Beobachtete Unfähigkeit, ein zufriedenstellendes Gefühl der Zugehörigkeit, der Anteilnahme, des Interesses oder der gemeinsamen Geschichte zu empfinden oder mitzuteilen
- Beobachtete Anwendung erfolgloser Verhaltensweisen bei sozialen Interaktionen
- Gestörte Interaktion mit Seines-/Ihresgleichen, Familie und/oder anderen Personen

Patientenbezogene Pflegeziele oder Evaluationskriterien

Der Patient
- äußert, dass ihm die Faktoren bewusst sind, welche die Störungen der sozialen Interaktionen verursachen oder fördern
- erkennt Gefühle, die zu unbefriedigenden sozialen Interaktionen führen
- ist daran beteiligt, positive Veränderungen in sozialem Verhalten und zwischenmenschlichen Beziehungen zu bewirken
- belohnt sich selbst für erreichte Veränderungen
- baut ein wirksames soziales Netz auf; nutzt zur Verfügung stehende Ressourcen angemessen

Maßnahmen oder Pflegeinterventionen

1. Pflegepriorität: Ermitteln ursächlicher/begünstigender Faktoren:
- Überprüfen der Sozialanamnese mit dem Patienten und weit genug zurückschauen, um festzustellen, wann Veränderungen in sozialem Verhalten oder in den Beziehungen aufgetreten sind/begonnen haben: Verlust oder längerfristige Krankheit eines geliebten Menschen; erfolglose Beziehungen; Stellenverlust, Verlust des finanziellen oder politischen (Macht) Status; Veränderung der Stellung in der Familienhierarchie (Stellenverlust, Altern, Krankheit); schlechte Bewältigungsformen (Coping) und Anpassung an eine Entwicklungsphase im Leben; Ehe, Geburt oder Adoption eines Kindes
- Beachten ethnischer/kultureller oder religiöser Aspekte in der Si-

tuation des Patienten, *weil sie die Wahl von Verhaltensweisen beeinflussen*
- Überprüfen der medizinischen Anamnese, dabei auf Stressoren wie körperliche/längerfristige Krankheiten (z.B. Schlaganfall, Multiple Sklerose, Alzheimer-Krankheit), psychische Krankheiten (z.B. Schizophrenie), Medikamente/Suchtmittel, Behinderungen durch Unfälle achten
- Überprüfen, welche Verhaltensmuster in der Familie bezüglich Beziehungen und sozialem Verhalten bestehen
- Feststellen, ob eine familiäre Prägung bezüglich Verhaltenserwartungen bei Kindern besteht und wie der Patient davon betroffen ist, *kann zu konformistischen oder rebellischen Verhaltensweisen führen*
- Beobachten des Verhaltens des Patienten in Gegenwart von Familie/Bezugsperson(en) und ob er sich an vorbestehende Muster hält
- Ermutigen des Patienten, Gefühle des Unbehagens bezüglich sozialer Situationen auszudrücken, und Beobachten, ob etwaige ursächliche Faktoren oder wiederkehrende Muster auftreten
- Beachten des sozio-ökonomischen Status und seiner eventuellen Veränderung; ethnische/religiöse Praktiken

2. Pflegepriorität: Einschätzen des Ausmaßes der Beeinträchtigung:
- Den Patienten auffordern, seine Probleme und Interpretation der Probleme in Worte zu fassen. Aktiv zuhören, um Zeichen der Hoffnungslosigkeit, Machtlosigkeit, Furcht, Angst, Trauer, Wut, Gefühle des Ungeliebtseins oder des nicht Liebenswertseins, Probleme mit der sexuellen Identität, gezielten oder ungezielten Hass zu erkennen
- Beobachten und Beschreiben, möglichst objektiv, von sozialen/zwischenmenschlichen Verhaltensweisen, dabei auf Sprachmuster achten, Körpersprache (a) im therapeutischen Umfeld, (b) in den normalen Lebensumständen: in der Familie, bei der Arbeit, im sozialen Umfeld und in der Freizeit
- Ermitteln von Fähigkeiten des Patienten zur Bewältigung von Problemen und seiner Abwehrmechanismen. *(Beeinflusst die Fähigkeit in soziale Situationen involviert zu werden)*
- Beurteilen, ob der Patient das Opfer von destruktivem Verhalten oder aber der Agierende gegen sich selbst und andere ist (vgl. PD: Gefahr der selbst-/fremdgefährdenden Gewalttätigkeit)

- Rücksprache mit der Familie, Bezugsperson(en), Freunden, Vorbildern/Rollenmodellen, Mitarbeitern nehmen, falls angezeigt, *um beobachtete Verhaltensänderungen festzustellen*

3. Pflegepriorität: Unterstützen von Patienten/Bezugsperson(en) beim Erkennen der beeinträchtigten sozialen/zwischenmenschlichen Interaktionen und beim Bewirken positiver Veränderungen:
- Aufbauen einer therapeutischen Beziehung: positive Wertschätzung dem Betroffenen entgegenbringen, aktives Zuhören, geschützter Rahmen, um sich mitteilen zu können
- Den Patienten die Verhaltensweisen auflisten lassen, die Mühe bereiten, *einmal erkannt, kann der Patient entscheiden, welche Verhaltensweise er wählen möchte*
- Die Familie/Bezugsperson(en) Verhaltensweisen des Patienten auflisten lassen, die ihnen Mühe bereiten
- Überprüfen/Auflisten negativer Verhaltensweisen, die früher von Betreuern, Mitarbeitern usw. beobachtet worden sind
- Vergleichen der Listen und Beurteilen des Realitätsgehaltes der Wahrnehmungen. Dem Patienten helfen, Prioritäten zu setzen bei Verhaltensweisen, die geändert werden sollen
- Herausfinden von Möglichkeiten mit dem Patienten, Veränderungen bei den sozialen Interaktionen/Verhaltensweisen, die oben bestimmt worden sind, zu bewirken
- Durchführen von Rollenspielen mit Beispielen von sozialen Situationen in einem therapeutisch kontrollierten Rahmen während einer Therapiegruppe. Die Gruppe positive und negative Verhaltensweisen des Patienten aufzählen lassen. Besprechen dieser Verhaltensweisen sowie notwendiger Veränderungen
- Durchführen von Rollenspielen mit verändertem Verhalten und Besprechen der Wirkung. Die Familie/Bezugsperson(en) daran Teilnehmen lassen, wenn es angezeigt ist. *Fördert das Vertrautwerden mit neuen Verhaltensweisen*
- Geben positiver Rückmeldungen bei positiven sozialen Verhaltensweisen und Interaktionen. Involvieren aller Personen, die an der Pflege des Patienten beteiligt sind: Familienmitglieder, Bezugsperson(en) und Therapiegruppe. *Festigt und bestärkt neue Verhaltensweisen*
- Teilnehmen an multidisziplinären Fallbesprechungen, *um die Fortschritte des Patienten zu evaluieren*. Alle an der Betreuung beteiligten Stellen/Dienste/Bezugspersonen beteiligen

- Mit den Patienten daran arbeiten, grundlegende negative Selbstbilder zu korrigieren, *um Barrieren bei positiven sozialen Interaktionen zu mildern*
- Einbeziehen neurologisch beeinträchtigter Patienten in individuelle und/oder Gruppeninteraktionen, soweit dies die Situation zulässt
- Verweisen an eine Familientherapie, wenn es angezeigt ist; *denn soziale Verhaltensweisen und zwischenmenschliche Beziehungen betreffen nicht nur den Einzelnen*

4. Pflegepriorität: Fördern des Wohlbefindens (Beratung, Patientenedukation und Entlassungsplanung):

- Dem Patienten helfen, die Verantwortung für das eigene Verhalten zu tragen. Den Patienten dazu auffordern, ein Tagebuch zu führen, worin die sozialen Interaktionen jedes Tages und die dabei empfundenen Gefühle des Wohlbefindens/Unbehagens mit ihren möglichen Ursachen überprüft werden können. *Hilft dem Patienten, die Verantwortung für seine Verhaltensweisen zu erkennen*
- Unterstützen des Patienten, positive soziale Fähigkeiten mit Hilfe von Rollenspielen und positiver Bestätigung zu entwickeln, Üben der Fähigkeiten in realen sozialen Situationen in Begleitung. Sorgen für ein positives Feed-back während der Interaktionen mit dem Patienten
- Ermitteln der Programme, an denen der Patient später teilnehmen kann, *zur Förderung von positiven Verhaltensweisen*, die er anstreben möchte. Fördern des Besuches von Kursen, des Lesens von Literatur, der Einrichtung von Selbsthilfegruppen in der Wohngemeinde und Vorträge über Selbsthilfe, *um das negative Selbstbild, das zu gestörten sozialen Interaktionen führt, zu korrigieren*
- Fördern einer laufenden Familien- oder Individualtherapie, solange diese einen Reifeprozess und positive Veränderung bewirkt
- Sorgen für eine gelegentliche Nachkontrolle zur Bestätigung positiver Verhaltensweisen nach Abschluss der professionellen Beziehung
- Verweisen/Beziehen auf, bei Bedarf, eine klinisch spezialisierte psychiatrische Fachkrankenschwester als zusätzliche Hilfe

Schwerpunkte der Pflegedokumentation

Pflegeassessment oder Neueinschätzung
- Ergebnisse der Einschätzung inklusive Faktoren, welche die Interaktion beeinflussen, Art der sozialen Kontakte, Besonderheiten des individuellen Verhaltens

Planung
- Pflegeplan/-interventionen und beteiligte Personen; ermittelte Unterstützungssysteme und Ressourcen in der Gemeinde
- Plan für die Patientenanleitung, -schulung und -beratung

Durchführung/Evaluation
- Reaktionen von Patient/Bezugspersonen(en) auf Interventionen/Anleitung und ausgeführte Pflegetätigkeiten
- Zielerreichung/Fortschritte in Richtung Zielerreichung
- Veränderungen des Plans

Entlassungs- oder Austrittsplanung
- Langfristige Bedürfnisse nach Entlassung und Austritt sowie die Verantwortlichkeit für die notwendigen Maßnahmen
- Vermitteln an andere Gesundheitsberufe

Pflegeinterventionsklassifikation (NIC)

Bereich: *Verhalten (behavioral).* Interventionen zur Förderung der psychosozialen Lebensgestaltung und zur Erleichterung von Veränderungen der Lebensweise.

Klasse: *Unterstützung des Copingverhaltens (coping assistance).* Interventionen zur Unterstützung anderer Personen eigene Stärken zu entwickeln, sich an Funktionsveränderungen anzupassen oder ein höheres Funktionsniveau zu erreichen.

Empfohlene Pflegeinterventionen: Sozialisationsförderung u.a. (siehe McCloskey/Bulecheck, 2003)

Pflegeergebnisklassifikation (NOC)

Empfohlenes Pflegeergebnis: Soziale Interaktionsfertigkeiten, (social interaction skills), (siehe Johnson/Maas/Moorhead, 2003).

Literatur

Johnson, M.; Maas, M.; Moorhead, S.: Pflegeergebnisklassifikation (NOC). Huber, Bern 2003 (Plan)

McCloskey, J.C.; Bulecheck, G.M.: Pflegeinterventionsklassifikation (NIC). Huber, Bern 2003 (Plan)

Soziale Isolation

Taxonomie 1 R: In Beziehung treten (3.1.2/1982)
Taxonomie 2: Wohlbehagen, soziales Wohlbehangen (00053/1982)
NANDA-Originalbezeichnung: «Social Isolation»
[Thematische Gliederung: Soziale Interaktion]

Definition: Ein Zustand des Alleinseins, den ein Mensch als von anderen auferlegt empfindet und negativ oder bedrohlich erlebt.

Mögliche ursächliche oder beeinflussende Faktoren

- Faktoren, die dazu beitragen, dass keine zufriedenstellenden Beziehungen aufrechterhalten werden können (Verzögerung beim Vollziehen von Entwicklungsschritten); unreife Interessen
- Veränderung der körperlichen Erscheinung/des Geisteszustandes
- Veränderter Zustand des Wohlbefindens
- Nicht akzeptierte soziale Verhaltensweisen/Wertvorstellungen
- Unzureichende persönliche Ressourcen
- Unfähigkeit, zufriedenstellende soziale Beziehungen einzugehen
- [Traumatische Ereignisse oder Vorkommnisse, die körperlichen und/oder seelischen Schmerz verursachen]

Bestimmende Merkmale oder Kennzeichen

subjektive
- Drückt Gefühle des Alleingelassenwerdens aus
- Drückt das Gefühl aus, abgelehnt zu werden
- Drückt Wertvorstellungen aus, die für die Subkultur annehmbar, für die dominante kulturelle Gruppe aber unakzeptabel sind
- Unfähigkeit, die Erwartungen anderer zu erfüllen
- Erlebt das Gefühl, «anders als die andern» zu sein
- Ungenügender oder fehlender Lebenssinn/-inhalt
- Drückt Interessen aus, die nicht der Altersstufe oder Entwicklungsphase entsprechen
- Unsicherheit in der Öffentlichkeit

objektive
- Fehlen von Bezugsperson(en), die Unterstützung geben (Familie, Freunde, Gruppe)

- Traurige, abgestumpfte Affektivität
- Bezüglich Altersstufe oder Entwicklungsphase unpassende Interessen und Aktivitäten
- Feindseliger Ausdruck in Stimme und Verhalten
- Offensichtliche körperliche und/oder geistige Behinderung oder veränderter Zustand des Wohlbefindens
- Verschlossenheit; sozialer Rückzug; fehlender Blickkontakt
- Gedankenversunkenheit; wiederholte, sinnlose Handlungen
- Sucht das Alleinsein oder das Leben in einer Subkultur
- Zeigt Verhaltensweisen, die nicht akzeptiert werden von der dominanten kulturellen Gruppe

Patientenbezogene Pflegeziele oder Evaluationskriterien

Der Patient
- erkennt Ursachen und Handlungsweisen, um die Isolation zu durchbrechen
- spricht die Bereitschaft aus, mit anderen Beziehungen aufzunehmen/einzugehen
- nimmt teil an Aktivitäten/Programmen entsprechend seinem Vermögen/seinen Wünschen
- drückt ein erhöhtes Selbstwertgefühl aus

Maßnahmen oder Pflegeinterventionen

1. Pflegepriorität: Einschätzen ursächlicher oder beeinflussender Faktoren:
- Ermitteln der Faktoren, wie sie bei den möglichen ursächlichen/beeinflussenden Faktoren aufgelistet sind, sowie weitere bedeutsame Aspekte (z. B. höheres Alter; Frau; Jugendalter; ethnische Minderheiten; finanziell/bildungsmäßig Benachteiligte)
- Erkennen von Hindernissen für soziale Kontakte (z. B. körperliche Immobilität, beeinträchtigte Sinneswahrnehmung, ans Haus gebunden, Inkontinenz)
- Ermitteln von Faktoren im Leben des Patienten, die das Gefühl der Hilflosigkeit begünstigen können (z. B. Verlust eines Partners/Elternteiles)
- Hören auf Bemerkungen des Patienten bezüglich Gefühlen des Isoliertseins. Unterscheiden der Isolation von Einsamkeit und Alleinsein, die annehmbar oder freiwillig sind

- Ermitteln der Gefühle des Patienten in Bezug auf sich selbst, das Gefühl, die Situation unter Kontrolle zu haben, Gefühle der Hoffnung und Bewältigungsfähigkeiten
- Ermitteln des zur Verfügung stehenden sozialen Netzes-/Unterstützungssystems des Patienten einschließlich der Beziehung der erweiterten Familie
- Feststellen, ob Suchtmittel (legal/illegal) konsumiert werden
- Erkennen isolationsfördernder Verhaltensweisen (z. B. übermäßiger Schlaf, Tagträumen, Alkohol-/Drogenmissbrauch)
- Überprüfen der Anamnese auf traumatische Ereignisse (vgl. PD: posttraumatische Reaktion)

2. Pflegepriorität: Umstände mildern, die zum Isolationsgefühl des Patienten beitragen:

- Aufbauen einer therapeutischen Beziehung zwischen Pflegeperson/Patienten, *fördert die Vertrauensbildung und erlaubt es dem Patienten, frei über sensible Themen zu reden*
- Achten auf das Auftreten einer körperlichen/psychischen Krankheit und ob eine baldige Erholung oder ein chronischer/progressiver Verlauf zu erwarten ist. Sich Zeit für den Patienten nehmen und andere Ressourcen im Spital (z. B. freiwillige Helfer, Sozialarbeiter, Seelsorger) nennen. Mit dem Patienten einen Aktionsplan erstellen
- Erkennen möglicher Ressourcen; Unterstützen risikofreudiger Verhaltensweisen, finanzielle Planung, angemessene medizinische Betreuung, Selbstständigkeit bei der persönlichen Pflege des Patienten usw.
- Erkennen von Vorbildern, anderen unterstützenden Personen und das Einbeziehen des Patienten, *um eine andere Person(en) mit ähnlichen/gemeinsamen Interessen kennen zu lernen.* Positive Rückmeldungen zu geben, wenn der Patient auf eine andere Person(en) zugeht. Wenn nötig, für einen Platz in einem geschützten Umfeld sorgen
- Dem Patienten helfen, Lösungen zu finden, um eine kurzfristige/auferlegte Isolation zu erleichtern (z. B. bei übertragbaren Krankheiten, einschließlich der gefährdeten Person)
- Fördern freier Besuchszeiten und/oder Telephonkontakte, wenn dies möglich ist
- Sorgen für eine stimulierende Umgebung (z. B. offene Vorhänge, Bilder, Fernsehen und Radio)

Soziale Isolation

- Erkennen von Ressourcen bei Fremdsprachigkeit, wie z. B. einen Dolmetscher, Zeitungen, Radioprogramme
- Unterstützen der Teilnahme an erholsamen/interessanten Aktivitäten in einer Umgebung, die der Patient als sicher ansieht

3. Pflegepriorität: Fördern des Wohlbefindens (Beratung, Patientenedukation und Entlassungsplanung):

- Unterstützen des Patienten, Fähigkeiten zu erlernen (z. B. Problemlösungsverfahren; kommunikative, soziale Fähigkeiten; Selbstwertgefühl, Aktivitäten)
- Ermutigen und Unterstützen des Patienten, nach Bedarf Kurse zu besuchen (z. B. über sicheres Auftreten, Berufsausbildung, sexuelle Beratung usw.)
- Dem Patienten helfen, zwischen Isolation und freiwilligem Alleinsein zu unterscheiden, *um nicht in einen unerwünschten Zustand zu geraten*
- Beteiligen des Patienten an Programmen, welche auf die Prävention erkannter Ursachen von Isolation ausgerichtet sind (z. B. Dienstleistungen für Senioren, täglicher Telephonkontakt, Wohngemeinschaften, Haustiere, Tagesheime, kirchliche Ressourcen)
- Verweisen an spezielle Therapien, *um die Trauerarbeit zu unterstützen, Beziehungen zu festigen usw.*
- Involvieren von Kindern und Jugendlichen in Programme/Aktivitäten, *um die Sozialisation und den Kontakt zu Gleichaltrigen zu fördern*

Schwerpunkte der Pflegedokumentation

Pflegeassessment oder Neueinschätzung
- Ergebnisse der Einschätzung, inklusive auslösender Faktoren, Auswirkungen auf Lebensweise/Beziehungen und das alltägliche Funktionieren

Planung
- Pflegeplan/-interventionen und beteiligte Personen; ermittelte Unterstützungssysteme und Ressourcen in der Gemeinde
- Plan für die Patientenanleitung, -schulung und -beratung

Durchführung/Evaluation
- Reaktionen auf Interventionen/Anleitung und ausgeführte Pflegetätigkeiten
- Zielerreichung/Fortschritte in Richtung Zielerreichung
- Veränderungen des Plans

Entlassungs- oder Austrittsplanung
- Langfristige Bedürfnisse nach Entlassung und Austritt sowie die Verantwortlichkeit für die notwendigen Maßnahmen
- Vermitteln an andere Gesundheitsberufe

Pflegeinterventionsklassifikation (NIC)

Bereich 3: *Verhalten (behavioral).* Interventionen zur Förderung der psychosozialen Lebensgestaltung und zur Erleichterung von Veränderungen der Lebensweise.

Klasse: *Kommunikationsförderung (communication enhancement).* Interventionen zur Unterstützung des Sendens und Empfangens verbaler und nonverbaler Botschaften.

Empfohlene Pflegeinterventionen: Sozialisationsförderung u.a. (siehe McCloskey/Bulecheck, 2003)

Pflegeergebnisklassifikation (NOC)

Empfohlenes Pflegeergebnis: Soziale Integration/Einbindung (social involvement), (siehe Johnson/Maas/Moorhead, 2003).

Literatur

Johnson, M.; Maas, M.; Moorhead, S.: Pflegeergebnisklassifikation (NOC). Huber, Bern 2003 (Plan)

McCloskey, J. C.; Bulecheck, G. M.: Pflegeinterventionsklassifikation (NIC). Huber, Bern 2003 (Plan)

Beeinträchtigte verbale Kommunikation

Taxonomie 1: Kommunizieren (2.1.1.1/1973; R 1998)
Taxonomie 2: Perzeption/Kognition, Kommunikation (00051/1973; R 1998)
NANDA-Originalbezeichnung: «Impaired Verbal Communication»
[Thematische Gliederung: Soziale Interaktion]

Definition: Vermindert, verzögerte oder fehlende Fähigkeit, ein System von Zeichen und Symbolen zu empfangen/verstehen, zu verarbeiten, weiterzugeben und zu nutzen.

Mögliche ursächliche oder beeinflussende Faktoren

- Verminderte Hirndurchblutung, Hirntumor
- Anatomische Defizite (z. B. Missbildungen, Gaumenspalte, Veränderungen des neurovaskulären, visuellen, auditorischen Systems oder des Sprechapparates)
- Unterschiede beeinflusst durch das Entwicklungsalter
- Physische Hemmnisse/Barrieren (Tracheotomie, Intubation)
- Physiologische Zustände [z. B. Dyspnoe], ZNS-Veränderungen, Schwächung des muskuloskelettalen Systems
- Psychische Hemmnisse (Psychose, fehlende Stimuli), emotionale Zustände [Depression, Panik, Wut]; Stress
- Umgebungsbedingte Hemmnisse
- Kulturelle Unterschiede
- Fehlende Informationen
- Nebenwirkungen von Medikamenten
- Veränderungen des Selbstwertgefühls oder des Selbstkonzeptes
- Veränderte Wahrnehmung
- Fehlen von Bezugspersonen

Bestimmende Merkmale oder Kennzeichen

subjektive
- [Berichte des Patienten über Schwierigkeiten, sich zu äußern]

objektive
- Unfähigkeit, die lokale, vorherrschende Sprache zu sprechen
- Schwierigkeiten, zu sprechen oder sich zu äußern

- Nicht sprechen können/wollen
- Desorientierung in Bezug auf Ort, Person, Zeit
- Stottern, undeutliche Aussprache
- Atemnot, Dyspnoe
- Schwierigkeit, Wörter zu bilden oder Sätze zu formulieren (z. B. Aphonie, Dyslalie, Dysarthrie)
- Schwierigkeit, Gedanken in Worte zu fassen (z. B. Aphasie, Dysphasie, Apraxie, Dyslexie)
- Unangemessenes Sprechen, [unaufhörliches Sprechen, lose Gedankenverknüpfungen, Gedankenflucht]
- Schwierigkeiten, das übliche Kommunikationsmuster zu verstehen und aufrechtzuerhalten
- Fehlender Blickkontakt oder Schwierigkeiten der selektiven Aufmerksamkeit; partielle oder totale Sehstörung
- Unfähigkeit oder Schwierigkeit, Mimik und Gestik/Körpersprache einzusetzen
- Bewusste/willentliche Verweigerung zu sprechen
- [Unfähigkeit, die Sprache zu modulieren]
- [Aussage entspricht nicht dem beabsichtigten Inhalt]
- [Gebrauch von nonverbalen Zeichen (z. B. Gesichtsausdruck, Gesten, hilfesuchende Blicke, Sichabwenden)]
- [Frustration, Wut, Feindseligkeit]

Patientenbezogene Pflegeziele oder Evaluationskriterien

Der Patient

- äußert oder gibt zu erkennen, die Kommunikationsschwierigkeiten zu verstehen und damit umgehen zu können
- eignet sich eine Kommunikationsform an, durch welche Bedürfnisse mitgeteilt werden können
- nimmt an Kommunikationstraining teil (z. B. Schweigen zulassen, Annehmen, Entspannen, Reflektieren, aktives Zuhören und Ich-Botschaften)
- zeigt übereinstimmende verbale/nonverbale Kommunikation
- nutzt Ressourcen angemessen aus

Maßnahmen oder Pflegeinterventionen

1. Pflegepriorität: Einschätzen ursächlicher oder beeinflussender Faktoren:

Beeinträchtigte verbale Kommunikation

- Überprüfen, ob ein neurologisches Problem vorliegt, das die Sprache beeinflussen kann, z. B. Schlaganfall (CVI), Tumor, Multiple Sklerose, Hörfehler usw. Beachten der Resultate neurologischer Untersuchungen wie EEG, CT
- Ermitteln, ob es sich um eine motorische (expressiv: Verlust der Fähigkeit zur Sprachartikulation) oder sensorische Aphasie handelt (rezeptiv: unfähig, Wörter zu verstehen, nimmt dies aber nicht wahr); ob es sich um eine Überleitungsstörung (verlangsamt im Verstehen, benutzt falsche Wörter, ist sich aber dessen bewusst) und/oder eine globale Aphasie handelt (gänzlicher Verlust des Sprachverständnisses und des Sprechens). Beurteilen des Ausmaßes dieser Beeinträchtigung
- Beurteilen des psychischen Zustands. Beachten der psychotischen Zustände (z. B. manisch-depressives, schizoides/affektives Verhalten)
- Beurteilen der psychischen Reaktion auf die Sprachbehinderung und den Willen, andere Formen der Kommunikation herauszufinden
- Ermitteln, ob eine Intubation/Tracheotomie oder andere körperliche Hemmnisse für das eingeschränkte Sprechvermögen verantwortlich sind (Lippen-Kiefer-Gaumenspalte, Kieferverdrahtung)
- Ermitteln der Umweltfaktoren, welche die Kommunikation behindern können (z. B. Lärmpegel usw.)
- Feststellen, welche Sprache der Patient spricht sowie seinen kulturellen Hintergrund feststellen
- Ermitteln der Art des Sprechens wie bei den Merkmalen aufgeführt
- Beurteilen des Ausmaßes der Angst. Achten auf verärgertes, feindseliges Verhalten
- Befragen der Eltern, um das Sprachentwicklungsniveau und das Sprachverständnis des Kindes einzuschätzen
- Beachten von Sprachmustern, Kommunikationsformen und dem Gebrauch von Gesten zwischen Eltern und Kind

2. Pflegepriorität: Unterstützen des Patienten, sich eine Kommunikationsform anzueignen, um Bedürfnisse, Wünsche, Ideen, Fragen auszudrücken:

- Ermitteln der Fähigkeit, zu lesen/zu schreiben. Überprüfen des muskuloskelettalen Zustands, inklusive der Fingerfertigkeit (z. B. die Fähigkeit, einen Stift zu halten und zu schreiben)

- Hinzuziehen eines Dolmetschers, bei Bedarf. Besorgen von schriftlichen Übersetzungen oder Bildtafeln, bei Bedarf, *wenn schriftliche Kommunikation nicht möglich ist*
- Ermöglichen einer Hör- und Sehuntersuchung/Besorgen der entsprechenden Hilfsmittel, *wenn dies erwünscht ist, um die Kommunikation zu verbessern*. Dem Patienten helfen, die Hilfsmittel zu benutzen und sich an deren Gebrauch zu gewöhnen
- Aufbauen einer Beziehung zum Patienten, dabei den verbalen/nonverbalen Aussagen des Patienten aufmerksam zuhören
- Blickkontakt halten, sich vorzugsweise in Augenhöhe des Patienten begeben. Beachten, dass bei gewissen Kulturen der direkte Blickkontakt nicht angebracht ist
- Die Kommunikation so einfach und klar wie möglich gestalten, alle Formen ausprobieren, um Informationen zu erhalten: visuelle, auditive und kinästhetische
- Bewahren einer ruhigen Haltung. Dem Patienten genügend Zeit zum Antworten lassen. *Aphasie-Patienten können leichter sprechen, wenn sie ausgeruht und entspannt sind und wenn sie jeweils nur mit einer Person sprechen*
- Ermitteln der Bedeutung der Wörter, die der Patient benutzt, sowie die Übereinstimmung von verbaler und nonverbaler Kommunikation
- Vergewissern, ob die nonverbale Mitteilung verstanden wurde; nicht voreilig interpretieren, *denn es könnten Fehlinterpretationen sein*. Ehrlich sein; sich Hilfe holen, falls man den Patienten nicht versteht
- Anwenden (individuell angepasster) Techniken *zur Unterstützung aphasischer Patienten beim Wiedererlernen des Sprechens,* Atemübungen zur Entspannung der Stimmbänder, repetitive Sprechübungen, Singen, melodische Intonation
- Erkennen der Bedürfnisse des Patienten, bis eine wirksame Kommunikation wiederhergestellt ist
- Einplanen, entsprechend der Behinderung, anderer möglicher Kommunikationsformen (z.B. Schreibtafel/Computer, Buchstaben/Bildtafel/Augensignale, Zeichensprache, Schreibmaschine usw.)
- Herausfinden, welche Methoden verwendet werden, falls die Situation chronisch ist oder wiederholt auftritt
- Sorgen für eine Realitätsorientierung, indem einfache, offene und ehrliche Rückmeldungen gegeben werden

- Sorgen für Umweltstimuli, falls nötig, *um den Kontakt mit der Realität zu erhalten* oder eine angstauslösende Reizüberflutung zu verhindern, *die das Problem verschärfen könnte*
- Wenn ein Vertrauensverhältnis besteht, *den Patienten im richtigen Moment auf Diskrepanzen zwischen seinen verbalen und nonverbalen Botschaften aufmerksam machen und diese mit ihm klären*

3. Pflegepriorität: Fördern des Wohlbefindens (Beratung, Patientenedukation und Entlassungsplanung):
- Besprechen der erhaltenen Informationen mit Patienten/Bezugsperson(en) bezüglich Zustand, Prognose und Therapie. Betonen, dass Sprachverlust nicht gleichzeitig Intelligenzverlust bedeutet
- Besprechen individueller Methoden zur Behandlung der Behinderung
- Empfehlen des Bereitstellens eines Kassettenrekorders mit einer abspielbereiten Notfallmitteilung neben dem Telefon empfehlen. Die Mitteilung sollte enthalten: Name, Adresse, Telefonnummer, und dass sofort Hilfe benötigt wird
- Unterstützen des Patienten beim Erlernen und Anwenden von therapeutischen Kommunikationsregeln (z. B. Feed-back, aktives Zuhören und Ich-Botschaften)
- Integrieren der Familie/anderer Bezugsperson(en) so oft wie möglich in die Planung der Pflege. *Fördert Akzeptanz und Einbindung in die Behandlungsplanung*
- Verweisen an weitere Dienste (z. B. Sprach-, Gruppentherapie, Einzel-/Familienberatung und/oder psychiatrische Hilfe)
- Vgl. PD: unwirksames individuelles Coping, behinderndes familiäres Coping; Angst; Furcht

Schwerpunkte der Pflegedokumentation

Pflegeassessment oder Neueinschätzung
- Ergebnisse der Einschätzung
- Bedeutung nonverbaler Zeichen, Ausmaß der Angst des Patienten

Planung
- Pflegeplan/-interventionen und beteiligte Personen; ermittelte Unterstützungssysteme und Ressourcen in der Gemeinde
- Plan für die Patientenanleitung, -schulung und -beratung

Durchführung/Evaluation
- Reaktionen von Patient/Bezugspersonen(en) auf Interventionen/Anleitung und ausgeführte Pflegetätigkeiten

- Zielerreichung/Fortschritte in Richtung Zielerreichung
- Veränderungen des Plans

Entlassungs- oder Austrittsplanung
- Langfristige Bedürfnisse nach Entlassung und Austritt sowie die Verantwortlichkeit für die notwendigen Maßnahmen
- Vermitteln an andere Gesundheitsberufe

Pflegeinterventionsklassifikation (NIC)

Bereich: *Verhalten (behavioral).* Interventionen zur Förderung der psychosozialen Lebensgestaltung und zur Erleichterung von Veränderungen der Lebensweise.

Klasse: *Kommunikationsförderung (communication enhancement).* Interventionen zur Unterstützung des Sendens und Empfangens verbaler und nonverbaler Botschaften.

Empfohlene Pflegeinterventionen: Kommunikationsverbesserung: Sprachbehinderung (siehe McCloskey/Bulecheck, 2003)

Pflegeergebnisklassifikation (NOC)

Empfohlenes Pflegeergebnis: Soziale Integration/Einbindung (social involvement), (siehe Johnson/Maas/Moorhead, 2003).

Literatur

Bühlmann, J.: Die Beeinträchtigung der verbalen Kommunikation durch Sprach- und Stimmstörungen. In: Käppeli, S.: Pflegekonzepte Band 3, Huber, Bern 2000

Johnson, M.; Maas, M.; Moorhead, S.: Pflegeergebnisklassifikation (NOC). Huber, Bern 2003 (Plan)

McCloskey, J.C.; Bulecheck, G.M.: Pflegeinterventionsklassifikation (NIC). Huber, Bern 2003 (Plan)

Sachweh, S.: «Noch ein Löffelchen» – Effektive Kommunikation mit alten Menschen. Huber Bern 2001

Fehlende Kooperationsbereitschaft
(Noncompliance; Adherence, unwirksam; bewusste Ablehnung von Behandlungsempfehlungen)*

Taxonomie 1 R: Wählen (5.2.1.1/1973; R 1998)
Taxonomie 2: Lebensprinzipien, Werte-Überzeugungs-Handlungskongruenz (00079/1973; R 1998)
NANDA-Originalbezeichnung: «Noncompliance»
[Thematische Gliederung: Lehren/Lernen]

Definition: Verhaltensweise eines Patienten und/oder eines pflegendes Angehörigen, die nicht mit dem zuvor zwischen Person (und/oder Familie und/oder Gemeinschaft) und Pflegenden/Arzt abgestimmten Gesundheitsförderungsprogramm oder Behandlungsplan übereinstimmt; bei Vorliegen eines abgestimmten Gesundheitsförderungs- oder Behandlungsplans hält/halten sich der Patient oder pflegende Angehörige ganz oder teilweise (nicht) an den Plan, was zu völlig oder teilweise ineffektiven gesundheitsbezogenen Ergebnissen führen kann.

Mögliche ursächliche oder beeinflussende Faktoren

Gesundheitsversorgungsplan
- Behandlungsdauer
- Bezugspersonen; Kosten, Intensität; Komplexizität

Individuelle Faktoren
- Persönliche oder entwicklungsbezogene Fähigkeiten; Wissen und Fertigkeiten relevant für das Behandlungsprogramm; Motivation
- Wertvorstellungen des Patienten: Einstellung/Überzeugungen zur Gesundheit, kulturelle Einflüsse, geistig-spirituelle Werte
- [Veränderte Denkprozesse wie bei Depression, Verfolgungsideen]
- [Schwierigkeiten, Verhaltensweisen zu verändern aufgrund einer Suchtmittelabhängigkeit]
- [Furcht/Angst]
- [Schwierigkeiten bei der Verhaltensänderung wie bei Sucht]

---
* Umgangssprachliche Umschreibung der Übersetzergruppe, die dem besseren Verständnis dienen soll.

- [Ungenügende Ressourcen, Unterstützungssysteme]
- [Sekundärer Krankheitsgewinn]

Gesundheitssystem
- Individuelle Abdeckung von Versicherungsleistungen, finanzielle Flexibilität des Plans
- Glaubwürdigkeit des Gesundheitsanbieters; Beziehung zwischen Patient und Gesundheitsanbieter; kontinuierliches Versorgungs- und Nachsorgeangebot durch Gesundheitsanbieter; Erstattung von Patientenedukation und Nachsorge für den Gesundheitsanbieter; Kommunikations- und Schulungsfähigkeiten des Gesundheitsanbieters
- Zugang und Zweckmäßigkeit der Versorgung; Zufriedenheit mit Versorgungsleistungen

Netzwerk
- Einbindung der Mitglieder des Gesundheitsteams in den Versorgungsplan; soziale Einstellungen/Werte gegenüber dem Plan
- Wahrgenommene Einstellungen bzgl. der Kommunikations- und Schulungsfähigkeiten von Bezugspersonen

Bestimmende Merkmale oder Kennzeichen

subjektive
- Aussagen des Patienten oder der Bezugspersonen, dem Behandlungsplan nicht folgen zu können [z. B. Krankheit/Risiko wird als harmlos eingeschätzt, fehlender Glaube an die Wirksamkeit der Therapie, keine Bereitschaft, die Therapie einzuhalten oder Nebenwirkungen in Kauf zu nehmen]

objektive
- Direkt beobachtete Verhaltensweisen, die zeigen, dass sich der Patient nicht an den Behandlungsplan hält
- Objektive Tests (physiologische Messwerte und Marker)
- Kein nachweisbarer Behandlungsfortschritt
- Nachweis von Komplikationen/Wiederauftreten und/oder Verstärkung der Symptome
- Nichteinhaltung von Terminen
- [Unmöglichkeit, gemeinsame Ziele festzulegen oder zu erreichen]
- [Verleugnung]

Fehlende Kooperationsbereitschaft

Patientenbezogene Pflegeziele oder Evaluationskriterien

Der Patient
- nimmt an der Entwicklung von gegenseitig akzeptierbaren Zielen und Plänen teil
- äußert, seine Krankheit und den Pflegeplan/Therapie genau zu verstehen
- trifft Entscheidungen aufgrund eines genauen Informationsstandes
- nimmt Ressourcen in angemessener Form in Anspruch
- macht Fortschritte in Richtung der erwünschten Ziele/Ergebnisse

Maßnahmen oder Pflegeinterventionen

1. Pflegepriorität: Ermitteln der Gründe für die Änderung/Missachtung der Therapie/Therapieempfehlungen:
- Besprechen mit Patient/Bezugsperson(en), wie er/sie die Situation (Krankheit/Therapie) wahrnehmen/was er/sie darüber denken
- Aktiv zuhören, worüber der Patient klagt und welche Bemerkungen er macht
- Darauf Achten, welche Sprache gesprochen, gelesen und verstanden wird
- Den Entwicklungsstand sowie das Alter des Patienten beachten
- Erfassen des Ausmaßes der Angst, der Kontrollüberzeugung (locus of control), Gefühle der Machtlosigkeit usw.
- Die Dauer der Krankheit beachten (*Patienten neigen dazu, passiv und abhängig zu werden bei lang andauernden, schwächenden Krankheiten*)
- Ermitteln der Wertvorstellungen des Patienten: kulturelle Werte, Gesundheits- und Glaubensvorstellungen des Patienten/Bezugsperson(en), entwicklungsbedingte Probleme
- Erfassen sozialer und persönlicher Merkmale, demographischer und bildungsmäßiger Faktoren
- Feststellen des psychologischen Hintergrunds des Verhaltens (z. B. Phase der Verneinung). Beachten der Frage eines möglichen sekundären Krankheitsgewinns – *Familiendynamik, Schule/Arbeitsplatz, juristische Aspekte*
- Ermitteln des Vorhandenseins/der Nutzung von Unterstützungssystemen/Ressourcen
- Beurteilen der Einstellung der Fachpersonen gegenüber dem Pati-

enten (Haben sie einen persönlichen Gewinn durch die Kooperation/Genesung des Patienten? Wie ist das Verhalten von Patient/Fachperson, wenn der Patient als «nicht kooperativ» eingestuft wird?). *Einige Gesundheitsfachpersonen können Behandlungsfortschritte des Patienten befördern, wohingegen die Einstellungen anderer Gesundheitsfachpersonen gegenüber dem Patienten Fortschritte in der Behandlung behindern können*

2. Pflegepriorität: Unterstützen von Patient/Bezugsperson(en) beim Entwickeln von Strategien, wirksam mit der Situation fertig zu werden:

- Aufbauen einer therapeutischen Beziehung zum Patienten. *Fördert das Vertrauen und schafft eine Atmosphäre in der Patient/Bezugsperson offen ihre Sichtweisen und Anliegen äußern können*
- Ermitteln inwieweit der Patient an der Zielsetzung beteiligt ist *(Patienten werden Ziele eher verfolgen, wenn sie bei deren Entwicklung beteiligt waren)*
- Überprüfen der therapeutischen Maßnahmen. Ermitteln der therapeutischen Maßnahmen, die zur Erreichung der Ziele am wichtigsten sind und von denjenigen, die am ehesten eingehalten werden. *Setzt Prioritäten und hilft, die Probleme in konfliktbeladenen Bereichen zu lösen*
- Treffen von Abmachungen mit dem Patienten, sich an der Pflege/Therapie zu beteiligen. *Fördert die Akzeptanz und das Durchhaltevermögen*
- Auffordern des Patienten zur Selbstversorgung; Hilfestellung geben, wenn nötig. Akzeptieren der Beurteilung des Patienten betreffs seiner eigenen Kräfte/Grenzen, während gemeinsam daran gearbeitet wird, die Fähigkeiten zu verbessern
- Sorgen für Kontinuität in der Pflege/Versorgung innerhalb und außerhalb des Spitals, auch bei längerfristiger Planung, *fördert das Vertrauen und erleichtert die Zielerreichung*
- Geben von Informationen ebenso wie Hilfestellung, damit der Patient weiß, wo und wie er sich alleine zurechtfinden kann. *Fördert die Unabhängigkeit und ermutigt zur informierten Entscheidungsfindung*
- Informieren des Patienten in ihm gemäßen Schritten; Benutzen mündlicher, schriftlicher und audiovisueller Methoden entsprechend der Aufnahmefähigkeit des Patienten, *um das Lernen zu erleichtern*

- Den Patienten die Instruktionen/erhaltenen Informationen mit seinen Worten wiedergeben lassen, *um zu überprüfen ob der Patient die Instruktionen verstanden hat und um Missverständnisse zu erkennen*
- Akzeptieren der Entscheidung/Ansicht des Patienten, auch wenn diese selbstzerstörerisch erscheint. *Vermeiden einer Konfrontation, wenn es um Überzeugungen/Glaubensfragen geht*
- Festsetzen von Teilzielen oder eines modifizierten Behandlungsplans, wenn es angezeigt ist (z.B. ein Patient mit einer chronischen Lungenkrankheit, der ein Päckchen Zigaretten pro Tag raucht, ist vielleicht damit einverstanden diese Menge zu reduzieren). *Kann die Lebensqualität verbessern, was wiederum zur Erreichung weiter gesteckter Ziele ermutigt*

3. Pflegepriorität: Fördern des Wohlbefindens (Beratung, Patientenedukation und Entlassungsplanung):
- Betonen, wie wichtig Kenntnisse und Einsichten der Patienten für die Behandlung/medikamentöse Therapie sind und welche Konsequenzen sie auf Handlungen/Entscheidungen haben
- Gemeinsames Entwickeln einer Form der Selbstkontrolle, *um ein Gefühl der Selbstbestimmung zu schaffen und ihm damit zu ermöglichen, den eigenen Fortschritt zu beobachten und mitzuhelfen, Entscheidungen zu treffen*
- Entwickeln eines Unterstützungssystem, *um die Einhaltung der getroffenen Vereinbarungen zu fördern.* Ermutigen des Patienten, ein positives Verhalten weiter zu führen, besonders wenn er dessen Vorteile zu sehen beginnt
- Verweisen an eine Beratung/Therapie und/oder andere geeignete Beratungsstellen
- Vgl. PD: mangelhaft unterstützendes familiäres Coping, unwirksames Coping; Wissensdefizit; Angst

Schwerpunkte der Pflegedokumentation

Pflegeassessment oder Neueinschätzung
- Ergebnisse der Einschätzung/Abweichungen von den Behandlungsempfehlungen/vom Behandlungsplan, und die Begründungen des Patienten in seinen eigenen Worten
- Konsequenzen, die das Verhalten bis heute hatte

Planung

- Pflegeplan/-interventionen und beteiligte Personen; ermittelte Unterstützungssysteme und Ressourcen in der Gemeinde
- Plan für die Patientenanleitung, -schulung und -beratung

Durchführung/Evaluation

- Reaktionen von auf Interventionen/Anleitung und ausgeführte Pflegetätigkeiten
- Zielerreichung/Fortschritte in Richtung Zielerreichung
- Veränderungen des Plans

Entlassungs- oder Austrittsplanung

- Langfristige Bedürfnisse nach Entlassung und Austritt sowie die Verantwortlichkeit für die notwendigen Maßnahmen
- Vermitteln an andere Gesundheitsberufe

Pflegeinterventionsklassifikation (NIC)

Bereich: *Gesundheitssystem (health system)*. Interventionen zur effektiven Nutzung des Gesundheitswesens und seiner Institutionen.

Klasse: *Umgang mit dem Gesundheitssystem (health system management)*. Interventionen zur Gewährleistung und Verbesserung der unterstützenden Dienstleistungen für die Ausübung der Pflege.

Empfohlene Pflegeinterventionen: gemeinsame Zielsetzung u.a. (siehe McCloskey/Bulecheck, 2003)

Pflegeergebnisklassifikation (NOC)

Empfohlenes Pflegeergebnis: Compliance (compliance behaviour), (siehe Johnson/Maas/Moorhead, 2003).

Literatur

Johnson, M.; Maas, M.; Moorhead, S.: Pflegeergebnisklassifikation (NOC). Huber, Bern 2003 (Plan)

McCloskey, J.C.; Bulecheck, G.M.: Pflegeinterventionsklassifikation (NIC). Huber, Bern 2003 (Plan)

Winkler, M.: Compliance/Noncompliance. In: Käppeli, S.: Pflegekonzepte Band 3. Huber, Bern 2000

Körperbildstörung (Störung des Körpererlebens)*

Taxonomie 1 R: Wahrnehmen (7.1.1/1973; R 1998)
Taxonomie 2: Selbstwahrnehmung, Körperbild (00118/1973; R 1998)
NANDA-Originalbezeichnung: «Body Image Disturbed»
[Thematische Gliederung: Integrität der Person]

Definition: Unklarheit und Verwirrung des mentalen Bildes des körperlichen Selbst einer Person. (NANDA)

[Definition: Ein vom Patienten definierter Belastungszustand, der zeigt, dass der Körper nicht mehr länger das Selbstwertgefühl einer Person unterstützt und sich störend auf die Person auswirkt, indem er ihre sozialen Beziehungen begrenzt. Ein verändertes Körperbild liegt vor, wenn individuelle und soziale Copingstrategien zur Veränderung der Körperrealität, des Körperideals und der Körperrepräsentation durch Verletzung, Erkrankung oder Behinderung oder soziale Stigmatisierung unwirksam oder überfordert werden. (Price, 1999)]

Mögliche ursächliche oder beeinflussende Faktoren

- Psychosoziale [unrealistische Wahrnehmung hinsichtlich der äußeren Erscheinung, s/b/d Anorexia nervosa, Bulimie; psychisches Trauma s/b/d Vergewaltigung, sexueller Missbrauch; Abhängigkeit von Apparaten [z. B: Dialyse, Beatmung, Schrittmacher; Erwartungsdruck in Gruppe Gleichaltriger]
- Biophysikalische [Veränderungen der äußeren Erscheinung, s/b/d Verbrennung, Verätzung; Immobilität; körperliche Veränderung aufgrund von biochemischen Substanzen (Medikamente, Suchtmittel)]
- Kognitive/perzeptive [Verlust oder Einschränkung von Körperfunktionen, s/b/d Impotenz, Seh-/Hörbehinderungen, Gedächtnisverlust]
- Kulturelle/spirituelle [Schönheitsideal]
- Entwicklungsbezogene, reifungsbedingte Veränderungen [soziale

---
* Umschreibung der Übersetzergruppe, die dem besseren Verständnis dienen soll.

Reaktionen auf das Altern: negative zwischenmenschliche Rückmeldungen, Leistungsorientierung, «Jugendwahn»; Schwangerschaft, pubertätsbedingte Veränderungen des Äußeren]
- Erkrankung [Veränderungen der äußeren Erscheinung von Körperfunktionen, s/b/d Veränderungen des Bewegungsapparates (z. B. Arthritis); s/b/d Hautveränderungen (z. B. Psoriasis, Narben, Akne); s/b/d entstellende endokrine Störungen (Akromegalie, Cushing-Syndrom, Haarausfall; s/b/d angeborene Anomalien (z. B. Lippen-Kiefer-Gaumenspalte; s/b/d neurologischer Veränderungen (z. B. Parkinson, Demenz, MS]
- Trauma oder Verletzung [Verlust von Körperteil(en)/-funktion(en), Verstümmelung, Gesichtsverletzungen]
- Chirurgischer Eingriff [chirurgische Entfernung oder Veränderung von Körperteilen: Amputationen, Stomaanlage, Neck Dissection, Laryngektomie, Mastektomie, Hysterektomie]
- Behandlungsform [High-tech Anwendungen: Defibrillator, Gelenkprothese, Dialyse, Beatmung; Chemotherapie, Bestrahlungstherapie, Organtransplantation]
- [Bedeutung des Körperteiles oder -funktion im Zusammenhang mit Alter, Geschlecht, Entwicklungsstufe oder Grundbedürfnissen]

s/b/d = sekundär beeinflusst durch

Bestimmende Merkmale oder Kennzeichen

Die folgenden Merkmale können dazu verwendet werden, das Vorhandensein von A oder B zu bestätigen:

- Verbale Äußerung von Gefühlen, die eine veränderte Sichtweise des eigenen Körpers hinsichtlich Erscheinung, Struktur/Form oder Funktion wiederspiegeln
- Verbale Äußerung von Wahrnehmungen, die eine veränderte Sichtweise des eigenen Körpers hinsichtlich Erscheinung, Struktur/Form oder Funktion wiederspiegeln
- Nonverbale Reaktion auf tatsächliche oder wahrgenommene Veränderung der Struktur und/oder Funktion
- Vermeidungsreaktionen, Selbstbeobachtung und -wahrnehmung gegenüber dem eigenen Körper

subjektive
- Weigerung, die tatsächliche Veränderung anzuerkennen
- Ständige Sorge um die Veränderung [des Äußeren] oder den Verlust

- Personalisierung des Körperteiles oder des Verlustes durch Namensgebung
- Depersonalisierung des Körperteiles oder des Verlustes durch unpersönliche Fürwörter («es», «das da unten»)
- Erweiterung der körperlichen Grenzen, um Gegenstände der Umgebung einzuverleiben
- Negative Gefühle gegenüber dem eigenen Körper (z. B. Gefühle der Machtlosigkeit, Hilflosigkeit oder Hoffnungslosigkeit)
- Äußerungen über Veränderung der Lebensweise/des Lebensstils
- Fokussierung auf frühere Kräfte, Funktion oder Erscheinung
- Furcht vor Ablehnung/Zurückweisung oder Reaktionen anderer
- Betonung noch vorhandener Kräfte
- Überbetonung von erbrachten Leistungen

objektive
- Fehlender Körperteil
- Trauma in Bezug auf den nichtfunktionierenden Körperteil
- Bestehende Verletzung/Körperschädigung oder nicht funktionierender Teil des Körpers
- Nichtberühren des Körperteiles
- Nichtbetrachten des Körperteiles
- Verdecken oder Entblößen des Körperteiles (bewusst oder unbewusst)
- Bestehende Veränderung in der Struktur und/oder Funktion des Körpers
- Veränderung der Einbindung in soziale Prozesse
- Veränderung der Beziehung des Körpers zum Raum (räumliches Orientierungsvermögen)
- Erweiterung der körperlichen Grenzen, um Gegenstände der Umgebung einzuverleiben
- [Aggression, geringe Frustrationstoleranz]

Patientenbezogene Pflegeziele oder Evaluationskriterien

Der Patient
- spricht über die Annahme seiner selbst in der Situation (z. B. chronisch progressive Krankheit, Amputation, verminderte Unabhängigkeit, gegenwärtiges Gewicht, Auswirkungen der Therapie)
- berichtet über eine Verminderung der Angst und über Anpassung an das tatsächliche/veränderte Körperbild

- äußert, die körperlichen Veränderungen zu verstehen
- erkennt und integriert in angemessener Weise die Veränderung in sein Selbstkonzept, ohne seine Selbstachtung zu schmälern
- bemüht sich um Informationen und strebt nach weiterer persönlicher Reifung
- anerkennt sich als Person, die für sich selbst verantwortlich ist
- benutzt Hilfsmittel/Prothesen auf angemessene Weise

Maßnahmen oder Pflegeinterventionen

1. Pflegepriorität: Einschätzen ursächlicher oder beeinflussender Faktoren:

- Ermitteln bestehender pathophysiologischer Zustände und/oder Situationen, die Auswirkungen auf den Patienten haben und das Verwenden, wenn angebracht, zusätzlicher Pflegediagnosen. Zum Beispiel: Wenn die Veränderung des Körperbildes einen Zusammenhang mit einem neurologischen Ausfall (z. B. zerebrovaskulärer Insult) hat, vgl. PD: Neglect; beim Vorliegen starker, anhaltender Schmerzen, vgl. PD: chronischer Schmerz; oder bei Verlust sexueller Bedürfnisse/Fähigkeiten, vgl. PD: Sexualstörung
- Bestimmen, ob der Zustand dauerhaft ist und keine Hoffnung auf Veränderung besteht (kann mit anderen PD assoziiert sein, wie Selbstwertgefühl (spezifizieren) oder Gefahr einer beeinträchtigten Eltern-Kind-Bindung, wenn das Kind betroffen ist)
- Einschätzen von psychischen/physischen Auswirkungen der Krankheit auf den Gemütszustand des Patienten (z. B. bei Erkrankungen des endokrinen Systems, Steroidtherapie usw.)
- Ermitteln des Wissensstandes des Patienten und des Ausmaßes der Angst im Zusammenhang mit der Situation
- Beobachten emotionaler Veränderungen
- Achten auf Verhaltensweisen, die auf eine übertriebene Sorge um den Körper und seine Vorgänge hinweisen
- Den Patienten sich selbst beschreiben lassen, darauf achten, was positiv, negativ gewertet wird. Beachten, was der Patient glaubt, wie ihn andere wahrnehmen
- Besprechen mit dem Patienten, was der Verlust/die Veränderung für ihn bedeutet. *Ein kleiner Verlust kann eine große Auswirkung haben (z. B. der Gebrauch eines Katheters oder Verabreichung eines Einlaufs). Für einige Menschen kann es schwieriger sein, mit der Veränderung der Funktion (z. B. Immobilität) umzugehen, als mit*

der Veränderung der äußeren Erscheinung. Dauerhafte Narben im Gesicht eines Kindes können für Eltern schwer zu akzeptieren sein
- Anwenden entwicklungsgemäßer Kommunikationstechniken, um die Ausdrucksformen eines Kindes in Bezug auf sein Körperbild genau ermitteln zu können (z. B. Puppenspiel, konstruktiver Dialog mit Kleinkind
- Achten auf Zeichen des Trauerns und Zeichen einer schweren oder langandauernden Depression, *um den Bedarf nach zusätzlicher Beratung oder medikamentöser Therapie einzuschätzen*
- Beachten des ethnischen Hintergrunds und kulturell/religiös geprägte Wahrnehmungen und Überlegungen
- Erkennen sozialer Aspekte der Krankheit (z. B. von sexuell übertragbaren Krankheiten, Sterilität, chronischen Zuständen)
- Beobachten von Interaktionen des Patienten mit seinen Bezugsperson(en). *Verzerrungen des Körperbildes können von Familienmitgliedern unbewusst verstärkt werden und/oder ein sekundärer Krankheitsgewinn kann den Fortschritt hemmen*

2. Pflegepriorität: Copingfähigkeiten des Patienten ermitteln:
- Ermitteln des momentanen Anpassungsgrads und des Fortschritts des Patienten
- Achten auf die Kommentare/Reaktionen des Patienten zur Situation. *Je nach individuellen Bewältigungsformen empfinden Personen Situationen unterschiedlich belastend, abhängig von ihren Copingfähigkeiten und früheren Erfahrungen*
- Achten auf Rückzugsverhalten und Verleugnung. *Dies kann eine normale Reaktion auf die Situation oder ein Hinweis auf eine psychische Krankheit (z. B. Schizophrenie) sein.* Vgl. PD: unwirksames Verleugnen
- Achten auf den Konsum von Suchtmitteln/Alkohol, *was auf unwirksame Bewältigungsformen hindeuten kann*
- Feststellen von früher verwendeten Bewältigungsformen und deren Wirksamkeit
- Ermitteln von Ressourcen in Person, Familie, Gemeinschaft

3. Pflegepriorität: Unterstützen von Patienten/Bezugsperson(en) beim Bewältigen und Annehmen von Problemen, die als Folge des veränderten Körperbildes mit dem Selbstkonzept entstehen:
- Aufbauen einer therapeutischen Beziehung zwischen Pflegeperson und Patient, *um eine Haltung der Anteilnahme zu vermitteln und eine Vertrauensbasis herzustellen*

- Häufiges Sehen nach dem Patienten und ihm mit Wertschätzung Begegnen, *bietet die Gelegenheit zu einem Gespräch und aktivem Zuhören gegenüber Sorgen, Anliegen und Fragen des Patienten*
- Mithelfen, zu Grunde liegende Probleme zu beheben, *um eine optimale Genesung zu fördern*
- Unterstützen des Patienten bei der persönlichen Pflege/Selbstversorgung und gleichzeitiges Fördern von persönlichen Fähigkeiten und persönlicher Unabhängigkeit
- Arbeiten ohne Werturteile mit dem Selbstbild/-konzept des Patienten bezüglich Anstrengungen und Fortschritten (z. B. «Sie sollten raschere Fortschritte machen»; «Sie versuchen es nicht genügend, sind zu bequem, zu schwach»)
- Sprechen über Sorgen vor Verstümmelung, Prognose, Ablehnung etc., wenn sich der Patient mit einer Operation oder einer Behandlung/Krankheit mit ungewissem Ausgang konfrontiert sieht, *um sich daraus ergebende Realitäten anzusprechen und emotionale Unterstützung anzubieten*
- Anerkennen und Akzeptieren der Gefühle von Abhängigkeit, Trauer und Feindseligkeit
- Fördern des Sprechens über vorhergesehene persönliche Konflikte und Probleme der Arbeit, die entstehen könnten. Versuchen, in Rollenspielen verschiedener Arten, mit solchen Situationen umzugehen
- Ermutigen von Patienten/Bezugsperson(en), einander ihre Gefühle mitzuteilen
- Ausgehen von der Annahme, dass alle Menschen auf Veränderungen im Aussehen empfindlich reagieren und Vermeiden von Stereotypisierungen
- Sensibilisieren von Pflegenden, dass mit Gesichtsausdruck und Körpersprache eine Akzeptanz in Bezug auf das Aussehen des Patienten und nicht Zurückweisung ausgedrückt werden soll
- Ermutigen der Angehörigen, den Patienten als normalen Menschen und nicht als Behinderten zu behandeln
- Ermutigen des Patienten, seinen betroffenen Körperteil anzusehen/zu berühren, um damit zu beginnen, die Veränderungen in das Körperbild zu integrieren
- Zugestehen, das der Patient die Körperveränderung verleugnet, ohne es zu verstärken oder abzuwehren (z. B. der Patient kann sich zu Beginn weigern, die Kolostomie anzuschauen; die Pflegeperson sagt: «Ich werde Ihnen nun den Kolostomiebeutel wech-

seln» und mit der Aufgabe beginnen). Ermöglicht dem Patienten, sich im eigenen Tempo an die Veränderung anzupassen
- Setzen von Grenzen bei destruktiven Verhaltensweisen, dem Patienten bei der Erkennung positiver Verhaltensweisen helfen, *die zur Genesung beitragen*
- Sorgen für angemessene Informationen entsprechend dem Bedürfnis/Wunsch des Patienten. Wiederholen früherer Informationen
- Besprechen der Möglichkeit von Prothesen, plastischer Chirurgie, Physio-/Ergotherapie, so wie es sich aus der individuellen Situation ergibt
- Dem Patienten helfen, sich so zu kleiden, *dass körperliche Veränderungen möglichst wenig sichtbar sind und das Aussehen verbessert wird*
- Diskutieren der Gründe für eine infektionsbedingte Isolation und entsprechender Maßnahmen; wenn eine Pflegende im Zimmer ist, sich Zeit zu nehmen, sich hinzusetzen und mit dem Patienten zu sprechen/zuzuhören, *um das Gefühl der Isolation und des Alleinseins zu vermindern*

4. Pflegepriorität: Fördern des Wohlbefindens (Beratung, Patientenedukation und Entlassungsplanung):
- So schnell wie möglich mit einer Beratung/anderen Therapien beginnen (z. B. Biofeedback/Entspannung), um frühzeitig und nachhaltig Unterstützung anzubieten
- Schrittweises Informieren, entsprechend der Aufnahmefähigkeit des Patienten, *um die Aufnahme von Informationen zu erleichtern*
  – Klären von Missverständnissen. Wiederholen/Bekräftigen von Informationen, die von anderen Teammitgliedern gegeben wurden
- Beteiligen des Patienten an Entscheidungsprozessen und Problemlösungsaktivitäten
- Unterstützen des Patienten, die verordneten Therapien in die Alltagsaktivitäten zu integrieren (z. B. während der Haushaltsarbeiten Übungen zu machen). *Fördert die Fortsetzung des Behandlungsprogramms*
- Feststellen der notwendigen Veränderungen zu Hause und am Arbeitsplatz. Einplanen entsprechender Maßnahmen, *um den individuellen Bedürfnissen zu entsprechen und die Unabhängigkeit zu fördern*

- Unterstützen des Patienten, Strategien zu erlernen, um Gefühlen Ausdruck zu verleihen und mit ihnen umzugehen
- Geben von positiven Rückmeldungen bei erzielten Leistungen (z. B. Make-up, Benutzung einer Prothese usw.)
- Verweisen, bei Bedarf, auf geeignete Selbsthilfe-/Unterstützungsgruppen/Beratungsstellen/Therapien

Schwerpunkte der Pflegedokumentation

Pflegeassessment oder Neueinschätzung
- Beobachtungen, Vorkommen von nichtadaptivem Verhalten, emotionale Veränderungen, Phase des Trauerprozesses, Form des Trauerns, Grad der Unabhängigkeit
- Wunden, Verbände; Art lebenserhaltender Apparate (z. B. Dialyse)
- Bedeutung des Verlustes für den Patienten
- Zur Verfügung stehendes Unterstützungssystem (z. B. wichtige Bezugspersonen, Freunde, Gruppen)

Planung
- Pflegeplan/-interventionen und beteiligte Personen
- Plan für die Patientenanleitung, -schulung und -beratung

Durchführung/Evaluation
- Reaktionen auf Interventionen/Anleitung und ausgeführte Pflegetätigkeiten
- Zielerreichung/Fortschritte Richtung Zielerreichung
- Veränderungen des Plans

Entlassungs- oder Austrittsplanung
- Langfristige Bedürfnisse nach Entlassung und Austritt sowie die Verantwortlichkeit für die notwendigen Maßnahmen
- Spezifisches Vermitteln an andere Gesundheitsberufe (z. B. Rehabilitationszentrum, Dienste in der Gemeinde)

Pflegeinterventionsklassifikation (NIC)

Bereich: *Verhalten (behavioral).* Interventionen zur Förderung der psychosozialen Lebensgestaltung und zur Erleichterung von Veränderungen der Lebensweise.
Klasse: *Unterstützung des Copingverhaltens (coping assistance).* Interventionen zur Unterstützung anderer Personen eigene Stärken zu entwickeln, sich an Funktionsveränderungen anzupassen oder ein höheres Funktionsniveau zu erreichen.
Empfohlene Pflegeinterventionen: Körperbildverbesserung u. a.

Pflegeergebnisklassifikation (NOC)

Empfohlenes Pflegeergebnis: Körperbild (body image).

Literatur

Abt-Zegelin, A.; Georg, J.: Körperbildstörungen – eine Aufgabe für die Pflege. Die Schwester/der Pfleger 39 (2000) 12: 1028–1031

Johnson, M.; Maas, M.; Moorhead, S.: Pflegeergebnisklassifikation (NOC). Huber, Bern 2003 (Plan)

McCloskey, J. C.; Bulecheck, G. M.: Pflegeinterventionsklassifikation (NIC). Huber, Bern 2003 (Plan)

Price, B.: Altered Body Image. NT clinical monographs Nr. 29. Emap Healthcare, London 1999

Salter, M.: Körperbild und Körperbildstörungen. Huber, Bern 1998

Gefahr einer Körperschädigung

Taxonomie 1 R: Austauschen (1.6.1/1978)
Taxonomie 2: Sicherheit/Schutz, Körperverletzung (00035/1978)
NANDA-Originalbezeichnung: «Risk for Injury»
[Thematische Gliederung: Sicherheit]

Definition: Ein Zustand, bei dem ein Mensch dem Risiko einer Körperschädigung ausgesetzt ist, als Folge von Umweltbedingungen/-einflüssen, die mit den Anpassungsfähigkeiten und Abwehrkräften des Betroffenen in einer Wechselbeziehung stehen.

[Anm. d Autorinnen: Die Gefahr einer Verletzung ist von Mensch zu Mensch/Situation zu Situation verschieden. Wir glauben, dass die Umwelt nicht sicher ist, und dass es unmöglich ist, auf sämtliche Risiken hinzuweisen. Stattdessen glauben wir, dass Pflegepersonen die Verantwortung haben, Menschen in allen Lebensphasen zu sicherheitsbewusstem Verhalten anzuleiten].

Diagnostischer Hinweis der Übersetzergruppe: Taxonomisch ist diese Diagnose eine übergeordnete, breite Kategorie, die verschiedene genauere/detailliertere Diagnosen umfasst. Wenn die Ersteinschätzung zu dieser Diagnose führt, sind weitere Abklärungen nötig, um die spezifischen Bedürfnisse des Patienten festzustellen und wenn möglich sollte eine genauere Diagnose gestellt werden (hier z. B.: Erstickungs-, Vergiftungs-, Verletzungs-, Sturz-, Aspirationsgefahr.

Risikofaktoren

innere

- Biochemisch: regulatorische Funktion (sensorisch, integrativ, Effektordysfunktion); Gewebehypoxie; Autoimmunreaktionen; Mangelernährung; abnormes Blutbild (Leukozytose/Leukopenie; veränderte Gerinnungsfaktoren; Thrombozytopenie; Sichelzellanämie; Thalassämie; vermindertes Hämoglobin)
- Physisch: (Hautläsionen; veränderte Mobilität); entwicklungsbedingtes Alter (physiologisch; psychosozial)
- Psychisch: (affektiv; Orientierung)

äußere

- Biologisch: (Immunisierungsgrad der Bevölkerung, Mikroorganismen)
- Chemisch: (Schadstoffe, Gifte, Medikamente/Drogen, pharmazeutische Wirkstoffe, Alkohol, Koffein, Nikotin, Konservierungsmittel, Kosmetika und Farbstoffe), Nährstoffe (Vitamine, Lebensmittel)
- Physikalisch: Aufbau, Infrastruktur und Anordnung des Wohnortes, Bauweise/Unterhalt von Gebäuden und Einrichtungen-, Verkehrs- und Transportmittel
- Von Menschen übertragen: (nosokomial, Personal, kognitive, affektive und psychomotorische Faktoren)

> Anmerkung: Eine Risiko-Diagnose (Gefahr) kann nicht durch Zeichen und Symptome belegt werden, da das Problem noch nicht aufgetreten ist und die Pflegemaßnahmen die Prävention bezwecken.

Patientenbezogene Pflegeziele oder Evaluationskriterien

Der Patient

- äußert, die individuellen Risikofaktoren zu kennen und zu verstehen, und unternimmt Schritte, um die Situation(en) zu verbessern
- zeigt Verhaltensweisen, Änderungen in der Lebensweise, um die Risikofaktoren zu vermindern und sich vor Verletzung zu schützen
- verändert bei Bedarf seine Umgebung, um die Sicherheit zu erhöhen
- ist frei von Verletzungen

Maßnahmen oder Pflegeinterventionen

Beim Überblicken dieser Pflegediagnose ist es offensichtlich, dass es viele Überschneidungen mit anderen Diagnosen gibt. Wir haben uns dafür entschieden, allgemeine Maßnahmen vorzustellen. Obwohl es Gemeinsamkeiten zwischen Verletzungssituationen gibt, würden wir vorschlagen, dass sich der Leser auf andere entsprechende Pflegediagnosen bezieht, wie z. B. Vergiftungs-, Erstickungs-, Sturz- und Verletzungsgefahr; beeinträchtigte körperliche Mobilität; **Wandering**, gestörte Denkprozesse; akute/chronische Verwirrtheit; Wahrnehmungsstörung; beeinträchtigte Haushaltsführung; Mangelernährung; Hautschädigung; Gefahr einer Hautschädigung; beeinträchtigter Gasaustausch; Durchblutungsstörung; verminderte Herzleistung; Infektionsgefahr; Gefahr der Gewalttätigkeit; eingeschränkte elterliche Fürsorge, Gefahr einer eingeschränkten elterlichen Fürsorge.

1. Pflegepriorität: Ausmaß/Ursache des individuellen Risikos beurteilen:
- Beachten von Alter und Geschlecht *(Kinder, junge Erwachsene, alte Menschen und Männer sind einem erhöhten Risiko ausgesetzt)*
- Beurteilen von Entwicklungsstand, Entscheidungsfähigkeit, Zurechnungsfähigkeit, Kompetenz
- Ermitteln von Gemütszustand, Bewältigungsform, Persönlichkeit (z. B. Temperament, Aggressivität, impulsives Verhalten, Grad der Selbstachtung, *die zu unvorsichtigem/erhöhtem Risikoverhalten, ohne Berücksichtigung der Konsequenzen, führen kann)*
- Beurteilen der Reaktion des Betroffenen auf Gewalt in der Umgebung (z. B. Nachbarschaft, Fernsehen, Gruppe von Gleichaltrigen), *die das Missachten der eigenen Sicherheit/derjenigen anderer verstärken kann*
- Beurteilen des Wissensstands über Sicherheitsvorkehrungen, Verhütung von Verletzung und die Motivation, solche im Haus, bei der Arbeit und unterwegs zu vermeiden
- Ermitteln einer möglichen Misshandlung durch Familienmitglieder/Bezugsperson(en)
- Beachten des sozioökonomischen Status
- Beurteilen der körperlichen Kraft, grob- und feinmotorischen Koordination
- Achten auf Anzeichen einer Verletzung und deren Alter (z. B. alte/neue Quetschungen/blaue Flecken, Vorgeschichte von Frakturen, häufige Fehlzeiten in der Schule/am Arbeitsplatz)

2. Pflegepriorität: Beim Reduzieren oder Korrigieren individueller Risikofaktoren Unterstützung geben:
- Dem Patienten zu Informationen über Krankheiten/Zustände verhelfen, die zu einer erhöhten Verletzungsgefahr führen können
- Erkennen von Maßnahmen/Sicherheitsvorrichtungen, *um eine sichere Umgebung/individuelle Sicherheit zu fördern.* Bei Bedarf die Ergo- oder Physiotherapie hinzuziehen
- Überprüfen der Folgen früher ermittelter Risikofaktoren (z. B. Zunahme von Krebs in der Mundregion bei Jugendlichen, die Tabak kauen; Auftreten von spontanen Aborten, fötalem Alkoholsyndrom und Entzugserscheinungen bei Neugeborenen, deren Mutter während der Schwangerschaft Tabak, Alkohol und andere Drogen zu sich nahm)
- Instruieren/Fördern von Methoden, um Stress zu reduzieren/ertragen und Emotionen, wie Wut, Feindseligkeit, auszudrücken
- Besprechen der Wichtigkeit der Selbstkontrolle bei Zuständen/Emotionen, die eine Verletzung begünstigen können (z. B. Müdigkeit, Wut, Reizbarkeit)
- Die Teilnahme an Selbsthilfeprogrammen empfehlen, *um das Selbstvertrauen zu erhöhen (z. B. Selbstbehauptungstraining)*
- Überprüfen von Erwartungen, die Betreuungspersonen gegenüber Kindern, geistig behinderten und/oder betagten Familienmitgliedern haben
- Besprechen von Bedarf/Möglichkeiten der Betreuung (z. B. vor/nach der Schule, Tageskliniken für Betagte)
- Sprechen über Sorgen in der Kindererziehung

3. Pflegepriorität: Fördern des Wohlbefindens (Beratung, Patientenedukation und Entlassungsplanung):
- Verweisen, bei Bedarf, an andere Beratungsstellen (z. B. Psychotherapie, Budgetberatung, Elternbildungskurse)
- Gabe von schriftlichen Informationen
- Fördern von Aufklärungskampagnen auf Gemeindeebene, die darauf abzielen, das Bewusstsein für Sicherheitsmaßnahmen zu erhöhen und auf vorhandene Beratungsstellen hinzuweisen, die dem Einzelnen zugänglich sind
- Fördern des Bewusstseins in Bezug auf Probleme der Gebäudekonstruktion/Einrichtungen sowie Verkehrsmittel und Arbeitsbedingungen innerhalb der Gemeinde
- Feststellen, welche Ressourcen in der Gemeinde/bei Nachbarn/

Freunden vorhanden sind, um betagten/behinderten Menschen zu helfen, Wartungsarbeiten zu erledigen (z. B. Treppen und Wege von Eis befreien usw.)

Schwerpunkte der Pflegedokumentation

Pflegeassessment oder Neueinschätzung
- Individuelle Risikofaktoren, aktuelle körperliche Befunde (z. B. Quetschungen/blaue Flecken, Schnitte)
- Verständnis von Patient/Pflegeperson bezüglich Risikofaktoren/ Sicherheitsfragen

Planung
- Pflegeplan/-interventionen und beteiligte Personen; ermittelte Unterstützungssysteme und Ressourcen in der Gemeinde
- Plan für die Patientenanleitung, -schulung und -beratung

Durchführung/Evaluation
- Reaktionen von Patient/Bezugspersonen(en) auf Interventionen/Anleitung und ausgeführte Pflegetätigkeiten
- Zielerreichung/Fortschritte in Richtung Zielerreichung
- Veränderungen des Plans

Entlassungs- oder Austrittsplanung
- Langfristige Bedürfnisse nach Entlassung und Austritt sowie die Verantwortlichkeit für die notwendigen Maßnahmen
- Vermitteln an andere Gesundheitsberufe

Pflegeinterventionsklassifikation (NIC)

Bereich: *Sicherheit (safety).* Interventionen zum Schutz vor Schädigungen und Verletzungen.
Klasse: *Risikomanagement/-bewältigung (risk management).* Interventionen zum Einsatz risikoreduzierender Aktivitäten und zur kontinuierlichen Überwachung von Risiken.
Empfohlene Pflegeinterventionen: Sicherheitsassessment u. a. (siehe McCloskey/Bulecheck, 2003)

Pflegeergebnisklassifikation (NOC)

Empfohlenes Pflegeergebnis: Sicherheitsverhalten: persönliches (safety behavior: personal), (siehe Johnson/Maas/Moorhead, 2003).

Literatur

Johnson, M.; Maas, M.; Moorhead, S.: Pflegeergebnisklassifikation (NOC). Huber, Bern 2003 (Plan)

McCloskey, J.C.; Bulecheck, G.M.: Pflegeinterventionsklassifikation (NIC). Huber, Bern 2003 (Plan)

Gefahr einer unausgeglichenen Körpertemperatur

Taxonomie 1 R: Austauschen (1.2.2.1/1986)
Taxonomie 2: Sicherheit/Schutz, Wärmeregulation (00005/1986)
NANDA-Originalbezeichnung: «Risk for Imbalanced Body Temperature»
(Thematische Gliederung: Sicherheit)

Definition: Gefahr des Versagens der Wärmeregulation, die Körpertemperatur innerhalb normaler Grenzen zu halten.

Risikofaktoren

- Alters-/Gewichtsextreme
- Einer kalten/kühlen oder warmen/heißen Umgebung ausgesetzt zu sein
- Dehydratation
- Inaktivität oder extreme Aktivität
- Medikamente, die eine Vasokonstriktion/Vasodilatation, Stoffwechselveränderung oder Sedierung bewirken – [Gebrauch oder Überdosis gewisser Medikamente oder Folge von Narkosewirkung]
- Nicht der Umgebungstemperatur entsprechende Kleidung
- Krankheit oder Verletzung, welche die Temperaturregulation beeinflussen [z.B. systemische oder lokalisierte Infektionen, Neoplasien, Tumore, kollagene/vaskuläre Erkrankung]

Anmerkung: Eine Risiko-Pflegediagnose kann nicht durch Zeichen und Symptome belegt werden, da das Problem noch nicht aufgetreten ist und die Pflegemaßnahmen präventiv ausgerichtet sind.

Patientenbezogene Pflegeziele oder Evaluationskriterien

Der Patient
- kann eine normale Körpertemperatur aufrechterhalten
- äußert, die individuellen Risikofaktoren und angemessene Maßnahmen zu verstehen
- zeigt durch sein Verhalten, dass die Körpertemperatur überwacht und angemessen aufrechterhalten werden kann

Maßnahmen oder Pflegeinterventionen

1. Pflegepriorität: Erkennen von ursächlichen Faktoren/Risikofaktoren:
- Ermitteln, inwieweit die gegenwärtige Erkrankung die Folge von Umgebungsfaktoren, Operation, Infektion oder Verletzung ist
- Kontrollieren der Laborwerte *(z. B. Infektionsnachweis, Medikamentenblutspiegel)*
- Achten auf das Alter des Patienten (z. B. Frühgeburt, Kleinkind oder Betagter), *da dies einen unmittelbaren Einfluss auf die Fähigkeit zur Regulation und Erhaltung der Körpertemperatur sowie auf die Fähigkeit zur Reaktion auf Veränderungen der Umgebungstemperatur hat*
- Ermitteln des Ernährungszustands des Patienten

2. Pflegepriorität: Verhindern einer abnormen Temperaturveränderung:
- Kontrollieren/Erhalten der Umgebungstemperatur. Sorgen für Wärme-/Kälteanwendungen, bei Bedarf
- Bedecken des Kopfes mit Mütze, Platzieren des Kindes unter einer Wärmequelle oder Zudecken mit wärmenden Decken. Der Wärmeverlust von Säuglingen ist am größten über den Kopf und durch Schwitzen und Abstrahlung
- Kontrollieren der Kerntemperatur im Tympanon mittels Ohrthermometer, bei Bedarf, *da dies bei Personen über 3 Monaten die genaueste nicht invasive Messmethode ist*
- Wiederherstellen und Aufrechterhalten der normalen Kerntemperatur des Patienten (vgl. PD: Hypothermie, Hypothermie)
- Verweisen auf entsprechende Beratungsstellen in der Gemeinde (z. B. Sozialamt, Altershilfe, Notschlafstellen), *um Hilfsangebote zur Befriedigung individueller Bedürfnisse zu machen*

3. Pflegepriorität: Das Wohlbefinden fördern (Beratung, Patientenedukation und Entlassungsplanung):
- Überprüfen des potenziellen Problems/der individuellen Risikofaktoren mit Patienten/Bezugspersonen
- Anleiten von Patienten/Bezugsperson(en), wie er sich vor Risikofaktoren schützen kann (z. B. warme/heiße, kühle/kalte Umgebung, unsachgemäße Einnahme von Medikamenten, Medikamentenüberdosierung, ungeeignete Kleidung/Unterkunft/Ernährung)
- Prüfen, wie versehentliche Temperaturveränderungen verhindert werden können (z. B. Unterkühlung als Folge von übermäßiger Kühlung bei der Fiebersenkung oder zu warme Umgebung für einen Patienten, der nicht mehr schwitzen kann)

Schwerpunkte der Pflegedokumentation

Pflegeassessment oder Neueinschätzung
- Festgestellte ursächliche Faktoren/Risikofaktoren
- Messwerte der Kerntemperatur, Initial- und Folgewerte nach Bedarf
- Untersuchungs-, Laborresultate

Planung
- Pflegeplan/-interventionen und beteiligte Personen
- Patientenschulungsplan einschließlich Hinweisen zur optimalen Umgebungstemperatur und Wege zur Vermeidung einer Hypo-, Hyperthermie

Durchführung/Evaluation
- Reaktionen auf Interventionen/Anleitung und ausgeführte Pflegetätigkeiten
- Zielerreichung/Fortschritte in Richtung Zielerreichung
- Veränderungen des Plans

Entlassungs- oder Austrittsplanung
- Langfristige Bedürfnisse nach Entlassung und Austritt sowie die Verantwortlichkeit für die notwendigen Maßnahmen
- Vermitteln an andere Gesundheitsberufe

Pflegeinterventionsklassifikation (NIC)

Bereich: *Körperfunktionen: komplexe (physiological: complex).* Interventionen zur Unterstützung homöostatischer und regulierender Prozesse.

Klasse: *Temperaturregulation (Wärmeregulation)* Interventionen zur Aufrechterhaltung der Körpertemperatur innerhalb normaler Grenzen.

Empfohlene Pflegeinterventionen: Wärmeregulation u.a. (siehe McCloskey/Bulecheck, 2003)

Pflegeergebnisklassifikation (NOC)

Empfohlenes Pflegeergebnis: Risikokontrolle (risk control), (siehe Johnson/Maas/Moorhead, 2003).

Literatur

Johnson, M.; Maas, M.; Moorhead, S.: Pflegeergebnisklassifikation (NOC). Huber, Bern 2003 (Plan)

McCloskey, J.C.; Bulecheck, G.M.: Pflegeinterventionsklassifikation (NIC). Huber, Bern 2003 (Plan)

Gefahr eines perioperativen Lagerungsschadens

Taxonomie 1 R: Sich bewegen (6.1.1.1.2/1994)
Taxonomie 2: Sicherheit/Schutz, Körperverletzung (00087/1994)
NANDA-Originalbezeichnung: «Risk for Perioperative Positioning Injury»
[Thematische Gliederung: Sicherheit]

Definition: Gefahr einer Körperschädigung, aufgrund von Umgebungsbedingungen im perioperativen Bereich.

Risikofaktoren

- Desorientierung; Störungen von Sensorik/Wahrnehmung aufgrund einer Anästhesie
- Immobilisierung, Muskelschwäche; [vorexistierende Schädigungen im Bewegungsapparat]
- Übergewicht
- Untergewicht
- Ödeme
- [Hohes Alter]

Anmerkung: Eine Risiko-Pflegediagnose kann nicht durch Zeichen und Symptome belegt werden, da das Problem nicht aufgetreten ist und die Pflegemaßnahmen präventiv ausgerichtet sind.

Patientenbezogene Pflegeziele oder Evaluationskriterien

Der Patient

- erleidet keine Verletzungen, die im Zusammenhang mit perioperativer Desorientierung stehen
- erleidet keine nachteiligen Haut oder Gewebeverletzungen/-veränderungen, die mehr als 24 bis 48 Stunden nach der Operation noch vorhanden sind
- berichtet innerhalb von 24 bis 48 Stunden nach der Operation über das Wegbleiben von lokalisierten Taubheits- und Kribbelgefühlen oder andern mit der Lagerung in Verbindung stehenden Veränderungen im Empfinden

Maßnahmen oder Pflegeinterventionen

1. Pflegepriorität: Ermitteln individueller Risikofaktoren/Bedürfnisse:
- Beachten der voraussichtlichen Länge des Eingriffs und der üblichen Lagerung. *Sich möglicher Komplikationen bewusst sein (z. B. Rückenlage kann Rückenschmerzen und Druck auf Fersen/Ellbogen/Steißbein verursachen; Seitenlage kann zu Schmerzen im Schulter- und Nackenbereich sowie – auf der Unterseite – zu Augen- und Ohrverletzungen führen)*
- Überprüfen der Vorgeschichte/Pflegeanamnese, Beachten des Alters, von Gewicht/Größe, des Ernährungszustands, physischer Einschränkungen/vorbestehender Zustände, *welche die Wahl der Lagerung und die Integrität von Haut/Gewebe während der Operation beeinflussen könnten (z. B.: ältere Personen mit geringer subkutaner Polsterung, Arthritis, Kompressionssyndrom, Diabetes, Übergewicht, abdominales Stoma, periphere Gefäßkrankheit, Grad der Hydratation, Temperatur der Extremitäten)*
- Beurteilen der individuellen Reaktion auf die präoperative Sedierung/Medikation, Beachten des Grades der Sedierung und/oder von Nebenwirkungen (z. B. Blutdruckabfall), Weitergabe der Informationen an Chirurgen
- Überprüfen der Umgebungsverhältnisse/Sicherheitsaspekte, *um den sedierten Patienten (z. B. Vorbereitungsraum, Bettgitter hochgestellt?, Begleitperson? usw.) zu schützen*

2. Pflegepriorität: Den Patienten so lagern, dass die anatomischen Strukturen geschützt und Körperschädigungen verhindert werden:
- Arretieren von Rollstuhl/Bett, Unterstützen von Rumpf/Gliedmaßen während des Transfers, Hinzuziehen einer angemessenen Zahl von Personen für Transfers
- Durchdachtes Platzieren von Haltegurten, *um den Patienten für den spezifischen Eingriff zu sichern*. Vermeiden von Druck auf die Extremitäten beim Festziehen der Haltegurten
- Aufrechthalten der natürlichen Körperposition, so weit wie möglich, unter Verwendung von Kissen, Polstern, Gurten, *um die Position zu sichern*
- Schützen des Körpers vor Kontakt mit den Metallteilen des Operationstisches, *welche Verbrennungen verursachen könnten*
- Lagern der Extremitäten, *sodass eine regelmäßige Kontrolle von Sicherheit, Zirkulation, Nervenkompression, Körperachse möglich ist, besonders wenn Schwenkarme/-tische verwendet werden*

- Verwenden und Wechseln druckentlastender Polster an den Druckpunkten bei prominenten Knochen (z. B. Arme, Knöchel) und bei neurovaskulären Druckpunkten (z. B. Brüste, Knie), um eine sichere Lagerung zu gewährleisten
- Lagern der Beine simultan im Steigbügel, die Höhe der Steigbügel den Beinen des Patienten anpassen, Aufrechthalten einer symmetrischen Position (wenn Steinzertrümmerung angewendet wird). Polstern, bei Bedarf, der Kniekehle
- Überwachen der Zirkulation durch periodische Prüfung der peripheren Pulse und der Hautfarbe/-temperatur
- Langsames Umlagern beim Transfer und im Bett (besonders bei mit Halothan anästhesierten Patienten), *um einen Blutdruckabfall, Schwindel oder einen unsicheren Transfer zu verhindern*
- Schützen der Atemwege und Ermöglichen der Atemexkursion nach der Extubation
- Bestimmen der spezifischen Lagerung gemäß den Richtlinien für den Eingriff, z. B. Kopfteil des Bettes hochgestellt nach spinaler Anästhesie, auf die nichtoperierte Seite drehen oder nichtdrehen nach einer Pneumektomie

3. Pflegepriorität: Fördern des Wohlbefindens (Beratung, Patientenedukation und Entlassungsplanung):
- Durchführen der perioperativen Patientenschulung bezüglich der Sicherheit des Patienten: Kein Beinkreuzen während Eingriffen unter lokaler Anästhesie oder Sedierung; postoperative Bedürfnisse/Einschränkungen sowie postoperative Beschwerden/Symptome, bei deren Auftreten eine medizinische Abklärung nötig ist
- Informieren des Patienten und für die postoperative Betreuung Zuständiger über zu erwartende/vorübergehende Reaktionen (wie z. B. Kreuzschmerzen, lokalisiertes Taubheitsgefühl, Rötungen; alle diese Reaktionen sollten nach 24 Stunden ausbleiben)
- Unterstützen der Interventionen *zur Förderung der Haut- und Gewebeintegrität* (Hautpflege, Stützstrümpfe, Frühmobilisation)
- Fördern/Unterstützen häufiger Bewegungsübungen, besonders beim Auftreten von Gelenksteifigkeit
- Enge Zusammenarbeit mit allen beteiligten Berufsgruppen, *um mögliche Gefährdungen zu erkennen und entsprechende Maßnahmen zur Korrektur ergreifen zu können*
- Verweisen, bei Bedarf, an weitere Dienste

Schwerpunkte der Pflegedokumentation

Pflegeassessment oder Neueinschätzung
- Ergebnisse der Einschätzung, inklusive individuelle Risikofaktoren für Probleme im perioperativen Bereich/Bedarf zur Modifizierung der Routinemaßnahmen oder der Lagerung
- Periodische Evaluation der Überwachung

Planung
- Pflegeplan/-interventionen und beteiligte Personen; ermittelte Unterstützungssysteme und Ressourcen in der Gemeinde
- Plan für die Patientenanleitung, -schulung und -beratung

Durchführung/Evaluation
- Reaktionen auf Interventionen/Anleitung und ausgeführte Pflegetätigkeiten
- Zielerreichung/Fortschritte in Richtung Zielerreichung
- Veränderungen des Plans

Entlassungs- oder Austrittsplanung
- Langfristige Bedürfnisse nach Entlassung und Austritt sowie die Verantwortlichkeit für die notwendigen Maßnahmen

Pflegeinterventionen (NIC)

Bereich 4: *Sicherheit (safety).* Interventionen zum Schutz vor Schädigungen und Verletzungen.
Klasse: *Risikomanagement/-bewältigung (risk management).* Interventionen zum Einsatz risikoreduzierender Aktivitäten und zur kontinuierlichen Überwachung von Risiken.
Empfohlene Pflegeinterventionen: Intraoperative Lagerung u.a. (siehe McCloskey/Bulecheck, 2003)

Pflegeergebnisklassifikation (NOC)

Empfohlenes Pflegeergebnis: Risikokontrolle (risk control), (siehe Johnson/Maas/Moorhead, 2003).

Literatur

Hofmann-Dörwald, S.: Praxishandbuch OP. Huber, Bern 1999
Johnson, M.; Maas, M.; Moorhead, S.: Pflegeergebnisklassifikation (NOC). Huber, Bern 2003 (Plan)
McCloskey, J.C.; Bulecheck, G.M.: Pflegeinterventionsklassifikation (NIC). Huber, Bern 2003 (Plan)

Latexallergische Reaktion

Taxonomie 1 R: Austauschen (1.6.1.6, 1998)
Taxonomie 2: Sicherheit/Schutz, Abwehrreaktionen (00041, 1998)
NANDA-Originalbezeichnung: «Latex Allergy Response»
[Thematische Gliederung: Sicherheit]

Definition: Allergische Reaktion auf Produkte, die Naturlatex enthalten.

Mögliche ursächliche oder beeinflussende Faktoren

- Keine Immunreaktion [auch wenn dies für die Reiz- und Kontaktdermatitis zutrifft; die Typ-I-/Sofortreaktion ist eine echte allergische Reaktion]

Bestimmende Merkmale oder Kennzeichen

Typ-I-Reaktionen: Sofortreaktion [Hypersensibilität, IgE-vermittelte Reaktion]: sofortige, unter Umständen lebensgefährliche Reaktion (< 1 h) auf Latexproteine; Urtikaria nach Hautkontakt, die sich zu generalisierten Symptomen ausweiten kann; Ödeme der Lippen, Zunge, Uvula (Gaumenzäpfchen) und oder Larynx; Kurzatmigkeit, Druckgefühl auf der Brust, Pfeifen, Bronchospasmus, der zu Atemstillstand führt; Hypotension, Synkope, Herzstillstand. Ebenfalls mögliche Anzeichen: orofaziale Charakteristika – Lidödem, Erytheme oder Augenjucken; Tränen der Augen; Verstopfung der Nase, Juckreiz und oder Erytheme; Fliesschnupfen; Gesichtsrötung, -jucken; Juckreiz in der Mundhöhle; Gastrointestinale Charakteristika – abdominelle Schmerzen, Übelkeit; generalisierte Charakteristika – Hitzewallung, allgemeines Unbehangen; generalisierte Ödeme; zunehmende Beschwerden über erhöhte Körpertemperatur; Ruhelosigkeit.

Typ-IV-Reaktionen [Überempfindlichkeit gegen chemische Stoffe und Hypersensibilität vom verzögerten Typ]: Ekzem; Reizung; Reaktion auf Additive verursacht Beschwerden (z. B. [Exposition gegenüber Chemikalien, die bei der Latexherstellung verwandt werden] Thiurame, Carbamate); Rötung; verzögertes Einsetzen (Stunden).

Reizreaktionen [Kontaktdermatitis]: Erythem; [trockene, krustige, harte Schwellungen] aufgesprungene oder schrundige Haut; Blasen.

Patientenbezogene Pflegeziele oder Evaluationskriterien

Der Patient
- ist frei von Zeichen einer Überempfindlichkeitsreaktion
- bringt zum Ausdruck, dass er individuelle Risiken/Verantwortlichkeiten beim Vermeiden einer Exposition verstanden hat
- erkennt Zeichen/Symptome, die eine sofortige Intervention erfordern

Maßnahmen oder Pflegeinterventionen

1. Pflegepriorität: Einschätzen beeinflussender/ursächlicher Faktoren:
- Identifizieren von Personen in Hochrisikokategorien (z. B. mit anamnestisch bekannten Allergien, Ekzem oder einer anderen Dermatitis; diejenigen, die routinemäßig gegenüber Latexprodukten exponiert sind (z. B. in der Gesundheitsversorgung Tätige, PolizistInnen/Angehörige der Feuerwehr; in der medizinischen Notversorgung Tätige), Personen, die mit Nahrungsmitteln zu tun haben (MitarbeiterInnen in Restaurants, Lebensmittelläden, Cafés); Friseure und Friseusen, Reinigungspersonal, ArbeiterInnen in Fabriken, in denen latexhaltige Produkte hergestellt werden; Personen mit Neuralrohrdefekt (Spina bifida) oder kongenitalen Harnwegserkrankungen, die häufige Operationen oder Katheterisierungen erfordern (z. B. Blasenekstrophie)
- Anamnestisch bekannte, kurze Zeit zurückliegende Exposition, z. B. das Aufblasen von Luftballons (dies könnte eine Akutreaktion auf das Puder sein); Gebrauch von Kondomen (kann beide Partner betreffen)
- Vermerken eines positiven Prick-Tests *(empfindlicher Indikator der IgE-Sensibilität, der die Aktivierung/Typ-I-Reaktion des Immunsystems widerspiegelt)*
- Durchführen eines Provokations-/Patch-Tests, falls angemessen, indem die Handschuhe für 15 min auf die Haut gebracht werden *(Auftreten von Urtikaria, Juckreiz, geröteten Bereichen deuten auf Empfindlichkeit hin)* oder Assistieren beim Radioallergosorbenttest (RAST) und Festhalten des Ergebnisses. *Dies ist der einzig*

sichere Test bei Patienten mit anamnestisch bekannter Typ-I-Reaktion

2. **Pflegepriorität:** Ergreifen von Maßnahmen, um die allergische Reaktion abzuschwächen/zu begrenzen bzw. die Exposition gegenüber dem Allergen zu vermeiden:
- Feststellen der aktuellen Symptome des Patienten und Vermerken von Angaben über Ausschlag, Urtikaria, Juckreiz, Augensymptome, Ödem, Diarrhö, Übelkeit, Mattigkeit
- Prüfen der Haut (gewöhnlich der Hände, kann aber überall sein) auf trockene, krustige, harte Schwellungen, horizontale Risse, verursacht durch Reizung durch die Chemikalien, die in/auf dem Latexgegenstand verwandt wurden (z. B. Puder in Handschuhen, Kondomen etc.)
- Assistieren beim Behandeln der Kontaktdermatitis/Typ-I-Reaktion (häufigste Reaktion), (z. B. Waschen der betroffenen Haut mit milder Seife und Wasser, mögliche Anwendung einer topischen Kortikoidsalbe und meiden von Latex). Informieren des Patienten, dass die häufigste Ursache Latexhandschuhe sind, dass aber auch viele andere Produkte Latex enthalten und die Erkrankung verschlimmern könnten
- Engmaschige Überwachung auf Zeichen systemischer Reaktionen, *da eine Typ-IV-Reaktion zu einer Typ-I-Anaphylaxie führen/ fortschreiten kann.* Besonders auf das Einsetzen von Atembeschwerden, pfeifender Atmung, Hypotonie, Tachykardie, Rhythmusstörungen achten *(Zeichen einer anaphylaktischen Reaktion, können zum Herzstillstand führen)*
- Entsprechende Behandlung beim Auftreten einer Typ-I-Reaktion, darunter Antihistaminika, Epinephrin, Flüssigkeiten i. v., Kortikosteroide, Sauerstoff und/oder künstliche Beatmung, falls indiziert
- Aufstellen von Warnhinweisen für Latex und Dokumentieren der Latexallergie in der Patientenakte. Anregen des Patienten zum Tragen eines Armbands oder einer Medaille mit medizinischen Angaben zur Information der in der Versorgung Tätigen
- Routinemäßiges Überprüfen der Umgebung des Patienten auf latexhaltige Produkte und Entfernen derselben

3. **Pflegepriorität:** Fördern des Wohlbefindens (Patientenedukation):
- Hervorheben der entscheidenden Bedeutung unmittelbaren Handelns bei einer Typ-I-Reaktion
- Instruieren des Patienten/der Familie/von Bezugspersonen über

Zeichen einer Reaktion und die Notfallbehandlung. *Fördert das Problembewusstsein und erleichtert rechtzeitiges Intervenieren*
- Sorgen für eine Überprüfung des Arbeitsplatzes/Empfehlungen zur Expositionsverhinderung
- Sicherstellen, dass latexfreie Produkte zur Verfügung stehen, einschließlich von Arbeitsmaterialien wie Gummihandschuhen, I.v.-Schläuchen aus PVC, latexfreiem Klebeband, Thermometer, latexfreien Elektroden und Sauerstoffsonden sowie ggf. sogar latexfreien Radiergummis und Gummibändern
- Überweisen an spezielle Stellen (z. B. Latex Allergy News, National Institute for Occupational Safety and Health) für weitere Informationen und Unterstützung

Schwerpunkte der Pflegedokumentation

Pflegeassessment oder Neueinschätzung
- Einschätzungsbefunde/einschlägigen Anamnese des Kontakts mit Latexprodukten/der Häufigkeit der Exposition
- Typ/Ausmaß der Symptomatologie

Planung
- Plan der Pflege und Interventionen und beteiligte Personen
- Plan für die Patientenanleitung

Durchführung/Evaluation
- Reaktionen auf Interventionen/Anleitung und ausgeführte Pflegetätigkeiten
- Zielerreichung/Fortschritte in Richtung Zielerreichung
- Veränderungen des Plans

Entlassungs- oder Austrittsplanung
- Erfordernisse der Entlassung/vorgenommene Überweisungen, zusätzlich verfügbare Ressourcen

Pflegeinterventionsklassifikation (NIC)

Bereich: *Sicherheitsbezogene Pflegeinterventionen (safety).* Interventionen zum Schutz vor Schädigungen und Verletzungen.
Klasse: *Risikomanagement/-bewältigung (risk management).* Interventionen zum Einsatz risikoreduzierender Aktivitäten und zur kontinuierlichen Überwachung von Risiken.
Empfohlene Pflegeinterventionen: Prävention: Latexallergie u. a. (siehe McCloskey/Bulecheck, 2003)

Pflegeergebnisklassifikation (NOC)

Empfohlenes Pflegeergebnis: Kontrolle der Überempfindlichkeit des Immunsystems (immune hypersensitivity control), (siehe Johnson/Maas/Moorhead, 2003).

Literatur

Johnson, M.; Maas, M.; Moorhead, S.: Pflegeergebnisklassifikation (NOC). Huber, Bern 2003 (Plan)

McCloskey, J.C.; Bulecheck, G.M.: Pflegeinterventionsklassifikation (NIC). Huber, Bern 2003 (Plan)

Gefahr einer latexallergischen Reaktion

Taxonomie 1 R: Austauschen (1.6.1.7, 1998)
Taxonomie 2: Sicherheit/Schutz, Abwehrreaktionen (00042, 1998)
NANDA-Originalbezeichnung: «Latex Allergy Response, risk for»
[Thematische Gliederung: Sicherheit]

Definition: Gefahr der allergischen Reaktion auf Naturlatexprodukte.

Risikofaktoren

- Anamnestisch bekannte Reaktionen auf Latex (z.B. Luftballons, Kondome, Handschuhe); Allergien gegen Bananen, Avocados, tropische Früchte, Kiwi, Edelkastanie und Euphorbien [z.B. Weihnachtsstern])
- Anamnestisch bekannte Allergien und Asthma
- Berufe mit täglichen Expositionen gegenüber Latex (z.B. medizinische und zahnmedizinische Berufe, Pflegeberufe)
- Krankheiten, bei denen Dauerkatheter und intermittierende Katheterisierung erforderlich sind
- Vielfältige chirurgische Eingriffe, vor allem in der Kindheit (z.B. Spina bifida)

Patientenbezogene Pflegeziele oder Evaluationskriterien

Der Patient
- erkennt und korrigiert potenzielle Risikofaktoren im Umfeld
- zeigt geeignete Änderungen der Lebensweise, um das Risiko einer Exposition zu verringern
- identifiziert Ressourcen zur Unterstützung beim Schaffen eines sicheren Umfelds
- erkennt die Notwendigkeit einer Unterstützung, um Reaktionen/Komplikationen zu beschränken, und strebt danach

Maßnahmen oder Pflegeinterventionen

1. Pflegepriorität: Einschätzen ursächlicher/beeinflussender Faktoren:
- Identifizieren von Personen in Hochrisikokategorien (z. B. mit anamnestisch bekannten Allergien, Ekzem oder einer anderen Dermatitis; diejenigen, die routinemäßig gegenüber Latexprodukten exponiert sind (z. B. in der Gesundheitsversorgung Tätige, PolizistInnen/Angehörige der Feuerwehr; in der medizinischen Notversorgung Tätige), Personen, die mit Nahrungsmitteln zu tun haben (MitarbeiterInnen in Restaurants, Lebensmittelläden, Cafés); Friseure und Friseusen, Reinigungspersonal, ArbeiterInnen in Fabriken, in denen latexhaltige Produkte hergestellt werden; Personen mit Neuralrohrdefekt (Spina bifida) oder kongenitalen Harnwegserkrankungen, die häufige Operationen oder Katheterisierungen erfordern
- Prüfen, ob der Patient durch Katheter, I.v.-Schläuche, Eingriffe am Zahnapparat oder andere Eingriffe im Setting der Gesundheitsversorgung mit Latex in Berührung kommen könnte. *Informationen aus jüngerer Zeit deuten darauf hin, dass Latex in tausenden medizinischer Verbrauchsartikel zu finden ist*

2. Pflegepriorität: Unterstützen beim Korrigieren von Faktoren, die zur Latexallergie führen könnten:
- Erörtern der Notwendigkeit, eine Exposition gegenüber Latex zu meiden
- Empfehlen/Unterstützen des Patienten/der Familie beim Überprüfen des Umfelds und Entfernen aller latexhaltigen medizinischen Produkte oder Haushaltswaren

- Sicherstellen, dass latexfreie Produkte zur Verfügung stehen, einschließlich von Arbeitsmaterialien wie Gummihandschuhen, I. v.-Schläuchen aus PVC, latexfreiem Klebeband, Thermometer, latexfreien Elektroden, Sauerstoffsonden usw.
- Beschaffen von Listen mit latexfreien Produkten und Verbrauchsartikeln für den Patienten/die versorgende Person
- Prüfen, dass Einrichtungen Vorgehensweisen und Verfahren eingeführt haben, um Sicherheit zu schaffen und die Gefahr für Beschäftigte und Patienten zu verringern
- Fördern einer guten Versorgung der Haut, z. B. durch sofortiges Händewaschen nach dem Ausziehen von Handschuhen *(schwächt die Wirkung von Latex im Puder der Handschuhe)*

3. Pflegepriorität: Fördern des Wohlbefindens (Beratung und Entlassungsplanung):

- Instruieren des Patienten/der versorgenden Personen über das Potenzial und ein mögliches Fortschreiten der Reaktion
- Identifizieren von Maßnahmen, die beim Auftreten von Reaktionen zu ergreifen sind, und von Wegen, um eine Exposition gegenüber Latex zu vermeiden
- Bei Bedarf Überweisen zur Testung an einen Facharzt für Allergologie. Durchführen des Provokations-/Patch-Tests mit Handschuhen auf der Haut (Auftreten von Urtikaria, Juckreiz, geröteten Bereichen deutet auf Empfindlichkeit hin)

Schwerpunkte der Pflegedokumentation

Pflegeassessment oder Neueinschätzung
- Assessment der Befunde/der einschlägigen Anamnese eines Kontakts mit Latexprodukten/Häufigkeit der Exposition

Planung
- Pflege-/Interventionsplan und beteiligte Personen
- Patientenschulung

Durchführung/Evaluation
- Reaktionen auf Interventionen/Instruktionen und ausgeführte Pflegetätigkeiten

Entlassungs- oder Austrittsplanung
- Bedürfnisse/vorgenommene Überweisungen

Pflegeinterventionsklassifikation (NIC)

Bereich: *Sicherheitsbezogene Pflegeinterventionen (safety).* Interventionen zum Schutz vor Schädigungen und Verletzungen.

Klasse: *Risikomanagement/-bewältigung (risk management).* Interventionen zum Einsatz risikoreduzierender Aktivitäten und zur kontinuierlichen Überwachung von Risiken.

Empfohlene Pflegeinterventionen: Prävention: Latexallergie u. a.

Pflegeergebnisklassifikation (NOC)

Empfohlenes Pflegeergebnis: Kontrolle der Überempfindlichkeit des Immunsystems.

Literatur

Johnson, M.; Maas, M.; Moorhead, S.: Pflegeergebnisklassifikation (NOC). Huber, Bern 2003 (Plan)
McCloskey, J. C.; Bulecheck, G. M.: Pflegeinterventionsklassifikation (NIC). Huber, Bern 2003 (Plan)

Machtlosigkeit

(Beeinträchtigungsstufe angeben: schwer, mässig, leicht)

Taxonomie 1 R: Wahrnehmen (7.3.2/1982)
Taxonomie 2: Selbstwahrnehmung, Selbstkonzept (00125/1982)
NANDA-Originalbezeichnung: «Powerlessness»
[Thematische Gliederung: Integrität der Person]

Definition: Die Wahrnehmung, dass das eigene Handeln keinen wesentlichen Einfluss auf den Ausgang einer Sache haben wird; wahrgenommener Kontrollverlust über eine momentane Situation oder ein unmittelbares Ereignis.

Mögliche ursächliche oder beeinflussende Faktoren

- Institutionelle Einflüsse [z.B. Verlust von Privatsphäre, Entzug persönlicher Besitztümer; soziale Isolation; Kontrolle über Therapien; streng hierarchische Strukturen mit einer kastenhaften Trennung von gewaltbefugten Personen]
- Zwischenmenschliche Interaktionen [z.B. Machtmissbrauch, Gewalt; Beziehung mit Missbrauch; Furcht vor Missbilligung; übertriebene Überwachung und Aufsicht; keine Erklärungen über Pflegemaßnahmen; Monopol auf knappe, lebenswichtige Güter; absolute Macht von Pflegepersonal, Verhandlungslagen zu strukturieren; Persönlichkeitsmerkmale der hohen Wertschätzung für Kontrolle (interne Kontrollorientierung); kognitive Störung s/b/d Depression; unwirksame Bewältigungsformen]
- Krankheitsbezogene Therapien [z.B. chronische/behindernde/invalidierende Zustände; die Unfähigkeit zu kommunizieren, s/b/d Schlaganfall, Intubation; die Unfähigkeit ADLs auszuführen, s/b/d Schlaganfall, Rückenmarkverletzung, Myokardinfarkt oder Schmerzen; die Unfähigkeit, bestimmte Rollen zu erfüllen, s/b/d chirurgischen Eingriff, Trauma, Arthritis; vielfältige Verluste im Zuge des Alterungsprozesses]
- Lebensweise der Hilflosigkeit [z.B. wiederholte Misserfolge, anhaltend negative Rückmeldungen; fehlendes Wissen, fehlende Kenntnisse; Abhängigkeit (... von Suchtmitteln, ... von zu Hause, ... von Bezugsgruppe)] s/b/d = sekundär beeinflusst durch

Bestimmende Merkmale oder Kennzeichen

subjektive

Schwere Machtlosigkeit
- Verbale Äußerungen, weder Kontrolle noch Einfluss auf die Situation, das Resultat oder die persönliche Pflege/Selbstversorgung zu haben [z. B. die Situation nicht verstehen zu können, nicht zwischen Alternativen wählen zu können, nicht handelnd beeinflussen zu können]
- Depression aufgrund des fortschreitenden körperlichen Verfalls, der trotz Kooperation («Compliance») des Patienten in der Therapie auftritt

Mäßige Machtlosigkeit
- Ausdruck von Frustration und Unzufriedenheit über die Unfähigkeit, gewohnte frühere Aufgaben und/oder Aktivitäten auszuführen
- Ausdruck von Zweifeln bezüglich der Erfüllung sozialer Rollen
- Hemmung, die wahren Gefühle auszudrücken; Furcht vor Entfremdung und Zurückweisung durch die Pflegepersonen

Leichte Machtlosigkeit
- Geäußerte Verunsicherung über wechselnde Kraftzustände und körperliche Energie

objektive

Schwere Machtlosigkeit
- Apathie [Rückzug, Resignation, Weinen]
- [Wut]

Mäßige Machtlosigkeit
- Registriert keinen Fortschritt
- Nichtbeteiligung an Entscheidungen über die Pflege, selbst wenn die Möglichkeit dazu angeboten wird
- Abhängigkeitsverhältnis, das zu Reizbarkeit, Ärger, Wut und Schuldgefühlen führen kann
- Unfähigkeit, sich Informationen bezüglich der Pflege zu holen
- Verteidigt eigene pflegerische Gewohnheiten nicht, wenn diese in Frage gestellt werden

Leichte Machtlosigkeit
- Passivität

Patientenbezogene Pflegeziele oder Evaluationskriterien

Der Patient
- drückt ein Gefühl der Kontrolle über die gegenwärtige Situation und den Ausgang von zukünftigen Angelegenheiten aus
- fällt Entscheidungen, welche die Pflege betreffen, und ist daran beteiligt
- stellt Bereiche fest, über die er die Kontrolle hat
- anerkennt die Tatsache, dass es Bereiche gibt, über die er keine Kontrolle hat

Maßnahmen oder Pflegeinterventionen

1. Pflegepriorität: Einschätzen ursächlicher oder beeinflussender Faktoren:
- Erkennen situationsbedingter Umstände (z. B. fremde Umgebung, Immobilität, Diagnose einer terminalen/chronischen Krankheit, Fehlen von Unterstützungssystem(en), fehlende Informationen zur Situation)
- Feststellen, was der Patient über seine Situation und den Behandlungsplan weiß und wie er diese wahrnimmt
- Feststellen, wie der Patient auf die Therapie reagiert. Kennt der Patient die Zusammenhänge und versteht er, dass all dies in seinem Interesse geschieht oder ist der Patient fügsam und hilflos?
- Erkennen der Kontrollüberzeugung (locus of control) des Patienten: interne Kontrollüberzeugung (Ausdruck von Selbstverantwortungsgefühl und der Fähigkeit, die Resultate kontrollieren zu können, («Ich habe nicht mit dem Rauchen aufgehört») oder externe Kontrollüberzeugung (Äußerungen über fehlende Selbstkontrolle und fehlende Kontrolle über die Umgebung, «Nichts gelingt mir», «Was für ein Pech, an Lungenkrebs zu erkranken»)
- Ermitteln, wie der Patient sein Leben bis dahin gemeistert hat
- Feststellen von Veränderungen in Beziehungen zu wichtigen Bezugspersonen
- Feststellen des Vorhandenseins und des Gebrauchs von Ressourcen
- Überprüfen der Tätigkeiten der Betreuungspersonen: Unterstützen der Selbstkontrolle/Eigenverantwortung des Patienten?

2. Pflegepriorität: Einschätzen des Ausmaßes der vom Patienten/ seinen Bezugspersonen wahrgenommenen Machtlosigkeit:

- Hören auf Aussagen des Patienten: «Es ist Ihnen egal», «Es spielt doch sowieso keine Rolle», «Scherzen Sie?»
- Achten auf Aussagen, die auf ein «Aufgeben» hindeuten, wie «Es wird sowieso nichts nützen»
- Achten auf verbale und nonverbale Verhaltensreaktionen des Patienten, wie Ausdruck von Furcht, Interesse oder Apathie, Agitation, Rückzug
- Beobachten fehlender Kommunikation, flacher Affektivität und fehlendem Blickkontakt
- Feststellen, ob manipulatives Verhalten angewendet wird und Ermitteln der Reaktionen des Patienten und der Pflegepersonen *(Manipulation wird zur Bewältigung von Machtlosigkeit benutzt aufgrund von Misstrauen gegenüber anderen, Angst vor Nähe, Suche nach Anerkennung und nach Bestätigung der eigenen Geschlechtlichkeit)*

3. Pflegepriorität: Unterstützen des Patienten beim Erkennen von Faktoren, über die er Kontrolle hat, und ihm bei der Verminderung von hilflosem Verhalten helfen:
- Zeigen, dass man sich um den Patienten als Person sorgt
- Sich Zeit nehmen, sich die Gedanken und Sorgen des Patienten anhören und ihn auffordern, Fragen zu stellen
- Akzeptieren des Ausdrucks von Gefühlen, auch von Wut und Hoffnungslosigkeit
- Vermeiden von Diskussionen oder logischen Argumenten beim hoffnungslosen Patienten. *Der Patient wird nicht glauben, dass sich etwas verändern kann*
- Ausdrücken von Hoffung für den Patienten *(es gibt immer Hoffnung auf etwas)*
- Erkennen der Stärken/Vorteile des Patienten sowie früher verwendeter, erfolgreicher Copingstrategien
- Dem Patienten helfen zu erkennen, was er selbst für sich tun kann. Erkennen, was der Patient kontrollieren/nicht kontrollieren kann
- Ermutigen des Patienten dazu, in seiner Situation eine Perspektive zu sehen

4. Pflegepriorität: Fördern der Unabhängigkeit des Patienten:
- Miteinbeziehen der Kontrollüberzeugung (locus of control) des Patienten bei der Entwicklung des Pflegeplans (z. B. beim Patienten mit einer internen Kontrollüberzeugung: ihn ermutigen, die

Kontrolle über seine Pflege zu übernehmen; beim Patienten mit externer Kontrollüberzeugung: mit kleinen Aufgaben beginnen und diese steigern, je nach Zustand des Patienten)
- Treffen von Zielvereinbarungen mit dem Patienten. *Fördert Akzeptanz des Plans und verbessert Ergebnisse*
- Mitgeteilte Entscheidungen und Wünsche mit Respekt aufnehmen (Meiden von bevormundenden Verhaltensweisen)
- Dem Patienten erlauben, so viel zu kontrollieren, wie es seine Kraft und Einschränkungen durch die Pflege zulassen
- Umgehen mit Manipulation in der Form, dass Bedürfnisse mit dem Patienten offen besprochen werden und eine vereinbarte Routine festgesetzt wird, um die erkannten Bedürfnisse zu erfüllen
- Einschränken von Verhaltensregeln und Überwachung auf das zur Gewährleistung der Sicherheit notwendige Mindestmaß, um dem Patienten das Gefühl der Selbstkontrolle zu geben
- Unterstützen der Anstrengungen des Patienten bei der Entwicklung realistischer Schritte, zur Umsetzung von Plänen, zur Zielerreichung und dazu, den Erwartungen zu entsprechen
- Für das erwünschte Verhalten ein positives Feed-back geben
- Lenken der Gedanken des Patienten von der Gegenwart in die Zukunft, falls angemessen
- Sich häufig um den Patienten kümmern, um seine Wünsche zu erfüllen und zu zeigen, dass jemand für ihn da ist
- Einbeziehen von Bezugspersonen in die Pflege des Patienten, falls angemessen

5. Pflegepriorität: Fördern des Wohlbefindens (Beratung, Patientenedukation und Entlassungsplanung):
- Anleiten von angst- und stressreduzierenden Techniken und zu deren Anwendung ermutigen
- Für exakte mündliche und schriftliche Informationen über das Geschehen sorgen und diese mit Patienten/Bezugsperson(en) besprechen. Dies so oft wie nötig wiederholen
- Dem Patienten helfen, realistische Ziele für die Zukunft zu setzen
- Unterstützen des Patienten beim Erlernen von Fähigkeiten zur Selbstbehauptung
- Erleichtern des Zurückkehrens zu einer produktiven Rolle in einer für den Patienten möglichen Form. Vermitteln, wenn angebracht, an die Beschäftigungs-/Arbeitstherapeuten

- Den Patienten zu einer produktiven und positiven Denkweise ermutigen und dazu, die Verantwortung für die Wahl der eigenen Gedanken zu übernehmen
- Eine regelmäßige Überprüfung der eigenen Bedürfnisse/Ziele vorschlagen
- Verweisen, bei Bedarf, an Selbsthilfe-/Unterstützungsgruppen, Beratungsstellen, Therapie usw.

Schwerpunkte der Pflegedokumentation

Pflegeassessment oder Neueinschätzung
- Individuelle Ergebnisse der Einschätzung, inklusive Grad der Machtlosigkeit, Kontrollüberzeugung (locus of control), individuelle Wahrnehmung der Situation

Planung
- Pflegeplan/-interventionen und beteiligte Personen
- Plan für die Patientenanleitung, -schulung und -beratung

Durchführung/Evaluation
- Reaktionen auf Interventionen/Anleitung und ausgeführte Pflegetätigkeiten
- Spezifische Ziele/Erwartungen
- Zielerreichung/Fortschritte in Richtung Zielerreichung
- Veränderungen des Plans

Entlassungs- oder Austrittsplanung
- Langfristige Bedürfnisse nach Entlassung und Austritt sowie die Verantwortlichkeit für die notwendigen Maßnahmen
- Vermitteln an andere Gesundheitsberufe

Pflegeinterventionen (NIC)

Bereich: *Verhalten (behavioral).* Interventionen zur Förderung der psychosozialen Lebensgestaltung und zur Erleichterung von Veränderungen der Lebensweise.

Klasse: *Unterstützung des Copingverhaltens (coping assistance).* Interventionen zur Unterstützung anderer Personen eigene Stärken zu entwickeln, sich an Funktionsveränderungen anzupassen oder ein höheres Funktionsniveau zu erreichen.

Empfohlene Pflegeinterventionen: Eigenverantwortungsförderung u. a. (siehe McCloskey/Bulecheck, 2003)

Pflegeergebnisklassifikation (NOC)

Empfohlenes Pflegeergebnis: Gesundheitsvorstellungen: wahrgenommene Kontrolle (health beliefs: perceived control), (siehe Johnson/Maas/Moorhead, 2003).

Literatur

Fitzgerald-Miller, J.: Chronisch Kranksein bewältigen – Machtlosigkeit überwinden. Huber, Bern 2003 (Plan)

Johnson, M.; Maas, M.; Moorhead, S.: Pflegeergebnisklassifikation (NOC). Huber, Bern 2003 (Plan)

Siegwart, H.: Macht. In: Käppeli, S. (Hrsg.): Pflegekonzepte Band 3, Huber, Bern 2000

McCloskey, J. C.; Bulecheck, G. M.: Pflegeinterventionsklassifikation (NIC). Huber, Bern 2003 (Plan)

Zeller-Forster, F.: Hilflosigkeit. In: Käppeli, S. (Hrsg.): Pflegekonzepte Band 1, Huber, Bern 1998

M Gefahr der Machtlosigkeit

Taxonomie 2: Selbstwahrnehmung, Selbstkonzept (00152/2000)
NANDA-Originalbezeichnung: «Risk for Powerlessness»
[Thematische Gliederung: Integrität der Person]

Definition: Die Gefahr eines wahrgenommenen Kontrollverlusts über eine momentane Situation oder ein unmittelbares Ereignis und/oder die Gefahr eines wahrgenommenen Kontrollverlusts über die Fähigkeit, mit eigenem Handeln Einfluss auf den Ausgang einer Sache zu haben. (NANDA, 2000)

Definition: Machtlosigkeit ist die Wahrnehmung einer fehlenden Fähigkeit oder Autorität, den Ausgang einer gegenwärtigen Situation oder eines unmittelbaren Geschehens handelnd (verstehend oder entscheidend) beeinflussen zu können. Wenn eine oder mehrere der Ressourcen physische Stärke und Kraftreserven, psychisches Durchhaltevermögen und soziale Unterstützung, positives Selbstkonzept und Selbstachtung, Energie, Wissen, Motivation oder Glauben und Hoffnung gefährdet sind, wird Machtlosigkeit ein potenzielles Problem (Fitzgerald Miller, 1998: 58).

Risikofaktoren

physiologische
- Chronische oder akute Erkrankung (Hospitalisierung, Intubation, Beatmung, Absaugen); Sterben
- Akute Körperverletzung oder fortschreitende invalidierende Erkrankung (Rückenmarkverletzung, MS)
- Alternsprozess (z. B. verminderte körperliche Kraft, verminderte Mobilität)

psychosoziale
- Fehlendes Wissen über Erkrankung oder Gesundheitssystem
- Lebensstil in Abhängigkeit mit unangemessenen Bewältigungformen
- Fehlen von Integralität [Unverletzlichkeit, Ganzheit, Vollständigkeit] (z. B. Essenz von Einfluss, Kontrolle, Macht)
- Verminderter Selbstwert; instabiles Körperbild

Patientenbezogene Pflegeziele oder Evaluationskriterien

Der Patient
- drückt ein Gefühl der Kontrolle über die gegenwärtige Situation und ein Gefühl der Hoffnung über den Ausgang von zukünftigen Angelegenheiten aus
- fällt Entscheidungen, welche die Pflege betreffen, und ist daran beteiligt
- stellt Bereiche fest, über die er die Kontrolle hat
- anerkennt die Tatsache, dass es Bereiche gibt, über die er keine Kontrolle hat

Maßnahmen oder Pflegeinterventionen

1. Pflegepriorität: Einschätzen ursächlicher oder beeinflussender Faktoren:
- Erkennen situationsbedingter Umstände (z. B. akute Erkrankung; plötzliche Hospitalisation; Diagnose einer terminalen oder invalidierenden/chronischen Erkrankung; sehr junge Person; alternder Mensch mit verminderter körperlicher Kraft und Mobilität, fehlendes Wissen über Erkrankung, Gesundheitssystem)
- Feststellen, was der Patient über seine Situation und den Behandlungsplan weiß und wie er diese wahrnimmt

- Erkennen der Kontrollüberzeugung (locus of control) des Patienten: Interne Kontrollüberzeugung (Ausdruck von Selbstverantwortungsgefühl und der Fähigkeit, die Resultate kontrollieren zu können, oder externe Kontrollüberzeugung
- Einschätzen des Selbstwertgefühls des Patienten und Ermitteln, wie der Patient sein Leben bis dahin gemeistert hat
- Feststellen des Vorhandenseins und des Gebrauchs von Ressourcen
- Achten auf Aussagen des Patienten, die auf ein Gefühl der Machtlosigkeit schließen lassen (z. B. «Es ist Ihnen egal», «Es spielt doch sowieso keine Rolle», «Es wird nichts Gutes dabei herauskommen»
- Achten auf Aussagen, die auf ein «Aufgeben» hindeuten, wie «Es wird sowieso nichts nützen»
- Achten auf verbale und nonverbale Verhaltensreaktionen des Patienten, wie Ausdruck von Furcht, Interesse oder Apathie, Agitation, Rückzug
- Feststellen, ob manipulatives Verhalten angewendet wird und Ermitteln der Reaktionen des Patienten und der Pflegepersonen *(Manipulation wird zur Bewältigung von Machtlosigkeit benutzt aufgrund von Misstrauen gegenüber anderen, Angst vor Nähe, Suche nach Anerkennung und nach Bestätigung der eigenen Geschlechtlichkeit)*

2. Pflegepriorität: Unterstützen des Patienten, Bedürfnisse zu klären und Stärken der Fähigkeit, diese zu befriedigen:
- Zeigen, dass man sich um den Patienten als Person sorgt
- Sich Zeit nehmen, sich die Gedanken und Sorgen des Patienten anhören und ihn auffordern, Fragen zu stellen
- Akzeptieren des Ausdrucks von Gefühlen, auch von Wut und Weigerung den Dingen auf den Grund zu gehen
- Ausdrücken von Hoffung für den Patienten und Überprüfen vorheriger Erfahrungen und erfolgreicher Bewältigungsformen
- Dem Patienten helfen zu erkennen, was er selbst für sich tun kann. Erkennen, was der Patient kontrollieren/nicht kontrollieren kann

3. Pflegepriorität: Fördern des Wohlbefindens (Beratung, Patientenedukation und Entlassungsplanung):
- Ermutigen des Patienten sich aktiv um seine Gesundheitsbelange zu kümmern und Verantwortung für eigene Entscheidungen, Handlungen und Reaktionen zu übernehmen
- Planen und Lösen von Problemen mit dem Patienten und seinen Angehörigen

- Unterstützen von Fortschritten des Patienten hinsichtlich der Entwicklung von realistischen Lösungsschritten, der Umsetzung von Plänen in die Tat, der Erreichung von Zielen, der Erfüllung von Erwartungen
- Sorgen für exakte mündliche und schriftliche Informationen über das gegenwärtige und zukünftige Geschehen
- Eine regelmäßige Überprüfung der eigenen Bedürfnisse/Ziele vorschlagen
- Verweisen, bei Bedarf, an Selbsthilfe-/Unterstützungsgruppen, Beratungsstellen, Therapie usw.

Schwerpunkte der Pflegedokumentation

Pflegeassessment oder Neueinschätzung
- Individuelle Ergebnisse der Einschätzung, inklusive Gefahr der Machtlosigkeit, Kontrollüberzeugung (locus of control), individuelle Wahrnehmung der Situation

Planung
- Pflegeplan/-interventionen und beteiligte Personen
- Plan für die Patientenanleitung, -schulung und -beratung

Durchführung/Evaluation
- Reaktionen auf Interventionen/Anleitung und ausgeführte Pflegetätigkeiten
- Spezifische Ziele/Erwartungen
- Veränderungen des Plans

Entlassungs- oder Austrittsplanung
- Langfristige Bedürfnisse nach Entlassung und Austritt sowie die Verantwortlichkeit für die notwendigen Maßnahmen
- Vermitteln an andere Gesundheitsberufe

Pflegeinterventionen (NIC)

Bereich: *Verhalten (behavioral).* Interventionen zur Förderung der psychosozialen Lebensgestaltung und zur Erleichterung von Veränderungen der Lebensweise.

Klasse: *Unterstützung des Copingverhaltens (coping assistance).* Interventionen zur Unterstützung anderer Personen, eigene Stärken zu entwickeln, sich an Funktionsveränderungen anzupassen oder oder ein höheres Funktionsniveau zu erreichen.

Empfohlene Pflegeinterventionen: Eigenverantwortungsförderung u.a. (siehe McCloskey/Bulecheck, 2003)

Pflegeergebnisklassifikation (NOC)

Empfohlenes Pflegeergebnis: Gesundheitsvorstellungen: wahrgenommene Kontrolle (health beliefs: perceived control), (siehe Johnson/Maas/Moorhead, 2003).

Literatur

Fitzgerald-Miller, J.: Coping with chronic illness – Overcoming powerlessness. F. A. Davis, Philadelphia, 1999

Fitzgerald Miller, J.: Chronisch Kranksein bewältigen – Machtlosigkeit überwinden. Huber, Bern 2003 (Plan)

Johnson, M.; Maas, M.; Moorhead, S.: Pflegeergebnisklassifikation (NOC). Huber, Bern 2003 (Plan)

McCloskey, J. C.; Bulecheck, G. M.: Pflegeinterventionsklassifikation (NIC). Huber, Bern 2003 (Plan)

Seligmann, M. E. P.: Erlernte Hilflosigkeit. Belz, Weinheim 1999

Zeller-Forster, F.: Hilflosigkeit. In: Käppeli, S. (Hrsg.): Pflegekonzepte Band 1. Huber, Bern 1998

M

Mangelernährung (zu spezifizieren[1])

Taxonomie 1 R: Austauschen (1.1.2.2/1975)
Taxonomie 2: Ernährung, Nahrungsaufnahme (00002/1975)
NANDA-Originalbezeichnung: «Imbalanced Nutrition: Less than Body Requirements»
[Thematische Gliederung: Ernährung]

Definition: Nahrungszufuhr, die den Stoffwechselbedarf nicht deckt.

Mögliche ursächliche oder beeinflussende Faktoren

- Unvermögen, Nahrung zu sich zu nehmen, zu verdauen oder Nährstoffe zu resorbieren aufgrund von biologischen, psychologischen oder ökonomischen Faktoren
- [Erhöhter metabolischer Bedarf, z. B. Verbrennungen]
- [Fehlende Informationen, Fehlformation, falsche Vorstellungen]

---

[1] Anmerkung der Übersetzergruppe: Art des Mangels, quantitativ?, qualitativ?

Bestimmende Merkmale oder Kennzeichen

subjektive
- Mitteilung über ungenügende Nahrungszufuhr, die nicht der empfohlenen täglichen Mindestmenge entspricht
- Aussagen über Mangel an Nahrungsmitteln
- Abneigung gegen das Essen; Mitteilung über verändertes Geschmacksempfinden; Sättigung unmittelbar nach dem Essen
- Abdominelle Schmerzen im Zusammenhang mit oder ohne pathologische Umstände; abdominale Krämpfe
- Fehlendes Interesse am Essen; Gefühl, keine Nahrung zu sich nehmen zu können
- Fehlende Informationen, Fehlformation, falsche Vorstellungen [dieses «Kennzeichen» sehen wir eher als einen ursächlichen, beeinflussenden Faktor. Anm. d. Autoren]

objektive
- Körpergewicht 20% oder mehr unter dem Idealgewicht [in Bezug auf Größe und Körperbau]
- [Body Mass Index < 20]
- Gewichtsverlust bei genügender Nahrungszufuhr
- Hinweise auf das Fehlen von Nahrungsmitteln [Erhältlichkeit]
- Schwäche der Kau- und Schluckmuskulatur
- Empfindliche, entzündete Mundhöhle
- Schwacher Muskeltonus
- Kapilläre Brüchigkeit
- Übermäßige Darmgeräusche; Durchfall und/oder Fettstühle
- Blasse Bindehaut und Schleimhäute
- Ausgeprägter Haarausfall [oder vermehrter Körperhaarwuchs (Lanugo)]; [Aussetzen der Menstruation]
- [Verminderte subkutane Fett-/Muskelmasse]
- [Abnorme Laborbefunde (z. B. vermindertes Albumin, Gesamteiweiß; Eisenmangel; Elektrolytungleichgewicht]

Patientenbezogene Pflegeziele oder Evaluationskriterien

Der Patient
- weist eine zielgerichtete, steigende Gewichtszunahme auf
- weist eine Normalisierung der Laborwerte und fehlende Zeichen von Unterernährung auf, wie sie bei den bestimmenden Merkmalen aufgelistet sind

- äußert die ursächlichen Faktoren, sofern bekannt, und die notwendigen Maßnahmen zu verstehen
- zeigt Veränderungen in Verhalten und Lebensweise, um das angemessene Gewicht wiederzuerlangen und/oder beizubehalten

Maßnahmen oder Pflegeinterventionen

1. Pflegepriorität: Ursächliche/beeinflussende Faktoren einschätzen:
- Erkennen von Patienten mit einem erhöhten Risiko der Mangelernährung (z. B. Bauchchirurgie, hypermetabolische Zustände, eingeschränkte Nahrungszufuhr, vorangegangene Mangelernährung)
- Bestimmen von *Faktoren, die die Aufnahme und/oder Verdauung von Nahrungsmitteln verhindern könnten*: Kau-, Schluckvermögen, Geschmackssinn; Sitz der Zahnprothese; mechanische Blockaden; Laktoseintoleranz, Zystische Fibrose, Pankreaskrankheiten
- Feststellen, ob das Verständnis für den individuellen Nahrungsbedarf vorhanden ist, um festzustellen welche weiteren Informationen der Patient benötigt
- Das Vorhandensein und die Nutzung finanzieller Ressourcen und Unterstützungssysteme feststellen. Bestimmen der Möglichkeiten zur Beschaffung und Aufbewahrung verschiedenartiger Nahrungsmittel
- Besprechen von Essgewohnheiten inklusive Vorlieben, Unverträglichkeiten/Abneigungen
- Erfassen von Medikamenteninteraktionen, Auswirkungen von Krankheiten, Allergien, Gebrauch von Abführmitteln, Diuretika, *die den Appetit oder die Nahrungsaufnahme beeinflussen könnten*
- Bestimmen der psychologischen Faktoren, kulturellen oder religiösen Wünsche/Einflüsse, *die die Auswahl von Nahrungsmitteln beeinflussen könnten*
- Einschätzen der psychologischen Einflussfaktoren, *um Unterschiede/Übereinstimmungen bezüglich des Körperideals und der Körperrealität zu erkennen*
- Einschätzen der kulturellen/religiösen Einflussfaktoren, *die die Auswahl von Nahrungsmitteln beeinflussen könnten*
- Beachten des Auftretens von Amenorrhö, Zahnzerfall, geschwollenen Speicheldrüsen und Klagen über ständige Halsschmerzen, *dies könnten Zeichen einer Bulimie sein, bzw. diese Faktoren könnten die Fähigkeit zu essen beeinträchtigen*
- Überprüfen des üblichen Aktivitätsmusters/Bewegungspro-

gramms, Beachten von wiederholenden Aktivitäten (ständiges Hin- und Herlaufen), unangemessene Bewegung (z. B. übermäßigen Joggen). *Kann ein Hinweis auf zwanghafte Natur der Gewichtskontrolle sein*

2. **Pflegepriorität:** Einschätzen des Ernährungsmangels:
- Bestimmen von Alter, Gewicht, Körperbau, Kraft, Aktivitäts-/Ruhezustand usw., *um Vergleichwerte zu erhalten*
- Dokumentieren der gesamten täglichen Kalorienzufuhr. Notieren von Zufuhr, Zeiten und Verhaltensmuster in Bezug auf das Essen, *um notwendige Veränderungen in Bezug auf die Nahrungszufuhr aufzudecken*
- Errechnen des Grundumsatzes und Einschätzen des Energie- und Eiweißbedarfes
- Messen/Errechnen der subkutanen Fett- und Muskelmasse anhand der Trizepshautfalte und des Mittelarmmuskelumfangs oder anderer anthropometrischer Messungen, *um Vergleichswerte zu erhalten*
- Auskultieren der Darmgeräusche. Beachten der Eigenschaften des Stuhls (Farbe, Menge, Häufigkeit usw.)
- Beachten der Laborwerte (z. B. Serumalbumin, Transferrin, Aminosäurenzusammensetzung, Eisen, Harnstoff, Stickstoffbilanz, Glukose, Leberfunktion, Elektrolyte, Lymphozytengesamtzahl, indirekte Kalorimetrie)
- Leisten von Mithilfe bei diagnostischen Untersuchungen (z. B. Schilling Test, D-Xylose-Test, 72-Stunden-Fettstuhl, gastrointestinale Untersuchungen)

3. **Pflegepriorität:** Aufstellen eines Diätplanes, der den individuellen Bedürfnissen entspricht:
- Leisten von Mithilfe bei der Therapie, *um die zugrunde liegenden ursächlichen Faktoren (z. B. Karzinom, Malabsorptionssyndrom, Anorexie) zu verbessern oder zu kontrollieren*
- Konsultieren der Ernährungsberatung, bei Bedarf, *um eine interdisziplinäre Versorgung einzuleiten*
- Für entsprechende Anpassungen der Ernährung sorgen, z. B.:
  – Erhöhte Protein-, Kohlenhydrat-, Kalorienzufuhr
  – Verwenden von Saucen, Butter, Rahm, Öle in Essen/Getränken bei guter Fettverträglichkeit
  – Kleine Zwischenmahlzeiten (leicht verdaulicher Imbiss zu jeder Stunde)

- Pürierte Kost, flüssige Sondenernährung
- Appetitfördernde Mittel (z. B. Wein), falls angemessen
- Zusatznährstoffe
- Vorgefertigte Sondennahrung, parenterale Ernährungslösungen
• Verabreichen von Medikamenten, falls angezeigt:
- Verdauungsfördernde Mittel
- Vitamin-/Eisenzusätze
- Medikamente (z. B. Antazida, Anticholinergika, Antiemetika, Antidiarrhoika)
• Feststellen, ob der Patient bei bestimmten Mahlzeiten mehr Kalorien bevorzugt/verträgt
• Verwenden von Mitteln zur Geschmacksverbesserung (z. B. Zitrone und Kräuter) bei eingeschränkter Salzzufuhr, *um den Appetit und die Zufriedenheit mit dem Essen zu steigern*
• Empfehlen der Verwendung von Zucker/Honig in Getränken bei guter Verträglichkeit von Kohlenhydraten
• Den Patienten bitten, sich appetitlich erscheinende Nahrungsmittel auszuwählen, *um den Appetit anzuregen*
• Vermeiden von Nahrungsmitteln, die entsprechend den individuellen Umständen Unverträglichkeiten/erhöhte Magenmotilität verursachen (z. B. blähende, heiße/kalte, scharfe Nahrungsmittel, koffeinhaltige Getränke, Milchprodukte usw.)
• Einschränken der Ballaststoffe, *die eine zu frühe Sättigung bewirken können*
• Schaffen einer angenehmen, erholsamen Umgebung, wenn möglich auch in Gesellschaft, *um die Nahrungsaufnahme zu erhöhen*
• Verhindern/Verhüten von unangenehmen, ekelerregenden Gerüchen/Anblicken, *die eine negative Auswirkung auf Appetit/Essen haben könnten*
• Für eine Mundpflege vor/nach den Mahlzeiten und bei Bedarf sorgen
• Empfehlen von Lutschtabletten, Kaugummi usw., *um bei Mundtrockenheit den Speichelfluss zu fördern*
• Fördern einer ausreichenden, zeitgerechten Flüssigkeitszufuhr. *Eine Einschränkung der Flüssigkeitszufuhr 1 Stunde vor den Mahlzeiten, kann die Möglichkeit eines verfrühten Sättigungsgefühls vermindern*
• Wöchentlich und bei Bedarf das Gewicht bestimmen, *um Fortschritte bei der Gewichtszunahme zu dokumentieren*
• Entwickeln individueller Strategien, wenn es sich um ein mecha-

nisches Problem (z. B. verdrahteten Kiefer) oder eine Parese (z. B. nach einem Schlaganfall) handelt. Bei Bedarf die Ergotherapie hinzuziehen
- Erstellen eines kontrollierten Ernährungsprogramms (z. B. in Bezug auf die Essensdauer; restliches Essen wird püriert und via Magensonde zugeführt), um Komplikationen der Unterernährung zu vermeiden, vor allem beim Problem der Anorexia nervosa oder Bulimie
- Empfehlen/Unterstützen eines Krankenhausaufenthaltes, bei Bedarf, *um eine kontrollierende Umgebung zu gewährleisten*

4. Pflegepriorität: Fördern des Wohlbefindens (Beratung, Patientenedukation und Entlassungsplanung):
- Betonen der Wichtigkeit einer ausgewogenen Ernährung. Vermitteln von Informationen über individuelle Ernährungsbedürfnisse und Möglichkeiten, diese zu erfüllen
- Entwickeln eines Programms zur Verhaltensveränderung unter Miteinbeziehung des Patienten, entsprechend der individuellen Situation
- Positive, liebevolle Zuwendung geben und die Bemühungen des Patienten anerkennen
- Entwickeln einer beständigen, realistischen Zielsetzung bezüglich der Gewichtszunahme
- Einmal wöchentlich das Gewicht bestimmen und dokumentieren, *um den Effekt des Ernährungsprogramms zu dokumentieren*
- Konsultieren der Ernährungsberatung, bei Bedarf
- Entwickeln eines regelmäßigen Gymnastikprogramms/stressabbauenden Programms
- Überwachen der medikamentösen Therapie auf Nebenwirkungen und mögliche Interaktionen mit anderen (rezeptfreien) Medikamenten
- Besprechen der medizinischen Verordnungen und, bei Bedarf, Informationen/Hilfestellung geben
- Unterstützen des Patienten, Ressourcen zu erkennen und einzusetzen, z. B. Lebensmittelgutscheine, Schuldnerberatung, Essen auf Räder, Suppenküchen und/oder weitere Unterstützungsangebote
- Verweisen, bei Bedarf, auf Dentalhygiene/Zahnarzt, Beratungsstellen/sozialpsychiatrische Pflege, Familientherapie
- Bei einem chirurgischen Eingriff die Patientenedukation in Bezug auf prä- und postoperative Ernährung ergänzen

- Anleiten, bei Bedarf, des Patienten/Bezugsperson(en), die Nahrung zu zerkleinern und/oder Sondenkost zu verabreichen
- Verweisen, wenn nötig, auf die Gemeindepflege *für die Einleitung/Überwachung der ambulanten (par)enteralen Ernährung*

Schwerpunkte der Pflegedokumentation

Pflegeassessment oder Neueinschätzung
- Ergebnisse der Ersteinschätzung und des weiteren Pflegeassessments inklusive Symptome, wie sie unter «bestimmende Merkmale» und Laborbefunde aufgelistet sind
- Kalorienzufuhr
- Individuelle kulturelle/religiöse Einschränkungen bezüglich Ernährung, persönliche Vorlieben
- Erhältlichkeit/Nutzung von Ressourcen
- Persönliches Verständnis/persönliche Wahrnehmung des Problems

Planung
- Pflegeplan/-interventionen und beteiligte Personen
- Plan für die Patientenanleitung, -schulung und -beratung

Durchführung/Evaluation
- Reaktionen auf Interventionen/Anleitung und ausgeführte Pflegetätigkeiten
- Resultate der wöchentlichen Gewichtskontrollen
- Zielerreichung/Fortschritte in Richtung Zielerreichung
- Veränderungen des Plans

Entlassungs- oder Austrittsplanung
- Langfristige Bedürfnisse nach Entlassung und Austritt sowie die Verantwortlichkeit für die notwendigen Maßnahmen
- Vermitteln an andere Gesundheitsberufe und Nachuntersuchungen

Pflegeinterventionen (NIC)

Bereich: *Körperfunktion: grundlegende (physiological: basic)* Interventionen zur Unterstützung körperlicher Funktionen.
Klasse: *Ernährungsmanagement (nutrition management)*. Interventionen zur Veränderung oder Erhaltung des Ernährungszustandes.
Empfohlene Pflegeinterventionen: Ernährungsmanagement (siehe McCloskey/Bulecheck, 2003).

Pflegeergebnisklassifikation (NOC)

Empfohlenes Pflegeergebnis: Ernährungsstatus (nutrition status), (siehe Johnson/Maas/Moorhead, 2003).

Literatur

Bruch, H.: Essstörungen zur Psychologie und Therapie von Übergewicht und Magersucht. Fischer, Frankfurt 1997

Eich, A.: Enterale Ernährung. Ullstein Medical, Wiesbaden 1998

Johnson, M.; Maas, M.; Moorhead, S.: Pflegeergebnisklassifikation (NOC). Huber, Bern 2003 (Plan)

McCloskey, J. C.; Bulecheck, G. M.: Pflegeinterventionsklassifikation (NIC). Huber, Bern 2003 (Plan)

Schlieper, C.: Ernährung heute. Verlag Handwerk und Technik, Hamburg 1997

Beeinträchtigte körperliche Mobilität (Grad/Stufe angeben)

Taxonomie 1 R Sich bewegen (6.1.1.1/1973; R 1998)
Taxonomie 2: Aktivität/Ruhe, Aktivität/Bewegung (00085/1973, R 1998)
NANDA-Originalbezeichnung: «Impaired Physical Mobility»
[Thematische Gliederung: Sicherheit]

Definition: Eine Einschränkung der unabhängigen, zielgerichteten physischen Bewegung des Körpers oder einer oder mehrerer Extremitäten.

Diagnostischer Hinweis der Übersetzergruppe: Taxonomisch ist diese Diagnose eine übergeordnete Kategorie, die genauere/detailliertere Diagnosen umfasst. Wenn die Ersteinschätzung zu dieser Diagnose führt, sind weitere Abklärungen nötig, um die spezifischen Bedürfnisse des Patienten festzustellen und wenn möglich, sollte eine genauere Diagnose gestellt werden (hier z. B.: Gefahr einer peripheren neurovaskulären Störung, Gefahr eines perioperativen Lagerungsschadens, beeinträchtigte Bettmobilität, beeinträchtigte Transferfähigkeit, beeinträchtigte Rollstuhlmobilität).

Mögliche ursächliche oder beeinflussende Faktoren

- Sitzende Lebensweise, Inaktivität oder Immobilität; begrenzte kardiovaskuläre Ausdauer
- Verminderte Muskelkraft, -kontrolle und/oder -masse; Gelenksteifigkeit oder Kontraktur; verminderte Knochenfestigkeit und -stabilität
- Aktivitätsintoleranz/verminderte Kraft und Ausdauer
- Schmerz/Missbehagen
- Neuromuskuläre/muskuloskeletale Beeinträchtigung
- Wahrnehmungsstörung oder kognitive Beeinträchtigung; Entwicklungsverzögerung
- Depressive Stimmung oder Angstgefühle
- Teilweise oder generalisierte Mangelernährung; veränderter Zellstoffwechsel; Body Mass Index 75% über der altersgemäßen Norm
- Fehlendes Wissen über die Bedeutung körperlicher Bewegung, kulturelle Vorstellungen über altersentsprechende Bewegung; fehlende physische oder soziale Unterstützung durch die Umgebung
- Verordnete Bewegungseinschränkung; Medikamentenwirkung [z. B. Neuroleptika, Muskelrelaxanzien]
- Widerwille, sich freiwillig zu bewegen

Bestimmende Merkmale oder Kennzeichen

subjektive
- [Klagen über Schmerzen/Missbehagen bei Bewegung]

objektive
- Begrenzte Bewegungsfähigkeit/Beweglichkeit; begrenzte Fähigkeit grob-/feinmotorische Bewegungen auszuführen; beeinträchtigte Bewegungskoordination, Schwierigkeiten sich zu drehen
- Verlangsamte Bewegungen, unkontrollierte oder ruckartige/holprige Bewegungen, verminderte Reaktionsfähigkeit
- Gangveränderungen (z. B. verminderte Gehgeschwindigkeit, Schwierigkeiten bei den ersten Schritten; kleinschrittiger, schlurfender Gang, deutliche Seitenneigung beim Gehen)
- Posturale Instabilität während der Ausführung der Aktivitäten des täglichen Lebens (ADL)
- Bewegungsbedingte/r Kurzatmigkeit/Tremor
- Findet Ersatz für eigene Bewegung (z. B. vermehrte Aufmerksamkeit gegenüber Aktivitäten anderer, Kontrollverhalten, Konzentra-

tion auf Aktivitäten, die vor der Krankheit/Behinderung ausgeführt werden konnten
- Unfähigkeit, sich zielgerichtet zu bewegen, einschließlich Mobilität im Bett, Transfer und Gehen

Empfohlene Klassifikation des Funktionsniveaus*:

0 Vollständige Unabhängigkeit
1 Braucht Hilfsmittel oder Gerät
2 Braucht Hilfe, Überwachung oder Anleitung einer Person
3 Braucht Hilfe einer Person und Hilfsmittel oder Geräte
4 Abhängigkeit, macht nicht aktiv mit

Patientenbezogene Pflegeziele oder Evaluationskriterien

Der Patient

- zeigt Bereitschaft zu Aktivitäten und beteiligt sich daran
- äußert, die Situation/Risikofaktoren sowie Therapie und Sicherheitsmaßnahmen zu verstehen
- zeigt Techniken/Verhaltensweisen, die eine Wiederaufnahme von Aktivitäten ermöglichen
- bewahrt Funktionsfähigkeit des Bewegungsapparates und Unversehrtheit der Haut, was durch das Fehlen von Kontrakturen, Spitzfuß, Dekubitus usw. überprüfbar ist
- bewahrt oder erhöht die Kraft oder Funktionsfähigkeit des betroffenen und/oder kompensierenden Körperteils

Maßnahmen oder Pflegeinterventionen

1. Pflegepriorität: Erkennen ursächlicher/beeinflussender Faktoren:
- Erkennen von Diagnosen, welche die Bewegungsfähigkeit beeinträchtigen (z. B. Multiple Sklerose, Arthritis, Parkinson-Krankheit, Hemiparese/Paraplegie usw.)
- Beachten der Umstände, wie Operationen, Frakturen, Amputationen, Drainagen und Infusionen, welche die Bewegung einschränken
- Erfassen des Ausmaßes der Schmerzen aufgrund der Beschreibungen des Patienten

---

* Kodierung nach Jones, E. et al.: «Patientenklassifikation bei der Langzeitpflege: Handbuch», HEW, Publikation Nr. HRA-74–3107, November 1974.

- Feststellen der Wahrnehmung des Patienten bezüglich notwendiger Aktivität/Bewegung
- Beachten der verminderten Mobilität im Zusammenhang mit dem Alter
- Bestimmen des Ausmaßes der kognitiven Wahrnehmungsfähigkeiten und der Fähigkeit, Anweisungen zu befolgen
- Einschätzen des Ernährungszustandes und Energieniveaus

2. Pflegepriorität: Ermitteln der aktuellen Funktionsfähigkeit:
- Ermitteln des Ausmaßes der Bewegungseinschränkung mit Hilfe der oben empfohlenen Klassifikation
- Beobachten der Bewegungen des Patienten, wenn sich dieser nicht bewusst ist, dass er beobachtet wird, *um Unstimmigkeiten zwischen Aussagen und Realität zu erkennen*
- Beobachten der psychischen Reaktion(en)/des Verhaltens bei Problemen der Bewegungseinschränkung *(Gefühle der Frustration/ Machtlosigkeit können das Erreichen der gesteckten Ziele behindern)*
- Achten auf Komplikationen, die durch Immobilität hervorgerufen werden (z. B. Pneumonie, Ausscheidungsprobleme, Kontrakturen, Dekubitus, Angst). Vgl. PD: Gefahr eines Immobilitätssyndroms

3. Pflegepriorität: Fördern eines optimalen Funktionsniveaus und des Verhüten von Komplikationen:
- Lagern des Patienten möglichst bequem, nach einem regelmäßigen Zeitplan, wie es die individuelle Situation erfordert (einschließlich häufiger Gewichtsverlagerung, wenn der Patient rollstuhlabhängig ist), *um die Atmung zu erleichtern und einen Dekubitus zu vermeiden*
- Instruieren des Gebrauchs von Bettgittern, Haltegriffen, Bettleitern, Aufrichtebügeln, Hilfsmitteln *für Lagewechsel/Transfers*
- Unterstützen der betroffenen Körperteile/Gelenke durch den Gebrauch von Kissen/Rollen, Fußstützen/Schuhen, Luftmatratze, Wasserbett usw.
- Unterstützen der Behandlung des Zustandes, welcher die Schmerzen und/oder die Funktionsstörung verursacht
- Sorgen für eine Schmerzmittelgabe vor Aktivitäten, bei Bedarf, *um eine maximale Leistung/Beteiligung zu ermöglichen*
- Sorgen für die tägliche Hautpflege, insbesondere in Bereichen, die Druck ausgesetzt sind
- Zwischen Aktivitäten und Besuchen angemessene Ruhepausen einplanen, *um die Erschöpfung zu reduzieren.* Dem Patienten

genügend Zeit einräumen, um bewegungsbezogene Aufgaben auszuführen
- Fördern der Teilnahme an persönlicher Pflege/Selbstversorgung, Freizeitaktivitäten. *Fördert Selbstwertgefühl und Gefühl der Unabhängigkeit*
- Erkennen von Energie sparenden Bewegungsmustern zur Selbstversorgung. *Begrenzt Erschöpfung, maximiert Teilnahme*
- Besprechen von Abweichungen im Bewegungsmuster, zusammen mit dem Patienten, die auftreten können, wenn sich der Patient beobachtet/nicht beobachtet fühlt. Besprechen der Methodik, mit den erkannten Problemen umzugehen
- Entsprechend der individuellen Situation für Sicherheitsmaßnahmen sorgen, inklusive Veränderungen der Umgebung/Sturzprävention
- Eventuell Physio-/Ergotherapeuten hinzuziehen, *um ein individuelles Trainingsprogramm zu entwickeln und um passende Hilfsmittel zu finden*
- Ermutigen zu ausreichender Nahrungs- und Flüssigkeitszufuhr. Fördert Wohlbefinden und maximiert Energieproduktion

4. Pflegepriorität: Fördern des Wohlbefindens (Beratung, Patientenedukation und Entlassungsplanung):
- Ermutigen von Patienten/Bezugsperson(en), sich so oft wie möglich an Entscheidungen zu beteiligen. *Fördert Akzeptanz des Plans und verbessert die Ergebnisse*
- Instruieren von Sicherheitsmaßnahmen entsprechend der individuellen Situation (z. B. Gebrauch von Handläufen, Rollstuhlarretierung vor Transfer, Entfernen oder Sichern von Teppichen, Wohnraumanpassung usw.)
- Demonstrieren der Anwendung von Gehhilfen (z. B. Gehstock, Rollator, Unterarmgehstützen). Identifizieren geeigneter Ressourcen, um Hilfsmittel/Prothesen zu erhalten und zu warten. Ermitteln des Bedarfs an Hilfsmitteln (z. B. Gehhilfen, Schienen, Prothesen). *Fördert Unabhängigkeit und Sicherheit*
- Einbeziehen des Patienten und der Bezugsperson(en) in die Pflege, ihnen dabei helfen, Probleme der Bewegungseinschränkung zu meistern
- Überprüfen des Ernährungsbedarfs. Erkennen von angemessenen Nahrungsergänzungen (Vitamine, Spurenelemente, Mineralien, Kräuter)

Schwerpunkte der Pflegedokumentation

Pflegeassessment oder Neueinschätzung
- Ergebnisse der Einschätzung, inklusive Funktionsniveau/Fähigkeit, sich an spezifischen/erwünschten Aktivitäten zu beteiligen

Planung
- Pflegeplan/-interventionen und beteiligte Personen
- Plan für die Patientenanleitung, -schulung und -beratung

Durchführung/Evaluation
- Reaktionen auf Interventionen/Anleitung und ausgeführte Pflegetätigkeiten
- Zielerreichung/Fortschritte in Richtung Zielerreichung
- Veränderungen des Plans

Entlassungs- oder Austrittsplanung
- Langfristige Bedürfnisse nach Entlassung und Austritt sowie die Verantwortlichkeit für die notwendigen Maßnahmen
- Vermitteln an andere Gesundheitsberufe
- Bezugsquellen für Hilfsmittel/Unterhalt

Pflegeinterventionen (NIC)

Bereich: *Körperfunktionen: grundlegende (physiological: basic).* Interventionen zur Unterstützung körperlicher Funktionen.

Klasse: *Aktivitäts- und Bewegungsmanagement (activity and exercise management).* Interventionen zur Unterstützung oder Organisation von (Energie sparenden oder verbrauchenden) körperlichen Aktivitäten.

Empfohlene Pflegeinterventionen: Bewegungstherapie: Muskelkontrolle u. a. (siehe McCloskey/Bulecheck, 2003)

Pflegeergebnisklassifikation (NOC)

Empfohlenes Pflegeergebnis: Mobilitätsniveau (mobility level), (siehe Jonson/Maas/Moorhead, 2003).

Literatur

Fitzgerald-Miller, J.: Chronisch Kranksein bewältigen – Machtlosigkeit überwinden. Huber, Bern 2003 (Plan)

Georg, J.: Beeinträchtigte körperliche Mobilität bei alten Menschen – Pflegeassessment, -diagnose und -interventionen. Nova 33 (2002)

Johnson, M.; Maas, M.; Moorhead, S.: Pflegeergebnisklassifikation (NOC). Huber, Bern 2003 (Plan)

King, C. R.; Hinds, P. S.: Lebensqualität. Pflege- und Patientenperspektiven. Huber, Bern 2001: 363f.
McCloskey, J. C.; Bulecheck, G. M.: Pflegeinterventionsklassifikation (NIC). Huber, Bern 2003 (Plan)
Morof-Lubkin, I.: Chronisch Kranksein. Implikationen und Interventionen für Pflege- und Gesundheitsberufe. Huber, Bern 2002
Runge, M.; Rehfeld, G.: Mobil bleiben – Pflege bei Gehstörungen und Sturzgefahr. Schlütersche, Hannover 2001
Tideiksaar, R.: Stürze und Sturzprävention. Huber, Bern 1999
Urbas, L.: Pflege eines Menschen mit Hemiplegie nach dem Bobath-Konzept. Thieme, Stuttgart 1996

Beeinträchtigte Mundschleimhaut

Taxonomie 1 R: Austauschen (1.6.2.1.1/1982; R 1998)
Taxonomie 2: Sicherheit/Schutz, Körperverletzung (00045/1982; R 1998)
NANDA-Originalbezeichnung: «Impaired Oral Mucuos Membrane»
[Thematische Gliederung: Ernährung]

Definition: Ein Zustand, bei dem die Gewebeschichten in der Mundhöhle verändert sind.

Mögliche ursächliche oder beeinflussende Faktoren

- Erkrankungen der Mundhöhle (Bestrahlung von Kopf und/oder Hals); Lippen-Gaumen-Kiefer-Spalte; Verlust von stützenden Strukturen
- Trauma
- Mechanisch (z. B. schlecht sitzende Zahnprothese, Zahnspange, Schlauch wie z. B. ein endotrachealer Tubus, Magensonde, operative Eingriffe in der Mundhöhle)
- Chemisch bedingt (z. B. säurehaltige Nahrungsmittel, Medikamente, giftige Substanzen, Alkohol, regelmäßige Inhalation [kortikoidhaltiger Sprays])
- Chemotherapie; Immunsuppression/-beeinträchtigung; Thrombozytopenie; Infektion; Bestrahlungstherapie
- Dehydratation, Mangelernährung oder Vitaminmangel
- Nahrungskarenz für mehr als 24 Stunden
- Verminderte oder keine Speichelproduktion; Mundatmung

- Unwirksame Mundhygiene; Hindernisse für Mund-/Zahnpflege, professionelle Mund-/Zahnpflege
- Arzneimittelnebenwirkungen (z. B. Zytostatika, Immunsuppressiva)
- Stress; Depression
- Hormonmangel (Frauen); altersbedingter Verlust von Fettgewebe und Knochenstrukturen, Rückgang des Zahnhalteapparates

Bestimmende Merkmale oder Kennzeichen
subjektive
- Mundtrockenheit (Xerostomie)
- Orale Schmerzen/eingeschränktes Wohlbehagen (Anmerkung der Übersetzergruppe: z. B. pelzige Zunge)
- Angaben über nachlassende/fehlende Geschmacksempfindungen; Schwierigkeiten beim Kauen oder Schlucken

objektive
- Belegte, glatte, atrophische, berührungsempfindliche, zerfurchte Zunge
- Blässe von Zahnfleisch und Mundschleimhaut
- Stomatitis; Leukoplakie; Hyperämie; hämorrhagische Gingivitis; Zahnfleischwucherungen; Papeln, Knötchen, Bläschen
- Orale Plaque/Beläge; schwammige Stellen oder weißes zähflüssiges Exsudat, orale Läsionen oder Geschwüre; Fissuren; Lippenentzündung; Abschuppung (Desquamation); Verlust der Außenschicht der Mundschleimhaut (Denudation)
- Ödeme
- Mundgeruch, Zahnkaries
- Zahnfleischschwund (Taschen tiefer als 4 mm)
- Eitrige Exsudate; Vorliegen pathogener Keime
- Über den normalen Entwicklungsstand hinaus vergrößerte Mandeln
- Rote oder bläuliche Gewebeverdichtung (z. B. Hämangiom)
- Schwierigkeiten beim Sprechen

Patientenbezogene Pflegeziele oder Evaluationskriterien
Der Patient
- äußert, die ursächlichen Faktoren zu verstehen
- erkennt, welche speziellen Maßnahmen notwendig sind, um eine gesunde Mundschleimhaut zu begünstigen

- führt Maßnahmen/Methoden durch zur Wiederherstellung/Aufrechterhaltung einer gesunden Mundschleimhaut
- berichtet über eine Verminderung der Symptome/Beschwerden, die bei den bestimmenden Merkmalen aufgelistet sind

Maßnahmen oder Pflegeinterventionen

1. Pflegepriorität: Erkennen ursächlicher/beeinflussender Faktoren des aktuellen Zustandes:
- Achten auf das Vorhandensein einer Erkrankung/eines Traumas (z. B. Herpes simplex, Zahnfleischentzündung, Frakturen und/oder Karzinom sowie auf einen schlechten Allgemeinzustand)
- Feststellen der Ernährungs-/Flüssigkeitszufuhr sowie von Veränderungen
- Beachten des Alkohol- und Tabakgenusses (auch Kautabak)
- Achten auf abgebrochene, scharfkantige Zähne und den Sitz der Zahnprothese
- Ermitteln des Medikamentengebrauchs und möglicher Nebenwirkungen, *die die Integrität der Mundschleimhaut beeinträchtigen*
- Feststellen, ob Allergien auf Nahrungsmittel/Medikamente oder andere Substanzen bestehen
- Ermitteln, wie weit der Patient fähig ist, sich selbst zu versorgen und über die Verfügbarkeit von Hilfsmitteln
- Überprüfen der Mundhygiene: Häufigkeit und Methode (Bürste/Zahnseide/Munddusche); professionelle Dentalhygiene

2. Pflegepriorität: Behandeln erkannter Probleme:
- Regelmäßiges Inspizieren der Mundhöhle auf wunde Stellen, Läsionen und/oder Blutungen. Dem Patienten empfehlen, dies selbst regelmäßig zu tun, zum Beispiel immer in Zusammenhang mit dem Zähneputzen
- Fördern der Einnahme von geeigneten Flüssigkeiten, *um einer Dehydratation vorzubeugen*
- Bei Bedarf für eine erhöhte Luftfeuchtigkeit mit Hilfe eines Verneblers oder Luftbefeuchters sorgen
- Meiden scharf gewürzter Nahrungsmittel/Flüssigkeiten, extremer Temperaturen. Unter Umständen ist eine weiche oder pürierte Kost erforderlich
- Meiden von Alkohol, Rauchen/Tabakkauen, *das zu weiteren Schleimhautreizungen führen kann*

- Stimulieren des Speichelflusses durch das Verwenden von Kaugummi, Lutschbonbons usw.
- Einfetten der Lippen und ein zur Lippenpflege geeignetes Präparat verwenden
- Verwenden von Zitronen-/Glycerinstäbchen mit Vorsicht; sie können reizen, wenn die Schleimhaut verletzt ist (Anmerkung der Übersetzergruppe: Wir raten von der Verwendung von Zitronen-/Glycerinstäbchen aufgrund kariesfördernder und austrocknender Wirkung ab)
- Sorgen für eine häufige Mundpflege mit einer Mundpflegelösung (insbesondere vor dem Essen); z. B. mit verdünntem Wasserstoffsuperoxyd oder 2%igem Natriumperborat (wenn eine Infektion vorhanden ist), Natriumchlorid, Natriumbicarbonat oder alkalische Lösungen je nach Ursache des Zustandes
- Sorgen für Mundpflege nach dem Essen und vor dem Schlafengehen
- Verwenden einer weichen Bürste (mit abgerundeten Borsten) oder Tupfer, *um Zähne und Zunge zu reinigen und Mundschleimhautverletzungen zu verhindern*
- Sorgen für anästhesierende Lutschtabletten, bei Bedarf, z. B. Xylocain-Gel usw. (Anmerkung der Übersetzergruppe: Vorsicht mit stark anästhesierenden Produkten, diese können zu Empfindungsveränderungen mit Schluckstörungen führen)
- Verabreichen verordneter Antibiotika, wenn eine Infektion vorhanden ist
- Wechseln der Lage des endotrachealen Tubus, nach Verordnung (Anmerkung der Übersetzergruppe: Entlaste den Cuff alle 8 Stunden oder nach Bedarf)
- Sorgen für eine ausreichende Nahrungszufuhr bei Mangelernährung

3. Pflegepriorität: Fördern des Wohlbefindens (Beratung, Patientenedukation und Entlassungsplanung):
- Überprüfen der Gewohnheiten bei der Mundhygiene und Gabe entsprechend notwendiger/erwünschter Informationen, um Defizite zu korrigieren/zur korrekten Mund-/Zahnhygiene zu ermutigen
- Anleiten der Eltern zur Mund-/Zahnhygiene für ihre (Klein)Kinder (z. B. sichere Nutzung eines Schnullers, Putzen von Zähnen und Gaumen, Vermeiden von Süßgetränken und Süßigkeiten, Er-

kennen und Behandeln von Mundsoor. *Fördert die rechtzeitige Ausführung einer guten Mund- und Zahnhygiene und rechtzeitige Interventionen bei behandelbaren Problemen*
- Besprechen einer speziellen Mundpflege, die während und nach Krankheiten/Verletzungen oder operativen Korrekturen (z. B. OP: Lippen-Kiefer-Gaumenspalte) erforderlich ist, um die Heilung zu erleichtern
- Feststellen, ob spezielle Geräte notwendig sind, *um die Mundpflege selbstständig durchführen zu können* und die Handhabung Erklären
- Beachten von Äußerungen über Sorgen bezüglich des Aussehens und dem Patienten zu genauen Informationen über Behandlungsmöglichkeiten/Resultate verhelfen. Besprechen der Auswirkungen des Zustandes auf das Selbstwertgefühl/Körperbild, dabei auf Rückzug von gewohnten sozialen Aktivitäten, aus Beziehungen und/oder auf Zeichen von Machtlosigkeit achten, vgl. PD: Machtlosigkeit, Körperbildstörung
- Überprüfen des Informationsstands über die medikamentöse Therapie, Verwendung von Lokalanästhetika
- Fördern von Gewohnheiten, welche die Gesundheit positiv beeinflussen (eine veränderte Immunabwehr kann eine Auswirkung auf die Mundschleimhaut haben)
- Ernährungsberatung, *um Defizite auszugleichen, schleimhaut-/gaumenreizende Nahrungsmittel zu reduzieren/eliminieren, Parodontose und Zahnkaries vorzubeugen*
- Betonen der Wichtigkeit, nachts keine «Beruhigungsfläschchen» mit gesüßten Tees zu geben. Schnuller oder Wasser, ungesüßten Tee bevorzugen, *um Schädigungen der Mundschleimhaut und Zähne zu verhindern.*
- Empfehlen regelmäßiger Zahnkontrollen/professionelle Dentalhygiene
- Erkennen von Ressourcen in der Gemeinde (niedrigpreisige Zahnkliniken [Uni], Essen auf Rädern, Nahrungsmittelkarten, Haushaltshilfe)

Schwerpunkte der Pflegedokumentation

Pflegeassessment oder Neueinschätzung
- Zustand der Mundschleimhaut, Mund-/Zahnpflege-Gewohnheiten und Hindernisse/Störungen dabei

Planung
- Pflegeplan/-interventionen und beteiligte Personen
- Plan für die Patientenanleitung, -schulung und -beratung

Durchführung/Evaluation
- Reaktionen auf Interventionen/Anleitung und ausgeführte Pflegetätigkeiten
- Veränderungen des Plans
- Zielerreichung/Fortschritte in Richtung Zielerreichung

Entlassungs- oder Austrittsplanung
- Langfristige Pflegebedürfnisse, Verantwortlichkeit für notwendige Maßnahmen
- Spezifisches Vermitteln, Bezugsquellen für Hilfsmittel

Pflegeinterventionen (NIC)

Bereich: *Körperfunktionen: grundlegende (physiological: basic).* Interventionen zur Unterstützung körperlicher Funktionen.
Klasse: *Erleichterung der Selbstversorgung (self-care facilitation).* Interventionen zur Gewährleistung oder Unterstützung von Aktivitäten des täglichen Lebens (ADL).
Empfohlene Pflegeinterventionen: Therapeutische Mund-/Zahnpflege (siehe McCloskey/Bulecheck, 2003).

Pflegeergebnisklassifikation (NOC)

Empfohlenes Pflegeergebnis: Mundgesundheit (oral health), (siehe Johnson/Maas/Moorhead, 2003).

Literatur

Johnson, M.; Maas, M.; Moorhead, S.: Pflegeergebnisklassifikation (NOC). Huber, Bern 2003 (Plan)
McCloskey, J. C.; Bulecheck, G. M.: Pflegeinterventionsklassifikation (NIC). Huber, Bern 2003 (Plan)
Nieweg, R. M. B.: Mundschleimhautveränderungen und Mundpflege bei Chemotherapie. Ullstein Mosby, Berlin/Wiesbaden 1997

Neglect (Halbseitige Vernachlässigung)*

Taxonomie 1 R: Wahrnehmen (7.2.1.1/1986)
Taxonomie 2: Perzeption/Kognition, Aufmerksamkeit (00123/1986)
NANDA-Originalbezeichnung: «Unilateral Neglect»
[Thematische Gliederung: Wahrnehmung/Kommunikation]

Definition: Fehlende Bewusstheit und Aufmerksamkeit für eine Körperseite.

Mögliche ursächliche oder beeinflussende Faktoren

- Auswirkungen der gestörten Wahrnehmungsfähigkeit (z. B. [homonyme] Hemianopsie, einseitige Blindheit; [oder visuelle Agnosie])
- Neurologische Krankheit oder Trauma
- [Beeinträchtigte zerebrale Durchblutung]

Bestimmende Merkmale oder Kennzeichen

subjektive
- [Klagen über das Gefühl, dass jener Körperteil gar nicht zu einem selbst gehöre]

objektive
- Ständiges Missachten von Stimuli auf der betroffenen Seite
- Unzureichende Selbstversorgung [Unfähigkeit, Aktivitäten des täglichen Lebens zufriedenstellend auszuführen]
- [Fehlen von] Lagerung und/oder Vorsichtsmaßnahmen in Bezug auf die betroffene Seite
- Schaut nicht auf die betroffene Seite [berührt die betroffene Seite nicht]
- Lässt Essen, das sich auf der betroffenen Seite befindet, auf dem Teller stehen
- [Gebraucht die betroffene Seite nicht ohne Aufforderung]

---

* Umschreibung der Übersetzergruppe, die dem besseren Verständnis dienen soll.

Patientenbezogene Pflegeziele oder Evaluationskriterien

Der Patient

- anerkennt die Beeinträchtigung der sensorisch-perzeptuellen Wahrnehmung
- spricht eine positiv realistische Selbsteinschätzung aus, unter Einbezug der gegenwärtigen Störung
- erkennt Anpassungsmöglichkeiten/Schutzmaßnahmen für die individuelle Situation
- führt die persönliche Pflege entsprechend den eigenen Möglichkeiten aus
- zeigt Verhaltensweisen, Änderungen der Lebensweise, die notwendig sind, um die körperliche Sicherheit zu fördern

Maßnahmen oder Pflegeinterventionen

1. Pflegepriorität: Ermitteln ursächlicher/auslösender Faktoren:
- Messen von Sehfähigkeit und Sehfeld
- Einschätzen der sensorischen Bewusstheit (z. B. Reaktion auf Kälte-/Wärmereiz, stumpfe/spitze Reize); Beachten von Problemen der Bewusstheit bzgl. Bewegungen und Lageveränderungen
- Beobachten des Patientenverhaltens, *um den Grad der Beeinträchtigung festzustellen*
- Einschätzen der Fähigkeit zwischen rechts und links zu unterscheiden
- Beachten von körperlichen Merkmalen eines Neglects (z. B. Nichtbeachten der betroffenen Gliedmaßen, Hautreizungen, Verletzungen)
- Beobachten der Fähigkeit, trotz der Beeinträchtigung zu funktionieren. Vergleichen mit der Wahrnehmung des Patienten seiner Fähigkeiten
- Ergründen und Ermutigen, Gefühle zu äußern, *um die Bedeutung des Verlusts/der Störung/der Veränderung für den Patienten zu erkennen und welche Folgen dies für die selbstständige Ausführung von Selbstversorgungsaktivitäten hat*

2. Pflegepriorität: Ermitteln des Ausmaßes der veränderten Wahrnehmung und der entsprechenden Beeinträchtigung:
- Ermitteln der Sehschärfe und des Ausmaßes der Gesichtsfeldeinschränkung

- Ermitteln der sensorischen Empfindungen (z. B. Reaktion auf heißen/kalten, stumpfen/spitzen Stimulus); Achten auf Probleme mit der Wahrnehmung von Bewegung und Propriozeption
- Beobachten des Verhaltens des Patienten, um das Ausmaß der halbseitigen Vernachlässigung festzustellen
- Ermitteln der Fähigkeit des Patienten, zwischen rechts und links zu unterscheiden
- Beachten von körperlichen Anzeichen des Neglects (z. B. Nichtbeachtung der Position betroffener Körperteile, Hautschädigung/Verletzung)
- Beobachten der Funktionsfähigkeit im Zusammenhang mit der Beeinträchtigung; mit der Selbsteinschätzung des Patienten vergleichen
- Ermutigen und Eingehen auf das Äußern von Gefühlen, dabei die Bedeutung von Verlust/Störung/Veränderung für den Patienten Erkennen und Feststellen möglicher Auswirkungen auf das Ausüben der Aktivitäten des täglichen Lebens

3. Pflegepriorität: Fördern eines/r optimalen Wohlbefindens und Sicherheit des Patienten in seiner Umwelt:
- Annähern an den Patienten während der Akutphase von der nichtbetroffenen Seite. Dem Patienten Erklären, dass eine Seite nicht wahrgenommen wird, Wiederholen dieser Information bei Bedarf
- Orientieren des Patienten über seine räumliche Umgebung
- Ausschalten störender Reize bei der Arbeit mit dem Patienten
- Auffordern des Patienten, den Kopf und die Augen vollständig zu drehen und die Augen über seine Umgebung «wandern zu lassen», *um den Verlust des Gesichtsfeldes zu kompensieren*
- Stellen von Nachttisch und Gegenständen, die der Patient braucht, (z. B. Glocke, Taschentücher) in den funktionellen Sehbereich
- Hinstellen von Möbeln und Geräten, so dass der Gehweg des Patienten nicht blockiert wird. Die Türen ganz offen oder vollständig geschlossen halten
- Entfernen von Gegenständen, die eine Gefahr darstellen können (z. B. Fußschemel)
- Sorgen für eine ausreichende Beleuchtung
- Ermitteln, bei(m) betroffenen Körperteil(en), der Haltung/anatomischen Ausrichtung (Körpersymmetrie), Druckstellen/Hautreizungen/-verletzungen und lageabhängigen Ödeme. *Ein erhöhtes*

Verletzungs-/Dekubitusrisiko erfordert eine engmaschige Kontrolle und rechtzeitige Intervention
- Schützen des/der betroffenen Körperteils(e) vor Dekubitus/Verletzungen/Verbrennungen und dem Patienten helfen, selbst dafür Verantwortung zu übernehmen

4. Pflegepriorität: Fördern des Wohlbefindens (Beratung, Patientenedukation und Entlassungsplanung):
- Steigern des Körperkontakts bei der Pflege des Patienten
- Auffordern des Patienten, die betroffene Seite anzuschauen und anzufassen, *um die Bewusstheit für den betroffenen Körperteil zu fördern*
- Das betroffene Körperteil während der Pflege in den Sehbereich des Patienten bringen, *damit der Patient diesen visuell wahrnehmen kann*
- Taktiles Stimulieren der betroffenen Körperseite (durch Berühren oder Streicheln), anstelle des gleichzeitigen Stimulierens beider Seiten
- Besorgen verschiedener Gegenstände von unterschiedlichem Gewicht, Beschaffenheit und Größe, die der Patient anfassen kann
- Dem Patienten helfen, die betroffene Extremität sorgfältig zu platzieren. Anleiten, die Extremität selbst zu platzieren und regelmäßig zu kontrollieren. Erinnerungshilfen, anhand visueller Hinweise geben. Wenn der Patient eine Seite des Körpers vollkommen ignoriert, die Wahrnehmung mit Hilfe der Lagerung fördern (z. B. so, dass er die betroffene Seite anschauen muss)
- Den Patienten ermutigen, auch bei einem Fremdkörpergefühl den betroffenen Körperteil/die Körperseite zu akzeptieren
- Versuchen, mit einem Spiegel dem Patienten zu helfen, seine Sitzposition zu verbessern und zu kontrollieren, *falls er den betroffenen Körperteil über einen Spiegel wahrnehmen kann*
- Verwenden beschreibender Begriffe, um Körperteile zu bezeichnen, anstatt von «rechts» und «links» zu sprechen, z. B. «Heben Sie dieses Bein» (zeigen/berühren des Beines) oder «Heben Sie das betroffene Bein»
- Beschreiben, wo sich der betroffene Körperteil im Bezug zum Körper befindet, wenn der Patient bewegt wird
- Anerkennen und Akzeptieren der Gefühle von Mutlosigkeit, Trauer, Wut. *Wenn Gefühle offen geäußert werden, kann der Patient damit umgehen und Fortschritte machen*

- Den Patienten darauf hinweisen, dass eine Behinderung besteht, welche kompensiert werden muss
- Vermeiden, den Patienten im Verleugnen/Nichtwahrhabenwollen zu unterstützen
- Ermutigen der Familienmitglieder und Bezugspersonen, den Patienten als normal und nicht als invalid zu behandeln; den Patienten an Familienaktivitäten teilnehmen lassen
- Unterstützen bei den Aktivitäten des täglichen Lebens, dabei die persönliche Pflege auf ein Höchstmaß steigern
- Unterstützen des Patienten, die betroffene Seite zu waschen, einzucremen usw.
- Platzieren der weniger wichtigen Gegenstände (z. B. Fernseher, Bilder, Haarbürste) auf die betroffene Seite, wenn der Patient in der postakuten Phase die Körpermittellinie zu überschreiten beginnt
- Auffordern des Patienten, rehabilitative Dienstleistungen zu nutzen, *um die Unabhängigkeit im Ausüben von Tätigkeiten zu erhöhen*
- Ermitteln zusätzlicher Ressourcen, um den individuellen Bedürfnissen zu entsprechen (z. B. Essen auf Rädern, Haushilfe), *um die Unabhängigkeit zu steigern und es dem Patienten zu ermöglichen, in seine Gemeinde zurückzukehren*

Schwerpunkte der Pflegedokumentation

Pflegeassessment oder Neueinschätzung
- Ergebnisse der Einschätzung inklusive des Ausmaßes der Wahrnehmungsveränderung, Grad der Behinderung – Auswirkungen auf Unabhängigkeit/Beteiligung an Aktivitäten des täglichen Lebens

Planung
- Pflegeplan/-interventionen und beteiligte Personen; ermittelte Unterstützungssysteme und Ressourcen in der Gemeinde
- Plan für die Patientenanleitung, -schulung und -beratung

Durchführung/Evaluation
- Reaktionen auf Interventionen/Anleitung und ausgeführte Pflegetätigkeiten
- Zielerreichung/Fortschritte in Richtung Zielerreichung
- Veränderungen des Plans

Entlassungs- oder Austrittsplanung
- Langfristige Bedürfnisse nach Entlassung und Austritt sowie die Verantwortlichkeit für die notwendigen Maßnahmen
- Vermitteln an andere Gesundheitsberufe

Pflegeinterventionsklassifikation (NIC)

Bereich: *Körperfunktionen: grundlegende (physiological: basic).* Interventionen zur Unterstützung körperlicher Funktionen.
Klasse: *Immobilitätsmanagement (immobility management).* Interventionen zum Umgang mit beeinträchtigter Mobilität und deren Folgen.
Empfohlene Pflegeinterventionen: Neglectmanagement u.a. (siehe McCloskey/Bulecheck, 2003).

Pflegeergebnisklassifikation (NOC)

Empfohlenes Pflegeergebnis: Selbstversorgung: Aktivitäten des täglichen Lebens (ADL), (siehe Johnson/Maas/Moorhead, 2003).

Literatur

Beckmann, M.: Die Pflege von Schlaganfallbetroffenen. Schlütthersche, Hannover 2000

Johnson, M.; Maas, M.; Moorhead, S.: Pflegeergebnisklassifikation (NOC). Huber, Bern 2003 (Plan)

McCloskey, J.C.; Bulecheck, G.M.: Pflegeinterventionsklassifikation (NIC). Huber, Bern 2003 (Plan)

Nydahl, P.; Bartoszek, G.: Basale Stimulation in der Intensivpflege. U&F, München 2000

Urbas, L.: Pflege eines Menschen mit Hemiplegie. Thieme, Stuttgart 1996

Gefahr einer peripheren neurovaskulären Störung

Taxonomie 1 R: Sich bewegen (6.1.1.1.1/1992)
Taxonomie 2: Sicherheit/Schutz, Körperverletzung (00086/1992)
NANDA-Originalbezeichnung: «Risk for Peripheral Neurovascular Dysfunction»
[Thematische Gliederung: Wahrnehmung/Kommunikation]

Definition: Gefahr einer Unterbrechung der Zirkulation, Sensibilität oder Bewegungsfähigkeit einer Extremität.

Gefahr einer peripheren neurovaskulären Störung

Risikofaktoren

- Frakturen
- Mechanische Kompression (z. B. Staubinde, Gipsverband, Stützapparat, Wundverband oder Vorrichtungen zur Zwangsruhigstellung)
- Orthopädischer Eingriff; Trauma
- Immobilisierung
- Verbrennungen
- Gefäßverschluss

Anmerkung: Eine Risiko-Pflegediagnose kann nicht durch Zeichen und Symptome belegt werden, da das Problem nicht aufgetreten ist und die Pflegemaßnahmen präventiv ausgerichtet sind.

Patientenbezogene Pflegeziele oder Evaluationskriterien

Der Patient

- hält die Funktionsfähigkeit aufrecht, was sich durch normale Empfindung/Bewegung ausdrückt
- erkennt individuelle Risikofaktoren
- zeigt Verhaltensweisen/nimmt an Aktivitäten teil, um Komplikationen vorzubeugen
- zählt Zeichen/Symptome auf, die eine erneute medizinische Beurteilung erfordern

Maßnahmen oder Pflegeinterventionen

1. Pflegepriorität: Ermitteln der Tragweite des Ausmaßes der Gefährdung:

- Achten auf individuelle Risikofaktoren und Ermitteln früherer Probleme in Extremitäten, Immobilität/Paralyse, Dauer/Entwicklung des Zustandes
- Beobachten des Vorhandenseins, der Lage und des Ausmaßes der auftretenden Schwellungen/Ödeme. Den Umfang der verletzten Extremität messen und mit der unverletzten Seite vergleichen
- Beachten der Position/Lage von Apparaten, die Zug auf die betroffene Extremität ausüben
- Überprüfen der früheren/momentanen medikamentösen Therapie, dabei auf Antikoagulanzien und vasoaktive Substanzen achten

2. Pflegepriorität: Verbessern der Durchblutung in der betroffenen Extremität auf ein Höchstmaß:
- Entfernen sämtlichen Schmucks von der betroffenen Extremität
- Einschränken/Meiden der Verwendung von Vorrichtungen zur Zwangsruhigstellung. Polstern der Extremität und häufiges Beurteilen des Zustands, falls eine Zwangsruhigstellung erforderlich ist
- Kontrollieren des Vorhandenseins/der Qualität des peripheren Pulses distal der Verletzung, mit Hilfe der Palpation/nach Verordnung mit dem Doppler. *Anmerkung: Gelegentlich ist der Puls palpierbar, auch wenn die Durchblutung durch einen weichen Thrombus blockiert ist, der das Pulsieren übernimmt/weiterleitet; oder die Blutzirkulation wird in größere Gefäße umgeleitet, nachdem die Zirkulation in Arteriolen/Venolen im Muskel durch den erhöhten Gewebedruck kollabiert ist*
- Ermitteln der kapillären Füllung, Hautfarbe und -temperatur an der gefährdeten Extremität und Vergleichen der Befunde an der verletzten Extremität mit der unverletzten Extremität. *Anmerkung: Periphere Pulse, kapilläre Füllung, Hautfarbe und Empfindung können normal sein, trotz eines Kompartmentsyndroms (Logensyndroms), da die oberflächliche Durchblutung normalerweise nicht gefährdet ist*
- Durchführen von Kontrollen des neurovaskulären Zustandes, dabei Veränderungen der Motorik/Sensorik beobachten. Den Patienten bitten, die Schmerzen/Gefühle des Missbehagens zu lokalisieren und Empfindungen wie Taubheitsgefühl oder Kribbeln zu melden. Achten auf das Vorkommen von Schmerz bei Aktivität oder Ruhe (atherosklerotische Veränderungen). Vgl. allenfalls PD: Durchblutungsstörung (zu spezifizieren)
- Testen der Sensibilität des Nervus peronaeus durch Kneifen der Haut zwischen erster und zweiter Zehe und Beurteilen der Fähigkeit zur dorsalen Flexion der Zehen (z. B. bei Beinfrakturen)
- Kontrollieren der gesamten verletzten Extremität auf Schwellungen/Ödeme. Beobachten, ob Hämatome auftreten und sich ausbreiten
- Beobachten, ob sich entlang des Gipsrandes raue Stellen/Druckstellen bilden. Aussagen des Patienten über ein «brennendes Gefühl» unter dem Gips nachgehen
- Kontrollieren der Position des Lagerungsmaterials (z. B. Schienen/Schlingen). Durchführen einer Wiederanpassung, bei Bedarf

Gefahr einer peripheren neurovaskulären Störung

- Halten der verletzten Extremität in erhöhter Lage, außer wenn dies bei nachgewiesenem Kompartmentsyndrom (Logensyndrom) kontraindiziert ist. Anmerkung: Bei erhöhtem Gewebedruck kann die Hochlagerung der Extremität sogar den arteriellen Fluss behindern und somit die Durchblutung vermindern
- Verwenden von Eisbeuteln im Bereich der Verletzung/Fraktur, wenn angezeigt
- Überprüfen plötzlich auftretender Zeichen einer Ischämie (z. B. erniedrigte Temperatur der Haut, Blässe, vermehrte Schmerzen in einer Extremität). Achten auf Aussagen über Schmerzen, die übermäßig sind, im Verhältnis zur Art der Verletzung oder zunehmender Schmerzen bei passiver Bewegung der Extremität, Entwicklung einer Parästhesie, Muskelverspannung/Druckempfindlichkeit mit Erythem, Veränderung der Pulsqualität distal der Verletzung. Die Extremität in eine neutrale Stellung bringen, ohne sie hoch zu lagern. Sofort dem zuständigen Arzt die Symptome melden, *um rechtzeitige Interventionen einzuleiten*
- Auftrennen/Aufspalten des Gipses in zwei Teile in Notfallsituationen; Entlasten der Zugvorrichtung/Gurte zur Zwangsruhigstellung
- Nach Verordnung Vorbereitungen für einen chirurgischen Eingriff treffen (z. B. Fasziotomie/Fibulektomie), um eine Druckentlastung zu erreichen/Durchblutung wiederherzustellen
- Anwenden von Maßnahmen *zur Druckentlastung* (z. B. Umlagern, Polstern)
- Auffordern des Patienten, regelmäßig die Finger oder Zehen/Gelenke distal der Verletzung durchzubewegen
- Fördern einer möglichst frühzeitigen Mobilisation
- Überprüfen, ob Druckempfindlichkeit, Schwellung, Schmerzen bei Dorsalflexion des Fußes vorhanden sind (positives Homans-Zeichen)
- Verwenden eines Bettbogens, *um das Aufliegen der Bettwäsche auf der betroffenen Extremität zu vermeiden*
- Anziehen von Antithrombose-/Kompressionsstrümpfen, wenn angezeigt
- Kontrollieren, nach Verordnung, von Hb/Hkt, Blutgerinnung (z. B. Prothrombinzeit)
- Verabreichen, nach Verordnung, von Infusionen, Blutpräparate, die erforderlich sind, *um das Blutvolumen/die Durchblutung aufrechtzuerhalten*

- Verabreichen, nach Verordnung, von Antikoagulanzien bei einem thrombotischen Gefäßverschluss

3. Pflegepriorität: Fördern des Wohlbefindens (Beratung, Patientenedukation und Entlassungsplanung):
- Überprüfen, ob die Körperlage des Patienten und die Lagerung der Extremitäten korrekt sind
- Besprechen, mit dem Patienten, der Notwendigkeit, einengende Kleidung, starkes Anwinkeln/Kreuzen der Beine zu meiden
- Demonstrieren der korrekten Anwendung der Antithrombosestrümpfe
- Überprüfen des sicheren Vorgehens bei Kälte-/Wärmeanwendungen
- Anleiten der Patienten/Bezugspersonen, Schuhe und Strümpfe auf guten Sitz, Falten etc. zu überprüfen
- Demonstrieren/Empfehlen des Fortsetzens der Übungen, *um die Funktionsfähigkeit und Durchblutung der Extremitäten aufrechtzuerhalten*

Schwerpunkte der Pflegedokumentation

Pflegeassessment oder Neueinschätzung
- Spezifische Risikofaktoren, Art der Verletzung der Gliedmaße
- Ergebnisse der Einschätzung, inklusive Vergleich von betroffener/nicht betroffener Gliedmaße, Art des Schmerzes in der betroffenen Region

Planung
- Pflegeplan/-interventionen und beteiligte Personen; ermittelte Unterstützungssysteme und Ressourcen in der Gemeinde
- Plan für die Patientenanleitung, -schulung und -beratung

Durchführung/Evaluation
- Reaktionen auf Interventionen/Anleitung und ausgeführte Pflegetätigkeiten
- Zielerreichung/Fortschritte in Richtung Zielerreichung
- Veränderungen des Plans

Entlassungs- oder Austrittsplanung
- Langfristige Bedürfnisse nach Entlassung und Austritt sowie die Verantwortlichkeit für die notwendigen Maßnahmen
- Vermitteln an andere Gesundheitsberufe

Pflegeinterventionen (NIC)

Bereich: *Körperfunktionen: komplexe (physiological: complex).* Interventionen zur Unterstützung homöostatischer und regulierender Prozesse.
Klasse: *Neurologische Pflege (neurologic management).* Interventionen zur Optimierung neurologischer Funktionen.
Empfohlene Pflegeinterventionen: Sensibilitätsstörungsmanagement u.a. (siehe McCloskey/Bulecheck, 2003).

Pflegeergebnisklassifikation (NOC)

Empfohlenes Pflegeergebnis: Gewebedurchblutung: peripher *(tissue perfusion: peripheral)*, (siehe Johnson/Maas/Moorhead, 2003).

Literatur

Carpenito, L. J.: Nursing Diagnosis – Application to clinical practice. Lippincott, Philadelphia 2000

Johnson, M.; Maas, M.; Moorhead, S.: Pflegeergebnisklassifikation (NOC). Huber, Bern 2003 (Plan)

McCloskey, J. C.; Bulecheck, G. M.: Pflegeinterventionsklassifikation (NIC). Huber, Bern 2003 (Plan)

Obstipation

Taxonomie 1 R: Austauschen (1.3.1.1/1975; R 1998)
Taxonomie 2: Ausscheidung, gastrointestinal (00011/1975; R 1998)
NANDA-Originalbezeichnung: «Constipation»
[Thematische Gliederung: Ausscheidung]

Definition: Verminderung der normalen Defäkationsfrequenz, begleitet von einer erschwerten oder unvollständigen Stuhlpassage und/oder der Ausscheidung von sehr hartem, trockenem Stuhl.

Mögliche ursächliche oder beeinflussende Faktoren

funktionelle
- Unregelmäßige Defäkationsgewohnheiten; unangemessene Toilettenbenutzung (Zeitpunkt, Sitzhaltung, fehlende Intimsphäre)
- Unzureichende körperliche Aktivität; schwach ausgebildete Bauchmuskulatur
- Kürzlich erfolgte Umgebungsveränderung
- Gewohnheitsmäßiges Verleugnen/Ignorieren des Stuhldrangs

psychologische
- Depression
- Emotionale/r Belastung/Stress
- Verwirrtheit

pharmakologische
- Lipidsenker; Laxanzienüberdosierung
- Kalziumkarbonat; aluminiumhaltige Antazida
- Nichtsteroidale Antirheumatika (NSAR)
- Opiate; Anticholinergika
- Antiepileptika; Diuretika
- Eisenpräparate; Phenothiazinderivate
- Sedativa; Sympathikomimetika
- Bismuthsalze; Antidepressiva
- Kalziumantagonisten

mechanische
- Rektaler/s Abszess oder Ulkus
- Schwangerschaft
- Rektoanale Fissur

- Tumor
- Megakolon (Morbus Hirschsprung)
- Elektrolytungleichgewicht
- Rektalprolaps
- Vergrößerung der Prostata
- Neurologische Beeinträchtigung
- Rektoanale Striktur
- Rektozele
- Postoperative Obstruktion
- Hämorrhoiden
- Adipositas

physiologische
- Ungenügende Flüssigkeits-/Nahrungszufuhr
- Verminderte Motilität des Magen-Darm-Traktes
- Ungenügende Zahnhygiene oder Zahnbildung bzw. fehlende Zähne
- Ungenügende Einnahme von Ballaststoffen
- Veränderung der gewohnten Ess- und Trinkgewohnheiten
- Dehydratation

Bestimmende Merkmale oder Kennzeichen

subjektive
- Veränderung des gewohnten Defäkationsmusters
- Schmerzen bei der Defäkation
- Anstrengung, Pressen bei der Defäkation
- Bauchschmerzen
- Unfähigkeit zur Stuhlentleerung
- Kopfschmerzen
- Allgemeine Erschöpfung
- Übelkeit und/oder Erbrechen

objektive
- Hellrotes Blut auf dem Stuhl
- Vorliegen eines salbenartigen Stuhls im Rektum
- Geblähtes Abdomen
- Schwarzer Stuhl oder Teerstuhl
- Dumpfes abdominelles Klopfgeräusch
- Vermindertes Stuhlvolumen
- Abnahme der gewohnten Entleerungshäufigkeit
- Harter, trockener, geformter Stuhl

- Tastbare rektale Masse
- Rektales Druck- oder Völlegefühl
- Kachexie
- Veränderung von Darmgeräuschen, Bauchknurren (Borborygmus)
- Verdauungsstörung
- Untypisches Auftreten, Befinden von älteren Menschen (z. B. Veränderung des Bewusstseinszustandes, Urininkontinenz, unerklärliche Stürze, erhöhte Körpertemperatur)
- Starke Flatulenz
- Starke oder schwache Darmgeräusche
- Tastbare abdominelle Masse
- Gespanntes Abdomen mit oder ohne tastbarer Muskelanspannung
- Dünnflüssiger Stuhl

Patientenbezogene Pflegeziele oder Evaluationskriterien

Der Patient
- erlangt/kehrt zurück zu normalen Stuhlgewohnheiten
- äußert Verständnis für die beeinflussenden Faktoren und angemessene Maßnahmen und Lösungen für seine individuelle Situation
- zeigt eine Veränderung des Lebensstils, wie sie hinsichtlich der ursächlichen oder beeinflussenden Faktoren erforderlich ist
- nimmt an einem Obstipationstrainingsprogramm teil

1. Pflegepriorität: Erkennen ursächlicher/beeinflussender Faktoren:
- Überprüfen der Nahrungsgewohnheiten. Beachten der Zahn-/Mundgesundheit, *die die Nahrungszufuhr beeinträchtigen könnte*
- Bestimmen der Flüssigkeitszufuhr, *um ein Flüssigkeitsdefizit festzustellen*
- Überprüfen der Medikation und des Suchtmittelgebrauchs und Beachten der Interaktionen oder Nebenwirkungen (z. B. Narkotika, Opiate, Antazida, Chemotherapie, Eisenpräparate, Kontrastmittel wie Barium, NSAR)
- Feststellen des Energie-/Aktivitätsniveaus und des alltäglichen Bewegungsmusters
- Feststellen der persönlichen Belastungsfaktoren (z. B. persönliche

Beziehungen, Arbeit und Beschäftigung, finanzielle Probleme, Mangel an Zeit oder Privatheit)
- Einschätzung der Zugangsmöglichkeiten zur Toilette; Intimität und Fähigkeit, Selbstversorgungsaktivitäten (z. B. Toilettenbenutzung) auszuführen
- Eingehen auf Äußerungen über Schmerzen bei der Defäkation. Untersuchen des perianalen Bereichs auf Hämorrhoiden, Fissuren, Hautschädigungen oder andere Abnormitäten
- Besprechen der Verwendung von Laxanzien/Klistieren. Beachten der Zeichen/Berichte über Laxanzienmissbrauch
- Überprüfen der Vorgeschichte des Patienten hinsichtlich metabolischer oder endokriner Krankheiten, Schwangerschaft, vorangegangenen Operationen oder eines Megakolons
- Palpieren des Abdomens *hinsichtlich vorliegender Blähungen und einer tastbaren Masse*
- Überprüfen des Vorliegens einer Kotstauung, falls angezeigt
- Unterstützen von medizinischen Untersuchungen *zur Feststellung anderer möglicher Einflussfaktoren*

2. Pflegepriorität: Bestimmen normaler Stuhlgewohnheiten:
- Ermitteln der normalen Stuhlgewohnheiten und wie lange das Problem bereits besteht
- Beachten der Faktoren, welche die Darmaktivität normalerweise stimulieren und Feststellen, ob es diesbezüglich irgendwelche Störungen gibt

3. Pflegepriorität: Ermitteln der gegenwärtigen Stuhlgewohnheiten:
- Beobachten von Farbe, Geruch, Beschaffenheit, Menge und Häufigkeit der Stuhlentleerung. *Schafft eine Vergleichsmöglichkeit, fördert die Erkennung von Veränderungen des Ausscheidungsmusters*
- Feststellen, wie lange das Problem bereits besteht und welche Beschwerden es macht (z. B. langandauerndes Problem, mit der sich der Patient «arrangiert» hat, oder ein postoperatives Ereignis, das große Beschwerden macht). *Die Reaktion des Patienten kann unangemessen für die Ernsthaftigkeit des Problems sein*
- Abhören des Darms auf vorhandene Geräusche. Achten auf Lokalisation und Qualität der Darmgeräusche, *die Hinweise auf die Darmaktivität geben*
- Abklären der Verwendung von Laxanzien/Einläufen
- Überprüfen der Nahrungs- und Flüssigkeitsaufnahme
- Vgl PD: Subjektive Obstipation

4. Pflegepriorität: Fördern einer Normalisierung der Darmfunktionen:
- Fördern/Instruieren hinsichtlich einer ausgewogenen ballaststoff- und rohkostreichen Ernährung, *um die Stuhlkonsistenz zu verbessern und die Kolonpassage zu erleichtern*
- Fördern einer erhöhten Flüssigkeitsaufnahme inklusive ballaststoffreicher Fruchtsäfte. Das Trinken von warmen, die Peristaltik anregenden Getränken beim Aufstehen empfehlen (z. B. Kaffee, Tee, heißes Wasser), *um weiche Stühle zu fördern*
- Ermutigen des Patienten zu vermehrter Aktivität/sportlicher Betätigung innerhalb der individuellen Grenzen, *um die Darmmotilität und -peristaltik anzuregen*
- Sorgen für Privatsphäre und geregelte Zeiten für die Stuhlentleerung; die Toilette oder der Nachtstuhl sind dem Steckbecken vorzuziehen
- Ermutigen/Unterstützen einer Behandlung der zugrunde liegenden medizinischen Ursachen, wenn angemessen (z. B. Schilddrüsenbehandlung), um die Körperfunktion zu verbessern, einschließlich der Darmausscheidung
- Verabreichen von Stuhlweichmachern, milden Stimulanzien, Quellmittel nach Verordnung und/oder routinemäßig, wenn angemessen (z. B. bei Patienten, die mit Opiaten behandelt werden, Patienten mit einem verringerten Aktivitätsniveau oder immobile Patienten)
- Behandeln des Analbereichs bei Bedarf mit Gleitmittel oder anästhesierender Salbe, wenn angemessen
- Anwenden von Sitzbädern *zur Schmerzmilderung im Analbereich* nach dem Stuhlgang
- Verabreichen der Einläufe; manuelles Entfernen verhärteten Stuhls
- Institutionalisieren eines Stuhlausscheidungsprogramms mit Glycerin-Suppositorien und manueller Stimulation, *wenn eine lang anhaltende oder dauernde Störung der Stuhlausscheidung vorliegt*

5. Pflegepriorität: Fördern des Wohlbefindens (Beratung, Patientenedukation und Entlassungsplanung):
- Besprechen der Physiologie der Defäkation und akzeptabler Abweichungen im Ausscheidungsmuster
- Informieren über die Zusammenhänge zwischen Ernährung, körperlicher Aktivität, Flüssigkeitszufuhr und angemessenem Gebrauch von Laxanzien, bei Bedarf

- Besprechen der Gründe für die empfohlenen Maßnahmen und Fördern der kontinuierlichen Durchführung der erfolgreichen Interventionen
- Ermutigen des Patienten ein Ausscheidungsprotokoll/-tagebuch zu führen, *um die Kontrolle eines langfristigen Problems zu erleichtern*
- Bestimmen von spezifischen Maßnahmen, die beim Wiederauftreten des Problems zu ergreifen sind, *um rechtzeitige Interventionen zu fördern und die Unabhängigkeit des Patienten zu fördern*

Schwerpunkte der Pflegedokumentation

Pflegeassessment oder Neueinschätzung
- Übliches und aktuelles Stuhlausscheidungsmuster, Dauer des Problems und individuell beeinflussende Faktoren
- Eigenschaften des Stuhls
- Zugrunde liegende Dynamik

Planung
- Pflegeplan/-interventionen und zur Veränderung der individuellen Situation notwendige Veränderungen in der Lebensweise
- Plan für die Patientenanleitung, -schulung und -beratung

Durchführung/Evaluation
- Reaktionen auf Interventionen/Anleitung und konkrete Pflegetätigkeiten
- Zielerreichung/Fortschritte in Richtung Zielerreichung
- Veränderungen des Plans

Entlassungs- oder Austrittsplanung
- Langfristige Bedürfnisse nach Entlassung und Austritt sowie die Verantwortlichkeit für die notwendigen Maßnahmen
- Empfehlungen zur Nachbetreuung

Pflegeinterventionsklassifikation (NIC)

Bereich: *Körperfunktionen: grundlegende (physiological: basic).* Interventionen zur Unterstützung körperlicher Funktionen.
Klasse: *Ausscheidungsmanagement (elimination management).* Interventionen zur Entwicklung und Erhaltung regelmäßiger Urin- und Stuhlausscheidungsgewohnheiten und Umgang mit Komplikationen aufgrund veränderter Körperstrukturen.
Empfohlene Pflegeinterventionen: Obstipationsmanagement u.a. (siehe McCloskey/Bulecheck, 2003).

Pflegeergebnisklassifikation (NOC)

Empfohlenes Pflegeergebnis: Stuhlausscheidung (bowel elimination), (siehe Johnson/Maas/Moorhead, 2003).

Literatur

Johnson, M.; Maas, M.; Moorhead, S.: Pflegeergebnisklassifikation (NOC). Huber, Bern 2003 (Plan)
Füsgen, I.: Obstipation MMV, München 1991
Ketterer, H.: Chronische Obstipation Schattauer, Stuttgart 1999
Maas, M. L. et al.: Nursing Care of older adults – Diagnoses, Outcomes & Interventions. Mosby, St. Louis 2001: 324
McCloskey, J.C.; Bulecheck, G. M.: Pflegeinterventionsklassifikation (NIC). Huber, Bern 2003 (Plan)
Rettig, J.: Obstipation und Darmprobleme Methe/Ts 1998
Van der Bruggen, H.: Defäkation – Grundlagen, Störungen, Interventionen Ullstein Medical, Wiesbaden 1998

Obstipationsgefahr

Taxonomie 2: Ausscheidung, gastrointestinal (00015/1998)
NANDA-Originalbezeichnung: «Constipation, risk for»
[Thematische Gliederung: Ausscheidung]

Definition: Gefahr der Verminderung der normalen Defäkationsfrequenz, begleitet von einer erschwerten oder unvollständigen Stuhlpassage und/oder der Ausscheidung von sehr hartem, trockenem Stuhl.

Risikofaktoren

funktionelle

- Gewohnheitsmäßiges Verleugnen/Ignorieren des Stuhldrangs
- Kürzlich erfolgte Umgebungsveränderung
- Unangemessene Toilettenbenutzung (Zeitpunkt, Sitzhaltung, fehlende Intimsphäre)
- Unregelmäßige Defäkationsgewohnheiten
- Unzureichende körperliche Aktivität
- Schwach ausgebildete Bauchmuskulatur

psychologische
- Emotionale Belastung/Stress
- Verwirrtheit
- Depression

physiologische
- Ungenügende Ballaststoffzufuhr
- Dehydratation
- Ungenügende Zahnhygiene oder Zahnbildung bzw. fehlende Zähne
- Unzureichende Flüssigkeits-/Nahrungszufuhr
- Veränderung der gewohnten Ess- und Trinkgewohnheiten
- Verminderte Motilität des Magen-Darm-Traktes

pharmakologische
- Phenothiazinderivate; nichtsteroidale Antirheumatika (NSAR)
- Sedativa; aluminiumhaltige Antazida
- Laxanzienüberdosierung; Eisenpräparate
- Anticholinergika; Antidepressiva
- Antiepileptika; Lipidsenker
- Kalziumantagonisten; Kalziumkarbonat
- Diuretika; Opiate
- Sympathikomimetika; Bismuthsalze

mechanische
- Rektaler/s Abszess oder Ulkus
- Schwangerschaft
- Rektoanale Fissur
- Tumor
- Megakolon (Morbus Hirschsprung)
- Elektrolytungleichgewicht
- Rektalprolaps
- Vergrößerung der Prostata
- Neurologische Beeinträchtigung
- Rektoanale Striktur
- Rektozele
- Postoperative Obstruktion
- Hämorrhoiden
- Adipositas

Patientenbezogene Pflegeziele oder Evaluationskriterien

Der Patient
- hält seine normalen Stuhlgewohnheiten aufrecht
- äußert Verständnis für die beeinflussenden Faktoren und angemessene Maßnahmen und Lösungen für seine individuelle Situation
- zeigt eine Veränderung des Lebensstils, um die Entwicklung eines Ausscheidungsproblems zu verhindern

1. Pflegepriorität: Erkennen ursächlicher/beeinflussender Faktoren:
- Abhören des Darms auf vorhandene Geräusche. Achten auf Lokalisation und Qualität der Darmgeräusche, *die Hinweise die Darmaktivität geben*
- Diskutieren der normalen Ausscheidungsgewohnheiten und des Gebrauchs von Laxanzien
- Feststellen der Einstellungen und Handlungsweisen des Patienten im Hinblick auf die Stuhlausscheidung, wie z. B. «ich muss jeden Tag einmal oder ich brauche einen Einlauf»
- Überprüfen der Nahrungsgewohnheiten. Beachten der Zahn-/Mundgesundheit, *die die Nahrungszufuhr beeinträchtigen könnte*
- Feststellen der gegenwärtigen Situation und möglicher Auswirkungen auf die Stuhlausscheidung (z.B. chirurgischer Eingriff, Einnahme von Medikamenten, die die Defäkation beeinflussen, fortgeschrittenes Alter, Schwäche, Depression und anderer o.g. Risikofaktoren)
- Überprüfen der Nahrungs- und Flüssigkeitsaufnahme und möglicher Auswirkungen auf die Defäkation
- Überprüfen der Medikation (alte und neu hinzu gekommene) im Hinblick auf die Auswirkungen auf die Ausscheidungsfunktion

2. Pflegepriorität: Erleichtern einer normalen Darmfunktion:
- Fördern/Instruieren hinsichtlich einer ausgewogenen ballaststoff- und rohkostreichen Ernährung, *um die Stuhlkonsistenz zu verbessern und die Kolonpassage zu erleichtern*
- Fördern einer erhöhten Flüssigkeitsaufnahme, inklusive ballaststoffreicher Fruchtsäfte. Das Trinken von warmen, die Peristaltik anregenden Getränken beim Aufstehen empfehlen (z. B. Kaffee, Tee, heißes Wasser), *um weiche Stühle zu fördern*
- Sorgen für Privatsphäre und geregelte Zeiten für die Stuhlentlee-

rung; die Toilette oder der Nachtstuhl sind dem Steckbecken vorzuziehen
- Verabreichen von Stuhlweichmachern, milden Stimulanzien, Quellmittel nach Verordnung und /oder routinemäßig, wenn angemessen (z. B. bei Patienten, die mit Opiaten behandelt werden, Patienten mit einem verringerten Aktivitätsniveau oder immobile, bewusstlose Patienten)
- Beobachten von Farbe, Geruch, Beschaffenheit, Menge und Häufigkeit der Stuhlentleerung. *Schafft eine Vergleichsmöglichkeit, fördert die Erkennung von Veränderungen des Ausscheidungsmusters*

3. Pflegepriorität: Fördern des Wohlbefindens (Beratung, Patientenedukation und Entlassungsplanung):
- Besprechen der Physiologie der Defäkation und akzeptabler Abweichungen im Ausscheidungsmuster, *kann helfen, die Sorgen und Ängste hinsichtlich der aktuellen Situation zu vermindern*
- Informieren über die Zusammenhänge zwischen Ernährung, körperlicher Aktivität, Flüssigkeitszufuhr und angemessenem Gebrauch von Laxanzien, bei Bedarf
- Überprüfen der individuellen Risikofaktoren/potenziellen Probleme und der spezifischen Interventionen
- Überprüfen eines angemessenen Gebrauchs von Medikamenten
- Ermutigen des Patienten, ein Ausscheidungsprotokoll/-tagebuch zu führen, *um das normale Ausscheidungsmuster zu kontrollieren*
- Vgl. PD: Obstipation, subjektive Obstipation

Schwerpunkte der Pflegedokumentation

Pflegeassessment oder Neueinschätzung
- Übliches und aktuelles Stuhlausscheidungsmuster, Eigenschaften des Stuhls, Medikation

Planung
- Pflegeplan/-interventionen und Klärung, wer in die Planung involviert ist
- Plan für die Patientenanleitung, -schulung und -beratung

Durchführung/Evaluation
- Reaktionen auf Interventionen/Anleitung und konkrete Pflegetätigkeiten
- Zielerreichung/Fortschritte in Richtung Zielerreichung
- Veränderungen des Plans

Entlassungs- oder Austrittsplanung
- Langfristige Bedürfnisse nach Entlassung und Austritt sowie die Verantwortlichkeit für die notwendigen Maßnahmen
- Überweisungen/Verweisungen

Pflegeinterventionen (NIC)

Bereich: *Körperfunktionen: grundlegende (physiological: basic)*. Interventionen zur Unterstützung körperlicher Funktionen.

Klasse: *Ausscheidungsmanagement (elimination management)*. Interventionen zur Entwicklung und Erhaltung regelmäßiger Urin- und Stuhlausscheidungsgewohnheiten und Umgang mit Komplikationen aufgrund veränderter Körperstrukturen.

Empfohlene Pflegeinterventionen: Obstipationsmanagement u.a. (siehe McCloskey/Bulecheck, 2003).

Pflegeergebnisklassifikation (NOC)

Empfohlenes Pflegeergebnis: Stuhlausscheidung (bowel elimination), (siehe Johnson/Maas/Moorhead, 2003).

Literatur

Füsgen, I.: Obstipation MMV, München 1991
Johnson, M.; Maas, M.; Moorhead, S.: Pflegeergebnisklassifikation (NOC). Huber, Bern 2003 (Plan)
Ketterer, H.: Chronische Obstipation. Schattauer, Stuttgart 1999
Maas, M. L. et al.: Nursing Care of older adults – Diagnoses, Outcomes & Interventions. Mosby, St. Louis 2001: 324
McCloskey, J. C.; Bulecheck, G. M.: Pflegeinterventionsklassifikation (NIC). Huber, Bern 2003 (Plan)
Rettig, J.: Obstipation und Darmprobleme. Methe/Ts 1998
Van der Bruggen, H.: Defäkation – Grundlagen, Störungen, Interventionen. Ullstein Medical, Wiesbaden 1998

Subjektive Obstipation

Taxonomie 1 R: Austauschen (1.3.1.1.1/1988)
Taxonomie 2: Ausscheidung, gastrointestinal (00012/1988)
NANDA-Originalbezeichnung: «Perceived Constipation»
[Thematische Gliederung: Ausscheidung]

Definition: Selbstdiagnose einer Obstipation und Gebrauch von Laxanzien, Einläufen/Klysmen und Suppositorien, um eine tägliche Darmentleerung sicherzustellen.

Mögliche ursächliche oder beeinflussende Faktoren

- Kulturelles/familiäres Gesundheitsverständnis
- Fehleinschätzung, [lange bestehende Erwartungen/Gewohnheiten]
- Beeinträchtigte Denkprozesse

Bestimmende Merkmale oder Kennzeichen

subjektive

- Erwartungshaltung bezüglich einer täglichen Darmentleerung mit daraus folgendem übermäßigem Gebrauch von Laxanzien, Einläufen und Suppositorien
- Erwartungshaltung bezüglich einer täglichen Darmentleerung zum gleichen Zeitpunkt

Patientenbezogene Pflegeziele oder Evaluationskriterien

Der Patient
- kann die normale Funktion des Darmes erklären
- erkennt annehmbare Maßnahmen, um die Darmfunktion zu fördern
- eignet sich individuell angemessene Stuhlgewohnheiten an

Maßnahmen oder Pflegeinterventionen

1. Pflegepriorität: Erkennen von Faktoren, die die persönlichen Überzeugungen und Vorstellungen beeinflussen:
- Feststellen, was der Patient unter «normalen» Stuhlgewohnheiten versteht

- Diese mit den gegenwärtigen Stuhlgewohnheiten des Patienten vergleichen
- Erkennen, welche Maßnahmen der Patient anwendet, um das wahrgenommene Problem zu lösen

2. Pflegepriorität: Fördern des Wohlbefindens (Beratung, Patientenedukation und Entlassungsplanung):
- Sprechen mit dem Patienten über eine normale Darmfunktion und Möglichkeiten zu ihrer Erhaltung
- Erklären der nachteiligen Wirkungen von Medikamenten/Einläufen
- Besprechen des Zusammenhangs zwischen Ernährung/körperlicher Bewegung und Stuhlausscheidung
- Unterstützen des Patienten durch aktives Zuhören, Besprechen seiner Sorgen oder Befürchtungen
- Fördern von Aktivitäten zur Stressreduktion und zur Umorientierung der Aufmerksamkeit, *um den Patienten beim Aneignen von individuell annehmbarer Gewohnheiten zu unterstützen*

Schwerpunkte der Pflegedokumentation

Pflegeassessment oder Neueinschätzung
- Ergebnisse der Einschätzung/Problemwahrnehmung des Patienten
- Aktuelle Stuhlgewohnheiten, Eigenschaften des Stuhls

Planung
- Pflegeplan/-interventionen und beteiligte Personen
- Plan für die Patientenanleitung, -schulung und -beratung

Durchführung/Evaluation
- Reaktionen auf Interventionen/Anleitung und konkrete Pflegetätigkeiten
- Veränderungen von Stuhlgewohnheiten und Eigenschaften des Stuhls
- Zielerreichung/Fortschritte in Richtung Zielerreichung
- Veränderungen des Plans

Entlassungs- oder Austrittsplanung
- Vermitteln an eine nachbetreuende Stelle

Pflegeinterventionen (NIC)

Bereich: *Körperfunktionen: grundlegende (physiological: basic).* Interventionen zur Unterstützung körperlicher Funktionen.

Klasse: *Ausscheidungsmanagement (elimination management).* Interventionen zur Entwicklung und Erhaltung regelmäßiger Urin- und Stuhlausscheidungsgewohnheiten und Umgang mit Komplikationen aufgrund veränderter Körperstrukturen.
Empfohlene Pflegeinterventionen: Defäkationsmanagement u.a. (siehe McCloskey/Bulecheck, 2003).

Pflegeergebnisklassifikation (NOC)

Empfohlenes Pflegeergebnis: Gesundheitsvorstellungen (health beliefs), (siehe Johnson/Maas/Moorhead, 2003).

Literatur

Maas, M. L. et al: Nursing Care of older adults – Diagnoses, Outcomes & Interventions. Mosby, St. Louis 2001: 324

Johnson, M.; Maas, M.; Moorhead, S.: Pflegeergebnisklassifikation (NOC). Huber, Bern 2003 (Plan)

Ketterer, H.: Chronische Obstipation Schattauer, Stuttgart 1999

Van der Bruggen, H.: Defäkation – Grundlagen, Störungen, Interventionen. Ullstein Medical, Wiesbaden 1998

McCloskey, J. C.; Bulecheck, G. M.: Pflegeinterventionsklassifikation (NIC). Huber, Bern 2003 (Plan)

Objektive Obstipation (Kolonobstipation)*

Taxonomie 1 R: Austauschen (1.3.1.1.2/1988, 1998)
NANDA-Originalbezeichnung: «Colonic Constipation»
[Thematische Gliederung: Ausscheidung]

Beachten: Diese Pflegediagnose wurde von dem Ausschuss zur Überprüfung von Pflegediagnosen aus der Liste der NANDA-Pflegediagnosen gelöscht. Die Kodierungsziffer wird inaktiviert und nicht weiter verwendet.

---

* Umgangssprachliche Umschreibung der Übersetzergruppe, die dem besseren Verständnis dienen soll.

Orientierungsstörung

(Beeinträchtigte Umgebungsinterpretation)*

Taxonomie 1 R: Wissen (8.2.1/1994)
Taxonomie 2: Perzeption/Kognition, Orientierung (00127/1994)
NANDA-Originalbezeichnung: «Impaired Environment Interpretation Syndrome»
[Thematische Gliederung: Sicherheit]

Definition: Anhaltend fehlende Orientierung bezüglich Person, Ort, Zeit, Situation während mehr als 3–6 Monaten, was eine beschützende Umgebung erforderlich macht.

Mögliche ursächliche oder beeinflussende Faktoren

- Demenz (Alzheimer-Krankheit, Multiinfarktdemenz, Picks Krankheit, AIDS-Demenz)
- Parkinson-Krankheit
- Chorea Huntington
- Depression
- Alkoholismus

Bestimmende Merkmale oder Kennzeichen

subjektive
- [Verlust von Berufstätigkeit, Beschäftigung oder anderer sozialer Funktionen durch Gedächtnisschwund]

objektive
- Andauernde Desorientierung in bekannter und unbekannter Umgebung
- Chronische Verwirrtheitszustände
- Unfähigkeit, einfache Anweisungen auszuführen
- Unfähigkeit zu argumentieren, sich zu konzentrieren, verzögertes Beantworten von Fragen
- Verlust von Berufstätigkeit, Beschäftigung oder anderer sozialer Funktionen durch Gedächtnisschwund

---

* Umgangssprachliche Umschreibung der Übersetzergruppe, die dem besseren Verständnis dienen soll.

Patientenbezogene Pflegeziele oder Evaluationskriterien

Der Patient
- ist frei von Verletzungen

Die Angehörigen:
- erkennen die individuellen Sicherheitsbedürfnisse und Sorgen darüber
- verändern Aktivitäten/Umgebung, um die Sicherheit zu gewährleisten

Maßnahmen oder Pflegeinterventionen

1. Pflegepriorität: Erkennen ursächlicher/beeinflussender Faktoren:
- Besprechen der bisherigen Entwicklung und des Fortschreitens der Krankheit. Festhalten des Zeitpunkts des erstmaligen Auftretens, der zukünftigen Erwartungen sowie des Ereignisses der Verletzung/Unfalls
- Überprüfen der Veränderungen im Verhalten des Patienten mit seinen Angehörigen. Festhalten der Schwierigkeiten/Probleme, wie auch zusätzlicher Behinderungen (z. B. verminderte Agilität, herabgesetzte Beweglichkeit der Gelenke, Gleichgewichtsverlust, Gangstörung, abnehmendes Sehvermögen)
- Erkennen möglicher Gefahren in der Umgebung und der Fähigkeit des Patienten, Gefahren einzuschätzen
- Bezug auf kognitive Screening-Tests nehmen

2. Pflegepriorität: Erhalten/Fördern einer sicheren Umgebung:
- Ermöglichen einer kontinuierlichen Pflege, soweit möglich
- Miteinbeziehen der Angehörigen in den Pflegeprozess, *fördert die Akzeptanz des Pflegeplans*
- Erfassen der Gewohnheiten beim Schlafen, Essen, Körperpflege usw. *und diese nach Möglichkeit in der Pflege berücksichtigen*
- Erhalten und Strukturieren der Aktivitäten und Ruhepausen
- Dem Patienten nicht viele Entscheidungs-/Wahlmöglichkeiten gleichzeitig geben, *um die emotionalen Kräfte zu schonen und zu konservieren*
- Die Kommunikation/Fragen möglichst einfach halten. Dem Patienten gängige Begriffe mitteilen
- Reduzieren der Besucherzahl, die gleichzeitig beim Patienten anwesend sind

- Benutzen einfacher Orientierungshilfen, wie einen leicht lesbaren Kalender, klare Merkmale für Feiertage usw.
- Einhalten von Sicherheitsmaßnahmen, Schützen vor Gefahren, wie Türen zu unbeaufsichtigten Räumen/Treppen, Abhalten der Person vom Rauchen oder dies Überwachen, Kontrollieren der Aktivitäten des täglichen Lebens (z. B. Benutzung von Kochherd, scharfen Messern), Wegschließen von Medikamenten und giftigen Substanzen
- Ablenken des Patienten/Lenken der Aufmerksamkeit auf andere Aspekte der Situation, wenn der Patient erregt ist oder sich gefährdet
- Verwenden von Symbolen bei eingeschränktem Hörvermögen, *um die Kommunikation zu verbessern*
- Verwenden von Erkennungsmarken an Kleidern, persönlichen Gegenständen, am Handgelenk *(gewährleistet eine sichere Identifikation, falls der Patient unbeaufsichtigt die Abteilung verlässt und sich verirrt)*
- Berücksichtigen kognitiver Tests bei der Pflegeplanung
- Vgl. PD: Verletzungsgefahr, chronische Verwirrtheit

3. Pflegepriorität: Unterstützen der Betreuungspersonen im Umgang mit der Situation:
- Einschätzen der Fähigkeit der Betreuenden, die sich zu Hause um den Patienten kümmern, in Bezug auf ihre individuelle Verantwortung und Verfügbarkeit
- Besprechen der Notwendigkeit, auch einige Zeit ohne den Patienten zu verbringen (vgl. PD: Rollenbelastung pflegender Angehöriger/Laien)

4. Pflegepriorität: Fördern des Wohlbefindens (Beratung, Patientenedukation und Entlassungsplanung):
- Anbieten von spezifischen Informationen über die Krankheit, den Verlauf und besondere Bedürfnisse des Patienten
- Besprechen der Notwendigkeit/Angemessenheit einer genetischen Beratung für die Familienangehörigen
- Fördern/Planen einer angemessenen Pflege für die Zeit nach dem Austritt. Erkennen von Ressourcen, um die langfristige Pflege zu erleichtern
- Einbeziehen einer angemessenen Unterstützung von außen, wie Tageskliniken, Hauspflege, Unterstützungsgruppen. *Bietet Unterstützung, fördert Problemlösungen*

Hinweise für die Pflegedokumentation

Pflegeassessment oder Neueinschätzung
- Ergebnisse der Einschätzung, einschließlich des Grades der Behinderung

Planung
- Pflegeplan/-interventionen und beteiligte Personen
- Plan zur Patientenanleitung, -schulung und -beratung

Durchführung/Evaluation
- Reaktionen auf Interventionen und konkrete Pflegetätigkeiten
- Zielerreichung/Fortschritte in Richtung Zielerreichung
- Veränderungen des Plans

Entlassungs- oder Austrittsplanung
- Zukünftige Bedürfnisse und Verantwortlichkeit dafür
- Vermitteln an andere Gesundheitsberufe

Pflegeinterventionen (NIC)

Bereich: *Verhalten (behavioral)*. Interventionen zur Förderung der psychosozialen Lebensgestaltung und zur Erleichterung von Veränderungen der Lebensweise.

Klasse: *Kognitive Therapie (cognitive therapy)*. Interventionen zur Verstärkung oder Förderung erwünschter kognitiver Funktionen oder zur Veränderung unerwünschter kognitiver Funktionen.

Empfohlene Pflegeinterventionen: Realitätsorientierung u. a. (siehe McCloskey/Bulecheck, 2003).

Pflegeergebnisklassifikation (NOC)

Empfohlenes Pflegeergebnis: Kognitive Fähigkeiten (cognitive ability), (siehe Johnson/Maas/Moorhead, 2003).

Literatur

Glaus-Hartmann, M.: Verwirrung. In: Käppeli, S. (Hrsg.): Pflegekonzepte Band 3. Huber, Bern 2000

Johnson, M.; Maas, M.; Moorhead, S.: Pflegeergebnisklassifikation (NOC). Huber, Bern 2003 (Plan)

Maas, M. L. et al.: Nursing Care of older adults – Diagnoses, Outcomes & Interventions. Mosby, St. Louis 2001: 324

McCloskey, J. C.; Bulecheck, G. M.: Pflegeinterventionsklassifikation (NIC). Huber, Bern 2003 (Plan)

Postoperative Erholungsphase, verzögerte

Taxonomie 1 R: Bewegen (6.4.2.1, 1998)
Taxonomie 2: Aktivität/Ruhe, Aktivität/Bewegung, postoperative Erholung (00100, 1998)
NANDA-Originalbezeichnung: «Delayed Surgical Recovery»
[Thematische Gliederung: Sicherheit]

Definition: Zunahme der Anzahl postoperativer Tage, deren eine Person bedarf, um aus eigener Kraft Tätigkeiten zu initiieren und durchzuführen, die Leben, Gesundheit und Wohlbefinden erhalten.

Mögliche ursächliche oder beeinflussende Faktoren

- Von der NANDA zu entwickeln

Bestimmende Merkmale oder Kennzeichen

subjektive
- Wahrnehmung, dass mehr Zeit zur Erholung benötigt wird
- Angaben von Schmerzen/Unbehagen; Erschöpfung
- Appetitverlust mit oder ohne Übelkeit
- Verschieben der Wiederaufnahme der Arbeit/des Anstellungsverhältnisses

objektive
- Nachweis einer unterbrochenen Heilung im Operationsgebiet (z. B. Rötung, Verhärtung, Ausfluss, Immobilität)
- Schwierigkeiten beim Umherbewegen; benötigt Hilfe, um die Selbstversorgung abzuschliessen

Patientenbezogene Pflegeziele oder Evaluationskriterien

Der Patient
- zeigt vollständige Heilung des Operationsgebiets
- ist in der Lage, gewünschte Selbstversorgungsaktivitäten durchzuführen
- berichtet über zunehmende Energie, ist in der Lage, an üblichen Aktivitäten (Arbeit/Berufstätigkeit) teilzunehmen

Maßnahmen oder Pflegeinterventionen

1. Pflegepriorität: Einschätzen ursächlicher oder beeinflussender Faktoren:
- Bestimmen des Ausmaßes der Verletzung/des Schadens und des allgemeinen Gesundheitszustandes
- Identifizieren zugrunde liegender Erkrankungen/pathologischer Zustände (z. B. Haut- oder andere Tumore, Verbrennungen, Diabetes, Steroidtherapie, Polytrauma, Infektionen, Strahlentherapie), *die die Heilung/Erholung beeinträchtigen können*
- Achten auf Gerüche aus der Wunde, das Vorliegen von Fieber oder anderen Zeichen, *die für eine lokale/systemische Infektion sprechen*
- Einschätzen der Durchblutung und Sensibilität im betroffenen *Bereich (mögliche Unterbrechung des Blutflusses/Nervenschädigung)*
- Bestimmen des Ernährungszustandes und der aktuellen Ernährung
- Feststellen der Einstellungen des Individuums bezüglich des Zustandes/der Erkrankung (z. B. kulturelle Wertvorstellungen, Stigma in Bezug auf den Zustand/die Erkrankung, fehlende Motivation zur Rückkehr in die gewöhnliche Rolle/übliche Aktivitäten)

2. Pflegepriorität: Bestimmen der Auswirkungen der verzögerten Erholung:
- Feststellen der bisherigen Hospitalisierungsdauer und Vergleichen mit der erwarteten Verweildauer für den Eingriff und die Situation
- Bestimmen des aktuellen Energieniveaus und der gegenwärtigen Teilnahme an ADLs. Vergleichen mit dem üblichen Funktionsgrad
- Feststellen, ob der Patient gewöhnlich in der häuslichen Umgebung Hilfe benötigt und wer sie leistet/gegenwärtige Verfügbarkeit und Fähigkeit
- Psychologisches Assessment des emotionalen Zustandes des Patienten unter Vermerken potenzieller Probleme, die sich aus der aktuellen Situation ergeben

3. Pflegepriorität: Fördern einer optimalen Erholung:
- Routinemäßiges Inspizieren von Einschnittstellen/Wunden (z. B. sich vertiefende oder heilende Wundmasse/-areale, Vorhandensein/Art einer Drainage, Entstehen einer Nekrose)

- Beobachten auf Komplikationen (z. B. Infektion, Dehiszenz)
- Assistieren bei der Wundversorgung, wie indiziert (z. B. Débridement, Okklusivverbände, Wundabdeckungen, hautschützende Wirkstoffe bei offenen/nässenden Wunden)
- Ggf. Hinzuziehen einer Fachkraft für Wundversorgung/Stomaversorgung, *um Probleme bei der Heilung zu beheben*
- Einschränken/Vermeiden des Einsatzes von Kunststoff- oder Latexmaterialien. *(Der Patient könnte dagegen empfindlich sein)*
- Sorgen für optimale Ernährung und adäquate Eiweißaufnahme (positive Stickstoffbilanz), *um bei der Heilung zu helfen und allgemein eine gute Gesundheit zu erreichen*
- Ermutigen zum Umhergehen, zu regelmäßiger körperlicher Betätigung, *um die Durchblutung zu fördern, die Kraft zu steigern und Gefahren im Zusammenhang mit der Immobilität zu verringern*
- Empfehlen von abwechselnder Aktivität und angemessenen Ruhephasen, *um Erschöpfung zu vermeiden*
- Verabreichen von Medikamenten wie indiziert (z. B. hat der Patient u. U. eine hartnäckige Infektion, die i. v. verabreichte Antibiotika oder das Management chronischer Schmerzen erfordert)
- Auffordern des Patienten, den Behandlungsplan und die Nachuntersuchungen einzuhalten, *um den Heilungsprozess zu überwachen und bei Bedarf für eine rechtzeitige Intervention zu sorgen*

4. Pflegepriorität: Fördern des Wohlbefindens (Beratung, Patientenedukation und Entlassungsplanung):

- Erörtern der Realität des Genesungsprozesses und der Erwartungen des Patienten/der Bezugsperson. *Personen sind im Hinblick auf die zur Genesung erforderliche Energie und Zeit und hinsichtlich der eigenen Fähigkeiten/Verantwortlichkeiten zur Erleichterung dieses Prozesses oft unrealistisch*
- Beteiligen des Patienten/der Bezugsperson(en) beim Setzen weitergehender Ziele. *Verstärkt die Verpflichtung gegenüber dem Plan und dessen Akzeptanz und verringert die Wahrscheinlichkeit, dass Frustration den Prozess blockiert*
- Überweisen an Physiotherapeuten/Beschäftigungstherapeuten, wie indiziert, um unterstützende Hilfsmittel zu finden, *um die Unabhängigkeit bei der Selbstversorgung (ADLs) zu fördern*
- Nach Bedarf auffinden von Herstellern von Verbandmaterial/Material zur Wundversorgung und von Hilfsmitteln
- Konsultieren eines Ernährungsberaters wegen eines individuellen

Ernährungsplanes, *um einem erhöhten Ernährungsbedarf zu entsprechen, der die persönliche(n) Situation/Ressourcen widerspiegelt*
- Feststellen der häuslichen Situation (z. B. allein lebend, Schlafzimmer/Badezimmer im 1. Stock, Verfügbarkeit von Assistenz). *Zeigt notwendige Anpassungen auf, wie z. B. Verlegen des Schlafzimmers ins Erdgeschoss, Sorgen für einen Toilettenstuhl neben dem Bett während der Genesung, Notrufsystem*
- Erörtern einer alternativen Unterbringung (z. B. Erholungsheim oder Reha-Zentrum, je nach Eignung)
- Auffinden kommunaler Ressourcen (z. B. Hauspflegeperson, häusliche Krankenpflege, Essen auf Rädern, Kurzzeitpflege). *Erleichtern die Anpassung an die häusliche Umgebung*
- Überweisen zur Beratung/Unterstützung. *Bedarf u. U. zusätzlicher Hilfe, um Gefühle von Entmutigung zu überwinden und mit den Veränderungen im Leben zurechtzukommen*

Schwerpunkte der Pflegedokumentation

Pflegeassessment oder Neueinschätzung
- Assessment der Befunde einschließlich individueller Belange, einer Beteiligung der Familie und unterstützender Faktoren/der Verfügbarkeit von Ressourcen

Planung
- Pflegeplan und beteiligte Personen
- Plan für die Patientenanleitung

Durchführung/Evaluation
- Reaktionen des Patienten/der Bezugsperson(en) auf Plan/Interventionen/Anleitung und ausgeführte Pflegetätigkeiten
- Zielerreichung/Fortschritte in Richtung Zielerreichung
- Veränderungen des Plans

Entlassungs- oder Austrittsplanung
- Langfristige Bedürfnisse und Verantwortlichkeit für die nötigen Maßnahmen
- Spezielle vorgenommene Überweisungen

Pflegeinterventionsklassifikation (NIC)

Pflegeinterventionsklassifikation (NIC)
Bereich: *Körperfunktionen: grundlegende (physiological: basic).* Interventionen zur Unterstützung körperlicher Funktionen.
Klasse: *Erleichterung der Selbstversorgung (self-care facilitation).* In-

terventionen zur Gewährleistung oder Unterstützung von Aktivitäten des täglichen Lebens (ADL).
Empfohlene Pflegeinterventionen: Selbstversorgungsunterstützung u.a. (siehe McCloskey/Bulecheck, 2003).

Pflegeergebnisklassifikation (NOC)

Empfohlenes Pflegeergebnis: Selbstversorgung: Aktivitäten des täglichen Lebens (ADL), (siehe Johnson/Maas/Moorhead, 2003).

Literatur

Johnson, M.; Maas, M.; Moorhead, S.: Pflegeergebnisklassifikation (NOC). Huber, Bern 2003 (Plan)

McCloskey, J.C.; Bulecheck, G.M.: Pflegeinterventionsklassifikation (NIC). Huber, Bern 2003 (Plan)

Posttraumatisches Syndrom
(spezifiziere Phase der Reaktion)

Taxonomie 1 R: Fühlen (923/1986; R 1998)
Taxonomie 2: Coping/Stresstoleranz, posttraumatische Reaktionen (00141/1986; R 1998)
NANDA-Originalbezeichnung: «Post-Trauma Syndrome»
[Thematische Gliederung: Integrität der Person]

Definition: Anhaltend fehlangepasste Reaktion auf ein traumatisches überwältigendes Ereignis.

Mögliche ursächliche oder beeinflussende Faktoren

- Ereignisse außerhalb des gewöhnlichen Erfahrungsbereichs einer Person
- Schwere Bedrohung oder Verletzung einer Person oder ihrer Bezugspersonen; schwere Unfälle; Industrieunfälle und Kraftfahrzeugunfälle)
- Physischer oder psychosozialer Missbrauch; Vergewaltigung
- Zeuge sein von Verstümmelungen, gewaltsamen Toden oder anderen Schreckensereignissen; tragische Ereignisse mit zahlreichen Toten

- Naturkatastrophen oder menschengemachte Katastrophen; plötzliche Zerstörung des eigenen Heims oder der Gemeinde, in der man gelebt hat; Epidemien
- Kriege; militärische Auseinandersetzungen/Konflikte; als Kriegsgefangener gefangen gehalten werden, Opfer krimineller Gewalttaten oder Opfer von Folterungen; [Geiselnahme]

Bestimmende Merkmale oder Kennzeichen

subjektive
- Eindringliche Gedanken, wiederholte Träume oder Alpträume; Wiedererleben des traumatischen Ereignisses, das aufgrund von kognitiven, affektiven und/oder sensomotorischen Aktivitäten erkannt werden kann («Flashbacks»)
- Herzklopfen, -rasen; Kopfschmerzen [fehlendes Interesse an den gewohnten Aktivitäten, Distanz, fehlendes Gefühl von Intimität/Sexualität]
- Hoffnungslosigkeit, Beschämung
- [Exzessives Erzählen des traumatischen Ereignisses, Äußerungen von Schuldgefühlen als Überlebender oder wegen des zum Überleben notwendigen Verhaltens]
- Magenschleimhautreizung; [Veränderung des Appetits; Schlafstörungen/Insomnie; chronische Erschöpfung/leichte Ermüdbarkeit]

objektive
- Angst/Furcht
- Zustand erhöhter Reaktionsbereitschaft, Aufmerksamkeit (Vigilanz); erhöhte Schreckhaftigkeit; neurosensorische Erregbarkeit, Reizbarkeit
- Trauerreaktion; Schuldgefühle
- Konzentrationsschwierigkeiten; Depression
- Wut und/oder Zorn; Aggression
- Vermeidungsreaktionen; Repression; Entfremdung; Distanzierung; psychogene Amnesie; Benommensein
- Stimmungsveränderungen; [schlechte Impulskontrolle/Reizbarkeit und Explosivität/Jähzorn]; Panikattacken, Schreckreaktionen
- Suchtmittelmissbrauch; zwanghaftes Verhalten
- Enuresis (bei Kindern)
- [Schwierigkeiten mit zwischenmenschlichen Reaktionen: Abhängigkeit von anderen, Versagen bei der Arbeit/in der Schule]

Phasen
- *Akuter Subtyp:* beginnt innerhalb von 6 Monaten und dauert nicht länger als 6 Monate
- *Chronischer Subtyp:* chronisch, dauert länger als 6 Monate
- *Verzögerter Subtyp:* Latenzzeit von 6 Monaten oder länger vor dem Auftreten von Symptomen]

Patientenbezogene Pflegeziele oder Evaluationskriterien

Der Patient
- drückt die eigenen Gefühle/Reaktionen aus, meidet Projektion
- äußert im Gespräch ein positives Selbstbild
- äußert, dass die Angst/Furcht vermindert ist, wenn Erinnerungen wach werden
- weist die Fähigkeit auf, mit psychischen Reaktionen auf eine individuell angemessene Weise umzugehen
- zeigt angemessene Veränderungen in Verhalten/Lebensweise (z. B. teilt seine Erfahrungen mit andern, sucht und erhält nach Bedarf Hilfe von Bezugsperson(en), Stellen-/Wohnortswechsel)
- berichtet, dass keine körperlichen Symptome mehr vorkommen (wie Schmerzen, chronische Erschöpfung)
- Vgl. PD: Vergewaltigungssyndrom, wenn das Trauma die Folge einer Vergewaltigung ist

Maßnahmen oder Pflegeinterventionen

1. Pflegepriorität: Feststellen der ursächlichen, beeinflussenden Faktoren und der individuellen Reaktion:

akute Phase
- Beobachten und Fragen nach Informationen über die körperliche oder psychische Verletzung und ermitteln von Stresssymptomen wie Benommenheit, Kopfschmerzen, Engegefühl in der Brustgegend, Übelkeit, Herzklopfen usw.
- Ermitteln psychischer Reaktionen: Zorn, Schock, akute Angst, Verwirrung, Verleugnung. Achten auf Lachen, Weinen, ruhiges oder agitiertes, aufgeregtes (hysterisches) Verhalten, Ausdruck von Ungläubigkeit und/oder Selbstvorwürfe. Achten auf Labilität in den emotionalen Veränderungen
- Ermitteln von Angst und des Wissensstandes des Patienten im Zusammenhang mit der Situation. Beachten einer anhaltenden

Bedrohungssituation (z. B. Kontakt mit Vergewaltiger und/oder zu ihm gehörenden Personen)
- Feststellen der sozialen Aspekte des Traumas/Ereignisses (z. B. körperliche Entstellung, chronische Zustände, bleibende Behinderungen)
- Beachten des ethnischen Hintergrunds/der kulturellen und religiösen Wahrnehmungen und Überzeugungen in Bezug auf das Ereignis (z. B. «Strafe Gottes»)
- Feststellen des Ausmaßes der Verwirrung [und veränderten Verhaltensorganisation]
- Feststellen, ob der Vorfall vorbestehende oder gleichzeitig bestehende (physische/psychische) Situationen aufgewühlt/reaktiviert hat, welche die Einstellung des Patienten zum Trauma beeinflussen
- Feststellen, ob Beziehungsstörungen vorhanden sind (z. B. Familie, Freunde, Mitarbeiter, weitere Bezugspersonen). *Bezugspersonen wissen möglicherweise nicht, wie sie mit dem Patienten umgehen sollen (z. B. überfürsorglich sein oder mit Rückzug reagieren)*
- Achten auf Rückzugsverhalten, Verleugnung, Verwendung chemischer Substanzen oder impulsives Verhalten (z. B. Kettenrauchen, übermäßiges Essen)
- Achten auf Zeichen zunehmender Angst (z. B. Schweigen, Stottern, Unfähigkeit, ruhig sitzen zu bleiben). *Beachten: Zunehmende Angst kann ein Zeichen für ein erhöhtes Gewaltrisiko sein*

- Achten auf verbale/nonverbale Äußerungen von Schuldgefühlen oder Selbstvorwürfen, wenn der Patient ein Trauma überlebt hat, in dem andere starben
- Ermitteln von Zeichen/Phasen der eigenen Trauer und der Trauer anderer
- Erkennen der Entwicklung von phobischen Reaktionen auf alltägliche Dinge (z. B. Messer); auf Situationen (z. B. Läuten der Glocke durch Fremde, das Gehen in Menschenmengen, usw.)

chronische Phase
- Achten auf andauernde somatische Beschwerden (z. B. Magenreizung, Übelkeit, Anorexie, Muskelverspannung, Kopfschmerzen)
- Berichten über neue/veränderte Symptome nachgehen
- Achten auf das Vorhandensein von chronischen Schmerzen oder in Bezug auf die körperliche Verletzung sehr ausgeprägter Schmerzsymptome

- Achten auf Zeichen einer ernsten/ausgedehnten Depression; das Auftreten von Rückblenden (Flashbacks), auf eindringliche Erinnerungen und/oder Alpträume
- Ermitteln des Ausmaßes der unwirksamen Bewältigung (z. B. Suchtgefahr/Sucht) und Konsequenzen davon

2 Pflegepriorität: Unterstützen des Patienten, mit der bestehenden Situation fertig zu werden:

akute Phase
- Sorgen für eine ruhige, sichere Umgebung, *fördert ein Gefühl des Vertrauens und der Sicherheit*
- Behilflich sein beim Erstellen des Polizeiberichtes und beim Patienten bleiben, bei Bedarf
- Achten auf körperliche Beschwerden und ihr Ausmaß abklären. *Emotionale Reaktion kann die Fähigkeit des Patienten begrenzen, körperliche Verletzungen wahrzunehmen*
- Identifizieren von Menschen, die die/den Betroffene/n unterstützen können
- Bei dem Patienten bleiben, den (wiederholten) Schilderungen des Patienten zuhören (wenn der Patient nicht sprechen will, sein Schweigen akzeptieren). *Bietet psychologische Unterstützung für den Patienten*
- Schaffen eines Umfeldes, in dem sich der Patient frei über seine Gefühle/Befürchtungen äußern kann (einschließlich Sorgen über die Beziehung zu/Reaktionen der Bezugsperson) und Erlebnisse/Sinneseindrücke (z. B. «Nahtoderlebnisse»)
- Unterstützen eines Kindes, seine Gefühle über das Ereignis in altersgemäßer Form auszudrücken (z. B. therapeutisches Spiel für Kleinkinder, Geschichten/Puppenspiel für Vorschulkinder; Bezugsgruppe für Adoleszenten). *Kinder können spielerisch leichter ausdrücken, was sie evtl. nicht verbalisieren können*
- Hilfestellung bei der Erledigung praktischer Notwendigkeiten geben (z. B. vorübergehende Unterkunft, Geld, Benachrichtigung der Familienmitglieder oder andere Bedürfnisse)
- Beachten und Unterstützen des Patienten, wie er seine eigenen Stärken auf eine positive Art nutzen kann, indem seine Fähigkeit anerkannt werden, mit den momentanen Ereignissen fertig zu werden. *Fördert sein Selbstkonzept, vermindert ein Gefühl der Hilflosigkeit*
- Es dem Patienten überlassen, sich auf seine Weise mit der Situa-

tion auseinander zu setzen (kann sich zurückziehen oder nicht bereit sein, zu sprechen); diesbezüglich nichts forcieren
- Beachten von Äußerungen über Furcht vor Menschenmengen und/oder Menschen im Allgemeinen

chronische Phase
- Sich weiterhin Zeit nehmen, dem Patienten zuzuhören, was ihn beschäftigt. *Eventuell weiterhin über das Ereignis sprechen*
- Zulassen der freien Äußerung von Gefühlen (als Fortsetzung der akuten Phase). Den Patienten nicht zu einem raschen Durchleben seiner Gefühle drängen und ihn nicht unangemessen beruhigen. *Der Patient kann glauben, dass Schmerzen/Qualen missverstanden werden und depressiv sein. Aussagen wie: «Sie verstehen das nicht» oder «Sie sind nicht dort gewesen» können eine Verteidigung sein, eine Möglichkeit, andere von sich zu weisen*
- Den Patienten ermutigen, über das Ereignis, Gefühle der Furcht, Angst, Verlust/Trauer zu sprechen (vgl. PD: erschwertes Trauern)
- Feststellen und Kontrollieren der Schlafgewohnheiten von Kindern und Erwachsenen. Schlafstörungen/Alpträume können eine Lösung verzögern, Bewältigungsmöglichkeiten beeinträchtigen
- Dazu auffordern, sich der eigenen Gefühle bewusst zu werden und diese zu akzeptieren
- Anerkennen der Tatsache des Verlustes des Selbst, das vor dem Ereignis existierte. Dem Patienten helfen, sich auf eine Akzeptanz des eigenen Wachstumspotenzials hinzubewegen
- Den Patienten weiterhin nach seinem Rhythmus Fortschritte machen lassen
- Es ausdrücklich zulassen, dass der Patient seinem Ärger auf akzeptable Art gegenüber seinem Täter/der Situation Luft machen kann
- Aufrechthalten der Diskussion auf konkreter und emotionaler Ebene, anstatt das Erlebnis zu intellektualisieren
- Hilfestellung bei praktischen Angelegenheiten und Folgen des Ereignisses wie Gerichtsvorladungen, Veränderungen in der Beziehung zu nahestehenden Personen, Anstellungsproblemen usw. geben
- Sorgen für einfühlsame, ausgebildete Berater/Therapeuten und auf Therapien wie Psychotherapie mit einer gleichzeitigen medikamentösen Therapie, Implosionstherapie, «Flooding» (Reizüberflutungstherapie), Hypnose, Entspannung, Gedächtnisarbeit oder kognitive Rekonstruktion verweisen

- Sprechen über den Gebrauch von Medikamenten (z. B. Antidepressiva). *Lithium kann verwendet werden, um Explosivität zu vermindern; niedrig dosierte Psychopharmaka können eingesetzt werden, wenn der Kontakt zur Realität ein Problem ist*

3. Pflegepriorität: Fördern des Wohlbefindens (Beratung, Patientenedukation und Entlassungsplanung):
- Unterstützen des Patienten, sich über seine Gefühle klar zu werden, während der Zeit, in der er eine Therapie besucht
- Informieren des Patienten, mit welchen Reaktionen er während den einzelnen Phasen rechnen muss. Den Patienten wissen lassen, dass dies normale Reaktionen sind. Darauf Achten, sich neutral auszudrücken, z. B. «Es ist möglich, dass Sie...». Hilft Ängste vor dem Unbekannten zu reduzieren
- Dem Patienten helfen, Faktoren zu erkennen, die möglicherweise eine risikoreiche Situation hervorgerufen haben und ihm raten, wie er sie in den Griff bekommen könnte, *um sich in Zukunft davor zu schützen*
- Vermeiden von Werturteilen
- Besprechen von Veränderungen der Lebensweise, die der Patient erwägt und ihres Einflusses auf die Genesung. *Hilft dem Patienten die Angemessenheit seines Plans einzuschätzen*
- Hilfestellung beim Erlernen von stressreduzierenden Techniken geben
- Besprechen des Wiederauflebens von Erinnerungen und Reaktionen beim Jahrestag, den Patienten wissen lassen, dass das Wiederauftreten von Gedanken und Gefühlen zu diesem Zeitpunkt normal ist
- Den Bezugspersonen die Teilnahme an Selbsthilfegruppen vorschlagen, *um den Patienten besser zu verstehen und Anregungen zu erhalten, mit der Situation umzugehen*
- Den Patienten ermutigen, eine psychiatrische Konsultation zu beanspruchen, besonders wenn er unfähig ist, sich zu kontrollieren, übermäßig gewalttätig oder unversöhnlich ist oder keine Zeichen des Fortschrittes bei der sozialen Anpassung sichtbar sind. Die Teilnahme an einer Gruppe kann hilfreich sein
- Verweisen auf eine Familien-/Eheberatung, falls angezeigt
- Vgl. PD: Machtlosigkeit; unwirksames individuelles Coping; vorwegnehmendes/erschwertes Trauern

Schwerpunkte der Pflegedokumentation

Pflegeassessment oder Neueinschätzung
- Spezifische Ergebnisse der Einschätzung, inklusive aktueller Funktionsstörungen und verhaltensmäßiger/emotionaler Reaktionen auf das Ereignis
- Besonderheiten des traumatischen Ereignisses
- Reaktionen von Angehörigen/wichtigen Bezugspersonen

Planung
- Pflegeplan/-interventionen und beteiligte Personen
- Plan für die Patientenanleitung, -schulung und -beratung

Durchführung/Evaluation
- Reaktionen auf Interventionen/Anleitung und ausgeführte Pflegetätigkeiten
- Emotionale Veränderungen
- Zielerreichung/Fortschritte in Richtung Zielerreichung
- Veränderungen des Plans

Entlassungs- oder Austrittsplanung
- Langfristige Bedürfnisse nach Entlassung und Austritt sowie die Verantwortlichkeit für die notwendigen Maßnahmen
- Vermitteln an andere Gesundheitsberufe

Pflegeinterventionen (NIC)

Bereich: *Sicherheit (safety).* Interventionen zum Schutz vor Schädigungen und Verletzungen.
Klasse: *Risikomanagement/-bewältigung (risk management).* Interventionen zum Einsatz risikoreduzierender Aktivitäten und zur kontinuierlichen Überwachung von Risiken.
Empfohlene Pflegeinterventionen: Angstkontrolle u.a. (siehe McCloskey/Bulecheck, 2003).

Pflegeergebnisklassifikation (NOC)

Empfohlenes Pflegeergebnis: Angst-/Furchtkontrolle (fear control), (siehe Johnson/Maas/Moorhead, 2003).

Literatur

Domenig, D.: Professionelle Transkulturelle Pflege. Huber, Bern 2001
Johnson, M.; Maas, M.; Moorhead, S.: Pflegeergebnisklassifikation (NOC). Huber, Bern 2003 (Plan)

McCloskey, J. C.; Bulecheck, G. M.: Pflegeinterventionsklassifikation (NIC). Huber, Bern 2003 (Plan)

Possemeyer, I.: Traumaforschung – Der Terror in den Köpfen. GEO (2002) 5: 140–166

Gefahr eines posttraumatischen Syndroms

Taxonomie 1 R: Fühlen (9.2.4/1998)
Taxonomie 2: Coping/Stresstoleranz, posttraumatische Reaktionen (00145, 1998)
NANDA-Originalbezeichnung: «Risk for Post-Trauma Syndrome»
[Thematische Gliederung: Integrität der Person]

Definition: Gefahr einer anhaltend fehlangepassten Reaktion auf ein traumatisches überwältigendes Ereignis.

Risikofaktoren

- Beruf (z. B. PolizistIn, Angehörige/r der Feuerwehr, MitarbeiterIn im Rettungsdienst oder Strafvollzug, Personal in der Notaufnahme, Personal in psychiatrischen Einrichtungen [und jeweils deren Angehörige]
- Wahrnehmung des Ereignisses, übertriebenes Verantwortungsgefühl, verminderte Ich-Stärke
- Rolle des/der Überlebenden bei dem Ereignis
- Unzureichende soziale Unterstützung; nichtstützendes Umfeld; Entwurzelung von Zuhause
- Dauer des Ereignisses

Anmerkung: Eine Risikopflegediagnose kann nicht durch Zeichen und Symptome (bzw. bestimmende Merkmale) belegt werden, da das Problem noch nicht aufgetreten ist und die Pflegemaßnahmen präventiv ausgerichtet sind.

Patientenbezogene Pflegeziele oder Evaluationskriterien

Der Patient
- ist frei von schwerer Angst
- zeigt die Fähigkeit zum Umgang mit emotionalen Reaktionen in einer individuell geeigneten Weise
- berichtet über das Fehlen körperlicher Manifestationen (Schmerzen, Albträume/Flashbacks, Erschöpfung) in Verbindung mit dem Ereignis

Maßnahmen oder Pflegeinterventionen

1. Pflegepriorität: Erkennen ursächlicher Faktoren und der individuellen Reaktion:
- Beachten des Berufs (z. B. Polizei, Feuerwehr, Notaufnahme etc.), wie unter den Risikofaktoren aufgeführt
- Einschätzen der Kenntnisse des Patienten über potenzielle oder immer wieder auftretende Situationen und die damit verbundene Angst
- Herausarbeiten, wie sich frühere Erfahrungen des Patienten u. U. auf die aktuelle Situation auswirken
- Achten auf Bemerkungen bezüglich der Übernahme von Verantwortung (z. B. «Ich hätte achtsamer sein sollen/zurückgehen sollen, um sie zu holen»)
- Evaluieren auf kürzlich eingetretene belastende Lebensereignisse, wie etwa einer Entwurzelung von Zuhause durch ein Ereignis von Katastrophencharakter (z. B. Krankheit/Trauma, Brand, Flut, Sturm, Erdbeben)
- Herausarbeiten der Bewältigungsformen des Patienten
- Bestimmen der Verfügbarkeit/Nützlichkeit von Unterstützungssystemen familiärer, sozialer, kommunaler Art etc. des Patienten. *(Achtung:* Auch Angehörige können gefährdet sein.)

2. Pflegepriorität: Unterstützen des Patienten im Umgang mit der bestehenden Situation:
- Schulen hochgradig gefährdeter Personen/Familien in Zeichen/Symptomen einer posttraumatischen Reaktion, vor allem, wenn sie in ihrem Beruf/Leben wahrscheinlich ist
- Herausarbeiten und Erörtern der Stärken (z. B. stark unterstützende Familie, normalerweise gutes Zurechtkommen mit Stress

etc.) sowie der Schwächen des Patienten (z. B. Neigung zum Alkohol/zu anderen Drogen, Patient war Zeuge eines Mordes etc.)
- Erörtern, wie individuelle Bewältigungsformen bei früheren traumatischen Ereignissen funktioniert haben
- Evaluieren, wie der Patient Ereignisse und deren persönliche Bedeutung wahrnimmt (z. B. ein Polizist/Elternteil, der den Tod eines Kindes untersucht)
- Sorgen für emotionale und physische Präsenz, *um die Copingfähigkeiten des Patienten zu stärken*
- Ermutigen, seine Gefühle zum Ausdruck zu bringen. Beachten, ob die zum Ausdruck gebrachten Gefühle sich mit dem Ereignis decken, das der Patient erlebt hat. *Eine Inkongruenz kann auf einen tieferen Konflikt hindeuten und die Auflösung behindern*
- Achten auf Zeichen und Symptome von Stressreaktionen, wie etwa Albträume, erneutes Durchleben eines Vorfalls, Appetitlosigkeit, Reizbarkeit, Betäubtsein und Weinen, Auseinanderbrechen der Familie oder einer Beziehung. *Diese Reaktionen sind im frühen Zeitrahmen nach dem Vorfall normal. Halten sie über längere Zeit oder auf Dauer an, hat der Patient u. U. eine posttraumatische Belastungsstörung*

3. Pflegepriorität: Fördern des Wohlbefindens (Beratung, Patientenedukation und Entlassungsplanung):

- Sorgen für eine ruhige, sichere Umgebung, *in der sich der Patient mit dem Bruch in seinem Leben beschäftigen kann*
- Ermutigen des Patienten, Gefühle fortlaufend zu benennen und zu überwachen. *Fördert das Bewusstsein von Veränderungen in der Fähigkeit, mit Stressoren umzugehen*
- Ermutigen zum Erlernen von Techniken des Stressmanagements, *die beim Auflösen der Situation helfen*
- Empfehlen der Teilnahme an Debriefing-Sitzungen, die u. U. nach bedeutenden Ereignissen angeboten werden. *Sofortiges Sich-Beschäftigen mit dem Stressor kann die Erholung von dem Ereignis erleichtern/eine Ausweitung verhindern*
- Suche nach unterstützenden Gruppen am Arbeitsplatz oder in der Gemeinde. *Bietet Gelegenheit zur fortlaufenden Unterstützung im Umgang mit aktuellen Stressoren*
- Überweisen zur Individual-/Familienberatung, soweit indiziert

Schwerpunkte der Pflegedokumentation

Pflegeassessment oder Neueinschätzung
- Erkannte Risikofaktoren, in denen interne/externe Belange festgehalten werden
- die Wahrnehmung des Patienten von dem Ereignis und dessen persönliche Bedeutung

Planung
- Pflegeplan und beteiligte Personen
- Plan zur Patientenschulung

Durchführung/Evaluation
- Reaktionen auf Interventionen/Schulung und ausgeführte Pflegetätigkeiten
- Zielerreichung/Fortschritte in Richtung Zielerreichung

Entlassungs- oder Austrittsplanung
- Langfristige Bedürfnisse, Bestimmen der Verantwortlichkeiten für zukünftige Aktionen
- Vorgenommene Überweisungen

Pflegeinterventionsklassifikation (NIC)

Bereich: *Sicherheit (safety).* Interventionen zum Schutz vor Schädigungen und Verletzungen.
Klasse: *Risikomanagement (risk management).* Interventionen zum Einsatz risikoreduzierender Aktivitäten und zur kontinuierlichen Überwachung von Risiken.
Empfohlene Pflegeinterventionen: Krisenintervention u.a. (siehe McCloskey/Bulecheck, 2003).

Pflegeergebnisklassifikation (NOC)

Empfohlenes Pflegeergebnis: Trauerbewältigung (grief resolution), (siehe Johnson/Maas/Moorhead, 2003).

Literatur

Johnson, M.; Maas, M.; Moorhead, S.: Pflegeergebnisklassifikation (NOC). Huber, Bern 2003 (Plan)
McCloskey, J.C.; Bulecheck, G.M.: Pflegeinterventionsklassifikation (NIC). Huber, Bern 2003 (Plan)
Possemeyer, I.: Traumaforschung – Der Terror in den Köpfen. GEO (2002) 5: 140–166

Reflexurininkontinenz

Taxonomie 1 R: Austauschen (1.3.2.1.2/1986; R 1998)
Taxonomie 2: Ausscheidung, Harnwegssystem (00018/1986; R 1998)
NANDA-Originalbezeichnung: «Reflex Urinary Incontinence»
[Thematische Gliederung: Ausscheidung]

Definition: Ein Zustand, bei dem ein Mensch einen unwillkürlichen Urinabgang erfährt, der zu einigermaßen voraussagbaren Zeitabständen auftritt, dann nämlich, wenn eine bestimmte Füllung der Blase erreicht ist.

Mögliche ursächliche oder beeinflussende Faktoren

- Gewebeschädigung durch Bestrahlungszystitis, Blasenentzündung oder Hüftoperation
- Neurologische Störung (z. B. Rückenmarkverletzung, welche die Reizleitung zum Gehirn oberhalb der Höhe des Reflexbogens stört)

Bestimmende Merkmale oder Kennzeichen

subjektive
- Keine [oder eingeschränkte] Wahrnehmung der Blasenfüllung, des Harndrangs, der Blasenentleerung
- Wahrnehmung des Harndrangs ohne willentliche Hemmung der Blasenkontraktion
- Wahrnehmungen in Verbindung mit gefüllter Blase, wie Schwitzen, Unruhe und abdominellem Unwohlsein

objektive
- Vorhersagbares Urinausscheidungsmuster
- Unfähigkeit, die Blasenentleerung willentlich zur fördern oder zu hemmen
- Vollständige Blasenentleerung bei Vorliegen einer (Hirn)verletzung oberhalb des Miktionszentrums
- Unvollständige Blasenentleerung bei Vorliegen einer (Rückenmark)verletzung oberhalb des sakralen Miktionszentrums (Reflexbogens)

Patientenbezogene Pflegeziele oder Evaluationskriterien

Der Patient
- äußert, seinen Zustand und die beeinflussenden Faktoren zu verstehen
- entwickelt einen Miktionsrhythmus, welcher der individuellen Situation angepasst ist
- zeigt Verhaltensweisen/Techniken, um den Zustand zu kontrollieren und Komplikationen zu verhüten
- Löst/lässt Wasser in annehmbaren Zeitabständen an passenden Orten

Maßnahmen oder Pflegeinterventionen

1. Pflegepriorität: Einschätzen des Ausmaßes der Störung/Beeinträchtigung:
- Feststellen der ursächlichen Krankheitsprozesse, wie sie unter «Mögliche ursächliche oder beeinflussende Faktoren» angegeben sind
- Beurteilen, ob eine Urinretention als Begleiterscheinung vorhanden ist
- Ermitteln der Fähigkeit, die Blasenfüllung zu spüren, sowie das Bewusstsein über die Inkontinenz
- Festhalten, wie häufig und zu welchem Zeitpunkt Wasser gelöst/gelassen wird
- Beurteilen der Zeitabfolge der Entleerungen, vor allem in Bezug auf Flüssigkeitszufuhr und Medikamenteneinnahme
- Messen der Urinmenge bei jeder Entleerung, *weil eine Inkontinenz häufig dann eintritt, wenn ein bestimmtes Blasenvolumen erreicht ist*
- Beurteilen der Fähigkeit des Patienten, einen Urinsammelbehälter oder einen Katheter zu handhaben/benutzen
- Überweisen an einen Urologen zur Testung der Sphinkterkontrolle und des Blasenvolumens

2. Pflegepriorität: Hilfeleisten bei der Behandlung/Verhütung der Inkontinenz:
- Auffordern des Patienten zu einer täglichen Flüssigkeitszufuhr von mindestens 1500–2000 ml. Steuern der Flüssigkeitsaufnahme zu geplanten Zeiten (mit, zwischen Mahlzeiten), *um vorhersagbare Ausscheidungsmuster zu ermöglichen*

- Einplanen der Flüssigkeitszufuhr zu vereinbarten Zeiten (zu und zwischen den Mahlzeiten), um ein voraussagbares Entleerungsmuster zu fördern
- Einschränken der Flüssigkeitszufuhr 2–3 Stunden vor dem Zubettgehen, *um Blasenentleerungen während der Schlafzeit zu reduzieren*
- Sorgen für Entleerung kurz vor der erwarteten spontanen Blasenkontraktion, als Versuch, den Reflex des Wasserlösens zu stimulieren (Blasentraining). Versuchen, das Urinieren durch Maßnahmen anzuregen, z. B. Gießen von warmem Wasser über den Dammbereich, Wasser ins Lavabo/Waschbecken laufen lassen, Massieren des unteren Abdomens
- Stellen, bei Bedarf, des Weckers, auch nachts, *um den Zeitplan der Blasenentleerung aufrechtzuerhalten*
- Instruieren des Gebrauchs von externen Ableitungssystemen oder des intermittierenden Selbstkatheterisierens mit einem kleinlumigen, geraden Katheter, wenn angezeigt
- Erstellen, bei Bedarf, eines Katheterisierungsplans in Übereinstimmung mit den Aktivitäten des Patienten
- Messen der Restharnmenge/Katheterisierungsvolumen, um die Häufigkeit der Blasenentleerung zu bestimmen

3. Pflegepriorität: Fördern des Wohlbefindens (Beratung, Patientenedukation und Entlassungsplanung):
- Fördern der Fortsetzung des regelmäßigen Toilettentrainings
- Vorschlagen, bei Bedarf, des Gebrauchs von Inkontinenzeinlagen/-hosen tagsüber und während Sozialkontakten, abhängig vom Aktivitätsgrad des Patienten, manueller Geschicklichkeit und kognitiven Fähigkeiten
- Betonen der Wichtigkeit der Intimpflege nach der Blasenentleerung und häufiges Wechseln der Inkontinenzeinlagen
- Auffordern des Patienten, bei Bedarf, die Einnahme von Kaffee/Tee und Alkohol *aufgrund der diuretischen Wirkung einzuschränken; sie könnte die Vorhersagbarkeit des Entleerungsmusters beeinflussen*
- Instruieren einer korrekten Katheterpflege und aseptischer Techniken, *um die Gefahr einer Blaseninfektion zu verringern*
- Instruieren des Patienten zur Selbstbeobachtung von Harnwegskomplikationen und über die Notwendigkeit regelmäßiger medizinischer Kontrollen

Schwerpunkte der Pflegedokumentation

Pflegeassessment oder Neueinschätzung
- Ergebnisse der Einschätzung/Grad der Beeinträchtigung und Auswirkungen auf die erwünschte Lebensweise

Planung
- Pflegeplan/-interventionen und beteiligte Personen
- Plan für die Patientenanleitung, -schulung und -beratung

Durchführung/Evaluation
- Reaktionen auf Interventionen/Anleitung und ausgeführte Pflegetätigkeiten
- Zielerreichung/Fortschritte in Richtung Zielerreichung
- Veränderungen des Plans

Entlassungs- oder Austrittsplanung
- Langfristige Bedürfnisse nach Entlassung und Austritt sowie die Verantwortlichkeit für die notwendigen Maßnahmen
- Zur Verfügung stehende Ressourcen, Bedarf nach Hilfsmitteln

Pflegeinterventionsklassifikation (NIC)

Bereich: *Körperfunktionen: grundlegende (physiological: basic)*. Interventionen zur Unterstützung körperlicher Funktionen.

Klasse: *Ausscheidungsmanagement (elimination management)*. Interventionen zur Entwicklung und Erhaltung regelmäßiger Urin- und Stuhlausscheidungsgewohnheiten und Umgang mit Komplikationen aufgrund veränderter Körperstrukturen.

Empfohlene Pflegeinterventionen: Blasentraining u.a. (siehe McCloskey/Bulecheck, 2003).

Pflegeergebnisklassifikation (NOC)

Empfohlenes Pflegeergebnis: Urinkontinenz (urinary continence), (siehe Johnson/Maas/Moorhead, 2003).

Literatur

Johnson, M.; Maas, M.; Moorhead, S.: Pflegeergebnisklassifikation (NOC). Huber, Bern 2003 (Plan)

McCloskey, J.C.; Bulecheck, G.M.: Pflegeinterventionsklassifikation (NIC). Huber, Bern 2003 (Plan)

Norton, C.: Praxishandbuch – Pflege bei Inkontinenz. U&F, München 2000

Relokationssyndrom (Verlegungsstress-Syndrom)

Taxonomie 1 R: Sich bewegen (6.7/1992)
Taxonomie 2: Coping/Stresstoleranz, posttraumatische Reaktionen (00114/1992)
NANDA-Originalbezeichnung: «Relocation Stress Syndrome»
[Thematische Gliederung: Integrität der Person]

Definition: Physiologische und/oder psychosoziale Störungen infolge des Wechsels von einer Umgebung in eine andere.

Mögliche ursächliche oder beeinflussende Faktoren

- Frühere, gleichzeitig auftretende und vor kurzem erlittene Verluste; Verluste im Zusammenhang mit der Entscheidung umzuziehen
- Gefühl der Machtlosigkeit
- Fehlen eines angemessenen Unterstützungssystems
- Geringe oder fehlende Vorbereitung auf bevorstehenden Umzug
- Mäßiges oder hohes Ausmaß an Umgebungsveränderung
- Erlebnisse mit früheren Verlegungen
- Beeinträchtigter psychosozialer Gesundheitszustand
- Verminderter körperlicher Gesundheitszustand

Bestimmende Merkmale oder Kennzeichen

subjektive

- Angst (z. B. vor Trennung); Zorn
- Unsicherheit; Besorgnis, Furcht
- Depression; Einsamkeit
- Aussagen über Widerwilligkeit bezüglich der Verlegung/des Umgebungswechsels
- Schlafstörungen

objektive

- Vorübergehender oder dauerhafter Umgebungs-/Ortswechsel
- Vermehrtes [häufigeres] Aussprechen von Bedürfnissen
- Pessimismus; Frustration
- Zunehmende körperliche Beschwerden (z. B. gastrointestinale Störungen; Gewichtsveränderungen)
- Rückzugsverhalten; Alleinsein; Entfremdung; [feindseliges Verhalten/Wutanfälle]

- Identitätsverlust, Verlust des Selbstwerts oder Selbstwertgefühls; Abhängigkeit
- [Zunehmende Verwirrtheit (bei älteren Menschen), kognitive Beeinträchtigung]

Patientenbezogene Pflegeziele oder Evaluationskriterien

Der Patient
- äußert, den Grund (die Gründe) der Veränderung zu verstehen
- zeigt angemessene Gefühle und verminderte Angst
- nimmt an alltäglichen und speziellen Ereignissen nach Bedarf/Fähigkeit teil
- äußert, die Situation zu akzeptieren
- erlebt die Situation nicht als verhängnisvoll

Maßnahmen oder Pflegeinterventionen

1. Pflegepriorität: Ermitteln des vom Patienten wahrgenommenen Stresszustandes und der Probleme bzgl. der Sicherheit:
- Feststellen, wie der Patient über Veränderung(en) und Zukunftsaussichten denkt. *(Kinder können durch einen Schulwechsel und den Wechsel der Bezugsgruppe traumatisiert werden; alte Menschen können durch den Verlust ihrer gewohntem Umgebung, Nachbarschaft und nächster Bezugspersonen traumatisiert werden)*
- Beobachten des Verhaltens. Feststellen, ob der Patient misstrauisch/paranoid, reizbar, defensiv ist. Vergleichen, wie gewohnte Reaktionen von Bezugsperson(en)/vom Team geschildert werden. *Kann vorübergehend eine Verschlechterung des mentalen Zustands bewirken (kognitive Unzugänglichkeit) und außerdem die Kommunikation beeinträchtigen (soziale Unzugänglichkeit)*
- Achten auf Merkmale erhöhten Stresses, körperliches Unbehagen/Schmerz und Müdigkeit/Erschöpfung
- Bestimmen der Beteiligung der Familie/von wichtigen Bezugspersonen. Feststellen des Vorhandenseins/der Nutzung von Unterstützungssystemen/Ressourcen
- Feststellen, ob Sorgen/Konflikte in kultureller Hinsicht vorhanden sind

2. Pflegepriorität: Unterstützen des Patienten im Umgang mit der Situation/mit den Veränderungen:

- Wenn möglich, einen Besuch der neuen Umgebung vor dem Wechsel/vor der Verlegung ermöglichen. *Ermöglicht, die neue Umgebung einmal in Augenschein zu nehmen, vermindert die Angst vor dem Unbekannten*
- Orientieren des Patienten über die Umgebung/den Zeitplan. Vorstellen der Teammitglieder, Zimmergenossen/Heimbewohner. Sorgen für klare, offene Informationen über Handlungen/Ereignisse
- Fördern von freien Äußerungen über Gefühle. Anerkennen der Tragweite der Situation und Vermitteln einer hoffnungsvollen Haltung bezüglich Wechsel/Veränderung
- Erkennen der Stärken/erfolgreichen Bewältigung, welche der Patient früher hatte und das Integrieren in die aktuelle Problemlösung
- Ermutigen der Betroffenen/die Familie, die Umgebung mit Bildern, eigenen Gegenständen und dergleichen persönlich zu gestalten. *Ermöglicht ein Gefühl der Zugehörigkeit und persönlichen Note*
- Ermitteln der Gewohnheiten im bisherigen Tagesablauf und sie nach Möglichkeit in den jetzigen mit einbauen. *Stärkt das Gefühl, bedeutsam zu sein*
- Durchführen von Freizeitaktivitäten wie Gestaltungstherapie, Musik usw. *Ermöglicht die Teilnahme an sozialen Aktivitäten und den Kontakt mit anderen, vermindert die soziale Isolation*
- Den Patienten in einem Einzelzimmer unterbringen und die Bezugsperson(en)/Familie in Pflegeverrichtungen, Essenszeiten usw. integrieren
- Fördern von Umarmungen und Berührungen, sofern sich der Patient zum gegenwärtigen Zeitpunkt nicht in einem paranoiden oder erregten Zustand befindet. *Menschliche Verbundenheit bestätigt der Person, akzeptiert zu sein*
- Aggressivem Verhalten in der Form begegnen, dass ruhig und bestimmt Grenzen gesetzt werden. Die Umgebung unter Kontrolle halten und weitere Personen vor störendem Verhalten des Patienten schützen. *Fördert die Sicherheit des Patienten und anderer*
- Verhüten einer Eskalation in einen panischen Zustand und Gewaltanwendung durch eine ruhige Haltung. Den Patienten in eine stille Umgebung bringen und ihm eine «Auszeit» genehmigen

3. Pflegepriorität: Fördern des Wohlbefindens (Beratung, Patientenedukation und Entlassungsplanung):

- Beteiligen des Patienten, wenn möglich, am Erstellen des Pflegeplanes. *Fördert die Unabhängigkeit und Zustimmung zum Plan*
- Besprechen der Vorteile ausreichender Nahrungs- und Flüssigkeitszufuhr, Ruhe und Bewegung, *um das körperliche Wohlbefinden aufrechtzuerhalten*
- Beteiligen des Patienten, je nach Fähigkeit, an angst- und stressreduzierenden Aktivitäten
- Fördern, bei Bedarf, des Ausübens von Aktivitäten/Hobbys und Begegnungen mit anderen Menschen. *Fördert die Kreativität und regt den Geist an*
- Fördern der Selbstverantwortung und Bewältigungsstrategien

Schwerpunkte der Pflegedokumentation

Pflegeassessment oder Neueinschätzung
- Individuelle Ergebnisse der Einschätzung, inklusive Wahrnehmung von Situation/Veränderungen durch den Patienten, spezifische Verhaltensweisen
- Sicherheitsaspekte

Planung
- Pflegeplan/-interventionen und beteiligte Personen
- Plan für die Patientenanleitung, -schulung und -beratung

Durchführung/Evaluation
- Reaktionen auf Interventionen (besonders auf «time out»/Isolation)/Anleitung und ausgeführte Pflegetätigkeiten
- Kritische Ereignisse/Situationen
- Zielerreichung/Fortschritte in Richtung Zielerreichung
- Veränderungen des Plans

Entlassungs- oder Austrittsplanung
- Langfristige Bedürfnisse nach Entlassung und Austritt sowie die Verantwortlichkeit für die notwendigen Maßnahmen
- Vermitteln an andere Gesundheitsberufe

Pflegeinterventionsklassifikation (NIC)

Bereich: *Verhalten (behavioral).* Interventionen zur Förderung der psychosozialen Lebensgestaltung und zur Erleichterung von Veränderungen der Lebensweise.

Klasse: *Unterstützung des Copingverhaltens (coping assistance).* Interventionen zur Unterstützung anderer Personen, eigene Stärken zu

entwickeln, sich an Funktionsveränderungen anzupassen oder ein höheres Funktionsniveau zu erreichen.
Empfohlene Pflegeinterventionen: Copingerleichterung u.a. (siehe McCloskey/Bulecheck, 2003).

Pflegeergebnisklassifikation (NOC)

Empfohlenes Pflegeergebnis: Psychosoziale Anpassung: Lebensveränderungen, (psychosocial adjustment: life change), (siehe Johnson/Maas/Moorhead, 2003).

Literatur

Johnson, M.; Maas, M.; Moorhead, S.: Pflegeergebnisklassifikation (NOC). Huber, Bern 2003 (Plan)
McCloskey, J.C.; Bulecheck, G.M.: Pflegeinterventionsklassifikation (NIC). Huber, Bern 2003 (Plan)

Gefahr eines Relokationssyndroms

Taxonomie 2: Coping/Stresstoleranz, posttraumatische Reaktionen (00149, 2000)
NANDA-Originalbezeichnung: «Relocation Stress Syndrome, risk for»
[Thematische Gliederung: Integrität der Person]

Definition: Gefahr einer physiologischen und/oder psychosozialen Störung im Anschluss an einen Transfer von einer Umgebung in eine andere.

Risikofaktoren

- Mäßiger bis hoher Grad an Umgebungsveränderung (z.B. physisch, ethnisch, kulturell)
- Vorübergehende oder dauerhafte Ortswechsel; freiwilliger/unfreiwilliger Ortswechsel
- Fehlen eines adäquaten Unterstützungssystems/einer Unterstützungsgruppe; Fehlen einer Beratung vor dem Wegzug
- Passives Coping; Gefühl der Machtlosigkeit

- Herabgesetzter psychosozialer oder körperlicher Gesundheitszustand
- Vergangene, aktuelle, kurze Zeit zurückliegender Verlust

Patientenbezogene Pflegeziele oder Evaluationskriterien

Der Patient
- formuliert, dass er den Grund/die Gründe für eine Veränderung versteht
- bringt Gefühle und Bedenken offen und in angemessener Form zum Ausdruck
- erlebt kein katastrophales Ereignis

Maßnahmen oder Pflegeinterventionen

1. Pflegepriorität: Einschätzen ursächlicher oder beeinflussender Faktoren:
- Einschätzen des Patienten auf aktuelle und potenzielle Verluste in Bezug auf eine Relokation unter Feststellen des Alters, des Entwicklungsgrades, der Rolle in der Familie sowie des körperlichen/emotionalen Gesundheitszustands
- Überprüfen der Wahrnehmung des Patienten in Bezug auf Veränderung(en) und Erwartungen für die Zukunft unter Feststellen des Alters des Patienten. *(Ein Transfer in eine neue Schule/der Verlust von Gleichaltrigen kann Kinder traumatisieren; ältere Personen werden u. U. durch den Verlust einer seit langem bestehenden häuslichen/nachbarschaftlichen Umgebung und unterstützender Personen beeinträchtigt.)*
- Feststellen, ob die Relokation vorübergehend (z. B. Tagespflege bei Reha-Maßnahmen) oder langfristig/dauerhaft ist (z. B. Wegzug von zu Hause für viele Jahre, Aufnahme in ein Pflegeheim)
- Evaluieren der Ressourcen und Copingfähigkeiten des Patienten/pflegender Angehöriger bzw. Laien. Bestimmen des Grades, in dem die Familie/Bezugsperson(en) beteiligt und zur Teilnahme bereit sind
- Bestimmen der Sicherheitsbelange, die u. U. angesprochen sind

2. Pflegepriorität: Verhindern/auf ein Minimum Reduzieren von negativen Reaktionen auf eine Veränderung: Siehe «Relokationssyndrom» für zusätzliche Maßnahmen/Interventionen und Dokumentationsschwerpunkt.

Pflegeinterventionsklassifikation (NIC)

Empfohlene Pflegeinterventionen: Copingerleichterung u.a. (siehe McCloskey/Bulecheck, 2003).

Pflegeergebnisklassifikation (NOC)

Empfohlenes Pflegeergebnis: Psychosoziale Anpassung: Lebensveränderungen (psychosocial adjustment: life change), (siehe Johnson/Maas/Moorhead, 2003).

Literatur

Johnson, M.; Maas, M.; Moorhead, S.: Pflegeergebnisklassifikation (NOC). Huber, Bern 2003 (Plan)

McCloskey, J.C.; Bulecheck, G.M.: Pflegeinterventionsklassifikation (NIC). Huber, Bern 2003 (Plan)

Rollenüberlastung pflegender Angehöriger/Laien

Taxonomie 1 R: In Beziehung treten (3.2.2.1/1992; R 1998; R 2000)
Taxonomie 2: Rolle/Beziehungen, Fürsorgerolle (00061/1992; R 1998; R 2000)
NANDA-Originalbezeichnung: «Caregiver Role Strain»
[Thematische Gliederung: Soziale Interaktion]

Definition: Wahrgenommene Schwierigkeiten pflegender Angehöriger/Laien in ihrer Fürsorgerolle.

Anmerkung der Übersetzergruppe: Unter «Angehörige» sind nicht nur Familienmitglieder zu verstehen, sondern z.B. auch gleich- oder gegengeschlechtliche Lebenspartner, engste Freunde etc.

Mögliche ursächliche oder beeinflussende Faktoren

Gesundheitszustand des Pflegeempfängers
- Schwere und Chronizität der Erkrankung des Pflegeempfängers
- Unvorhersagbare Krankheitsverlaufskurve; unstabiler Gesundheitszustand der Pflegeempfängers
- Zunehmende/r Pflegebedarf und Abhängigkeit

- Problematische Verhaltensweisen des Pflegeempfängers; psychologische oder kognitive Probleme
- Sucht oder Co-Abhängigkeit des Pflegeempfängers

Pflegeaufwand
- Entlassung eines Familienmitglieds nach Hause, das einen hohen Pflegeaufwand erfordert [Frühgeburt, angeborene Missbildung/Fehlfunktion]
- Unvorhersehbarkeit der Pflegesituation; 24-Stunden-Verantwortlichkeit; Menge/Komplexität der Aufgaben
- Fortwährende Veränderung des Pflegebedarfs; Dauer der Pflege (Jahre)

Gesundheitszustand der Pflegeperson
- Körperliche Probleme; psychologische oder kognitive Probleme
- Unfähigkeit, die eigenen oder die Erwartungen anderer zu erfüllen; unrealistische Erwartungen an sich selbst
- Unzureichend ausgebildete Bewältigungsformen
- Sucht oder Co-Abhängigkeit des pflegenden Angehörigen

sozioökonomische
- Widerstreitende Rollenerwartungen
- Entfremdung von Familie, Freunden und Kollegen; soziale Isolation von anderen
- Unzureichende Erholung

Beziehung: Pflegeempfänger – Pflegeperson
- Unrealistische Erwartungen des Pflegeempfängers an die Pflegeperson
- In der Vorgeschichte bereits belastete Beziehung zwischen Pflegeperson und Pflegeempfänger
- Mentaler Zustand des Pflegeempfängers behindert die Konversation
- Missbrauch oder Gewaltanwendung

Familienprozesse
- Vorgeschichte unzureichend ausgebildeter familiärer Bewältigungsformen oder eines gestörten familiären Copings

Ressourcen
- Ungeeignete Umgebung zur Ausübung der Pflege, z. B. Unterkunft, Temperatur, Sicherheit
- Ungeeignete Ausstattung zur Ausübung der Pflege; unzureichende Transportmöglichkeiten
- Unzureichende finanzielle Situation

- Unerfahrenheit mit Pflegesituationen; unzureichende Zeit, körperliche Kraft; mangelnde Unterstützung
- Fehlendes Privatleben der Pflegeperson
- Wissensdefizit oder erschwerter Zugang zu kommunale Ressourcen; unzureichende Dienstleistungen in der Gemeinde (z. B. Altenpflege, Erholungsmöglichkeiten); Hilfestellung und Unterstützung (formell/informell)
- Pflegeperson ist von der Entwicklung her nicht bereit, die Rolle des Pflegenden zu übernehmen, z. B. jugendliche Erwachsene, die Eltern mittleren Alters pflegen muss

> Anm. d Autorinnen: Das bestehende Problem kann zahlreiche Probleme/Gefahren herbeiführen, wie z. B. Beschäftigungsdefizit; Schlafstörung; Erschöpfung; Angst; unwirksames individuelles/familiäres Coping; Entscheidungskonflikt; unwirksames Verleugnen; vorwegnehmendes [aktuelles] Trauern; Hoffnungslosigkeit; Machtlosigkeit; existenzielle Verzweiflung; verändertes Gesundheitsverhalten; beeinträchtigte Haushaltsführung; verändertes Sexualverhalten; Entwicklungspotenzial des familiären Copings; veränderte Familienprozesse; soziale Isolation.
>
> Bei einer sorgfältigen Informationssammlung werden die spezifischen Bedürfnisse des Patienten erkannt und geklärt, worauf sie unter dem jeweiligen diagnostischen Begriff koordiniert werden können.

Bestimmende Merkmale oder Kennzeichen

subjektive[1]

Pflegeaufwand

- Sich sorgen um Dinge wie körperliche und seelische Gesundheit des Pflegeempfängers und deshalb den Pflegeempfänger in eine Institution geben müssen und sich auch darum sorgen, wer den Pflegeempfänger betreuen wird, falls dem Pflegenden etwas zustoßen sollte

körperlicher Gesundheitszustand der Pflegeperson

- Gastrointestinale Störungen (z. B. leichte Magenkrämpfe, Erbrechen, Durchfall, wiederholte Magenschleimhautentzündungen und -geschwüre)

---

[1] 80% der pflegenden Angehörigen berichten über eines oder mehrere dieser Merkmale.

- Gewichtsveränderungen, Hautausschläge, Kopfschmerzen, Hypertonie, kardiovaskuläre Erkrankung, Diabetes, Erschöpfung

psychischer Gesundheitszustand der Pflegeperson
- Sich depressiv fühlen; Wut; Stress; Frustration; zunehmende Nervosität
- Gestörter Schlaf
- Fehlende Zeit, um eigene Bedürfnisse zu befriedigen

sozioökonomischer Gesundheitszustand der Pflegeperson
- Veränderung der gewohnten Freizeitaktivitäten; verhinderte Karrieremöglichkeiten

Beziehung: Pflegeempfänger – Pflegeperson
- Schwierigkeiten, des Leiden des Pflegeempfängers mit anzusehen
- Trauer/Unsicherheit bzgl. der veränderten Beziehung zum Pflegeempfänger

Familienprozess
- Sorgen um das Familienmitglied

objektive

Pflegeaufwand
- Schwierigkeiten, die erforderlichen Aufgaben auszuführen/zu vollenden
- Eingenommen sein von der Pflegeroutine
- Veränderung der Pflegeerfordernisse/des Pflegeaufwandes

psychischer Gesundheitszustand der Pflegeperson
- Ungeduld; zunehmende emotionale Labilität; Somatisierung
- Beeinträchtigtes individuelles Coping

sozioökonomischer Gesundheitszustand der Pflegeperson
- Geringe Arbeitsproduktivität, Rückzug vom sozialen Leben

Familienprozesse
- Familienkonflikte

Anm. d. Autorinnen: Von der NANDA wurden keine objektiven Merkmale definiert. Es kann aber sein, dass eine Pflegeperson, die sich in einem Zustand der Verleugnung befindet, keine entsprechenden (subjektiven) Aussagen macht. Aussagen des Pflegeempfängers und Beobachtungen der Familienmitglieder und/oder anderer Pflegepersonen können jedoch auf ein (objektiv) bestehendes Problem hinweisen.

Angehörigenbezogene Pflegeziele/Kriterien zur Evaluation

Die pflegenden Angehörigen/Laien
- erkennen persönliche Ressourcen, um mit der Situation fertig zu werden
- geben dem Pflegeempfänger die Möglichkeit, mit der Situation auf eigene Weise fertig zu werden
- äußern ein realistischeres Verständnis und Erwartungen gegenüber dem Pflegeempfänger
- zeigen Verhaltensweisen/Veränderungen in der Lebensweise, um mit problematischen Einflüssen fertig zu werden
- berichten über ein verbessertes Allgemeinbefinden und die Fähigkeit, die Situation zu bewältigen

Maßnahmen oder Pflegeinterventionen

1. Pflegepriorität: Ermitteln des Ausmaßes der Funktionseinschränkung:
- Erfragen/Beobachten des körperlichen Zustands und des Umfelds des Pflegeempfängers, wenn angebracht
- Ermitteln der momentanen Funktionsfähigkeit der Pflegeperson (z. B. Schlafdauer, Ernährungsweise, Erscheinungsbild, Auftreten)
- Achten auf die Einnahme von Medikamenten, Alkohol, um mit der Situation fertig zu werden
- Abklären, wie sicher die Situation für den Patienten und die pflegenden Angehörigen ist
- Ermitteln der Arbeitsweise der Pflegenden zum jetzigen Zeitpunkt und der Reaktion des Pflegeempfängers darauf (Pflegende möchte z. B. Hilfe anbieten, die nicht als solche wahrgenommen wird, ist überfürsorglich oder hat unrealistische Erwartungen). *Kann zu Missverständnissen und Konflikten führen*
- Achten auf Wahl/Häufigkeit sozialer Kontakte und Teilnahme an Freizeitaktivitäten
- Bestimmen der Nutzung und Effektivität von Ressourcen und Unterstützungssystemen

2. Pflegepriorität: Erkennen ursächlicher/beeinflussender Faktoren, die einen Zusammenhang mit der Beeinträchtigung haben:
- Beachten, inwieweit eine risikoreiche Situation besteht (z. B. alter Patient mit totalem Selbstversorgungsdefizit; Haushalt mit meh-

reren Kindern, von denen eines massive Unterstützung wegen seines körperlichen Zustandes oder einer Entwicklungsverzögerung benötigt). *Kann zu Rollentausch mit zusätzlich damit verbundenem Stress führen oder kann erhöhte Ansprüche an die elterliche Fürsorge stellen*
- Ermitteln der momentanen Kenntnisse der Situation. Achten auf irrtümliche Annahmen, Informationsdefizit, *welche die Reaktion von Pflegeperson/Pflegeempfänger auf Krankheit/Zustand stören können*
- Feststellen, welche Beziehung zwischen Pflegeperson und Pflegeempfänger besteht (z. B. Gatte/Gattin, Partner/Partnerin, Eltern/Kind, Geschwister, Freund/Freundin)
- Ermitteln, wie nahe sich Pflegeperson und Pflegeempfänger stehen
- Achten auf den psychischen/physischen Zustand und die Therapievorschriften/-erfordernisse für den Pflegeempfänger
- Ermitteln, wie groß die Verantwortung der Pflegeperson ist, wie sehr sie an der Pflege beteiligt ist und wie lange die Pflege voraussichtlich dauert
- Feststellen des Entwicklungsstandes/der Fähigkeiten und zusätzlicher Verantwortungsbereiche der Pflegeperson
- Anwenden, wenn angebracht, eines geeigneten Instruments (Pflegekompass) zur Informationssammlung, *um die Fähigkeiten der Pflegeperson genauer zu ermitteln*
- Feststellen der kulturellen Faktoren und deren Bedeutung für die Pflegeperson. *Hilft, die Erwartungen von Pflegeempfänger, Pflegeperson, Familie und Gemeinschaft genauer zu bestimmen*
- Achten auf eine Co-Abhängigkeit der Pflegeperson
- Feststellen der momentan beanspruchten, zur Verfügung stehenden Unterstützungsmöglichkeiten und Ressourcen
- Ermitteln, ob ein Konflikt zwischen Pflegeperson/-empfänger/Familie besteht und Bestimmen des Ausmaßes
- Erfassen von Verhaltensweisen vor/nach der Krankheit, welche die Pflege/Genesung des Pflegeempfängers stören könnten

3. Pflegepriorität: Unterstützen der pflegenden Angehörigen, ihre Gefühle wahrzunehmen und sich mit Problemen auseinander zu setzen:
- Schaffen einer therapeutischen Beziehung, die Empathie und vorbehaltlose positive Wertschätzung vermittelt

- Anerkennen der Schwierigkeit der Situation für Pflegeperson/Familie
- Sprechen mit der Pflegeperson über ihre Sorgen und ihre Meinung zur Situation
- Ermutigen der Pflegenden, sich Gefühle einzugestehen und auszudrücken. Erklären, ohne falsche Beruhigungen auszusprechen, dass diese Reaktionen normal sind
- Besprechen der Lebensziele, Selbstwahrnehmung und Erwartungen an sich selbst mit der Pflegeperson, um unrealistische Denkweisen zu erkennen und Bereiche zu identifizieren, in denen Flexibilität/Kompromisse möglich sind
- Diskutieren der Auswirkung von situationsbedingten Rollenveränderungen und des Umganges damit

4. Pflegepriorität: Befähigen der pflegenden Angehörigen, mit der momentanen Situation besser umzugehen:

- Feststellen der Stärken der Pflegeperson und des Pflegeempfängers
- Besprechen einer Strategie, um die Pflege und andere Verpflichtungen zu koordinieren (z. B. berufliche Tätigkeit, Pflege von Kindern/weiteren abhängigen Personen, Führung des Haushaltes)
- Ermöglichen, wenn angebracht, einer Besprechung mit der ganzen Familie (Familienkonferenz), *um Informationen auszutauschen und einen Plan zur Beteiligung an den Pflegeaktivitäten zu erstellen*
- Verweisen auf Kurse und/oder Fachpersonen (z. B. Nothelfer-/Reanimationskurse, Stomaberatung/Physiotherapie)
- Erkennen zusätzlicher Ressourcen zur finanziellen/rechtlichen Unterstützung und zur Entlastung der Pflegeperson
- Informationen über Umgangsformen mit gewalttätigen oder desorientierten Verhaltensweisen des Pflegeempfängers, *um die Sicherheit von Pflegeperson und Pflegeempfänger zu gewährleisten*
- Bestimmen, welche Geräte, Hilfsmittel anzuschaffen/vorhanden sind, *um Selbstständigkeit und Sicherheit des Pflegeempfängers zu erhöhen*
- Bestimmen, wenn erforderlich, einer Fallmanagerin/Kontaktperson, *um die Pflege zu koordinieren, Unterstützung anzubieten, bei der Problemlösung zu unterstützen*

5. Pflegepriorität: Fördern des Wohlbefindens (Beratung, Patientenedukation und Entlassungsplanung):

- Unterstützen der Pflegenden in der Planung von Veränderungen,

die eventuell notwendig sind (z. B. Hauspflege, Anmeldung in einem Pflege- oder Altersheim)
- Besprechen/Demonstrieren von Methoden zur Stressbewältigung. Die Wichtigkeit der Selbstpflege betonen, z. B. die anhaltende Förderung der persönlichen Entwicklung, persönlichen Bedürfnisse, Hobbys und sozialen Aktivitäten
- Fördern der Teilnahme an einer Selbsthilfegruppe
- Verweisen auf Kurse/Therapien, bei Bedarf
- Bestimmen eines Selbsthilfeprogramms, wenn eine Co-Abhängigkeit die Handlungsfähigkeit beeinträchtigt
- Verweisen auf eine Beratung oder Psychotherapie, bei Bedarf
- Sorgen für geeignete Literaturangaben und zu Diskussionen über diese Information anregen

Schwerpunkte der Pflegedokumentation

Pflegeassessment oder Neueinschätzung
- Ergebnisse der Einschätzung, Funktionsniveau/Ausmaß der Beeinträchtigung, Wahrnehmung/Verständnis der Situation durch die Pflegeperson
- Festgestellte Risikofaktoren

Planung
- Pflegeplan/-interventionen und beteiligte Personen; ermittelte Unterstützungssysteme und Ressourcen in der Gemeinde
- Plan für die Patientenanleitung, -schulung und -beratung

Durchführung/Evaluation
- Reaktionen von Pflegeperson/Pflegeempfänger auf Interventionen/Anleitung und ausgeführte Pflegetätigkeiten
- Zielerreichung/Fortschritte in Richtung Zielerreichung
- Veränderungen des Plans

Entlassungs- oder Austrittsplanung
- Langfristige Bedürfnisse nach Entlassung und Austritt sowie die Verantwortlichkeit für die notwendigen Maßnahmen
- Vermitteln an andere Gesundheitsberufe

Pflegeinterventionsklassifikation (NIC)

Bereich: *Gesundheitssystem (health system).* Interventionen zur effektiven Nutzung des Gesundheitswesens und seiner Institutionen.
Klasse: *Schnittstellenmanagement (health system mediation).* Inter-

ventionen zur Vermittlung an den Schnittstellen zwischen Patienten/Familie und den Institutionen des Gesundheitswesens.
Empfohlene Pflegeinterventionen: Unterstützung pflegender Angehöriger u.a. (siehe McCloskey/Bulecheck, 2003).

Pflegeergebnisklassifikation (NOC)

Empfohlenes Pflegeergebnis: Unterbrechung des Lebensstils eines pflegenden Angehörigen (caregiver lifestyle disruption), (siehe Johnson/Maas/Moorhead, 2003).

Literatur

Blom, M.; Duijnstee, M.; Schnepp, W.: Wie soll ich das nur aushalten? – Mit dem Pflegekompass die Belastung pflegender Angehöriger einschätzen. Huber, Bern 1999

Fernandez, V. A. et al.: Häusliche Pflege. Huber, Bern 1997

Holzer-Pruss, C.: Die Belastung der Angehörigen. In: Käppeli, S. (Hrsg.): Pflegekonzepte Band 3. Huber, Bern 2000

Johnson, M.; Maas, M.; Moorhead, S.: Pflegeergebnisklassifikation (NOC). Huber, Bern 2003 (Plan)

McCloskey, J. C.; Bulecheck, G. M.: Pflegeinterventionsklassifikation (NIC). Huber, Bern 2003 (Plan)

Schnepp, W.: Angehörigenpflege. Huber, Bern 2002

Gefahr einer Rollenüberlastung pflegender Angehöriger/Laien

Taxonomie 1 R: In Beziehung treten (3.2.2.2/1992)
Taxonomie 2: Rollen/Beziehungen, Fürsorgerolle (00062/1992)
NANDA-Originalbezeichnung: «Risk for Caregiver Role Strain»
[Thematische Gliederung: Soziale Interaktion]

Definition: Pflegende Angehörige/Laien sind gefährdet, Schwierigkeiten in der Ausübung ihrer familiären Fürsorgerolle zu erleben.

Anmerkung der Übersetzergruppe: Unter «Angehörige» sind nicht nur Familienmitglieder zu verstehen, sondern z. B. auch gleich- oder gegengeschlechtliche Lebenspartner, engste Freunde etc.

Gefahr einer Rollenüberlastung pflegender Angehöriger/Laien

Risikofaktoren

pathophysiologische/physiologische
- Schwerwiegende Krankheit des Pflegeempfängers; psychologische oder kognitive Probleme des Pflegeempfängers; Sucht oder Co-Abhängigkeit
- Entlassung eines Familienmitgliedes mit großem Pflegebedarf nach Hause; Frühgeburt, angeborene Missbildung/Fehlfunktion des Kindes
- Unvorhersehbarer Krankheitsverlauf oder instabile Gesundheit des Pflegeempfängers
- Dauer der Pflegesituation; Unerfahrenheit mit Pflegesituationen; Komplexität/Menge der erforderlichen Pflegeleistungen; widerstreitenden Rollenanforderungen an die Pflegeperson
- Beeinträchtigte Gesundheit der Pflegeperson
- Pflegeperson ist weiblich
- Die Pflegeperson ist von der Entwicklung her nicht bereit, die Rolle des Pflegenden zu übernehmen, z. B. jugendliche Erwachsene, die Eltern mittleren Alters pflegen muss; Entwicklungsverzögerung oder geistige Behinderung des Pflegeempfängers oder der Pflegenden
- Situationsbedingte Stressoren, die normalerweise eine Auswirkung auf Familien haben, z. B. wichtige Verluste, Unglück oder Krise, Armut oder wirtschaftliche Unsicherheit, wichtige Lebensereignisse [z. B. Geburt eines Kindes, Spitalaufenthalt, Wegzug von/Rückkehr nach Hause, Heirat, Scheidung, (Veränderung in der) Arbeitssituation, Pensionierung, Tod]
- Ungeeignete Umgebung zur Ausübung der Pflege, z. B. Unterkunft, Transportmöglichkeiten, Dienstleistungen in der Gemeinde, Ausrüstung
- Isolation der Familie/Pflegenden
- Fehlende Entspannung und Erholung der Pflegenden
- Ungenügende Anpassung der Familie oder vorbestehende Störung
- Ungenügende Bewältigungsformen der pflegenden Angehörigen
- In der Vorgeschichte bereits belastete Beziehung zwischen Pflegeperson und Pflegeempfänger
- Pflegeempfänger zeigt von der Norm abweichendes, bizarres/eigentümliches Verhalten
- Missbrauch oder Gewaltanwendung

Anmerkung: Eine Risiko-Pflegediagnose kann nicht durch Zeichen und Symptome belegt werden, da das Problem nicht aufgetreten ist und die Pflegemaßnahmen präventiv ausgerichtet sind.

Angehörigenbezogene Pflegeziele/Kriterien zur Evaluation

Die pflegenden Angehörige/Laien

- erkennen individuelle Risikofaktoren und entsprechende Maßnahmen
- zeigen/regen Verhaltensweisen oder Veränderungen der Lebensweise an, um zu verhindern, dass ihre Handlungsfähigkeit beeinträchtigt wird
- setzen verfügbare Ressourcen angemessen ein
- äußern, mit der momentanen Situation zufrieden zu sein

Maßnahmen oder Pflegeinterventionen

1. Pflegepriorität: Ermitteln der Faktoren, welche die momentane Situation beeinflussen:

- Beachten, inwieweit eine risikoreiche Situation besteht (z.B. alter Patient mit einem totalem Selbstversorgungsdefizit; Haushalt mit mehreren Kindern, von denen eines massive Unterstützung wegen seines körperlichen Zustandes oder einer Entwicklungsverzögerung benötigt). *Kann zu Rollentausch mit zusätzlich damit verbundenem Stress führen oder kann erhöhte Ansprüche an die elterliche Fürsorge stellen*
- Feststellen, welche Beziehung zwischen Pflegeperson und Pflegeempfänger besteht (z.B. Gatte/Gattin, Partner/Partnerin, Eltern/Kind, Geschwister, Freund/Freundin)
- Ermitteln, wie nahe sich Pflegeperson und Pflegeempfänger stehen
- Achten auf den psychischen/physischen Zustand und die Therapievorschriften/-erfordernisse für den Pflegeempfänger
- Ermitteln, wie groß die Verantwortung der Pflegeperson ist, wie sehr sie an der Pflege beteiligt ist und die voraussichtliche Pflegedauer
- Ermitteln der momentanen Kenntnisse der Situation. Achten auf irrtümliche Annahmen, Informationsdefizit, *welche die Reaktion von Pflegeperson/Pflegeempfänger auf Krankheit/Zustand stören können*

Gefahr einer Rollenüberlastung pflegender Angehöriger/Laien

- Ermitteln, wie groß die Verantwortung der Pflegeperson ist, wie sehr sie an der Pflege beteiligt ist und die voraussichtliche Pflegedauer
- Anwenden, wenn angebracht, eines geeigneten Instruments (Pflegekompass) zur Informationssammlung, *um die Fähigkeiten der Pflegeperson genauer zu ermitteln*
- Feststellen der Stärken der Pflegenden und des Pflegeempfängers
- Prüfen der Sicherheit von Pflegeperson/Pflegeempfänger
- Sprechen mit der Pflegenden über ihre Meinung zur Situation und ihre Sorgen
- Feststellen der momentan beanspruchten, zur Verfügung stehenden Unterstützungsmöglichkeiten und Ressourcen
- Auf eine Co-Abhängigkeit der Pflegenden achten

2. Pflegepriorität: Befähigen der pflegenden Angehörigen, besser mit der momentanen Situation umzugehen:

- Besprechen einer Strategie, um die Pflege und andere Verpflichtungen zu koordinieren (z.B. berufliche Tätigkeit, Pflege von Kindern/weiteren abhängigen Personen, Führung des Haushaltes)
- Ermöglichen, wenn angebracht, einer Besprechung mit der ganzen Familie (Familienkonferenz), *um Informationen auszutauschen und einen Plan zur Beteiligung an den Pflegeaktivitäten zu erstellen*
- Verweisen auf Kurse und/oder Fachpersonen (z.B. Nothelfer-/Reanimationskurse, Stomaberatung/Physiotherapie) *für besondere Schulungsmaßnahmen, bei Bedarf*
- Erkennen zusätzlicher Ressourcen zur finanziellen/rechtlichen Unterstützung und zur Entlastung der Pflegeperson
- Bestimmen, welche Hilfsmittel anzuschaffen/vorhanden sind, *um Selbstständigkeit und Sicherheit des Pflegeempfängers zu erhöhen*
- Bestimmen, wenn erforderlich, einer Fallmanagerin/Kontaktperson, *um die Pflege zu koordinieren, Unterstützung anzubieten, bei der Problemlösung zu unterstützen*
- Informationen über Umgangsformen mit gewalttätigem oder desorientierten Verhaltensweisen des Pflegeempfängers, *um die Sicherheit von Pflegeperson und Pflegeempfänger zu gewährleisten*
- Unterstützen der Pflegeperson, Verhaltensweisen, die auf eine Co-Abhängigkeit schließen lassen, zu erkennen (z.B. das Ausführen von Handlungen, die andere Personen selbstständig tun können) und die Situation entsprechend zu beeinflussen

3. Pflegepriorität: Fördern des Wohlbefindens (Beratung, Patientenedukation und Entlassungsplanung):
- Betonen der Bedeutung der Selbstpflege, z. B. die anhaltende Förderung der persönlichen Entwicklung, persönlichen Bedürfnisse, Hobbys und sozialen Aktivitäten, *um die Lebensqualität der Pflegeperson zu erhalten*
- Besprechen/Demonstrieren von Methoden zur Stressbewältigung
- Fördern der Teilnahme an einer Selbsthilfegruppe
- Sorgen für geeignete Literaturangaben und zu Diskussionen über diese Information anregen (Bibliotherapie)
- Unterstützen der Pflegenden in der Planung von Veränderungen, die eventuell notwendig sind (z. B. Hauspflege, Anmeldung in einem Pflege- oder Altersheim)
- Verweisen auf Kurse/Therapien, bei Bedarf
- Bestimmen eines Selbsthilfeprogramms, wenn eine Co-Abhängigkeit die Handlungsfähigkeit beeinträchtigt
- Verweisen auf eine Beratung oder Psychotherapie bei Bedarf

Schwerpunkte der Pflegedokumentation

Pflegeassessment oder Neueinschätzung
- Festgestellte Risikofaktoren und die Wahrnehmung der Situation durch die Pflegeperson
- Reaktionen des Pflegeempfängers/der Familie

Planung
- Pflegeplan/-interventionen und beteiligte Personen; ermittelte Unterstützungssysteme und Ressourcen in der Gemeinde
- Plan für die Patientenanleitung, -schulung und -beratung

Durchführung/Evaluation
- Reaktionen von Pflegeperson/Pflegeempfänger auf Interventionen/Anleitung und ausgeführte Pflegetätigkeiten
- Zielerreichung/Fortschritte in Richtung Zielerreichung
- Veränderungen des Plans

Entlassungs- oder Austrittsplanung
- Langfristige Bedürfnisse nach Entlassung und Austritt sowie die Verantwortlichkeit für die notwendigen Maßnahmen
- Vermitteln an andere Gesundheitsberufe

Pflegeinterventionsklassifikation (NIC)

Bereich: *Gesundheitssystem (health system).* Interventionen zur effektiven Nutzung des Gesundheitswesens und seiner Institutionen.
Klasse: *Schnittstellenmanagement (health system mediation).* Interventionen zur Vermittlung an den Schnittstellen zwischen Patienten/Familie und den Institutionen des Gesundheitswesens.
Empfohlene Pflegeinterventionen: Unterstützung pflegender Angehöriger u.a. (siehe McCloskey/Bulecheck, 2003).

Pflegeergebnisklassifikation (NOC)

Empfohlenes Pflegeergebnis: Potenzial der Beständigkeit der/des pflegenden Angehörigen (caregiving endurance potential), (siehe Johnson/Maas/Moorhead, 2003).

Literatur

Blom, M.; Duijnstee, M.; Schnepp, W.: Wie soll ich das nur aushalten? – Mit dem Pflegekompass die Belastung pflegender Angehöriger einschätzen. Huber, Bern 1999
Fernandez, V.A. et al.: Häusliche Pflege. Huber, Bern 1997
Johnson, M.; Maas, M.; Moorhead, S.: Pflegeergebnisklassifikation (NOC). Huber, Bern 2003 (Plan)
McCloskey, J.C.; Bulecheck, G.M.: Pflegeinterventionsklassifikation (NIC). Huber, Bern 2003 (Plan)

Unwirksames Rollenverhalten
(spezifiziere betroffene Rolle)

Taxonomie 1 R: In Beziehung treten (3.2.1/1978; R 1998)
Taxonomie 2: Rollen/Beziehungen, Rollenausübung (00055/1978; R 1998)
NANDA-Originalbezeichnung: «Ineffective Role Performance»
[Thematische Gliederung: Soziale Interaktion]

Definition: Verhaltensmuster und persönliche Ausdrucksformen, die nicht den Normen, Erwartungen und dem Kontext der Umgebung entsprechen.

> Hinweis: Es gibt eine Typologie verschiedener Rollen: soziale zwischenmenschliche Rollen (Freundschaft, Familie, Ehe, Eltern, Gemeinschaft), Haushaltsführung (Haushaltsvorstand, Familienernährer), Intimität (Sexualität, Beziehungsaufbau), Freizeit/Beschäftigung/Erholung, Selbstmanagement, Sozialisation (entwicklungsbezogene Übergänge), Gemeindemitglied, religiöse Rolle.

Mögliche ursächliche oder beeinflussende Faktoren

soziale Faktoren
- Sozialisationsbedingt unangemessene Rollenentwicklung (z. B. Rollenmodell, -erwartungen, -verantwortlichkeit)
- Niedrige/s Lebensalter, Entwicklungsstufe
- Fehlende Ressourcen, niedriger sozioökonomischer Status; Armut
- Stress und Konflikte; häusliche Gewalt
- Unangemessene Unterstützungssysteme; fehlende Belohnung/Belobigung
- Unangemessene Verbindung zum Gesundheitssystem

Wissen
- Fehlendes Wissen über Rolle, Fertigkeiten zur Rollenausübung; fehlen eines angemessenen Rollenmodells
- Unangemessene Vorbereitung auf eine Rolle (z. B. Rollenübergang, Fertigkeiten, Erprobung, Wertschätzung); fehlender Gelegenheit der Rollenerprobung
- Ausbildungsstand; entwicklungsbedingte Übergänge
- Rollenübergänge
- Unrealistische Rollenerwartungen

physiologische Faktoren
- Veränderungen des Gesundheitszustandes (körperliche Gesundheit, Körperbild, Selbstwert, psychische Gesundheit, psychosoziale Gesundheit; Kognition, Lernstil, neurologische Störungen)
- Erschöpfung, Schmerzen, niedriges Selbstwertgefühl; Depression
- Suchtmittelmissbrauch
- Unangemessene Verbindung zum Gesundheitssystem

Bestimmende Merkmale oder Kennzeichen

subjektive
- Veränderung des Rollenverständnisses; veränderte Sichtweise der Rolle, Veränderung der üblichen Rollenmuster und der Wahr-

nehmung der Rollenverantwortung, veränderte Kapazitäten, um die Rolle auszufüllen, veränderte Sichtweise der Rolle durch andere
- Unangemessene Gelegenheiten, um die Rolle ausüben zu können
- Rollenunzufriedenheit, Rollenüberlastung, Verleugnen der Rolle
- Diskriminierung [durch andere]; Machtlosigkeit

objektive
- Unzureichendes Wissen; Rollenkompetenz und Fertigkeiten zur Ausübung der Rolle; Anpassung an eine Veränderung oder einen Übergang; unangemessene entwicklungsbezogene Erwartungen
- Unangemessenes Zutrauen; Motivation; Selbstmanagement, Coping
- Unangemessene Gelegenheiten/externe Unterstützung zur Rollenausübung
- Rollenbelastung; Rollenkonflikt; Rollenkonfusion; Rollenambivalenz; [Unvermögen, eine Rolle einzunehmen]
- Unsicherheit; Angst oder Depression; pessimistische Grundhaltung
- Häusliche Gewalt; Belästigung; Systemkonflikt

Patientenbezogene Pflegeziele oder Evaluationskriterien

Der Patient
- spricht realistische Wahrnehmung und Akzeptanz seiner selbst in der veränderten Rolle aus
- äußert Einsicht in die Rollenerwartungen/-verpflichtungen
- und die Pflegende besprechen mit der Familie/Bezugsperson(en) die Situation und Veränderungen, die aufgetreten sind
- stellt realistische Pläne für die Anpassung an die neue Rolle, den Rollenwechsel auf

Maßnahmen oder Pflegeinterventionen

1. Pflegepriorität: Einschätzen ursächlicher oder beeinflussender Faktoren:
- Ermitteln der Art der Rollenstörung, z. B. entwicklungsbedingt (vom Jüngling zum Erwachsenen), situationsbedingt (vom Gatten zum Vater, Geschlechtsidentität), Wechsel/Übergänge zwischen Gesundheit und Krankheit
- Bestimmen der Rolle des Patienten in der Familienstruktur

- Ermitteln, wie sich der Patient als Mann/Frau in seiner/ihrer Funktion in den gewohnten Lebensumständen erlebt
- Ermitteln der Ansicht des Patienten über seine sexuelle Funktion (z. B. der Verlust, keine Kinder mehr gebären zu können nach einer Hysterektomie)
- Ermitteln der kulturellen Faktoren im Zusammenhang mit der Geschlechtsrolle
- Besprechen der Wahrnehmung/Sorgen in der momentanen Situation, *wie die Annahme, dass die aktuelle Rolle eher zum anderen Geschlecht passt (z. B. kann eine passive Patientenrolle für Frauen weniger bedrohend sein)*
- Befragen wichtiger Bezugspersonen darüber, wie sie die Situation wahrnehmen und was sie erwarten

2. Pflegepriorität: Unterstützen des Patienten, mit der bestehenden Situation umzugehen:
- Besprechen der Wahrnehmung der Situation aus der Sicht des Patienten
- Einnehmen einer positiven Haltung gegenüber dem Patienten
- Sorgen für Gelegenheiten, in denen der Patient die größtmögliche Kontrolle ausüben kann, *fördert das Selbstkonzept und fördert die Akzeptanz des Plans*
- Abgeben einer realistischen Einschätzung der Situation und Verbreiten von Hoffnung
- Entwickeln von Strategien mit dem Patienten/Bezugsperson(en), um mit Rollenveränderungen umzugehen, die sich aus zurückliegenden Übergängen, kulturellen Erwartungen und Widersprüchen zu Werten/Überzeugungen ergeben. Hilft den Beteiligten, die Unterschiede wahrzunehmen *(z. B. Entwicklungsaufgabe von Adoleszenten, sich abzulösen, könnte in Konflikt geraten mit der Einschätzung der Eltern über die Wahl des Jugendlichen, wie er seinen Weg gehen möchte)*
- Anerkennen der Realität/der Situation im Zusammenhang mit dem Rollenwechsel und dem Patienten helfen, Gefühle von Zorn und Trauer auszudrücken. Fördern des Erkennens von positiven Aspekten der Veränderung und des Ausdrucks entsprechender Gefühle
- Schaffen eines offenen Klimas, damit der Patient seine Sorgen über Sexualität besprechen kann. *Eine Beschämung kann die Diskussion über dieses sensible Thema hemmen.* Vgl. PD: Sexualstörung, unwirksames Sexualverhalten

- Einnehmen einer Vorbildfunktion für den Patienten. Unterrichten des Patienten über Rollen mit Hilfe von schriftlichem und audiovisuellem Schulungsmaterial
- Verwenden von Methoden der Rollenerprobung, *um dem Patienten zu helfen, neue Fähigkeiten zu erwerben, mit den Veränderungen zurechtzukommen*

3. Pflegepriorität: Fördern des Wohlbefindens (Beratung, Patientenedukation und Entlassungsplanung):

- Ermöglichen des Zugangs zu Informationen, *um über Rollenveränderungen, die auftreten können, zu lernen. Bietet die Gelegenheit, proaktiv mit Veränderungen umzugehen*
- Akzeptieren des Patienten in seiner veränderten Rolle. Positives Feed-back für vollzogene Veränderungen und erreichte Ziele geben. *Bietet eine Verstärkung des erwünschten Verhaltens und erleichtert, das neu erlernte Verhalten fortzuführen*
- Verweisen an Selbsthilfegruppen, Berufsberatung, Beratungen/Psychotherapie nach Bedarf, entsprechend den individuellen Bedürfnissen. *Bietet nachhaltige Unterstützung und fördert weitere Fortschritte*
- Vgl. PD: Störung des Selbstwertgefühls

Schwerpunkte der Pflegedokumentation

Pflegeassessment oder Neueinschätzung
- Ergebnisse der Einschätzung, inklusive Merkmale der auslösenden Krise, Wahrnehmung der Rollenveränderung
- Erwartungen wichtiger Bezugspersonen

Planung
- Pflegeplan/-interventionen und beteiligte Personen; ermittelte Unterstützungssysteme und Ressourcen in der Gemeinde
- Plan für die Patientenanleitung, -schulung und -beratung

Durchführung/Evaluation
- Reaktionen auf Interventionen/Anleitung und ausgeführte Pflegetätigkeiten
- Zielerreichung/Fortschritte in Richtung Zielerreichung
- Veränderungen des Plans

Entlassungs- oder Austrittsplanung
- Langfristige Bedürfnisse nach Entlassung und Austritt sowie die Verantwortlichkeit für die notwendigen Maßnahmen
- Vermitteln an andere Gesundheitsberufe

Pflegeinterventionsklassifikation (NIC)

Bereich: *Verhalten (behavioral).* Interventionen zur Förderung der psychosozialen Lebensgestaltung und zur Erleichterung von Veränderungen der Lebensweise.

Klasse: *Unterstützung des Copingverhaltens (coping assistance).* Interventionen zur Unterstützung anderer Personen, eigene Stärken zu entwickeln, sich an Funktionsveränderungen anzupassen oder ein höheres Funktionsniveau zu erreichen.

Empfohlene Pflegeinterventionen: Rollenförderung u.a. (siehe McCloskey/Bulecheck, 2003).

Pflegeergebnisklassifikation (NOC)

Empfohlenes Pflegeergebnis: Rollenausübung (role performance), (siehe Johnson/Maas/Moorhead, 2003).

Literatur

Holoch, E. et al. (Hrsg.): Lehrbuch Kinderkrankenpflege. Huber, Bern 1999: 739 ff.

Johnson, M.; Maas, M.; Moorhead, S.: Pflegeergebnisklassifikation (NOC). Huber, Bern 2003 (Plan)

McCloskey, J. C.; Bulecheck, G. M.: Pflegeinterventionsklassifikation (NIC). Huber, Bern 2003 (Plan)

Beeinträchtigte Rollstuhlmobilität

Taxonomie 1 R: Bewegen (6.1.1.1.4, 1998)
Taxonomie 2: Aktivität/Ruhe, Aktivität/Bewegung (00089, 1998)
NANDA-Originalbezeichnung: «Impaired Wheelchair Mobility»
[Thematische Gliederung: Aktivität/Ruhe]

Definition: Einschränkung des unabhängigen Umgangs mit dem Rollstuhl innerhalb des Umfeldes.

Mögliche ursächliche oder beeinflussende Faktoren

- In Bearbeitung durch die NANDA

Bestimmende Merkmale oder Kennzeichen

- Beeinträchtigte Fähigkeit, einen manuell oder elektrisch betriebenen Rollstuhl auf ebenem oder unebenem Untergrund, an einer Steigung oder einem Gefälle, in Kurven zu betreiben

Patientenbezogene Pflegeziele oder Evaluationskriterien

Der Patient
- ist in der Lage, sich in seinem Umfeld sicher zu bewegen und die Unabhängigkeit zu maximieren
- erkennt und nutzt Ressourcen angemessen

Die Betreuungsperson
- sorgt für sichere Mobilität im Umfeld und in der Gemeinde

> Anmerkung der Autorinnen: In einer Zeit, in der sich elektrische Rollstühle zungen-, augen- und stimmgesteuert oder über die «sip and puff» (Saug-und-blas-Methode) betreiben lassen, fällt es schwer, sich vorzustellen, irgendjemand in einem Rollstuhl sei völlig eingeschränkt. Angesichts der Möglichkeit einer solchen Situation und angesichts der engen Parameter der Evaluationskriterien sind wir jedoch der Ansicht, dass es hier primär um Sicherheit geht.

Maßnahmen oder Pflegeinterventionen

1. Pflegepriorität: Erkennen ursächlicher/beeinflussender Faktoren:
- Feststellen der Diagnose, die die Immobilität bedingt (z.B. amyotrophe Lateralsklerose, Rückenmarkverletzung, spastische Zerebralparese, Hirntrauma) sowie des Funktionsgrades des Patienten und seiner individuellen Fähigkeiten
- Erkennen von Faktoren in vom Patienten frequentierten Umfeldern, die zur Unzugänglichkeit beitragen (z.B. unebene Böden/Oberflächen, fehlende Rampen, starke Steigungen/Gefälle, enge Türen/Räume)
- Ermitteln des Zugangs zu und der Eignung von öffentlichen und/oder privaten Transportmitteln

2. Pflegepriorität: Fördern eines optimalen Funktionsgrades und Verhindern von Komplikationen:

- Sicherstellen, dass der Rollstuhl die Basismobilität gewährleistet, um die Funktion zu maximieren
- Sorgen für die Sicherheit des Patienten, während er sich in einem Rollstuhl befindet (z.B. Stützen für alle Körperteile, Hilfsmittel für das Umlagern und den Transfer, Höhenverstellung, Einrichtungen für Fixierungen)
- Verzeichnen der Ebenheit von Oberflächen, um die der Patient verhandeln muss, und Überweisung an geeignete Quellen zur Modifikation. Hindernisse aus den Wegen räumen
- Empfehlen/Arrangieren von Veränderungen in der häuslichen Umgebung, am Arbeitsplatz, in der Schule, in Freizeitsettings, die der Patient frequentiert
- Bestimmen des Bedarfs an Hilfspersonen und deren Fähigkeiten. Sorgen für Training und Unterstützung, wie indiziert
- Überwachen, wie der Patient Joystick, «sip and puff», mechanische Schnappschalter usw. nutzt, um für die notwendige Ausrüstung zu sorgen, wenn sich sein Zustand/seine Fähigkeiten ändert bzw. ändern
- Überwachen des Patienten auf Nebeneffekte der Immobilität (z.B. Kontrakturen, Muskelatrophie, Venenthrombose, Druckgeschwüre)

3. Pflegepriorität: Fördern des Wohlbefindens (Beratung und Entlassungsplanung):

- Ausweisen von/Verweisen an Hersteller medizinischer Geräte, um den Rollstuhl des Patienten nach Größe, Lagerungshilfen und Elektronik der Fähigkeit des Patienten anzupassen (z.B. «sip and puff», Kopfbewegung, Schnappschalter etc.)
- Größtmögliches Ermutigen des Patienten/der Bezugspersonen zur Teilnahme an der Entscheidungsfindung. *Fördert Akzeptanz und Umsetzung des Plans, maximiert Ergebnisse*
- Beteiligen des Patienten/der Bezugspersonen an der Versorgung durch Unterstützen beim Umgang mit Immobilitätsproblemen. *Fördert die Unabhängigkeit*
- Aufzeigen/Liefern von Informationen zur jeweiligen Erkrankung/Behinderung; unabhängige/politische Aktionsgruppen. *Sorgt für Rollenbildung, unterstützt beim Problemlösen*
- Aufzeigen kommunaler Ressourcen, *um für fortlaufende Unterstützung zu sorgen*

Schwerpunkte der Pflegedokumentation

Pflegeassessment oder Neueinschätzung
- Individuelle Befunde einschließlich des Funktionsgrades/der Fähigkeit zur Teilnahme an speziellen/gewünschten Aktivitäten

Planung
- Pflegeplan und beteiligte Personen
- Patientenschulung

Durchführung/Evaluation
- Reaktionen auf Interventionen/Anleitung und ausgeführte Pflegetätigkeiten

Entlassungs- oder Austrittsplanung
- Entlassung/langfristige Bedürfnisse; feststellen, wer für jede Maßnahme verantwortlich ist
- Vorgenommene Überweisungen
- Quellen/Wartung für Hilfsmittel

Pflegeinterventionsklassifikation (NIC)

Bereich: *Körperfunktionen: grundlegende (physiological: basic)*. Interventionen zur Unterstützung körperlicher Funktionen.

Klasse: *Aktivitäts- und Bewegungsmanagement (activity and exercise management)*. Interventionen zur Unterstützung oder Organisation von (energie sparenden oder verbrauchenden) körperlichen Aktivitäten.

Empfohlene Pflegeinterventionen: Lagerung: Rollstuhl u.a. (siehe McCloskey/Bulecheck, 2003).

Pflegeergebnisklassifikation (NOC)

Empfohlenes Pflegeergebnis: Fortbewegung: Rollstuhl (ambulation: wheelchair), (siehe Johnson/Maas/Moorhead, 2003).

Literatur

Johnson, M.; Maas, M.; Moorhead, S.: Pflegeergebnisklassifikation (NOC). Huber, Bern 2003 (Plan)
McCloskey, J.C.; Bulecheck, G.M.: Pflegeinterventionsklassifikation (NIC). Huber, Bern 2003 (Plan)

Saug-/Schluckstörung des Säuglings
(Beeinträchtigte Nahrungsaufnahme des Säuglings)*

Taxonomie 1 R: Sich bewegen (6.5.1.4/1992)
Taxonomie 2: Ernährung, Nahrungsaufnahme (00107/1992)
NANDA-Originalbezeichnung: «Ineffective Infant Feeding Pattern»
[Thematische Gliederung: Ernährung]

Definition: Ein beeinträchtigtes Saugvermögen oder eine mangelnde Koordination des Saug-Schluckreflexes bei einem Säugling.

Mögliche ursächliche oder beeinflussende Faktoren

- Frühgeburt
- Neurologische Störung/Verzögerung
- Orale Hypersensitivität
- Längerfristige Nahrungskarenz
- Anatomische Anomalie

Bestimmende Merkmale oder Kennzeichen

subjektive
- [Die Mutter gibt an, dass der Säugling nicht fähig ist, mit dem Saugen einzusetzen oder wirksam zu saugen]

objektive
- Unfähigkeit, mit dem Saugen zu beginnen oder wirksam zu saugen
- Unfähigkeit, das Saugen, Schlucken und Atmen zu koordinieren

Säuglingsbezogene Pflegeziele/Kriterien zur Evaluation

Der Säugling
- weist eine angemessene Ausfuhr auf, was durch die Anzahl nasser Windeln pro Tag eingeschätzt werden kann
- weist eine angemessene Gewichtszunahme auf
- aspiriert nicht

---

* Umgangssprachliche Umschreibung der Übersetzergruppe, die dem besseren Verständnis dienen soll.

Saug-/Schluckstörung des Säuglings

Maßnahmen oder Pflegeinterventionen

1. Pflegepriorität: Feststellen beeinflussender Faktoren/des Ausmaßes der Funktionseinschränkung:
- Einschätzen des Entwicklungsstadiums im Verhältnis zum Alter; Einschätzen von Missbildungen (z. B. Lippen-/Gaumenspalte), mechanischen Hindernissen (z. B. endotrachealer Tubus, Beatmungsgerät)
- Bestimmen des Bewusstseinszustandes, neurologischer Schäden, des epileptischen Geschehens, des Auftretens von Schmerzen
- Beachten der Art der Medikation und des Zeitpunktes der Medikamentenverabreichung *(könnte sedierende Effekte haben oder die kindliche Nahrungsaufnahme beeinträchtigen)*
- Vergleichen des Geburtsgewichts mit dem momentanen Gewicht und der Körpergröße
- Ermitteln von Stresszeichen bei der Nahrungszufuhr (z. B. Tachypnoe, Zyanose, Müdigkeit/Lethargie)
- Beobachten, ob Verhaltensweisen auftreten, die nach der Nahrungsaufnahme auf ungestillten Hunger hindeuten

2. Pflegepriorität: Fördern einer angemessenen Nahrungsaufnahme des Säuglings:
- Bestimmen der geeigneten Methode der Nahrungszufuhr (z. B. speziellen Sauger/Gerät zur Fütterung, Magensonde) und die Wahl der Flaschennahrung/Muttermilch entsprechend den Bedürfnissen des Säuglings
- Demonstrieren der Techniken/Vorgehensweisen beim Verabreichen der Nahrung. Auf die korrekte Lagerung des Säuglings, Vorgehensweise beim Ansetzen, Zeitdauer bei der Verabreichung der Mahlzeit, Häufigkeit des Aufstoßens achten
- Kontrollieren des Vorgehens der Mutter. Rückmeldungen und Hilfestellung bei Bedarf geben. *Fördert das Lernen und die Fortsetzung neu erlernter Fertigkeiten*
- Verweisen der Mutter an eine Hebamme oder Laktationsberaterin, *um die Mutter bei ihren Stillbemühungen zu unterstützen und ungelöste Probleme anzugehen*
- Betonen der Wichtigkeit einer ruhigen/entspannten Atmosphäre bei einer Mahlzeit
- Anpassen der Häufigkeit der Mahlzeiten und Nahrungsmenge an die Reaktionen des *Säuglings, um Frustrationen des Kinder durch Über-/Unterfütterung zu vermeiden*

- Verabreichen fester Zusatznahrung und Eindickungsmittel entsprechend dem Alter und Bedarf des Säuglings
- Anwenden abwechselnder Verfahren bei der Nahrungszufuhr (z. B. Sauger und Magensonde) entsprechend den Fähigkeiten des Säuglings und des Ausmaßes der Erschöpfung
- Anpassen der Medikamente/Mahlzeitenplan, so dass die sedierende Wirkung möglichst gering gehalten wird

3. Pflegepriorität: Fördern des Wohlbefindens (Beratung, Patientenedukation und Entlassungsplanung):
- Anleiten der Mutter/Betreuungsperson in Methoden zur Vermeidung/Linderung einer Aspiration, bei Bedarf
- Besprechen der zu erwartenden Ziele in Bezug auf Wachstum und Entwicklung des Säuglings, im Zusammenhang mit dem Kalorienbedarf
- Der Mutter raten, regelmäßig das Gewicht des Säuglings und die Nahrungsaufnahme zu kontrollieren und festzuhalten
- Empfehlen, nach Bedarf, einer Teilnahme an Kursen (z. B. Erste Hilfe/kardiopulmonale Wiederbelebung)

Schwerpunkte der Pflegedokumentation

Pflegeassessment oder Neueinschätzung
- Art und Weg der Ernährung, Störungen und Reaktionen
- Messdaten des Säuglings

Planung
- Pflegeplan/-interventionen und beteiligte Personen
- Plan für die Patientenanleitung, -schulung und -beratung

Durchführung/Evaluation
- Reaktionen des Säuglings auf Interventionen/Anleitung und ausgeführte Pflegetätigkeiten (z. B. Menge der eingenommenen Nahrung, Gewichtszunahme, Reaktion auf die Nahrungszufuhr)
- Beteiligung der Betreuungspersonen an der Säuglingspflege, Beteiligung an den Maßnahmen, Reaktionen auf die Anleitung
- Veränderungen des Plans
- Zielerreichung/Fortschritte in Richtung Zielerreichung

Entlassungs- oder Austrittsplanung
- Langfristige Pflegebedürfnisse, Verantwortlichkeit für notwendige Maßnahmen
- Vermitteln an andere Gesundheitsberufe und Nachuntersuchungen

Pflegeinterventionsklassifikation (NIC)

Bereich: *Familie (family)*. Interventionen zur Unterstützung der Familie.
Klasse: *Entbindungspflege (childbearing care)*. Interventionen zur Unterstützung des Verständnisses und der Bewältigung von psychologischen und physiologischen Veränderungen während der Entbindungsphase.
Empfohlene Pflegeinterventionen: Ernährungsüberwachung u.a. (siehe McCloskey/Bulecheck, 2003).

Pflegeergebnisklassifikation (NOC)

Empfohlenes Pflegeergebnis: Schluckstatus: orale Phase (swallowing status: oral phase), (siehe Johnson/Maas/Moorhead, 2003).

Literatur

Holoch, E. et al. (Hrsg.): Lehrbuch Kinderkrankenpflege. Huber, Bern 1999: 739 ff.
Johnson, M.; Maas, M.; Moorhead, S.: Pflegeergebnisklassifikation (NOC). Huber, Bern 2003 (Plan)
Kroth, C.: Stillen und Stillberatung. Ullstein Medical, Wiesbaden 1998
McCloskey, J.C.; Bulecheck, G.M.: Pflegeinterventionsklassifikation (NIC). Huber, Bern 2003 (Plan)

Schlafentzug

Taxonomie 1: Bewegen (6.2.1.1, 1998)
Taxonomie 2: Aktivität/Ruhe, Schlaf/Ruhe (00096, 1998)
NANDA-Originalbezeichnung: «Sleep Deprivation»
[Thematische Gliederung: Aktivität/Ruhe]

Definition: Längere Zeiträume ohne Schlaf (durchgehende natürliche, periodische Aufhebung des Bewusstseins).

Mögliche ursächliche oder beeinflussende Faktoren

- Ständige Stimulation aus der Umgebung, unvertraute oder unbequeme Schlafumgebung
- Inadäquate tageszeitliche Aktivität; anhaltende zirkadiane Asynchronizität; altersbedingte Verschiebungen der Schlafstadien; Praktiken seitens der Eltern, die nicht schlafinduzierend wirken
- Anhaltende inadäquate Schlafhygiene; länger anhaltender Gebrauch schlafhemmender Substanzen in Form von Medikamenten oder Nahrungsmitteln
- Länger anhaltendes körperliches/seelisches Leiden; periodische Gliedmaßenbewegungen (z. B. Restless-legs-Syndrom, nächtlicher Myoklonus); in Zusammenhang mit dem Schlaf: Enuresis, schmerzhafte Erektionen
- Albträume; Schlafwandeln; Pavor nocturnus
- Schlafapnoe
- Sundowner-Syndrom (gegen Abend zunehmende Unruhe und Verschlechterung der Symptomatik bei Alzheimer-Patienten); Demenz
- Idiopathische ZNS-Hypersomnolenz; Narkolepsie; familiäre Schlafparalyse

Bestimmende Merkmale oder Kennzeichen

subjektive
- Benommenheit am Tage; herabgesetzte Funktionsfähigkeit
- Unwohlsein; Müdigkeit; Lethargie
- Ängstlichkeit
- Wahrnehmungsstörungen (z. B. gestörtes Körperempfinden,

Wahnvorstellungen, Gefühl des Schwebens); erhöhte Schmerzempfindlichkeit

objektive
- Unruhe; Reizbarkeit
- Unfähigkeit, sich zu konzentrieren; verlangsamtes Reagieren
- Lustlosigkeit; Apathie
- Leichter, fließender Nystagmus; Zittern der Hände
- Akute Verwirrtheit; transiente Paranoia; agitiert oder streitsüchtig; Halluzinationen

Patientenbezogene Pflegeziele oder Evaluationskriterien

Der Patient
- erkennt individuell geeignete Interventionen zur Schlafförderung
- bringt verbal zum Ausdruck, dass er weiß, was Schlafstörungen sind
- passt seine Lebensweise chronobiologischen Rhythmen an
- berichtet über eine Verbesserung der Schlaf-/Ruhemuster

Die Familie
- geht angemessen mit Parasomnien um

Maßnahmen oder Pflegeinterventionen

1. Pflegepriorität: Einschätzen ursächlicher/beeinflussender Faktoren:
- Feststellen des Vorliegens physischer oder psychischer Stressoren einschließlich Schichtarbeit bei Nacht, Schmerzen, fortgeschrittenes Alter, gegenwärtig bestehende oder kurze Zeit zurückliegende Krankheit, Tod eines Ehepartners
- Beachten von medizinischen Diagnosen, die den Schlaf beeinträchtigen (z. B. Demenz, Enzephalitis, Hirntrauma, Narkolepsie, Depression, Asthma, schlafinduzierte Störungen der Atmung/ obstruktive Schlafapnoe, nächtlicher Myoklonus)
- Beurteilen der Einnahme von Medikamenten und/oder anderen Substanzen, die den Schlaf beeinträchtigen (z. B. Diätpillen, Antidepressiva, Antihypertonika, Alkohol, Stimulanzien, Sedativa, Diuretika, Narkotika)
- Beachten von Umgebungsfaktoren, die den Schlaf beeinträchtigen (z. B. unvertraute oder unbequeme Schlafumgebung, exzessiver Lärm bzw. zu helles Licht, unangenehme Temperatur, Irritationen

durch mit im Raum befindliche Person/en, wie z. B. Schnarchen oder Fernsehen bis spät in die Nacht)
- Feststellen des Vorliegens von Parasomnien: Albträume/Pavor nocturnus oder Somnambulismus (z. B. Aufsetzen, Schlafwandeln oder andere komplexe Verhaltensweisen im Schlaf)
- Beachten von Angaben über Pavor nocturnus, kurze Lähmungsphasen, eine Trennung des Körpers vom Gehirn. *Zwar ist das Auftreten von Lähmungen im Schlaf in den USA selten, anderswo ist es jedoch gut dokumentiert und kann zu Angst/Widerwillen vor dem Schlafengehen führen*

2. Pflegepriorität: Einschätzen des Grades der Beeinträchtigung:
- Feststellen der üblichen Schlafmuster und -erwartungen des Patienten. *Sorgt für vergleichbare Ausgangswerte*
- Feststellen der Dauer der aktuellen Störung und deren Auswirkung auf das Leben/die funktionelle Fähigkeit
- Achten auf die subjektiven/objektiven Angaben zur Schlafqualität
- Beobachten körperlicher Anzeichen von Erschöpfung (z. B. Unruhe, Angaben über das Gefühl, nicht ausgeruht oder erschöpft zu sein, Reizbarkeit, Veränderungen des Verhaltens/der Leistungsfähigkeit, Desorientiertheit, häufiges Gähnen)
- Feststellen der Interventionen, die der Patient bisher versucht hat. *Hilft beim Herausarbeiten geeigneter Behandlungsoptionen*
- Trennen zwischen vorteilhaften und schädlichen Gewohnheiten des Patienten zur Schlafenszeit (z. B. spätes Trinken eines Glases Milch vs. einer Tasse Kaffee)
- Anleiten des Patienten und/oder seiner Partnerin zur Führung eines Schlaf-Wach-Tagebuchs, *um Symptome zu dokumentieren und Faktoren zu identifizieren, die sich auf den Schlaf auswirken*
- Eine chronologische Dokumentation der Leistungsfähigkeit vornehmen, *um Rhythmen der Spitzenleistungen und Leistungstiefs zu bestimmen*

3. Pflegepriorität: Unterstützen des Patienten beim Etablieren optimaler Schlafmuster:
- Anhalten des Patienten zur Entwicklung eines Plans, um Koffein, Alkohol und andere anregende Substanzen ab dem Spätnachmittag/Abend nicht mehr zu sich zu nehmen und am Abend oder spät Nachts keine großen Mahlzeiten mehr zu essen. *Von diesen Faktoren ist bekannt, dass sie das Schlafmuster stören*
- Fördern einer adäquaten körperlichen Betätigung tagsüber. *Er-*

höht den Energieverbrauch/Spannungsabbau, so dass sich die Patienten schlaf-/ruhebereit fühlen
- Überprüfen eingenommener Medikamente und ihrer Wirkungen auf den Schlaf; Empfehlen von Veränderungen der Einnahme, *wenn sich herausstellt, dass die Medikamente stören*
- Empfehlen, bei Tage von Nickerchen abzusehen, *da sie die Fähigkeit, nachts zu schlafen, durch Abbau des Schlafdrucks beeinträchtigen*
- Untersuchen von Angstgefühlen, *um deren Grundlage festzustellen und geeignete Techniken zur Angstreduzierung zu bestimmen*
- Empfehlen ruhiger Aktivitäten am Abend, wie Lesen/besänftigende Musik hören, *um die Anregung zu verringern, so dass der Patient entspannen kann*
- Anleiten zu Entspannungstechniken, Musiktherapie, Meditation usw., *um die Spannung abzubauen, sich auf Ruhe/den Schlaf vorzubereiten*
- Bei Nykturie Einschränken der abendlichen Flüssigkeitsaufnahme, *um die Notwendigkeit nächtlichen Ausscheidens zu verringern*
- Erörtern/Implementieren effektiver Schlafenszeitrituale (z. B. jeden Abend zur gleichen Zeit zu Bett gehen, warme Milch trinken), *um den Patienten stärker zu befähigen, einzuschlafen, und den Gedanken zu stärken, dass das Bett ein Ort zum Schlafen ist*
- Sorgen für eine ruhige, stille Umgebung und Management kontrollierbarer schlafunterbrechender Faktoren (z. B. Lärm, Licht, Raumtemperatur)
- Soweit indiziert Verabreichen von Sedativa oder anderen Schlafmitteln unter Beachtung der Reaktion des Patienten. Zeitliches Planen der Einnahme von Schmerzmitteln im Hinblick auf die Spitzenwirkung/Dauer, *um die Notwendigkeit einer Nachdosierung während der wichtigsten Stunden des Schlafs zu verringern*
- Instruieren des Patienten, aufzustehen, das Schlafzimmer zu verlassen und entspannende Tätigkeiten vorzunehmen, wenn er nicht einschlafen kann, und erst wieder ins Bett zu gehen, wenn er sich schläfrig fühlt
- Gemeinsam mit dem Patienten Überprüfen der Empfehlungen des Arztes im Hinblick auf Medikamente oder eine Operation (Veränderung von Gesichtsstrukturen/Tracheotomie) und/oder eine Sauerstofftherapie bei Apnoe – CPAP, *wenn die Schlafapnoe schwerwiegend ist und durch Untersuchungen belegt werden konnte*

4. Pflegepriorität: Fördern des Wohlbefindens (Beratung, Patientenedukation und Entlassungsplanung):
- Überprüfen der Möglichkeit einer Benommenheit am folgenden Tag/«Rebound-Insomnie» und eines vorübergehenden Gedächtnisverlustes, der mit dem Verschreiben von Schlafmitteln einhergehen kann
- Erörtern der Einnahme/Eignung freiverkäuflicher Schlafmittel/Kräuterzusätze. Beachten möglicher Nebenwirkungen und Arzneimittelwechselwirkungen
- Überweisen an eine Selbsthilfegruppe/einen Berater zur Unterstützung im Umgang mit psychischen Stressoren (z. B. Trauer, Sorgen). [Siehe Pflegediagnosen «erschwertes Trauern» und «chronische Sorgen»]
- Ermutigen zur Familienberatung, *um beim Umgang mit Sorgen wegen Parasomnien zu helfen*
- Überweisen zu einem Schlafspezialisten/in ein Schlaflabor, *wenn die Störung nicht auf Interventionen anspricht*

Schwerpunkte der Pflegedokumentation

Pflegeassessment oder Neueinschätzung
- Assessment der Befunde einschließlich der Spezifika von Schlafmustern (gegenwärtigen und früheren) und der Auswirkungen auf die Lebensweise/den Funktionsgrad
- Medikamente/Interventionen, frühere Behandlungen
- Familienanamnese ähnlicher Störungen

Planung
- Pflegeplan und beteiligte Personen
- Plan zur Patientenanleitung

Durchführung/Evaluation
- Reaktionen auf Interventionen/Schulung und ausgeführte Pflegetätigkeiten
- Zielerreichung/Fortschritte in Richtung Zielerreichung
- Veränderungen des Plans

Entlassungs- oder Austrittsplanung
- Langfristige Bedürfnisse, Bestimmen der Verantwortlichkeiten für zukünftige Aktionen
- Vorgenommene Überweisungen

Pflegeinterventionsklassifikation (NIC)

Bereich: *Körperfunktionen: grundlegende (physiological: basic).* Interventionen zur Unterstützung körperlicher Funktionen.
Klasse: *Erleichterung der Selbstversorgung (self-care facilitation).* Interventionen zur Gewährleistung oder Unterstützung von Aktivitäten des täglichen Lebens (ADL).
Empfohlene Pflegeinterventionen: Schlafförderung u.a. (siehe McCloskey/Bulecheck, 2003).

Pflegeergebnisklassifikation (NOC)

Empfohlenes Pflegeergebnis: Schlaf (sleep), (siehe Johnson/Maas/Moorhead, 2003).

Literatur

Johnson, M.; Maas, M.; Moorhead, S.: Pflegeergebnisklassifikation (NOC). Huber, Bern 2003 (Plan)
McCloskey, J.C.; Bulecheck, G.M.: Pflegeinterventionsklassifikation (NIC). Huber, Bern 2003 (Plan)
Morgan, K.; Closs, J.S.: Schlaf – Schlafstörungen – Schlafförderung. Huber, Bern 2000

Schlafstörung (zu spezifizieren: Einschlafen, Durchschlafen, frühes Erwachen)

Taxonomie 1: Sich bewegen (6.2.1/1980; R 1998)
Taxonomie 2: Aktivität/Ruhe, Schlaf/Ruhe (00095/1980; R 1998)
NANDA Originalbezeichnung: «Sleep Pattern Disturbance»
[Thematische Gliederung: Aktivität/Ruhe]

Definition: Eine zeitlich begrenzte Unterbrechung/Störung des Schlafs (natürliche, periodische Aufhebung des Bewusstseins), der Schlafquantität und -qualität.

Mögliche ursächliche oder beeinflussende Faktoren

psychologische
- Tagesaktivität; Erschöpfung; Ernährung; Körpertemperatur
- Sozialer Tagesablauf stimmt nicht mit Schlaftypus (Morgen-/Abendmensch) überein; Schichtarbeit; Exposition gegenüber Tageslicht/Dunkelheit
- Häufig wechselnder Tag-/Nachtrhythmus, Reisen über Zeitzonen hinweg; zirkadiane Asynchronisierung
- Auftreten in der Kindheit; altersbedingte Veränderungen des Schlafmusters; periodische, geschlechtsbedingte Hormonveränderungen
- Unangemessene Schlafhygiene; fehlangepasste/unangemessen konditionierte Wachheit
- Grübeln vor dem Einschlafen; gedankliche Vorwegnahme kommender Ereignisse; an zu Hause denken
- Ausschließliches beschäftigt sein, mit dem Versuch einzuschlafen; Furcht vor Schlafstörungen
- Biochemische Substanzen; Medikamente; dauerhafte Einnahme von Schlafmitteln
- Temperament; Einsamkeit; Trauer; Angst; Furcht; Langeweile; Depression
- Trennung von Bezugsperson; Verlust des Schlafpartners; Veränderungen im Leben
- Syndrom der verfrühten/verzögerten Schlafphasen

Umgebung
- Übermäßige Anregung/Stimulation; Lärm; Beleuchtung; Umgebungstemperatur, Luftfeuchtigkeit; toxische Gerüche; Schlafpartner
- Ungewohnte Schlafstätte/Bett
- Schlafunterbrechungen wegen therapeutischer Maßnahmen, Monitoring/Überwachung, Laboruntersuchungen oder durch andere verursachtes Aufwachen
- Freiheitsbeschränkende Maßnahmen
- Fehlende Privatheit, Schlafkontrolle

elternbezogene Faktoren
- Schlaf-Wach-Rhythmus, emotionale Unterstützung der Mutter
- Eltern-Kind-Interaktion

Bestimmende Merkmale oder Kennzeichen

subjektive
- Beschwerden/Berichte über Schwierigkeiten einzuschlafen
- Beschwerden/Berichte über das Gefühl, nicht ausgeruht zu sein
- Unzufriedenheit mit dem Schlaf
- Einschlaflatenz über 30 min (Einschlafdauer > 30 min)
- Drei- oder mehrmaliges nächtliches Erwachen; verzögerte Aufwachphase
- Aufwachen erfolgt früher oder später als gewünscht, frühmorgendliche Schlafstörung
- Verminderte Funktionsfähigkeit; [Einschlafen während Aktivitäten]

objektive
- Geringere, nicht altersentsprechende Schlafdauer
- Verringerter Anteil an Stadium-1-Schlafphasen
- Verringerter Anteil an Stadium-3- und -4-Schlafphasen (z. B. erhöhte Reizbarkeit, sehr starke Schläfrigkeit, verminderte/r Antrieb, Motivation)
- Verringerter Anteil an REM-Schlafphasen (z. B. REM-Rebound; Hyperaktivität, emotionale Labilität; Agitiertheit; Impulsivität; atypische Schlafverlaufskurven)
- Schlaferhaltungsinsomnie
- Selbstinduzierte Beeinträchtigung des normalen Schlafs
- [Veränderungen des Verhaltens und der Leistungsfähigkeit (zunehmende Reizbarkeit, Desorientierung, Ruhelosigkeit, Lustlosigkeit, Lethargie)]
- [Körperliche Zeichen (schwacher, flüchtiger Nystagmus, Herabhängen des Oberlides, leichter Tremor der Hand, ausdrucksloses Gesicht, dunkle Augenringe, Veränderungen der Körperhaltung, häufiges Gähnen)]

Patientenbezogene Pflegeziele oder Evaluationskriterien

Der Patient
- äußert Einsicht in die Schlafstörung
- erkennt individuell geeignete Maßnahmen, um den Schlaf zu fördern
- passt die Lebensweise so an, dass dem chronobiologischen Rhythmus («innere Uhr») Rechnung getragen wird

- berichtet über eine Verbesserung der Schlafgewohnheiten
- berichtet über ein verbessertes Wohlbefinden und das Gefühl, ausgeruht zu sein

Maßnahmen oder Pflegeinterventionen

1. Pflegepriorität: Erkennen ursächlicher/beeinflussender Faktoren:
- Feststellen der vorliegenden, unter «Mögliche ursächliche oder beeinflussende Faktoren» aufgelisteten inneren/äußeren Faktoren einschließlich der Faktoren, die zur Schlaflosigkeit beitragen können, z.B. chronische Schmerzen, Depression, Krankheiten des Stoffwechsels wie z.B. Hyperthyreose und Diabetes mellitus, rezeptpflichtige/nicht rezeptpflichtige Medikamenteneinnahme, Altern *(eine hohe Prozentzahl der Betagten hat einen veränderten Schlafrhythmus)*
- Beachten der Diagnosen wie Narkolepsie, Schlafapnö, schlafinduzierte respiratorische Störungen, nächtlicher Myoklonus usw.
- Ermitteln von Störungen der Schlafgewohnheiten, die einen Zusammenhang mit bestimmten vorhandenen Krankheiten haben, z.B. Nykturie, die bei einer gutartigen Prostatavergrößerung auftritt
- Beobachten der Mutter-Kind-Interaktionen, der emotionalen Unterstützung durch die Mutter. Beachten des Schlafmusters der Mutter. *Fehlendes Wissen über die Zusammenhänge zwischen Symptomen und Problemen beim Kind kann zu Spannungen führen, die den Schlaf beeinträchtigen. Strikte Schlafroutinen, die sich am Schlafmuster von Erwachsenen orientieren, befriedigen nicht das Schlafbedürfnis des Kindes*
- Ermitteln des Vorkommens/der Häufigkeit des Einnässens ins Bett (Enuresis)
- Überprüfen der psychischen Einschätzung, Achten auf individuelle Merkmale und Persönlichkeitsmerkmale
- Ermitteln der vor kurzem aufgetretenen traumatischen Ereignisse im Leben des Patienten (z.B. Todesfall in der Familie, Stellenverlust usw.)
- Einschätzen des Konsums von Koffein und alkoholischen Getränken *(eine übermäßige Einnahme stört den REM-Schlaf)*
- Mithilfe bei diagnostischen Untersuchungen leisten (z.B. EEG, Schlafstudien)

Schlafstörung 619

2. Pflegepriorität: Beurteilen der Schlafgewohnheiten und -störung(en):

- Ermitteln der individuellen Schlafgewohnheiten durch Beobachten und/oder Rückmeldungen von Bezugsperson(en) einschließlich der gewohnten Einschlafzeit, Rituale/Routine, Anzahl der Schlafstunden, Aufwachzeit und Umgebungsbedingungen, *um das übliche Schlafmuster festzustellen und Vergleichswerte zu bekommen*
- Bestimmen der Erwartungen von Patienten/Angehörigen bezüglich eines angemessenen Schlafes. *Bietet die Möglichkeit, falsche Vorstellungen oder Missverständnisse zu korrigieren*
- Herausfinden, ob der Patient schnarcht und in welcher Schlafposition dies auftritt
- Achten auf subjektive/objektive Äußerungen über die Schlafqualität
- Achten auf Umstände, die den Schlaf unterbrechen sowie deren Häufigkeit
- Beachten von Veränderungen der gewohnten Schlafzeiten, z. B. Veränderung der Arbeitszeiten, Schichtwechsel, andere Einschlafzeiten (Hospitalisation)
- Beobachten körperlicher Erschöpfungszeichen (z. B. Unruhe, Handtremor, mühevolles Sprechen usw.)
- Eine chronologische Dokumentation der Leistungsfähigkeit vornehmen, *um Rhythmen der Spitzenleistungen und Leistungstiefs zu bestimmen. (Studien haben gezeigt, dass der Schlafzyklus von der Körpertemperatur im Zeitpunkt des Einschlafens beeinflusst wird.)*

3. Pflegepriorität: Unterstützen des Patienten, optimale Schlafgewohnheiten zu erreichen:

- Einplanen, nach Möglichkeit, von ungestörten Ruhephasen bei der Pflege, vor allem längere Schlafperioden in der Nacht ermöglichen. Möglichst viele Pflegeverrichtungen ausführen, ohne den Patienten zu wecken
- Erklären, warum beim hospitalisierten Patienten Störungen zur Überwachung der Vitalzeichen und/oder von anderen Pflegeverrichtungen notwendig sind
- Sorgen für eine ruhige Umgebung und wohltuende Maßnahmen ausführen, z. B. Rückenmassage, körperliche Erfrischungen, als Schlafvorbereitung für frische und faltenfreie Leintücher sorgen
- Besprechen altersentsprechender Einschlafrituale (z. B. jeden Tag

zur gleichen Zeit zu Bett gehen, warme Milch vor dem Einschlafen trinken, Wiegen, Vorlesen, Knuddeln, Lieblingstier oder -decke anbieten), *um die Fähigkeit des Patienten einzuschlafen zu fördern. Bekräftigen, dass das Bett ausschließlich zum Schlafen/Ruhen da ist und dem Kind ein Gefühl der Sicherheit vermitteln*
- Empfehlen von Einschränkungen beim Essen von Schokolade und Trinken koffein-/alkoholhaltiger Getränke, vor allem vor dem Schlafen
- Einschränken der Flüssigkeitszufuhr am Abend, falls die Nykturie ein Problem ist, *um die Notwendigkeit nächtlichen Wasserlassens zu vermindern*
- Erproben anderer Schlafhilfen (z. B. ein warmes Bad/Milch, Kohlehydratzufuhr vor dem Schlafen)
- Verabreichen, bei Bedarf, von Schmerzmedikamenten eine Stunde vor dem Schlafen, *um das Unbehagen zu lindern und um maximal von der Einnahme von Schmerzmitteln zu profitieren*
- Kontrollieren der Wirkung medikamentöser Therapien – Amphetamine oder Stimulanzien (z. B. Ritalin bei Narkolepsie)
- Besprechen, bei schwerwiegender Schlafapnoe, zusammen mit dem Patienten, die Empfehlungen des Arztes über den Gebrauch von Tranquilizern, einer Operation (Tracheotomie) und/oder einer Sauerstofftherapie – mit gebremster Ausatmung (CPAP)
- Sparsam mit Barbituraten und/oder anderen Schlafmedikamenten umgehen (*Untersuchungen zeigen, dass der längerfristige Gebrauch dieser Medikamente selbst Schlafstörungen hervorrufen kann*)
- Entwickeln von Verhaltensmaßnahmen gegen Schlaflosigkeit:
  - Entwickeln von Ritualen für das Zubettgehen und das Aufstehen
  - Im Bett an entspannende Dinge denken
  - Tagsüber keine Nickerchen machen
  - Nicht lesen im Bett; das Bett verlassen, wenn der Schlaf nach einer Viertelstunde nicht eintritt
  - Den Schlaf auf sieben Stunden pro Nacht beschränken
- Dem Patienten Versichern, dass eine Schlaflosigkeit die Gesundheit in der Regel nicht beeinträchtigt

4. Pflegepriorität: Fördern des Wohlbefindens (Beratung, Patientenedukation und Entlassungsplanung):
- Unterstützen des Patienten, ein individuelles Entspannungspro-

gramm zu erstellen. Demonstrieren von Entspannungstechniken (z. B. Biofeedback, Selbsthypnose, Visualisierung, progressive Muskelrelaxation)
- Auffordern des Patienten, täglich an einem regelmäßigen Übungsprogramm teilzunehmen, *als Hilfe zur Stresskontrolle/ Freisetzung von Energien. Anmerkung: Übungen vor dem Schlafen können den Patienten eher stimulieren als entspannen und den Schlaf sogar stören*
- Empfehlen, einen Imbiss kurz vor dem Zubettgehen (z. B. Milch oder einen milden Fruchtsaft und Biskuits) ins Ernährungsprogramm mit aufzunehmen, um eine Schlafstörung durch Hunger/ Hypoglykämie zu vermindern
- Vorschlagen, das Bett/Schlafzimmer nur für den Schlaf zu benutzen, nicht um zu arbeiten oder fernzusehen
- Ausprobieren von Hilfsmitteln, um Licht/Lärm auszuschalten, z. B. Augenbinden, Rollläden/Vorhänge zur Verdunkelung, Oropax, monotone Geräusche (z. B. weißes Rauschen)
- Mithilfe bei einem Programm leisten, wenn der Patient eine «verzögerte Einschlafphase» hat, um die innere Uhr des Körpers «wieder einzustellen» (Chronotherapie)
- Dem Patienten helfen, Zeitpläne zu erstellen, um die Leistungsspitzen auszunutzen, die aus der chronobiologischen Kurve ersichtlich geworden sind
- Empfehlen, wenn erforderlich, ein Nickerchen in der Mitte des Vormittags. *Nickerchen, vor allem am Nachmittag, können normale Schlafgewohnheiten stören*
- Unterstützen des Patienten, bei einem Verlust mit dem Trauerprozess fertig zu werden (vgl. PD: erschwertes Trauern)
- Überweisen zu einem Schlafspezialisten/in ein Schlaflabor, falls angemessen

Schwerpunkte der Pflegedokumentation

Pflegeassessment oder Neueinschätzung
- Ergebnisse der Einschätzung inklusive Merkmale des Schlafmusters (früher und heute) und Auswirkungen auf die Lebensweise und die Funktionsfähigkeit
- Medikation/Interventionen, frühere Therapien
- Familienanamnese ähnlicher Probleme

Planung
- Pflegeplan/-interventionen und beteiligte Personen
- Plan für die Patientenanleitung, -schulung und -beratung

Durchführung/Evaluation
- Reaktionen auf Interventionen/Anleitung und ausgeführte Pflegetätigkeiten
- Veränderungen des Plans
- Zielerreichung/Fortschritte in Richtung Zielerreichung

Entlassungs- oder Austrittsplanung
- Vermitteln an andere Gesundheitsberufe
- Langfristige Bedürfnisse nach Entlassung und Austritt sowie die Verantwortlichkeit für die notwendigen Maßnahmen

Pflegeinterventionsklassifikation (NIC)

Bereich: *Körperfunktionen: grundlegende (physiological: basic).* Interventionen zur Unterstützung körperlicher Funktionen.
Klasse: *Erleichterung der Selbstversorgung (self-care facilitation).* Interventionen zur Gewährleistung oder Unterstützung von Aktivitäten des täglichen Lebens (ADL).
Empfohlene Pflegeinterventionen: Schlafförderung u.a. (siehe McCloskey/Bulecheck, 2003).

Pflegeergebnisklassifikation (NOC)

Empfohlenes Pflegeergebnis: Schlaf (sleep) (siehe Johnson/Maas/Moorhead, 2003).

Literatur

Glaus-Hartmann, M.: Schlafstörungen. In: Käppeli, S. (Hrsg.): Pflegekonzepte Band 2. Huber, Bern 1999

Johnson, M.; Maas, M.; Moorhead, S.: Pflegeergebnisklassifikation (NOC). Huber, Bern 2003 (Plan)

McCloskey, J.C.; Bulecheck, G.M.: Pflegeinterventionsklassifikation (NIC). Huber, Bern 2003 (Plan)

Morgan, K.; Closs, J.S.: Schlaf – Schlafstörungen – Schlafförderung. Huber, Bern 2000

Sturm, A.; Klarenbach, P.: Checkliste Schlafstörungen. Thieme, Stuttgart 1997

Schluckstörung

Taxonomie 1 R: Sich bewegen (6.5.1.1/1986; R 1998)
Taxonomie 2: Ernährung, Nahrungsaufnahme (00103/1986; R 1998)
NANDA-Originalbezeichnung: «Impaired Swallowing»
[Thematische Gliederung: Ernährung]

Definition: Anormales Funktionieren des Schluckvorgangs in Verbindung mit strukturellen oder funktionellen Veränderungen der Mundhöhle, des Rachens oder der Speiseröhre.

Mögliche ursächliche oder beeinflussende Faktoren

angeborene Schädigung

- Anomalien der oberen Atemwege; mechanischer Verschluss (z. B. Ödem, Tracheostoma, Tumor); Vorgeschichte: enterale Sondenernährung
- Neuromuskuläre Störung (z. B. verminderter oder fehlender Schluckreflex, verminderte Kraft oder Beweglichkeit der Kaumuskeln [und der am Schluckvorgang beteiligten Muskeln], sensorische Störung, [verminderte Empfindung in der Mundhöhle], Fazialisparese)
- Respiratorische Störung; angeborene Herzerkrankung
- Verhaltensbedingte Ernährungsprobleme; selbstverletzendes Verhalten
- Gedeihstörung oder Protein-Mangelernährung (PEM)

neurologische Probleme

- Äußerliche/innerliche Verletzungen; erworbene anatomische Schädigungen
- Schädigungen des Nasen-Rachen-Raums oder der Speiseröhre
- Gastrointestinale Refluxerkrankung, Achalasie
- Frühgeburt; Schädel-Hirn-Trauma; Entwicklungsverzögerung; zerebrale Lähmung

Bestimmende Merkmale oder Kennzeichen

subjektive

Beeinträchtigung der ösophagealen Phase

- Beschwerden «da ist etwas stecken geblieben»; Schmerzen beim Schlucken

- Nahrungsverweigerung oder verringerte Nahrungsmenge
- Sodbrennen oder epigastrischer Schmerz
- Nächtliches Husten oder Erwachen

objektive

Beeinträchtigung der oralen Phase
- Schwaches Saugen, unzureichendes Umschließen der Brustwarzen
- Verlangsamte Formung eines schluckfähigen Nahrungsbissens (Bolus); fehlende Aktivität der Zunge bei der Bolusbildung; vorzeitiger Eintritt des Nahrungsbissens in den Rachenraum
- Unvollständiger Lippenschluss; Nahrungsmittelansammlung in der Mundhöhle, Nahrung rutscht oder fällt aus dem Mund
- Mangelnde Kauaktivität
- Husten, Verschlucken, Würgen vor dem eigentlichen Schluckvorgang
- Fragmentierter Schluckakt
- Abnormität in der oralen Phase des Schluckvorgangs
- Unfähigkeit, die Mundhöhle zu entleeren; Nahrungsmittelansammlung in der Mundhöhle, nasale Regurgitation, Sialorrhö (Speichelfluss) «Sabbern»
- Lange Essenszeit mit geringer Nahrungsaufnahme

Beeinträchtigung der pharyngealen Phase
- Nahrungsverweigerung
- Veränderte Position des Kopfes; verzögerte/zahlreiche Schluckakte; unangemessene Anhebung des weichen Gaumens; Abnormität in der pharyngealen Phase des Schluckakts (per Breischluck nachgewiesen)
- Erstickungsanfälle, Husten, Würgen, nasale Regurgitation; karchelnde/gurgelnde Stimme
- Ungeklärtes Fieber, wiederkehrende Lungenentzündungen

Beeinträchtigung der ösophagealen Phase
- Beobachtbare Zeichen von Schluckschwierigkeiten (z. B. Verbleiben von Nahrung in der Backentasche, Husten/Würgen, Verschlucken; Abnormitäten in der ösopharyngealen Phase des Schluckakts – per Breischluck nachgewiesen)
- Überstreckung des Kopfes, sich krümmen (arching) während/nach den Mahlzeiten
- Wiederholtes Schlucken oder «Wiederkäuen»; Bruxismus (rhythmisches, krampfartiges Zähneknirschen)

- Ungeklärte Reizbarkeit zur Essenszeit
- Sauer riechender Atem; Regurgitieren von Mageninhalt oder «feuchtes» Aufstoßen; Erbrochenes auf dem Kopfkissen; Erbrechen; Bluterbrechen

Patientenbezogene Pflegeziele oder Evaluationskriterien

Der Patient
- äußert, die ursächlichen/beeinflussenden Faktoren zu verstehen
- erkennt individuell geeignete Maßnahmen/Handlungen, um die Nahrungs-/Flüssigkeitseinnahme zu fördern und eine Aspiration zu verhindern
- wendet geeignete Essmethoden entsprechend der individuellen Situation an
- kann feste Nahrung und Flüssigkeiten vom Mund zum Magen befördern
- wahrt eine angemessene Hydratation, die sich durch einen guten Hautturgor, feuchte Mundschleimhaut und ausreichende Urinausscheidung zeigt
- erreicht und/oder hält das erwünschte Körpergewicht

Die Bezugsperson
- zeigt, dass sie die Notfallmaßnahmen beim Verschlucken beherrscht

Maßnahmen oder Pflegeinterventionen

1. Pflegepriorität: Einschätzen des Ausmaßes der Störung und der ursächlichen/beeinflussenden Faktoren:
- Ermitteln des sensorisch-perzeptiven Zustands (sensorische Wahrnehmung, Orientierung, Konzentration, motorische Koordination)
- Inspizieren der Mundhöhle auf Ödeme, Entzündungszeichen oder darauf, ob die Mundschleimhaut verändert, die Mundhygiene angemessen ist
- Ermitteln des Vorhandenseins und der Stärke von Schluck- und Hustenreflexen
- Beurteilen des Schluckvermögens (Schluckversuch), dabei z.B. gestampftes Eis, kleine Portionen Wasser verwenden
- Auskultieren der Atemgeräusche, *um zu beurteilen, ob Zeichen einer Aspiration vorhanden sind*

- Ermitteln der Kraft und Beweglichkeit der am Kau- und Schluckakt beteiligten Muskeln
- Achten auf den korrekten Sitz der Prothese
- Festhalten des aktuellen Gewichts und vorangegangener Gewichtsveränderungen
- Vorbereiten/Assistieren bei diagnostischen Untersuchungen des Schluckakts

2. Pflegepriorität: Verhüten einer Aspiration und Freihalten der Atemwege:
- Erkennen von Faktoren, die eine Aspiration begünstigen/die Atemwege beeinträchtigen
- Erhöhen des Kopfteils auf 90 Grad; den Kopf in eine Mittelstellung und leicht nach vorne gebeugt zur Einnahme des Essens aufrichten. Das Kopfteil auch 30–45 min nach dem Essen hochgestellt lassen
- Lagern des Patienten auf die nichtbetroffene Seite, Nahrung in diese Seite des Mundes geben und den Patienten die Zunge benutzen lassen, um das Essen im Mund zu bewegen, wenn nur eine Seite des Mundes betroffen ist (z. B. bei Hemiplegie)
- Absaugen von Schleim und Rückständen aus der Mundhöhle, bei Bedarf und den Patienten anleiten, sich selbst abzusaugen, *fördert die Unabhängigkeit und vermittelt ein Gefühl der Kontrolle*

3. Pflegepriorität: Fördern des Schluckvorgangs, um den individuellen Flüssigkeits- und Nährstoffbedarf zu decken:
- Vorschlagen einer Überweisung an einen Gastroenterologen, wenn es angezeigt ist (*eine Dilatation des Ösophagus kann notwendig sein, wenn eine beeinträchtigte Sphinkterfunktion oder Strikturen des Ösophagus das Schlucken erschweren*)
- Hinzuziehen, bei Bedarf, eines Sprachtherapeuten/Logopäden bei/zur Festlegung von spezifischen Übungen *zur Unterstützung der Anstrengungen des Patienten und zur Erhöhung der Sicherheit*
- Geben von kognitionsbezogenen Hinweisen, *um die Konzentration und das Ausführen des Schluckvorganges zu verbessern*, z. B. den Patienten, bei Bedarf, daran erinnern zu kauen/schlucken
- Sorgen für eine Ruhepause vor dem Essen, *um die Erschöpfung auf ein Mindestmaß herabzusetzen*
- Bei Bedarf Verabreichen von Schmerzmittel vor dem Essen, *um das Wohlbefinden zu erhöhen*, aber vorsichtig sein, *um zu vermei-*

den, dass eine Beeinträchtigung des Bewusstseins/der sensorischen Wahrnehmung verursacht wird*
- Lenken der Konzentration auf das Essen/Schlucken und Verringern von Umgebungsreizen, *um mögliche Ablenkungen während dieser Zeit zu beschränken*
- Ermitteln, welche Nahrungsmittel der Patient vorzieht, *um diese bei der Nahrungszubereitung zu berücksichtigen*. Präsentieren der Mahlzeiten in einer appetitanregenden, ansprechenden Art und Weise
- Sorgen für warme oder kalte (nicht lauwarme) Speisen und Getränke, *um die Geschmacks- und Geruchs- und Wärmerezeptoren zu stimulieren*
- Sorgen für eine Konsistenz des Essens, die am leichtesten geschluckt werden kann (bzw. vor dem Schluckakt im Mund zu einem Bolus geformt werden kann), z. B. gelatinehaltige Desserts, die mit weniger Wasser als üblich zubereitet werden, Pudding und Vanillesauce; eingedickte Flüssigkeiten (Zugabe von Binde-/Eindickungsmitteln oder Joghurt, Cremesuppen, mit wenig Wasser zubereitet); Brei; dickflüssige Fruchtsäfte; Fruchtsäfte, die in einem pürierten Zustand gefroren wurden; weiche Eier oder Rührerei; Dosenfrüchte; weich gekochtes Gemüse
Beachten: Dünnflüssige Nahrungsmittel sind sehr schwierig zu schlucken. *Meiden von Milchprodukten und Schokolade, die den Speichel eindicken können*
- Dem Patienten nur Speisen mit einer Konsistenz pro Mahlzeit verabreichen
- Platzieren des Essens in die Mitte der Mundhöhle. Dem Patienten angemessene Bissen (15 ml) geben, *um den Schluckreflex auszulösen*
- Anleiten, wenn angezeigt, des Patienten, das Essen auf der nichtbetroffenen Seite zu kauen
- Sanftes Massieren der laryngopharyngealen Muskulatur, *um das Schlucken zu stimulieren*
- Den Patienten nach jedem Bissen mit der Zunge die Mundhöhle nach im Munde verbliebener Nahrung abtasten lassen. Entfernen von Nahrungsresten, die nicht geschluckt werden können
- Berücksichtigen der Esskultur und des Esstempos des Patienten bei der Verabreichung von Nahrung, *um Erschöpfung und Frustrationen während der Essenseingabe zu vermeiden*
- Einräumen ausreichender Zeit zum Essen/zur Essenseinnahme

- Verweilen beim Patienten während des Essens, *um die Angst zu reduzieren und um Hilfe anzubieten*
- Verwenden eines Glases mit einem Nasenausschnitt, *damit der Kopf während des Trinkens nicht nach hinten geneigt werden muss.* Nie Flüssigkeiten in den Mund gießen. Vermeiden des «Hinunterspülens» von Speisen mit Getränken
- Kontrollieren der Ein-/Zufuhr, Ausfuhr und des Körpergewichts, *um zu beurteilen, ob die Flüssigkeits- und Kalorienzufuhr angemessen ist*
- Positive Rückmeldungen bei Bemühungen des Patienten geben
- Sorgen für Mundpflege nach jedem Essen
- Das Verabreichen von Sondenkost/parenteraler Ernährung in Erwägung ziehen, wenn der Patient die erforderliche Nahrungszufuhr nicht erreicht.
- Hinzuziehen, bei Bedarf, von Spezialisten für Schluckstörungen/Rehabilitation

4. Pflegepriorität: Fördern des Wohlbefindens (Beratung, Patientenedukation und Entlassungsplanung):
- Konsultieren der Ernährungsberatung, *um einen optimalen Ernährungsplan zu erstellen*
- Mischen, wenn nötig, von Medikamenten unter gelatinehaltige Creme, Konfitüre, Pudding usw. Sich vorher bei der Apotheke erkundigen, ob die Tabletten zermörsert werden dürfen oder ob Tropfen/Kapseln erhältlich sind, die geöffnet werden dürfen
- Anleiten des Patienten und/oder der Bezugsperson, spezielle Esstechniken und Schluckübungen zu erlernen
- Anleiten von Patienten/Bezugsperson über Notfallmaßnahmen bei einem Erstickungsanfall
- Ermutigen des Patienten, mit Übungen *zur Stärkung und Erhaltung der Kau- und Schluckmuskulatur* fortzufahren
- Erstellen einer Tabelle für regelmäßige Gewichtskontrollen
- Vgl. PD: Gefahr einer Mangelernährung

Schwerpunkte der Pflegedokumentation

Pflegeassessment oder Neueinschätzung
- Individuelle Ergebnisse der Einschätzung, inklusive Grad/Merkmale der Behinderung, aktuelles Gewicht/kürzliche Gewichtsveränderungen

- Auswirkungen auf Lebensweise/Sozialkontakte und Ernährungsstatus

Planung
- Pflegeplan/-interventionen und beteiligte Personen
- Plan für die Patientenanleitung, -schulung und -beratung

Durchführung/Evaluation
- Reaktionen auf Interventionen/Anleitung und ausgeführte Pflegetätigkeiten
- Veränderungen des Plans
- Zielerreichung/Fortschritte in Richtung Zielerreichung

Entlassungs- oder Austrittsplanung
- Langfristige Bedürfnisse und Verantwortlichkeit für Maßnahmen
- Erhältliche Hilfsmittel und Vermitteln an andere Gesundheitsberufe

Pflegeinterventionsklassifikation (NIC)

Bereich: *Sicherheit (safety).* Interventionen zum Schutz vor Schädigungen und Verletzungen.
Klasse: *Krisenintervention (crisis management).* Interventionen zur Gewährleitung einer unmittelbaren, kurzfristigen Hilfe in psychischen oder körperlichen Krisensituationen.
Klasse: *Risikomanagement/-bewältigung (risk management).* Interventionen zum Einsatz risikoreduzierender Aktivitäten und zur kontinuierlichen Überwachung von Risiken.
Empfohlene Pflegeinterventionen: Schlucktraining u. a. (siehe McCloskey/Bulecheck, 2003).

Pflegeergebnisklassifikation (NOC)

Empfohlenes Pflegeergebnis: Schluckstatus (swallowing status), (siehe Johnson/Maas/Moorhead, 2003).

Literatur

Johnson, M.; Maas, M.; Moorhead, S.: Pflegeergebnisklassifikation (NOC). Huber, Bern 2003 (Plan)
McCloskey, J. C.; Bulecheck, G. M.: Pflegeinterventionsklassifikation (NIC). Huber, Bern 2003 (Plan)
Schalch, F.: Schluckstörungen und Gesichtslähmungen. U&F, München 1999
Silbernagel, S.; Despopoulos, A.: dtv-Atlas der Physiologie. München 1991
Bartholome, G.; Bucholz, D.: Schluckstörungen. U&F, München 1999

Akute Schmerzen

Taxonomie 1 R: Fühlen (9.1.1/1986; R 1996)
Taxonomie 2: Wohlbehagen, körperliches Wohlbehagen (00132/1986; R 1996)
NANDA-Originalbezeichnung: «Pain, acute»
[Thematische Gliederung: Schmerz]

Definition: Eine unangenehme sensorische und emotionale Erfahrung, die von aktuellen oder potenziellen Gewebeschädigungen herrührt oder mit Begriffen solcher Schädigungen beschrieben werden kann (International Association on the Study of Pain); plötzlicher oder allmählicher Beginn in einer Intensität, die von leicht bis schwer reichen kann, mit einem vorhersehbaren oder vorhersagbaren Ende und einer Dauer von weniger als sechs Monaten.

Mögliche ursächliche oder beeinflussende Faktoren

- Verletzende Einflüsse (biologisch, chemisch, physikalisch, psychisch)

Bestimmende Merkmale oder Kennzeichen

subjektive
- Verbale oder nonverbale Äußerungen von Schmerz/Schmerzbeschreibungen, [die bei Patienten unter 40 Jahren, Männern und bestimmten kulturellen Gruppen geringer ausfallen können]
- Veränderungen des Appetits und der Nahrungsaufnahme
- [Nicht gelinderter Schmerz und/oder Zunahme des Schmerzes über die Toleranzgrenze]

objektive
- Schonhaltung und Schutzverhalten gegenüber der betroffenen Körperpartie; von Schmerzen gezeichnete Körperhaltung und Gestik
- Maskenhaftes Gesicht; Schlafstörung (glanzlose Augen, «abgekämpfte» Erscheinung, gerädertes Aussehen, fixierte oder zerstreute Bewegungen, Grimassieren)
- Expressive Verhaltensweisen (Unruhe, Stöhnen, Weinen, Wachsamkeit, Reizbarkeit, Seufzen)
- Ablenkende Verhaltensweisen (Auf- und Abgehen, Kontakt zu an-

deren Leuten und/oder Beschäftigung suchen, repetitive Aktivitäten)
- Vegetativ veränderter Muskeltonus (kann schlaff bis rigide/starr sein)
- Vegetative Reaktionen (kalter Schweiß, Blutdruck-, Atmungs- und Pulsänderungen, erweiterte Pupillen)
- Ichbezogenheit
- Eingeschränkte Wahrnehmung (verändertes Zeitgefühl, Rückzug aus sozialen Kontakten, beeinträchtigtes Denkvermögen)
- [Furcht/Panik]

Patientenbezogene Pflegeziele oder Evaluationskriterien

Der Patient
- äußert (verbal/nonverbal) Schmerzlinderung und/oder -kontrolle
- hält sich an die verordnete medikamentöse Therapie
- nennt Methoden, die schmerzlindernd wirken
- wendet Entspannungstechniken an und nützt ablenkende Tätigkeiten, je nach der individuellen Situation

Maßnahmen oder Pflegeinterventionen

1. Pflegepriorität: Einschätzen ursächlicher/auslösender Faktoren:
- Durchführen einer umfassenden Schmerzeinschätzung, welche Ort, Merkmale, Beginn/Dauer, Häufigkeit, Qualität, Schweregrad (Skala 0–10) und auslösende/verstärkende Faktoren umfasst
- Bestimmen möglicher pathophysiologischer/psychologischer Ursachen der Schmerzen (z. B. Entzündung, Knochenbrüche, Neuralgie, Grippe, Pleuritis, Angina pectoris, Herzinfarkt, Cholezystitis, Brandwunden, Kopfschmerzen, Diskushernie, Trauer, Furcht, Angst)
- Beachten des Operationsgebietes, *da es einen Einfluss auf das Ausmaß der Schmerzen hat; Längs-/Diagonalschnitte können zum Beispiel schmerzhafter sein als Querschnitte oder S-förmige Schnitte. Das Auftreten von bekannten/unbekannten Komplikation(en) kann die Schmerzen wider Erwarten verstärken*
- Ermitteln der Wahrnehmung des Patienten, zusammen mit verhaltensmäßigen und physiologischen Reaktionen – Beachten der Einstellung des Patienten gegenüber Schmerzen und dem Ge-

brauch von Schmerzmitteln inklusive der Vorgeschichte von Suchtmittelmissbrauch
- Beachten der Kontrollüberzeugung des Patienten (extern/intern). *Personen mit externer Kontrollorientierung werden möglicherweise nur wenig oder keine Verantwortung für das Schmerzmanagement übernehmen*
- Mithelfen bei der Diagnosestellung einschließlich der Abklärung neurologischer und psychologischer Faktoren (Schmerzassessment, psychologisches Interview), falls angemessen bei anhaltenden Schmerzen

2. Pflegepriorität: Beurteilen der Schmerzreaktionen des Patienten:
- Durchführen eines Schmerzassessments, bei jedem Auftreten des Schmerzes. Beachten von Veränderungen gegenüber früheren Einschätzungen, *um eine Verschlechterung zugrunde liegender Ursachen oder die Entwicklung von Komplikationen zu verhindern*
- Akzeptieren der Schmerzbeschreibungen des Patienten *(Schmerz ist ein subjektives Empfinden und kann nicht von anderen nachempfunden werden)*. Anerkennen der Schmerzerfahrung und vermitteln, dass seine Schmerzreaktionen akzeptiert werden
- Achten auf kulturelle und entwicklungsbedingte Einflüsse auf die Schmerzreaktion (verbale/verhaltensbezogene Ausdrucksformen lassen nicht unmittelbar auf das Ausmaß des Schmerzes schließen [z. B. stoische vs. übertriebene Reaktion]
- Achten auf nonverbale Zeichen (z. B. Gang des Patienten, Körperhaltung, Sitzen, Gesichtsausdruck; kalte Extremitäten, welche auf eine Gefäßverengung hindeuten) und andere objektive bestimmende Merkmale, besonders bei Personen, die sich verbal nicht ausdrücken können. *Beobachtungen können (nicht) mit Aussagen übereinstimmen und Hinweise auf notwendige Interventionen geben*
- Achten auf ausstrahlende Schmerzen, falls angemessen, *um mitzuhelfen, die zugrunde liegende Ursache oder Organstörung zu identifizieren, die behandlungsbedürftig ist*
- Überwachen der Vitalzeichen, *die normalerweise erhöht sind,* bei akuten Schmerzen
- Überprüfen des Wissensstandes und der Erwartungen des Patienten bezüglich einer Schmerzbehandlung
- Befragen des Patienten über frühere Schmerzerfahrungen und darüber, was sich in der Vergangenheit zur Kontrolle der Schmerzen als hilfreich/nicht hilfreich erwiesen hat

Akute Schmerzen

3. Pflegepriorität: Unterstützen des Patienten beim Ausprobieren von Methoden zur Schmerzlinderung/-kontrolle:

- Zusammenarbeiten mit dem Patienten bei der Schmerzprävention. Verwenden von Verlaufsblättern zur Dokumentation des Schmerzes, der therapeutischen Interventionen, Reaktionen und der Zeitdauer bis zum Wiederauftreten des Schmerzes. Den Patient dazu auffordern, sich bei auftretenden Schmerzen sofort zu melden, *da eine frühzeitige Intervention erfolgversprechender ist im Hinblick auf die Schmerzlinderung*
- Bestimmen der für den Patienten akzeptablen Schmerzintensität auf einer visuellen oder analogen Skala oder einer Skala mit Gesichtern für Kinder
- Ermutigen des Patienten, seine Schmerzempfindungen zu äußern
- Sorgen für eine ruhige Umgebung mit beruhigenden Aktivitäten
- Sorgen für wohltuende Maßnahmen (z. B. Rückenmassage, Lagewechsel, Anwendung von Kälte/Wärme, falls angezeigt), *um ein nichtpharmakologisches Schmerzmanagement anzubieten*
- Fördern von Entspannungsübungen durch den Einsatz von speziellen Kassetten (z. B. Musik, weißes Rauschen, Lernprogramme)
- Unterstützen des Patienten, ablenkende Beschäftigungen auszuüben (z. B. Fernsehen, Radio, Geselligkeit, Spiele)
- Überprüfen der Therapien/Erwartungen des Patienten. Ihm sagen, wann er bei der Behandlung Schmerzen zu erwarten hat, *um seine Ungewissheit und die damit verbundene Muskelverspannung zu reduzieren*
- Eltern Vorschlagen, bei schmerzhaften Eingriffen anwesend zu sein, *um das Kind zu beruhigen*
- Suchen nach Möglichkeiten zur Vermeidung/Reduzierung des Schmerzes (z. B. Gegendruck auf die Naht während des Hustens, eine harte Matratze und/oder Schuhe, die Halt geben bei Rückenschmerzen, eine gute Körperhaltung usw.)
- Verabreichen von Schmerzmitteln nach Verordnung bis zur maximalen Dosis, die benötigt wird, *um die Schmerzen auf einem akzeptablen Niveau zu halten*. Achten auf ungenügende Verordnungen zur Erreichung der Schmerzkontrolle
- Zeigen der patientenkontrollierten Analgesie (PCA = patient controlled analgesia) sowie der Selbstverabreichung von Medikamenten, falls angezeigt
- Unterstützen des Patienten, die medikamentöse Therapie bedürfnisgerecht zu ändern/*anzupassen (z. B. zunehmende/abnehmende*

Dosierung, schrittweises Programm zum Wechsel von Injektionen zu oraler Einnahme, größere Zeitabstände, wenn die Schmerzen abnehmen)
- Beobachten des Zeitpunktes des Schmerzes (z. B. bei Bewegung, am Abend), *um evtl. prophylaktisch entsprechend Medikamente zu verabreichen*
- Unterstützen des Patienten beim Gebrauch des verordneten transkutanen elektrischen Stimulationsgerätes (TENS)
- Unterstützen der Behandlung der Schmerzursache und Überprüfen der Wirkung periodischer Therapien (z. B. Kortisoninjektionen bei Gelenksverletzungen)

4. Pflegepriorität: Fördern des Wohlbefindens (Beratung, Patientenedukation und Entlassungsplanung):
- Ermutigen des Patienten, angemessene Ruhepausen einzuschalten, um einer Erschöpfung vorzubeugen
- Unterstützen des Patienten, Maßnahmen zur Schmerzbekämpfung zu erlernen, wie z. B. Therapeutische Berührung, Biofeedback, Selbsthypnose und andere Entspannungstechniken
- Besprechen der Auswirkungen des Schmerzes auf Lebensstil/Unabhängigkeit und Möglichkeiten, das Funktionsniveau zu maximieren
- Vermitteln eines individualisierten physiotherapeutischen Übungs-/Sportprogramms, das nach der Entlassung vom Patienten weitergeführt werden kann (Fördern einer aktiven, nicht passiven Rolle)
- Besprechen mit Bezugsperson(en), wie sie dem Patienten Unterstützung geben und Faktoren vermeiden können, die Schmerzen verursachen oder verstärken (z. B. Teilnahme an Haushaltsarbeiten nach Bauchoperationen)
- Bestimmen besonderer Symptome und Veränderungen im Schmerz, die eine Nachuntersuchung nötig machen

Schwerpunkte der Pflegedokumentation

Pflegeassessment oder Neueinschätzung
- Ergebnisse der Einschätzung inklusive Schmerzbeschreibung des Patienten, Schmerzreaktion, Besonderheiten der Schmerzerfassung, Erwartungen in die Schmerztherapie und akzeptables Schmerzniveau
- Früherer Medikamentenkonsum, Suchtmittelmissbrauch

Planung
- Pflegeplan/-interventionen und beteiligte Personen; ermittelte Unterstützungssysteme und Ressourcen in der Gemeinde
- Plan für die Patientenanleitung, -schulung und -beratung

Durchführung/Evaluation
- Reaktionen auf Interventionen/Anleitung und ausgeführte Pflegetätigkeiten
- Zielerreichung/Fortschritte in Richtung Zielerreichung
- Veränderungen des Plans

Entlassungs- oder Austrittsplanung
- Langfristige Bedürfnisse nach Entlassung und Austritt sowie die Verantwortlichkeit für die notwendigen Maßnahmen
- Vermitteln an andere Gesundheitsberufe

Pflegeinterventionsklassifikation (NIC)

Bereich: *Körperfunktionen: grundlegende (physiological: basic).* Interventionen zur Unterstützung körperlicher Funktionen.

Klasse: *Förderung des körperlichen Wohlbefindens (physical comfort promotion).* Interventionen, zur Förderung des Wohlbefindens mit Hilfe körperbezogener Methoden.

Empfohlene Pflegeinterventionen: Schmerzmanagement u. a. (siehe McCloskey/Bulecheck, 2003).

Pflegeergebnisklassifikation (NOC)

Empfohlenes Pflegeergebnis: Schmerzlevel (pain level), (siehe Johnson/Maas/Moorhead, 2003).

Literatur

Carr, E.; Mann, E.: Schmerz und Schmerzmanagement. Huber, Bern 2002

Johnson, M.; Maas, M.; Moorhead, S.: Pflegeergebnisklassifikation (NOC). Huber, Bern 2003 (Plan)

McCloskey, J. C.; Bulecheck, G. M.: Pflegeinterventionsklassifikation (NIC). Huber, Bern 2003 (Plan)

McCaffery, M.; Beebee, A.; Latham, J.: Schmerz – Ein Handbuch für die Pflegepraxis. Ullstein Mosby, Berlin/Wiesbaden 1997

Chronische Schmerzen

Taxonomie 1 R: Fühlen (9.1.1.1/1986; R 1996)
Taxonomie 2: Wohlbehagen, körperliches Wohlbehagen (00133/1986; R 1996)
NANDA-Originalbezeichnung: «Chronic Pain»
[Thematische Gliederung: Schmerz]

Definition: Eine unangenehme sensorische und emotionale Erfahrung, die von aktuellen oder potenziellen Gewebeschädigungen herrührt oder mit Begriffen solcher Schädigungen beschrieben werden kann (International Association on the Study of Pain); plötzlicher oder allmählicher Beginn in einer Intensität, die von leicht bis schwer reichen kann, mit einem nicht vorhersehbaren oder vorhersagbaren Ende und einer Dauer von mehr als sechs Monaten.

[Schmerz ist ein Signal, dass etwas nicht stimmt. Chronischer Schmerz kann eine wiederkehrende und periodische (z. B. Migräne) oder eine andauernde Beeinträchtigung sein. Da zu chronischem Schmerz verschiedene erlernte Verhaltensweisen gehören, bilden psychologische Aspekte die primären beeinflussenden Faktoren für die Beeinträchtigung. Chronischer Schmerz ist ein komplexes Geschehen, das in Beziehung steht zu Elementen aus anderen Pflegediagnosen wie: Machtlosigkeit; Beschäftigungsdefizit; unterbrochene Familienprozesse; Selbstversorgungsdefizit usw.]

Mögliche ursächliche oder beeinflussende Faktoren

- Chronische physische/psychosoziale Behinderung

Bestimmende Merkmale oder Kennzeichen

subjektive

- Aussagen über Schmerzen, die länger als 6 Monate anhalten
- Furcht vor erneuter Verletzung
- Veränderte Fähigkeit, frühere Aktivitäten fortzuführen
- Veränderte Schlafgewohnheiten; Erschöpfung
- [Appetitveränderungen]
- [Ausschließliches mit dem Schmerz beschäftigt sein]
- [Verzweifelte Suche nach möglichen Alternativen/Therapien zur Linderung/Kontrolle der Schmerzen]

objektive
- Beobachtungen über das Vorhandensein von Schmerz (Schutz- und Schonhaltung, maskenhafte Gesichtszüge, Reizbarkeit, Selbstbezogenheit; Unruhe; Depression)
- Verringerte Interaktion mit anderen Personen
- Anorexie, Gewichtsveränderungen
- Atrophie betroffener Muskelgruppen
- Sympathikusvermittelte Reaktionen (Temperatur, Kälte, Veränderung der Körperhaltung, Überempfindsamkeit/Hypersensibilität)

Patientenbezogene Pflegeziele oder Evaluationskriterien

Der Patient
- äußert (verbal/nonverbal) Schmerzlinderung und/oder -kontrolle
- äußert, zwischenmenschliche Reaktionen/familiäre Dynamiken, die einen Zusammenhang mit der Schmerzproblematik haben, zu erkennen
- zeigt Verhaltensänderungen in der Lebensweise und in den Anwendungen der therapeutischen Maßnahmen

Die Familie/Bezugsperson(en)
- beteiligt sich am Schmerzbewältigungsprogramm (vgl. PD: Bereitschaft für ein verbessertes familiäres Coping)

Maßnahmen oder Pflegeinterventionen

1. Pflegepriorität: Einschätzen ursächlicher oder auslösender Faktoren:
- Erkennen von Faktoren, die bei der PD: akuter Schmerz beschrieben sind
- Mithilfe bei der differenzierten Diagnosestellung einschließlich neurologischer und psychologischer Abklärungen (Fragebogen, Schmerzinventar, psychologisches Interview)
- Einschätzen der Phantomschmerzen bei einer Amputation
- Einschätzen emotionaler/physischer Aspekte der individuellen Situation. Beachten der Co-Abhängigkeit, des unterstützenden Verhaltens von Pflegepersonen/Familienmitgliedern
- Feststellen der kulturellen Einflussfaktoren in der individuellen Situation (z. B. welche Schmerzausdrucksweise vom Patienten selbst akzeptiert wird – laut stöhnend oder in stoischer Ruhe; Verstärkung der Schmerzen, um andere davon zu überzeugen)

- Beachten von Geschlecht und Alter des Patienten *(gemäß neuerer Literatur gibt es in der Schmerzwahrnehmung und im Schmerzverhalten Unterschiede zwischen Männern und Frauen)*
- Besprechen des Gebrauchs von Nikotin, Zucker, Koffein, Weißmehl *(einige Praktiker ganzheitlicher Ansätze empfehlen, diese Stoffe zu meiden)*
- Beurteilen der gegenwärtigen Nutzung von Schmerz-/Betäubungsmitteln und deren Gebrauch in der Vergangenheit
- Feststellen, ob der Patient/die Bezugsperson(en) einen sekundären Krankheitsgewinn aus der Situation ziehen können (z. B. Renten, ehelicher/familiärer Nutzen). *Kann das Schmerzmanagement und die Lösung des Problems beeinflussen*
- Durchführen, wenn möglich, eines Hausbesuches, dabei Farben, Pflanzen, familiäre Interaktionen usw. in Zusammenhang mit den Auswirkungen auf den Patienten beobachten

2. Pflegepriorität: Ermitteln der Schmerzreaktionen des Patienten:
- Beurteilen des Verhaltens bei Schmerzen *(könnte übertrieben sein, weil der Schmerzempfindung des Patienten nicht Glauben geschenkt wird oder weil der Patient glaubt, dass das Pflegepersonal Klagen über Schmerzen nicht ernst nimmt)*
- Feststellen der individuellen Schmerzschwelle/-toleranzgrenze des Patienten (z. B. anhand eines Schmerzprotokolls)
- Feststellen der Dauer des Schmerzproblems, wer konsultiert worden ist und welche Medikamente und Therapien schon ausprobiert worden sind
- Achten auf Auswirkungen der Schmerzen (z. B. verminderte Aktivität, Gewichtsverlust, Schlafstörungen usw.)
- Einschätzen des Ausmaßes der Fehlanpassung des Patienten (z. B. Tendenz zu sozialer Isolation, Wut/Ärger, Reizbarkeit, Verlust des Arbeitsplatzes)
- Anerkennen und Beurteilen der Schmerzsituation in betont sachlicher Form, unnötige besorgte Äußerungen vermeiden

3. Pflegepriorität: Unterstützen des Patienten im Umgang mit den Schmerzen:
- Beteiligen des Patienten/der Bezugsperson(en) an der Planung von Gesprächsrunden über die Schmerzen für eine bestimmte Zeitspanne, *um die Fixierung auf den Schmerz zu begrenzen*
- Verwenden geeigneter Maßnahmen aus der PD: akute Schmerzen

Chronische Schmerzen

(z. B. Wärme-/Kälteanwendung, Ruhigstellung/Bewegungsübungen, Hydro-, Elektrotherapie/TENS)
- Überprüfen der Erwartung des Patienten gegenüber der Realität, da die Schmerzen möglicherweise nicht behoben, jedoch bedeutend gelindert werden können
- Sprechen mit dem Patienten über die physiologischen Auswirkungen von Anspannung/Angst und darüber, wie diese den Schmerz beeinflussen können
- Suchen nach nicht pharmakologischen Methoden zur Schmerzkontrolle und deren Anwendung (z. B. Visualisieren, katathymes Bilderleben, Therapeutische Berührung, Entspannungstechniken, progressive Muskelentspannung, Biofeedback, Massage usw.)
- Dem Patienten helfen, Atemtechniken zu erlernen (z. B. Zwerchfellatmung), *um die allgemeine und Muskelentspannung zu unterstützen*
- Ermutigen des Patienten zu positivem Denken: «Ich bin am Gesundwerden», «ich bin entspannt», «ich liebe dieses Leben». Damit dem Patienten zeigen, wie Gedanken die Körperfunktionen beeinflussen. Den Patienten auf das Auftreten negativer Gedanken aufmerksam machen
- Maßvolles Anwenden von Beruhigungs-, Betäubungs- und Schmerzmitteln *(diese Medikamente können psychisch und physisch abhängig machen und zu Schlafstörungen führen, indem sie den REM-Schlaf stören)*. Wenn viele Medikamente verabreicht worden sind, muss der Organismus des Patienten evtl. entgiftet werden. *Anmerkung:* Antidepressiva können analgetisch wirken, weil durch die Verminderung der Depression die Schmerzwahrnehmung abnimmt
- Aktivieren der rechten Hirnhälfte durch Liebe und Lachen (therapeutischen Humor), *damit Endorphine ausgeschüttet werden*
- Fördern der Anwendung subliminaler Musik mit Umsicht, die mit lebensbejahenden Suggestionen direkt das Unterbewusstsein anspricht, ohne vom Bewusstsein zensiert zu werden
- Der Familie beim Entwickeln eines Programms zur positiven Bestätigung helfen, den Patienten dabei ermutigen, seine Selbstkontrolle zu nutzen und damit die Beachtung, die dem Schmerzverhalten geschenkt wird, zu verringern
- Beachten jeglicher Änderung der Schmerzen, *sie könnten ein neues Problem aufzeigen*

4. Pflegepriorität: Fördern des Wohlbefindens (Beratung, Patientenedukation und Entlassungsplanung):
- Unterstützen des Patienten und der Bezugspersonen beim Lernen, wie er/sie sich besser fühlen könnte/n: Durch Entwicklung eines inneren Kontrollgefühls, Übernahme der Selbstverantwortung für die eigene Therapie und durch Aneignung von Informationen und Hilfen als Rüstzeug, um dieses Ziel zu erreichen
- Besprechen der sicheren Anwendung der Medikamente sowie der Nebenwirkungen, die eine medizinische Beurteilung erfordern
- Sprechen über den begrenzten Gebrauch von Injektionstherapien (z.B. Kortison) und die Wichtigkeit, andere Mittel zur Schmerzkontrolle anzuwenden
- Dem Patienten helfen, sein Schmerzverhalten zugunsten eines gesundheitsorientierten Verhaltens abzubauen «Handle, als ob Du gesund wärst»
- Ermutigen der Familienmitglieder/anderer Bezugsperson(en), Massagetechniken zu erlernen
- Patienten/Bezugsperson(en) empfehlen, sich für sich selbst Zeit zu nehmen, *bietet die Gelegenheit, neue Energie zu tanken und neue Aufgaben anzupacken*
- Erkennen und Sprechen über mögliche Gefahren von nichtbewiesenen und/oder nichtmedizinischen Therapien/Mitteln
- Erkennen von gemeindenahen Unterstützungsgruppen, um individuelle Bedürfnisse zu befriedigen (Gartenarbeit, Hausarbeit, Transportmöglichkeiten). *Eine wirksame Nutzung dieser Ressourcen kann ein Sich-«Auspowern» bei anstrengenden Tätigkeiten verhindern, von denen sich die betroffene Person erst nach Tagen wieder erholen würde*
- Verweisen, wenn nötig, an eine Therapie und/oder Ehetherapie, Elternberatung usw. Beachten, dass chronischer Schmerz alle Beziehungen und die Familiendynamik beeinflusst
- Vgl. PD: Unwirksames (individuelles) Coping, unwirksames familiäres Coping: mangelhafte Unterstützung

Schwerpunkte der Pflegedokumentation
Pflegeassessment oder Neueinschätzung
- Ergebnisse der Einschätzung inklusive Dauer des Problems/spezielle beeinflussende Faktoren, frühere/aktuelle Interventionen
- Wahrnehmung des Schmerzes, Auswirkungen auf die Lebensweise, Erwartungen an die Therapie

- Reaktion der Familie auf den Patienten, Unterstützung bei Veränderungen

Planung
- Pflegeplan/-interventionen und beteiligte Personen; ermittelte Unterstützungssysteme und Ressourcen in der Gemeinde
- Plan für die Patientenanleitung, -schulung und -beratung

Durchführung/Evaluation
- Reaktionen auf Interventionen/Anleitung und ausgeführte Pflegetätigkeiten
- Zielerreichung/Fortschritte in Richtung Zielerreichung
- Veränderungen des Plans

Entlassungs- oder Austrittsplanung
- Langfristige Bedürfnisse nach Entlassung und Austritt sowie die Verantwortlichkeit für die notwendigen Maßnahmen
- Vermitteln an andere Gesundheitsberufe

Pflegeinterventionsklassifikation (NIC)

Bereich: *Körperfunktionen: grundlegende (physiological: basic).* Interventionen zur Unterstützung körperlicher Funktionen.
Klasse: *Förderung des körperlichen Wohlbefindens (physical comfort promotion).* Interventionen, zur Förderung des Wohlbefindens mit Hilfe körperbezogener Methoden.
Empfohlene Pflegeinterventionen: Schmerzmanagement u.a. (siehe McCloskey/Bulecheck, 2003).

Pflegeergebnisklassifikation (NOC)

Empfohlenes Pflegeergebnis: Schmerzlevel (pain level), (siehe Johnson/Maas/Moorhead, 2003).

Literatur

Carr, E.; Mann, E.: Schmerz und Schmerzmanagement. Huber, Bern 2002
Johnson, M.; Maas, M.; Moorhead, S.: Pflegeergebnisklassifikation (NOC). Huber, Bern 2003 (Plan)
McCloskey, J.C.; Bulecheck, G.M.: Pflegeinterventionsklassifikation (NIC). Huber, Bern 2003 (Plan)
McCaffery, M.; Beebee, A. Latham, J.: Schmerz – Ein Handbuch für die Pflegepraxis. Ullstein Mosby, Berlin/Wiesbaden 1997

Unwirksame Selbstreinigungsfunktion der (unteren) Atemwege

Taxonomie 1 R: Austauschen (1512/1980; R 1996; R 1998)
Taxonomie 2: Sicherheit/Schutz, Körperverletzung (00031/1980; R 1996; R 1998)
NANDA-Originalbezeichnung: «Ineffective Airway Clearance»
[Thematische Gliederung: Atmung]

Definition: Die Unfähigkeit, Sekrete oder Hindernisse des Respirationstraktes zu entfernen, um die Atemwege frei zu halten.

Mögliche ursächliche oder beeinflussende Faktoren

umgebungsbezogene
- Rauchen; Passivrauchen, Inhalation von Rauch, Dämpfen

verlegte Atemwege
- Sekretstau; Sekrete in den Bronchien; Exsudate in den Alveoli (Lungenbläschen); übermäßige Sekretbildung; Spasmus in den Atemwegen; Fremdkörper in den Atemwegen; Vorliegen eines künstlichen Atemweges

Physiologische
- Chronisch-obstruktive Lungenerkrankung (COLE); Athma bronchiale; Allergie; Hyperplasie der Bronchialwände; neuromuskuläre Störung; Infektion

Bestimmende Merkmale oder Kennzeichen

subjektive
- Dyspnoe

objektive
- Verminderte oder abnorme Atemgeräusche; Rasselgeräusche/Karcheln, Giemen (Stridor)
- Husten, produktiv oder unproduktiv (mit oder ohne Sputum); Sputum
- Veränderungen von Atemfrequenz und -rhythmus
- Schwierigkeiten beim Sprechen
- Geweitete Augen, Unruhe

Unwirksame Selbstreinigungsfunktion der Atemwege

- Orthopnoe
- Tachypnö
- Zyanose

Patientenbezogene Pflegeziele oder Evaluationskriterien

Der Patient
- hat freie Atemwege
- kann die Sekrete leicht aushusten/entfernen
- zeigt keine/verminderte Anschoppung von Sekreten mit normaler und freier Atmung
- äußert, Ursache(n) und Therapie zu verstehen
- zeigt Verhaltensweisen, um das Freihalten der Atemwege zu verbessern
- nimmt teil an der Behandlung im Rahmen der Möglichkeiten/Situation
- erkennt mögliche Komplikationen und ergreift entsprechende Maßnahmen

Maßnahmen oder Pflegeinterventionen

1. Pflegepriorität: Frei- und Offenhalten der Atemwege in angemessenem Ausmaß:
- Lagern des Kopfes in mittlerer Position und angepasster Neigung entsprechend dem Alter/Zustand, *um die Atemwege frei zu machen oder frei zu halten bei einer ruhenden oder beeinträchtigten Person*
- Mithilfe bei Untersuchungen (z. B. Lungenfunktion, Schlafstudien), *um ursächliche oder begünstigende Faktoren zu identifizieren*
- Nasales/tracheales/orales Absaugen bei Bedarf, *um die Atemwege von Sekreten zu befreien, die die Atemwege blockieren*
- Erhöhen des Kopfteils des Bettes, Wechseln der Lage alle 2 Stunden oder nach Bedarf, *um durch die Schwerkraft den Druck auf das Zwerchfell zu vermindern und die Drainage/Belüftung verschiedener Lungensegmente zu verbessern (Bronchialtoilette)*
- Beobachten von Säuglingen/Kindern hinsichtlich einer möglichen Intoleranz gegenüber Fütterungsversuchen, abdominellen Blähungen und emotionalen Stressoren, die die Atemwege beeinträchtigen könnten
- Vorsichtiges Legen eines oralen Tubus, *um die anatomische Lage*

der Zunge beizubehalten und um den natürlichen Atemweg aufrechtzuerhalten
- Mithilfe bei Maßnahmen leisten, die zum Eröffnen/Offenhalten der Atemwege dienen (z. B. Bronchoskopie, Tracheostomie)
- Die Umgebung, entsprechend der individuellen Situation, allergenfrei halten (z. B. Staub, Daunenkissen, Rauch)

2. Pflegepriorität: Mobilisieren des Sekrets:
- Fördern von Atem-/Hustenübungen; Steigern der Wirksamkeit auf ein Höchstmaß durch Stützen des Thorax und Gegendruck auf die Wunde
- Verabreichen von Schmerzmitteln nach Verordnung, *um das Abhusten zu erleichtern* (Achtung: Überdosierung kann Atmung und Aushusten vermindern)
- Expektoranzien/Bronchodilatatoren nach Verordnung geben
- Erhöhen der Flüssigkeitszufuhr auf mindestens 2000 ml/24 h unter Berücksichtigung der Leistungsgrenze des Herzens (evtl. intravenöse Zufuhr), *zur Sekretverflüssigung*. Überwachen des Patienten auf Zeichen/ Symptome der Herzinsuffizienz (Karcheln, Ödeme, Gewichtszunahme).
- Fördern des Trinkens von warmen anstelle kalten Getränken, falls angemessen
- Sorgen für eine zusätzliche Befeuchtung (Kalt-, Warmluftbefeuchter)
- Sorgen für eine Lagedrainage und Abklopfen, Asthmatiker ausgenommen
- Anleiten des Patienten zu Atemtherapien (Intermittent Positive Pressure Breathing [IPPB], Flaschenblasen, Atemtrainer)
- Unterstützen des Reduzierens/Aufgebens des Rauchens, *um den Wiederaufbau der Flimmerhaare (ziliäre Clearance) zu ermöglichen*
- Abraten von ölhaltigen Nasentropfen, *um eine Aspiration zu vermeiden*

3. Pflegepriorität: Einschätzen von Veränderungen, Erkennen von Komplikationen:
- Auskultieren der Atemgeräusche und Beobachten der Atembewegungen, *um den Atemstatus zu ermitteln und Veränderungen festzustellen*
- Überwachen der Vitalzeichen, Blutdruck- und Pulsveränderungen beobachten

Unwirksame Selbstreinigungsfunktion der Atemwege

- Achten auf Zeichen der Atemnot (Erhöhung der Atemfrequenz, Unruhe/Angst, Einsatz der Atemhilfsmuskulatur)
- Beurteilen von Veränderungen der Schlafgewohnheiten, auf Schlaflosigkeit oder Schläfrigkeit während des Tages achten
- Dokumentieren der Wirkung der medikamentösen Therapie und/oder des Auftretens von Nebenwirkungen (Antibiotika, Steroide, Expektorantien, Bronchodilatatoren)
- Beobachten von Zeichen/Symptomen einer Infektion (Fieber, Atemnot, Veränderungen der Farbe, Menge und Beschaffenheit des Sputums). Besorgen einer Sputumprobe, vorzugsweise vor Beginn der Antibiotikatherapie
- Regelmäßiges Vergleichen der arteriellen Blutgasanalysen/Röntgenbilder/Pulsoxymetermessungen
- Achten auf Zeichen einer Besserung der Symptome

4. Pflegepriorität: Fördern des Wohlbefindens (Beratung, Patientenedukation und Entlassungsplanung):

- Ermitteln des Wissensstandes des Patienten über begünstigende Faktoren, Behandlung, spezifische Medikamente und therapeutische Maßnahmen
- Informieren des Patienten über die Notwendigkeit, das Sputum auszuhusten und auszuspucken, anstatt es hinunterzuschlucken, *um Veränderungen von Farbe/Menge beachten zu können*
- Demonstrieren der Lippenbremse oder Zwerchfallatmung, falls angezeigt
- Zeigen von präoperativen Atemübungen, Aushusten, den Einsatz von Apparaten (z. B. IBBP, Atemtrainer), die angewendet werden müssen
- Gelegenheit zu Ruhepausen geben, Begrenzen der Aktivitäten auf das Notwendigste, *beugt einer Erschöpfung vor oder verringert ihr Ausmaß*
- Verweisen auf Selbsthilfegruppen/-organisationen (z. B. Raucherentwöhnungsgruppen, Übungsgruppen für Patienten mit chronisch-obstruktiven Lungenkrankheiten, Beratungsstellen zur Gewichtsreduktion)
- Zeigen des Gebrauches einer CPAP-Atemmaske *für die Behandlung einer Schlafapnoe*

Schwerpunkte der Pflegedokumentation

Pflegeassessment oder Neueinschätzung
- Ursächliche/beeinflussende Faktoren für den individuellen Patienten
- Atemgeräusche, Vorhandensein/Qualität von Sekreten, Verwendung der Atemhilfsmuskulatur
- Charakteristika von Husten/Sputum

Planung
- Pflegeplan/-interventionen und beteiligte Personen
- Plan zur Patientenanleitung, -schulung und -beratung

Durchführung/Evaluation
- Reaktionen auf Interventionen/Anleitung und ausgeführte Pflegetätigkeiten
- Zielerreichung/Fortschritte in Richtung Zielerreichung
- Veränderungen des Plans

Entlassungs- oder Austrittsplanung
- Langfristige Bedürfnisse nach Entlassung und Austritt sowie die Verantwortlichkeit für die notwendigen Maßnahmen
- Vermitteln an andere Gesundheitsberufe

Pflegeinterventionsklassifikation (NIC)

Bereich: *Körperfunktionen: komplexe (physiological: complex).* Interventionen zur Unterstützung homöostatischer und regulierender Prozesse.

Klasse: *Atemunterstützung (respiratory management).* Interventionen zur Förderung der Freihaltung der Atemwege und des Gasaustausches.

Empfohlene Pflegeinterventionen: Atemwegsmanagement, Beatmungsüberwachung u.a. (siehe McCloskey/Bulecheck, 2003).

Pflegeergebnisklassifikation (NOC)

Empfohlenes Pflegeergebnis: Respiratorischer Status (respiratory status: airway patency), (siehe Johnson/Maas/Moorhead, 2003).

Literatur

Bienstein, C.; Schröder, G.: atmen. Thieme, Stuttgart 2000

Carpenito, L. J.: Nursing Diagnosis – Application to clinical practice. Lippincott, Philadelphia 2000

Johnson, M.; Maas, M.; Moorhead, S.: Pflegeergebnisklassifikation (NOC). Huber, Bern 2003 (Plan)

Kasper, M.; Kraut, D.: Atmung und Atemtherapie. Huber, Bern 2000

Lauber, A.; Schmalstieg, P. (Hrsg.): Wahrnehmen und beobachten. Thieme, Stuttgart 2001

Maas, M. L. et al.: Nursing Care of older adults – Diagnoses, Outcomes & Interventions. Mosby, St. Louis 2001: 324

McCloskey, J. C.; Bulecheck, G. M.: Pflegeinterventionsklassifikation (NIC). Huber, Bern 2003 (Plan)

Unwirksamer Selbstschutz

Taxonomie 1 R: Austauschen (1.6.2/1990)
Taxonomie 2: Sicherheit/Schutz, Körperverletzung (00043/1990)
NANDA-Originalbezeichnung: «Altered Protection»
[Thematische Gliederung: Sicherheit]

Definition: Eine verminderte Fähigkeit, sich gegen innere oder äußere Bedrohungen wie Krankheit oder Verletzung zu schützen.

Diagnostischer Hinweis der Übersetzergruppe: Taxonomisch ist diese Diagnose eine übergeordnete, breite Kategorie, die verschiedene genauere/detailliertere Diagnosen umfasst. Wenn die Ersteinschätzung zu dieser Diagnose führt, sind weitere Abklärungen nötig, um die spezifischen Bedürfnisse des Patienten festzustellen und wenn möglich, sollte eine genauere Diagnose gestellt werden (hier z.B.: veränderte Mundschleimhaut, Hautschädigung (Wunde), Gefahr einer Hautschädigung).

Mögliche ursächliche oder beeinflussende Faktoren

- Altersextreme
- Ungenügende Ernährung
- Alkoholmissbrauch
- Abnorme Blutwerte (Leukopenie, Thrombozytopenie, Anämie, Gerinnungsstörung)
- Medikamentöse Therapien (antineoplastische Therapie, Kortikosteroidtherapie, Immunsuppression, Antikoagulation, Thrombolyse)

- Therapien (chirurgische Operationen, Bestrahlung)
- Krankheiten (z. B. ein Karzinom oder immunologische Störungen)

Bestimmende Merkmale oder Kennzeichen

subjektive
- Neurosensorische Veränderungen
- Frösteln
- Juckreiz
- Schlaflosigkeit; Müdigkeit; Schwäche
- Anorexie

objektive
- Geschwächte Abwehrkraft
- Verzögerte Wundheilung
- Veränderte Gerinnung
- Ungünstige Reaktion auf Stress
- Schwitzen [unangemessen]
- Atemnot; Husten
- Unruhe; Immobilität
- Desorientierung
- Dekubitus

> Anm. d. Autorinnen: Der Sinn dieser Diagnose scheint darin zu liegen, dass eine Mehrzahl von Diagnosen unter einer zusammengefasst werden können, um die Planung der Pflege bei mehreren bestehenden Einflussfaktoren zu erleichtern. Die Pflegeziele/Kriterien zur Evaluation und Maßnahmen müssen speziell auf die vorliegenden individuellen Einflussfaktoren abgestimmt werden, wie z. B.:

- **Altersextreme.** Problembereiche können sein: Temperaturveränderungen/Wärmeregulation oder beeinträchtigte Denkprozesse, Wahrnehmungsstörungen sowie auch Verletzungs-, Erstickungs- oder Vergiftungsgefahr; Gefahr eines unausgeglichenen Flüssigkeitshaushalts
- **Unangemessene Ernährung.** Hier handelt es sich um Probleme, wie Mangelernährung; Infektionsgefahr; beeinträchtigte Denkprozesse; Gefahr einer Körperschädigung
- **Alkoholmissbrauch.** Kann situationsbedingt oder chronisch sein,

mit weit reichenden Problemen, wie unwirksamem Atemvorgang; verminderter Herzleistung; Flüssigkeitsdefizit bis Mangel-/Überernährung; Infektionsgefahr; Gefahr einer Körperverletzung oder beeinträchtigte Denkprozesse, und Copingprobleme oder Familienprobleme

- **Abnorme Blutwerte.** Können auf ein mögliches Flüssigkeitsdefizit, eine verminderte Gewebedurchblutung, einen beeinträchtigten Gasaustausch oder eine Infektionsgefahr hindeuten
- **Medikamente, Therapien, Krankheiten:** Dazu zählen Infektionsgefahr, Gefahr eines unausgeglichenen Flüssigkeitshaushalts, Haut-/Gewebeveränderungen/-schädigungen, Schmerz, Ernährungsprobleme, Erschöpfung, emotionale Reaktionen

Dem Benutzer/der Benutzerin dieses Buches wird empfohlen, sich nach derjenigen Diagnose zu richten, die den vorliegenden Einflussfaktoren und individuellen Besorgnissen des jeweiligen Patienten entspricht, um entsprechend sinnvolle Pflegeziele und Pflegemaßnahmen zu finden

Pflegeinterventionsklassifikation (NIC)

Bereich: *Sicherheit (safety).* Interventionen zum Schutz vor Schädigungen und Verletzungen.
Klasse: *Risikomanagement (risk management).* Interventionen zum Einsatz risikoreduzierender Aktivitäten und zur kontinuierlichen Überwachung von Risiken.
Empfohlene Pflegeinterventionen: Postanästhesiepflege u.a. (siehe McCloskey/Bulecheck, 2003).

Pflegeergebnisklassifikation (NOC)

Empfohlenes Pflegeergebnis: Kognitive Orientierung (cognitive orientation), (siehe Johnson/Maas/Moorhead, 2003).

Literatur

Johnson, M.; Maas, M.; Moorhead, S.: Pflegeergebnisklassifikation (NOC). Huber, Bern 2003 (Plan)
McCloskey, J.C.; Bulecheck, G.M.: Pflegeinterventionsklassifikation (NIC). Huber, Bern 2003 (Plan)

Selbstverletzung

Taxonomie 2: Sicherheit/Schutz, Gewalttätigkeit (00151, 2000)
NANDA-Originalbezeichnung: «self mutilation»
[Thematische Gliederung: Sicherheit]

Definition: Bewusstes selbstverletzendes Verhalten, das zu einem Gewebeschaden führt, in der Absicht, aus Gründen des Spannungsabbaus eine nichttödliche Verletzung zu setzen.

Mögliche ursächliche oder beeinflussende Faktoren

- Anamnestisch bekanntes selbstverletzendes Verhalten; familienanamnestisch bekannte autodestruktive Verhaltensweisen
- Depression, Gefühl des Zurückgewiesenseins, Selbsthass, Trennungsangst, Schuldgefühle, Depersonalisation
- Geringe(s) oder instabile(s) Selbstachtung/Körperbild; labiles Verhalten (Stimmungsschwankungen); fühlt sich durch den aktuellen oder potenziellen Verlust einer bedeutsamen Beziehung bedroht (z.B. Verlust eines Elternteils/einer elterlichen Beziehung)
- Perfektionismus; emotional gestört; Battered-Child-Syndrom; Substanzmissbrauch; Essstörungen; sexuelle Identitätskrise; Krankheit oder Operation in der Kindheit; sexueller Missbrauch in der Kindheit
- Adoleszenz; Gleichaltrige, die sich selbst verletzen; von Gleichaltrigen isoliert sein
- Scheidung innerhalb der Familie; Alkoholismus in der Familie; Gewalt zwischen den Eltern
- Anamnestisch bekannte Unfähigkeit, Lösungen zu planen oder langfristige Folgen abzusehen; inadäquates Coping
- Unerträgliche, steigende Spannung; Notwendigkeit eines raschen Stressabbaus; Impulsivität; unwiderstehlicher Drang, sich zu schneiden/zu schädigen
- Einsatz von Manipulation, um eine nährende Beziehung zu anderen zu bekommen, chaotische/gestörte zwischenmenschliche Beziehungen; schlechte Kommunikation zwischen Eltern und Kindern; Fehlen einer familiären Vertrauensperson
- Erfahrung von Dissoziation oder Depersonalisation; psychotischer Zustand (Halluzinationen in Form von Befehlen); Charak-

terstörungen; Borderline-Syndrom; in ihrer Entwicklung verzögerte oder autistische Personen
- Versorgung bei Pflegeeltern, in Gruppen oder in Einrichtungen; Gefängnisaufenthalt

Bestimmende Merkmale oder Kennzeichen

subjektive
- Selbst zugefügte Verbrennungen (z. B. Radiergummi, Zigarette)
- Verschlucken/Inhalieren schädlicher Substanzen/Gegenstände

objektive
- Schnitte/Kratzer am Körper
- Manipulieren an Wunden
- Beißen; Abschürfen; Durchtrennen
- Einführen von Gegenständen in Körperöffnungen
- Schlagen
- Abschnüren eines Körperteils

Patientenbezogene Pflegeziele oder Evaluationskriterien

Der Patient
- formuliert Verständnis der Gründe für das Auftreten des Verhaltens
- benennt begünstigende Faktoren/Bewusstsein des Erregungszustands, der dem Vorfall vorausgeht
- bringt ein verstärktes Selbstkonzept/erhöhtes Selbstwertgefühl zum Ausdruck
- sucht um Hilfe nach, wenn er sich ängstlich fühlt und Gedanken an eine Selbstschädigung hegt

Maßnahmen oder Pflegeinterventionen

1. Pflegepriorität: Einschätzen ursächlicher oder beeinflussender Faktoren:
- Bestimmen der zugrunde liegenden Dynamik der individuellen Situation, wie in «Mögliche ursächliche oder beeinflussende Faktoren» aufgeführt. Achten auf frühere Episoden selbstverletzenden Verhaltens. *Auch wenn ein gewisses Piercing (z. B. an den Ohren) im Allgemeinen als dekorativ akzeptiert wird, ist es an mehrfachen Stellen oft der Versuch, Individualität zu etablieren, indem Fragen von Trennung und Zugehörigkeit angesprochen werden*

- Herausarbeiten einer Vorgeschichte selbstverletzenden Verhaltens und der Beziehung zu belastenden Ereignissen
- Bestimmen inflexibler, unangepasster Persönlichkeitszüge, die eine Persönlichkeits-/Charakterstörung widerspiegeln (z. B. impulsive, unvorhersehbare, unangemessene Verhaltensweisen, intensive Wut oder fehlende Kontrolle darüber)
- Evaluieren der Anamnese einer Persönlichkeitsstörung (Borderline-Syndrom, Identitätsstörung)
- Achten auf den Gebrauch/Missbrauch abhängig machender Substanzen
- Überprüfen von Laborbefunden (z. B. Blutalkohol, Screening auf Medikamente, Glukose und Elektrolytspiegel). *Drogen können das Verhalten beeinträchtigen*

2. Pflegepriorität: Strukturieren des Umfelds zur Wahrung der Sicherheit des Patienten:

- Unterstützen des Patienten beim Identifizieren von Gefühlen, die zu dem Verlangen führen, sich selbst zu verletzen. *Frühes Erkennen wiederkehrender Gefühle bietet Gelegenheit, nach anderen Wegen des Copings zu suchen*
- Sorgen für externe(s) Kontrollen/Grenzen-Setzen. *Kann die Gelegenheiten zur Selbstverletzung verringern*
- Einbeziehen des Patienten in den Versorgungsplan. *Verpflichtungsgefühl gegenüber dem Plan erhöht die Wahrscheinlichkeit, dass er eingehalten wird*
- Ermutigen, Gefühle angemessen zum Ausdruck zu bringen. *Identifiziert Gefühle und fördert das Verständnis dessen, was zur Entwicklung von Spannung führt*
- Beachten von Gefühlen der Gesundheitsfachpersonen/der Familie, wie etwa Frustration, Wut, Abwehrhaltung, Rettungsbedarf. *Unter Umständen ist der Patient manipulativ, indem er Abwehrhaltung und Konflikte hervorruft. Diese Gefühle müssen herausgearbeitet, erkannt und offen mit dem Personal und dem Patienten angegangen werden*
- Sorgen für die Wundversorgung des Patienten, wenn es zur Selbstverletzung gekommen ist, und zwar in einer sachlichen Weise. Bieten Sie weder Sympathie noch zusätzliche Aufmerksamkeit. *Dies könnte für eine Verstärkung des maladaptiven Verhaltens sorgen und u. U. zur Wiederholung ermutigen. Eine sachliche Herangehensweise kann Empathie/Sorge vermitteln*

3. Pflegepriorität: Fördern einer Hinwendung zu positiven Veränderungen:

- Beteiligen des Patienten an der Entwicklung des Pflegeplans. *Verstärkt die Verpflichtung gegenüber Zielen und optimiert Ergebnisse.*
- Entwickeln eines Kontrakts zwischen Patient und Beratungsperson, um den Patient in die Lage zu versetzen, körperlich sicher zu bleiben, wie etwa: «Ich werde mich in den nächsten acht Stunden weder schneiden noch schädigen.» Regelmäßiges Erneuern des Kontrakts sowie Datieren und Unterzeichnen jedes Kontrakts durch beide Parteien.
- Sorgen für Kommunikationswege *für Zeiten, in denen der Patient sprechen muss, um sich nicht zu schneiden oder zu schädigen*
- Unterstützen des Patienten beim Erlernen eines selbstsicheren Verhaltens. Einbeziehen effektiver Kommunikationsfertigkeiten unter Konzentration auf das Entwickeln von Selbstachtung, indem negative Selbstgespräche durch positive Kommentare ersetzt werden
- Einsetzen von Interventionen, die dem Patienten dabei helfen, Macht im eigenen Leben zu fordern (z. B. auf Erfahrungsebene oder kognitiv)

4. Pflegepriorität: Fördern des Wohlbefindens (Patientenedukation und Entlassungsplanung):

- Erörtern des Achtens auf Sicherheit und auf Wege, in denen der Patient mit den Vorstadien unerwünschten Verhaltens umgeht
- Fördern gesunder Verhaltensweisen unter Darstellen der Folgen und Ergebnisse aktueller Handlungen
- Ausweisen von unterstützenden Systemen
- Erörtern der Organisation des Lebens nach der Entlassung des Patienten. *Patient benötigt u. U. Unterstützung beim Übergang zu den erforderlichen Veränderungen, um ein erneutes Auftreten des selbstverletzenden Verhaltens zu vermeiden*
- Einbinden der Familie/Bezugspersonen in die Entlassungsplanung und ggf. auch in eine Gruppentherapie. *Fördert die Koordination und Fortführung des Plans und die Bindung an Ziele*
- Sorgen für Informationen und ggf. Erörtern der Medikation. *Antidepressiva können von Nutzen sein, müssen jedoch gegen das Potenzial einer Überdosierung abgewogen werden*
- Siehe Pflegediagnosen «Angst», «Beeinträchtigte soziale Interaktion» und «Selbstwertgefühl» (spezifizieren)

Schwerpunkte der Pflegedokumentation

Pflegeassessment oder Neueinschätzung
- Individuelle Befunde einschließlich vorhandener Risikofaktoren, der zugrunde liegenden Dynamik und früherer Episoden

Planung
- Pflegeplan und beteiligte Personen
- Plan für die Patientenanleitung

Durchführung/Evaluation
- Reaktionen des Patienten auf Interventionen/Anleitung und ausgeführte Pflegetätigkeiten
- Zielerreichung/Fortschritte in Richtung Zielerreichung
- Veränderungen des Plans

Entlassungs- oder Austrittsplanung
- Langfristige Bedürfnisse und Verantwortlichkeit für die nötigen Maßnahmen
- Kommunale Ressourcen, spezielle vorgenommene Überweisungen

Pflegeinterventionsklassifikation (NIC)

Bereich: *Verhalten (behavioral).* Interventionen zur Förderung der psychosozialen Lebensgestaltung und zur Erleichterung von Veränderungen der Lebensweise.

Klasse: *Kognitive Therapie (cognitive therapy).* Interventionen zur Verstärkung oder Förderung erwünschter kognitiver Funktionen oder zur Veränderung unerwünschter kognitiver Funktionen.

Empfohlene Pflegeinterventionen: Verhaltensmanagement: Selbstverletzung u.a. (siehe McCloskey/Bulecheck, 2003).

Pflegeergebnisklassifikation (NOC)

Empfohlenes Pflegeergebnis: Selbstverletzungsbegrenzung (self mutilation restraint), (siehe Johnson/Maas/Moorhead, 2003).

Literatur

Johnson, M.; Maas, M.; Moorhead, S.: Pflegeergebnisklassifikation (NOC). Huber, Bern 2003 (Plan)

McCloskey, J.C.; Bulecheck, G.M.: Pflegeinterventionsklassifikation (NIC). Huber, Bern 2003 (Plan)

Selbstverletzungsgefahr

Taxonomie 2: Sicherheit/Schutz, Gewalttätigkeit (00139, R 2000)
NANDA-Originalbezeichnung: «Risk for self mutilation»
[Thematische Gliederung: Sicherheit]

Definition: Gefahr eines bewussten selbstverletzenden Verhaltens, das zu einem Gewebeschaden führt, in der Absicht, aus Gründen des Spannungsabbaus eine nichttödliche Verletzung zu setzen.

Risikofaktoren

- Depression, Gefühl des Zurückgewiesenseins, Selbsthass, Trennungsangst, Schuldgefühle, Depersonalisation
- Geringe(s) oder instabile(s) Selbstachtung/Körperbild
- Adoleszenz; von Gleichaltrigen isoliert sein; Gleichaltrige, die sich selbst verletzen
- Perfektionismus; Krankheit oder Operation in der Kindheit; Essstörungen; Substanzmissbrauch; sexuelle Identitätskrise
- Emotionales Gestörtsein und/oder Battered-Child-Syndrom; sexueller Missbrauch in der Kindheit; in ihrer Entwicklung verzögerte oder autistische Person
- Inadäquates Coping; Verlust der Kontrolle über Problemlösungssituationen; anamnestisch bekannte Unfähigkeit, Lösungen zu planen oder langfristige Folgen abzusehen
- Erleben steigender, unerträglicher Spannung; Unfähigkeit zum verbalen Formulieren der Spannung; Bedürfnis nach raschem Stressabbau
- Unwiderstehlicher Drang, sich zu schneiden/zu schädigen; anamnestisch bekanntes selbstverletzendes Verhalten
- Chaotische/gestörte zwischenmenschliche Beziehungen; Einsatz von Manipulation, um eine nährende Beziehung zu anderen zu bekommen
- Alkoholismus in der Familie; Scheidung; anamnestisch bekanntes selbstzerstörerisches Verhalten; Gewalt zwischen den Eltern
- Verlust von Beziehungen zu den Eltern/zwischen den Eltern; sich bedroht fühlen durch den tatsächlichen oder möglichen Verlust einer bedeutsamen Beziehung

- Charakterstörungen; Borderline-Syndrom; Erfahrung von Dissoziation oder Depersonalisation; psychotischer Zustand (Halluzinationen in Form von Befehlen)
- Versorgung bei Pflegeeltern, in Gruppen oder in Einrichtungen; Gefängnisaufenthalt

> Anmerkung: Eine Risikopflegediagnose kann nicht durch Zeichen und Symptome (bzw. bestimmende Merkmale) belegt werden, da das Problem noch nicht aufgetreten ist und die Pflegemaßnahmen präventiv ausgerichtet sind.

Patientenbezogene Pflegeziele oder Evaluationskriterien

Der Patient
- formuliert Verständnis der Gründe für das Auftreten des Verhaltens
- benennt begünstigende Faktoren/Bewusstsein des Erregungszustands, der dem Vorfall vorausgeht
- bringt ein verstärktes Selbstkonzept/erhöhtes Selbstwertgefühl zum Ausdruck
- demonstriert Selbstbeherrschung, nachgewiesen durch weniger (oder fehlende) Episoden der Selbstverletzung
- kümmert sich um alternative Methoden des Umgangs mit Gefühlen/Individualität

Maßnahmen oder Pflegeinterventionen

1. Pflegepriorität: Einschätzen ursächlicher oder beeinflussender Faktoren:
- Bestimmen der zugrunde liegenden Dynamik der individuellen Situation, wie in den «Risikofaktoren» aufgeführt. Achten auf frühere Episoden eines selbstverletzenden Verhaltens (z. B. sich schneiden, kratzen, Prellungen zufügen, ungewöhnliche Piercings). *Auch wenn ein gewisses Piercing (z. B. an den Ohren) allgemein als dekorativ akzeptiert wird, ist es an mehrfachen Stellen oft der Versuch, Individualität zu etablieren, indem Fragen von Trennung und Zugehörigkeit angesprochen werden*
- Herausarbeiten von Zuständen, die mit der Fähigkeit zur Kontrolle des eigenen Verhaltens interferieren (z. B. psychotischer Zustand, geistige Behinderung, Autismus)

Selbstverletzungsgefahr 657

- Achten auf Überzeugungen, kulturelle/religiöse Praktiken, die bei der Wahl des Verhaltens beteiligt sein können
- Feststellen des Gebrauchs/Missbrauchs abhängig machender Substanzen
- Einschätzen des Vorliegens inflexibler, maladaptiver Persönlichkeitszüge, *die eine Persönlichkeits-/Charakterstörung widerspiegeln* (z. B. impulsive, unvorhersehbare, unangemessene Verhaltensweisen, intensive Wut oder fehlende Kontrolle darüber)
- Achten auf den Grad der Beeinträchtigung im sozialen und beruflichen Funktionieren. *Kann das Behandlungssetting bestimmen (z. B. spezielles ambulantes Programm, kurzfristiger stationärer Aufenthalt)*
- Überprüfen von Laborbefunden (z. B. Blutalkohol, Screening auf Medikamente, Glukose und Elektrolytspiegel)

2. Pflegepriorität: Strukturieren des Umfelds zur Wahrung der Sicherheit des Patienten:

- Unterstützen des Patienten beim Identifizieren von Gefühlen, die dem Verlangen, sich selbst zu verletzen, vorausgehen. *Frühes Erkennen wiederkehrender Gefühle bietet Gelegenheit, nach anderen Wegen des Copings zu suchen*
- Sorgen für externe(s) Kontrollen/Grenzen-Setzen, *um die Notwendigkeit zur Selbstverletzung zu verringern*
- Einbeziehen des Patienten in den Versorgungsplan, *um Ich-Grenzen neu zu setzen und das Verpflichtungsgefühl gegenüber Zielen und die Teilnahme an der Behandlung zu stärken*
- Ermutigen des Patienten, Gefühle zu erkennen und angemessen zum Ausdruck zu bringen
- Ständiges Beaufsichtigen des Patienten durch das Personal und spezielle Beobachtungsüberprüfungen, *um die Sicherheit zu fördern*
- Entwickeln eines Plans alternativer, gesunder, erfolgsorientierter Aktivitäten, etwa wie in manchen Selbsthilfegruppen, oder eines ähnlichen 12-Schritte-Programms, beruhend auf individuellen Bedürfnissen, Selbstachtungsaktivitäten einschließlich positiver Bestätigungen, Besuchen bei Freunden und körperlicher Betätigung
- Strukturieren des Milieus des Patienten zur Bewahrung einer positiven, klaren, offenen Kommunikation unter dem Personal und den Patienten, mit der Botschaft, dass «es keine Geheimnisse gibt» und man gegen Geheimniskrämerei vorgehen wird

- Beachten von Gefühlen der Gesundheitsfachpersonen/der Familie, wie etwa Frustration, Wut, Abwehrhaltung, Rettungsbedarf. *Unter Umständen ist der Patient manipulativ, spaltet die MitarbeiterInnen der Gesundheitsversorgung/die Familie, indem er Abwehrhaltung und Konflikte hervorruft. Diese Gefühle müssen herausgearbeitet, erkannt und offen mit dem Personal und dem Patienten angegangen werden*

3. Pflegepriorität: Fördern einer Hinwendung zu positiven Veränderungen:
- Beteiligen des Patienten an der Entwicklung des Pflegeplans. *Verstärkt die Verpflichtung gegenüber Zielen und optimiert Ergebnisse*
- Unterstützen des Patienten beim Erlernen eines selbstsicheren, statt eines selbstunsicheren/aggressiven Verhaltens. Einschließen effektiver Kommunikationsfertigkeiten unter Konzentration auf das Entwickeln von Selbstachtung, indem negative Selbstgespräche durch positive Kommentare ersetzt werden
- Entwickeln eines Kontrakts zwischen Patient und Beratungsperson, *um den Patient in die Lage zu versetzen, körperlich sicher zu bleiben,* wie etwa: «Ich werde mich in den nächsten acht Stunden weder schneiden noch schädigen.» Regelmäßiges Erneuern des Kontrakts sowie Datieren und Unterzeichnen jedes Kontrakts durch beide Parteien. Es müssen Arrangements getroffen werden, *damit der Patient bei Bedarf mit einer Beratungsperson sprechen kann*
- Erörtern mit der Familie/dem Patienten, dass die Aufgabe der Loslösung und eigene Weisen, etwas zu erreichen, für einen Heranwachsenden normal sind
- Fördern gesunder Verhaltensweisen durch Herausarbeiten der Folgen und Ergebnisse aktuellen Handelns: «Bekommst Du/Bekommen Sie auf diese Weise, was Du möchtest/Sie möchten?» «Wie hilft dieses Verhalten beim Erreichen des Ziels?»
- Einsetzen von Interventionen, die dem Patienten dabei helfen, Macht im eigenen Leben zu fordern (z. B. auf Erfahrungsebene oder kognitiv)
- Ggf. Einbinden des Patienten/der Familie in eine Gruppentherapie

4. Pflegepriorität: Fördern des Wohlbefindens (Patientenedukation und Entlassungsplanung):
- Erörtern des Achtens auf Sicherheit und auf Wege, in denen der Patient mit den Vorstadien unerwünschten Verhaltens umgeht

- Ausweisen unterstützender Systeme
- Herausarbeiten der Lebensumstände, in die der Patient nach der Entlassung kommen wird. *Patient benötigt u. U. Unterstützung beim Übergang zu den erforderlichen Veränderungen, um ein erneutes Auftreten des selbstverletzenden Verhaltens zu vermeiden*
- Sorgen für dauerhafte Einbindung in Gruppentherapien
- Einbinden der Familie/Bezugspersonen in die Entlassungsplanung. *Fördert die Koordination und Fortführung des Plans und die Bindung an Ziele*
- Sorgen für Informationen und Erörtern der Medikation. *Antidepressiva können von Nutzen sein, müssen jedoch gegen das Potenzial einer Überdosierung abgewogen werden*
- Siehe Pflegediagnosen «Angst», «Beeinträchtigte soziale Interaktion» und «Selbstwertgefühl» (spezifizieren)

Schwerpunkte der Pflegedokumentation

Pflegeassessment oder Neueinschätzung
- Individuelle Befunde einschließlich vorhandener Risikofaktoren, der zugrunde liegenden Dynamik und früherer Episoden

Planung
- Pflegeplan und beteiligte Personen
- Plan für die Patientenanleitung

Durchführung/Evaluation
- Reaktionen des Patienten auf Interventionen/Anleitung und ausgeführte Pflegetätigkeiten
- Zielerreichung/Fortschritte in Richtung Zielerreichung
- Veränderungen des Plans

Entlassungs- oder Austrittsplanung
- Langfristige Bedürfnisse und Verantwortlichkeit für die nötigen Maßnahmen
- Kommunale Ressourcen, spezielle vorgenommene Überweisungen

Pflegeinterventionsklassifikation (NIC)

Bereich: *Verhalten (behavioral).* Interventionen zur Förderung der psychosozialen Lebensgestaltung und zur Erleichterung von Veränderungen der Lebensweise.

Klasse: *Kognitive Therapie (cognitive therapy).* Interventionen zur

Verstärkung oder Förderung erwünschter kognitiver Funktionen oder zur Veränderung unerwünschter kognitiver Funktionen.
Empfohlene Pflegeinterventionen: Verhaltensmanagement: Selbstverletzung u. a. (siehe McCloskey/Bulecheck, 2003).

Pflegeergebnisklassifikation (NOC)

Empfohlenes Pflegeergebnis: Selbstverletzungsbegrenzung (self mutilation restraint), (siehe Johnson/Maas/Moorhead, 2003).

Literatur

Johnson, M.; Maas, M.; Moorhead, S.: Pflegeergebnisklassifikation (NOC). Huber, Bern 2003 (Plan)
McCloskey, J. C.; Bulecheck, G. M.: Pflegeinterventionsklassifikation (NIC). Huber, Bern 2003 (Plan)

Selbstversorgungsdefizit

(Grad angeben), (Selbstpflegedefizit)[2]
bezüglich: Essen, Körperpflege, sich kleiden/äußere Erscheinung, Toilettenbenutzung

Taxonomie 1 R: Sich bewegen [Essen (6.5.1/1980; R 1998), Körperpflege (6.5.2/1980; R 1998), Sich kleiden/äußere Erscheinung (6.5.3/1980; R 1998), Toilettenbenutzung (6.5.4/1980; R 1998)]
Taxonomie 2: Aktivität/Ruhe, Aktivität/Bewegung, [Essen (00102/1980; R 1998), Körperpflege (00108/1980; R 1998), Sich kleiden/äußere Erscheinung (00109/1980; R 1998), Toilettenbenutzung (00110/1980; R 1998)]
NANDA-Originalbezeichnung: «Feeding Self Care Deficit; Bathing/Hygiene Self Care Deficit; Dressing/Grooming Self Care Deficit; Toileting Self Care Deficit»
[Thematische Gliederung: Sauberkeit/Bekleidung]

---

[2] Anmerkung der Übersetzergruppe: Wir verwenden für «Self-Care» «Selbstversorgung» anstelle von «Selbstpflege», da hier nur die unmittelbare funktionelle Selbstversorgung gemeint ist und nicht Selbstpflege in einem umfassenden Sinn wie etwa bei D. Orem.

Selbstversorgungsdefizit

Definition: Eine Beeinträchtigung der Fähigkeit, folgende Aktivitäten auszuführen: Essen, Körperpflege, Toilettenbenutzung, sich bekleiden/die äußere Erscheinung pflegen. [Dies kann ein vorübergehender/bleibender oder fortschreitender Zustand sein.]

[Hinweis: Selbstversorgung kann auch auf die Bereiche ausgedehnt werden, die der Patient nutzt, um seine Gesundheit zu fördern, die individuelle Verantwortung für sich selbst zu übernehmen, oder um über die Dinge in einer bestimmten Art und Weise zu denken. Vgl.: beeinträchtigte Haushaltsführung; unwirksame Gesunderhaltung.]
[Im Hinblick auf die instrumentellen Selbstversorgungsfähigkeiten (IADL) kann die PD: beeinträchtigte Haushaltsführung herangezogen werden, Anm. d. Lek.]
Diagnostischer Hinweis der Übersetzergruppe: Die Diagnose «Selbstversorgungsdefizit bezüglich Ernährung» umfasst verschiedene genauere/detailliertere Diagnosen. Wenn die Ersteinschätzung zu dieser Diagnose führt, sind weitere Abklärungen nötig, und es sollte eventuell eine genauere Diagnose gestellt werden (hier z. B.: Schluckstörung, Unwirksames Stillen, Unterbrochenes Stillen, Beeinträchtigte Nahrungsaufnahme des Säuglings).

Mögliche ursächliche oder beeinflussende Faktoren

- Schwäche oder Müdigkeit, verminderte oder fehlende Motivation
- Neuromuskuläre/muskuloskeletale Beeinträchtigung
- Barrieren, Hindernisse in der Umgebung
- Ausgeprägte Angst
- Schmerz, Missbehagen
- Wahrnehmungsbezogene oder kognitive Beeinträchtigungen
- Unfähigkeit, einen Körperteil wahrzunehmen oder räumliche Beziehungen herzustellen [Körperpflege]
- Beeinträchtigte Transferfähigkeit (Toilettenbenutzung)
- Beeinträchtigte körperliche Mobilität (Toilettenbenutzung)
- [Mechanische Einschränkungen wie Gipsverbände, Streckverband, Beatmung]

Bestimmende Merkmale oder Kennzeichen

Selbstpflegedefizit: Essen (Stufe 0 bis 4)*

- Unfähigkeit, Mahlzeiten zuzubereiten/zu kochen; Nahrungsverpackungen zu öffnen
- Unfähigkeit, mit Besteck/Hilfsmitteln umzugehen
- Unfähigkeit, Nahrung mit Besteck/Hilfsmitteln aufzunehmen
- Unfähigkeit, Nahrung mit Besteck/Hilfsmitteln zum Mund zu führen
- Unfähigkeit, Nahrung im Mund zu manipulieren, zu Bissen zu formen
- Unfähigkeit, Nahrungsmittel zu kauen und zu schlucken
- Unfähigkeit, ein Glas, eine Tasse sicher aufzuheben
- Unfähigkeit, Hilfsmittel zu benutzen
- Unfähigkeit, Nahrungsmittel in ausreichender Menge zu sich zu nehmen
- Unfähigkeit, eine Mahlzeit abzuschließen
- Unfähigkeit, Nahrungsmitteln in einer sozial akzeptablen Weise zu sich zu nehmen

Selbstpflegedefizit: Körperpflege (Stufe 0 bis 4)*

- Unfähigkeit, an Wasch-, Dusch- und Badeutensilien zu gelangen
- Unfähigkeit, den Körper oder Körperteile zu waschen
- Unfähigkeit, sich Wasser zu beschaffen oder zur Wasserquelle zu gelangen, die Temperatur oder Fließgeschwindigkeit zu regulieren
- Unfähigkeit, in ein Badezimmer, eine Bade-/Duschwanne zu gelangen
- Unfähigkeit, den Körper abzutrocknen

Selbstpflegedefizit: sich kleiden; Selbstpflegedefizit: Pflege der äußeren Erscheinung (Stufe 0 bis 4)*

- Eingeschränkte Fähigkeit, Kleidungsstücke auszuwählen; Kleidungsstücke aufzunehmen; Hilfsmittel zu nutzen
- Eingeschränkte Fähigkeit, an Kleidungsstücke zu gelangen oder sie zu wechseln;
- Eingeschränkte Fähigkeit, die notwendigen Kleidungsstücke an- oder auszuziehen (Ober-/Unterkörper)
- Eingeschränkte Fähigkeit, Kleidungsstücke zu schließen (Knöpfe, Klett-/Reißverschlüsse zu handhaben)

---

* [Siehe PD: Beeinträchtigte körperliche Mobilität für die empfohlene Klassifikation des Funktionsniveaus]

- Eingeschränkte Fähigkeit, Schuhe, Strümpfe/Socken anzuziehen
- Unfähigkeit, ein zufriedenstellendes Erscheinungsbild zu wahren

Selbstpflegedefizit: Toilettenbenutzung (Stufe 0 bis 4)*
- Unfähigkeit, die Toilette/den Nachtstuhl aufzusuchen
- Unfähigkeit, die Kleider zur Toilettenbenutzung zu handhaben
- Unfähigkeit, auf der Toilette/dem Nachtstuhl zu sitzen oder wieder aufzustehen
- Unfähigkeit, sich nach der Toilettenbenutzung zu reinigen
- Unfähigkeit, die Toilettenspülung zu betätigen/den Nachtstuhl zu entleeren

Patientenbezogene Pflegeziele oder Evaluationskriterien

Der Patient
- erkennt, in welchen Bereichen individuelle Schwächen/Bedürfnisse vorhanden sind
- äußert, Kenntnisse gesundheitsfördernder Verhaltensweisen zu haben
- wendet Methoden an/verändert die Lebensweise, um die Anforderungen in der persönlichen Pflege/Versorgung (ADL) zu erfüllen
- führt Aktivitäten zur persönlichen Pflege/Versorgung entsprechend den eigenen Möglichkeiten durch
- erkennt persönliche Ressourcen/soziale Institutionen zur Hilfestellung

Maßnahmen oder Pflegeinterventionen

1. Pflegepriorität: Erkennen ursächlicher/beeinflussender Faktoren:
- Feststellen der Ursachen, welche die Selbstversorgungsfähigkeit beeinflussen: CVI (zerebrovaskulärer Insult), Multiple Sklerose, Alzheimer-Krankheit usw.
- Beachten gleichzeitig auftretender medizinischer Probleme, welche die Pflegebedürftigkeit beeinflussen können (z. B. Hypertonie, Herzkrankheiten, Mangelernährung, Schmerz und/oder Medikamente)

---

* [Siehe PD: Beeinträchtigte körperliche Mobilität für die empfohlene Klassifikation des Funktionsniveaus]

- Beachten anderer ursächlicher/beeinflussender Faktoren einschließlich Sprachbehinderungen, Seh-/Hörbehinderungen, emotionale Stabilität
- Ermitteln von Faktoren, welche die aktive Teilnahme an der Therapie behindern (z. B. Mangel an Informationen; zu wenig Zeit für Gespräche; psychische und/oder intime familiäre Probleme, die schwierig mitzuteilen sind; Befürchtungen, dumm oder unwissend zu erscheinen; soziale/ökonomische Probleme, Probleme bei der Arbeit/zu Hause)

2. Pflegepriorität: Einschätzen des Ausmaßes der Behinderung:
- Feststellen des Ausmaßes der individuellen Beeinträchtigung anhand der Skala (vgl. PD: Beeinträchtigte körperliche Mobilität)
- Einschätzen der Gedächtnisleistung/des intellektuellen Vermögens. Beachten der Entwicklungsstufe, auf die sich der Patient zurückentwickelt/weiterentwickelt hat
- Ermitteln der individuellen Stärken und Fertigkeiten des Patienten
- Feststellen, ob das Defizit vorübergehend oder bleibend ist, ob eine Verbesserung/Verschlechterung zu erwarten ist

3. Pflegepriorität: Unterstützen von Patienten/Bezugsperson(en) im Umgang mit der Situation:
- Etablieren einer «vertraglichen» Partnerschaft mit dem Patienten/Bezugsperson(en)
- Fördern der Beteiligung des Patienten an der Problemerfassung und Entscheidungsfindung, *fördert die Akzeptanz des Plans, verbessert die Ergebnisse*
- Aufstellen eines wirksamen, der individuellen Situation angepassten Pflegeplans; Aktivitäten vorsehen, die möglichst den normalen Gewohnheiten des Patienten entsprechen
- Einplanen von Zeit für Gespräche mit dem Patienten/Bezugsperson(en), *um Faktoren festzustellen, welche die Beteiligung an der Pflege behindern*
- Sorgen für Gesprächsmöglichkeiten unter den Personen, die an der Pflege/Unterstützung des Patienten beteiligt sind. *Fördert die Koordinierung und Kontinuität der Pflege*
- Etablieren motivationsfördernder/resozialisierender Programme, wo dies angezeigt ist
- Mithilfe bei Rehabilitationsprogrammen leisten, *um die Fähigkeiten des Patienten zu verbessern*

- Dafür sorgen, dass der Patient seine Aktivitäten des täglichen Lebens (ADL) unter Wahrung seiner Privatsphäre ausführen kann
- Dem Patienten genügend Zeit lassen, damit er seine vorhandenen Fähigkeiten bestmöglichst einsetzen kann. Vermeiden nicht notwendiger Gespräche/Störungen
- Geben von Unterstützung bei notwendigen Anpassungen, *um die Aktivitäten des täglichen Lebens auszuführen*. Mit vertrauten, leicht zu bewältigenden Aufgaben beginnen, *um den Patienten zu ermutigen*
- Beschaffen, bei Bedarf, von Hilfsmitteln (z. B. WC-Aufsatz/Griffe, Knopfhalter, Hilfsmittel zum Essen)
- Erkennen kräftesparender Verhaltensweisen (z. B. Sitzen anstatt Stehen, wenn möglich), vgl. PD: Erschöpfung
- Durchführen eines Blasen- und/oder Darmtrainings, bei Bedarf
- Erstellen eines Ernährungsplans mit ausreichender Flüssigkeitszufuhr, welcher die Vorlieben des Patienten berücksichtigt. Beschaffen von Hilfsmitteln zur Nahrungseinnahme, bei Bedarf
- Mithelfen, wenn erforderlich, bei der medikamentösen Therapie. Achten auf mögliche/vorhandene Nebenwirkungen
- Durchführen eines Hausbesuches, *um die häusliche Umgebung im Rahmen der Entlassungsplanung einzuschätzen*

4. Pflegepriorität: Fördern des Wohlbefindens (Beratung, Patientenedukation und Entlassungsplanung):

- Dem Patienten helfen, sich seiner Rechte und Pflichten in Bezug auf Gesundheit/Gesundheitspflege bewusst zu werden und seine eigenen physischen, psychischen und intellektuellen Ressourcen einzuschätzen
- Unterstützen des Patienten bei Entscheidungen, die seine Gesundheit betreffen, und Mithelfen, Maßnahmen zur persönlichen Pflege zu entwickeln und gesundheitsfördernde Ziele zu planen
- Sorgen für eine kontinuierliche Evaluation des Programms unter Berücksichtigung des Fortschrittes und der erforderlichen Veränderungen
- Anpassen des Programms, *so dass der Patient Unterstützung erhält, sich bestmöglich an den Pflegeplan zu halten*
- Ermutigen des Patienten, ein Tagebuch über seine Fortschritte zu führen
- Einschätzen von Sicherheitsrisiken. Entsprechendes Anpassen der Aktivitäten/Umgebung, *um das Unfallrisiko herabzusetzen*

- Verweisen an die Gemeindepflege, weitere soziale Dienste, Physio-/Ergotherapie, Rehabilitations- und Beratungsstellen, bei Bedarf
- Überprüfen der Instruktionen von anderen Mitgliedern des Behandlungsteams und für Absprachen, Koordination usw. in der Therapie sorgen. *Bietet Klärungsmöglichkeiten, Bekräftigungsmöglichkeiten und eine regelmäßige Überprüfung durch Patienten/Angehörige*
- Informieren der Familie/Bezugspersonen über eine Ruhepause/weitere (Tages-)Pflegemöglichkeiten, *die ihnen eine Unterbrechung in der Pflege ermöglichen könnten und ihnen die Möglichkeit gibt, Kräfte zu regenerieren*
- Unterstützen der Familie bei einer Verlegung in eine andere Institution, wenn es notwendig ist
- Sich für Gespräche über die Situation zur Verfügung stellen (z. B. Trauer, Zorn usw.)
- Vgl. PD: Gefahr einer Körperschädigung; Verletzungsgefahr; unwirksames individuelles/familiäres Coping; Störung des Selbstwertgefühls; veränderte Urin-/Stuhlausscheidung; beeinträchtigte körperliche Mobilität; Aktivitätsintoleranz; Machtlosigkeit usw.

Schwerpunkte der Pflegedokumentation

Pflegeassessment oder Neueinschätzung
- Ergebnisse der Einschätzung, Funktionsniveau, und Besonderheiten der Einschränkung(en)
- Benötigte Hilfsmittel

Planung
- Pflegeplan/-interventionen und beteiligte Personen
- Plan für die Patientenanleitung, -schulung und -beratung

Durchführung/Evaluation
- Reaktionen auf Interventionen/Anleitung und ausgeführte Pflegetätigkeiten
- Zielerreichung/Fortschritte in Richtung Zielerreichung
- Veränderungen des Plans

Entlassungs- oder Austrittsplanung
- Langfristige Bedürfnisse nach Entlassung und Austritt sowie die Verantwortlichkeit für die notwendigen Maßnahmen
- Art und Bezugsquelle der Hilfsmittel
- Vermitteln an andere Gesundheitsberufe

Pflegeinterventions- (NIC), Pflegeergebnisklassifikation (NOC)

Bereich: *Körperfunktionen: grundlegende (physiological: basic)*. Interventionen zur Unterstützung körperlicher Funktionen.

Klasse: *Erleichterung der Selbstversorgung (self-care facilitation)*. Interventionen zur Gewährleistung oder Unterstützung von Aktivitäten des täglichen Lebens (ADL).

Empfohlene Pflegeinterventionen, -ergebnisse:

Selbstpflegedefizit: Körperpflege
NOC – Selbstversorgung: Körperpflege
NIC – Selbstversorgungsunterstützung: Körperpflege

Selbstpflegedefizit: sich kleiden/äußere Erscheinung
NOC – Selbstversorgung: sich kleiden/äußere Erscheinung
NIC – Selbstversorgungsunterstützung: sich kleiden/äußere Erscheinung

Selbstpflegedefizit: Essen
NOC – Selbstversorgung: Essen
NIC – Selbstversorgungsunterstützung: Essen

Selbstpflegedefizit: Toilettenbenutzung
NOC – Selbstversorgung: Toilettenbenutzung
NIC – Selbstversorgungsunterstützung: Toilettenbenutzung

Literatur

Johnson, M.; Maas, M.; Moorhead, S.: Pflegeergebnisklassifikation (NOC). Huber, Bern 2003 (Plan)

McCloskey, J.C.; Bulecheck, G.M.: Pflegeinterventionsklassifikation (NIC). Huber, Bern 2003 (Plan)

Baldegger, E.: Selbstpflegedefizit. In: Käppeli, S. (Hrsg.): Pflegekonzepte Band 2. Huber, Bern 1999

Chronisch geringes Selbstwertgefühl

Taxonomie 1 R: Wahrnehmen (7.1.2.1/1988; R 1996)
Taxonomie 2: Selbstwahrnehmung, Selbstwert (00119/1988; R 1996)
NANDA-Originalbezeichnung: «Chronic low Self-esteem»
[Thematische Gliederung: Integrität der Person]

Definition: Langdauernde negative Selbsteinschätzung/negative Gefühle in Bezug auf sich selbst oder die eigenen Fähigkeiten.

Mögliche ursächliche oder beeinflussende Faktoren
In Bearbeitung durch die NANDA
- [Fixierung auf eine frühere Entwicklungsstufe]
- [Andauernde negative Einschätzung der eigenen Person/Fähigkeiten während der Kindheit]
- [Persönliche Verletzlichkeit]
- [Lebensentscheidungen, die fortwährend Misserfolge nach sich ziehen; berufliche/soziale Misserfolge]
- [Gefühl, von wichtigen Bezugspersonen im Stich gelassen zu werden; Bereitschaft, lebensgefährdende Gewalt in der Familie zu akzeptieren]
- [Chronische körperliche/psychiatrische Erkrankung; asoziales Verhalten]

Bestimmende Merkmale oder Kennzeichen
subjektive
lang anhaltend oder chronisch
- Selbstentwertende Äußerungen
- Ausdruck von Scham-/Schuldgefühlen
- Beurteilt sich als unfähig, mit Ereignissen umzugehen
- Rationalisiert positives Feed-back weg/lehnt es ab und übertreibt negative Rückmeldungen zu seiner Person

objektive
- Zögert, neue Dinge/Situationen kennen zu lernen
- Häufige Misserfolge bei der Arbeit oder in anderen wichtigen Lebensbereichen
- Überangepasstheit, Abhängigkeit von der Meinung anderer
- Fehlender Blickkontakt

- Nicht selbstsicher, passiv, unentschlossen
- Übermäßige Suche nach Bestätigung

Patientenbezogene Pflegeziele oder Evaluationskriterien

Der Patient

- äußert, die negative Selbsteinschätzung sowie ihre Ursache(n) zu verstehen
- nimmt an einem Therapieprogramm teil, um eine Veränderung der Selbsteinschätzung zu bewirken
- zeigt Verhaltensweisen/Veränderungen in der Lebensweise, die ein positives Selbstwertgefühl fördern
- äußert, in der gegenwärtigen Situation ein verbessertes Selbstwertgefühl zu empfinden
- nimmt teil an Aktivitäten in der Familie/Gruppe/Gemeinde, um die Veränderung zu fördern

Maßnahmen oder Pflegeinterventionen

1. Pflegepriorität: Einschätzen ursächlicher oder beeinflussender Faktoren:

- Ermitteln der Faktoren des niedrigen Selbstwertgefühls, die einen Zusammenhang mit der momentanen Situation haben
- Einschätzen des Inhaltes der negativen Selbstbeeinflussung. Feststellen, wie der Patient denkt, dass er von anderen wahrgenommen wird
- Ermitteln der Verfügbarkeit der Unterstützung durch die Familie/wichtige Bezugsperson(en)
- Feststellen, wie die zwischenmenschliche Dynamik in der Familie früher war und heute ist
- Achten auf nonverbales Verhalten, z. B. nervöse Bewegungen, fehlender Blickkontakt. *Unstimmigkeiten zwischen verbalem und nonverbalem Verhalten verlangen nach einer Klärung*
- Feststellen, in welchem Maß der Patient Therapieempfehlungen einhält (z. B. zeitlich korrektes Einnehmen von Medikamenten wie Antidepressiva/Neuroleptika)
- Feststellen der Bereitschaft, Hilfe zu suchen und der Motivation zu Veränderungen
- Beachten der Vorstellungen des Patienten über sein Selbst im Vergleich mit religiösen/kulturellen Idealen

2. Pflegepriorität: Fördern des Selbstwertgefühls des Patienten im Umgang mit seiner Situation:

- Aufbau einer therapeutischen Beziehung zum Patienten. Aufmerksam sein, die Kommunikation des Patienten bestätigen, Unterstützen von Bemühungen, eine offene Kommunikation aufrechterhalten, Methoden wie «aktives Zuhören» und «Ich-Botschaften» anwenden. *Fördert den Aufbau einer vertrauensvollen Beziehung mit dem Patienten, in der der Patient frei, offen und ehrlich gegenüber sich selbst und den Therapeuten ist*
- Ansprechen aktueller medizinischer Fragen und Fragen der Sicherheit
- Akzeptieren der Wahrnehmung/Meinung des Patienten zur Situation
- Daran Denken, dass Menschen nicht nur rational handeln/denken/fühlen. Vermitteln von Informationen, dass es essenziell ist lernen zu wollen; zu denken anstatt nur zu akzeptieren/reagieren; sich selbst, Tatsachen, Ehrlichkeit usw. wertzuschätzen, *um ein positives Selbstwertgefühl zu entwickeln*
- Besprechen der Wahrnehmungen des Patienten über seinen Einfluss auf das, was geschieht; Konfrontieren mit Wahrnehmungen, die nicht der Realität entsprechen und der negativen Selbstbeeinflussung. Ansprechen von Denkfehlern wie: Glauben, dass sich andere auf die eigenen Schwächen/Grenzen konzentrieren; Konzentration auf Negatives, Ignorieren von Positivem; das Schlimmste erwarten. *Eine offene Ansprache dieser Themen ermöglicht eine Veränderung*
- Betonen der Notwendigkeit, den Vergleich mit anderen zu meiden. Den Patienten ermutigen, sich auf Aspekte des Selbst zu konzentrieren, die positiv sind
- Den Patienten von gegenwärtigen/früheren Erfolgen und Stärken erzählen lassen
- Unterstützen des Patienten, *um ein inneres Selbstwertgefühl zu entwickeln* durch positive «Ich-Botschaften» statt durch Lob
- Besprechen, was das Verhalten für den Patienten bewirkt (positive Absicht). Welche Möglichkeiten stehen dem Patienten/den Bezugsperson(en) offen?
- Dem Patienten helfen, mit dem Gefühl der Machtlosigkeit fertig zu werden. Vgl. PD: Machtlosigkeit
- Setzen von Grenzen bei aggressivem oder problematischem Verhalten, wie z. B. ständigen Selbsttötungsgedanken, Grübeln. Sich

in die Situation des Patienten einfühlen (Empathie statt Sympathie)
- Positive Bestätigung bei sichtbaren Fortschritten geben. *Ermutigen und Unterstützen fördert die Entwicklung von positiven Bewältigungsformen (Coping)*
- Dem Patienten zugestehen, im eigenen Tempo Fortschritte zu machen. *Die Anpassung an eine Veränderung des Selbstkonzeptes ist abhängig von der Bedeutung für den Patienten selbst, der Störung in der Lebensweise und der Dauer der Krankheit/der Behinderung*
- Dem Patienten helfen, Ereignisse, Veränderungen und Kontrollverlust zu erkennen, damit umzugehen durch sorgfältiges Integrieren von Veränderungen ins Selbstkonzept
- Den Patienten an Aktivitäten/Übungsprogrammen teilnehmen lassen; Fördern von sozialem Verhalten. *Fördert ein Gefühl des Wohlbefindens, kann dem Patienten neue Kraft geben*

3. Pflegepriorität: Fördern des Wohlbefindens (Beratung, Patientenedukation und Entlassungsplanung):
- Besprechen der Ungenauigkeiten in der Eigenwahrnehmung mit Patienten/Bezugsperson(en)
- Vorbereiten des Patienten auf zu erwartende Ereignisse/Veränderungen, wenn möglich
- Struktur in der täglichen Routine/in den Pflegeaktivitäten geben
- Betonen der Wichtigkeit einer gepflegten Erscheinung und der persönlichen Hygiene, Körperpflege. Helfen, entsprechende Fähigkeiten zu entwickeln (z. B. Kurse für Make-up, Bekleidung). *Menschen fühlen sich besser, wenn sie sich nach außen hin positiv präsentieren können*
- Dem Patienten helfen, erreichbare Ziele zu erkennen. Positives Feedback für Äußerungen und Verhaltensweisen geben, die Ausdruck einer verbesserten Selbstwahrnehmung sind. *Erhöht die Wahrscheinlichkeit eines Erfolges und die Zustimmung zur Veränderung*
- Verweisen an einen Berufs- und Rehabilitationsberater, wenn angemessen. *Bietet Unterstützung bei der Entwicklung sozialer und beruflicher Fertigkeiten*
- Fördern der Teilnahme an Kursen/Aktivitäten/Hobbys, die der Patient mag oder gerne kennen lernen würde
- Betonen, dass es sich hier um eine kurze Begegnung im gesamten

Leben von Patienten/Bezugsperson(en) handelt. Weiterführende Arbeit und laufende Unterstützung werden notwendig sein
- Verweisen an Kurse, die Hilfe anbieten, um Fähigkeiten zur Förderung des Selbstwertgefühls zu erlernen (z. B. Selbstbehauptungstraining, positives Selbstbild, Kommunikationsfähigkeiten)
- Verweisen an Berater/Therapeuten, Selbsthilfegruppen, wenn angezeigt

Schwerpunkte der Pflegedokumentation

Pflegeassessment oder Neueinschätzung
- Spezifische Ergebnisse der Einschätzung inklusive frühe Erinnerungen an negative Selbst- oder Fremdbeurteilungen, auslösende/darauf folgende Misserfolge
- Spezifische Sicherheitsfragen und medizinische Aspekte
- Motivation/Wille für Veränderungen

Planung
- Pflegeplan/-interventionen und beteiligte Personen
- Plan für die Patientenanleitung, -schulung und -beratung

Durchführung/Evaluation
- Reaktionen auf Interventionen/Anleitung und ausgeführte Pflegetätigkeiten
- Zielerreichung/Fortschritte in Richtung Zielerreichung
- Veränderungen des Plans

Entlassungs- oder Austrittsplanung
- Langfristige Bedürfnisse nach Entlassung und Austritt sowie die Verantwortlichkeit für die notwendigen Maßnahmen
- Vermitteln an andere Gesundheitsberufe

Pflegeinterventionsklassifikation (NIC)

Bereich 3: *Verhalten (behavioral).* Interventionen zur Förderung der psychosozialen Lebensgestaltung und zur Erleichterung von Veränderungen der Lebensweise.

Klasse: *Kommunikationsförderung (communication enhancement).* Interventionen zur Unterstützung des Sendens und Empfangens verbaler und nonverbaler Botschaften.

Empfohlene Pflegeinterventionen: Selbstwertgefühlverbesserung u. a. (siehe McCloskey/Bulecheck, 2003).

Pflegeergebnisklassifikation (NOC)

Empfohlenes Pflegeergebnis: Selbstwertgefühl (self-esteem), (siehe Johnson/Maas/Moorhead, 2003).

Literatur

Johnson, M.; Maas, M.; Moorhead, S.: Pflegeergebnisklassifikation (NOC). Huber, Bern 2003 (Plan)

McCloskey, J.C.; Bulecheck, G.M.: Pflegeinterventionsklassifikation (NIC). Huber, Bern 2003 (Plan)

Seligmann, M.E.P.: Erlernte Hilflosigkeit. Belz, Weinheim 1999

Steffen-Bürgi, B.: Selbstkonzept. In: Käppeli, S. (Hrsg.): Pflegekonzepte Band 2. Huber. Bern 1999

Situationsbedingt geringes Selbstwertgefühl

Taxonomie 1 R: Wahrnehmen (7.1.2.2/1988; R 1996)
Taxonomie 2: Selbstwahrnehmung, Selbstwert (00120/1988; R 1996)
NANDA-Originalbezeichnung: «Situational low Self Esteem»
[Thematische Gliederung: Integrität der Person]

Definition: Negative Selbsteinschätzung/negative Gefühle in Bezug auf sich selbst als Reaktion auf einen Verlust oder eine Veränderung bei einem Menschen, der zuvor eine positive Selbsteinschätzung hatte.

Mögliche ursächliche oder beeinflussende Faktoren

In Entwicklung durch die NANDA

- [«Misserfolg» bei wichtigen Ereignissen im Leben (z.B. Stellenverlust, Scheidung)]
- [Gefühl, von wichtigen Bezugspersonen verlassen zu sein]
- [Entwicklungsbedingte Übergangssituationen, Adoleszenz, Altern]
- [Gefühl des Kontrollverlustes in einigen Aspekten des Lebens]
- [Verlust von Gesundheit, Körperteil, Unabhängigkeit]
- [Gedächtnisstörungen, kognitive Beeinträchtigungen]
- [Verlust der Fähigkeit zu effektiver verbaler Kommunikation]

Bestimmende Merkmale oder Kennzeichen

subjektive
- Episodisch auftretende negative Selbstbeurteilung als Reaktion auf wichtige Ereignisse im Leben eines Menschen, der zuvor eine positive Selbsteinschätzung hatte
- Äußerung von negativen Gefühlen über sich selbst (Hilflosigkeit, Nutzlosigkeit)
- Ausdruck von Scham-/Schuldgefühlen
- Beurteilt sich selbst als unfähig, mit Situationen/Ereignissen umzugehen

objektive
- Negative/abwertende Äußerungen über sich selbst
- Schwierigkeit, Entscheidungen zu treffen

Patientenbezogene Pflegeziele oder Evaluationskriterien

Der Patient
- äußert, die individuellen Faktoren, welche die gegenwärtige Situation ausgelöst haben, zu verstehen
- beurteilt sich selbst positiv
- zeigt Verhaltensweisen, die das Wiedererlangen eines positiven Selbstwertgefühls ermöglichen
- nimmt an Therapieprogrammen/Aktivitäten teil, um die Krise zu bewältigen

Maßnahmen oder Pflegeinterventionen

1. Pflegepriorität: Einschätzen ursächlicher oder beeinflussender Faktoren:
- Bestimmen der individuellen Situation (z. B. familiäre Krise, körperliche Entstellung) in Beziehung zum Selbstwertgefühl in der gegenwärtigen Lage
- Herausarbeiten des Grundgefühls von Selbstachtung des Patienten, des Bildes, das dieser von sich selbst hat – existenziell, körperlich, psychisch
- Ermitteln des Ausmaßes der Bedrohung aufgrund der Krise/Auffassung des Patienten über die Krise
- Sich des Gefühls von Kontrolle bewusst sein, das der Patient über sich selbst oder die Situation hat (oder zu haben glaubt)
- Ermitteln, ob sich der Patient bewusst ist, inwieweit er für die Be-

wältigung der Situation, die eigene Entwicklung u. a. Verantwortung trägt
- Einschätzen der Familiendynamik und der familiären Unterstützung für den Patienten
- Beachten der Vorstellungen des Patienten über sein Selbst im Vergleich mit religiösen/kulturellen Idealen
- Beachten von internen/externen Kontrollorientierungen (locus of control) des Patienten
- Ermitteln früherer Bewältigungsformen im Vergleich zur gegenwärtigen Episode
- Beachten von internen/externen Kontrollüberzeugungen (locus of control) des Patienten
- Achten auf nonverbales Verhalten, z. B. nervöse Bewegungen, fehlender Blickkontakt. *Unstimmigkeiten zwischen verbalem und nonverbalem Verhalten verlangen nach einer Klärung*
- Einschätzen der Selbstverletzungs-/Suizidgefährdung (vgl. PD: Suizidgefahr, Selbstverletzungsgefahr)
- Ermitteln vorheriger Anpassungen an Erkrankungen oder einschneidende Lebensereignisse. *Erlaubt Vorhersagen über den Ausgang der gegenwärtigen Situation*

2. Pflegepriorität: Unterstützen des Patienten, mit dem Verlust/der Veränderung umzugehen und ein positives Selbstwertgefühl zu erlangen:
- Unterstützen der Behandlung des zugrunde liegenden Problems, wenn dies möglich ist *(z. B.: Kognitives Training und verbesserte Konzentration bei leichten Hirnverletzungen führen oft zur Wiederherstellung eines positiven Selbstwertgefühls)*
- Ermutigen zum Ausdruck von Gefühlen und Ängsten. Das Trauern um den Verlust ermöglichen
- Aktives Zuhören gegenüber den Sorgen/negativen Äußerungen des Patienten ohne Kommentar oder Bewertung
- Erkennen der individuellen Stärken/Vorzüge des Patienten, die erhalten geblieben sind. Positive Rückmeldungen über positive Eigenschaften, Fähigkeiten und zum positiven Selbstbild geben
- Dem Patienten helfen, die eigene Verantwortlichkeit und die Bereiche zu erkennen, die unter seiner Kontrolle oder nicht unter seiner Kontrolle sind
- Unterstützen des Patienten, seine Probleme zu lösen; hierfür einen Aktionsplan erstellen und Ziele festsetzen, um das er-

wünschte Ergebnis zu erreichen. *Fördert die Akzeptanz des Plans und verbessert die Ergebnisse*
- Vermitteln von Zuversicht in die Fähigkeiten des Patienten, mit seinen Problemen fertig zu werden
- Mobilisieren von Unterstützungssystemen
- Dafür sorgen, dass der Patient Gelegenheit hat, andere Bewältigungsformen zu erproben, einschließlich Gelegenheiten zur fortschreitenden sozialen Eingliederung
- Ermutigen des Patienten, Visualisierungsmethoden, katathymes Bilderleben und Entspannungsübungen anzuwenden, *um ein positives Selbstwertgefühl zu fördern*
- Sorgen für Rückmeldungen über selbstverneinende Bemerkungen/Verhaltensweisen des Patienten, dabei Ich-Botschaften verwenden, *damit der Patient eine andere Sichtweise kennen lernt*
- Fördern der Beteiligung an pflegerischen Entscheidungen, wenn möglich

3. Pflegepriorität: Fördern des Wohlbefindens (Beratung, Patientenschulung und Entlassungsplanung):
- Ermutigen des Patienten, langfristige Ziele festzusetzen, um die notwendigen Veränderungen der Lebensweise zu erreichen. *Unterstützt die Sichtweise, dass es sich dabei um einen fortlaufenden Prozess handelt*
- Unterstützen der Unabhängigkeit in den ATL und dem Therapiemanagement *(Beachten: Personen, die zuversichtlich sind, fühlen sich sicherer und positiver in der Selbsteinschätzung)*
- Fördern, bei Bedarf, der Teilnahme an einer Therapie/Selbsthilfegruppe
- Einbeziehen der erweiterten Familie/von Bezugsperson(en) in den Therapieplan, *steigert die Wahrscheinlichkeit, dass diese angemessene Unterstützung anbieten werden*
- Dem Patienten zu Informationen verhelfen, um ihn darin zu unterstützen, die erwünschten Veränderungen vorzunehmen
- Die Teilnahme an Aktivitäten in einer Gruppe/Gemeinde empfehlen (z. B. Selbstbehauptungstraining, Freiwilligendienste, Selbsthilfegruppen)

Schwerpunkte der Pflegedokumentation

Pflegeassessment oder Neueinschätzung
- Individuelle Ergebnisse der Einschätzung inklusive auslösender Krisen, Wahrnehmung des Patienten, Auswirkungen auf die erwünschte Lebensweise

Planung
- Pflegeplan/-interventionen und beteiligte Personen
- Plan für die Patientenanleitung, -schulung und -beratung

Durchführung/Evaluation
- Reaktionen auf Anleitung und Pflegetätigkeiten
- Zielerreichung/Fortschritte in Richtung Zielerreichung
- Veränderungen des Plans

Entlassungs- oder Austrittsplanung
- Langfristige Bedürfnisse nach Entlassung und Austritt sowie die Verantwortlichkeit für die notwendigen Maßnahmen
- Vermitteln an andere Gesundheitsberufe

Pflegeinterventionsklassifikation (NIC)

Bereich 3: *Verhalten (behavioral).* Interventionen zur Förderung der psychosozialen Lebensgestaltung und zur Erleichterung von Veränderungen der Lebensweise.

Klasse: *Kommunikationsförderung (communication enhancement).* Interventionen zur Unterstützung des Sendens und Empfangens verbaler und nonverbaler Botschaften.

Empfohlene Pflegeinterventionen: Selbstwertgefühlverbesserung u.a. (siehe McCloskey/Bulecheck, 2003).

Pflegeergebnisklassifikation (NOC)

Empfohlenes Pflegeergebnis: Selbstwertgefühl (self-esteem), (siehe Johnson/Maas/Moorhead, 2003).

Literatur

Johnson, M.; Maas, M.; Moorhead, S.: Pflegeergebnisklassifikation (NOC). Huber, Bern 2003 (Plan)

McCloskey, J.C.; Bulecheck, G.M.: Pflegeinterventionsklassifikation (NIC). Huber, Bern 2003 (Plan)

Seligmann, M.E.P.: Erlernte Hilflosigkeit. Belz, Weinheim 1999

Steffen-Bürgi, B.: Selbstkonzept. In: Käppeli, S. (Hrsg.): Pflegekonzepte Band 2. Huber, Bern 1999

Gefahr eines situativ geringen Selbstwertgefühls

Taxonomie 2: Selbstwahrnehmung (00153, 2000)
NANDA-Originalbezeichnung: «Self-Esteem, risk for situational low»
[Thematische Gliederung: Sicherheit]

Definition: Gefahr der Entstehung einer negativen Wahrnehmung des Selbstwerts als Reaktion auf eine aktuelle Situation (spezifizieren).

Risikofaktoren

- Veränderungen in der Entwicklung (spezifizieren)
- Gestörtes Körperbild, funktionelle Beeinträchtigung (spezifizieren), Verlust (spezifizieren)
- Veränderungen der sozialen Rolle (spezifizieren)
- Anamnestisch bekannte erlernte Hilflosigkeit, Neglect oder Aufgabe
- Unrealistische Erwartungen an sich selbst
- Verhalten, das sich nicht mit Wertvorstellungen deckt
- Fehlende Anerkennung/Belohnungen, Versagen/Zurückweisungen
- Herabgesetzte Macht/Kontrolle über die Umgebung
- Körperliche Krankheit (spezifizieren)

Patientenbezogene Pflegeziele oder Evaluationskriterien

Der Patient

- erkennt Faktoren, die zur Möglichkeit einer geringen Selbstachtung führen
- formuliert eine Sichtweise von sich selbst als einer wertvollen, wichtigen Person, die sowohl zwischenmenschlich als auch beruflich gut funktioniert
- zeigt Selbstvertrauen durch Setzen realistischer Ziele und aktive Teilnahme an der Lebenssituation

Gefahr eines situativ geringen Selbstwertgefühls 679

Maßnahmen oder Pflegeinterventionen

1. Pflegepriorität: Einschätzen ursächlicher oder beeinflussender Faktoren:
- Bestimmen individueller Faktoren, die zu einem geringeren Selbstwert beitragen können
- Herausarbeiten des Grundgefühls von Selbstachtung/-wert des Patienten, des Bildes, das dieser von sich selbst hat – existenziell, körperlich, psychisch
- Feststellen der Wahrnehmung des Patienten von Bedrohung für das Selbst in der aktuellen Situation
- Sich des Gefühls von Kontrolle bewusst sein, das der Patient über sich selbst oder die Situation hat (oder zu haben glaubt)
- Ermitteln, ob sich der Patient darüber bewusst ist, inwieweit er für die Bewältigung der Situation, die eigene Entwicklung u. a. Verantwortung trägt
- Einschätzen der Familiendynamik und der Dynamik von Bezugspersonen und der Unterstützung für den Patienten
- Beachten des Selbstkonzepts des Patienten in Bezug auf kulturelle/religiöse Ideale
- Einschätzen negativer Haltungen und/oder Selbstgespräche. *Trägt dazu bei, eine Situation als hoffnungslos, schwierig anzusehen*
- Beim Zuhören auf selbstzerstörerische/suizidale Formulierungen achten, Festhalten von Verhaltensweisen, die auf diese Gedanken hindeuten
- Achten auf nonverbale Körpersprache. *Inkongruenzen zwischen verbaler und nonverbaler Kommunikation bedürfen der Klärung*
- Ermitteln vorheriger Anpassungen an Erkrankungen oder einschneidende Lebensereignisse. *Erlaubt Vorhersagen über den Ausgang der gegenwärtigen Situation*

Vgl. PD: situativ niedriges Selbstwertgefühl und chronisch niedriges Selbstwertgefühl für zusätzliche Pflegeprioritäten/-interventionen.

Schwerpunkte der Pflegedokumentation

Pflegeassessment oder Neueinschätzung
- Individuelle Befunde einschließlich individueller Ausdrucksformen eines mangelnden Selbstwertgefühls, Auswirkungen auf Interaktionen mit anderen/auf die Lebensweise
- Zugrunde liegende Dynamik und Dauer (situationsbedingt oder situationsbedingt exazerbierend chronisch

Planung
- Pflegeplan und beteiligte Personen
- Plan für die Patientenanleitung

Durchführung/Evaluation
- Reaktionen des Patienten auf Interventionen/Anleitung und ausgeführte Pflegetätigkeiten sowie evtl. indizierte Veränderungen
- Zielerreichung/Fortschritte in Richtung Zielerreichung
- Veränderungen des Plans

Entlassungs- oder Austrittsplanung
- Langfristige Bedürfnisse/Ziele und Verantwortlichkeit für die nötigen Maßnahmen
- Spezielle vorgenommene Überweisungen

Pflegeinterventionsklassifikation (NIC)

Bereich 3: *Verhalten (behavioral).* Interventionen zur Förderung der psychosozialen Lebensgestaltung und zur Erleichterung von Veränderungen der Lebensweise.

Klasse: *Kommunikationsförderung (communication enhancement).* Interventionen zur Unterstützung des Sendens und Empfangens verbaler und nonverbaler Botschaften.

Empfohlene Pflegeinterventionen: Selbstwertgefühlverbesserung u. a. (McCloskey/Bulecheck, 2003)

Pflegeergebnisklassifikation (NOC)

Empfohlenes Pflegeergebnis: Selbstwertgefühl (self-esteem), (siehe Johnson/Maas/Moorhead, 2003).

Literatur

Johnson, M.; Maas, M.; Moorhead, S.: Pflegeergebnisklassifikation (NOC). Huber, Bern 2003 (Plan)

McCloskey, J. C.; Bulecheck, G. M.: Pflegeinterventionsklassifikation (NIC). Huber, Bern 2003 (Plan)

Seligmann, M. E. P.: Erlernte Hilflosigkeit. Belz, Weinheim 1999

Steffen-Bürgi, B.: Selbstkonzept. In: Käppeli, S. (Hrsg.): Pflegekonzepte Band 2. Huber, Bern 1999

Sexualstörung (Sexuelle Funktionsstörung)*

Taxonomie 1: In Beziehung treten (3.2.1.2.1/1980)
Taxonomie 2: Sexualität, Sexualfunktion (00059/1980)
NANDA-Originalbezeichnung: «Sexual Dysfunction»
[Thematische Gliederung: Sexualität]

Definition: Eine Veränderung der sexuellen Funktion, die als unbefriedigend, nicht lohnenswert oder unangemessen empfunden wird.

Mögliche ursächliche oder beeinflussende Faktoren

- Biopsychosoziale Veränderung der Sexualität:
  - Ineffektive oder fehlende Vorbilder; Fehlen einer Bezugsperson
  - Verletzlichkeit
  - Fehlinformationen oder Wissensdefizit
  - Körperlicher/psychosozialer Missbrauch (z. B. schädliche Beziehungen)
  - Moralischer Konflikt, Wertekonflikt
  - Fehlende Privat-/Intimsphäre
  - Veränderte Körperstruktur oder -funktion (Schwangerschaft, vor kurzem erfolgte Geburt, Medikamente/Suchtmittel, Operationen, Anomalien, Krankheitsprozess, Verletzung [Paraplegie/Tetraplegie], Bestrahlung, [Altersfolgen])

Bestimmende Merkmale oder Kennzeichen

subjektive

- Spricht über das Problem [z. B. Libidoverlust, Störung der sexuellen Reaktion, wie z. B. frühzeitige Ejakulation, Dyspareunie, Vaginismus]
- Tatsächliche oder vom Patienten wahrgenommene Einschränkung aufgrund einer Krankheit und/oder Therapie
- Unfähigkeit, die erwünschte Befriedigung zu erlangen
- Änderungen beim Erlangen der wahrgenommenen Geschlechtsrolle

---

* Umschreibung der Übersetzergruppe, die dem besseren Verständnis dienen soll.

- Konflikte im Zusammenhang mit Wertvorstellungen
- Änderungen beim Erlangen der sexuellen Befriedigung
- Suche nach Bestätigung der eigenen Attraktivität

objektive
- Veränderung in der Beziehung zum Partner
- Veränderung des Interesses an sich selbst und anderen

Patientenbezogene Pflegeziele oder Evaluationskriterien

Der Patient
- versteht die Anatomie/Funktion der Geschlechtsorgane und Veränderungen, welche die Sexualfunktion beeinflussen können
- äußert, die individuellen Gründe der sexuellen Probleme zu verstehen
- erkennt Stressoren im Zusammenhang mit den Lebensumständen, welche die Störung begünstigen
- erkennt befriedigende/annehmbare sexuelle Praktiken und einige Alternativen, um seiner Sexualität Ausdruck zu geben
- bespricht mit dem Partner/der Bezugsperson seine Sorgen bezüglich Körperbild, Geschlechtsrolle, sexueller Attraktivität

Maßnahmen oder Pflegeinterventionen

1. Pflegepriorität: Ermitteln von ursächlichen oder begünstigenden Faktoren:
- Aufnehmen, bei Bedarf, einer Sexualanamnese einschließlich des normalen Verhaltensmusters, der Libido sowie der Art des Betroffenen, darüber zu sprechen, *um die Kommunikation über die Situation und das Verständnis der Situation zu verbessern*
- Dem Patienten ermöglichen, sein Problem mit eigenen Worten zu schildern
- Ermitteln der Bedeutung von Sex für den Patienten/seinen Partner sowie für die Motivation, etwas zu verändern
- Achten auf Kommentare des Patienten. *Sexuelle Sorgen werden oft durch Humor, Sarkasmus und/oder leichtfertige Bemerkungen überdeckt*
- Ermitteln des Informationsstands von Patienten/Bezugsperson(en) bezüglich Anatomie/Physiologie/Funktion der Geschlechtsorgane und der Auswirkungen der momentanen Situation
- Ermitteln der vorbestehenden Probleme, die in die gegenwärtige

Sexualstörung

Situation hineinspielen können (z. B. Eheprobleme, beruflichen Stress, Rollenkonflikte usw.)
- Erkennen gegenwärtiger Stressfaktoren in der individuellen Situation. *Diese Faktoren können derart angsterregend sein, dass sie Depressionen oder andere psychische Reaktion(en) verursachen, die körperliche Symptome bewirken*
- Besprechen über bestehende kulturelle Faktoren/Wertvorstellungen/Konflikte
- Ermitteln von pathophysiologischen Prozessen, mitbeteiligten Krankheiten/Operationen/Verletzungen und deren Auswirkung auf den Patienten/die Wahrnehmung durch den Patienten
- Ermitteln des Medikamenten-/Suchtmittelverbrauchs (rezeptpflichtig/nichtrezeptpflichtig, illegal/legal) und den Zigarettenkonsum *(blutdrucksenkende Medikamente können Erektionsstörungen verursachen; MAO-Hemmer und tryzyklische Antidepressiva können bei Männern Erektions-/Ejakulationsprobleme und bei Frauen Orgasmusstörungen verursachen; Narkotika/Alkohol können Impotenz verursachen und Orgasmen behindern; Rauchen bewirkt eine Vasokonstriktion und kann ein Einflussfaktor bei Erektionsstörungen sein)*
- Achten auf das Verhalten/Trauern, wenn dies in Zusammenhang steht mit körperlichen Veränderungen oder Verlust eines Körperteils (z. B. Schwangerschaft, Adipositas, Amputation, Mastektomie usw.)
- Unterstützen der Untersuchung/Diagnostik über die Ursachen der Impotenz *(normalerweise haben ein Drittel bis die Hälfte der Fälle körperliche Ursachen, z. B. Diabetes, Gefäßprobleme usw.). Anmerkung:* Die Beobachtung der Penisschwellung (Tumeszenz) während der REM-Schlafphase *kann helfen, die körperliche Fähigkeit zu bestimmen*
- Gemeinsames Erörtern des Sinns seines Verhaltens *(Masturbation z. B. kann viele Bedeutungen haben: Angstabbau, sexuelle Entbehrung, Lustgewinn, nonverbaler Ausdruck eines Gesprächsbedürfnisses, Möglichkeit zu befremden)*
- Vermeiden von Werturteilen, *weil sie dem Patienten nicht helfen, mit der Situation fertig zu werden (Anmerkung:* Die Pflegeperson muss sich ihrer Gefühle und Reaktion auf die Gefühlsäußerungen und/oder Sorgen des Patienten bewusst sein und diese unter Kontrolle haben)

2. Pflegepriorität: Unterstützen des Patienten/der Bezugsperson(en) bei der Bewältigung der Situation:

- Aufbauen einer therapeutische Beziehung zum Patienten, *um die Behandlung zu unterstützen und sensible Informationen teilen zu können*
- Unterstützen der Behandlung des zugrunde liegenden medizinischen Problems inkl. der Veränderungen in der Medikation, Gewichtsreduktion, Beenden des Rauchens usw.
- Dem Patienten zu Sachinformationen über seinen Zustand verhelfen, *fördert eine informierte Entscheidung*
- Feststellen, was der Patient wissen will, und anpassen der Informationen an die Bedürfnisse. *Anmerkung:* Informationen, welche die Sicherheit des Patienten/Konsequenzen von Handlungen betreffen, müssen evtl. überprüft/besonders betont werden
- Ermutigen und Akzeptieren des Ausdrucks von Sorge, Ärger, Trauer und Befürchtungen
- Dem Patienten helfen, sich der Trauerphasen bewusst zu werden und damit umzugehen
- Ermutigen des Patienten, seine Gedanken/Sorgen mit dem Partner zu teilen und Werte/Konsequenzen für die Partnerschaft zu klären
- Sorgen für Privat-/Intimsphäre, *um dem Betroffenen und/oder den Partnern den Ausdruck seiner/ihrer Sexualität ohne Peinlichkeiten und/oder Einwände anderer zu ermöglichen*
- Unterstützen des Patienten/der Bezugsperson(en), seine/ihre Probleme mit alternativen Sexualpraktiken zu lösen
- Dem Patienten, bei Bedarf, zu Informationen über korrigierende Maßnahmen mittels Medikamenten verhelfen (z. B. Papaverin oder Sildenafil – Viagra® bei erektiler Dysfunktion) oder Wiederherstellungschirurgie (z. B. Penis-/Brustimplantate)
- Verweisen, bei Bedarf, an entsprechende Beratungsstellen (z. B. Mitarbeiter in der Gesundheitspflege mit größerer fachlicher Kompetenz und/oder Erfahrung, Pflegeexperten oder professionelle Sexualtherapie/gynäkologische Beratungsstelle, Familienberatung)

3. Pflegepriorität: Fördern des Wohlbefindens (Beratung, Patientenedukation und Entlassungsplanung):

- Sorgen, bei Bedarf, für eine Aufklärung über Sexualität, Erklärung der normalen sexuellen Funktionen
- Vermitteln schriftlicher Informationen zu den individuellen Pro-

blemen, die der Patient sich in Ruhe durchlesen kann (inkl. Literaturliste zum Problem des Patienten), *um die Bereitschaft des Patienten sich mit sensiblen Themen auseinander zu setzen zu fördern*
- Fördern des fortlaufenden Dialogs und Ausnutzen von Lernsituationen im gegebenen Moment
- Instruieren von Entspannungs- und/oder Visualisierungsmethoden
- Instruieren des Patienten, entsprechende regelmäßige Selbstkontrollen durchzuführen (z. B. Brust-/Hodenuntersuchungen)
- Ermitteln, zur weiteren Hilfestellung, von Ressourcen in der Gemeinde (z. B. Stoma-Beratung, Krebsliga, Selbsthilfegruppen)
- Überprüfen der Notwendigkeit einer Überweisung an eine zusätzliche Hilfsstelle. Der Patient benötigt evtl. professionelle Hilfe bei Beziehungsproblemen, Libidomangel oder anderen sexuellen Problemen (wie frühzeitige Ejakulation, Vaginismus, schmerzhafter Sexualverkehr)
- Erkennen und Benennen zusätzlicher Ressourcen und Bezugsquellen für Hilfsmittel und sexuelle Stimulanzien

Schwerpunkte der Pflegedokumentation

Pflegeassessment oder Neueinschätzung
- Ergebnisse der Einschätzung inklusive Art der Funktionsstörung, Einflussfaktoren, wahrgenommene Auswirkungen auf Sexualität/Beziehungen
- Reaktion wichtiger Bezugspersonen
- Motivation zu einer Veränderung

Planung
- Pflegeplan/-interventionen und beteiligte Personen; ermittelte Unterstützungssysteme und Ressourcen in der Gemeinde
- Plan für die Patientenanleitung, -schulung und -beratung

Durchführung/Evaluation
- Reaktionen von Patient/Bezugspersonen(en) auf Interventionen/Anleitung und ausgeführte Pflegetätigkeiten
- Zielerreichung/Fortschritte in Richtung Zielerreichung
- Veränderungen des Plans

Entlassungs- oder Austrittsplanung
- Langfristige Bedürfnisse nach Entlassung und Austritt sowie die Verantwortlichkeit für die notwendigen Maßnahmen
- Vermitteln an andere Gesundheitsberufe

Pflegeinterventionsklassifikation (NIC)

Bereich: *Verhalten (behavioral).* Interventionen zur Förderung der psychosozialen Lebensgestaltung und zur Erleichterung von Veränderungen der Lebensweise.

Klasse: *Unterstützung des Copingverhaltens (coping assistance).* Interventionen zur Unterstützung anderer Personen eigene Stärken zu entwickeln, sich an Funktionsveränderungen anzupassen oder ein höheres Funktionsniveau zu erreichen.

Empfohlene Pflegeinterventionen: Sexualberatung u.a. (siehe McCloskey/Bulecheck, 2003).

Pflegeergebnisklassifikation (NOC)

Empfohlenes Pflegeergebnis: Sexuelles Funktionieren (sexual functioning), (siehe Johnson/Maas/Moorhead, 2003).

Literatur

Johnson, M.; Maas, M.; Moorhead, S.: Pflegeergebnisklassifikation (NOC). Huber, Bern 2003 (Plan)

McCloskey, J.C.; Bulecheck, G.M.: Pflegeinterventionsklassifikation (NIC). Huber, Bern 2003 (Plan)

Zilbergeld, B.: Die neue Sexualität der Männer. dgvt, Tübingen 1996

Unwirksames Sexualverhalten

Taxonomie 1 R: In Beziehung treten (3.3/1986)
Taxonomie 2: Sexualität, sexuelle Funktion (00065/1986)
NANDA-Originalbezeichnung: «Ineffective Sexuality Patterns»
[Thematische Gliederung: Sexualität]

Definition: Ein Zustand, bei dem ein Mensch Besorgnis über seine Sexualität äußert.

Mögliche ursächliche oder beeinflussende Faktoren

- Wissens-/Fähigkeitsdefizit bezüglich alternativer Reaktionen auf gesundheitsbezogene Veränderungen, veränderte Körperfunktionen oder -strukturen, Krankheit oder medizinische Behandlung

- Fehlende Privat-/Intimsphäre
- Beeinträchtigte Beziehung mit einem Partner, Fehlen einer Bezugsperson
- Unwirksame oder fehlende Vorbilder
- Konflikte bezüglich sexueller Orientierung oder variierender Vorlieben
- Angst vor Schwangerschaft oder einer durch Geschlechtsverkehr übertragbaren Krankheit

Bestimmende Merkmale oder Kennzeichen

subjektive
- Mitgeteilte Schwierigkeiten, Einschränkungen oder Veränderungen im Sexualverhalten oder bei sexuellen Aktivitäten
- [Ausdruck von Gefühlen wie Entfremdung, Einsamkeit, Verlust, Machtlosigkeit, Ärger]

Patientenbezogene Pflegeziele oder Evaluationskriterien

Der Patient
- versteht die Anatomie und Funktion der Geschlechtsorgane
- äußert, die sexuellen Einschränkungen, Schwierigkeiten oder Veränderungen, die aufgetreten sind, zu kennen und zu verstehen
- äußert, sich selbst im gegenwärtigen (veränderten) Zustand zu akzeptieren
- zeigt eine verbesserte Kommunikations- und Beziehungsfähigkeit
- kennt geeignete Methoden zur Empfängnisverhütung

Maßnahmen oder Pflegeinterventionen

1. Pflegepriorität: Einschätzen ursächlicher oder beeinflussender Faktoren:
- Erheben der Sexualanamnese, bei Bedarf, einschließlich der Wahrnehmung normaler Funktion, Wortwahl (zur Ermittlung grundlegender Kenntnisse). Achten auf Bemerkungen/Besorgnisse bezüglich der sexuellen Identität
- Ermitteln des Stellenwerts von Sex sowie eine Beschreibung des Problems in Worten des Patienten. Achten auf Bemerkungen des Patienten/der Bezugsperson(en), (z. B. offene oder versteckte sexuelle Anspielungen: «Er ist eben ein unanständiger alter Mann»).

Sexuelle Sorgen werden oft durch Sarkasmus, Humor oder abschätzige Bemerkungen überdeckt
- Beachten von kulturellen und religiösen Faktoren/Werten und Konflikten
- Ermitteln von Stressfaktoren im Umfeld des Patienten, die Angst oder psychologische Reaktionen verursachen können (Machtprobleme mit Bezugspersonen, erwachsene Kinder, Altern, Arbeit, Potenzverlust)
- Ermitteln von Kenntnissen über die Auswirkungen von veränderten Körperfunktionen/-einschränkungen, hervorgerufen durch Krankheit und/oder die Auswirkungen medikamentöser Therapien zur Beeinflussung alternativer sexueller Reaktionen und Ausdrucksformen (z. B. nicht in den Hodensack abgeglittener Hoden bei jungen Männern, Geschlechtsumwandlung, die Sexualorgane beeinflussende chirurgische Eingriffe)
- Erheben einer Suchtanamnese (Medikamente, rezeptfreie und illegale Suchtmittel, Alkohol)
- Erkundigen nach Ängsten im Zusammenhang mit dem Sexualverhalten (Schwangerschaft, durch Geschlechtsverkehr übertragbare Krankheiten, Vertrauens-, Glaubensfragen, Unsicherheit bezüglich der sexuellen Neigung, veränderte sexuelle Leistung)
- Ermitteln, wie der Patient seine veränderte sexuelle Aktivität oder sein Verhalten interpretiert (z. B. als eine Möglichkeit, Kontrolle ausüben zu können, Erleichterung von Angstgefühlen, Vergnügen, Fehlen eines Partners). Beachten, dass das veränderte Verhalten (wenn dies einen Zusammenhang mit körperlichen Veränderungen oder dem Verlust eines Körperteils hat) möglicherweise ein Ausdruck von Trauer sein kann (z. B. Schwangerschaft, Amputation, Gewichtsverlust oder -zunahme)
- Ermitteln entwicklungsspezifischer Probleme (z. B. während der Pubertät, im jungen Erwachsenenalter, in der Menopause oder beim Älterwerden)
- Vermeiden von Werturteilen, *weil sie dem Patienten nicht helfen, mit der Situation fertig zu werden. Anmerkung:* Die Pflegeperson muss sich ihrer eigenen Gefühle und Reaktionen auf die Äußerungen und/oder Sorgen des Patienten bewusst sein und diese unter Kontrolle halten

2. Pflegepriorität: Unterstützen von Patienten/Bezugsperson(en) im Umgang mit der Situation:

- Sorgen für eine Atmosphäre, in der das Gespräch über sexuelle Probleme gefördert wird/erlaubt ist. *Ein Gefühl der Vertrautheit, des Wohlbefindens fördert die Fähigkeit, sensible Themen anzusprechen*
- Dem Patienten zu Informationen über die individuelle Situation verhelfen und diesbezügliche Bedürfnisse und Wünsche ermitteln
- Ermutigen des Patienten/der Bezugperson(en), über die individuelle Situation zu sprechen und Gefühle auszudrücken, ohne dabei bewertet zu werden
- Spezifische Empfehlungen bezüglich der Interventionen zum festgestellten Problem geben
- Ermitteln und Besprechen alternativer Formen des sexuellen Ausdrucks, die für beide Partner annehmbar sind
- Besprechen von Möglichkeiten, mit technischen Hilfen umzugehen (z. B. Uro-, Ileo-, Kolostomiebeutel, Urinableitungssysteme)
- Dafür sorgen, dass der Patient rechtzeitig über die zu erwartenden Verluste orientiert wird (z. B. Identitätsverlust bei einer geplanten Geschlechtsumwandlung)
- Den Patienten mit positiven Rollenmodellen bekannt machen, die ein ähnliches Problem erfolgreich bewältigt haben. *Bietet ein positives Rollenmodell, hilft bei der Problemlösung*

3. Pflegepriorität: Fördern des Wohlbefindens (Beratung, Patientenedukation und Entlassungsplanung):
- Vermitteln von Sachinformationen zu den Problem(en), die vom Patienten genannt werden
- Pflegen eines fortlaufenden Dialogs mit Patient und Bezugsperson(en), soweit dies die Situation zulässt
- Besprechen, bei Bedarf, von Methoden/der Wirksamkeit/den Nebenwirkungen der Empfängnisverhütung
- Verweisen, nach Bedarf, an geeignete Beratungsstellen in der Gemeinde (z. B. für Familienplanung, Sexualberatung, soziale Dienste usw.)
- Empfehlen einer intensiven individuellen Psychotherapie, die nach Bedarf mit Paar-/Familien- und/oder Sexualtherapie kombiniert werden kann
- Vgl. PD: Sexualstörung; situativ geringes Selbstwertgefühl; Körperbildstörung

Schwerpunkte der Pflegedokumentation

Pflegeassessment oder Neueinschätzung
- Ergebnisse der Einschätzung, inklusive Art des Problems, wahrgenommene Schwierigkeiten/Einschränkungen/Veränderungen, spezifische Bedürfnisse/Wünsche

Planung
- Pflegeplan/-interventionen und beteiligte Personen; ermittelte Unterstützungssysteme und Ressourcen in der Gemeinde
- Plan für die Patientenanleitung, -schulung und -beratung

Durchführung/Evaluation
- Reaktionen von Patient/Bezugspersonen(en) auf Interventionen/Anleitung und ausgeführte Pflegetätigkeiten
- Zielerreichung/Fortschritte in Richtung Zielerreichung
- Veränderungen des Plans

Entlassungs- oder Austrittsplanung
- Langfristige Bedürfnisse nach Entlassung und Austritt sowie die Verantwortlichkeit für die notwendigen Maßnahmen
- Vermitteln an andere Gesundheitsberufe

Pflegeinterventionsklassifikation (NIC)

Bereich: *Verhalten (behavioral)*. Interventionen zur Förderung der psychosozialen Lebensgestaltung und zur Erleichterung von Veränderungen der Lebensweise.

Klasse: *Förderung des psychischen Wohlbefindens (psychological comfort promotion)*. Interventionen, zur Förderung des Wohlbefindens mit Hilfe psychologischer Methoden.

Empfohlene Pflegeinterventionen: Patientenedukation: Sexualität u.a. (siehe McCloskey/Bulecheck, 2003).

Pflegeergebnisklassifikation (NOC)

Empfohlenes Pflegeergebnis: Sexuelle Identität: Akzeptanz (sexual identity: acceptance), (siehe Johnson/Maas/Moorhead, 2003).

Literatur

Johnson, M.; Maas, M.; Moorhead, S.: Pflegeergebnisklassifikation (NOC). Huber, Bern 2003 (Plan)
McCloskey, J.C.; Bulecheck, G.M.: Pflegeinterventionsklassifikation (NIC). Huber, Bern 2003 (Plan)
Zilbergeld, B.: Die neue Sexualität der Männer. dgvt, Tübingen 1996

Chronische Sorgen

Taxonomie 1: Fühlen (9.2.1.3, 1998)
Taxonomie 2: Coping/Stresstoleranz, Coping-/Bewältigungsreaktionen (00137, 1998)
NANDA-Originalbezeichnung: «Chronic Sorrow»
[Thematische Gliederung: Integrität der Person]

Definition: Zyklisches, immer wieder auftretendes und potenziell progredientes Muster durchdringender Traurigkeit, das ein Klient (Elternteil oder pflegender Angehöriger/Laie, oder Person mit einer chronischen Krankheit oder Behinderung) als Reaktion auf einen dauerhaften Verlust während des gesamten Verlaufs einer Krankheit oder Behinderung empfindet.

Mögliche ursächliche oder beeinflussende Faktoren

- Tod einer geliebten Person
- Die Person erlebt chronische körperliche oder geistige Krankheit oder Behinderung, wie etwa geistige Behinderung, Multiple Sklerose, Frühgeburt, Spina bifida oder andere Geburtsschäden, chronische Geisteskrankheit, Infertilität, Tumorerkrankung, Parkinson-Krankheit; eines oder mehrere auslösende Ereignisse (z. B. Krisen im Management der Krankheit, Krisen in Zusammenhang mit Entwicklungsstadien und verpassten Gelegenheiten oder entscheidenden Momenten, die Vergleiche mit entwicklungsbezogenen, sozialen oder persönlichen Normen mit sich bringen)
- Nicht endende Pflegesituation als ständige Erinnerung an einen Verlust

Bestimmende Merkmale oder Kennzeichen

subjektive

- Zum-Ausdruck-Bringen eines oder mehrerer der folgenden Gefühle: Wut, Missverstandensein, Verwirrung, Depression, Enttäuschung, Leere, Angst, Frustration, Schuld/Selbstbezichtigung, Hilflosigkeit, Hoffnungslosigkeit, Einsamkeit, geringe Selbstachtung, erneut auftretendes Verlustgefühl, Überwältigtsein
- Klient bringt periodische, immer wieder auftretende Traurigkeit zum Ausdruck

objektive
- Gefühle von unterschiedlicher Intensität sind periodisch, können mit der Zeit fortschreiten und intensiver werden und die Fähigkeit des Klienten beeinträchtigen, seinen höchsten Grad an persönlichem und sozialem Wohlbefinden zu erreichen

Patientenbezogene Pflegeziele oder Evaluationskriterien

Der Patient
- erkennt das Vorhandensein/die Auswirkungen von Sorgen an
- zeigt Fortschritte im Umgang mit Trauer
- nimmt seinen Fähigkeiten entsprechend an der Arbeit und/oder an Selbstversorgungsaktivitäten (ADL) teil
- formuliert ein Gefühl des Fortschritts in Richtung auf ein Lösen der Sorgen und Hoffnung auf die Zukunft

Maßnahmen oder Pflegeinterventionen

1. Pflegepriorität: Erkennen ursächlicher oder beeinflussender Faktoren:
- Feststellen aktueller/kürzlicher Ereignisse oder Bedingungen, die zur geistigen Verfassung des Patienten, wie in den möglichen ursächlichen oder beeinflussenden Faktoren aufgeführt, beitragen (z. B. Tod einer geliebten Person, chronische körperliche oder geistige Krankheit/Behinderung etc.)
- Suchen nach Hinweisen auf Traurigkeit (z. B. Seufzer, in die Weite gerichteter Blick, ungepflegtes Erscheinungsbild, Unaufmerksamkeit im Gespräch, Ablehnen von Nahrung etc.)
- Bestimmen des Funktionsgrades, der Fähigkeit zur Selbstversorgung
- Sich verschiedener Formen von Vermeidungsverhalten bewusst sein (z. B. Wut, Rückzug, Verleugnung)
- Herausarbeiten kultureller Faktoren/religiöser Konflikte
- Feststellen der Reaktion der Familie/Bezugsperson auf die Situation des Patienten. Assessment der Bedürfnisse der Familie/Bezugsperson
- Vgl. PD: erschwertes Trauern, Rollenüberlastung pflegender Angehöriger/Laien, unwirksames Coping

2. Pflegepriorität: Unterstützen des Patienten beim Durchgang durch die Sorgen:

- Ermutigen zum Verbalisieren der Situation *(hilfreich beim Beginn der Auflösung und Annahme)*. Aktives Zuhören bei Gefühlen sowie präsent und Verfügbarsein zur Unterstützung/Hilfe
- Ermutigen, Wut/Furcht/Angst zum Ausdruck zu bringen. Siehe geeignete Pflegediagnosen
- Anerkennen der Gefühle von Schuld/Selbstbezichtigung einschließlich der Feindseligkeit gegenüber geistlicher Macht (vgl. PD: Gefahr einer existenziellen Verzweiflung). *Hilft dem Patienten, Schritte in Richtung einer Auflösung zu unternehmen*
- Sorgen für Trost und Präsenz/Verfügbarkeit sowie für Fürsorge bezüglich körperlicher Bedürfnisse
- Erörtern der Bewältigungsformen, in denen das Individuum mit früheren Verlusten umgegangen ist. Bestärken im Einsatz früher erfolgreicher Copingstrategien
- Anleiten im/Ermutigen zum Anwenden des Visualisierens und von Entspannungsübungen
- Unterstützen von Bezugspersonen im Zurechtkommen mit der Reaktion des Patienten. *(Familie/Bezugspersonen versagen u. U. nicht, sondern sind intolerant)*
- Einbeziehen der Familie/Bezugsperson in realistische Zielsetzungen zur Erfüllung der Bedürfnisse des Individuums

3. Pflegepriorität: Fördern des Wohlbefindens (Beratung, Patientenedukation und Entlassungsplanung):
- Erörtern wirkungsvoller Formen des Umgangs mit schwierigen Situationen
- Den Patienten familiäre, religiöse und kulturelle Faktoren aufzeigen lassen, die für ihn von Bedeutung sind. *Hilft u. U., den Verlust oder die belastende Situation in eine Perspektive zu rücken und die Auflösung von Trauer/Sorgen zu fördern*
- Ermutigen zur Teilnahme an üblichen Aktivitäten sowie zu normaler Betätigung und üblichem gesellschaftlichen Leben innerhalb der Grenzen des körperlichen oder seelischen Zustands
- Einführen des Begriffs der Achtsamkeit (Leben im Augenblick*). Fördert Gefühle von Fähigkeit und die Überzeugung, dass sich mit diesem Augenblick zurechtkommen lässt*
- Überweisen an andere Quellen (z. B. seelsorgerische Betreuung, Beratung, Psychotherapie, Kurzzeitpflege, Selbsthilfegruppen). Sorgt bei Bedarf für zusätzliche Hilfe beim Lösen der Situation/ Fortsetzen der Trauerarbeit

Schwerpunkte der Pflegedokumentation

Pflegeassessment oder Neueinschätzung
- Individuelle Befunde einschließlich der Natur der Trauer und der Wirkungen auf die Teilnahme an Behandlungsplänen
- Körperliche/emotionale Reaktion auf den Konflikt
- Reaktionen der Familie/Bezugsperson

Planung
- Pflegeplan und beteiligte Personen
- Plan zur Patientenanleitung

Durchführung/Evaluation
- Reaktionen auf Interventionen und ausgeführte Pflegetätigkeiten
- Zielerreichung/Fortschritte in Richtung Zielerreichung
- Veränderungen des Plans

Entlassungs- oder Austrittsplanung
- Zukünftige Bedürfnisse und Bestimmung der Verantwortlichkeiten
- Verfügbare Ressourcen, spezifische vorgenommene Überweisungen

Pflegeinterventionsklassifikation (NIC)

Bereich: *Verhaltensbezogene Pflegeinterventionen (behavioral).* Interventionen zur Förderung der psychosozialen Lebensgestaltung und zur Erleichterung von Veränderungen der Lebensweise.

Klasse: *Unterstützung des Coping-Verhaltens (coping assistance).* Interventionen zur Unterstützung anderer Personen, eigene Stärken zu entwickeln, sich an Funktionsveränderungen anzupassen oder ein höheres Funktionsniveau zu erreichen.

Empfohlene Pflegeinterventionen: Hoffnungsvermittlung u.a. (siehe McCloskey/Bulecheck, 2003).

Pflegeergebnisklassifikation (NOC)

Empfohlenes Pflegeergebnis: Depressionsniveau (depression level), (siehe Johnson/Maas/Moorhead, 2003).

Literatur

Farran, C. J.; Herth, K. A.; Popovich, J. M.: Hoffnung und Hoffnungslosigkeit. Ullstein Medical, Wiesbaden 1999

Fitzgerald Miller, J.: Chronisch Kranksein bewältigen – Machtlosigkeit überwinden. Huber, Bern 2003 (Plan)

Johnson, M.; Maas, M.; Moorhead, S.: Pflegeergebnisklassifikation (NOC). Huber, Bern 2003 (Plan)

McCloskey, J.C.; Bulecheck, G.M.: Pflegeinterventionsklassifikation (NIC). Huber, Bern 2003 (Plan)

Müller, M.; Schnegg, M.: Unwiederbringlich – Vom Sinn der Trauer. Herder, Freiburg 2001

Schröck, R.; Drerup, E.: Bangen und Hoffen – Beiträge der Pflegeforschung zu existenziellen Erfahrungen kranker Menschen und ihrer Angehörigen. Lambertus, Freiburg 2001

Beeinträchtigte Spontanatmung

Taxonomie 1 R: Austauschen (1.5.1.3.1/1992)
Taxonomie 2: Aktivität/Ruhe, pulmonale Reaktionen (00033/1992)
NANDA-Originalbezeichnung: «Impaired Spontaneous Ventilation»
[Thematische Gliederung: Atmung]

Definition: Verminderte Energiereserven, die es einer Person verunmöglichen, eine lebenssichernde Spontanatmung Atmung aufrechtzuerhalten.

Mögliche ursächliche oder beeinflussende Faktoren

- Metabolische Faktoren [hypermetabolischer Zustand (z.B. Infektion), Ernährungsdefizit/Erschöpfung der Energiereserven]
- Erschöpfung/Schwäche der Atemmuskulatur
- [Atemwegsdurchmesser/Widerstand, Probleme mit Aushusten/Sekretion]

Bestimmende Merkmale oder Kennzeichen

subjektive
- Dyspnoe
- Besorgnis

objektive
- Erhöhte Stoffwechselrate
- Erhöhte Pulsrate
- Zunehmende Unruhe
- Verminderte Kooperation

- Zunehmende Betätigung der Atemhilfsmuskulatur
- Vermindertes Atemzugsvolumen
- Erniedrigter pO_2
- Erhöhter pCO_2

Patientenbezogene Pflegeziele oder Evaluationskriterien

Der Patient
- erlangt mit Hilfe der künstlichen Beatmung wieder ein wirksames Atemmuster oder erhält es aufrecht ohne Atelektasen/Betätigung der Atemhilfsmuskulatur, Zyanose und weitere Zeichen einer Hypoxie. Die Werte der arteriellen Blutgasanalyse sind in einem annehmbaren Bereich
- nimmt der individuellen Fähigkeit entsprechend an der Entwöhnung teil

Die Pflegeperson
- gewährleistet die notwendige Überwachung, um die Atemfunktion aufrechtzuerhalten

Maßnahmen oder Pflegeinterventionen

1. Pflegepriorität: Einschätzen des Ausmaßes der Beeinträchtigung:
- Ermitteln der Ursachen des respiratorischen Versagens, *um die zukünftigen Fähigkeiten des Patienten, den Bedarf an mechanischer Ventilation und die geeignetste Beatmungsmöglichkeit zu bestimmen*
- Ermitteln des Atemmusters bei Spontanatmung. Beobachten von Atemfrequenz, Atemtiefe, Symmetrie der Brustkorbbewegungen, Betätigung der Atemhilfsmuskulatur, *um die Atemarbeit einzuschätzen*
- Auskultieren der Atemgeräusche. Beobachten, wo sie vorhanden/nicht vorhanden sind und ob sie gleichmäßig oder unregelmäßig sind
- Durchführen arterieller Blutgasanalysen und Ermitteln der Lungenfunktionswerte bei Bedarf/nach Verordnung
- Überprüfen der Röntgen-, MRI-/CT-Befunde
- Beobachten der Wirkung der Atemtherapie (z. B. Bronchodilatatoren, Sauerstoffzufuhr, intermittierende Überdruckbeatmung

2. Pflegepriorität: Bereitstellen und Aufrechterhalten einer Atemunterstützung:

Beeinträchtigte Spontanatmung

- Beobachten des Atemmusters. Achten auf Atemfrequenz, Unterscheiden zwischen Spontanatemzügen und kontrollierter Beatmung durch den Respirator
- Verabreichen von Sedativa nach Bedarf, *um die Atemzüge zu synchronisieren und die Atemarbeit/den Energieverbrauch zu reduzieren*
- Auszählen der Atemzüge des Patienten während einer ganzen Minute und Vergleichen mit der erwünschten/eingestellten Frequenz des Respirators
- Sicherstellen, dass die Atemzüge des Patienten mit dem Respirator koordiniert sind, *vermindert angestrengte Atemarbeit und maximiert die Sauerstoffversorgung*
- Korrektes Aufblasen des Cuffs des trachealen/endotrachealen Tubus, unter Anwendung der «minimal leak/occlusive technique» (oder des Manometers). Vier- bis sechsstündlich den Druck im Cuff sowie bei Cuffentlastung/Neuauffüllung kontrollieren, *um Risiken in Verbindung mit zu hohem/niedrigem Cuffdruck zu verhindern*
- Kontrollieren, ob der Tubus verlegt oder verstopft ist, z. B. bei Abknickung oder Sekretansammlung. Absaugen, bei Bedarf, die Verwendung eines Mandrins vermeiden. *Sekretansammlung bietet einen idealen Nährboden für Mikroorganismen*
- Kontrollieren der Alarmvorrichtungen des Respirators. Diesen niemals abstellen, auch nicht während des Absaugens. Entfernen des Respirators und die manuelle Beutelbeatmung durchführen, wenn die Ursache des Alarms nicht rechtzeitig erkannt und behoben werden kann. Vergewissern, dass die Warnsignale auch im Stationszimmer gehört werden können
- Durchführen regelmäßiger Kontrollen der eingestellten Parameter am Respirator. Anpassen, bei Bedarf, entsprechend der primären Erkrankung des Patienten und der diagnostischen Befunde
- Vergewissern, dass die Sauerstoffleitung mit der richtigen Quelle verbunden ist. Durchführen regelmäßiger Kontrollen der Sauerstoffkonzentration (in der Inspirationsluft)
- Achten auf das Atemzugsvolumen (10–15 ml/kg Körpergewicht). Überprüfen der korrekten Funktion des Spirometers, des Beatmungsbeutels oder der Computerausdrucke der Lungenvolumina. Achten auf Abweichungen der erwünschten Lungenvolumina, *um eine Veränderung der Compliance oder ein Geräteleck/eine fehlende Abdichtung des Cuffs zu erfassen*

- Kontrollieren der Beatmungsdrücke *zur Erfassung auftretender Komplikationen/technischer Probleme*
- Überwachen des Verhältnisses von Inspirations- und Expirationsphase
- Fördern der maximalen Beatmung der Alveolen; Kontrollieren der Intervalle bei der intermittierenden Beatmung mit erhöhtem Atemzugsvolumen («Seufzer», normalerweise das 1,5 bis 2fache des Atemzugsvolumens)
- Achten auf Befeuchtung und Anwärmung der Inspirationsluft; die Befeuchtung zur Verflüssigung der Sekrete aufrechthalten
- Regelmäßiges Auskultieren der Atemgeräusche. Achten auf rasselnde und brodelnde Geräusche, die sich auch bei Husten/Absaugen nicht beheben lassen und auf mögliche Komplikationen (Atelektasen, Pneumonie, akuter Bronchospasmus, Lungenödem) hinweisen können
- Absaugen, bei Bedarf, *um Sekretansammlungen zu entfernen*
- Beobachten von Veränderungen der Thoraxsymmetrie, *die auf eine falsche Lage der Kanüle und Auftreten eines Barotraumas hinweisen können*
- Aufbewahren eines Beatmungsbeutels in Reichweite. Manuelle Beatmung dann durchführen, wenn es angezeigt ist (Patient wird z. B. für einen Systemwechsel oder zur Störungssuche bei technischen Problemen vom Respirator abgehängt)
- Verabreichen atemunterstützender Medikamente und Überwachen ihrer Wirkungen

3. Pflegepriorität: Vorbereiten/Assistieren bei der Entwöhnung vom Respirator, falls angemessen:

- Ermitteln der körperlichen/psychischen Bereitschaft zur Entwöhnung inklusive spezifische Atemparameter; Vorliegen einer Infektion, Herzversagen, Ernährungszustand
- Erklären des Vorgehens, der Methoden sowie des individuellen Plans und der Erwartungen bei der Entwöhnung. *Verringert die Furcht vor Unbekanntem*
- Lagern des Patienten, sodass die Atemnot gelindert und die Sauerstoffaufnahme erleichtert wird
- Erhöhen des Kopfteils des Bettes oder, wenn möglich, den Patienten in einen orthopädischen Stuhl setzen. *Lindert die Dyspnoe und erleichtert die Sauerstoffversorgung*
- Unterstützen des Patienten, die «Atemkontrolle» zu übernehmen

bei Entwöhnungsversuchen/Beatmungsunterbrüchen, während einer therapeutischen Maßnahme/Aktivität
- Üben, zusammen mit dem Patienten, langsam und tief durchzuatmen, die Bauchatmung/Lippenbremse einzusetzen, eine bequeme Haltung einzunehmen und Entspannungstechniken anzuwenden, *um die Atemfunktion auf ein Höchstmaß zu verbessern*
- Unterstützen des Patienten beim Einüben wirksamer Hustentechnik und Sekretlösung/-entfernung
- Sorgen für eine ruhige Umgebung. Dem Patienten die volle Aufmerksamkeit schenken. *Fördert die Entspannung und verringert den Energie-/Sauerstoffbedarf*
- Involvieren der Bezugsperson(en)/Familie, wenn angezeigt. Sorgen für Beschäftigungsmöglichkeiten. *Hilft dem Patienten sich auf etwas anderes als die Atmung zu konzentrieren*
- Fortlaufend den Patienten ermutigen und seine Leistungen anerkennen. Vermitteln von Hoffnung auf eine (mindestens teilweise) Beatmungsentwöhnung. *Fördert die Bereitschaft und Zustimmung und verbessert die Ergebnisse*

4. Pflegepriorität: Vorbereiten der Entlassung mit einem Respirator, falls erforderlich:
- Erstellen eines Entlassungsplans (z. B. Rückkehr nach Hause, kurzfristiger/längerfristiger Aufenthalt in einem Langzeitpflegeheim)
- Bestimmen von spezifischen Bedürfnissen bezüglich Geräteanschaffung. Feststellen der Ressourcen für die Gerätebeschaffung und Organisieren der Lieferung vor der Entlassung des Patienten
- Überprüfen der Anordnung der Räume unter Berücksichtigung der Zimmergröße und Zugänge, des Standortes von Möbeln und der elektrischen Anschlüsse. *Entsprechende Veränderungen empfehlen*
- Beschaffen von Nichtrauchertafeln, die angebracht werden müssen. Den Familienmitgliedern nahe legen, nicht zu rauchen
- Anweisen der Bezugsperson(en)/Familie, dem Gas- und Elektrizitätswerk und der Feuerwehr bekannt zu geben, dass ein Respirator im Haus in Betrieb ist
- Überprüfen und Beschaffen von Literatur zur korrekten Bedienung, Wartung und Sicherheit des Respirators
- Demonstrieren der Trachealtoilette und Kanülenpflege

- Instruieren der Angehörigen/Pflegepersonen in anderen atemtherapeutischen Maßnahmen
- Sorgen für genügend Übungsgelegenheiten mit Bezugsperson(en)/Familie. Üben des Verhaltens in möglichen Krisensituationen mit Rollenspielen, *um das Selbstvertrauen zu Bewältigung der Situation und Befriedigung der Bedürfnisse das Patienten zu stärken*
- Benennen von Symptomen, die einer sofortigen medizinischen Einschätzung und Intervention bedürfen. *Eine rechtzeitige Intervention kann eine Verschlimmerung des Problems verhüten*
- Positive Rückmeldungen und Anerkennung für den Einsatz der Bezugsperson(en)/Familie geben, *fördert die Fortsetzung erwünschten Verhaltens*
- Erstellen einer Liste mit Namen und Telefonnummern ausgewählter Kontaktpersonen. *Eine Rund-um-die-Uhr-Erreichbarkeit verringert ein Gefühl der Isolation und steigert die Wahrscheinlichkeit, angemessene Informationen im Bedarfsfall zu bekommen*

5. Pflegepriorität: Fördern des Wohlbefindens (Beratung, Patientenedukation und Entlassungsplanung):

- Besprechen der Auswirkungen spezifischer Aktivitäten auf den Atemzustand. Anbieten von Problemlösungsmöglichkeiten zur Entwöhnung, *um positive Entwöhnungsergebnisse zu maximieren*
- Den Patienten an einem Programm *zur Stärkung der Atemmuskeln und zur Förderung der Kondition* teilnehmen lassen
- Schützen des Patienten vor Infektionsquellen (z. B. durch Beachten des Gesundheitszustandes von Besuchern, Mitpatienten, Pflegeteam)
- Die Teilnahme an einer Selbsthilfegruppe empfehlen; Personen mit ähnlichen Problemen vorstellen, *um geeignete Rollenmodelle anzubieten und Unterstützung bei der Problemlösung anzubieten*
- Den Pflegepersonen raten, sich Erholungszeiten/-pausen zu gönnen, *um das persönliche Wohlbefinden nicht zu vernachlässigen*
- Dem Patienten und seinen Angehörigen Gelegenheiten geben, über die Beendigung der Therapie/der lebenserhaltenden Maßnahmen zu sprechen
- Ausfindigmachen von respiratorabhängigen Personen, die erfolgreich mit ihrer Situation zurechtkommen, *um Hoffnung für die Zukunft zu machen*
- Verweisen an weitere Ressourcen (z. B. Seelsorge, Beratung)

Schwerpunkte der Pflegedokumentation

Pflegeassessment oder Neueinschätzung
- Ausgangswerte und Veränderungen in der Atemfunktion
- Resultate der diagnostischen Tests
- Individuelle Risikofaktoren/Besorgnisse

Planung
- Pflegeplan/-interventionen und beteiligte Personen
- Plan zur Patientenanleitung, -schulung und -beratung

Durchführung/Evaluation
- Reaktionen auf Interventionen/Anleitung und ausgeführte Pflegetätigkeiten
- Kenntnisse/Fähigkeiten und Unterstützungsbedarf wichtiger Bezugspersonen/Angehöriger
- Zielerreichung/Fortschritte in Richtung Zielerreichung
- Veränderungen des Plans

Entlassungs- oder Austrittsplanung
- Entlassungs- oder Austrittsplanung, inklusive Vermitteln an andere Gesundheitsberufe und Verantwortlichkeiten
- Benötigte Ausrüstungsgegenstände und Bezugsquellen
- Ressourcen zur Unterstützung/Heimpflegeanbieter

Pflegeinterventionsklassifikation (NIC)

Bereich: *Körperfunktionen: komplexe (physiological: complex).* Interventionen zur Unterstützung homöostatischer und regulierender Prozesse.

Klasse: *Atemunterstützung (respiratory management).* Interventionen zur Förderung der Freihaltung der Atemwege und des Gasaustausches.

Empfohlene Pflegeinterventionen: Beatmung, Atemwegsmanagement, Beatmungsüberwachung u.a. (siehe McCloskey/Bulecheck, 2003).

Pflegeergebnisklassifikation (NOC)

Empfohlenes Pflegeergebnis: Respiratorischer Status: Atemvorgang (*respiratory status: ventilation*), (siehe Johnson/Maas/Moorhead, 2003).

Literatur

Bienstein, C.; Schröder, G.: atmen. Thieme, Stuttgart 2000

Carpenito, L. J.: Nursing Diagnosis – Application to clinical practice. Lippincott, Philadelphia 2002

Johnson, M.; Maas, M.; Moorhead, S.: Pflegeergebnisklassifikation (NOC). Huber, Bern 2003 (Plan)

Kasper, M.; Kraut, D.: Atmung und Atemtherapie. Huber, Bern 2000

Larsen, R.: Anästhesie und Intensivmedizin für Schwestern und Pfleger. Springer, Heidelberg/Berlin 1999

McCloskey, J. C.; Bulecheck, G. M.: Pflegeinterventionsklassifikation (NIC). Huber, Bern 2003 (Plan)

Osterbrink, J.: Tiefe Atementspannung. Huber, Bern 1999

Unwirksames Stillen (zu spezifizieren), (Stillprobleme)*

Taxonomie 1 R: Sich bewegen (6.5.1.2/1988)
Taxonomie 2: Rollen/Beziehungen, Rollenausübung (00104/1988)
NANDA-Originalbezeichnung: «Ineffective Breastfeeding»
[Thematische Gliederung: Ernährung]

Definition: Unzufriedenheit oder Schwierigkeiten, die eine Mutter, ein Neugeborenes oder ein Kind mit dem Stillvorgang erleben.

Mögliche ursächliche oder beeinflussende Faktoren

- Frühgeburt, Anomalie, schlechter Saugreflex des Säuglings
- Säugling erhält [zahlreiche oder wiederholte] zusätzliche Mahlzeiten mit dem Schoppen/Fläschchen
- Angst oder Ambivalenz der Mutter
- Wissensdefizit
- Frühere Misserfolge beim Stillen
- Unterbrechung beim Stillen
- Fehlende Unterstützung vom Partner oder der Familie
- Brustanomalie; vorangegangene Brustoperationen; [schmerzhafte Brustwarzen/Schwellung der Brust/Rhagaden]

---

* Umgangssprachliche Umschreibung der Übersetzergruppe, die dem besseren Verständnis dienen soll.

Unwirksames Stillen

Bestimmende Merkmale oder Kennzeichen

subjektive
- Nicht zufriedenstellender Stillvorgang
- Anhaltend wunde Brustwarzen nach der ersten Stillwoche
- Ungenügendes Entleeren der Brüste beim Stillen
- Tatsächlicher oder wahrgenommener Mangel an Milch

objektive
- Beobachtbare Zeichen einer unangemessenen Nahrungsaufnahme des Säuglings [Abnahme der Zahl nasser Windeln, unangemessener Gewichtsverlust/unangemessene Gewichtszunahme]
- Zu kurze oder zu wenige Gelegenheiten, an der Brust zu saugen; Unfähigkeit [Misslingen] des Säuglings, die Brustwarze richtig zu fassen
- Der Säugling krümmt sich und weint an der Brust; sträubt sich gegen das Ansetzen
- Der Säugling ist unruhig und weint innerhalb der ersten Stunde nach dem Stillen; keine Reaktion auf andere beruhigende Maßnahmen
- Keine beobachtbare Zeichen einer Oxytozinausschüttung

Patientenbezogene Pflegeziele oder Evaluationskriterien

Die Mutter
- äußert, die ursächlichen/beeinflussenden Faktoren zu verstehen
- demonstriert Methoden zur Verbesserung/Erleichterung des Stillens
- übernimmt die Verantwortung für wirksames Stillen
- erreicht einen gegenseitig zufriedenstellenden Stillvorgang, bei dem der Säugling nach dem Stillen zufrieden ist und eine angemessene Gewichtszunahme aufweist

Maßnahmen oder Pflegeinterventionen

1. Pflegepriorität: Erkennen ursächlicher oder beeinflussender Faktoren auf Seiten der Mutter:
- Ermitteln, welche Kenntnisse die Mutter über das Stillen hat und welche Anleitungen und Instruktionen sie erhalten hat
- Ermutigen der Mutter, über gegenwärtige/frühere Stillerfahrungen zu sprechen

- Beachten der vorangegangenen negativen Erfahrungen (selbsterlebte und Erfahrungen anderer Mütter), *da diese die jetzige Situation beeinflussen könnten*
- Beobachten des Aussehens der Brust/Brustwarzen: auf eine merkliche Asymmetrie der Brüste achten, deutliche Hohl- oder Flachwarzen, eine minimale oder fehlende Vergrößerung der Brust während der Schwangerschaft
- Ermitteln, ob es sich um primäre Stillschwierigkeiten handelt (*z. B. Prolaktinmangel, ungenügendes Brustdrüsengewebe, Brustoperationen, welche die Warze/Innervation des Warzenhofes irreversibel verletzt haben*) oder ob die Stillprobleme sekundär auftreten (*z. B. wunde Brustwarzen, Milchstau, verstopfte Milchdrüsen, Mastitis, Hemmung des Milchflussreflexes, Trennung von Mutter und Kind mit einer Stillunterbrechung als Folge*)
- Beachten der Vorgeschichte der Mutter und des Schwangerschaftsverlaufs, der Wehen und der Entbindung (normale Geburt oder Kaiserschnitt), andere vor kurzem durchgeführte oder gegenwärtige chirurgische Eingriffe; vorbestehende medizinische Probleme (z. B. Diabetes mellitus, Epilepsie, Herzkrankheiten oder Behinderungen)
- Feststellen, welche Unterstützungssysteme die Mutter hat: Bezugsperson(en), erweiterte Familie, Freunde
- Feststellen des Alters der Mutter und die Anzahl der Kinder zu Hause und ob die Mutter wieder arbeiten gehen muss
- Beachten der Gefühle der Mutter (z. B. Furcht/Angst, Ambivalenz, Depression)
- Ermitteln kultureller Erwartungen/Konflikte

2. Pflegepriorität: Ermitteln ursächlicher/beeinflussender Faktoren beim Säugling:
- Ermitteln der Schwierigkeiten beim Saugen, wie sie bei den möglichen beeinflussenden Faktoren/bestimmenden Merkmalen aufgelistet sind
- Beachten, ob das Kind eine Frühgeburt ist und/oder ob der Säugling eine Anomalie aufweist (z. B. Gaumenspalte)
- Überprüfen des Stillrhythmus, auf einen erhöhten Nahrungsbedarf des Säuglings achten (mindestens 8 Stillmahlzeiten/Tag, ob mindestens 15 Minuten an jeder Brust pro Mahlzeit gestillt wird) oder auf zusätzliche Verabreichung von Flaschenernährung
- Achten auf Zeichen einer ungenügenden Nahrungszufuhr (z. B.

der Säugling nuckelt an der Brust mit minimalen oder nicht hörbaren Schluckgeräuschen; der Säugling krümmt sich und weint an der Brust und sträubt sich gegen das Ansetzen; verminderte Ausscheidung von Urin/Stuhl, ungenügende Gewichtszunahme)
- Feststellen, ob der Säugling nach dem Stillen zufrieden oder ob er aufgeregt ist und innerhalb der ersten Stunde nach dem Stillen weint, *was auf einen unbefriedigenden Stillvorgang hinweisen würde*
- Beachten der Zusammenhänge zwischen der Einnahme bestimmter Nahrungsmittel durch die Mutter und «kolikartigen» Reaktionen des Säuglings

3. Pflegepriorität: Unterstützen der Mutter, die Fertigkeit für erfolgreiches Stillen zu erwerben:
- Emotionales Unterstützen der Mutter. Während des Spitalaufenthalts bei jeder Stillmahlzeit direkte Instruktionen geben
- Informieren der Mutter, dass gewisse Kinder nicht weinen, wenn sie hungrig sind, sondern unruhige/sich windende Bewegungen machen und/oder an ihren Fingern saugen
- Der Mutter empfehlen, das zu häufige Zufüttern von Flaschennahrung und den häufigen Einsatz eines Schnullers zu meiden (außer wenn angezeigt), *da dadurch das Stillbedürfnis des Säugling gemindert werden kann*
- Einschränken des Gebrauchs von Brusthütchen (z. B. nur vorübergehend, um die Brustwarze hervorzuziehen), und den Säugling direkt an die Brust anlegen
- Demonstrieren des Gebrauchs einer elektrischen Milchpumpe mit Zweikammerauffangsystem, wenn dies notwendig ist, *um den Milchfluss aufrechtzuerhalten oder zu erhöhen*
- Auffordern der Patientin, häufig Ruhepausen einzuschalten, die Haushaltpflichten/Kinderpflege sinnvoll einzuteilen, *um Erschöpfung zu begrenzen und entspannt stillen zu können*
- Empfehlen, das Rauchen, die Einnahme von Koffein, Alkohol, Medikamenten, übermäßigem Zucker zu meiden/einzuschränken, *da sie die Milchproduktion und den Milchflussreflex beeinträchtigen oder die Stoffe direkt vom Kind aufgenommen werden könnten*
- Auffordern der Mutter, Stillprobleme rechtzeitig anzugehen. Zum Beispiel:
  – Bei Schwellung der Brust/Milchstau: Warme und/oder kühle [Quark]-Umschläge, Massage der Brust von der Brust zur Brust-

warze hin, Gebrauch eines Oxytozin-Nasensprays, *um den Milchflussreflex zu fördern*. Beruhigen des aufgeregten Babys vor dem Stillen, korrektes Anlegen des Säuglings an die Brust/Brustwarze, Wechseln der Seite. Stillen rund um die Uhr und/oder Abpumpen der Milch mit einer Milchpumpe mindestens 8- bis 12-mal/Tag [Anmerkung der Übersetzergruppe: 15 Minuten auf jeder Seite]
- Bei wunden Brustwarzen: Benutzen von Kleidung aus 100%iger Baumwolle. Keine Seife/kein Alkohol/keine austrocknenden Mittel für die Brustwarzenpflege verwenden. Vermeiden des Gebrauchs von Brusthütchen aus Plastik oder Stilleinlagen mit Kunstfaseranteil. Die Brüste an der Luft trocknen lassen, Auftragen einer dünnen Schicht Lanolinsalbe (sofern Mutter/Kind nicht empfindlich auf Wolle sind). Äußerst vorsichtig sein mit Sonnenbestrahlung/Solarium. Verabreichen eines leichten Schmerzmittels nach Bedarf. Auflegen von Eis vor dem Stillen oder Waschen der Brust mit warmem Wasser, *um die eingetrocknete Milch zu entfernen und die Brustwarze geschmeidig zu halten*. Den Stillvorgang mit der weniger betroffenen Seite beginnen; Ausdrücken der Brust mit der Hand, um den Milchflussreflex in Gang zu bringen, korrektes Anlegen des Säuglings an die Brust/ Brustwarze und verschiedene Positionen ausprobieren
- Bei verstopften Brustdrüsen: Tragen eines größeren Büstenhalters, Vermeiden von Druck, Verwenden von feuchter oder trockener Wärme, sanft oberhalb der Verstopfung zur Brustwarze hin massieren. Stillen des Säuglings, Ausdrücken der Brust von Hand oder Abpumpen der Milch nach der Massage, häufiger auf der betroffenen Seite stillen
- Bei gehemmtem Milchflussreflex: Sorgen für Entspannung vor dem Stillen (z. B. eine ruhige Atmosphäre, bequeme Haltung, Brustmassage, warme Wickel, Trinken in Reichweite, Entwickeln eines Stillrhythmus, Konzentration auf den Säugling), Verabreichen eines Oxytozin-Nasensprays bei Bedarf
- Bei Mastitis: Für einige Tage Schonung/Bettruhe (mit dem Säugling). Verabreichen von Antibiotika nach Verordnung. Sorgen für feuchtwarme Wickel vor und während des Stillens[1], die

---

[1] Anmerkung der Übersetzergruppe: Wärmeanwendung ist während der *akuten* Phase der Entzündung kontraindiziert und wird erst bei beginnender Einschmelzung zur Förderung der Abkapselung eingesetzt. In der akuten Phase allenfalls Kühlung.

Brüste vollständig entleeren, fortfahren, den Säugling mindestens 8- bis 12-mal am Tag zu stillen oder die Milch während 24 Stunden abpumpen und dann das Stillen nach Bedarf wieder aufnehmen

4. Pflegepriorität: Gewöhnen des Säuglings an das Stillen:
- Befeuchten der Stilleinlage mit Muttermilch und sie zusammen mit einer Fotografie der Mutter in das Bett des Säuglings legen, wenn dieser aus medizinischen Gründen von der Mutter getrennt ist (z. B. Frühgeburt)
- Steigern und Fördern des Körperkontaktes
- Dem Säugling Gelegenheit zum Üben des Saugens geben
- Mit der Hand kleine Mengen von Muttermilch in den Mund des Säuglings drücken
- Der Mutter die Brust, nach Bedarf, nach dem Stillen abpumpen, *um den Milchfluss zu fördern*
- Verabreichen von Flaschenernährung, nur wenn notwendig
- Ermitteln spezieller Maßnahmen bei einem Säugling mit einer Lippen-/Gaumenspalte

5. Pflegepriorität: Fördern des Wohlbefindens (Beratung, Patientenedukation und Entlassungsplanung):
- Einplanen einer Nachkontrolle, 48 Stunden nach Spitalentlassung und 2 Wochen nach der Geburt durch eine Pflegeperson (Mütterberatung), *um den Stillvorgang und die Milchzufuhr zu beurteilen*
- Anleiten der Eltern, die Ausscheidung des Säuglings anhand der Zahl das nassen Windeln zu kontrollieren. *Mindestens sechs nasse Windeln deuten auf eine ausreichende Flüssigkeitszufuhr hin*
- Wiegen des Säuglings und dokumentieren des Gewichts mindestens alle drei Tage, *um eine ausreichende Flüssigkeitszufuhr zu überprüfen*
- Fördern von Bildungsmaßnahmen für den Partner der Mutter und der Unterstützung der Mutter durch den Partner. – Beachten der Bedürfnisse der Mutter nach Ruhe, Entspannung, Zusammensein (z. B. mit anderen Kindern)
- Besprechen der Wichtigkeit einer angepassten Ernährung/Zufuhr von Flüssigkeit, pränatalen Vitaminen, Mineralstoffen, Spurenelementen mit der Mutter, schon vor der Geburt
- Ansprechen spezieller Probleme (z. B. Schwierigkeiten beim Saugen, Frühgeburt/Anomalien)

- Informieren der Mutter, dass das Wiedereinsetzen der Menstruation innerhalb der ersten drei Monate nach der Geburt eine ungenügende Prolaktinausschüttung anzeigen kann
- Verweisen auf Selbsthilfegruppen (z. B. je nach Bedarf die Mütterberatung, Stillberatung, La Leche Liga, Elterngruppen, Kurse für Stressabbau oder andere Ressourcen in der Gemeinde)
- Abgabe einer Literaturliste und empfehlen geeigneter Sachbücher *zur weitergehenden Information*

Schwerpunkte der Pflegedokumentation

Pflegeassessment oder Neueinschätzung
- Ergebnisse der Einschätzung von Mutter und Säugling (z. B. Aufstoßen nach dem Stillen, adäquate Gewichtszunahme ohne Zusatznahrung)

Planung
- Pflegeplan/-interventionen und beteiligte Personen
- Plan für die Patientenanleitung, -schulung und -beratung

Durchführung/Evaluation
- Reaktionen von Mutter und Säugling auf Interventionen/Anleitung und ausgeführte Pflegetätigkeiten
- Zielerreichung/Fortschritte in Richtung Zielerreichung
- Veränderungen des Plans

Entlassungs- oder Austrittsplanung
- Vermitteln an andere Gesundheitsberufe und Entscheidung der Mutter zur Beteiligung

Pflegeinterventionsklassifikation (NIC)

Bereich: *Familie (family)*. Interventionen zur Unterstützung der Familie.
Klasse: *Kindererziehung (childrearing care)*. Interventionen zur Unterstützung der Erziehung von Kindern.
Empfohlene Pflegeinterventionen: Stillunterstützung, Stillberatung u. a. (siehe McCloskey/Bulecheck, 2003).

Pflegeergebnisklassifikation (NOC)

Empfohlenes Pflegeergebnis: Wissen über das Stillen (knowledge breastfeeding), (siehe Johnson/Maas/Moorhead, 2003).

Literatur

Johnson, M.; Maas, M.; Moorhead, S.: Pflegeergebnisklassifikation (NOC). Huber, Bern 2003 (Plan)
Kroth, C.: Stillen und Stillberatung. Ullstein Medical, Wiesbaden 1998
Mändle, C.; Opitz-Kreuter, S.; Wehling, A.: Das Hebammenbuch. Schattauer, Stuttgart 2000
McCloskey, J. C.; Bulecheck, G. M.: Pflegeinterventionsklassifikation (NIC). Huber, Bern 2003 (Plan)

Unterbrochenes Stillen

Taxonomie 1 R: Austauschen (6.5.1.2.1/1992)
Taxonomie 2: Rollen/Beziehungen, Rollenausübung (00105/1992)
NANDA-Originalbezeichnung: «Interrupted Breastfeeding»
[Thematische Gliederung: Ernährung]

Definition: Eine Unterbrechung in der Kontinuität des Stillens, weil es nicht möglich oder nicht ratsam ist, das Kind zum Stillen anzulegen.

Mögliche ursächliche oder beeinflussende Faktoren

- Krankheit der Mutter oder des Kindes
- Frühgeburt
- Arbeit der Mutter außer Haus
- Kontraindikationen für das Stillen (z. B. Drogen-/Medikamentenkonsum, gewisse Fälle von Muttermilchikterus)
- Situation, die eine sofortige Entwöhnung des Säuglings erfordert

Bestimmende Merkmale oder Kennzeichen

subjektive

- Säugling erhält keine Nahrung von der Brust bei einigen oder sämtlichen Mahlzeiten
- Wunsch der Mutter, die Milchbildung aufrechtzuerhalten und ihr Kind mit eigener Muttermilch zu versorgen (oder wenn möglich zu versorgen)
- Fehlende Kenntnisse bezüglich Abpumpen und Aufbewahren der Muttermilch

objektive
- Trennung von Mutter und Kind

Mutterbezogene Pflegeziele/Kriterien zur Evaluation

Die Mutter
- erkennt und wendet Methoden an, um die Milchbildung bis zur Wiederaufnahme des Stillens aufrechtzuerhalten
- erreicht ein für beide zufriedenstellendes Stillen, wonach der Säugling zufrieden ist und eine angemessene Gewichtszunahme aufweist
- erreicht Entwöhnung und Abstillen nach Wunsch

Maßnahmen oder Pflegeinterventionen

1. Pflegepriorität: Erkennen ursächlicher oder beeinflussender Faktoren:
- Ermitteln, welche Kenntnisse die Mutter über das Stillen hat und welche Anleitung/Instruktionen sie erhalten hat
- Ermutigen der Mutter, über gegenwärtige/frühere Stillerfahrungen zu sprechen
- Ermitteln der Aufgaben, Pflichten und zeitlich festgelegte Aktivitäten/Terminplan der Mutter (z. B. Pflege der übrigen Kinder, Arbeit zu Hause/außer Haus, Zeitplan/Stundenpläne der Familienmitglieder, Möglichkeit, den hospitalisierten Säugling zu besuchen)
- Beachten von Kontraindikationen für das Stillen (z. B. Krankheit der Mutter, Drogen-/Medikamentenkonsum); Wunsch/Notwendigkeit abzustillen
- Ermitteln kultureller Erwartungen/Konflikte

2. Pflegepriorität: Unterstützen der Mutter, das Stillen nach Wunsch/Notwendigkeit aufrechtzuerhalten oder zu beenden:
- Emotionales Unterstützen der Mutter und Akzeptieren der Entscheidung, das Stillen fortzuführen/zu beenden
- Demonstrieren des Gebrauchs einer Handpumpe und/oder einer elektrischen Milchpumpe
- Empfehlen, das Rauchen, die Einnahme von Koffein, Alkohol, Medikamenten, übermäßigem Zucker zu meiden/einzuschränken, *da sie die Milchproduktion und den Milchflussreflex beeinträchtigen*

könnten oder die Stoffe direkt vom Kind aufgenommen werden könnten
- Sorgen für Informationen über das Vorgehen beim Abstillen, z. B. das Tragen eines gut sitzenden und angepassten Büstenhalters, um eine Stimulation zu vermeiden sowie über die Einnahme von Medikamenten bei Missbehagen, um das Abstillen zu unterstützen

3. Pflegepriorität: Fördern einer wirkungsvollen Ernährung des Säuglings:
- Überprüfen der Methoden zur Aufbewahrung/Verabreichung der abgepumpten Muttermilch, *um eine optimale Ernährung anzubieten und um das Stillen fortsetzen zu können*
- Besprechen der korrekten Anwendung und Wahl der Zusatznahrung sowie alternativer Verabreichungstechniken (z. B. Flasche, Spritze)
- Erkennen von Vorsichtsmaßnahmen (z. B. richtige Flussgeschwindigkeit der Flaschennahrung aus dem Sauger, mehrmaliges Unterbrechen zum Aufstoßen lassen, das Halten der Flasche anstatt sie nur aufzustützen, Zubereitung des Schoppens/Fläschchens und Methoden zum Sterilisieren)
- Feststellen, ob ein routinemäßiger Besuchsplan oder vorangehende Benachrichtigung erfolgen kann, *damit der Säugling hungrig/bereit zur Stillmahlzeit ist*
- Sorgen für Privatsphäre und eine ruhige Umgebung, wenn die Mutter das Kind im Spital stillt
- Empfehlen/Ermöglichen, dass der Säugling regelmäßig saugt, insbesondere wenn Sonderernährung Bestandteil des Therapieprogramms ist. *Sorgt dafür, dass die Zeit der Nahrungsverabreichung angenehm ist und die Verdauung unterstützt*

4. Pflegepriorität: Fördern des Wohlbefindens (Mütter- und Väterberatung/Entlassungsberatung):
- Ermutigen der Mutter, genügend Ruhe und eine angemessene Nahrungs- und Flüssigkeitszufuhr zu haben und für das Abpumpen ein Intervall von etwa drei Stunden festzulegen (während der Wachzeit), *um eine angemessene Milchproduktion und einen adäquaten Stillvorgang aufrechtzuerhalten*
- Erkennen weiterer Möglichkeiten, die Bindung zum Kind zu unterstützen/stärken (z. B. Beruhigung, Trost, spielerische Aktivitäten)

- Verweisen auf Selbsthilfegruppen (z. B. La Leche Liga) und andere Ressourcen in der Gemeinde (Mütter- und Väterberatung/Stillberatung, Gemeindekrankenpflege etc.)
- Abgabe einer Literaturliste und empfehlen geeigneter Sachbücher *zur weitergehenden Information*

Schwerpunkte der Pflegedokumentation

Pflegeassessment oder Neueinschätzung
- Ergebnisse der Ersteinschätzung bezüglich Mutter und Kind
- Zahl nasser Windeln/periodische Gewichtsangaben

Planung
- Pflegeplan/-interventionen und beteiligte Personen
- Plan für die Patientenanleitung

Durchführung/Evaluation
- Reaktionen der Mutter auf Interventionen/Anleitung und ausgeführte Pflegetätigkeiten
- Reaktionen des Säuglings auf Ernährung und Ernährungsmethode
- Bewerten, ob der Säugling zufrieden oder immer noch hungrig wirkt
- Veränderungen des Plans
- Zielerreichung/Fortschritte in Richtung Zielerreichung

Entlassungs- oder Austrittsplanung
- Vermitteln an andere Gesundheitsberufe, Nachsorgeplan, Verantwortlichkeit
- Spezifische Vermittlungen

Pflegeinterventionsklassifikation (NIC)

Bereich: *Familie (family)*. Interventionen zur Unterstützung der Familie.
Klasse: *Kindererziehung (childrearing care)*. Interventionen zur Unterstützung der Erziehung von Kindern.
Empfohlene Pflegeinterventionen: Stillberatung u.a. (siehe McCloskey/Bulecheck, 2003).

Pflegeergebnisklassifikation (NOC)

Empfohlenes Pflegeergebnis: Aufrechterhalten des Stillens (breastfeeding maintenance), (siehe Johnson/Maas/Moorhead, 2003).

Literatur

Johnson, M.; Maas, M.; Moorhead, S.: Pflegeergebnisklassifikation (NOC). Huber, Bern 2003 (Plan)

Kroth, C.: Stillen und Stillberatung. Ullstein Medical, Wiesbaden 1998

Mändle, C.; Opitz-Kreuter, S.; Wehling, A.: Das Hebammenbuch. Schattauer, Stuttgart 2000

McCloskey, J. C.; Bulecheck, G. M.: Pflegeinterventionsklassifikation (NIC). Huber, Bern 2003 (Plan)

Erfolgreiches Stillen [Lernbedarf]

Taxonomie 1 R: Sich bewegen (6.5.1.3/1990)
Taxonomie 2: Rollen/Beziehungen, Rollenausübung (00106/1990)
NANDA-Originalbezeichnung: «Effective Breastfeeding»
[Thematische Gliederung: Ernährung]

Definition: Ein Zustand, in dem eine Mutter-Kind-Dyade/Familie ein angemessenes Können beim Stillvorgang und Zufriedenheit mit dem Stillvorgang zeigt.

Anm. d. Autorinnen: Diese (Wellness-)Pflegediagnose ist insofern schwierig, als die beeinflussenden Faktoren und die bestimmenden Merkmale eigentlich identisch sind mit den angestrebten Ergebnissen/Zielen/Evaluationskriterien. Wir glauben, dass normales Stillen erlernt werden muss und unterstützt werden sollte, mit Interventionen, welche den Lernprozess fördern.

Mögliche ursächliche oder beeinflussende Faktoren

- Grundlegende Kenntnisse über das Stillen
- Normaler Aufbau der Brust
- Normaler Aufbau des Mund-/Rachenraums beim Neugeborenen
- Gestationsalter des Neugeborenen mehr als 34 Wochen
- Unterstützungsmöglichkeiten [zugänglich]
- Zuversicht und Selbstvertrauen der Mutter

Bestimmende Merkmale oder Kennzeichen

subjektive
- Äußerungen der Mutter über Zufriedenheit mit dem Stillvorgang

objektive
- Die Mutter ist fähig, das Neugeborene so anzulegen, dass es saugen kann
- Das Neugeborene ist zufrieden nach dem Stillen
- Regelmäßiges und anhaltendes Saugen an der Brust [z. B. 8–10-mal/24 Stunden]
- Altersentsprechende Gewichtskurve des Säuglings
- Wirkungsvolle Mutter-Kind-Kommunikation (Anhaltspunkte beim Säugling, Interpretation und Reaktion der Mutter)
- Zeichen und/oder Symptome einer Oxytozinausschüttung (Einsetzen der Milchsekretion)
- Altersentsprechendes Ausscheidungsmuster des Säuglings [Weiche Stühle, mehr als sechs nasse Windeln am Tag mit nicht konzentriertem Urin]
- Bereitwilligkeit des Säuglings, gestillt zu werden

Patientenbezogene Pflegeziele oder Evaluationskriterien

Die Mutter
- äußert, den Vorgang des Stillens zu verstehen
- beherrscht wirksame Stilltechniken
- erhält Anteilnahme und Unterstützung durch die Familie
- besucht Kurse/liest angemessene Literatur, wenn erforderlich

Maßnahmen oder Pflegeinterventionen

1. Pflegepriorität: Ermitteln des individuellen Lernbedarfs:
- Feststellen, welche Kenntnisse und Erfahrungen die Patientin mit dem Stillen hat
- Kontrollieren der Wirksamkeit des Stillens
- Ermitteln, welche Hilfsmöglichkeiten der Mutter/Familie zur Verfügung stehen

2. Pflegepriorität: Fördern der Fertigkeit des Stillens:
- Anlegen des Kindes, innerhalb der ersten Stunde nach der Geburt
- Anleiten, wie das Kind gehalten und angelegt werden muss
- Beobachten, wie die Mutter das Kind hält und anlegt

- Anlegen des Kindes bei der Mutter, *um eine individuelle Stilldauer und Häufigkeit der Stillmahlzeiten zu ermöglichen*
- Sorgen für Informationen, wenn nötig

3. Pflegepriorität: Fördern des Wohlbefindens (Beratung, Patientenedukation und Entlassungsplanung):
- 48 Stunden nach der Entlassung Sorgen für eine Nachkontrolle/einen Hausbesuch; Durchführen eines erneuten Besuchs, wenn erforderlich. *Um Unterstützung anzubieten und um bei der Lösung von Problemen zu helfen*
- Anleiten der Eltern, die Ausscheidung des Säuglings anhand der Zahl das nassen Windeln zu kontrollieren. *Mindestens sechs nasse Windeln deuten auf eine ausreichende Flüssigkeitszufuhr hin*
- Ermutigen der Mutter/anderer Familienmitglieder, ihre Gefühle/Sorgen zu äußern und ihnen aktiv zuhören, *um Hintergründe von Problemen zu ermitteln*
- Besprechen von Techniken für das Abpumpen und Aufbewahren der Muttermilch, *um das Stillen weiterhin ermöglichen zu können*
- Besprechen der Probleme, die sich aus der Wiederaufnahme der Erwerbstätigkeit ergeben oder aus der Notwendigkeit zeitweiliger Flaschenernährung
- Verweisen, bei Bedarf, auf Selbsthilfegruppen, wie z.B. La Leche Liga
- Vgl. PD: Unwirksames Stillen

Schwerpunkte der Pflegedokumentation

Pflegeassessment oder Neueinschätzung
- Ergebnisse der Einschätzung (Mutter und Kind)
- Zahl der nassen Windeln pro Tag und periodische Gewichtswerte

Planung
- Pflegeplan/-interventionen und beteiligte Personen
- Plan für die Mutteranleitung, -schulung und -beratung

Durchführung/Evaluation
- Reaktionen der Mutter auf Interventionen/Anleitung und ausgeführte Pflegetätigkeiten
- Erfolg des Trinkverhaltens des Säuglings
- Veränderungen des Plans
- Zielerreichung/Fortschritte in Richtung Zielerreichung

Entlassungs- oder Austrittsplanung
- Langfristige Betreuungsbedürfnisse/Vermitteln an andere Gesundheitsberufe und Verantwortlichkeiten

Pflegeinterventionsklassifikation (NIC)

Bereich: *Familie (family)*. Interventionen zur Unterstützung der Familie.
Klasse: *Kindererziehung (childrearing care)*. Interventionen zur Unterstützung der Erziehung von Kindern.
Empfohlene Pflegeinterventionen: Laktationsberatung u.a. (siehe McCloskey/Bulecheck, 2003).

Pflegeergebnisklassifikation (NOC)

Empfohlenes Pflegeergebnis: Aufnahme des Stillens, mütterlicherseits (breastfeeding establishment: maternal), (siehe Johnson/Maas/Moorhead, 2003).

Literatur

Johnson, M.; Maas, M.; Moorhead, S.: Pflegeergebnisklassifikation (NOC). Huber, Bern 2003 (Plan)
Kroth, C.: Stillen und Stillberatung. Ullstein Medical, Wiesbaden 1998
Mändle, C.; Opitz-Kreuter, S.; Wehling, A.: Das Hebammenbuch. Schattauer, Stuttgart 2000
McCloskey, J.C.; Bulecheck, G.M.: Pflegeinterventionsklassifikation (NIC). Huber, Bern 2003 (Plan)

Stressurininkontinenz

Taxonomie 1 R: Austauschen (1.3.2.1.1/1986)
Taxonomie 2: Ausscheidung, Harnwegssystem (00017/1986)
NANDA-Originalbezeichnung: «Urinary Incontinence, Stress»
[Thematische Gliederung: Ausscheidung]

Definition: Ein Zustand, bei dem es bei erhöhtem abdominalen Druck zu einem unkontrollierbaren Urinverlust von weniger als 50 ml kommt.

Mögliche ursächliche oder beeinflussende Faktoren

- Degenerative Veränderungen der Beckenmuskulatur und des Stützgewebes, die altersbedingt sind [schlecht schließender Urethersphinkter, Östrogenmangel]
- Hoher intraabdominaler Druck (z. B. bei Adipositas, Schwangerschaft)
- Insuffizienter Blasenausgang, Überdehnung zwischen den Entleerungen
- Schwache Beckenmuskulatur und Stützgewebe [z. B. Überbelastung durch chronische Obstipation]
- [Neurale Degeneration, Gefäßinsuffizienz, chirurgische Eingriffe, Bestrahlungstherapie]

Bestimmende Merkmale oder Kennzeichen

subjektive
- Mitgeteiltes (oder beobachtetes) Tröpfeln bei erhöhtem intraabdominalen Druck [z. B. beim Husten, Niesen, Heben, Belastungsgymnastik, Lagewechsel]
- Vermehrter Harndrang/Wasserlösen (mehr als zweistündlich)

objektive
- Beobachtetes Tröpfeln bei erhöhtem intraabdominalen Druck

Patientenbezogene Pflegeziele oder Evaluationskriterien

Der Patient
- äußert, seinen Zustand und die Maßnahmen des Blasentrainings zu verstehen
- zeigt Verhaltensweisen/Methoden zur Stärkung der Beckenbodenmuskulatur
- bleibt auch bei erhöhtem intraabdominalen Druck kontinent

Maßnahmen oder Pflegeinterventionen

1 Pflegepriorität: Einschätzen ursächlicher oder beeinflussender Faktoren:
- Feststellen, ob physiologische Gründe für den erhöhten intraabdominalen Druck vorhanden sind (z. B. Adipositas, Schwangerschaft). Beachten von mehrfachen Geburten, Blasen- oder Beckentrauma etc. in der Vorgeschichte

- Ermitteln, ob die Beckenmuskulatur und das Stützgewebe schlaff sind, dabei beachten, ob der Patient fähig ist, den Strahl bei der Entleerung auszulösen und zu unterbrechen (hohe Rate falschpositiver Resultate). Beachten des Vorwölbens des Dammes beim Pressen. *Verweisen an Urologen zur Untersuchung einer möglichen Sphinkterschwäche oder Hypermobilität*
- Katheterisieren, bei Bedarf, *um die Möglichkeit von Restharn auszuschließen*

2 Pflegepriorität: Ermitteln des Ausmaßes der Störung/Beeinträchtigung:
- Beobachten des Ausscheidungsmusters, des Zeitpunkts und der Menge der Ausscheidung, des Reizes, der die Inkontinenz auslöst. Überprüfen des Miktionsprotokolls, wenn vorhanden
- Vorbereiten/Helfen bei entsprechenden Untersuchungen (z. B. Zystoskopie, Zystometrogramm)
- Ermitteln der Auswirkungen auf die Lebensweise (inkl. Sozialkontakte und Sexualität) und das Selbstwertgefühl
- Ermitteln von Methoden zur Selbstbehandlung (z. B. Einschränken der Flüssigkeitszufuhr, den Gebrauch von Wäscheschutz)
- Ermitteln, ob als Begleiterscheinung eine Drangurininkontinenz oder eine funktionelle Urininkontinenz vorhanden ist: Bestehen Blasenreizung, verminderte Blasenkapazität oder willentliche Überdehnung?
- Vgl. PD: Drangurininkontinenz oder funktionelle Urininkontinenz

3 Pflegepriorität: Hilfe leisten bei der Behandlung/Verhütung der Inkontinenz:
- Unterstützen der medizinischen Behandlung des zugrunde liegenden urologischen Problems (Operation, Medikation, Biofeedback usw.), wenn angebracht
- Vorschlagen, den Urinstrahl zwei oder mehrere Male während der Entleerung auszulösen und zu unterbrechen, *um die perineale Muskulatur zu trainieren und zu kräftigen*
- Fördern von Übungen zur Stärkung der Beckenbodenmuskulatur, mehrmals täglich (z. B. Widerstand im Reitersitz, Vaginalkonen). Verbinden der Aktivität mit Biofeedback, *um den Trainingseffekt zu erhöhen*
- Einplanen von Übungen zur Kräftigung der Bauchmuskulatur (Sit ups), einschließlich der Beckenbodenmuskulatur

- Den Patienten mindestens alle drei Stunden während des Tages Wasser lösen lassen, um den Druck auf die Blase zu vermindern
- Einschränken der Flüssigkeitszufuhr 2–3 Stunden vor dem Zubettgehen, um Ausscheidungen während der Schlafzeit zu reduzieren

4 Pflegepriorität: Fördern des Wohlbefindens (Beratung, Patientenedukation und Entlassungsplanung):
- Fördern der Einschränkung des Konsums von Kaffee/Tee und Alkohol aufgrund der diuretischen Wirkung, *die zu einer Blasendehnung führen kann und die Wahrscheinlichkeit einer Inkontinenz erhöht*
- Vorschlagen, Inkontinenzeinlagen/-wäsche zu gebrauchen, bei Bedarf. Ermitteln von Produkten, die der individuellen Situation am besten entsprechen, bezüglich Aktivitätsgrad, Ausmaß des Urinverlusts, Körpergröße, manueller Geschicklichkeit und der kognitiven Fähigkeiten
- Betonen der Wichtigkeit der Intimpflege nach dem Entleeren der Blase sowie des häufigen Wechselns der Inkontinenzeinlagen, *um Hautreizungen und Infektionen zu vermeiden*. Das Auftragen von fettenden Salben empfehlen, *um die Haut vor Reizungen zu schützen*
- Dem Patienten raten, Aktivitäten/Sportarten, die den intraabdominalen Druck steigern, zu meiden (z. B. Heben von Lasten, impact aerobic) und durch Schwimmen, Fahrrad/Velo fahren oder leichte Gymnastik zu ersetzen
- Verweisen an ein Gewichtsreduktionsprogramm/Selbsthilfegruppe, falls Adipositas ein begünstigender Faktor ist
- Überprüfen der Verwendung von Sympathotomimetika, falls diese zur Verbesserung des Ruhetonus von Blasenhals und proximaler Urethra verordnet wurden

Schwerpunkte der Pflegedokumentation

Pflegeassessment oder Neueinschätzung
- Ergebnisse der Einschätzung/Muster der Inkontinenz und physische Einflussfaktoren
- Auswirkungen auf Lebensweise und Selbstwertgefühl
- Verständnis des Zustandes aus Sicht des Patienten

Planung
- Pflegeplan/-interventionen und beteiligte Personen
- Plan für die Patientenanleitung, -schulung und -beratung

Durchführung/Evaluation
- Reaktionen auf Interventionen/Anleitung und ausgeführte Pflegetätigkeiten
- Zielerreichung/Fortschritte in Richtung Zielerreichung
- Veränderungen des Plans

Entlassungs- oder Austrittsplanung
- Langfristige Bedürfnisse nach Entlassung und Austritt sowie die Verantwortlichkeit für die notwendigen Maßnahmen
- Vermitteln an andere Gesundheitsberufe

Pflegeinterventionsklassifikation (NIC)

Bereich: *Körperfunktionen: grundlegende (physiological: basic)*. Interventionen zur Unterstützung körperlicher Funktionen.

Klasse: *Ausscheidungsmanagement (elimination management)*. Interventionen zur Entwicklung und Erhaltung regelmäßiger Urin- und Stuhlausscheidungsgewohnheiten und Umgang mit Komplikationen aufgrund veränderter Körperstrukturen.

Empfohlene Pflegeinterventionen: Beckenbodentraining, Urininkontinenzpflege u.a. (siehe McCloskey/Bulecheck, 2003)

Pflegeergebnisklassifikation (NOC)

Empfohlenes Pflegeergebnis: Urinkontinenz (urinary continence), (siehe Johnson/Maas/Moorhead, 2003).

Literatur

Johnson, M.; Maas, M.; Moorhead, S.: Pflegeergebnisklassifikation (NOC). Huber, Bern 2003 (Plan)

McCloskey, J.C.; Bulecheck, G.M.: Pflegeinterventionsklassifikation (NIC). Huber, Bern 2003 (Plan)

Norton, C.: Praxishandbuch – Pflege bei Inkontinenz. U&F, München 1999

van der Weide, M.: Inkontinenz – Pflegediagnosen und Pflegeinterventionen. Huber, Bern 2001

Stuhlinkontinenz

Taxonomie 1 R: Austauschen (1.3.1.3/1975; R 1998)
Taxonomie 2: Ausscheidung, Gastrointestinales System (00014/1975; R 1998)
NANDA-Originalbezeichnung: «Bowel incontinence»
[Thematische Gliederung: Ausscheidung]

Definition: Eine Veränderung der normalen Stuhlgewohnheiten, die durch ungewollte Stuhlentleerung gekennzeichnet ist.

Mögliche ursächliche oder beeinflussende Faktoren

- Selbstversorgungsdefizit: Toilettenbenutzung; Kognitive Einschränkungen; Immobilität; umgebungsbezogene Faktoren, z. B. unzugängliches Badezimmer
- Ernährungsgewohnheiten; Medikamente; Laxanzienmissbrauch
- Stress
- Kolorektale Verletzungen
- Unvollständige Stuhlentleerung; Kotstauung; chronische Diarrhö
- Generelle Abnahme des Muskeltonus; abnormal hoher abdominaler oder intestinaler Druck
- Eingeschränkte Kapazität der Rektumampulle
- Abnormitäten des rektalen Schließmuskels
- Verlust der rektalen Schließmuskelkontrolle; Schädigung von tiefer/höher gelegenen motorischen Neuronen

Bestimmende Merkmale oder Kennzeichen

subjektive

- Äußerung, den Stuhldrang zwar wahrnehmen zu können, aber unfähig zu sein, geformte Stühle ausscheiden zu können
- Stuhldrang
- Unfähigkeit die Defäkation zu verzögern, zu unterdrücken
- Äußerung, den Stuhldrang nicht wahrnehmen zu können

objektive

- Anhaltender Verlust weichen Stuhls
- Kotflecken auf Kleidung und Bettwäsche
- Stuhlgeruch
- Gerötete perianale Haut
- Unaufmerksamkeit gegenüber den Stuhldrang

Patientenbezogene Pflegeziele oder Evaluationskriterien

Der Patient
- äußert, die ursächlichen/beeinflussenden Faktoren und entsprechenden Maßnahmen zu verstehen
- kennt individuell angemessene Interventionen
- nimmt am Therapieplan teil, um die Inkontinenz zu kontrollieren
- erreicht möglichst normale Stuhlentleerungsgewohnheiten

Maßnahmen oder Pflegeinterventionen

1. Pflegepriorität: Einschätzen ursächlicher oder beeinflussender Faktoren:
- Feststellen, ob pathophysiologische Faktoren vorhanden sind (z. B. Multiple Sklerose, akute/chronische kognitive Einschränkungen, Rückenmarkverletzung, zerebraler Insult, Ileus, Colitis ulcerosa)
- Beachten des Zeitpunkts des Auftretens, vorausgehender/auslösender Ereignisse
- Kontrollieren des Vorhandenseins/Fehlens des analen Sphinkterreflexes oder einer Kotstauung, *diese könnten ursächliche/beeinflussende Faktoren sein*
- Überprüfen der Medikation, *im Hinblick auf Nebenwirkungen/Interaktionen*
- Testen, wenn angebracht, des Stuhles auf (okkultes) Blut

2. Pflegepriorität: Ermitteln der momentanen Stuhlgewohnheiten:
- Beachten der Eigenschaften des Stuhls (Farbe, Geruch, Konsistenz, Menge und Häufigkeit der Stuhlentleerung)
- Vergleichen der aktuellen mit früheren Stuhlgewohnheiten
- Auffordern des Patienten oder seiner Angehörigen, den Zeitpunkt der Inkontinenz aufzuschreiben, *um mögliche Beziehungen zu Mahlzeiten, Aktivitäten, Verhalten des Patienten herstellen zu können*
- Abhören des Darmes auf vorhandene Geräusche, ihre Lokalisation und Qualität
- Palpieren des Abdomens im Hinblick auf Blähungen, Stuhlmassen, Druckempfindlichkeit

3. Pflegepriorität: Fördern der Kontrolle/Regelung der Inkontinenz:
- Unterstützung bei der Behandlung der ursächlichen/beeinflus-

senden Faktoren geben (z. B. wie sie bei den ursächlichen/beeinflussenden Faktoren aufgelistet sind)
- Aufstellen eines Toilettenprogramms mit Defäkationen zu festgesetzten Zeiten; Verwenden von Suppositorien und/oder manuellen Stimulationen; tägliches Einhalten des Programms zu Beginn; Einplanen, je nach Stuhlmenge und Gewohnheiten, einer Stuhlentleerung jeden zweiten Tag
- Führen des Patienten auf die Toilette, den Nachtstuhl oder Anreichen des Steckbeckens nach geplanten Intervallen, unter Berücksichtigung der individuellen Bedürfnisse und des Inkontinenzverlaufs
- Fördern einer Ernährung mit hohem Ballaststoffanteil und ausreichender Flüssigkeit (Minimum 2000–2400 ml/Tag) – Empfehlen warmer Flüssigkeiten nach den Mahlzeiten; Ermitteln/Vermeiden von Nahrungsmitteln, *die eine Diarrhö/Verstopfung verursachen oder die Bildung von Darmgasen fördern*
- Verabreichen von Stuhlweichmachern/Quellmitteln, falls nötig
- Sorgen für eine gute Perianalpflege, *um Hautläsionen zu vermeiden*
- Ermutigen des Patienten, ein Übungsprogramm durchzuführen, das den individuellen Fähigkeiten entspricht, *um Muskeltonus/ -kraft einschließlich der perianalen Muskeln zu stärken*
- Sorgen für Inkontinenzhilfen/-einlagen, bis die Kontinenz erreicht ist
- Zeigen, wie man während des Stuhlgangs den intraabdominalen Druck erhöhen kann (z. B. durch Anspannen der Bauchmuskeln, Vorbeugen des Oberkörpers, manuellen Druck). Stimulieren der Darmperistaltik durch abdominale Massage entlang der normalen peristaltischen Bewegung
- Vgl. PD: Diarrhö, wenn die Inkontinenz auf nicht kontrollierbaren Durchfall zurückzuführen ist; PD: Obstipation, wenn die Inkontinenz auf eine Kotstauung zurückzuführen ist (paradoxer Durchfall)

4. Pflegepriorität: Fördern des Wohlbefindens (Beratung, Patientenedukation und Entlassungsplanung):
- Überprüfen und Fördern der individuellen Weiterführung erfolgreicher Maßnahmen
- Instruieren, bei Bedarf, des Patienten in der Anwendung von Laxanzien oder Stuhlweichmachern, *um die Stuhlentleerung zur geplanten Zeit zu erwirken*

- Ermitteln von Nahrungsmitteln, welche eine normale Darmtätigkeit fördern
- Sorgen für emotionale Unterstützung des Patienten/Bezugsperson(en), besonders wenn der Zustand längere Zeit andauert oder chronisch ist
- Ermutigen, bei Bedarf, die Planung sozialer Aktivitäten in Abstimmung mit dem Toilettenprogramm (z. B. Vermeiden eines 4-stündigen Ausfluges, wenn das Stuhlprogramm den 3-stündlichen Gang zur Toilette vorsieht), *um den Patienten weitestgehend am sozialen Leben teilnehmen zu lassen und um den Erfolg des Programms zu gewährleisten*

Schwerpunkte der Pflegedokumentation

Pflegeassessment oder Neueinschätzung
- Aktuelle und frühere Ausscheidungsmuster/Ergebnisse der physischen Einschätzung, Stuhleigenschaften, versuchte Maßnahmen

Planung
- Pflegeplan/-interventionen und beteiligte Personen
- Plan für die Patientenanleitung, -schulung und -beratung

Durchführung/Evaluation
- Reaktionen auf Interventionen/Anleitung und ausgeführte Pflegetätigkeiten
- Veränderungen im Ausscheidungsmuster, Stuhleigenschaften
- Zielerreichung/Fortschritte in Richtung Zielerreichung
- Veränderungen des Plans

Entlassungs- oder Austrittsplanung
- Langfristige Bedürfnisse nach Entlassung und Austritt sowie die Verantwortlichkeit für die notwendigen Maßnahmen
- Spezifisches Toilettenprogramm zum Austrittszeitpunkt

Pflegeinterventionsklassifikation (NIC)

Bereich: *Körperfunktionen: grundlegende (physiological: basic).* Interventionen zur Unterstützung körperlicher Funktionen.
Klasse: *Selbstversorgungserleichterung (self-care facilitation).* Interventionen zur Gewährleistung oder Unterstützung von Aktivitäten des täglichen Lebens.
Empfohlene Pflegeinterventionen: Stuhlinkontinenzpflege u. a. (siehe McCloskey/Bulecheck, 2003).

Pflegeergebnisklassifikation (NOC)

Empfohlenes Pflegeergebnis: Stuhlkontinenz (bowel continence), (siehe Johnson/Maas/Moorhead, 2003).

Literatur

Johnson, M.; Maas, M.; Moorhead, S.: Pflegeergebnisklassifikation (NOC). Huber, Bern 2003 (Plan)
McCloskey, J.C.; Bulecheck, G.M.: Pflegeinterventionsklassifikation (NIC). Huber, Bern 2003 (Plan)
Norton, Ch.: Praxishandbuch Pflege bei Inkontinenz. Urban & Fischer, München 1999
Norton, Ch. et al.: Bowel Continence Nursing. Beaconsfield Publ, Beaconsfield 2002
Van der Bruggen, H.: Defäkation – Grundlagen, Störungen, Interventionen. Ullstein Medical, Wiesbaden 1998

Sturzgefahr

Taxonomie 2: Sicherheit (00015, 2000)
NANDA-Originalbezeichnung: «Falls, Risk for»
[Thematische Gliederung: Sicherheit]

Definition: Erhöhte Anfälligkeit für Stürze, die zu körperlichen Schäden führen kann.

Risikofaktoren

Erwachsene
- Anamnestisch bekannte Stürze
- Gebrauch eines Rollstuhls; Gebrauch von Hilfsmitteln (z. B. Rollator, Gehstock)
- Alter über 65 Jahre; Frauen (wenn älter)
- Alleinstehend
- Prothese(n) der unteren Gliedmaßen

physiologisch
- Vorliegen einer akuten Erkrankung, Zustand nach Operation
- Seh-/Hörstörungen

- Arthritis
- Orthostatische Hypotonie; Schwäche/Ohnmacht beim Wenden bzw. Strecken des Halses
- Schlaflosigkeit
- Anämie; Gefäßerkrankung
- Harndrang und/oder Inkontinenz; Diarrhö
- Postprandiale Blutzuckerschwankungen
- Beeinträchtigte körperliche Mobilität; Fußprobleme; verringerte Kraft der unteren Extremität(en)
- Gleichgewichtsstörungen; Schwierigkeiten beim Gehen; propriozeptive Defizite (z. B. Neglect)
- Neuropathie

kognitiv
- Geschwächter Geisteszustand (z. B. Verwirrtheit, Delirium, Demenz, beeinträchtigter Realitätsabgleich)
- Medikamente: Antihypertonika; ACE-Hemmer; Diuretika; trizyklische Antidepressiva; Anxiolytika; Hypnotika oder Tranquilizer
- Alkohol; Narkotika

Umfeld
- Freiheitsbeschränkende Maßnahmen (z. B. Fixierung)
- Witterungsbedingungen (z. B. nasse Böden, Eis)
- Unaufgeräumte Umgebung; lose verlegte, überlappende Teppiche; fehlende rutschfeste Unterlagen in der Badewanne/Dusche
- Unvertrauter, spärlich erhellter Raum

Kinder
- 2 Jahre alt; männlich, wenn unter 1 Jahr alt
- Fehlendes Türchen an Treppen; gesicherte Fenstergriffe; Fixierungen
- Unbeaufsichtigtes Kind auf dem Bett/Wickeltisch; Bett in der Nähe eines Fensters
- Fehlende Beaufsichtigung durch die Eltern

Patientenbezogene Pflegeziele oder Evaluationskriterien

Der Patient
- bringt zum Ausdruck, dass er individuelle Risikofaktoren, die zur Möglichkeit von Stürzen beitragen, versteht und Schritte zur Korrektur der Situation unternimmt
- zeigt Verhaltensweisen, Veränderungen der Lebensweise, um

Risikofaktoren zu verringern und sich vor Verletzungen zu schützen
- modifiziert das Umfeld, wie indiziert, um die Sicherheit zu erhöhen
- ist frei von Verletzungen

Maßnahmen oder Pflegeinterventionen

1. Pflegepriorität: Evaluieren der Quelle(n)/des Gefährdungsgrades:
- Feststellen des Alters und Geschlechts (Kinder, junge Erwachsene und ältere Frauen sind stärker gefährdet)
- Evaluieren des Entwicklungsgrades, der Fähigkeit zur Entscheidungsfindung, des kognitiven Leistungsfähigkeit und der Kompetenz. *Säuglinge, kleine Kinder und ältere Menschen sind auf Grund von Fragen der Entwicklung und der körperlichen Schwäche am stärksten gefährdet. Auch Personen mit körperlichen Traumata oder kognitiven Beeinträchtigungen sind sturzgefährdet infolge von Immobilität, durch den Gebrauch von Hilfsmitteln, durch Gefahrenquellen aus dem Umfeld oder durch die Unfähigkeit, eine Gefahr zu erkennen*
- Einschätzen der Muskelkraft, der grob- und feinmotorischen Koordination. Feststellen des allgemeinen Gesundheitszustands; bestimmen, welche physischen Faktoren die Sicherheit beeinträchtigen können, wie etwa der Einsatz von Sauerstoff, chronische Krankheiten oder dauerhafte Behinderungen
- Evaluieren des kognitiven Status des Patienten. *Beeinträchtigt die Fähigkeit zur Wahrnehmung eigener Beschränkungen und der Sturzgefahr*
- Einschätzen von Stimmung, Coping-Fähigkeiten, persönlichen Verfahrensweisen. *Das Temperament einer Person, typisches Verhalten, Stressoren und der Grad an Selbstachtung können die Einstellung gegenüber Sicherheitsfragen beeinträchtigen, was zur Unachtsamkeit oder verstärktem Risikoverhalten ohne Berücksichtigung der Folgen führt*
- Überprüfen des Wissens über Sicherheitsanforderungen/Vorbeugung gegen Traumata sowie der Motivation zur Verletzungsprävention. *Patient/pflegende Angehörige bzw. Laien sind sich angemessener Vorsichtsmaßnahmen u. U. nicht bewusst oder haben nicht das Wissen, den Wunsch oder die Ressourcen, um in jedem Setting auf Sicherheitsbelange zu achten*

- Feststellen des sozioökonomischen Status/der Verfügbarkeit und des Einsatzes von Ressourcen unter anderen Umständen. *Kann sich auf aktuelle Coping-Fähigkeiten auswirken*

2. Pflegepriorität: Unterstützen des Patienten/pflegender Angehöriger bzw. Laien beim Verringern oder Korrigieren individueller Risikofaktoren:
- Sorgen für Informationen über die Krankheit/den Zustand des Patienten, die/der u. U. zu einer erhöhten Sturzgefahr führt
- Erkennen erforderlicher Interventionen und Sicherheitshilfen zur Förderung einer sicheren Umgebung und individueller Sicherheit
- Überprüfen von Folgen und zuvor bestimmten Risikofaktoren (z. B. Stürze infolge fehlender Versorgung von Behinderungen durch körperliche, kognitive oder Umgebungsfaktoren)
- Überprüfen der Medikation und wie diese sich auf den Patienten auswirkt. Instruieren im Überwachen von Wirkungen/Nebenwirkungen. *Schmerzmittel können zu Schwäche und Verwirrtheit beitragen; vielfältige Medikationen und Medikamentenkombinationen mit Wirkung auf den Blutdruck oder die Herzfunktion können zu Benommenheit oder Gleichgewichtsverlust beitragen*
- Erörtern der Bedeutung des Überwachens von Zuständen, *die zum Auftreten von Verletzungen beitragen* (z. B. Erschöpfung, Gegenstände, durch die Bewegungsmuster blockiert werden, unzureichende Beleuchtung, Inangriffnahme von Aufgaben, die für das gegenwärtige Funktionsniveau zu schwierig sind, fehlende Fähigkeit, bei Hilfsbedarf mit jemandem Kontakt aufzunehmen)
- Bestimmen der Erwartungen pflegender Angehöriger/Laien an Kinder, kognitiv Beeinträchtigte und/oder ältere Familienmitglieder und Vergleichen mit den aktuellen Fähigkeiten. *Die Realität der Fähigkeiten und Bedürfnisse des Patienten unterscheidet sich u. U. von der Wahrnehmung oder den Wünschen der pflegenden Angehörigen/Laien*
- Erörtern des Bedarfs und der Quellen für eine Überwachung (z. B. Babysitter, vor- und nachschulische Betreuung, Tagespflege für ältere Menschen, persönliche Begleitung etc.)
- Planen eines Hausbesuchs, falls angemessen. Feststellen, dass häusliche Sicherheitsfragen angegangen werden und der Patient im häuslichen Bereich zur Selbstversorgung fähig ist. *Kann erforderlich sein, um die Bedürfnisse des Patienten und verfügbare Ressourcen adäquat zu bestimmen*

- Überweisen an Physio- oder Beschäftigungstherapeuten, soweit erforderlich. *Unter Umständen bedarf es Übungen, um die Kraft oder die Mobilität zu verbessern, um das Gehen zu verbessern/wiederzuerlernen oder um geeignete Hilfsmittel für die Beweglichkeit, die Sicherheit im Badezimmer oder die Anpassung der häuslichen Umgebung zu finden und zu bekommen*

3. Pflegepriorität: Fördern des Wohlbefindens (Beratung, Patientenedukation und Entlassungsplanung):
- Verweisen an andere Ressourcen, wie indiziert. *Unter Umständen benötigen der Patient/pflegende Angehörige bzw. Laien finanzielle Unterstützung, Modifikationen des häuslichen Umfelds, Überweisungen zur Beratung, zur häuslichen Pflege, Hinweise auf Quellen für Sicherheitsausrüstung oder die Einweisung in eine Einrichtung des betreuten Wohnens*
- Sorgen für schriftliche Ressourcen *zur späteren Überprüfung/Verstärkung des Lernens*
- Fördern von Schulung zur Erhöhung des individuellen Bewusstseins von Sicherheitsmaßnahmen und verfügbaren Ressourcen
- Fördern des kommunalen Bewusstseins hinsichtlich der Konzeption von Gebäuden, Ausrüstung, Transport und Arbeitsunfällen, die zu Stürzen beitragen
- In-Verbindung-Bringen des Patienten mit kommunalen Ressourcen, Nachbarn, Freunden, um ältere Menschen/Behinderte darin zu unterstützen, für Strukturerhaltung, Schneeräumen, das Entfernen von Kies und Eis vom Gehweg und von Treppen etc. zu sorgen

Schwerpunkte der Pflegedokumentation

Pflegeassessment oder Neueinschätzung
- Individuelle Risikofaktoren unter Feststellen aktueller körperlicher Befunde (z. B. Prellungen, Schnittverletzungen, Anämie und der Konsum von Alkohol, Drogen und verordneten Medikamenten)
- Wissen des Patienten/pflegender Angehöriger bzw. Laien über individuelle Gefahren/Sicherheitsbelange

Planung
- Pflegeplan und beteiligte Personen
- Plan zur Patientenanleitung

Durchführung/Evaluation
- Reaktionen auf Interventionen/Unterweisungen und konkrete Pflegetätigkeiten
- Spezielle Maßnahmen und Veränderungen
- Zielerreichung/Fortschritte in Richtung Zielerreichung
- Veränderungen des Plans

Entlassungs- oder Austrittsplanung
- Langfristige Pläne für die Entlassungsanforderungen, Lebensweise, häusliches Setting sowie kommunale Veränderungen und Verantwortlichkeit für die nötigen Maßnahmen
- Spezielle vorgenommene Überweisungen

Pflegeinterventionsklassifikation (NIC)

Bereich: *Sicherheit (safety)*. Interventionen zum Schutz vor Schädigungen und Verletzungen.
Klasse: *Risikomanagement/-bewältigung (risk management)*. Interventionen zum Einsatz risikoreduzierender Aktivitäten und zur kontinuierlichen Überwachung von Risiken.
Empfohlene Pflegeinterventionen: Sturzprävention u.a. (siehe McCloskey/Bulecheck, 2003).

Pflegeergebnisklassifikation (NOC)

Empfohlenes Pflegeergebnis: Sicherheitsverhalten: Sturzprävention (siehe Johnson/Maas/Moorhead, 2003).

Literatur

Johnson, M.; Maas, M.; Moorhead, S.: Pflegeergebnisklassifikation (NOC). Huber, Bern 2003 (Plan)
McCloskey, J.C.; Bulecheck, G.M.: Pflegeinterventionsklassifikation (NIC). Huber, Bern 2003 (Plan)
Runge, M.; Rehfeld, G.: Mobil bleiben bei Gehstörungen und Sturzgefahr. Schlüthersche, Hannover 2001
Tideiksaar, R.: Stürze und Sturzprävention. Huber, Bern 2000

Suizidgefahr

Taxonomie 2: Sicherheit/Schutz, Gewalt (00150, 2000)
NANDA-Originalbezeichnung: «Suicide, risk for»
[Thematische Gliederung: Sicherheit]

Definition: Gefahr einer selbst zugefügten, lebensbedrohenden Verletzung.

Risikofaktoren

verhaltensbezogen
- Anamnestisch bekannte Suizidversuche
- Kauf einer Schusswaffe; Sammeln von Medikamenten
- Verfassen oder Abändern eines Testaments; Weggeben von Besitztümern
- Plötzliche euphorische Genesung von einer tiefen Depression
- Impulsivität; markante Änderungen des Verhaltens, der Einstellung, schulischer Leistungen

verbal
- Droht, sich selbst zu töten; äußert das Verlangen, zu sterben/allem ein Ende zu machen

situationsbezogen
- Alleinstehend, im Ruhestand; Relokation, Einweisung in eine Einrichtung; wirtschaftliche Unsicherheit
- Eine Schusswaffe im Haus
- Heranwachsende, die in nicht herkömmlichen Settings leben (z. B. Jugendstrafvollzug, Gefängnis, offener Strafvollzug, Heim)

psychologisch
- Familienanamnestisch bekannte Suizide; Missbrauch in der Kindheit
- Alkohol- und Substanzmissbrauch
- Psychiatrische/s Leiden/Störung (z. B. Depression, Schizophrenie, bipolare Erkrankung
- Schuld
- Lesbische oder homosexueller Jugendliche/r

demographisch
- Alter: älterer Mensch, junger männlicher Erwachsener, Jugendliche

- Ethnie: Kaukasier, amerikanischer Ureinwohner
- Geschlecht: männlich
- Geschieden, verwitwet

körperlich
- Körperliche Krankheit/Krankheit im Finalstadium; chronische Schmerzen

sozial
- Verlust einer wichtigen Beziehung; zerstörtes Familienleben; schlechte Unterstützungssysteme; soziale Isolation
- Trauer, Verlust; Einsamkeit
- Hoffnungslosigkeit, Hilflosigkeit
- Juristisches oder disziplinarisches Problem
- Gehäuft auftretende Suizide

Patientenbezogene Pflegeziele oder Evaluationskriterien

Der Patient
- erkennt die in der aktuellen Situation wahrgenommenen Schwierigkeiten an
- arbeitet aktuelle Faktoren heraus, um die man sich kümmern kann
- ist an der Planung des Handlungsverlaufs zur Beseitigung bestehender Probleme beteiligt

Maßnahmen oder Pflegeinterventionen

1. Pflegepriorität: Einschätzen ursächlicher oder beeinflussender Faktoren:
- Herausarbeiten der Gefahr/des Potenzials für einen Suizid und der Ernsthaftigkeit der Bedrohung. Anwenden einer Skala von 1 bis 10 und Prioritätenbildung entsprechend dem Schweregrad der Bedrohung und der Verfügbarkeit der Mittel. *(Die Suizidgefahr ist höher bei Teenagern und älteren Menschen, es nimmt jedoch auch das Bewusstsein für die Gefahr in der frühen Kindheit zu.)*
- Achten auf Verhaltensweisen, die auf eine Absicht hindeuten (z. B. Gesten, Vorhandensein von Mitteln wie Schusswaffen, Drohungen, Weggeben von Besitztümern, frühere Versuche und das Vorliegen von Halluzinationen oder Täuschungen)
- Direktes Nachfragen, ob die Person auf Gedanken/Gefühle hin handelt, *um die Absicht zu bestimmen*

- Regelmäßiges Reevaluieren des Suizidpotenzials zu Schlüsselzeitpunkten (z. B. Stimmungsumschwünge, zunehmender Rückzug), wenn sich der Patient besser fühlt und wenn die Entlassungsplanung greift. *Die höchste Gefahr besteht, wenn der Patient sowohl die Ideen für einen Suizid als auch hinreichend Energie zu deren Umsetzung hat*
- Feststellen, ob es Bezugspersonen/Freunde gibt, die zur Unterstützung zur Verfügung stehen
- Achten auf Rückzug von üblichen Aktivitäten, Mangel an sozialen Interaktionen
- Herausarbeiten von Zuständen, wie z. B. einem akuten/chronischen Hirnsyndrom; Panikzustand; Hormonstörung (z. B. PMS, Wochenbettpsychose, medikamenteninduziert), *die u. u. mit der Fähigkeit zur Verhaltenskontrolle interferiert*
- Überprüfen der Laborbefunde (z. B. Blutalkohol, Blutzucker, arterielle Blutgase, Elektrolyte, Nierenfunktionstests), um Faktoren zu identifizieren, *die u. U. die Denkfähigkeit beeinflussen*
- Einschätzen körperlicher Beschwerden (z. B. Schlafstörungen, Appetitmangel)
- Achten auf familienanamnestisch bekanntes suizidales Verhalten *(Individuelles Risiko erhöht)*
- Einschätzen des gegenwärtig eingesetzten Coping-Verhaltens. Beachte: Unter Umständen glaubt der Patient, es gebe keine Alternative zum Suizid
- Feststellen eines Drogengebrauchs, In-Konflikt-Geraten mit dem Gesetz

2. Pflegepriorität: Unterstützen des Patienten beim Akzeptieren der Verantwortung für eigenes Verhalten und beim Verhindern eines Suizids:
- Entwickeln einer therapeutischen Beziehung zwischen Pflegenden und Patient, indem für eine konstante Pflege-/Betreuungsperson gesorgt wird. *Fördert Vertrauen, indem es der/dem Betreffenden erlaubt, Probleme offen zu erörtern*
- Bewahren einer offenen Kommunikation, *um eine Verstärkung manipulativen Verhaltens zu vermeiden*
- Erklären von Sicherheitsbedenken und der Bereitschaft, dem Patienten zu helfen, sicher zu bleiben
- Ermutigen zum Ausdruck von Gefühlen und Einräumen von Zeit, um auf Sorgen zu hören. *Erkennt die Realität von Gefühlen*

und die Tatsache, dass sie in Ordnung sind, an. Hilft der/dem Betreffenden, ihr/sein Denken zu ordnen und ein Verständnis der Situation zu entwickeln
- Gestatten, Wut auf annehmbare Weise zum Ausdruck zu bringen und den Patienten wissen lassen, dass ihm jemand zur Verfügung stehen wird, der ihm beim Bewahren der Kontrolle hilft. *Fördert die Akzeptanz und das Gefühl von Sicherheit*
- Anerkennen der Realität des Suizids als eine Option. Erörtern der Folgen von Handlungen, wenn einer Intention nachgegeben wird. Fragen, in welcher Weise ein Suizid individuelle Probleme lösen helfen wird. *Hilft, sich auf die Folgen von Handlungen und die Möglichkeit anderer Optionen zu konzentrieren*
- Aufrechterhalten der Beobachtung des Patienten und Überprüfen der Umgebung auf Gefahrenquellen, die zum Suizid dienen könnten, *um die Sicherheit des Patienten zu erhöhen und die Gefahr impulsiven Verhaltens zu senken*
- Dem Patienten helfen, besser geeignete Lösungen/Verhaltensweisen (z. B. motorische Aktivitäten/körperliche Betätigung) zu finden, *um das Gefühl von Angst und dessen körperliche Begleiterscheinungen abzuschwächen*
- Sorgen für Anleitungen zu Aktionen, die der Patient ergreifen kann, unter Vermeiden negativer Aussagen, wie «Unterlassen Sie…». *Fördert eine positive Haltung*

3. Pflegepriorität: Unterstützen des Patienten beim Planen eines Handlungsverlaufs zur Korrektur/für den Umgang mit der bestehenden Information:
- Ausrichten von Interventionen auf die beteiligte Person (z. B. Alter, Beziehung und aktuelle Situation)
- Aushandeln eines Kontrakts mit dem Patienten in Bezug auf dessen Bereitschaft, während eines festgelegten Zeitraums nichts Tödliches zu unternehmen. Spezifizieren der Verantwortlichkeiten der Betreuungsperson und des Patienten
- Erörtern von Verlusten, die der Patient erlitten hat, und deren Bedeutung. *Ungelöste Fragen können zu Gedanken der Hoffnungslosigkeit beitragen*

4. Pflegepriorität: Fördern des Wohlbefindens (Patientenedukation und Entlassungsplanung):
- Fördern der Entwicklung innerer Kontrolle, indem dem Patienten

geholfen wird, neue Wege für den Umgang mit Problemen zu betrachten
- Unterstützen beim Lernen des Problemlösens, Selbstsicherheitstrainings und sozialer Fertigkeiten
- Aufnehmen von Programmen für körperliche Aktivitäten. *Fördert das Selbstwertgefühl und hebt das Wohlbefinden*
- Bestimmen der Nahrungsanforderungen und Unterstützen des Patienten bei deren Umsetzung
- Einbinden der Familie/Bezugspersonen, *um Verständnis und Unterstützung zu fördern*
- Verweisen an formelle Ressourcen, soweit indiziert (z. B. Einzel-/Gruppenpsychotherapie, Paartherapie, Drogenentzugsprogramme und Sozialdienste)

Schwerpunkte der Pflegedokumentation

Pflegeassessment oder Neueinschätzung
- Individuelle Befunde einschließlich der Natur der Bedenken (z. B. suizidale/verhaltensbedingte Risikofaktoren und der Grad der Impulskontrolle, Handlungsplan und Mittel zu dessen Umsetzung)
- Wahrnehmung der Situation durch den Patienten, Motivation zur Veränderung

Planung
- Pflegeplan und beteiligte Personen
- Einzelheiten des Kontrakts bezüglich der suizidalen Ideenbildung/Pläne
- Plan für die Patientenanleitung

Durchführung/Evaluation
- Maßnahmen zur Förderung der Sicherheit
- Reaktionen des Patienten auf Interventionen/Anleitung und ausgeführte Pflegetätigkeiten
- Zielerreichung/Fortschritte in Richtung Zielerreichung
- Veränderungen des Plans

Entlassungs- oder Austrittsplanung
- Langfristige Bedürfnisse und Verantwortlichkeit für die nötigen Maßnahmen
- Verfügbare Ressourcen, spezielle vorgenommene Überweisungen

Pflegeinterventionsklassifikation (NIC)

Bereich: *Sicherheit (safety)*. Interventionen zum Schutz vor Schädigungen und Verletzungen.
Klasse: *Krisenintervention (crisis management)*. Interventionen zur Gewährleitung einer unmittelbaren, kurzfristigen Hilfe in psychischen oder körperlichen Krisensituationen.
Empfohlene Pflegeinterventionen: Suizidprävention u.a. (siehe McCloskey/Bulecheck, 2003).

Pflegeergebnisklassifikation (NOC)

Empfohlenes Pflegeergebnis: Suizid-Selbstbeschränkung (suicide self-restraint), (siehe Johnson/Maas/Moorhead, 2003).

Literatur

Bronisch, T.: Suizid. Ursachen – Warnungen – Prävention. Beck, München 1999

Dorrmann, W.: Suizid. Therapeutische Interventionen bei Selbsttötungsabsichten. Klett-Cotta, Stuttgart 2000

Johnson, M.; Maas, M.; Moorhead, S.: Pflegeergebnisklassifikation (NOC). Huber, Bern 2003 (Plan)

McCloskey, J.C.; Bulecheck, G.M.: Pflegeinterventionsklassifikation (NIC). Huber, Bern 2003 (Plan)

S

Unwirksames Therapiemanagement
(spezifiziere Behandlung)

Taxonomie 1 R: Wählen (5.2.1/1992)
Taxonomie 2: Gesundheitsförderung, Gesundheitsmanagement (00078/1994)
NANDA-Originalbezeichnung: «Ineffective Therapeutic Regimen Management»
[Thematische Gliederung: Lehren/Lernen]

Definition: Ein Verhaltensmuster zur Steuerung und Integration eines Behandlungsprogramms für eine Krankheit oder Krankheitsfolgen in das tägliche Leben, das spezifische Gesundheitsziele nicht erreicht.

Diagnostischer Hinweis der Übersetzergruppe: Wähle die Diagnose «Fehlende Kooperationsbereitschaft», wenn der Patient sich bewusst zur Nichteinhaltung der Therapieempfehlungen entschlossen hat.

Mögliche ursächliche oder beeinflussende Faktoren

- Komplexität des Gesundheitswesens
- Komplexität der Therapie
- Entscheidungskonflikte
- Ökonomische Schwierigkeiten
- Übermäßige Anforderungen an die Person und die Familie
- Familiäre Konflikte
- Familiäre Muster der Gesundheitsversorgung
- Ungenügende oder ungeeignete Anweisungen, zu handeln
- Wissensdefizite
- Misstrauen gegenüber der Therapieempfehlungen und/oder gegenüber Mitarbeitern der Gesundheitsdienste
- Wahrnehmung des Schweregrads der Krankheit/der Anfälligkeit
- Wahrnehmung der Hindernisse/der Chancen
- Machtlosigkeit
- Ungenügende soziale Unterstützung

Bestimmende Merkmale oder Kennzeichen

subjektive
- Aussagen über den Wunsch, mit der Therapie der Krankheit und der Prävention von Krankheitsfolgen zurechtzukommen

- Geäußerte Probleme mit der Integration/Regulation einer oder mehrerer Therapieverordnungen zur Behandlung einer Krankheit und ihren Folgen oder der Prävention von Komplikationen
- Äußerung, dass keine Aktivitäten unternommen wurden, um die Therapie in den Alltag zu integrieren und um Risikofaktoren für das Fortschreiten einer Krankheit oder Krankheitsfolgen zu vermindern

objektive
- Die alltäglich gefällten Wahlentscheidungen sind unwirksam, um die Ziele eines Therapie- oder Präventionsprogramms zu erreichen
- Beschleunigte Entwicklung der Krankheitssymptome (erwartet oder unerwartet)

Patientenbezogene Pflegeziele oder Evaluationskriterien

Der Patient
- äußert die Notwendigkeit/den Wunsch, das Handeln zu verändern, um gemeinsam festgelegte Ziele zu erreichen
- äußert, dass er Faktoren/Hindernisse versteht, die einen Zusammenhang mit der individuellen Situation haben
- nimmt teil an der gezielten Lösung der Probleme, welche die Integration der Therapieempfehlungen behindern
- zeigt notwendige Verhaltensweisen/Veränderungen in der Lebensform auf, um die Therapieempfehlungen einzuhalten
- erkennt/nutzt vorhandene Ressourcen

Maßnahmen oder Pflegeinterventionen

1. Pflegepriorität: Erkennen individueller Risikofaktoren/spezifischen Bedürfnisse:
- Ermitteln des Wissensstands/Verständnis des Patienten über den Zustand und die erforderliche Therapie
- Feststellen der Gesundheitsziele und Muster der gesundheitlichen Versorgung des Patienten/der Familie
- Feststellen der persönlichen Einstellung und Erwartungen gegenüber der erforderlichen Therapie
- Beachten welche Ressourcen zur Hilfeleistung, Pflege und Erholung vorhanden und nutzbar sind

2. Pflegepriorität: Unterstützen des Patienten, Strategien zum Therapiemanagement zu entwickeln:
- Anwenden therapeutischer Gesprächsformen, *um den Patienten bei der Problemlösung zu unterstützen*
- Abklären, inwiefern der Patient an einer gemeinsamen Zielvereinbarung teilnimmt
- Erkennen von notwendigen Schritten zur Erreichung der erwünschten Ziele
- Treffen von Vereinbarungen mit dem Patienten zur Mitgestaltung der Pflege
- Akzeptieren der Selbsteinschätzung des Patienten bezüglich seiner Stärken/Einschränkungen, während gemeinsam an der Entwicklung seiner Fähigkeiten gearbeitet wird. Bestätigen der Überzeugung, dass der Patient die Situation bewältigen oder sich ihr anpassen kann
- Positives Verstärken von erreichten Leistungen, *um zur Beibehaltung neuer Verhaltensweisen zu ermutigen*
- Sorgen für Informationen. Dem Patienten aufzeigen, wie und wo er sich selbst informieren kann. Bestätigen früherer Instruktionen und ihre Begründungen. Verwenden verschiedener Lehr-/Lernmethoden wie Rollenspiel, schriftliche Information, Demonstration etc.

3. Pflegepriorität: Fördern des Wohlbefindens (Beratung, Patientenedukation und Entlassungsplanung):
- Betonen, wie wichtig die Kenntnisse des Patienten sowie seine Einsicht in die Notwendigkeit einer Therapie und die Konsequenzen von Handlungen/Entscheidungen sind
- Fördern der Teilnahme des Patienten/der Pflegeperson(en)/der Bezugsperson(en) am Planungsprozess. *Fördert die Einbindung in die Planung und verbessert die Ergebnisse*
- Unterstützen des Patienten, Strategien zur Überwachung der Behandlung zu entwickeln. *Fördert die frühe Erkennung von Veränderungen, erlaubt Veränderungen proaktiv zu begegnen*
- Mobilisieren der Unterstützungssysteme einschließlich Familie/Bezugsperson(en), soziale und finanzielle Hilfen usw.
- Vermitteln an eine Beratungsstelle/Therapieeinrichtung (Einzel- und Gruppentherapie), bei Bedarf
- Ermitteln, ob in der Gemeinde für den Patienten pflegerische Dienste zur Verfügung stehen; *zur Lagebeurteilung, pflegerischen*

Nachbetreuung und Patientenschulung in der häuslichen Umgebung

Schwerpunkte der Pflegedokumentation

Pflegeassessment oder Neueinschätzung
- Ergebnisse der Einschätzung inklusive die der individuellen Situation zugrunde liegende Dynamik, die Wahrnehmung von Problemen/Bedürfnissen durch den Patienten
- Einbeziehung der Familie, Bedürfnisse der Familie
- Individuelle Stärken/Einschränkungen
- Vorhandensein/Nutzung von Ressourcen

Planung
- Pflegeplan und beteiligte Personen; ermittelte Unterstützungssysteme und Ressourcen in der Gemeinde
- Plan für die Patientenanleitung, -schulung und -beratung

Durchführung/Evaluation
- Reaktionen auf Interventionen/Anleitung und ausgeführte Pflegetätigkeiten
- Zielerreichung/Fortschritte in Richtung Zielerreichung
- Veränderungen des Plans

Entlassungs- oder Austrittsplanung
- Langfristige Bedürfnisse nach Entlassung und Austritt sowie die Verantwortlichkeit für die notwendigen Maßnahmen
- Vermitteln an andere Gesundheitsberufe

Pflegeinterventionsklassifikation (NIC)

Bereich: *Verhalten (behavioral).* Interventionen zur Förderung der psychosozialen Lebensgestaltung und zur Erleichterung von Veränderungen der Lebensweise.
Klasse: *Verhaltenstherapie (behavior therapy).* Interventionen zur Verstärkung oder Förderung erwünschter Verhaltensweisen oder zur Veränderung unerwünschter Verhaltensweisen.
Empfohlene Pflegeinterventionen: Gesundheitssystemorientierung (Health System Guidance) u.a. (siehe McCloskey/Bulecheck, 2003).

Pflegeergebnisklassifikation (NOC)

Empfohlenes Pflegeergebnis: Behandlungsverhalten: Krankheit oder Verletzung (treatment behaviour), (siehe Johnson/Maas/Moorhead, 2003).

Literatur

Carpenito, L. J.: Nursing Diagnosis – Application to clinical practice. Lippincott, Philadelphia 2002

McCloskey, J. C.; Bulecheck, G. M.: Pflegeinterventionsklassifikation (NIC). Huber, Bern 2002 (Plan)

Unwirksames familiäres Therapiemanagement

Taxonomie 1 R: Wählen (5.2.2.1/1994)
Taxonomie 2: Gesundheitsförderung, Gesundheitsmanagement (00080/1994)
NANDA-Originalbezeichnung: «Ineffective Therapeutic Regimen Management: Family»
[Thematische Gliederung: Lehren/Lernen]

Definition: Ein Verhaltensmuster zur Steuerung und Integration eines Behandlungsprogramms für eine Krankheit oder Krankheitsfolgen in das Familienleben, das spezifische Gesundheitsziele nicht erreicht.

Mögliche ursächliche oder beeinflussende Faktoren

- Komplexität des Gesundheitswesens
- Komplexität der Therapie
- Entscheidungskonflikte
- Ökonomische Schwierigkeiten
- Übermäßige Anforderungen an die Person und die Familie
- Familiäre Konflikte

Bestimmende Merkmale oder Kennzeichen

subjektive

- Geäußerte Probleme mit der Integration/Regulation einer oder mehrerer Auswirkungen einer Krankheit oder der Prävention von Komplikationen; [Unfähigkeit, mit den Therapieempfehlungen zurechtzukommen]
- Geäußerter Wunsch, mit der Therapie der Krankheit und der Prävention von Krankheitsfolgen zurechtzukommen

- Äußerungen, dass die Familie nichts unternimmt, um Risikofaktoren für das Fortschreiten der Krankheit und Krankheitsfolgen zu minimieren

objektive
- Unangemessene Aktivitäten der Familie, um die Behandlungs- oder Präventionsziele zu erreichen
- (Erwartete oder unerwartete) Zunahme von Krankheitssymptomen eines Familienmitglieds
- Mangel an Aufmerksamkeit für die Krankheit oder Krankheitsfolgen

Familienbezogene Pflegeziele/Kriterien zur Evaluation

Die Familie
- erkennt individuelle Risikofaktoren, welche die Integration/Regulation der Therapie beeinflussen
- partizipiert an der Problemlösung einzelner Faktoren
- verbalisiert, dass sie das Bedürfnis/den Wunsch nach Veränderung der Aktivitäten akzeptiert, um die vereinbarten Behandlungs- oder Präventionsziele zu erreichen
- zeigt Verhaltensweisen/Veränderungen in der Lebensweise, die zur Einhaltung der Therapieempfehlungen nötig sind

Maßnahmen oder Pflegeinterventionen

1. Pflegepriorität: Einschätzen ursächlicher oder beeinflussender Faktoren:
- Feststellen, wie die Familie ihre bisherigen Anstrengungen wahrnimmt
- Beurteilen der Aktivitäten der Familie im Hinblick auf ein «normales», «gesundes» Funktionieren von Familien (vgl. z. B. Spradley 1986). Achten auf Häufigkeit/Klarheit/Verständlichkeit der familiären Kommunikation, Anpassung an veränderte Bedürfnisse, Gesundheit der häuslichen Umgebung/des Lebensstils, Problemlösungsfähigkeiten, Verbindungen zur umgebenden Gemeinschaft
- Beachten der Gesundheitsziele der Familie und der Zustimmung der Familienmitglieder. *(Vorliegende Konflikte stören die Problemlösung)*
- Feststellen ob die Familie die Therapie versteht und wertschätzt
- Ermitteln ob Ressourcen vorhanden sind und genutzt werden

2. Pflegepriorität: Unterstützen der Familie, Strategien zum Therapiemanagement zu entwickeln:
- Vermitteln von Informationen für die Familie, *die ihr helfen, die Bedeutung des Behandlungsprogramms zu erkennen*
- Helfen, unangemessene Aktivitäten für die Familienmitglieder zu erkennen. Den Familienmitgliedern helfen, individuelle *und* gemeinsame Bedürfnisse und Aktivitäten zu erkennen, *so dass erfolgreiche Interaktionen verstärkt und gefestigt werden können*
- Gemeinsames Erstellen eines Planes mit allen Familienmitgliedern, *um besser mit der Komplexität des Gesundheitswesens und anderen beeinflussenden Faktoren umzugehen*
- Ermitteln der Ressourcen in der Gemeinde, *um Defizite* mit den drei Strategien Bildung/Information, Problemlösung und Vernetzung *auszugleichen*

3. Pflegepriorität: Fördern des Wohlbefindens in Bezug auf die zukünftige Gesundheit von Familienmitgliedern:
- Helfen, Kriterien zur fortlaufenden Selbstevaluation der Situation/der Wirksamkeit der Interventionen und der Familienprozesse für die Familie zu finden. *Bietet die Möglichkeit, die Bedürfnisse proaktiv zu befriedigen*
- Vermitteln/Planen, gemeinsam mit Gesundheits-/Sozialdiensten, um der Familie zu erhöhtem Wohlbefinden zu verhelfen. *Die Probleme sind mitunter so facettenreich, dass die Einbeziehung mehrerer Dienstleister notwendig ist*
- Vermitteln, einer Kontaktperson oder eines Fall-/Case-Managers zur 1:1-Betreuung *(z. B. zur Koordination der interdisziplinären Versorgung, Unterstützung bei der Problemlösung, zur emotionalen Unterstützung)*
- Vgl. PD: Rollenüberlastung pflegender Angehöriger; unwirksames Therapiemanagement

Schwerpunkte der Pflegedokumentation

Pflegeassessment oder Neueinschätzung
- Ergebnisse der Einschätzung inklusive Art des Problems/Grad der Beeinträchtigung, familiäre Werte, Ausmaß von Partizipation und Engagement der Familienmitglieder

Planung
- Pflegeplan/-interventionen und beteiligte Personen
- Plan für die Patientenanleitung

Durchführung/Evaluation

- Reaktionen auf Interventionen/Anleitung und ausgeführte Pflegetätigkeiten
- Zielerreichung/Fortschritte in Richtung Zielerreichung
- Veränderungen des Plans

Entlassungs- oder Austrittsplanung

- Langfristige Bedürfnisse nach Entlassung und Austritt sowie die Verantwortlichkeit für die notwendigen Maßnahmen
- Vermitteln an andere Gesundheitsberufe

Pflegeinterventionsklassifikation (NIC)

Bereich 5: *Familie (family).* Interventionen zur Unterstützung der Familie.

Klasse: *Pflege im Lebensverlauf (lifespan care).* Interventionen zur Unterstützung der Funktionen einer Familie/Lebensgemeinschaft und zur Förderung von Gesundheit und Wohlbefinden der Familienmitglieder während des gesamten Lebenslaufes.

Empfohlene Pflegeinterventionen: Förderung der Familienbeteiligung (Family Involvement Promotion), Mobilisation der Familie (Family Mobilization), Familienprozesserhaltung (Family Process Maintenance) u.a. (siehe McCloskey/Bulecheck, 2003).

Pflegeergebnisklassifikation (NOC)

Empfohlenes Pflegeergebnis: Familiäre Partizipation an professioneller Versorgung (family participation in professional care), (siehe Johnson/Maas/Moorhead, 2003).

Literatur

Carpenito, L. J.: Nursing Diagnosis – Application to clinical practice. Lippincott, Philadelphia 2002

Friedemann, M. L.: Familien und umgebungsbezogene Pflege. Huber, Bern 2003

Gehring, M. et al.: Familienbezogene Pflege. Huber, Bern 2002

McCloskey, J. C.; Bulecheck, G. M.: Pflegeinterventionsklassifikation (NIC). Huber, Bern 2003

Unwirksames gemeinschaftliches Therapiemanagement

Taxonomie 1 R: Wählen (5.2.3.1/1994)
Taxonomie 2: Gesundheitsförderung, Gesundheitsmanagement (00081/1994)
NANDA-Originalbezeichnung: «Ineffective Therapeutic Regimen Management: Community»
[Thematische Gliederung: Lehren/Lernen]

Definition: Ein Verhaltensmuster zur Steuerung und Integration eines Behandlungsprogramms für eine Krankheit oder Krankheitsfolgen in das Gemeindeleben, das spezifische Gesundheitsziele nicht erreicht.

[Gemeinschaft ist definiert als «eine Gruppe von Menschen mit einer gemeinsamen Identität oder Perspektive, die während einer bestimmten Zeitperiode Raum besetzt und durch ein soziales System das Ziel verfolgt, ihre Bedürfnisse innerhalb einer größeren sozialen Umwelt zu befriedigen».]

Mögliche ursächliche oder beeinflussende Faktoren

In Bearbeitung durch die NANDA
- [Mangel an Sicherheit für die Mitglieder der Gemeinschaft]
- [Ökonomische Unsicherheit]
- [Gesundheitspflege ist nicht erhältlich]
- [Ungesunde Umweltverhältnisse]
- [Bildung ist nicht für alle Mitglieder der Gemeinschaft zugänglich]
- [Fehlen von Mitteln zur Befriedigung menschlicher Bedürfnisse nach Anerkennung, Freundschaften, Beziehungen, Sicherheit und Zugehörigkeit]

Bestimmende Merkmale oder Kennzeichen

subjektive
- [Mitglieder/Organe der Gemeinschaft äußern die Unfähigkeit, den therapeutischen Bedürfnissen aller Gemeindemitglieder zu entsprechen]
- [Mitglieder/Organe der Gemeinschaft drücken aus, dass die Er-

füllung der therapeutischen Bedürfnisse aller Gemeindemitglieder die Ressourcen überfordert]

objektive
- Mängel der Personen und der Programme, die für die Gesundheitsversorgung der Gesamtgemeinschaft verantwortlich sind
- Mängel in der Interessenvertretung für die Gesamtgemeinschaft
- Mängel in den Aktivitäten der Gemeinschaft bezüglich [Primärversorgung/-prävention], Sekundär- und Tertiärprävention
- Krankheitssymptome liegen über den Normen, die für die entsprechende Art und Größe der Population zu erwarten wären; unerwartete Zunahme von Krankheit(en)
- In Relation zu den Krankheitsinzidenzraten und -prävalenzraten ungenügende [unzugängliche] Institutionen der Gesundheitsversorgung
- Ungenügende Zusammenarbeit und ungenügende Koalitionen zur Entwicklung von Programmen zur Behandlung von Krankheiten und Krankheitsfolgen

Gemeinschaftsbezogene Pflegeziele/Kriterien zur Evaluation

Die Gemeinschaft
- erkennt positive und negative Faktoren, die die Behandlungsprogramme der Gemeinschaft zur Erreichung gesundheitsbezogener Ziele beeinflussen
- partizipiert an der Problemlösung von Faktoren, die die Integration und Regulation der Programme beeinträchtigen
- berichtet über eine Annäherung der Krankheitssymptome an die der Krankheitsinzidenz und -prävalenz entsprechenden Normen

Maßnahmen oder Pflegeinterventionen

1. Pflegepriorität: Einschätzen ursächlicher oder beeinflussender Faktoren:
- Beurteilen von Ressourcen der Gesundheitsversorgung der Gemeinschaft, die der Behandlung von Krankheiten und Krankheitsfolgen dienen
- Beachten von Berichten von Gemeindemitgliedern, die Hinweise auf ein unwirksames/inadäquates Funktionieren der Gemeinschaft beinhalten

- Untersuchen einer unerwarteten Zunahme von Krankheiten in der Gemeinschaft
- Ermitteln von Stärken/Grenzen der Ressourcen der Gemeinschaft und der Zustimmung der Gemeinschaft zu Veränderungen
- Feststellen der Auswirkungen von Einflussfaktoren auf die Aktivitäten der Gemeinschaft
- Ermitteln des Kenntnisstandes/des Verständnisses bezüglich der Therapieempfehlungen

2. Pflegepriorität: Unterstützen der Gemeinschaft beim Entwickeln von Strategien zur Verbesserung des gemeinschaftlichen Funktionierens und Managens der Aufgaben:
- Fördern des Geistes der kollektiven Zusammenarbeit, ohne die Individualität von Einzelnen/Gruppen zu negieren
- Beteiligen der Gemeinschaft an der Bestimmung von gesundheitsbezogenen Zielen und ordnen nach Priorität, *um den Planungsprozess zu erleichtern*
- Zusammenarbeiten beim Erstellen von Plänen zur Lösung der festgestellten Probleme mit den Sozial- und Gesundheitsbehörden/-einrichtungen
- Identifizieren von Risikopopulationen oder unterversorgten Gruppen innerhalb der Gemeinschaft, um diese aktiv in den Prozess mit einzubinden
- Schaffen eines Planes und einer Plattform zur Aufklärung der Gemeinschaftsmitglieder in Bezug auf Behandlungs- und Präventionsprogramme

3. Pflegepriorität: Fördern des Wohlbefindens in Bezug auf die Gesundheit der Gemeinschaft:
- Unterstützen der Gemeinschaft bei der Entwicklung eines Plans für die kontinuierliche Einschätzung der Bedürfnisse/des Funktionierens der Gemeinschaft und der Effektivität des Plans. *Fördert einen proaktiven Ansatz*
- Unterstützen der Gemeinschaft beim Bilden von Partnerschaften sowohl innerhalb der Gemeinschaft als auch zwischen der Gemeinschaft und der umgebenden Gesellschaft. *Diese Partnerschaften sollen langfristig die Fähigkeit der Gemeinschaft entwickeln, mit aktuellen und zukünftigen Problemen umzugehen*

Schwerpunkte der Pflegedokumentation

Pflegeassessment oder Neueinschätzung
- Ergebnisse der Einschätzung, inklusive Wahrnehmung der Probleme durch die Mitglieder der Gemeinschaft

Planung
- Interventionsplan und beteiligte Personen
- Schulungsplan

Durchführung/Evaluation
- Reaktionen von Teilen der Gemeinschaft auf Interventionen/Anleitung und konkrete Tätigkeiten
- Zielerreichung/Fortschritte in Richtung Zielerreichung
- Veränderungen des Plans

Entlassungs- oder Austrittsplanung
- Langfristige Bedürfnisse und Verantwortlichkeit
- Spezifische Verweise auf andere Gesundheitsberufe

Pflegeinterventionsklassifikation (NIC)

Bereich: *Sicherheit (safety)*. Interventionen zum Schutz vor Schädigungen und Verletzungen.
Klasse: *Risikomanagement (risk management)*. Interventionen zum Einsatz risikoreduzierender Aktivitäten und zur kontinuierlichen Überwachung von Risiken.
Empfohlene Pflegeinterventionen: Gemeindegesundheitsentwicklung, Umweltmanagement: Gemeinde, Gesundheitspolitikbeobachtung u. a. (siehe McCloskey/Bulecheck, 2003).

Pflegeergebnisklassifikation (NOC)

Empfohlenes Pflegeergebnis: Gemeindekompetenz (community competence), (siehe Johnson/Maas/Moorhead, 2003).

Literatur

Carpenito, L. J.: Nursing Diagnosis – Application to clinical practice. Lippincott, Philadelphia 2002

Johnson, M.; Maas, M.; Moorhead, S.: Pflegeergebnisklassifikation (NOC). Huber, Bern 2003 (Plan)

McCloskey, J. C.; Bulecheck, G. M.: Pflegeinterventionsklassifikation (NIC). Huber, Bern 2003 (Plan)

Wirksames Therapiemanagement

Taxonomie 1 R: Wählen (5.2.4/1994)
Taxonomie 2: Gesundheitsförderung, Gesundheitsmanagement (00082/1994)
NANDA-Originalbezeichnung: «Effective Therapeutic Regimen Management»
[Thematische Gliederung: Lehren/Lernen]

Definition: Ein Verhaltensmuster zur Steuerung und Integration eines Behandlungsprogramms für eine Krankheit oder Krankheitsfolgen in das tägliche Leben, das spezifische Gesundheitsziele erreicht.

Mögliche ursächliche oder beeinflussende Faktoren

In Bearbeitung durch die NANDA
- [Komplexität des Gesundheitswesens]
- [Komplexität der Therapie]
- [Zusätzliche Anforderungen an Individuum oder Familie]
- [Angemessene soziale Unterstützung]

Bestimmende Merkmale oder Kennzeichen

subjektive
- Geäußerter Wunsch, mit der Therapie der Krankheit und der Prävention von Krankheitsfolgen/-begleiterscheinungen zurechtzukommen
- Geäußerte Absicht, Risikofaktoren für das Auftreten von Krankheiten oder Krankheitsfolgen/-begleiterscheinungen zu minimieren

objektive
- Angemessene Wahl von täglichen Aktivitäten im Hinblick auf die Ziele einer Behandlung oder eines Präventionsprogramms
- Krankheitssymptome bewegen sich im normalen Rahmen der Erwartungen

Patientenbezogene Pflegeziele oder Evaluationskriterien

Der Patient
- verbalisiert Verständnis für die Empfehlungen zur Behandlung der Krankheit/des Zustandes

- zeigt ein wirksames Problemlösungsverhalten bei der Integration der Behandlung in das Alltagsleben
- Erkennt/Nutzt zugängliche Ressourcen
- Bleibt frei von möglichen Komplikationen/einem Fortschreiten von Krankheitsfolgen/-begleiterscheinungen

Maßnahmen oder Pflegeinterventionen

1. Pflegepriorität: Einschätzen ursächlicher oder beeinflussender Faktoren:

- Feststellen der Kenntnisse/des Verständnisses des Patienten bezüglich Zustand und Behandlungsbedarf – Beachten von spezifischen gesundheitsbezogenen Zielen
- Ermitteln, wie der Patient seine Anpassung an die Behandlung/an vorhersehbare Veränderungen wahrnimmt
- Bestimmen der Zugänglichkeit und Nutzung von Ressourcen
- Beachten von Behandlungen, die neu dazugekommen sind und den entsprechenden Lern- und Informationsbedürfnissen des Patienten/seiner Bezugsperson(en)
- Besprechen der aktuell genutzten Ressourcen und der Frage, ob Änderungen vorgenommen werden sollen *(z. B. zusätzliche Stunden Haushalthilfe; Zugang zu einem Fallmanager zur Unterstützung bei komplexen Langzeitversorgungsprogrammen)*

2. Pflegepriorität: Unterstützen von Patienten/Bezugspersonen bei der Entwicklung von Strategien, um erhöhten Anforderungen durch die Behandlung entsprechen zu können:

- Feststellen notwendiger Schritte zur Erreichung der angestrebten gesundheitlichen Ziele
- Akzeptieren der Einschätzung des Patienten bezüglich eigener Stärken/Schwächen und gleichzeitige Zusammenarbeit bei der Erhöhung seiner Fähigkeiten. *Fördert die Entwicklung von Selbstvertrauen und in die Fortsetzung der Anstrengungen*
- Vermitteln von Informationen (Bibliotherapie) und dem Patienten/seinen Bezugspersonen helfen, Ressourcen zu erkennen, die sie selbst nutzen können. *Bei der Nutzung des Internets zur Informationsbeschaffung muss der Patient darauf hingewiesen werden, dass die Verlässlichkeit der dort gefundenen Informationen vor einer Umsetzung in konkrete Handlungen kritisch geprüft werden muss*
- Anerkennen der individuellen Anstrengungen/Fähigkeiten, *um eine Entwicklung in Richtung Zielerreichung zu verstärken*

3. Pflegepriorität: Fördern des Wohlbefindens (Beratung, Patientenedukation und Entlassungsplanung):
- Dem Patienten/der Pflegeperson Wahlmöglichkeiten verschaffen sowie Mitwirkungsmöglichkeiten bei der Planung und Ausführung zusätzlicher Aufgaben/Verantwortlichkeiten
- Treffen von Vorkehrungen für Nachsorgeuntersuchungen/Hausbesuche, falls angemessen
- Unterstützen beim Umsetzen von Strategien zur Überwachung von Fortschritten/Reaktionen auf die Behandlung
- Mobilisieren von Unterstützungssystemen (in Form von Familie/Bezugspersonen, sozialer und finanzieller Unterstützung etc.)
- Vermitteln an weitere Dienste in der Gemeinde nach Bedarf/Wunsch

Schwerpunkte der Pflegedokumentation

Pflegeassessment oder Neueinschätzung
- Ergebnisse der Einschätzung inklusive der Dynamik der individuellen Situation
- Individuelle Stärken/Zusätzliche Bedürfnisse

Planung
- Pflegeplan/-interventionen und beteiligte Personen
- Plan für die Patientenanleitung, -schulung und -beratung

Durchführung/Evaluation
- Reaktionen von Eltern/Kind auf Interventionen/Anleitung und ausgeführte Pflegetätigkeiten
- Zielerreichung/Fortschritte in Richtung Zielerreichung
- Veränderungen des Plans

Entlassungs- oder Austrittsplanung
- Langfristige Bedürfnisse nach Entlassung und Austritt sowie die Verantwortlichkeit für die notwendigen Maßnahmen
- Zugängliche Ressourcen, Vermitteln an andere Gesundheitsberufe

Pflegeinterventionen (NIC)

Bereich: *Verhalten (behavioral)*. Interventionen zur Förderung der psychosozialen Lebensgestaltung und zur Erleichterung von Veränderungen der Lebensweise.
Klasse: *Verhaltenstherapie (behavior therapy)*. Interventionen zur Verstärkung oder Förderung erwünschter Verhaltensweisen oder zur Veränderung unerwünschter Verhaltensweisen.

Empfohlene Pflegeinterventionen: Gesundheitssystemorientierung (Health System Guidance) u.a. (siehe McCloskey/Bulecheck, 2003).

Pflegeergebnisklassifikation (NOC)

Empfohlenes Pflegeergebnis: Symptomkontrolle (symptom control), (siehe Johnson/Maas/Moorhead, 2003).

Literatur

Carpenito, L. J.: Nursing Diagnosis – Application to clinical practice. Lippincott, Philadelphia 2002

Johnson, M.; Maas, M.; Moorhead, S.: Pflegeergebnisklassifikation (NOC). Huber, Bern 2003 (Plan)

McCloskey, J. C.; Bulecheck, G. M.: Pflegeinterventionsklassifikation (NIC). Huber, Bern 2003 (Plan)

Todesangst

Taxonomie 1 R: Fühlen [und Wahrnehmen] (9.3.1.1/1998)
Taxonomie 2: Coping/Stresstoleranz, Bewältigungsverhalten (00147/1998)
NANDA-Originalbezeichnung: «Anxiety, death (Mild, Moderate, Severe, Panic)»
[Thematische Gliederung: Integrität der Person]

Definition: Befürchtungen, Sorgen oder Furcht in Verbindung mit Tod oder Sterben.

Mögliche ursächliche oder beeinflussende Faktoren

(Carpenito, 2000: 135)
In Bearbeitung durch die NANDA
- [Drohender oder herannahender Tod]
- [Situative Faktoren (Angst)]
- [Befürchtung, eine Last zu sein, anderen zur Last zu fallen]
- [Furcht vor unkontrollierbaren Schmerzen]
- [Befürchtung, aufgegeben zu werden]
- [Ungelöste Konflikte (Familie, Freund)]
- [Befürchtung, dass es im eigenen Leben an Sinn mangelt]
- [Furcht, sich abzulösen, sich aus sozialen Bindungen zu lösen]
- [Machtlosigkeit und Verwundbarkeit]

Bestimmende Merkmale oder Kennzeichen

subjektive
- Furcht (vor): eine tödliche Krankheit zu bekommen; dem Prozess des Sterbens; dem Verlust körperlicher oder geistiger Fähigkeiten im Sterben; einem vorzeitigen Tod, der die Erreichung wichtiger Lebensziele verhindert; die Familie nach dem Tod zurückzulassen; einer langen Sterbephase
- negative Todesvorstellungen oder unangenehme Gedanken angesichts von Ereignissen, die in Zusammenhang mit Tod und Sterben stehen; vermutete Schmerzen beim Sterben
- Gefühl der Machtlosigkeit angesichts des Sterbens; totaler Kontrollverlust über jeden Aspekt des eigenen Sterbens
- sich sorgen: über die Auswirkungen des eigenen Todes auf die Familienangehörigen und Bezugspersonen; darüber, der Grund für die Trauer und das Leid anderer zu sein; die pflegenden Angehörigen zu überlasten, da die eigene Hilflosigkeit jede Mithilfe verunmöglicht
- Sorge, vor seinen eigenen Schöpfer treten zu müssen oder Zweifel an der Existenz Gottes oder einem höheren Wesen
- Verleugnung der eigenen Sterblichkeit oder des nahen Todes

objektive
- tiefe Traurigkeit
  (vgl. PD: vorwegnehmendes Trauer)

Patientenbezogene Pflegeziele oder Evaluationskriterien

Der Patient
- erkennt und äußert offen und echt Gefühle wie Traurigkeit, Schuld, Furcht
- schaut und plant für die Zukunft Tag für Tag
- trifft Vorkehrungen für den eigenen Tod und formuliert einen Plan, wie er mit eigenen Sorgen und den Eventualitäten des Todes umgehen möchte

Maßnahmen oder Pflegeinterventionen

1. Pflegepriorität: Einschätzen von ursächlichen und beeinflussenden Faktoren:
- Feststellen wie Patienten sich selbst sehen bezüglich Lebensstil und sozialer Rollenausübung und ihrer Wahrnehmungen sowie

die Bedeutung, die sie oder die Angehörigen einem vorweggenommenen Verlust beimessen
- Ermitteln des gegenwärtigen Verständnisses und Wissens über die Situation, *um Fehleinschätzungen, Informationsdefizite oder relevante Informationen festzustellen*
- Feststellen, welche Rolle der Patient in der Familie einnimmt. Beobachten von Kommunikationsmustern innerhalb der Familie und wie die Familienmitglieder/Bezugspersonen auf die Situation und Sorgen des Patienten reagieren. *Um zusätzliche Bedürfnisse und Sorgen, aber auch Ressourcen zu erkennen, die helfen mit den Sorgen umzugehen und Bedürfnisse zu befriedigen*
- Einschätzen wie der Patient bisher Tod und Sterben erfahren hat oder damit konfrontiert wurde und wie sich diese Erfahrung auf ihn auswirkte (z. B. Zeuge eines gewalttätigen Todes, Anblick einer Leiche im Sarg als Kind. u. a.)
- Erkennen von kulturellen Faktoren oder Erwartungen und deren Bedeutung für die gegenwärtige(n) Situation und Gefühle
- Beachten des körperlichen und psychischen Zustandes, der Komplexizität der Therapie
- Bestimmen der Fähigkeiten, sich selbst zu versorgen, (letzte) Dinge des Lebens zu regeln, Wissen und Nutzen verfügbarer Ressourcen
- Beobachten von Verhaltensweisen, die Hinweise auf das Ausmaß der Angst geben (gering bis panisch), *da sie die Fähigkeit des Patienten, Informationen zu verarbeiten und an Aktivitäten teilzunehmen beeinflusst*
- Erkennen, welche Bewältigungsformen der Patient nutzt und wie wirkungsvoll diese sind. Sich klar werden über Abwehrmechanismen, die der Patient nutzt
- Beachten von Drogengebrauch (einschließlich Alkohol), Schlafstörungen, übermäßigem Schlafen, Vermeidung von sozialen Interaktionen mit anderen
- Beachten der religiösen/spirituellen Orientierung des Patienten, des Eingebundenseins in religiöse/kirchliche Aktivitäten, von vorliegenden Konflikten bezüglich spiritueller Überzeugungen
- Achten auf Aussagen/Äußerungen von Patienten/Angehörigen über Ärger/Sorgen, Gefühl der Entfremdung von Gott, Überzeugungen, dass der nahe Tod eine Strafe für Fehlverhalten sei usw.
- Bestimmen von Wahrnehmungen der Sinn-/Nutzlosigkeit, Gefühlen der Hoffnungs-/Hilflosigkeit, mangelnde Motivation, sich

selbst zu helfen. *Da dies auf das Vorliegen einer Depression und die Notwendigkeit eines Eingreifens hinweisen kann*
- Aktives Zuhören bei Aussagen über das Gefühl der sozialen Isolation
- Achten auf Äußerungen, unfähig zu sein, einen Sinn im Leben zu finden oder Äußerungen von Suizidgedanken

2. Pflegepriorität: Unterstützen des Patienten die Situation zu bewältigen:
- Aufbauen einer offenen und vertrauensvollen Beziehung
- Anwenden effektiver kommunikativer Fertigkeiten wie aktives Zuhören, Schweigen, Wertschätzung. Respektieren des Wunsches/der Bitte des Patienten, nicht zu sprechen. Vermitteln von Hoffnung im Rahmen der individuellen Situation
- Ermutigen des Patienten, Gefühle auszudrücken, z. B. Wut, Traurigkeit, Furcht u. a. Leugnen/Bestreiten Sie nicht oder versuchen Sie nicht, dem Patienten zu versichern, dass alles in Ordnung sein wird. Seien Sie ehrlich, wenn Sie die Fragen des Patienten beantworten und Informationen weitergeben, *da dies Vertrauen und eine therapeutische Beziehung fördert*
- Anbieten von Informationen über Normalität der Gefühle und individuelle Trauerreaktionen
- Einräumen von Zeit und Freiräumen für nicht wertende Diskussionen philosophischer Themen/Fragen über die spirituelle Bedeutung von Krankheit, Kranksein und gegenwärtiger Situation
- Überprüfen von bisherigen Verlusterfahrungen und dem Gebrauch von Bewältigungsformen mit der Beachtung der Stärken und Erfolge des Patienten
- Sorgen für eine ruhige, friedliche und intime Umgebung soweit angemessen, um für Entspannung zu sorgen und die Bewältigungsfähigkeiten zu stärken
- Unterstützen des Patienten, an Aktivitäten teilzunehmen, die seine spirituelle Entwicklung fördern, wie Gebete, Meditationen und Beichten/Vergebung, um alte Verletzungen zu heilen. Anbieten von Informationen, dass Hadern mit Gott ein normaler Teil des Trauerprozesses ist. *Dadurch werden Schuldgefühle und innere Konflikte vermindert und der Weg für eine Lösung des Problems frei gemacht*
- Überweisen an einen Experten für seelischen Beistand oder Trauerberatung, *um die Trauerarbeit zu erleichtern*

- Verweisen auf kommunale Institutionen/Ressourcen, damit Patienten/Angehörige für alle Eventualitäten des Todes Vorsorge treffen können (Erbschaftsfragen, Bestattung u. a.)

3. Pflegepriorität: Fördern von Unabhängigkeit:
- Unterstützen des Patienten realistische Schritte für die Umsetzung seiner Pläne zu tun
- Die Gedanken des Patienten darauf lenken, neben den Alltäglichkeiten, jeden Tag und die nahe Zukunft zu genießen, wenn dies angemessen erscheint
- Dem Patienten ermöglichen einfache Entscheidungen zu fällen, *da so das Gefühl der Kontrolle gefördert wird*
- Entwickeln eines individuellen Plans unter Berücksichtigung der Kontrollorientierung (locus of control) des Patienten, um Patienten/Angehörige im Trauerprozess zu unterstützen
- Respektvolles Behandeln von Entscheidungen und Wünschen und Weiterleiten derselbigen an andere, falls angemessen
- Unterstützen bei der Einhaltung von Richtlinien und Wünschen bezüglich Wiederbelebungsmaßnahmen

Schwerpunkte der Pflegedokumentation

Pflegeassessment oder Neueinschätzung
- Informationen aus der Ersteinschätzung einschließlich Befürchtungen des Patienten und erkennbaren Symptomen und Kennzeichen
- Reaktionen/Handlungen von Familien/Bezugspersonen
- Verfügbarkeit/Nutzung von Ressourcen

Planung
- Pflegeplan/-interventionen und wer in die Planung involviert ist

Durchführung/Evaluation
- Reaktionen des Patienten auf Interventionen/Anleitung und ausgeführte Pflegetätigkeiten
- Zielerreichung/Fortschritte in Richtung Zielerreichung
- Veränderungen des Pflege- und Versorgungsplans

Entlassungs- oder Austrittsplanung
- Erkannte Bedürfnisse und wer für zu ergreifende Handlungen verantwortlich ist
- Spezifische Empfehlungen/Überweisungen

Pflegeinterventionsklassifikation (NIC)

Bereich: *Verhalten (behavioral)*. Interventionen zur Förderung der psychosozialen Lebensgestaltung und zur Erleichterung von Veränderungen der Lebensweise.
Klasse: *Copingunterstützung*. Interventionen zur Unterstützung anderer Personen eigene Stärken zu entwickeln, sich an Funktionsveränderungen anzupassen oder ein höheres Funktionsniveau zu erreichen.
Empfohlene Pflegeinterventionen: Pflege Sterbender, spirituelle Unterstützung u.a.

Pflegeergebnisklassifikation (NOC)

Empfohlenes Pflegeergebnis: Furchtkontrolle (fear control), (siehe Johnson/Maas/Moorhead, 2003).

Literatur

Carpenito, L. J.: Nursing Diagnosis – Application to Clinical Practice. Lippincott, Philadelphia 2001: 135 ff.
Canakakis, J.: Ich begleite dich durch deine Trauer. Kreuz, Stuttgart 1990
Fitzgerald Miller, J.: Chronisch Kranksein bewältigen – Machtlosigkeit überwinden. Huber, Bern 2003 (Plan)
Johnson, M.; Maas, M.; Moorhead, S.: Pflegeergebnisklassifikation (NOC). Huber, Bern 2003 (Plan)
Käppeli, S.: Pflegekonzepte Band 1. Huber, Bern 1998
McCloskey, J. C.; Bulecheck, G. M.: Pflegeinterventionsklassifikation (NIC). Huber, Bern 2003 (Plan)
Rest, F.: Sterbebeistand, Sterbebegleitung, Sterbegeleit. Kohlhammer, Stuttgart 1998

Beeinträchtigte Transferfähigkeit

Taxonomie 1 R: Bewegen (6.1.1.1.5, 1998)
Taxonomie 2: Aktivität/Ruhe, Aktivität/Bewegung (00090, 1998)
NANDA-Originalbezeichnung: «Impaired Transfer Ability»
[Thematische Gliederung: Aktivität/Ruhe]

Definition: Einschränkung der unabhängigen Bewegung zwischen zwei nahe beieinander gelegenen Oberflächen.

Mögliche ursächliche oder beeinflussende Faktoren

Von der NANDA zu entwickeln
- [Zustände/Krankheiten, die zu einem schwachen Muskeltonus führen]
- [Kognitive Beeinträchtigung]
- [Frakturen, Trauma, Rückenmarkverletzung]

Bestimmende Merkmale oder Kennzeichen

subjektive oder objektive
- Beeinträchtigte Transferfähigkeit: vom Bett zum Stuhl und umgekehrt, vom Stuhl ins Auto und umgekehrt, vom Stuhl zum Boden und umgekehrt, aus dem Stehen zum Boden und umgekehrt, aus der Dusche oder Badewanne und hinein, zwischen unterschiedlichen Ebenen
- [Spezifizieren des Grades an Unabhängigkeit – siehe Pflegediagnose «Beeinträchtigte körperliche Mobilität» für die empfohlene Klassifizierung des Funktionsgrades]

Patientenbezogene Pflegeziele oder Evaluationskriterien

Der Patient
- bringt zum Ausdruck, dass er die Situation und geeignete Sicherheitsmaßnahmen versteht
- beherrscht Transfertechniken erfolgreich
- führt einen gewünschten Transfer sicher durch

Maßnahmen oder Pflegeinterventionen

1. Pflegepriorität: Erkennen ursächlicher/beeinflussender Faktoren:
- Feststellen der Diagnose, die die Transferprobleme beeinflusst (z. B. Multiple Sklerose, Frakturen, Rückenverletzungen, Tetraplegie/Paraplegie, fortgeschrittenes Alter, Formen der Demenz, Hirntrauma etc.)
- Beachten aktueller Situationen wie Operation, Amputation, Kontrakturen, Traktionsapparate, mechanische Beatmung, mehrfache Schlauchverbindungen, die die Bewegung einschränken

2. Pflegepriorität: Assessment der funktionellen Fähigkeit:
- Evaluieren des Grades der Beeinträchtigung unter Verwenden der Funktionsgrad-Klassifikation von 0 bis 4

- Achten auf emotionale Reaktionen/Verhaltensreaktionen des Patienten/der Bezugsperson auf Probleme der Immobilität
- Bestimmen des Vorliegens/Grades der Wahrnehmungsbeeinträchtigung/kognitiven Beeinträchtigung und der Fähigkeit, Anweisungen zu folgen

3. Pflegepriorität: Fördern eines optimalen Bewegungsgrades:
- Assistieren bei der Behandlung der Grunderkrankung, die die Funktionsstörung verursacht
- Konsultieren eines Physiotherapeuten/Beschäftigungstherapeuten und Reha-Teams *beim Entwickeln von Mobilitätshilfen und Hilfsmitteln*
- Anleiten im Gebrauch von Bettgittern, des Patientenaufrichtebügels, von Sicherheitsgriffen, des Gehstocks, von Installationen am Bett/Stuhl, die den Patienten schützen (z.B. optischer Patientenruf/Bettklingel, Schalter für elektrische Lagerungshilfe in Reichweite), Rollstuhl, Unterarmgehstützen und Unterstützen bei Bedarf
- Sorgen für Instruktionen/Wiederholen von Informationen für den Patienten und pflegende Angehörige/Laien hinsichtlich des Positionierens, um das Gleichgewicht beim Transfer zu verbessern/zu halten
- Überwachen der Körperhaltung und des Gleichgewichts und dazu anhalten, beim Aufstehen für den Transfer breitbeinig zu stehen
- Bedarfsweises Verwenden eines langen Spiegels, *um den Blick des Patienten auf die eigene Körperhaltung zu erleichtern*
- Demonstrieren/Wiederholen von Sicherheitsmaßnahmen wie indiziert, wie etwa Transferbrett, Gehgurt, Stützschuhe, gute Beleuchtung, Freiräumen des Fußbodens von Herumliegendem usw., *um die Möglichkeit von Stürzen und anschließenden Verletzungen zu vermeiden*

4. Pflegepriorität: Fördern des Wohlbefindens (Patientenanleitung und Entlassungsplanung):
- Unterstützen des Patienten/der pflegenden Angehörigen bzw. Laien beim Lernen von Sicherheitsmaßnahmen wie individuell indiziert (z.B. vor dem Transfer Bremsen des Rollstuhls arretieren, lose liegende Teppiche vom Boden entfernen, Verwenden eines richtig platzierten Hoyer-Lifts etc.)

- Überweisen an die geeigneten kommunalen Ressourcen zur Evaluation und Anpassung des Umfelds (z.B. Dusche/Badewanne, unebene Böden/Stufen, Rampen/Stehpulte/Lifte usw.)

Schwerpunkte der Pflegedokumentation

Pflegeassessment oder Neueinschätzung
- Individuelle Befunde einschließlich des Funktionsgrades/der Fähigkeit zur Teilnahme am gewünschten Transfer

Planung
- Pflegeplan und beteiligte Personen
- Plan zur Patientenanleitung

Durchführung/Evaluation
- Reaktionen auf Interventionen/Anleitung und ausgeführte Pflegetätigkeiten
- Zielerreichung/Fortschritte in Richtung Zielerreichung
- Veränderungen des Plans

Entlassungs- oder Austrittsplanung
- Entlassung/langfristige Bedürfnisse und Verantwortlichkeit für die nötigen Maßnahmen
- Spezielle vorgenommene Überweisungen
- Quellen für Hilfsmittel und deren Wartung

Pflegeinterventionsklassifikation (NIC)

Bereich: *Körperfunktionen: grundlegende (physiological: basic).* Interventionen zur Unterstützung körperlicher Funktionen.

Klasse: *Aktivitäts- und Bewegungsmanagement (activity and exercise management).* Interventionen zur Unterstützung oder Organisation von (Energie sparenden oder verbrauchenden) körperlichen Aktivitäten.

Empfohlene Pflegeinterventionen: Patiententransfer, (transport) u.a. (siehe McCloskey/Bulecheck, 2003).

Pflegeergebnisklassifikation (NOC)

Empfohlenes Pflegeergebnis: Transferausübung (transfer performance), (siehe Johnson/Maas/Moorhead, 2003).

Literatur

Carpenito, L. J.: Nursing Diagnosis – Application to Clinical Practice. Lippincott, Philadelphia 2001

Johnson, M.; Maas, M.; Moorhead, S.: Pflegeergebnisklassifikation (NOC). Huber, Bern 2003 (Plan)

Käppeli, S.: Pflegekonzepte Band 2. Huber, Bern 1999

McCloskey, J. C.; Bulecheck, G. M.: Pflegeinterventionsklassifikation (NIC). Huber, Bern 2003 (Plan)

Soyka, M.: Rückengerechter Patiententransfer in der Alten- und Krankenpflege. Huber, Bern 2000

Erschwertes Trauern
(Unbewältigter Verlust, fehlgeleitetes Trauern)*

Taxonomie 1 R: Fühlen (9.2.1.1/1980; R 1996)
Taxonomie 2: Coping/Stresstolerance, Coping-Reaktionen (00135/1980; R 1996)
NANDA-Originalbezeichnung: «Dysfunctional Grieving»
[Thematische Gliederung: Integrität der Person]

Definition: Eine ausgedehnte, erfolglose intellektuelle und emotionale Anstrengungen, mit denen Personen, Familien und Gemeinschaften am Prozess der Anpassung ihres Selbstkonzepts an ein Verlusterlebnis arbeiten.

Mögliche ursächliche oder beeinflussende Faktoren

- Subjektiv oder objektiv wahrgenommener Objektverlust. Objekte können sein: Menschen, Besitz, eine Arbeitsstelle, Status, Heim, Ideale, Körperteile oder -funktionen [z.B. Amputation, Lähmung, chronische oder terminale Krankheit]
- [Paradoxe Trauerreaktion auf einen Verlust (Anmerkung d. Übersetzergruppe: z.B. schwarzer Humor]
- [Mangelnde Verarbeitung bei vorangehender Trauerreaktion]
- [Fehlen von vorwegnehmendem Trauern]

---

* Umgangssprachliche Umschreibung der Übersetzergruppe, die dem besseren Verständnis dienen soll.

Bestimmende Merkmale oder Kennzeichen

subjektive
- Verbale Äußerung von Verzweiflung über einen Verlust
- Verleugnung eines Verlustes
- Ausdruck von Schuld, Zorn, Traurigkeit, Unerledigtem [Hoffnungslosigkeit]
- Idealisierung des verlorenen Objekts
- Veränderungen der Gewohnheiten beim Essen, Schlafen und Träumen, des Aktivitätsgrads, der Libido
- Auflebenlassen weit zurückliegender Erinnerungen, mit unvermindertem Erleben der Trauer

objektive
- Eintreten oder Ausbrechen somatischer oder psychosomatischer Reaktionen
- Weinen, labiler Gemütszustand
- Schwierigkeit, den Verlust auszudrücken
- Eingriff in und Beeinträchtigung von Lebensfunktionen; Entwicklungsrückschritte (Regression)
- Wiederholter Gebrauch unwirksamer Verhaltensweisen, in Verbindung mit Versuchen, sich wieder in einer Beziehung zu engagieren
- [Rückzug, Isolation]

Patientenbezogene Pflegeziele oder Evaluationskriterien

Der Patient
- anerkennt Vorliegen/Folgen des unbewältigten Verlustes
- zeigt Fortschritt im Umgang mit den Trauerphasen nach persönlichem Rhythmus
- nimmt nach Möglichkeit an den Aktivitäten des täglichen Lebens teil
- spricht ein Gefühl des Fortschrittes im Verarbeiten der Trauer und Hoffnung für die Zukunft aus

Maßnahmen oder Pflegeinterventionen

1. Pflegepriorität: Einschätzen ursächlicher oder beeinflussender Faktoren:
- Feststellen des erlittenen Verlusts. Achten auf subtile Zeichen der Traurigkeit (z. B. Seufzen, abwesender Blick, ungepflegte äußere Erscheinung, Unaufmerksamkeit in Gesprächen)

- Beachten, welche Trauerphase ausgedrückt wird: Nicht-Wahrhaben-Wollen, Zorn, Verhandeln, Depression, Annahme
- Feststellen des Leistungsvermögens und der Fähigkeit, für sich selbst zu sorgen
- Ermitteln des Vorhandenseins/der Nutzung von Unterstützungssystemen und Ressourcen in der Gemeinde
- Achten auf ausweichendes Verhalten (z. B. Zorn, Rückzug, lange Schlafzeiten; Weigerung, mit anderen Familienmitgliedern zu sprechen)
- Ermitteln von kulturellen Faktoren und die Art, wie der Betroffene mit früherem Verlust umgegangen ist
- Ermitteln wie die Familie/Bezugsperson(en) auf die Situation des Patienten reagieren
- Ermitteln der Bedürfnisse der Bezugspersonen
- Vgl. PD: Vorzeitiges Trauern, wenn angemessen

2. Pflegepriorität: Unterstützen des Patienten, mit dem Verlust angemessen umzugehen:
- Ermutigen zum Gespräch ohne Konfrontation mit der Realität *(hilfreich bei beginnender Verarbeitung und Annahme)*
- Ermutigen des Patienten, über das zu sprechen, was er möchte, und nicht versuchen, den Patienten zu zwingen, «den Tatsachen ins Auge zu schauen»
- Aktives Zuhören gegenüber den Gefühlsäußerungen und bereit sein zur Hilfe. Sprechen mit warmer, fürsorglicher Stimme
- Ermutigen des Patienten, Angst und Furcht auszudrücken. Vgl. entsprechende PD
- Erlauben von Ausbrüchen von Zorn. Anerkennen dieser Gefühle, Setzen von Grenzen bei destruktivem Verhalten. *Fördert die Sicherheit des Patienten und fördert die Aufarbeitung des Trauerprozesses*
- Anerkennen der Realität von Schuld-/Schamgefühlen und von Feindseligkeit gegenüber spirituellen Mächten (Vgl. PD: Existenzielle Verzweiflung). Unterstützen des Patienten, Schritte zur Verarbeitung zu unternehmen
- Respektieren der Wünsche und Bedürfnisse des Patienten nach Ruhe, Privatsphäre, Gesprächen oder Stille
- Dem Patienten eine depressive Phase zugestehen
- Sorgen für psychisches und physisches Wohlbefinden
- Bestärken in der Anwendung von Bewältigungsformen, die früher

geholfen haben. Anleiten zu Visualisierungs- oder Entspannungsübungen
- Unterstützen von Bezugsperson(en), mit der Reaktion des Patienten umzugehen *(Familie/Bezugsperson(en) reagieren nach eigener Betroffenheit, die miteinbezogen werden muss)*
- Beteiligen der Familie/wichtiger Bezugspersonen beim Setzen realistischer Ziele, um die Bedürfnisse der Familienmitglieder zu befriedigen

3. Pflegepriorität: Fördern des Wohlbefindens durch Beratung, Patientenedukation und Entlassungsplanung:
- Sprechen mit dem Patienten über wirksame Möglichkeiten, mit schwierigen Situationen umzugehen
- Den Patienten familiäre, religiöse und kulturelle Faktoren bestimmen lassen, die für ihn bedeutsam sind, *kann helfen den Verlust einzuordnen, ihm einen Sinn zu geben und die Trauer aufzuarbeiten*
- Ermutigen innerhalb der physischen und psychischen Grenzen zu gewohnten Aktivitäten, einer angemessenen sportlichen Betätigung sowie zu Kontakten mit anderen
- Besprechen der Planung der Beerdigung/Zukunft und die Angehörigen dabei unterstützen nach Bedarf
- Verweisen an andere Ressourcen (z. B. Beratung, Psychotherapie, Seelsorge, Hilfsgruppen), *wenn zusätzliche Hilfe erforderlich ist, um gegenwärtige Probleme zu lösen und die Trauerarbeit fortzusetzen*

Schwerpunkte der Pflegedokumentation

Pflegeassessment oder Neueinschätzung
- Individuelle Ergebnisse der Einschätzung inklusive auslösende Krisen, Wahrnehmung des Patienten, Auswirkungen auf die erwünschte Lebensweise
- Verfügbarkeit/Nutzung von Ressourcen

Planung
- Pflegeplan/-interventionen und beteiligte Personen
- Plan für die Patientenanleitung, -schulung und -beratung

Durchführung/Evaluation
- Reaktionen auf Interventionen/Anleitung und ausgeführte Pflegetätigkeiten

- Zielerreichung/Fortschritte in Richtung Zielerreichung
- Veränderungen des Plans

Entlassungs- oder Austrittsplanung
- Langfristige Bedürfnisse nach Entlassung und Austritt sowie die Verantwortlichkeit für die notwendigen Maßnahmen
- Vermitteln an andere Gesundheitsberufe

Pflegeinterventionsklassifikation (NIC)

Bereich: *Verhalten (behavioral).* Interventionen zur Förderung der psychosozialen Lebensgestaltung und zur Erleichterung von Veränderungen der Lebensweise.

Klasse: *Unterstützung des Copingverhaltens (coping assistance).* Interventionen zur Unterstützung anderer Personen eigene Stärken zu entwickeln, sich an Funktionsveränderungen anzupassen oder ein höheres Funktionsniveau zu erreichen.

Empfohlene Pflegeinterventionen: Trauerarbeiterleichterung u. a. (siehe McCloskey/Bulecheck, 2003).

Pflegeergebnisklassifikation (NOC)

Empfohlenes Pflegeergebnis: Traueraufarbeitung (grief resolution), (siehe Johnson/Maas/Moorhead, 2003).

Literatur

Carpenito, L. J.: Nursing Diagnosis – Application to Clinical Practice. Lippincott, Philadelphia 2001: 135 ff.

Canakakis, J.: Ich begleite dich durch deine Trauer. Kreuz, Stuttgart 1990

Fitzgerald Miller, J.: Chronisch Kranksein bewältigen – Machtlosigkeit überwinden. Huber, Bern 2003 (Plan)

Johnson, M.; Maas, M.; Moorhead, S.: Pflegeergebnisklassifikation (NOC). Huber, Bern 2003 (Plan)

Käppeli, S.: Pflegekonzepte Band 1. Huber, Bern 1998

McCloskey, J. C.; Bulecheck, G. M.: Pflegeinterventionsklassifikation (NIC). Huber, Bern 2003 (Plan)

Rest, F.: Sterbebeistand, Sterbebegleitung, Sterbegeleit. Kohlhammer, Stuttgart 1998

Zeller-Forster, J.: Verlust/Trauer. In: Käppeli, S. (Hrsg.): Pflegekonzepte Band 1. Huber, Bern 1998

Vorwegnehmendes Trauern

Taxonomie 1 R: Fühlen (9.2.1.2/1980; R 1996)
Taxonomie 2: Coping/Stresstolerance, Coping-Reaktionen (00136/1980; R 1996)
NANDA-Originalbezeichnung: «Anticipatory Grieving»
[Thematische Gliederung: Integrität der Person]

Definition: Intellektuelle und emotionale Reaktionen und Verhaltensweisen, mit denen Personen, Familien und Gemeinschaften, aufgrund der Wahrnehmung eines möglichen Verlustes, am Prozess der Anpassung ihres Selbstkonzepts arbeiten.
[Anmerkung: Kann eine gesunde Reaktion sein, die Unterstützung und Informationsvermittlung erfordert.]

Mögliche ursächliche oder beeinflussende Faktoren

In Bearbeitung durch die NANDA:
- [Wahrgenommener potenzieller Verlust: einer wichtigen Bezugsperson, von physischem/psychosozialem Wohlbefinden (z.B. von einem/einer Körperteil, -funktion, gewohnter sozialer Rolle), Lebensweise, persönliches Eigentum]

Bestimmende Merkmale oder Kennzeichen

subjektive
- Sorgen; Schuldgefühle; Wut; [unterdrückte/verdrängte Gefühle]
- Nicht-Wahrhaben-Wollen eines potenziellen Verlustes; Verleugnung der Bedeutung des Verlusts
- Ausdruck von Verzweiflung bei potenziellem Verlust [Ambivalenz; Gefühl von Unwirklichkeit]; Verhandeln
- Veränderungen der Gewohnheiten beim Essen, Schlafen und Träumen, des Aktivitätsgrads, der Libido

objektive
- Potenzieller Verlust eines wichtigen Objekts [Person/Selbst, Arbeit/Position, Entwicklungsstand/Fähigkeiten, Gesundheit, Körperteil/-funktion]
- Veränderte Kommunikationsmuster
- Schwierigkeiten die neue oder andere Rolle zu übernehmen
- Lösung der Trauerarbeit vor dem Eintreten des Verlusts

- [Veränderter Affekt]
- [Weinen]
- [Sozialer Rückzug, Isolation]

Patientenbezogene Pflegeziele oder Evaluationskriterien

Der Patient
- nimmt Gefühle wahr und drückt sie offen und wirkungsvoll aus (z. B. Traurigkeit, Schuldgefühle, Furcht)
- anerkennt Probleme im Zusammenhang mit dem Trauerprozess (z. B. körperliche Probleme in Bezug auf Essen, Schlafen usw.) und sucht entsprechende Hilfe
- denkt/plant schrittweise und zukunftsorientiert

Maßnahmen oder Pflegeinterventionen

1. Pflegepriorität: Einschätzen ursächlicher oder beeinflussender Faktoren:
- Ermitteln der Wahrnehmung des erwarteten Verlustes durch den Patienten und seiner Bedeutung für den Patienten: «Was macht Ihnen Sorgen?», «Was befürchten Sie?» «Was fürchten Sie am meisten?», «Welche Auswirkungen könnte dies auf Sie persönlich und Ihre Lebenssituation haben?»
- Beobachten, wie die Familie/wichtige Bezugsperson(en) auf die Sorgen/die Situation des Patienten reagieren

2. Pflegepriorität: Feststellen, wie der Betroffene mit der Situation umgeht:
- Beachten der emotionalen Reaktionen wie Rückzug, zorniges Verhalten, Weinen
- Beobachten der Körpersprache und ihre Bedeutung mit dem Patienten abklären. Achten auf Übereinstimmung mit verbalen Äußerungen
- Beachten der kulturellen Faktoren/Erwartungen, welche die Reaktion des Patienten beeinflussen könnten, *um einschätzen zu können, wie der Patient auf den Verlust reagiert*
- Erkennen von Problemen, die sich auf Essen, Aktivitätsgrad, Sexualität, Rollenerfüllung auswirken (z. B. Arbeit, Elternschaft)
- Beobachten des Kommunikations-/Interaktionsmusters in der Familie

- Feststellen des Vorhandenseins/des Gebrauchs von Unterstützungs-/Selbsthilfegruppen und Ressourcen in der Gemeinde

3. Pflegepriorität: Unterstützen des Patienten im Umgang mit der Situation:
- Sorgen für eine offene Atmosphäre und Vertrauensbeziehung, *in welcher der Patient frei über seine Gefühle und Sorgen sprechen kann*
- Anwenden von therapeutischen Kommunikationsmethoden des aktiven Zuhörens, Schweigens, Bestätigens usw. – Respektieren des Wunsches/der Bitte des Patienten, nicht zu sprechen
- Ermöglichen angemessener Ausdrucksformen der Wut, Furcht. Beachten der Gefühle von Zorn gegenüber Gott/spiritueller Macht oder Gefühle, von Gott/spiritueller Macht, verlassen zu sein. Vgl. entsprechende Pflegediagnosen
- Informieren, dass individuelle Trauerreaktionen normal sind
- Ehrlich sein beim Beantworten von Fragen; dem Patienten zu Informationen verhelfen. *Fördert das Vertrauen in die Patienten-Pflegende-Beziehung*
- Rückversichern von Kindern, dass die Gründe für die Situation nicht in ihrem (Fehl-)Verhalten liegen. Berücksichtigen des Alters und Entwicklungsstandes des Kindes. *Kann das Aufkommen von Schuldgefühlen vermindern und klar machen, dass niemand in der Familie für die Situation schuldig zu sprechen ist*
- Vermitteln – angemessen an die individuelle Situation – von Hoffnung. Keine falsche Sicherheit wecken
- Sprechen über Lebenserfahrungen/frühere Verluste, Rollenveränderungen und Copingfähigkeiten; dabei Stärken/Erfolgserlebnisse, die zur Bewältigung der aktuellen Situation beitragen könnten beachten. Auf problemlösende aktuelle Bedürfnisse eingehen
- Sprechen über Einfluss-/Kontrollmöglichkeiten, z. B. was vom Betroffenen selbst verändert werden kann und was außerhalb seines Einflusses liegt. *Erkennen dieser Faktoren hilft dem Patienten seine Kraft auf Wesentliches zu konzentrieren*
- Die Familie/Bezugsperson(en) an der Problemlösung, bei der Unterstützung und Begleitung des Patienten im Umgang mit der Situation teilnehmen lassen. *Fördert die Achtung der Bedürfnisse aller Familienmitglieder*
- Anleiten zu Visualisierungs- und Entspannungstechniken
- Verabreichen von Beruhigungsmitteln/Tranquilizern mit Vorsicht, *weil sie das Durchleben der Trauer verzögern können*

4. Pflegepriorität: Fördern des Wohlbefindens durch Beratung, Patientenedukation und Entlassungsplanung:
- Dem Patienten mitteilen, dass es gut ist, Gefühle hochkommen zu lassen und sie entsprechend zu zeigen. *Ausdrücken von Gefühlen kann den Trauerprozess erleichtern, destruktives Verhalten kann schädigend sein*
- Ermutigen des Fortsetzens der gewohnten Aktivitäten, das Einhalten des gewohnten Tagesablaufs und das Ausführen sportlicher Betätigungen
- Ermitteln/Fördern der Unterstützungssysteme, Familie, Freunde usw.
- Besprechen, bei Bedarf, der Zukunftsplanung, das Organisieren der Trauerfeier o. ä. und Geben notwendiger Unterstützung
- Verweisen auf andere Ressourcen, wie z. B. Seelsorge, Beratungsstellen/Psychotherapie, Selbsthilfe- und Unterstützungsgruppen, bei Bedarf, sowohl für den Patienten als auch für Angehörige. Um weitere Bedürfnisse zu befriedigen und die Trauerarbeit zu erleichtern

Schwerpunkte der Pflegedokumentation

Pflegeassessment oder Neueinschätzung
- Ergebnisse der Einschätzung inklusive die Wahrnehmung des erwarteten Verlustes durch den Patienten und Merkmale/Symptome, die der Patient zeigt
- Reaktionen von Familie/wichtigen Bezugspersonen
- Erhältlichkeit und Nutzung von Ressourcen

Planung
- Pflegeplan/-interventionen und beteiligte Personen
- Plan für die Patientenanleitung, -schulung und -beratung

Durchführung/Evaluation
- Reaktionen auf Interventionen/Anleitung und ausgeführte Pflegetätigkeiten
- Zielerreichung/Fortschritte in Richtung Zielerreichung
- Veränderungen des Plans

Entlassungs- oder Austrittsplanung
- Langfristige Bedürfnisse nach Entlassung und Austritt sowie die Verantwortlichkeit für die notwendigen Maßnahmen
- Vermitteln an andere Gesundheitsberufe

Pflegeinterventionsklassifikation (NIC)

Bereich: *Verhalten (behavioral)*. Interventionen zur Förderung der psychosozialen Lebensgestaltung und zur Erleichterung von Veränderungen der Lebensweise.

Klasse: *Unterstützung des Copingverhaltens (coping assistance)*. Interventionen zur Unterstützung anderer Personen eigene Stärken zu entwickeln, sich an Funktionsveränderungen anzupassen oder ein höheres Funktionsniveau zu erreichen.

Empfohlene Pflegeinterventionen: Trauerarbeiterleichterung u. a. (siehe McCloskey/Bulecheck, 2003).

Pflegeergebnisklassifikation (NOC)

Empfohlenes Pflegeergebnis: Traueraufarbeitung (grief resolution), (siehe Johnson/Maas/Moorhead, 2003).

Literatur

Carpenito, L. J.: Nursing Diagnosis – Application to Clinical Practice. Lippincott, Philadelphia 2001: 135 ff.

Canakakis, J.: Ich begleite dich durch deine Trauer. Kreuz, Stuttgart 1990

Fitzgerald Miller, J.: Chronisch Kranksein bewältigen – Machtlosigkeit überwinden. Huber, Bern 2003 (Plan)

Johnson, M.; Maas, M.; Moorhead, S.: Pflegeergebnisklassifikation (NOC). Huber, Bern 2003 (Plan)

Käppeli, S.: Pflegekonzepte Band 1. Huber, Bern 1998

McCloskey, J. C.; Bulecheck, G. M.: Pflegeinterventionsklassifikation (NIC). Huber, Bern 2003 (Plan)

Rest, F.: Sterbebeistand, Sterbebegleitung, Sterbegeleit. Kohlhammer, Stuttgart 1998

Zeller-Forster, J.: Verlust/Trauer. In: Käppeli, S. (Hrsg.): Pflegekonzepte Band 1. Huber, Bern 1998

T

Übelkeit

Taxonomie 1: Fühlen (9.1.2/1998)
Taxonomie 2: Wohlbehagen, körperliches Wohlbehagen (00134/1998)
NANDA-Originalbezeichnung: «Nausea»
[Thematische Gliederung: Ernährung]

Definition: Unangenehme, wellenartige Empfindung im Rachen, Epigastrium oder gesamten Abdomen, die zu Erbrechen führen kann.

Mögliche ursächliche oder beeinflussende Faktoren

- Postoperative Nachwirkungen einer Narkose
- Stimulation neuropharmakologischer Mechanismen; Chemotherapie; [Strahlentherapie]
- Reizung des Magen-Darm-Trakts

Bestimmende Merkmale oder Kennzeichen

subjektive
- Patient gibt «Übelkeit» oder «verdorbenen Magen» an

objektive
- Geht gewöhnlich dem Erbrechen voraus, kann aber auch nach dem Erbrechen oder wenn letzteres nicht eintritt verspürt werden
- Begleitet von schluckenden Bewegungen durch die Skelettmuskulatur; Blässe, kalte, feuchte Haut, vermehrter Speichelfluss, Tachykardie, Stauung der Magenpassage und Diarrhö

Patientenbezogene Pflegeziele oder Evaluationskriterien

Der Patient
- ist frei von Übelkeit
- kommt mit chronischer Übelkeit zurecht, nachgewiesen anhand eines akzeptablen Grades an Nahrungsaufnahme
- hält/steigert sein Körpergewicht in geeigneter Weise

Maßnahmen oder Pflegeinterventionen

1. Pflegepriorität: Erkennen ursächlicher/beeinflussender Faktoren:
- Prüfen auf Vorliegen von Erkrankungen des Magen-Darm-Trakts (z. B. peptische Ulkuskrankheit, Cholezystitis, Gastritis, Aufnahme «problematischer» Nahrungsmittel)
- Beachten systemischer Zustände/Krankheiten, die zu Übelkeit führen können (z. B. Schwangerschaft, Tumortherapie, Myokardinfarkt, Hepatitis, systemische Infektionen, Medikamententoxizität, Vorliegen neurogener Ursachen – Stimulation des vestibulären Systems, ZNS-Trauma/-Tumor)
- Erkennen von Situationen, die der Patient als Angst auslösend, bedrohlich oder Ekel erregend empfindet (z. B. «da wird einem ja schlecht»)
- Beachten von psychologischen Faktoren einschließlich derer, die nicht kulturell festgelegt sind (z. B. Verzehr gewisser Nahrungsmittel, die in der eigenen Kultur als widerwärtig/abstoßend gelten)
- Feststellen, ob die Übelkeit potenziell selbstlimitierend und/oder leicht ist (z. B. 1. Trimenon einer Schwangerschaft, 24-stündige Virusinfektion des Magen-Darm-Trakts) oder ob sie schwer und prolongiert ist (z. B. Tumortherapie, Hyperemesis gravidarum). *Zeigt den Grad der Auswirkung auf das Flüssigkeits-/Elektrolytgleichgewicht und den Ernährungszustand*

2. Pflegepriorität: Fördern der Behaglichkeit und Steigern der Nahrungsaufnahme:
- Verabreichen von Medikamenten, die Übelkeit lindern/verhindern und Überwachen der Wirkung
- Wenn die Übelkeit morgens auftritt, den Patienten versuchen lassen, vor dem Aufstehen oder tagsüber trockene Nahrungsmittel wie Toast, Cracker, trockene Getreideprodukte zu essen, soweit angebracht
- Dem Patienten raten, Flüssigkeiten vor oder nach den Mahlzeiten, statt während der Mahlzeiten zu sich zu nehmen
- Sorgen für Nahrungsmittel und «Kleinigkeiten» mit Ersatz für bevorzugte Nahrungsmittel, soweit verfügbar, *um die Nährstoffaufnahme zu verbessern.* Auch neutrale Getränke, Gelatine und Brausepulver. Meiden übermäßig süßer, frittierter und fetthaltiger Nahrungsmittel

Übelkeit

- Instruieren des Patienten, große Mahlzeiten zu vermeiden, *damit sich der Magen nicht so gefüllt anfühlt.* Verzehr kleiner Mahlzeiten über den Tag verteilt
- Instruieren des Patienten, langsam zu essen und zu trinken und die Nahrung *der leichteren Verdaulichkeit halber* gründlich zu kauen
- Sorgen für eine saubere, angenehm riechende, ruhige Umgebung. Vermeiden von störenden Gerüchen, wie Küchendunst, Qualm, Parfüms, mechanische Emissionen, wenn möglich
- Sorgen für häufige Mundpflege *zur Säuberung der Mundhöhle und zur Beseitigung von «schlechtem Geschmack»*
- Dem Patienten raten, Eiswürfel, Fruchttörtchen oder harte Bonbons zu lutschen; kühle, klare Flüssigkeiten, wie etwa hellfarbene Limonaden zu trinken. *Kann für ein wenig Flüssigkeits-/Nährstoffaufnahme sorgen*
- Anhalten zu einer tiefen, langsamen Atmung *zur Förderung der Entspannung*
- Einsatz von Ablenkung durch Musik, Plaudern mit der Familie/Freunden, Fernsehen, *um das Verweilen in einer unangenehmen Situation zu begrenzen*
- Regelmäßiges Verabreichen von Antiemetika nach Plan vor/während und nach dem Verabreichen von Zytostatika
- Untersuchen des Einsatzes der Akupressur (z. B. durch Tragen eines Elastikbandes um das Handgelenk, mit kleinen, harten Knötchen, die auf Akupressurpunkte Druck ausüben). *Manche Menschen mit chronischer Übelkeit berichten, dass dies hilfreich sei – ohne den sedierenden Effekt von Medikamenten*
- Zeitliches Planen der Chemotherapie dergestalt, dass sie möglichst wenig mit der Nahrungsaufnahme interferiert

3. Pflegepriorität: Fördern des Wohlbefindens (Beratung und Entlassungsplanung):

- Überprüfen von individuellen Faktoren, die Übelkeit auslösen und von Formen, um das Problem zu umgehen
- Dem Patienten raten, Mahlzeiten Tage im Voraus zuzubereiten und einzufrieren, wenn die Übelkeit schwer oder Kochen unmöglich ist
- Erörtern potenzieller Komplikationen und des möglichen Bedarfs an medizinischer Nachsorge oder alternativen Therapien. *Rechtzeitiges Erkennen und Intervenieren können den Schweregrad von Komplikationen (z. B. Dehydrierung) in Grenzen halten*

- Überprüfen auf Zeichen der Dehydrierung und Hervorheben der Bedeutung der Flüssigkeits- und Elektrolytsubstitution (mit Elektrolytgetränken oder orale Rehydratationssalze)

Schwerpunkte der Pflegedokumentation

Pflegeassessment oder Neueinschätzung
- Individuelle Befunde einschließlich individueller Faktoren, die Übelkeit auslösen
- Ausgangsgewicht, Vitalzeichen
- Spezielle Vorlieben des Patienten für die Nahrungsaufnahme

Planung
- Pflegeplan und beteiligte Personen
- Patientenschulung

Durchführung/Evaluation
- Reaktionen auf Interventionen/Anleitung und ausgeführte Pflegetätigkeiten
- Zielerreichung/Fortschritte in Richtung Zielerreichung
- Veränderungen des Plans

Entlassungs- oder Austrittsplanung
- Individuelle langfristige Bedürfnisse, Bestimmung der Verantwortlichkeiten
- Vorgenommene Überweisungen

Pflegeinterventionsklassifikation (NIC)

Bereich: *Körperfunktionen: komplexe (physiological: complex).* Interventionen zur Unterstützung homöostatischer und regulierender Prozesse.

Klasse: *Durchblutungsförderung (tissue perfusion management).* Interventionen, zur Optimierung der Blut- und Nährstoffversorgung von Körpergeweben.

Empfohlene Pflegeinterventionen: Nauseamanagement u.a. (siehe McCloskey/Bulecheck, 2003).

Pflegeergebnisklassifikation (NOC)

Empfohlenes Pflegeergebnis: Symptomausprägung (symptom severity), (siehe Johnson/Maas/Moorhead, 2003).

Literatur

Hawthorn, J.: Übelkeit und Erbrechen. Ullstein Medical, Wiesbaden 1998
Johnson, M.; Maas, M.; Moorhead, S.: Pflegeergebnisklassifikation (NOC). Huber, Bern 2003 (Plan)
McCloskey, J. C.; Bulecheck, G. M.: Pflegeinterventionsklassifikation (NIC).

Überernährung

Taxonomie 1 R: Austauschen (1.1.2.1/1987)
Taxonomie 2: Ernährung, Nahrungsaufnahme (00001/1987)
NANDA-Originalbezeichnung: «Imbalanced Nutrition: More than Body Requirements»
[Thematische Gliederung: Ernährung]

Definition: Eine Nahrungsaufnahme, die den Körperbedarf übersteigt.

Mögliche ursächliche oder beeinflussende Faktoren

- Übermäßige Zufuhr im Verhältnis zum Stoffwechselbedarf
- [Beachte: Die zugrunde liegende Ursache ist oft komplex und evtl. schwer zu diagnostizieren/therapieren]

Bestimmende Merkmale oder Kennzeichen

subjektive

- Aussage über gestörtes Essverhalten:
  - Gleichzeitiges Essen während anderer Aktivitäten
  - Essen als Reaktion auf äußere auslösende Reize wie z. B. Tageszeit, soziale Situation
  - Konzentration der Nahrungsaufnahme hauptsächlich am Ende des Tages
  - Essen als Reaktion auf innere auslösende Reize außer Hunger (z. B. Angst)
- Sitzende Lebensweise

objektive

- Körpergewicht 20% über dem Idealgewicht in Bezug auf Größe und Körperbau [Adipositas]

- Trizeps-Hautfalte größer als 15 mm bei Männern und 25 mm bei Frauen
- Körpergewicht 10% über dem Normalgewicht in Bezug auf Größe und Körperbau
- [Body Mass Index: 25,0–29,9 (Übergewicht), BMI: > 30 (Adipositas)]
- Beobachtetes gestörtes Essverhalten [vgl. subjektive Merkmale]
- [Prozentualer Körperfettanteil mehr als 22% bei feingliedrigen Frauen und mehr als 15% bei feingliedrigen Männern]

Patientenbezogene Pflegeziele oder Evaluationskriterien

Der Patient
- äußert ein/e realistischere/s Selbstwahrnehmung/Körperbild (Übereinstimmung zwischen psychischem und physischem Selbstbild)
- zeigt, dass er sich selbst annimmt, wie er tatsächlich ist, und nicht wie er idealisiert sein sollte
- zeigt Veränderungen in Verhalten und Lebensweise inklusive Veränderungen bezüglich des Essverhaltens, Quantität/Qualität der Ernährung, körperlicher Betätigung
- erreicht das erwünschte Körpergewicht bei gleichzeitigem optimalem Gesundheitszustand

Maßnahmen oder Pflegeinterventionen

1. Pflegepriorität: Erkennen ursächlicher/beeinflussender Faktoren:
- Einschätzen des Wissensstands des Patienten über eine gesunde Ernährung und der Menge an Geld, die für den Nahrungsmitteleinkauf ausgegeben wird/vorhanden ist
- Ermitteln, welchen Stellenwert das Essen und die Einnahme einer Mahlzeit für den Patienten hat
- Notieren, welche Nahrungsmittel/Flüssigkeiten eingenommen worden sind; Essenszeiten und -gewohnheiten; Aktivitäten/Ort; allein oder mit andere(n) und Gefühle vor, während und nach dem Essen
- Berechnen der Gesamtkalorienzufuhr
- Ermitteln der früheren Essgewohnheiten und Teilnahme an Diätprogrammen
- Besprechen der Eigenwahrnehmung des Patienten, auch über die Bedeutung, die das Dicksein für den Patienten hat. *Beachten von*

kulturellen Gepflogenheiten, die der Ernährung und der Nahrungszufuhr, wie auch einer massigen Körperfülle einen hohen Stellenwert einräumen (z. B. Bewohner der Südseeinseln Samoa). Erfassen der negativen/positiven Selbstbeeinflussung (Selbstgespräche) des Betroffenen
- Den Patienten seinen Körperumriss zeichnen lassen. Dazu die «Körperzeichnen-Techniken» anwenden (der Patient zeichnet frei seine Körperkonturen mit Kreide an eine Wand, stellt sich dann davor und die tatsächlichen Körperumrisse werden hinzugezeichnet, um die Unterschiede sichtbar zu machen). *Auf diese Weise lassen sich Unterschiede zwischen Körperideal und Körperrealität herausfinden*
- Feststellen, ob negative Rückmeldungen von Bezugsperson(en) kommen. *Kann auf externe Kontrollmöglichkeiten hinweisen, Anreiz für eine Veränderung*
- Überprüfen der täglichen Aktivität und Bewegung des Patienten, *um Möglichkeiten einer Veränderung zu erkennen*

2. Pflegepriorität: Festlegen eines Programms zur Gewichtsreduktion:
- Ermitteln der Motivation des Patienten für eine Gewichtsreduktion (z. B. wegen eigener/m Zufriedenheit/Selbstwertgefühl oder um von einer anderen Person anerkannt zu werden). *Dem Patienten helfen, realistische Motivationsanreize für seine Situation zu finden (z. B. Annahme der eigenen Person «wie sie ist», Verbesserung des Gesundheitszustandes)*
- Versuchen, eine gemeinsame Übereinkunft für eine Gewichtsreduktion zu erlangen, *falls ein Behandlungsvertrag vereinbart wird*
- Dokumentieren von Größe, Gewicht, BMI, Körperbau, Geschlecht und Alter des Patienten
- Bestimmen des Kalorienbedarfs aufgrund physischer Faktoren (Grundumsatz) und dem Grad an körperlicher Belastung (Leistungsumsatz)
- Vermitteln von Informationen über den spezifischen Bedarf an Nährstoffen, *auch bei adipösen Patienten können Ernährungsdefizite bestehen.* Den Patienten bei der Auswahl der Diät im Rahmen der vom Arzt, der Diätassistentin vorgegebenen Richtwerte unterstützen
- Kooperieren mit der Ernährungsberatung, *um ein Diätprogramm zu erstellen und zu evaluieren*

- Gemeinsames Setzen von Zielen für eine realistische wöchentliche Gewichtsreduktion
- Besprechen der Ernährungsgewohnheiten (z. B. Essen im Stehen, Naschen, Ort, wo gegessen wird, Essen im Zusammenhang mit anderen Aktivitäten) und Feststellen, welche Veränderungen notwendig sind. Entwickeln eines Planes zum Wiedererlernen des natürlichen Hungergefühls, *um eine fortlaufende Veränderung des Ernährungsverhaltens zu unterstützen*
- Betonen, wie wichtig eine ausreichende Flüssigkeitszufuhr ist
- Ermutigen, an einem Beschäftigungsprogramm nach Wahl, im Rahmen der körperlichen Möglichkeiten, teilzunehmen
- Überprüfen der individuellen medikamentösen Therapie (z. B. Appetithemmer, Hormontherapie, Vitamin-/Mineralstoffzusätze)
- Positive Bestätigung/Verstärkung bei tatsächlichem Gewichtsverlust und bei Bemühungen um eine Gewichtsreduktion geben. *Fördert die Zustimmung zum Programm*

3. Pflegepriorität: Fördern des Wohlbefindens durch Beratung, Patientenedukation und Entlassungsplanung:
- Diskutieren von falschen Vorstellungen oder Mythen des Patienten/der Bezugspersonen in Bezug auf Gewicht und Gewichtsreduktion
- Unterstützen des Patienten, hochwertige aber erschwingliche Nahrungsmittel einzukaufen, die seinem persönlichen Geschmack und seinen Bedürfnissen entsprechen
- Erkennen von Möglichkeiten, um während des Essens mit Stress/Anspannung umzugehen. *Ein entspannter Zustand erlaubt es eher, sich auf das Essen und das Sättigungsgefühl zu konzentrieren*
- Feststellen und Besprechen, welche Gefühle zu impulsivem Essen führen, *um zukünftig mit diesen Gefühlen umgehen zu lernen, anstatt zu essen*
- Empfehlen eines abwechslungsreichen Diätplans, *um Eintönigkeit zu vermeiden*
- Einplanen von außergewöhnlichen Ereignissen wie Geburtstage oder Ferien in den Diätplan, durch Kalorienreduktion vor dem Ereignis und/oder «angemessenem» Essverhalten, *damit die Kalorien umverteilt/reduziert werden können und eine Teilnahme möglich wird*
- Besprechen, wie man Gefühle der Entbehrung vermeiden kann,

indem man sich gelegentlich etwas gönnt und dies bei der Diätplanung mit berücksichtigt
- Empfehlen, sich nur einmal pro Woche zu wiegen, zur gleichen Zeit/mit den gleichen Kleidern und die Daten auf einer Tabelle festzuhalten. Kontrollieren, wenn möglich, des Körperfetts, *da dies eine genauere Messmethode darstellt*
- Besprechen der Höhen und Tiefen einer Gewichtsreduktion: das Erreichen eines Plateaus, den Stillstand bei dem kein weiteres Gewicht abgenommen wird, hormonelle Einflussfaktoren, Jo-Jo-Effekt usw.
- Empfehlen, sich selbst beim Erreichen der erzielten Gewichtsreduktion, durch den Kauf von Accessoires/neuen Kleidern, zu belohnen und die alten nicht als «Sicherheit» im Falle einer erneuten Gewichtszunahme aufzubewahren. *Dies fördert eine positive Haltung in Bezug auf eine endgültige Veränderung*
- Integrieren, so oft wie möglich, von Bezugsperson(en) in den Behandlungsplan, *um deren soziale Unterstützung zu fördern und die Wahrscheinlichkeit eines Erfolges zu erhöhen*
- Verweisen, bei Bedarf, an Selbsthilfegruppen oder Psychotherapien
- Vermitteln von Kontaktadressen von Ernährungsberatungsstellen, *um eine Anlaufstelle für weitergehende Ernährungs- oder Diätfragen zu haben*
- Vgl. PD: Körperbildstörung; unwirksames Coping

Schwerpunkte der Pflegedokumentation

Pflegeassessment oder Neueinschätzung
- Ergebnisse der Einschätzung inklusive aktuelles Gewicht, BMI, Diät, Selbstwahrnehmung, Bedeutung von Ernährung und Essen, Motivation für einen Gewichtsverlust, Unterstützung/Rückmeldung von wichtigen Bezugspersonen

Planung
- Pflegeplan/-interventionen und an der Planung beteiligte Personen
- Plan für die Patientenanleitung, -schulung und -beratung

Durchführung/Evaluation
- Reaktionen auf Interventionen/Anleitung und ausgeführte Pflegetätigkeiten, wöchentliche Gewichtswerte
- Zielerreichung/Fortschritte in Richtung Zielerreichung
- Veränderungen des Plans

Entlassungs- oder Austrittsplanung
- Langfristige Bedürfnisse nach Entlassung und Austritt sowie die Verantwortlichkeit für die notwendigen Maßnahmen
- Vermitteln an andere Gesundheitsberufe und Nachuntersuchungen

Pflegeinterventionen (NIC)

Bereich: *Verhalten (behavioral)*. Interventionen zur Förderung der psychosozialen Lebensgestaltung und zur Erleichterung von Veränderungen der Lebensweise.

Klasse: *Verhaltenstherapie (behavior therapy)*. Interventionen zur Verstärkung oder Förderung erwünschter Verhaltensweisen oder zur Veränderung unerwünschter Verhaltensweisen.

Empfohlene Pflegeinterventionen: Gewichtsreduktionsunterstützung u. a. (siehe McCloskey/Bulecheck, 2003).

Pflegeergebnisklassifikation (NOC)

Empfohlenes Pflegeergebnis: Gewichtskontrolle (weight control), (siehe Johnson/Maas/Moorhead, 2003).

Literatur

Ellrott, Th.; Pudel, V.: Adipositastherapie. Thieme, Stuttgart 1998
Johnson, M.; Maas, M.; Moorhead, S.: Pflegeergebnisklassifikation (NOC). Huber, Bern 2003 (Plan)
Lauterbach, K. et al.: Leitlinie Adipositas Uni Köln, Institut für Gesundheitsökonomie, Köln 1998
McCloskey, J. C.; Bulecheck, G. M.: Pflegeinterventionsklassifikation (NIC). Huber, Bern 2003 (Plan)
Salter, M.: Körperbild und Körperbildstörungen. Huber, Bern 1998
Wirth, A.: Adipositas. Springer, Berlin 1999

U

Gefahr der Überernährung

Taxonomie 1 R: Austauschen (1.1.2.3/1980)
Taxonomie 2: Ernährung, Nahrungsaufnahme (00003/1980)
NANDA-Originalbezeichnung: «Imbalanced Nutrition: Potential for More Than Body Requirements»
[Thematische Gliederung: Ernährung]

Definition: Das Risiko einer Nahrungsaufnahme, die den Körperbedarf übersteigt.

Risikofaktoren

- Beschriebenes/Beobachtetes Übergewicht bei einem oder beiden Elternteilen [Partner, erbliche Prädisposition]
- Rasches Passieren und Überschreiten der für eine Altergruppe von Kleinkindern, Kindern oder Adoleszenten normalen Gewichtswerte
- Aussage über die Einnahme von fester Nahrung als Hauptnahrung vor dem 5 Monat
- Beschriebenes/Beobachtetes höheres Ausgangsgewicht zu Beginn von jeder Schwangerschaft [häufige, kurz aufeinanderfolgende Schwangerschaften]
- Gestörtes Essverhalten:
  - Gleichzeitiges Essen während anderer Aktivitäten
  - Essen als Reaktion auf äußere auslösende Reize, z. B. Tageszeit, soziale Situation
  - Konzentration der Nahrungsaufnahme hauptsächlich am Ende des Tages
  - Essen als Reaktion auf innere auslösende Reize außer Hunger (z. B. Angst)
- [Häufiges/Wiederholtes Anwenden von Schlankheitskuren/Diäten]
- [Soziale/Kulturelle Isolation, fehlender Ausgleich]
- [Veränderung der gewohnten Aktivitätsmuster/sitzende Lebensweise]
- [Veränderung der gewohnten Bewältigungsformen]
- [Hauptanteil der konsumierten Lebensmittel ist konzentriert, hochkalorisch, fettreich]

- [Wesentliche/plötzliche finanzielle Einbussen, niedriger sozioökonomischer Status]

> Anmerkung: Eine Risiko-Diagnose (Gefahr) kann nicht durch Zeichen und Symptome belegt werden, da das Problem nicht aufgetreten ist und die Pflegemaßnahmen präventiv ausgerichtet sind.

Patientenbezogene Pflegeziele oder Evaluationskriterien

Der Patient
- äußert, den Energiebedarf des Körpers zu verstehen
- erkennt, welche kulturellen und lebensstilbezogenen Faktoren für Adipositas empfänglich machen
- zeigt Verhaltensweisen oder Änderungen des Lebensstils, zur Minderung der Risikofaktoren
- anerkennt die Verantwortung für das eigene Handeln und versteht, weshalb er in stressbeladenen Situationen «agieren statt reagieren» soll
- hält das Gewicht auf einem zufriedenstellenden Niveau bezüglich Größe, Körperbau, Alter und Geschlecht

Maßnahmen oder Pflegeinterventionen

1. Pflegepriorität: Einschätzen von Risikofaktoren für eine Gewichtszunahme:
- Beachten des Vorliegens von Faktoren, die unter den Risikofaktoren aufgelistet sind (*es besteht ein signifikanter Zusammenhang zwischen dem Übergewicht von Eltern und Kindern. Wenn ein Elternteil übergewichtig ist, besteht eine 40% Wahrscheinlichkeit, dass die Kinder übergewichtig sind, wenn beide Elternteile übergewichtig sind, eine Wahrscheinlichkeit von bis zu 80%*)
- Bestimmen des Alters und des Maßes an alltäglicher körperlicher Bewegung
- Bestimmen der Größenzunahme gemäß den altersentsprechenden statistischen Daten bei Säuglingen/Kindern
- Überprüfen der Laborwerte, *um nach Hinweisen für eine endokrine/metabolische Störungen zu suchen*
- Bestimmen des Gewichtsverlaufs, der Lebensumstände, kulturelle Faktoren, die für eine Gewichtszunahme empfänglich machen

Gefahr der Überernährung 783

können. Achten auf Schichtzugehörigkeit, Haushaltsbudget für den Lebensmitteleinkauf, die Nähe von Einkaufsmöglichkeiten und auf den vorhandenen Lagerraum für Esswaren
- Einschätzen des Zusammenhangs zwischen Essverhalten und Risikofaktoren
- Feststellen des Verlaufs von Hunger und Sättigung beim Patienten *Der Verlauf unterscheidet sich bei denjenigen Personen, die für eine Gewichtszunahme prädisponiert sind. (Das Auslassen von Mahlzeiten senkt den Grundumsatz)*
- Beachten früherer Gewichtsreduktionsversuche/Diätformen. Feststellen, ob der «Yo-Yo-Effekt» oder eine Bulimie eine Rolle spielen
- Erkennen der Persönlichkeitsmerkmale, die auf eine Neigung zu Übergewicht hindeuten können: z. B. rigide Denkweise, externe Kontrollorientierung (locus of control), negative Körperwahrnehmung/negatives Selbstkonzept, negative Selbstbeeinflussung und -gespräche und Unzufriedenheit mit dem Leben
- Feststellen, welche psychologische Bedeutung das Essen für den Patienten hat
- Hören auf Sorgen des Patienten und Ermitteln der Motivation, eine Gewichtszunahme zu vermeiden

2. Pflegepriorität: Unterstützen des Patienten beim Planen eines Präventionsprogramms zur Vermeidung einer Gewichtszunahme:
- Vermitteln von Informationen über den Ausgleich von Kalorienzufuhr und Energieverbrauch
- Dem Patienten helfen, ein neues Essverhalten/-gewohnheiten zu entwickeln (z. B. langsam essen, nur bei Hungergefühl essen, mit dem Essen aufhören, wenn der Hunger gestillt ist, keine Mahlzeiten auslassen)
- Einplanen, zusammen mit dem Patienten, eines Programms für Bewegung und Entspannung. *Ermutigt den Patienten, dieses Programm in seine gewohnte Lebensweise zu integrieren*
- Unterstützen des Patienten, Strategien zur Verminderung von stressbeladenem Denken/Handeln zu entwickeln

3. Pflegepriorität: Fördern des Wohlbefindens durch Beratung, Patientenedukation und Entlassungsplanung:
- Überprüfen der individuellen Risikofaktoren und Vermitteln von Informationen, die den Patienten in seiner Motivation und Entscheidungsfindung unterstützen

- Hinzuziehen der Ernährungsberatung für spezielle Diät-/Ernährungsfragen
- Weitergeben von Informationen über die Säuglingsernährung an unerfahrene Mütter
- Ermutigen des Patienten, zur Entscheidung, ein aktives Leben zu führen und Essen/Diät unter Kontrolle zu halten
- Unterstützen des Patienten, zu lernen, den eigenen Körper wahrzunehmen und zu erkennen, welche Gefühle Hunger auslösen können, z. B. Ärger, Angst, Langeweile
- Entwickeln eines Systems zur Selbstüberwachung. *Dies kann dem Patienten ein Gefühl der Selbstkontrolle vermitteln und ihm ermöglichen, die eigenen Fortschritte wahrzunehmen und ihm bei Entscheidungen helfen*
- Verweisen, bei Bedarf, an Selbsthilfegruppen und andere soziale Institutionen/Angebote, welche die angestrebte Verhaltensänderung unterstützen können

Schwerpunkte der Pflegedokumentation

Pflegeassessment oder Neueinschätzung
- Ergebnisse der Einschätzung bezüglich individueller Situation, Risikofaktoren, derzeitiger Kalorienzufuhr/Diät

Planung
- Pflegeplan/-interventionen und beteiligte Personen
- Plan für die Patientenanleitung, -schulung und -beratung

Durchführung/Evaluation
- Reaktionen auf Interventionen/Anleitung und ausgeführte Pflegetätigkeiten
- Veränderungen des Plans
- Zielerreichung/Fortschritte in Richtung Zielerreichung

Entlassungs- oder Austrittsplanung
- Langfristige Bedürfnisse nach Entlassung und Austritt sowie die Verantwortlichkeit für die notwendigen Maßnahmen
- Vermitteln an andere Gesundheitsberufe

Pflegeinterventionen (NIC)

Bereich: *Verhalten (behavioral).* Interventionen zur Förderung der psychosozialen Lebensgestaltung und zur Erleichterung von Veränderungen in der Lebensweise.

Klasse: *Verhaltenstherapie (behavior therapy).* Interventionen zur Verstärkung oder Förderung erwünschter Verhaltensweisen oder zur Veränderung unerwünschter Verhaltensweisen.

Empfohlene Pflegeinterventionen: Gewichtsreduktionsunterstützung u. a. (siehe McCloskey/Bulecheck, 2003).

Pflegeergebnisklassifikation (NOC)

Empfohlenes Pflegeergebnis: Gewichtskontrolle (weight control), (siehe Johnson/Maas/Moorhead, 2003).

Literatur

Ellrott, Th.; Pudel, V.: Adipositastherapie. Thieme, Stuttgart 1998

Johnson, M.; Maas, M.; Moorhead, S.: Pflegeergebnisklassifikation (NOC). Huber, Bern 2003 (Plan)

Lauterbach, K. et al.: Leitlinie Adipositas Uni Köln, Institut für Gesundheitsökonomie, Köln 1998

McCloskey, J. C.; Bulecheck, G. M.: Pflegeinterventionsklassifikation (NIC). Huber, Bern 2003 (Plan)

Salter, M.: Körperbild und Körperbildstörungen. Huber, Bern 1998

Wirth, A.: Adipositas. Springer, Berlin 1999

Ruheloses Umhergehen

Taxonomie 2: Aktivität/Ruhe, Aktivität/Bewegung (00154, 2000)
NANDA-Originalbezeichnung: «Wandering»
[Thematische Gliederung: Sicherheit]

Definition: Zielloses oder repetitives Sich-Fortbewegen und Umhergehen, das die betreffende Person einem Verletzungsrisiko aussetzt; deckt sich häufig nicht mit Barrieren, Abgrenzungen oder Hindernissen.

Mögliche ursächliche oder beeinflussende Faktoren

- Kognitive Beeinträchtigung, vor allem Gedächtnis- und Abrufschwächen, Desorientiertheit, schlechtes räumliches Sehen, Sprachstörungen, vor allem Störungen des Ausdrucks

- Kortikale Atrophie
- Prämorbides Verhalten (z. B. extrovertierte, soziable Persönlichkeit; prämorbide Demenz)
- Trennung von vertrauten Menschen und Orten
- Emotionaler Zustand, vor allem Frustration, Angst, Langeweile oder Depression (Agitiertheit)
- Physiologischer Zustand oder physiologisches Bedürfnis (z. B. Hunger/Durst, Schmerz, Harndrang, Obstipation)
- Über-/Unterstimulierndes soziales oder physisches Umfeld, Sedierung
- Tageszeit

Bestimmende Merkmale oder Kennzeichen
objektive
- Häufiges oder kontinuierliches Sich-Bewegen von einem Ort zum anderen, oft erneutes Berühren derselben Zielorte
- Hartnäckiges Umherwandern auf der Suche nach «verschwundenen» oder unerreichbaren Personen oder Orten; überprüfende oder suchende Verhaltensweisen
- Planloses Sich-Fortbewegen, gereiztes Sich-Fortbewegen oder Hin-und-Her-Laufen; lange Phasen der Fortbewegung ohne erkennbare Richtung
- Sich-Fortbewegen in nicht autorisierte oder private Räumlichkeiten; Hausfriedensbruch
- Fortbewegen, das zu unbeabsichtigtem Verlassen von Räumlichkeiten führt
- Unfähigkeit zur Lokalisierung wichtiger Orientierungspunkte in vertrauter Umgebung; Sich-Verirren
- Fortbewegung, von der die/der Betreffende nicht leicht abzubringen oder umzulenken ist; einer Betreuungsperson nachlaufen, sie beschatten
- Hyperaktivität
- Phasen der Fortbewegung, unterbrochen durch Phasen des Stillstands (z. B. sitzen, stehen, schlafen)

Patientenbezogene Pflegeziele oder Evaluationskriterien
Der Patient
- ist frei von Verletzungen oder ungeplanten «Ausflügen»

Die Betreuungspersonen

- modifizieren das Umfeld, wie indiziert, um die Sicherheit zu erhöhen
- sorgen für maximale Unabhängigkeit des Patienten

Maßnahmen oder Pflegeinterventionen

1. Pflegepriorität: Einschätzen des Beeinträchtigungsgrades/des Erkrankungsstadiums:

- Anamnestisches Sichern des Gedächtnisverlustes des Patienten und der kognitiven Veränderungen
- Beachten von Ergebnissen diagnostischer Tests, die die Diagnose und die Art der Demenz bestätigen
- Evaluieren des Geisteszustands des Patienten tagsüber und nachts unter Beachtung, wann die Verwirrtheit des Patienten am stärksten ausgeprägt ist und wann er schläft
- Überwachen des Gebrauchs von/Bedarfs an Hilfsmitteln durch den Patienten, wie etwa Brille, Hörgerät, Gehstock etc.
- Einschätzen der Häufigkeit und des Musters des ruhelosen Fortbewegungsverhaltens, *um individuelle Risiken/Sicherheitsbedürfnisse zu bestimmen*
- Herausarbeiten der Gründe des Patienten für das ruhelose Umhergehen, wenn möglich (z. B. Suche nach einem verlorenen Gegenstand, der Wunsch, nach Hause zu gehen, Langeweile, Bedürfnis nach Betätigung, Hunger, Durst oder Unbehagen)
- Feststellen, ob der Patient Täuschungen durch Schatten, Licht oder Geräusche unterliegt

2. Pflegepriorität: Unterstützen des Patienten/pflegender Angehöriger bzw. Laien im Umgang mit Situationen:

- Sorgen für eine strukturierte Tagesroutine. *Verringert das ruhelose Fortbewegungsverhalten und minimiert die Belastung für die Betreuungspersonen*
- Ermutigen zur Teilnahme an familiären Aktivitäten und zu vertrauten Routinen, wie etwa Wäsche zusammenlegen, Musik hören, im Freien spazieren gehen. *Aktivitäten und körperliche Betätigung können Angst und Unruhe verringern*
- Den Patienten regelmäßig zur Toilette bringen
- Sorgen für einen sicheren Ort, an dem der Patient ohne Gefahr für seine Sicherheit (z. B. heißes Wasser, Ofen, offene Treppen)

und ohne laute Mitpatienten umherwandern kann. Anordnen von Möbeln und anderen Gegenständen *entsprechend dem Fortbewegungsmuster*
- Sicherstellen, dass Türen mit Alarmvorrichtungen versehen sind und dass diese aktiviert sind. Sorgen für Schlösser an Fenstern und Türen, die sich nicht leicht öffnen lassen, *um einen unsicheren Weggang zu verhindern*
- Sorgen für Realitätstraining rund um die Uhr. *(Der Patient kann jederzeit aufwachen und Tages-/Nachtroutinen nicht mehr erkennen)*
- Sich zu dem Patienten setzen und mit ihm sprechen. Sorgen für Fernsehen/Radio/Musik
- Vermeiden einer Überstimulierung durch Aktivitäten oder neue PartnerInnen/MitbewohnerInnen während der Ruhephasen, wenn sich der Patient in einer Institution befindet
- Verwenden von druckempfindlichen Alarmvorrichtungen am Bett/Stuhl, um die Betreuungspersonen auf Bewegungen aufmerksam zu machen
- Vermeiden freiheitsbeschränkender Maßnahmen (physisch/chemisch) zur Kontrolle des ruhelosen Fortbewegungsverhaltens. *Kann Agitiertheit, sensorische Deprivation und Stürze vermehren und zum ruhelosen Umherwandern beitragen*
- Sorgen für stets dasselbe Personal, soweit möglich
- Sorgen für einen Raum nahe dem Stationszimmer; häufiges Überprüfen des Aufenthaltsortes des Patienten

3. Pflegepriorität: Fördern des Wohlbefindens (Patientenedukation und Entlassungsplanung):
- Erkennen behandelbarer Probleme und Unterstützen des Patienten/der Bezugsperson bei der Suche nach geeigneter Unterstützung und beim Zugang zu Ressourcen. *(Hält zum Lösen von Problemen an, um eher den Zustand zu verbessern, als den Status quo zu akzeptieren)*
- Informieren der Nachbarn über den Zustand des Patienten mit der Bitte, die Familie des Patienten oder die örtliche Polizei zu kontaktieren, wenn sie den Patienten allein draußen umhergehen sehen. *Kenntnis der Allgemeinheit kann verhindern, dass sich der Patient verletzt oder verirrt oder eine entsprechende Gefahr verringern*
- Nutzen kommunaler Ressourcen *zur Unterstützung beim Identifizieren, Lokalisieren und sicheren Zurückbringen der Person mit ruhelosem Fortbewegungsverhalten*

- Unterstützen des Patienten/der Bezugsperson beim Entwickeln eines Versorgungsplans, wenn das Problem zunimmt
- Überweisen an kommunale Ressourcen, wie Tagesstätten, Selbsthilfegruppen etc.
- Vgl. PD «akute Verwirrtheit», «gestörte sensorische Wahrnehmung (spezifizieren: visuell, auditorisch, kinästhetisch, gustatorisch, taktil, olfaktorisch)», «Verletzungsgefahr» und «Sturzgefahr»

Schwerpunkte der Pflegedokumentation

Pflegeassessment oder Neueinschätzung
- Einschätzen der Befunde einschließlich individueller Bedenken, der familiären Beteiligung und unterstützender Faktoren/der Verfügbarkeit von Ressourcen

Planung
- Pflegeplan und beteiligte Personen
- Plan für die Patientenanleitung

Durchführung/Evaluation
- Reaktionen des Patienten/der Bezugsperson(en) auf Interventionen und ausgeführte Pflegetätigkeiten
- Zielerreichung/Fortschritte in Richtung Zielerreichung
- Veränderungen des Plans

Entlassungs- oder Austrittsplanung
- Langfristige Bedürfnisse und Verantwortlichkeit für die nötigen Maßnahmen
- Spezielle vorgenommene Überweisungen

Pflegeinterventionsklassifikation (NIC)

Bereich: *Sicherheit (safety).* Interventionen zum Schutz vor Schädigungen und Verletzungen.
Klasse: *Krisenintervention (crisis management).* Interventionen zur Gewährleitung einer unmittelbaren, kurzfristigen Hilfe in psychischen oder körperlichen Krisensituationen.
Klasse: *Risikomanagement/-bewältigung (risk management).* Interventionen zum Einsatz risikoreduzierender Aktivitäten und zur kontinuierlichen Überwachung von Risiken.
Empfohlene Pflegeinterventionen: Entweichungsprävention u.a. (siehe McCloskey/Bulecheck, 2003).

Pflegeergebnisklassifikation (NOC)

Empfohlenes Pflegeergebnis: Risikokontrolle (risk control), (siehe Johnson/Maas/Moorhead, 2003).

Literatur

Carpenito, L. J.: Nursing Diagnosis – Application to clinical practice. Lippincott, Philadelphia 2002
Bosch, C.: Vertrautheit. Ullstein Medical, Wiesbaden 1998
Johnson, M.; Maas, M.; Moorhead, S.: Pflegeergebnisklassifikation (NOC). Huber, Bern 2003 (Plan)
Käppeli, S.: Pflegekonzepte Band 3. Huber, Bern 2000
Kitwood, T.: Demenz. Huber, Bern 2000
Mace, N. L.; Rabins, P. V.: Der 36-Stunden Tag. Huber, Bern 2001
McCloskey, J. C.; Bulecheck, G. M.: Pflegeinterventionsklassifikation (NIC). Huber, Bern 2003 (Plan)

Beeinträchtigte Urinausscheidung

Taxonomie 1 R: Austauschen (1.3.2/1973)
Taxonomie 2: Ausscheidung, Harnwegssystem (00016/1973)
NANDA-Originalbezeichnung: «Impaired Urinary Elimination»
[Thematische Gliederung: Ausscheidung]

Definition: Eine Störung der Urinausscheidung.

Diagnostischer Hinweis der Übersetzergruppe: Taxonomisch ist diese Diagnose eine übergeordnete, breite Kategorie, die verschiedene genauere/detailliertere Diagnosen umfasst. Wenn die Ersteinschätzung zu dieser Diagnose führt, sind weitere Abklärungen nötig, um die spezifischen Bedürfnisse des Patienten festzustellen und wenn möglich sollte eine genauere Diagnose gestellt werden (hier z. B.: Harnverhalt, Stress-, Reflex-, Drang-, Funktionelle/Totale Inkontinenz).

Mögliche ursächliche oder beeinflussende Faktoren

- Mehrfache Ursachen einschließlich: Sensomotorische Beeinträchtigung; anatomisches Hindernis; Harnwegsinfekt; [Mechanisches

Trauma; Flüssigkeits-/Volumenveränderungen; psychogene Faktoren; chirurgische Urinableitung]

Bestimmende Merkmale oder Kennzeichen

subjektive
- Häufiges Wasserlösen/-lassen
- Verzögertes Wasserlösen/-lassen
- Dysurie
- Nykturie, [Eneuresis]
- Harndrang

objektive
- Inkontinenz
- Retention

Patientenbezogene Pflegeziele oder Evaluationskriterien

Der Patient
- äußert, seinen Zustand zu verstehen
- erkennt die ursächlichen Faktoren (vgl. die entsprechende PD: bei Inkontinenz/Harnverhalten)
- zeigt Verhaltensweisen/Methoden, um eine Harnwegsinfektion zu verhüten
- kommt zurecht mit der Pflege des Blasenkatheters oder Urostomas und den dazugehörenden Ableitungen

Maßnahmen oder Pflegeinterventionen

1. Pflegepriorität: Einschätzen ursächlicher oder beeinflussender Faktoren:
- Beachten der körperlichen Diagnosen, die einen Einfluss haben könnten, wie z. B. Operationen (einschließlich chirurgischer Urinableitung); neurologische Störungen wie z. B. Multiple Sklerose, Para- und Tetraplegie, Alzheimererkrankung; Prostataerkrankung; kürzliche/mehrfache Geburten; kardiovaskuläre Erkrankungen; Beckentrauma; Verwendung von Penisklemmen, die zu Verletzung der Harnröhre führen kann
- Ermitteln, ob das Problem aufgrund eines Verlustes der neurologischen Funktion oder Verwirrtheit (z. B. Alzheimer-Krankheit) besteht
- Ermitteln der Art der Blasenfunktionsstörung in Beziehung zur

medizinischen Diagnose (z. B. bei neurologischen/demyelisierenden Krankheiten wie Multipler Sklerose kann das Problem in einer Störung des Blasenfüllungsvermögens und/oder der Blasenentleerung liegen)
- Kontrollieren des Urostomas auf Schwellung, Vernarbung, Vorhandensein von Verstopfung durch Schleim
- Überprüfen der medikamentösen Therapie. Beachten der Einnahme von nephrotoxischen Medikamenten (z. B. Aminoglykoside, Tetrazykline), v. a. bei Patienten mit Immunsuppression. Achten auf diejenigen Medikamente, die zur Urinretention führen können (z. B. Atropin, Belladonna)
- Beachten von Alter und Geschlecht des Patienten (eine Blaseninfektion ist häufiger bei Frauen und älteren Männern)
- Ausschließen einer Gonorrhö bei Männern, bei einer Entzündung der Urethra mit Penisausfluss und fehlender Bakteriämie
- Mithilfe bei Blutserologie-Tests (z. B. auf mit Antikörper beschichtete Bakterien), um eine bakterielle Infektion der Niere oder der Prostata zu diagnostizieren
- Durchsehen von Laborergebnissen auf Hyperparathyreoidismus, Veränderungen der Nierenfunktion, Harnwegsinfekt
- Sieben des Urins für Urinkonkremente und Dokumentieren des Aussehens der ausgeschiedenen Steine und/oder Senden der entsprechenden Verordnung ins Labor für eine Analyse

2. Pflegepriorität: Ermitteln des Ausmaßes der Störung/Beeinträchtigung:
- Ermitteln des früheren Ausscheidungsmusters des Patienten und es mit der aktuellen Situation vergleichen – Beachten von Berichten bezüglich Häufigkeit, Harndrang, Brennen, Inkontinenz, Nykturie, Ausmaß und Stärke des Urinstrahls
- Palpieren der Blase, *um eine Retention festzustellen*
- Abklären von Schmerzen, dabei Lokalisation, Dauer, Stärke, Vorhandensein von Blasenkrämpfen, Rücken- oder Flankenschmerzen beachten, usw.
- Bestimmen der normalen täglichen Flüssigkeitszufuhr des Patienten (sowohl Menge als auch Auswahl der/des Getränke/Koffeinkonsums). Den Zustand der Haut und der Schleimhäute und die Farbe des Urins beobachten, *um den Zustand der Flüssigkeitshaushalts einzuschätzen*

Beeinträchtigte Urinausscheidung

3. Pflegepriorität: Unterstützen der Behandlung/Verhütung von Problemen bei der Urinausscheidung:
- Vgl. der entsprechenden PD: Urininkontinenz/Harnverhalten
- Auffordern des Patienten, täglich 3000–4000 ml Flüssigkeit zu sich zu nehmen (innerhalb der kardialen Toleranz) einschließlich Preiselbeersaft, um die Nierenfunktion aufrechtzuerhalten, eine Infektion und die Bildung von Nierensteinen zu verhüten. Meiden von Verkrustungen um den Katheter oder Spülen der Urinableitung, bei Bedarf
- Unterstützen des Patienten beim Entwickeln von Routine beim Benutzen der Toilette, bei Bedarf
- Empfehlen eines Sitzbads nach perianalen Eingriffen, bei Bedarf. *Warmes Wasser unterstützt die Muskelentspannung, macht das Gewebe geschmeidiger und erleichtert das Wasserlösen/lassen*
- Achten auf Zeichen einer Infektion: trüber, übelriechender, blutiger Urin. Einschicken von Urinproben (Mittelstrahlurin) zur Kultur- und Resistenzbestimmung ins Labor, nach Verordnung
- Ermutigen des Patienten, über Befürchtungen/Sorgen zu sprechen (z. B. Störung der sexuellen Aktivität, Arbeitsunfähigkeit usw.). *Eine offene Aussprache ermöglicht dem Patienten, sich mit Gefühlen auseinander zu setzen und einen Problemlösungsprozess in die Wege zu leiten*
- Überwachen der medikamentösen Therapie, Antibiotika (Einzeldosen werden zunehmend bei Harnwegsinfektionen verordnet), Sulfonamide, Spasmolytika usw., *um die Reaktion des Patienten zu beobachten und eine Notwendigkeit zur Veränderung der Behandlung zu erkennen*
- Besprechen der pflegerischen Fragen zu chirurgischen Eingriffen und Überprüfen der medikamentösen Therapie bei Patienten mit gutartiger Prostatavergrößerung, Blasen-/Prostatatumor usw.

4. Pflegepriorität: Unterstützen des Patienten beim Umgang mit längerfristigen Veränderungen der Ausscheidung:
- Die Blase mittels eines Dauerkatheters im entleerten Zustand halten. Prüfen von Alternativen (z. B. intermittierendes Katheterisieren, chirurgische Maßnahmen, Medikamente, Blasentraining/Entleerungstechniken, Urinal)
- Häufiges Kontrollieren, ob die Blase überdehnt ist oder eine Überlaufblase vorhanden ist, *um Komplikationen einer Infektion und/oder autonomen Hyperreflexie zu vermeiden*

- Aufrechthalten eines sauren Milieus in der Blase (z. B. durch die Einnahme von Vitamin C), *um das Bakterienwachstum einzudämmen*
- Einhalten eines regelmäßigen Entleerungsplans der Blase/Ableitung, um Missgeschicke zu vermeiden
- Sorgen für eine routinemäßige Pflege des Ablaufsystems. Anleiten des Patienten, Probleme zu erkennen und damit umzugehen (z. B. Verkrustungen des Katheters durch alkalische Salze, schlecht sitzendes Material, störender Uringeruch, Harnwegsinfekt usw.)

5. Pflegepriorität: Fördern des Wohlbefindens durch Beratung, Patientenedukation und Entlassungsplanung:
- Verhindern der Möglichkeit einer Infektion und/oder eines Hautdefektes durch Sauber- und Trockenhalten der entsprechenden Körperregion, *um das Infektions- und Dekubitusrisiko gering zu halten*
- Instruieren der Patientin mit einem Harnwegsinfekt, eine erneute Infektion zu vermeiden durch das Trinken von größeren Flüssigkeitsmengen, unmittelbares Wasserlösen nach dem Geschlechtsverkehr, Reinigen des Intimbereichs von vorne nach hinten, sofortiges Behandeln einer vaginalen Infektion und Duschen anstatt Baden
- Eine Bezugsperson(en) dazu auffordern, an der Routinepflege teilzunehmen, *um Komplikationen, die eine medizinische Behandlung erfordern, zu erkennen*
- Instruieren einer korrekten Handhabung der Urinableitung. Überprüfen der Pflege des Materials und Vermindern der Geruchsbildung durch großzügige Flüssigkeitszufuhr, Meiden von Nahrungsmitteln/Medikamenten, die einen starken Geruch hervorrufen, den Gebrauch von Weißweinessig oder Deodorant
- Empfehlen, blähende Nahrungsmittel bei einer Uretherosigmoidostomie zu vermeiden, weil Blähungen eine Urininkontinenz verursachen können
- Die Verwendung eines Silikon-Katheters empfehlen, wenn ein Dauerkatheter erforderlich ist
- Demonstrieren der korrekten Fixation des Katheterbeutels und der Verlängerung, *um eine Drainage zu erleichtern; Reflux ist zu vermeiden*
- Verweisen des Patienten/seiner Angehörigen, bei Bedarf, an Ressourcen in der Gemeinde wie z. B. Stomaberater, Selbsthilfegrup-

pen, Sexualtherapeuten etc., *um mit Veränderungen des Körperbildes, der Körperfunktion umzugehen, falls erforderlich*

Schwerpunkte der Pflegedokumentation

Pflegeassessment oder Neueinschätzung
- Individuelle Ergebnisse der Einschätzung inklusive frühere und aktuelle Ausscheidungsmuster, Art des Problems, Auswirkungen auf die erwünschte Lebensweise

Planung
- Pflegeplan/-interventionen und beteiligte Personen
- Plan für die Patientenanleitung, -schulung und -beratung

Durchführung/Evaluation
- Reaktionen auf Interventionen/Anleitung und ausgeführte Pflegetätigkeiten
- Zielerreichung/Fortschritte in Richtung Zielerreichung
- Veränderungen des Plans

Entlassungs- oder Austrittsplanung
- Langfristige Bedürfnisse nach Entlassung und Austritt sowie die Verantwortlichkeit für die notwendigen Maßnahmen
- Individueller Bedarf nach Hilfsmitteln, Bezugsquellen
- Vermitteln an andere Gesundheitsberufe

Pflegeinterventionsklassifikation (NIC)

Bereich: *Körperfunktionen: grundlegende (physiological: basic).* Interventionen zur Unterstützung körperlicher Funktionen.

Klasse: *Ausscheidungsmanagement (elimination management).* Interventionen zur Entwicklung und Erhaltung regelmäßiger Urin- und Stuhlausscheidungsgewohnheiten und Umgang mit Komplikationen aufgrund veränderter Körperstrukturen.

Empfohlene Pflegeinterventionen: Urinausscheidungsmanagement u. a. (siehe McCloskey/Bulecheck, 2003).

Pflegeergebnisklassifikation (NOC)

Empfohlenes Pflegeergebnis: Urinausscheidung (urinary elimination), (siehe Johnson/Maas/Moorhead, 2003).

Literatur

Bühlmann, J.: Inkontinenz. In: Käppeli, S. (Hrsg.): Pflegekonzepte Band 2. Huber, Bern 1999

Johnson, M.; Maas, M.; Moorhead, S.: Pflegeergebnisklassifikation (NOC). Huber, Bern 2003 (Plan)

McCloskey, J. C.; Bulecheck, G. M.: Pflegeinterventionsklassifikation (NIC). Huber, Bern 2003 (Plan)

Norton, C.: Praxishandbuch – Pflege bei Inkontinenz. U&F, München 1999

Van der Weide, M.: Inkontinenz – Pflegediagnosen und Pflegeinterventionen. Huber, Bern 2001

Funktionelle Urininkontinenz

Taxonomie 1 R: Austauschen (1.3.2.1.4/1986; R 1998)
Taxonomie 2: Ausscheidung, Harnwegssystem (00020/1986; R 1998)
NANDA-Originalbezeichnung: «Functional Urinary Incontinence»
[Thematische Gliederung: Ausscheidung]

Definition: Unfähigkeit einer gewöhnlich kontinenten Person, die Toilette so rechtzeitig zu erreichen, dass ein unwillkürlicher Urinabgang vermieden wird.

Mögliche ursächliche oder beeinflussende Faktoren

- Veränderte Umgebung [z. B. schlechte Beleuchtung oder Unfähigkeit, die Toilette zu finden]
- Neuromuskuläre Beeinträchtigung
- Schwach ausgeprägte Beckenbodenmuskulatur
- Verringerte Sehfähigkeit und kognitive Leistungsfähigkeit
- Psychologische Faktoren [Weigerung den Patientenruf oder ein Steckbecken zu benutzen]
- [Erhöhte Urinproduktion]

Bestimmende Merkmale oder Kennzeichen

subjektive
- Kein Gespür für den Harndrang
- [Entleerung größerer Mengen]

objektive

- Lassen/Lösen von Urin bevor die Toilette erreicht wird; die Zeit, die zum Erreichen der Toilette benötigt wird, übersteigt die Dauer zwischen der Wahrnehmung des Harndrangs und einem unkontrollierten Harnabgang
- Unfähigkeit die Blase vollständig zu entleeren
- Auftreten einer Inkontinenz meist nur am Morgen

Patientenbezogene Pflegeziele oder Evaluationskriterien

Der Patient

- äußert, seinen Zustand zu verstehen
- erkennt Maßnahmen, um der Inkontinenz vorzubeugen
- verändert die Umgebung entsprechend den individuellen Bedürfnissen
- äußert, dass er – seinem Körper entsprechend – angemessen Urin ausscheidet
- lässt/löst Wasser in annehmbaren Zeitintervallen an passenden Orten

Maßnahmen oder Pflegeinterventionen

1. Pflegepriorität: Einschätzen ursächlicher oder beeinflussender Faktoren:

- Feststellen, ob der Patient das Wasserlösen absichtlich aufschiebt
- Überprüfen der Krankengeschichte auf das Vorhandensein einer Krankheit oder die Einnahme eines Medikamentes/einer Substanz das/die bekannt ist für eine erhöhte Urinausscheidung und/oder eine Beeinflussung des Blasentonus (z. B. Diabetes mellitus, Diuretika, Alkohol, Koffein)
- Durchführen eines Urintests, *um festzustellen, ob Glukose vorhanden ist, welche die Polyurie verursacht und zu einer Überdehnung der Blase führen kann*
- Vergleichen der Differenz zwischen der Zeit, die der Patient braucht, um zum WC zu gelangen und der Zeit zwischen dem Drang und dem unwillkürlichen Urinverlust
- Überprüfen der Krankengeschichte über das Vorhandensein einer Krankheit oder die Einnahme von Medikamenten, *welche die örtliche Orientierung oder die Wahrnehmung des Entleerungsdranges und/oder ihre Bedeutung beeinflussen*

- Feststellen, welche äußeren Umstände das Erreichen der Toilette behindern, *wie z. B. eine unbekannte Umgebung; Geschicklichkeit und Kleidung; mangelhafte Beleuchtung; unkorrekt angepasster Gehbock/Rollator, zu tiefer WC-Sitz; fehlende Handläufe/Sicherheitsgeländer und Distanz zur Toilette*

2. Pflegepriorität: Ermitteln des Ausmaßes der Störung/Einschränkung:
- Bestimmen der Häufigkeit der Inkontinenz. Ansehen des Ausscheidungsprotokolls/-tagebuchs – wenn vorhanden
- Messen/Schätzen der Urinmenge, die bei der Inkontinenz gelöst wird oder verloren geht
- Prüfen des Urins auf Zeichen einer Bakteriurie (z. B. trüb, schleierig)
- Feststellen der Auswirkungen auf Selbstwertgefühl und Lebensweise (inkl. Sozialisierung und Sexualität)

3. Pflegepriorität: Unterstützen bei der Behandlung/Verhütung von Inkontinenz:
- Verabreichen der verordneten Diuretika am Morgen, falls nicht aufgrund individueller Faktoren oder der Wirkungsweise des spezifischen Medikaments ein anderer Zeitpunkt angezeigt ist, *um einen Harndrang in der Nacht zu vermeiden*
- Reduzieren oder Vermeiden des Gebrauchs von Schlafmitteln, *da der Patient zu stark sediert sein kann, um die Harndrang zu verspüren*
- Installieren von Möglichkeiten, um Unterstützung anzufordern (Glocke, Patientenrufsystem)
- Erleichtern des Ausziehens der Kleider: Klettverschluss, Elastikbund statt Knopfverschlüsse, Hosenträger anstelle von Gürtel, *erleichtert die Toilettenbenutzung, nachdem der Harndrang wahrgenommen wurde*
- Benutzen von Nachtlichtern, *um das WC zu kennzeichnen*
- Sorgen für Hinweise, um dem verwirrten Patienten das Auffinden der Toilette zu erleichtern (z. B. ausreichende Beleuchtung, Tafeln, besondere Farbe der WC-Türe)
- Entfernen von losen Bettvorlagen, nicht notwendiger Möbel, die den Weg zum WC verstellen
- Anpassen der Höhe des Nachtstuhls und/oder des WC-Sitzes
- Nachsehen, ob Nachtstuhl, Urinflasche oder Steckbecken vorhanden sind

- Einplanen der Blasenentleerung alle 3 Stunden, *um den Druck auf die Blase zu minimieren*
- Reduzieren der Flüssigkeitszufuhr 2–3 Stunden vor dem Zubettgehen, *um die Ausscheidung während der Nacht zu reduzieren*
- Zeigen von Übungen zur Stärkung der Beckenbodenmuskulatur
- Einführen eines Blasentrainings, falls angemessen
- Hinzuziehen von Physio-/Ergotherapeuten, *um Wege zu finden, die Umgebung anzupassen und den Bedürfnissen des Patienten angepasste Hilfsmittel zu beschaffen*

4. Pflegepriorität: Fördern des Wohlbefindens durch Beratung, Patientenedukation und Entlassungsplanung:
- Betonen der Notwendigkeit, bei Harndrang sofort zu handeln
- Empfehlen, die Einnahme von Kaffee/Tee und Alkohol *wegen ihrer diuretischen Wirkung* einzuschränken
- Überprüfen, ob der Patient kaliumhaltige Nahrungsmittel, Getränke, Zusätze zu sich nimmt. *Beachten*: Kaliummangel kann sich negativ auf den Blasentonus auswirken
- Betonen der Wichtigkeit der Intimpflege nach dem Wasserlösen/-lassen
- Wahren der Intimsphäre, *um Schamgefühle abzuschwächen, die durch die Notwendigkeit, Hilfe zu beanspruchen oder das Steckbecken gebrauchen zu müssen, entstehen können*
- Fördern der Teilnahme an der Entwicklung einer langfristigen Pflegeplanung
- Vgl. PD: Reflex-, Stress-, Dranguninkontinenz; totale Inkontinenz

Schwerpunkte der Pflegedokumentation

Pflegeassessment oder Neueinschätzung
- Aktuelles Ausscheidungsmuster/Ergebnisse der Einschätzung, Auswirkungen auf Lebensweise und Selbstwertgefühl

Planung
- Pflegeplan/-interventionen und beteiligte Personen
- Plan für die Patientenanleitung, -schulung und -beratung

Durchführung/Evaluation
- Reaktionen auf Interventionen/Anleitung und ausgeführte Pflegetätigkeiten
- Zielerreichung/Fortschritte in Richtung Zielerreichung
- Veränderungen des Plans

5. Pflegediagnosen und Maßnahmen von A–Z

Entlassungs- oder Austrittsplanung
- Langfristige Bedürfnisse nach Entlassung und Austritt sowie die Verantwortlichkeit für die notwendigen Maßnahmen
- Vermitteln an andere Gesundheitsberufe

Pflegeinterventionsklassifikation (NIC)

Bereich: *Körperfunktionen: grundlegende (physiological: basic).* Interventionen zur Unterstützung körperlicher Funktionen.
Klasse: *Ausscheidungsmanagement (elimination management).* Interventionen zur Entwicklung und Erhaltung regelmäßiger Urin- und Stuhlausscheidungsgewohnheiten und Umgang mit Komplikationen aufgrund veränderter Körperstrukturen.
Empfohlene Pflegeinterventionen: Blasentraining u.a. (siehe McCloskey/Bulecheck, 2003).

Pflegeergebnisklassifikation (NOC)

Empfohlenes Pflegeergebnis: Urinkontinenz (urinary continence), (siehe Johnson/Maas/Moorhead, 2003).

Literatur

Bühlmann, J.: Inkontinenz. In: Käppeli, S. (Hrsg.): Pflegekonzepte Band 2. Huber, Bern 1999

Johnson, M.; Maas, M.; Moorhead, S.: Pflegeergebnisklassifikation (NOC). Huber, Bern 2003 (Plan)

McCloskey, J.C.; Bulecheck, G.M.: Pflegeinterventionsklassifikation (NIC). Huber, Bern 2003 (Plan)

Norton, C.: Praxishandbuch – Pflege bei Inkontinenz. U&F, München 1999

Van der Weide, M.: Inkontinenz – Pflegediagnosen und Pflegeinterventionen. Huber, Bern 2001

Totale Urininkontinenz

Taxonomie 1 R: Austauschen (1.3.2.1.5/1986)
Taxonomie L: Ausscheidung, Harnwegssystem (00021/1986)
NANDA-Originalbezeichnung: «Total Urinary Incontinence»
[Thematische Gliederung: Ausscheidung]

Definition: Ein ständiger und nicht vorhersehbarer Urinabgang.

Totale Urininkontinenz

Mögliche ursächliche oder beeinflussende Faktoren

- Neuropathie, die den Überleitungsreflex verhindert [Reflexbogen] und dadurch die Blasenfüllung nicht anzeigt
- Neurologische Störung, die den Reflex zum Urinieren zu unvorhersehbaren Zeiten verursacht [zerebrale Läsionen]
- Unwillkürliche Aktivität des Detrusors aufgrund eines chirurgischen Eingriffes
- Trauma oder Krankheit der Rückenmarknerven [Zerstörung der sensorischen oder motorischen Neuronen unterhalb der Rückenmarkhöhe]
- Anatomisch (Fisteln)

Bestimmende Merkmale oder Kennzeichen

subjektive
- Konstanter Abgang von Urin zu unvorhersehbaren Zeiten, ohne Blasenfüllung oder ungehemmte Blasenkontraktionen/-krämpfe
- Nykturie
- Fehlendes Empfinden der Blasenfüllung
- Fehlendes Bewusstsein der Inkontinenz

objektive
- Erfolglose Inkontinenzbehandlungen

Patientenbezogene Pflegeziele oder Evaluationskriterien

Der Patient
- nennt die ursächlichen/beeinflussenden Faktoren
- führt ein auf die individuelle Situation abgestimmtes Blasentraining durch
- zeigt Verhaltensweisen, Techniken, um die Inkontinenz zu kontrollieren und Komplikationen zu vermeiden
- kommt so mit der Inkontinenz zurecht, dass die soziale Integration erhalten werden kann

Maßnahmen oder Pflegeinterventionen

1. Pflegepriorität: Einschätzen ursächlicher oder beeinflussender Faktoren:
- Feststellen, ob sich der Patient der Inkontinenz bewusst ist
- Überprüfen/Beachten der Auswirkungen früherer medizinischer

Probleme wie: Globale neurologische Schädigung, neuromuskuläres Trauma, Operation/Bestrahlung oder Vorliegen einer Fistel
- Feststellen, ob gleichzeitig eine Überlaufblase besteht (z. B. durch Palpieren der Blase, Restharnbestimmung, Ultraschalluntersuchung)
- Mithilfe bei Untersuchungen/Tests (z. B. Zystoskopie, Zystogramm), *um die Diagnose zu bestätigen/operative Möglichkeiten abzuklären*

2. Pflegepriorität: Das Ausmaß der Störung/Beeinträchtigung ermitteln:
- Zweistündliches Begleiten des Patienten auf die Toilette (bzw. zweistündliches Anreichen des Steckbeckens), *um Miktionsmuster und Inkontinenz zu erfassen.* Erstellen eines Diagramms dieses Ausscheidungsmusters
- Feststellen, wie sich der Zustand auf den Lebensstil und das Selbstwertgefühl auswirkt
- Überprüfen der Vorgeschichte auf frühere Maßnahmen bezüglich Veränderungen in der Ausscheidung
- Beurteilen des Zustands der Haut, Beobachten von geröteten oder abgeschürften Hautarealen

3. Pflegepriorität: Unterstützen bei der Behandlung/Verhütung der Inkontinenz:
- Fördern der täglichen Trinkmenge von mindestens 1500 bis 2000 ml Flüssigkeit (30 ml/kg/KG)
- Regeln der Flüssigkeitszufuhr zu vereinbarten Zeiten (zu und zwischen den Mahlzeiten), *um ein vorhersehbares Ausscheidungsmuster zu fördern*
- Einschränken der Flüssigkeitszufuhr 2–3 Stunden vor dem Zubettgehen, um Blasenentleerungen während der Schlafzeit zu reduzieren
- Erstellen eines Toilettenplans, dessen Fixpunkte dem festgestellten Miktionsrhythmus entsprechen und 30 Minuten vor dem Inkontinenzzeitpunkt liegen
- Versuchen, das Urinieren durch Maßnahmen anzuregen, z. B. Gießen von warmem Wasser über den Dammbereich, Wasser ins Lavabo/Waschbecken laufen lassen, Massieren des unteren Abdomens (*Beachten:* diese Maßnahmen führen unter Umständen nicht zum Erfolg, wenn der Reflex nicht mehr intakt ist)

Totale Urininkontinenz

- Anpassen des Zeitplanes nach dem Erreichen einer Kontinenz, durch Erhöhung der Ausscheidungsintervalle in 30-Minuten-Schritten, bis die Entleerungen im 3- bis 4-Stunden-Rhythmus erfolgen
- Tagsüber ein externes Urinableitungssystem und nachts Inkontinenzeinlagen verwenden, falls externe Systeme nicht vertragen werden
- Einführen, falls nötig, eines intermittierenden Katheterisierungsschemas

4. Pflegepriorität: Fördern des Wohlbefindens durch Beratung, Patientenedukation und Entlassungsplanung:
- Unterstützen des Patienten, einen regelmäßigen Zeitabstand für die Entleerung zu ermitteln und ein Toilettentraining aufzubauen
- Vorschlagen oder Beraten beim Gebrauch/der Auswahl von Inkontinenzeinlagen, *die z. B. bei Sozialkontakten für zusätzlichen Schutz oder erhöhtes Sicherheitsgefühl sorgen können*
- Betonen der Wichtigkeit der Intimpflege nach jeder Entleerung und des Auftragens von fettenden hautschützenden Salben. Die Verwendung von alkoholfreien Produkten empfehlen, *um Hautirritationen zu vermeiden*
- Zeigen und Instruieren der Technik der intermittierenden Selbstkatheterisierung, wenn nötig, dabei einen geraden, kleinlumigen Katheter benutzen
- Anleiten zur korrekten Katheterpflege
- Empfehlen der Benutzung eines Silikon-Dauerkatheters, wenn ein längerfristiges/dauerhaftes Verweilen angezeigt ist, nachdem andere Maßnahmen/Blasentraining erfolglos blieben
- Fördern der Selbstüberwachung der Katheterdurchgängigkeit und das Vermeiden des Urinrückflusses. *Reduziert das Infektionsrisiko*
- Vorschlagen der Einnahme säurehaltiger Säfte oder von Vitamin C, um das bakterielle Wachstum zu hemmen

Schwerpunkte der Pflegedokumentation

Pflegeassessment oder Neueinschätzung
- Aktuelles Ausscheidungsmuster
- Ergebnisse der Einschätzung, inklusive Auswirkungen auf Lebensweise und Selbstwertgefühl

Planung
- Pflegeplan/-interventionen und beteiligte Personen
- Plan für die Patientenanleitung, -schulung und -beratung

Durchführung/Evaluation
- Reaktionen auf Interventionen/Anleitung und ausgeführte Pflegetätigkeiten
- Zielerreichung/Fortschritte in Richtung Zielerreichung
- Veränderungen des Plans

Entlassungs- oder Austrittsplanung
- Langfristige Bedürfnisse nach Entlassung und Austritt sowie die Verantwortlichkeit für die notwendigen Maßnahmen
- Vermitteln an andere Gesundheitsberufe

Pflegeinterventionsklassifikation (NIC)

Bereich: *Körperfunktionen: grundlegende (physiological: basic)*. Interventionen zur Unterstützung körperlicher Funktionen.
Klasse: *Ausscheidungsmanagement (elimination management)*. Interventionen zur Entwicklung und Erhaltung regelmäßiger Urin- und Stuhlausscheidungsgewohnheiten und Umgang mit Komplikationen aufgrund veränderter Körperstrukturen.
Empfohlene Pflegeinterventionen: Urininkontinenzpflege u.a. (siehe McCloskey/Bulecheck, 2003).

Pflegeergebnisklassifikation (NOC)

Empfohlenes Pflegeergebnis: Urinkontinenz (urinary continence), (siehe Johnson/Maas/Moorhead, 2003).

Literatur

Bühlmann, J.: Inkontinenz. In: Käppeli, S. (Hrsg.): Pflegekonzepte Band 2. Huber, Bern 1999

Johnson, M.; Maas, M.; Moorhead, S.: Pflegeergebnisklassifikation (NOC). Huber, Bern 2003 (Plan)

McCloskey, J.C.; Bulecheck, G.M.: Pflegeinterventionsklassifikation (NIC). Huber, Bern 2003 (Plan)

Norton, C.: Praxishandbuch – Pflege bei Inkontinenz. U&F, München 1999

Van der Weide, M.: Inkontinenz – Pflegediagnosen und Pflegeinterventionen. Huber, Bern 2001

Vereinsamungsgefahr

Taxonomie 1 R: In Beziehung treten (3.1.3/1994)
Taxonomie 2: Selbstwahrnehmung, Selbstkonzept (00054/1994)
NANDA-Originalbezeichnung: «Risk for Loneliness»
[Thematische Gliederung: Soziale Interaktion]

Definition: Ein Zustand, bei dem ein Mensch gefährdet ist, ein Gefühl unbestimmter Verstimmung zu erleben
(Anmerkung der Übersetzergruppe: Ein Zustand, bei dem ein Mensch gefährdet ist, sich allein und/oder alleingelassen zu fühlen).

Risikofaktoren

- Gefühlsmäßige Deprivation
- Physische Isolation
- Mentale Deprivation
- Soziale Isolation

Anmerkung: Eine Risiko-Diagnose kann nicht durch Zeichen und Symptome belegt werden, da das Problem nicht aufgetreten ist und die Pflegemaßnahmen präventiv ausgerichtet sind.

Patientenbezogene Pflegeziele oder Evaluationskriterien

Der Patient
- nennt individuelle Schwierigkeiten und Möglichkeiten, diesen zu begegnen
- engagiert sich in sozialen Aktivitäten
- berichtet über Beteiligung an Interaktionen/Beziehungen, die aus seiner Sicht bedeutend sind

Maßnahmen oder Pflegeinterventionen

1. Pflegepriorität: Erkennen ursächlicher/auslösender Faktoren:
- Unterscheiden zwischen einer normalen Einsamkeit und einem kontinuierlichen Zustand der Verstimmung. Beachten des Patientenalters und der Situationen in der das Problem auftritt, z. B. situativ (wie beim Verlassen des Hauses für die Schule) oder chro-

nisch. *Ältere Erwachsene erfahren zahlreiche Verluste im Zuge Ihres Alterungsprozesses, durch Verlust ihres Partners, Verschlechterung des körperlichen Zustands und Veränderungen von Rollen, die das Gefühl der Einsamkeit verstärken*
- Bestimmen des Ausmaßes des Stresses, der Anspannung, Angst und Unruhe. Beachte: häufige Erkrankungen, Unfälle und Krisen in der Vorgeschichte
- Beachten der Präsenz/Nähe von Familienmitgliedern, Freunden
- Bestimmen, wie die Person das Alleinsein wahrnimmt und damit umgeht
- Einschätzen von Ereignissen in der Vorgeschichte wie Trennung in der Kindheit, Verlust von Familienmitgliedern oder Partner
- Einschätzen von Schlaf-/Appetitstörungen, Einschätzen der Fähigkeit, sich zu konzentrieren
- Beachten von Äußerungen, die die «Sehnsucht» nach einer Partnerschaft ausdrücken

2. Pflegepriorität: Unterstützen des Patienten, Gefühle und Situationen der Einsamkeit zu erkennen:
- Aufbauen einer tragenden Beziehung, in der sich der Patient offen über seine Gefühle äußern kann
- Besprechen individueller Sorgen über die Beziehung zwischen Einsamkeit und dem Mangel an Bezugspersonen. Beachten von Wünschen/Willen, um die Situation zu verändern. *Eine ausgeprägte Motivation kann die Erreichung gewünschter Ziele erleichtern*
- Unterstützen, dass negative Einschätzungen anderer gegenüber dem Patienten geäußert werden und der Patient gefragt wird, ob er ihnen zustimmt. *Bietet die Möglichkeit für den Patienten, die Wirklichkeit der Situation zu klären und eigene Verleugnungen zu erkennen*
- Akzeptieren der Äußerung von Gefühlen der Einsamkeit als einen primären Zustand und nicht unbedingt als Folge von begleitenden Umständen

3. Pflegepriorität: Unterstützen des Patienten, sich auf neue Situationen einlassen zu können:
- Besprechen der Realität und der Wahrnehmung der Situation
- Besprechen der Wichtigkeit der emotionalen Bindung zwischen Säuglings/Kleinkindern, Eltern/Betreuungspersonen, nach Bedarf
- Fördern des Besuchs eines Kurses für Selbstbewusstsein, Sprache/

Kommunikation, sozialen Fähigkeiten, *um individuelle Bedürfnisse anzusprechen und Sozialkontakte zu fördern*
- Fördern zwischenmenschlicher Fähigkeiten durch Rollenspiele
- Besprechen gesundheitsförderlicher Gewohnheiten, einschließlich der Körperpflege, körperlicher Aktivität nach Wahl des Patienten
- Erkennen persönlicher Ressourcen, Interessensbereiche, *die Gelegenheit bieten mit Anderen in Kontakt zu kommen*
- Ermutigen des Patienten, sich in Gruppenaktivitäten zu engagieren, um individuelle Bedürfnisse zu befriedigen (z. B. Therapie, Trennung, Trauern, Religion)
- Unterstützen des Patienten einen Plan für vermehrte Sozialkontakte aufzustellen, beginnend mit einfachen Aktivitäten (z. B. eine(n) alte(n) Freund(in) anrufen, mit dem Nachbarn sprechen) und allmählicher Steigerung hin zu komplizierteren Interaktionen
- Anbieten von Gelegenheiten für Interaktionen in einer unterstützenden Umgebung (z. B. Begleitung im Beziehungsnetz) sowie bei Initiativen zur Aufnahme von Sozialkontakten. *Reduziert den Stress für den Betroffenen, bietet positive Rückmeldung und ermöglicht ein positives Ergebnis*

4. Pflegepriorität: Fördern des Wohlbefindens durch Beratung, Patientenedukation und Entlassungsplanung:
- Ermutigen zur Beteiligung in speziellen Interessensgemeinschaften (z. B. Computer, Ornithologen); Wohltätigkeitsvereinen (Mahlzeitendienst, Rotkreuzhelferin etc.)
- Vorschlagen in der Kirchengemeinde oder im Kirchenchor mitzumachen oder bei Veranstaltungen in der Gemeinde, sich für politische Anliegen zu engagieren; Erwachsenenbildungskurse zu besuchen
- Verweisen auf angemessene Beratung zur Unterstützung sozialer Beziehungen usw.
- Vgl. PD: Hoffnungslosigkeit, Angst, soziale Isolation

Hinweise für die Pflegedokumentation

Pflegeassessment oder Neueinschätzung
- Beobachten und Festhalten von Ergebnissen einschließlich der Wahrnehmung des Patienten zur Problematik, der verfügbaren Ressourcen/Unterstützungssystem
- Wünsche des Patienten/Verpflichtung zur Veränderung

Planung
- Pflegeplan/-interventionen und beteiligte Personen
- Plan zur Patientenanleitung, -schulung und -beratung

Durchführung/Evaluation
- Reaktionen auf Interventionen und ausgeführte Pflegetätigkeiten
- Zielerreichung/Fortschritte in Richtung Zielerreichung
- Veränderungen des Plans

Entlassungs- oder Austrittsplanung
- Zukünftige Bedürfnisse und Verantwortlichkeit dafür
- Vermitteln an andere Gesundheitsberufe

Pflegeinterventionsklassifikation (NIC)

Bereich: *Verhalten (behavioral).* Interventionen zur Förderung der psychosozialen Lebensgestaltung und zur Erleichterung von Veränderungen der Lebensweise.

Klasse: *Kommunikationsförderung (communication enhancement).* Interventionen zur Unterstützung des Sendens und Empfangens verbaler und nonverbaler Botschaften.

Empfohlene Pflegeinterventionen: Förderung von Sozialkontakten u. a. (siehe McCloskey/Bulecheck, 2003).

Pflegeergebnisklassifikation (NOC)

Empfohlenes Pflegeergebnis: Einsamkeit (loneliness), (siehe Johnson/Maas/Moorhead, 2003).

Literatur

Bühlmann, J.: Einsamkeit. In: Käppeli, S. (Hrsg.): Pflegekonzepte Band 1. Huber, Bern 1998

Elbing, E.: Einsamkeit – Psychologische Konzepte, Forschungsbefunde und Treatmentansätze. Hogrefe, Göttingen 1991

Johnson, M.; Maas, M.; Moorhead, S.: Pflegeergebnisklassifikation (NOC). Huber, Bern 2003 (Plan)

McCloskey, J. C.; Bulecheck, G. M.: Pflegeinterventionsklassifikation (NIC). Huber, Bern 2003 (Plan)

Vergewaltigungssyndrom
(spezifiziere Art: stumme Reaktion, verstärkte Reaktion)

Taxonomie 1 R: Fühlen (9.2.3.1/1980; R 1998)
Taxonomie 2: Coping/Stresstoleranz, Posttraumatische Reaktionen (00142/1980; R 1998)
NANDA-Originalbezeichnung: «Rape Trauma Syndrome»
[Thematische Gliederung: Integrität der Person]

Definition: Eine anhaltend fehlangepasste Reaktion auf ein erzwungenes und gewalttätiges sexuelles Eindringen gegen den Willen und ohne die Zustimmung des Opfers. Beachte: Dieses Syndrom beinhaltet die folgenden drei Untergruppen: Vergewaltigungstrauma (A); verstärkte Reaktion (B); und stumme Reaktion (C).
[Anmerkung: Obwohl die Angriffe hauptsächlich auf Frauen ausgerichtet sind, können Männer ebenfalls Opfer sein]

Beeinflussende Faktoren

- Vergewaltigung [tatsächliches oder versuchtes sexuelles Eindringen]

Bestimmende Merkmale oder Kennzeichen

A: Vergewaltigungstrauma – Taxonomie 2 (00142/R 1998)

subjektiv

- Beschämung/Verlegenheit; Demütigung; Scham; Schuldgefühle; Selbstvorwürfe
- Verlust des Selbstbewusstseins; Hilflosigkeit; Machtlosigkeit
- Schock; Furcht; Angst; Wut; Rachegefühle
- Albträume und Schlafstörungen
- Veränderungen von Beziehungen; Sexualstörungen

objektiv

- Körperverletzungen (z. B. Abschürfungen, Hautreizungen); Muskelverspannung und/oder -spasmen
- Verwirrtheit; Desorganisation; Unfähigkeit, Entscheidungen zu fällen
- Agitiert/Erregt sein; gesteigerte Wachheit/Aufmerksamkeit; Aggression

- Stimmungsschwankungen; Verletzbarkeit/Vulnerabilität; Abhängigkeit; Depression
- Suchtmittelmissbrauch; Suizidversuche
- Verleugnung; Phobien; Wahnvorstellungen; dissoziative Störungen

B: Verstärkte Reaktion – Taxonomie 2 (00143/R 1998)
- Das Traumasyndrom, das sich aus diesem Angriff oder versuchten Angriff ergibt, schließt eine akute Phase der Desorganisation der Lebensweise des Opfers und einen längerfristigen Prozess der Reorganisation der Lebensweise ein

Beeinflussende Faktoren
- In Entwicklung von der NANDA

Bestimmende Merkmale oder Kennzeichen
Akute Phase
- Emotionale Reaktionen (Wut, Beschämung/Verlegenheit, Furcht vor körperlicher Gewalt und Tod, Demütigung, Rachegefühle, Selbstvorwürfe)
- Vielfältige körperliche Symptome (gastrointestinale Beschwerden, Missbehagen im Urogenitalbereich, Muskelverspannung, Störungen der Schlafgewohnheiten)
- Reaktivierte Symptome von früheren Zuständen (z. B. körperliche Erkrankung, psychische Krankheit, Alkohol- und/oder andere Suchtmittelabhängigkeit)

Langzeitphase
- Veränderungen der Lebensweise (Wohnungswechsel; Umgang mit wiederholten Albträumen und Phobien; Suche nach Hilfe bei der Familie; Suche nach Hilfe im Unterstützungssystem)

C: Stumme Reaktion – Taxonomie 2 (00144/R 1998)

Beeinflussende Faktoren
- In Entwicklung von der NANDA

Bestimmende Merkmale oder Kennzeichen
- Abrupte Veränderungen in Beziehungen zu Männern
- Vermehrte Albträume

- Zunehmende Angst während eines Interviews (z. B. Blockaden von Assoziationen, längere Schweigephasen, geringfügiges Stottern, körperlicher Stress)
- Merkliche Veränderungen im sexuellen Verhalten
- Keine verbale Äußerungen über die Vergewaltigung
- Plötzliches Auftreten phobischer Reaktionen

Patientenbezogene Pflegeziele oder Evaluationskriterien

Die Patientin

- geht auf angemessene Art mit emotionalen Reaktionen um; dies zeigt sich im Verhalten und durch Aussprechen von Gefühlen
- sagt, dass weder körperliche Komplikationen, Schmerzen oder Missbehagen vorhanden sind
- bringt ein positives Selbstbild zum Ausdruck
- stellt fest, dass das Ereignis nicht aufgrund von eigenem Verschulden geschehen ist
- erkennt Verhaltensweisen/Situationen, die sie kontrollieren kann, um das Risiko/Wiederauftreten zu vermindern
- befasst sich mit den praktischen Aspekten (z. B. Gerichtsvorladung)
- zeigt angemessene Veränderungen der Lebensweise (z. B. Berufs-/Wohnortswechsel) nach Notwendigkeit und sucht/erhält bei Bedarf Hilfestellung von Bezugsperson(en)
- interagiert mit Einzelnen/in Gruppen in wünschenswerter und akzeptabler Weise

Maßnahmen oder Pflegeinterventionen

1. Pflegepriorität: Einschätzen des Traumas und der individuellen Reaktion sowie die Zeit, die seit dem Ereignis vergangen ist:

- Versuchen, Informationen über die körperliche Verletzung zu erhalten, und Erkennen stressbedingter Symptome wie Benommenheit, Kopfschmerzen, Engegefühl in der Brust, Übelkeit, Herzklopfen usw.
- Ermitteln psychischer Reaktionen: Wut, Schock, akute Angst, Verwirrung, Verleugnung. Beachte: Lachen, Weinen, ruhiges oder aufgeregtes, aufgebrachtes (hysterisches) Verhalten, Äußerungen über Nicht-Wahrhaben-Wollen und/oder Selbstvorwürfe

- Beobachten von Zeichen einer zunehmenden Angst (z. B. Schweigen, Stottern, Unfähigkeit, ruhig zu sitzen)
- Bestimmen des Ausmaßes der Desorganisation
- Ermitteln, ob das Ereignis vorbestehende oder bestehende Zustände (körperliche und psychische) reaktiviert hat, *die die Haltung des Patienten in Bezug auf das Trauma beeinflussen*
- Ermitteln ob Beziehungsstörungen mit Männern und mit anderen Personen aufgetreten sind (z. B. Familienmitglieder, Freunde, Mitarbeiter, Bezugspersonen usw.)
- Erkennen der Entwicklung phobischer Reaktionen gegenüber alltäglichen Gegenständen (z. B. Messer) und Situationen (z. B. das Läuten der Hausglocke durch fremde Personen, sich in Menschenmengen bewegen usw.)
- Beobachten des Ausmaßes von eindringlichen, sich wiederholenden Gedanken, Schlafstörungen
- Ermitteln des Ausmaßes von gestörten Bewältigungsformen (z. B. Konsum von Alkohol, Drogen/Medikamenten, Suizidgedanken/Mordabsichten, merkliche Veränderung des sexuellen Verhaltens)

2. Pflegepriorität: Unterstützen der Patientin im Umgang mit der bestehenden Situation:
- Erkennen eigener Gefühle in Bezug auf die Vergewaltigungsproblematik, bevor man mit der Betroffenen in Beziehung tritt. *Notwendigkeit eigene (Vor)Urteile zum Thema zu erkennen, um zu verhindern, dass diese auf die Patientin projiziert werden*

Akute Phase
- Verweilen bei der Betroffenen; Kinder nicht alleine lassen: *Bietet Rückversicherung und ein Gefühl der Sicherheit*
- Einbeziehen eines «Vergewaltigungstrauma-Teams» falls vorhanden. Bereitstellen eines gleichgeschlechtlichen Untersuchers
- Bewerten eines Kleinkindes, Kindes, Adoleszenten nach Alter, Geschlecht und Entwicklungsstufe
- Unterstützen beim Erstellen des Polizeiberichtes, beim Einhalten der Reihenfolge und beim Sammeln von Beweismaterial (Beweiskette), Beschriften jedes Gegenstandes und Verpacken/Verwahren der Gegenstände auf korrekte Weise
- Schaffen einer Atmosphäre, in der sich die Betroffene frei über ihre Gefühle und Ängste äußern kann, einschließlich der Sorgen über die Beziehung mit/Reaktion von wichtigen Bezugspersonen, über Schwangerschaft, sexuell übertragbare Krankheiten

Vergewaltigungssyndrom

- Unterstützen der Betroffenen durch Zuhören und Verweilen (es akzeptieren, wenn die Betroffene nicht sprechen möchte. *Anmerkung: kann auf eine «stumme Reaktion» hindeuten*)
- Hören auf körperliche Beschwerden und/oder solchen nachgehen. Unterstützen bei der medizinischen Behandlung, bei Bedarf. *Die emotionalen Reaktionen können die Fähigkeit der Patientin, körperliche Verletzungen zu erkennen, begrenzen*
- Anbieten von Hilfestellung in praktischen Belangen (z. B. provisorische Wohngelegenheit, Geld oder andere Notwendigkeiten)
- Beachten und Helfen der Betroffenen, Eigenkräfte auf eine positive Weise zu nutzen, indem ihre Fähigkeiten anerkannt werden, mit dem, was passiert ist umzugehen
- Ermitteln von Personen, die der Betroffenen helfen können

Postakute Phase
- Die Betroffene das Ereignis auf ihre Weise verarbeiten lassen. Sie kann sich zurückziehen oder nicht bereit sein zu sprechen; diesbezüglich nichts forcieren
- Hören auf Äußerungen über Angst vor Menschenansammlungen und/oder Männern, *kann auf eine sich entwickelnde Phobie hinweisen*
- Besprechen der spezifischen Sorgen/Befürchtungen. Initiieren entsprechender Maßnahmen (z. B. Tests auf Schwangerschaft, sexuell übertragene Krankheiten)
- Verwenden schriftlichen Informationsmaterials, das klar und konkret ist, bezüglich der medizinischen Behandlung, Kriseninterventions-/-begleitungsdienste usw. *Festigt den Erwerb von Kenntnissen und ermöglicht sich die Informationen in eigenem Tempo zu erarbeiten*

Langzeit-Phase
- Weiterhin Zeit nehmen, der Betroffenen zuzuhören, was sie beschäftigt. Eventuell muss weiterhin über den Angriff gesprochen werden. Achten auf fortbestehende somatische Beschwerden (z. B. Übelkeit, Anorexie, Schlaflosigkeit, Muskelverspannung, Kopfschmerzen)
- Zulassen, dass die Betroffene Gefühle offen ausdrückt (kann sich nach der akuten Phase fortsetzen). Beachten, dass eine Depression die Reaktionsmöglichkeiten einschränken kann. Nicht Drängen der Betroffenen zu einem raschen Durchleben ihrer Gefühle, sie nicht unangemessen beruhigen. *Die Betroffene könnte glauben, dass Schmerzen/Qualen missverstanden werden*

- Anerkennen der Tatsache eines Persönlichkeitsverlustes, der durch das Ereignis entstand. Helfen der Betroffenen, sich auf eine Akzeptanz des eigenen Wachstumspotentials hinzubewegen
- Die Betroffene weiterhin nach ihrem Rhythmus Fortschritte machen lassen
- «Gestatten» der Betroffenen, den Zorn gegenüber dem Täter/der Situation auf eine akzeptable Weise auszudrücken und damit umzugehen. Setzen von Grenzen bei destruktivem Verhalten. *Erleichtert den Umgang mit Emotionen, ohne das Selbstwertgefühl weiter zu beschädigen*
- Führen von Gesprächen auf einem konkreten und gefühlsmäßigen Niveau, *anstatt das Ereignis zu rationalisieren, was eine Auseinandersetzung mit den eigenen Gefühlen verhindern würde*
- Unterstützen im Umgang mit Befürchtungen über die Auswirkungen des Ereignisses, wie Gerichtsvorladung, Schwangerschaft, sexuell übertragene Krankheit, Beziehung zur Bezugsperson usw.
- Sorgen für einfühlsame, ausgebildete Berater (das Geschlecht der Beratungspersonen sollte am besten individuell bestimmt werden, *da es bei einigen Patientinnen die Möglichkeit sich emotional zu öffnen beeinträchtigen könnte*)

3. Pflegepriorität: Fördern des Wohlbefindens durch Beratung, Patientenedukation und Entlassungsplanung:
- Informieren der Betroffenen, mit welchen Reaktionen sie während den einzelnen Phasen rechnen muss. Die Betroffene wissen lassen, dass dies normale Reaktionen sind. Darauf achten, sich neutral auszudrücken, z. B. «Es ist möglich, dass Sie ...» (Beachten Sie bei männlichen Opfern folgendes: Obwohl die Täter gewöhnlich heterosexuell sind, können bei den Opfern Probleme bezüglich ihrer sexuellen Orientierung und homophobe Reaktionen entstehen)

- Unterstützen der Betroffenen, Faktoren zu erkennen, die möglicherweise eine risikoreiche Situation hervorgerufen haben und wie sie diese in den Griff bekommen könnte, *um sich in Zukunft davor zu schützen*. Vermeiden diesbezüglicher Werturteile
- Besprechen von Veränderungen der Lebensweise, welche die Betroffene erwägt sowie ihren Einfluss auf die Genesung. *Hilft der Betroffenen die Angemessenheit des Behandlungsplans einzuschätzen*
- Ermutigen der Betroffenen, ein psychiatrisches Konsil zu beanspruchen, wenn die Betroffene übermäßig gewalttätig, untröstlich

ist oder keine Zeichen des Fortschrittes sichtbar sind. Die Teilnahme an einer Gruppe kann hilfreich sein
- Verweisen auf eine Familien-/Eheberatung, falls angezeigt
- Vgl. PD: Machtlosigkeit; unwirksames Coping; erschwertes/vorwegnehmendes Trauern; Angst; Furcht

Schwerpunkte der Pflegedokumentation

Pflegeassessment oder Neueinschätzung
- Individuelle Ergebnisse der Einschätzung inklusive Natur des Ereignisses, individuelle Reaktionen/Befürchtungen, Ausmaß des Traumas (physisch/emotional), Auswirkungen auf die Lebensweise
- Reaktionen von Familie/wichtigen Bezugspersonen
- Sichergestelles Beweismaterial und Ort der Aufbewahrung

Planung
- Pflegeplan/-interventionen und beteiligte Personen
- Plan für die Patientenanleitung, -schulung und -beratung

Durchführung/Evaluation
- Reaktionen auf Interventionen/Anleitung und ausgeführte Pflegetätigkeiten
- Zielerreichung/Fortschritte in Richtung Zielerreichung
- Veränderungen des Plans

Entlassungs- oder Austrittsplanung
- Langfristige Bedürfnisse nach Entlassung und Austritt sowie die Verantwortlichkeit für die notwendigen Maßnahmen
- Vermitteln an andere Gesundheitsberufe

Pflegeinterventionsklassifikation (NIC)

Empfohlene Pflegeinterventionen bei einem Vergewaltigungssyndrom: Vergewaltigungstrauma-Behandlung u.a. (siehe McCloskey/Bulecheck, 2003).

Pflegeergebnisklassifikation (NOC)

Empfohlenes Pflegeergebnis bei einem Vergewaltigungssyndrom: Missbrauchsregeneration: emotional (abuse recovery: emotional), (siehe Johnson/Maas/Moorhead, 2003).

Pflegeinterventionsklassifikation (NIC)

Empfohlene Pflegeinterventionen bei einer verstärkten Reaktion: Krisenintervention u. a. (siehe McCloskey/Bulecheck, 2003).

Pflegeergebnisklassifikation (NOC)

Empfohlenes Pflegeergebnis bei einer verstärkten Reaktion: Coping (siehe Johnson/Maas/Moorhead, 2003).

Pflegeinterventionsklassifikation (NIC)

Empfohlene Pflegeinterventionen bei einer stummen Reaktion: Krisenintervention u. a. (siehe McCloskey/Bulecheck, 2003).

Pflegeergebnisklassifikation (NOC)

Empfohlenes Pflegeergebnis bei einer stummen Reaktion: Erholung von einer sexuellen Missbrauchsregeneration: sexuell (siehe Johnson/Maas/Moorhead, 2003).

Literatur

Johnson, M.; Maas, M.; Moorhead, S.: Pflegeergebnisklassifikation (NOC). Huber, Bern 2003 (Plan)
McCloskey, J. C.; Bulecheck, G. M.: Pflegeinterventionsklassifikation (NIC). Huber, Bern 2003 (Plan)

Vergiftungsgefahr

Taxonomie 1 R: Austauschen (1.6.1.2/1980)
Taxonomie 2: Sicherheit/Schutz, Umweltgefahren (00086/1980)
NANDA-Originalbezeichnung: «Risk for Poisoning»
[Thematische Gliederung: Sicherheit]

Definition: Ein erhöhtes Risiko, Medikamente oder gefährliche Substanzen in toxischen Dosen einzunehmen oder ihnen versehentlich ausgesetzt zu sein [oder unerwünschten Wirkungen verordneter Medikamente ausgesetzt zu sein].

Risikofaktoren

Innere (individuelle)
- Schlechtes Sehvermögen
- Mangelhafte Sicherheitserziehung oder Medikamenten-/Drogenaufklärung
- Fehlen von korrekten Vorsichtsmaßnahmen [gefährliche Gewohnheiten, Missachtung von Sicherheitsmaßnahmen, fehlende Aufsicht]
- Unzureichende finanzielle Mittel
- Aussage über fehlende Schutzmaßnahmen am Arbeitsort
- Kognitive, emotionale [oder verhaltensbezogene] Schwierigkeiten
- [Alter, z. B. Kleinkind, alter Mensch]
- [Chronische Krankheit, Behinderung]
- [Kulturelle/Religiöse Überzeugungen/Praktiken]

Äußere (umweltbedingte)
- Größere Mengen von chemischen Substanzen im Haus
- Medikamente, die in nicht verschlossenen Kästen Kindern oder verwirrten Personen zugänglich sind
- Zugang zu illegalen Drogen, die möglicherweise mit giftigen Zusätzen versetzt sind
- Abbröckelnde, abblätternde Farbe oder Gips in der Nähe von kleinen Kindern
- Gefährliche Substanzen, die in Reichweite von Kindern oder verwirrten Personen aufgestellt oder aufbewahrt werden
- Ungeschützter Kontakt mit Schwermetallen oder Chemikalien
- Farbe, Lack usw. in schlecht belüfteten Bereichen oder ohne sicheren Schutz
- Chemische Verseuchung von Nahrungsmitteln und Wasser
- Vorhandensein von Giftpflanzen
- Vorhandensein von Luftschadstoffen, [chemische Betriebe in der Nachbarschaft]
- [Therapeutische Breite bestimmter Medikamente (z. B. therapeutische versus toxische Dosierung, Halbwertszeit, Art von Aufnahme und Abbau im Körper, adäquate Organfunktion)
- [Einnahme vielfältiger pflanzlicher Nahrungsergänzungspräparate oder Einnahme von Nahrungsergänzungspräparaten in Überdosis]

> Anmerkung: Eine Risiko-Diagnose (Gefahr) kann nicht durch Zeichen und Symptome belegt werden, da das Problem noch nicht aufgetreten ist und die Pflegemaßnahmen präventiv ausgerichtet sind.

Patientenbezogene Pflegeziele oder Evaluationskriterien

Der Patient
- äußert, die Gefahren einer Vergiftung zu verstehen
- erkennt Risiken, die zur versehentlichen Vergiftung führen können
- behebt umweltbedingte Gefahrenquellen, die erkannt worden sind
- unternimmt notwendige Schritte/Änderungen der Lebensweise, um die Sicherheit der Umgebung zu erhöhen

1. Pflegepriorität: Einschätzen ursächlicher oder beeinflussender Faktoren:
- Ermitteln der inneren/äußeren Risikofaktoren in der Umgebung des Patienten einschließlich der Allergene/Schadstoffe, die den Zustand beeinflussen könnten
- Beurteilen des Wissens des Patienten über Sicherheitsrisiken von Suchtmitteln/Umweltfaktoren
- Ermitteln, ob legale/illegale Suchtmittel gebraucht werden (z.B. Alkohol, Haschisch, Heroin, rezeptpflichtige/nicht rezeptpflichtige Medikamente usw.)

2. Pflegepriorität: Unterstützen beim Beseitigen von Faktoren, die zur versehentlichen Vergiftung führen können:
- Besprechen von Sicherheitsverschlüssen und/oder das Einschließen von Medikamenten, Reinigungsmitteln, Farben/Lösungsmitteln usw.
- Verabreichen von Medikamenten an Kinder als Arzneimittel und nicht als «Süßigkeit». Verschließen von Medikamentenverpackungen direkt nach Entnahme der Einnahmedosis. *Offene Arzneimittelbehältnisse erhöhen die Gefahr einer versehentlichen Arzneimitteleinnahme*
- Betonen wie wichtig es ist, Kleinkinder/Kinder oder Personen mit kognitiven Einschränkungen zu beaufsichtigen

- Kennzeichnen der Medikamente für Sehbehinderte
- Kontrollieren der korrekten Einnahme der Medikamente durch die Bezugsperson/Gemeindeschwester; evtl. müssen die Medikamente vorbereitet werden für geistig behinderte oder sehbehinderte Personen
- Empfehlen der Rückgabe von verfallenen/nicht benötigten Medikamenten (Achten auf eine korrekte Entsorgung, keine Entsorgung durch die Toilette)
- Weiterleiten von Verstößen gegen die Gesundheit/Sicherheit an die entsprechende Behörde (z. B. Gesundheits-/Umweltamt)
- Reparieren/Ersetzen von gefährlichen Haushaltsgegenständen; Verbessern der Lebenssituationen (z. B. Aufbewahrung von Lösungsmitteln in Mineralwasserflaschen, Abbröckeln/-blättern von Farbe oder Gips)

3. Pflegepriorität: Fördern des Wohlbefindens (Beratung, Patientenedukation und Entlassungsplanung):
- Einrichten von Bildungsprogrammen auf Gemeindeebene, *um Personen zu beraten, wie sie Risikofaktoren in ihrer eigenen Umgebung erkennen und verringern können*
- Besprechen der Medikamentennebenwirkungen/möglicher Wechselwirkungen. Sprechen über den Gebrauch von rezeptfreien Medikamenten und über Möglichkeiten von Missbrauch, Wechselwirkungen und Überdosierung, wie z. B. Vitaminüberdosierung
- Aufklären der Patienten über Gefahren im Freien, sowohl im Wohngebiet wie auch am Ferienort, z. B. Vegetation (Tollkirschen), Zecken und Bienen. Allergischen Personen empfehlen, ein Gegenmittel wie Spritzen oder Spray für den Notfall dabei zu haben
- Empfehlen einer regelmäßigen Kontrolle von Brunnen-, Quell- und Grundwasser
- Veranlassen der Suche nach Quellen einer möglichen Kontamination (z. B. Abwässer, landwirtschaftliche und industrielle Entsorgungen)
- Überprüfen und Beachten der Vorschriften von Gesundheits- und Arbeitsbehörden
- Beachten der Meldungen der Medien über Luftverschmutzung (z. B. Pollenmeldungen, Schadstoffwerte)
- Erstellen einer Liste mit den wichtigsten Telefonnummern für den Fall einer Vergiftung (z. B. toxikologisches Institut)

- Empfehlen den Eltern, Medikamente/Chemikalien mit Sicherheitsklebern zu bezeichnen, *um Kinder vor gefährlichen Substanzen zu warnen*
- Anleiten zur Ersten Hilfe bei Vergiftungsfällen oder Sicherstellen, dass der Patient/seine Angehörigen Zugang zu entsprechender Literatur haben
- Empfehlen, ein Brechmittel für den Notfall anzuschaffen, *um es im Notfall nach Verordnung des Arztes/Notdienstes anzuwenden*
- Verweisen von Suchtpatienten an Entwöhnungsprogramme, klinikinterne/-externe Rehabilitation, Beratung, Selbsthilfegruppen und Psychotherapie
- Unterstützen von Programmen zur Verbesserung der Notfallversorgung und Unfallverhütung (z. B. Kurse in Erster Hilfe/lebensrettenden Sofortmaßnahmen etc.)

Schwerpunkte der Pflegedokumentation

Pflegeassessment oder Neueinschätzung
- Festgestellte innere/äußere Risikofaktoren

Planung
- Pflegeplan/-interventionen und beteiligte Personen; ermittelte Unterstützungssysteme und Ressourcen in der Gemeinde
- Plan für die Patientenanleitung, -schulung und -beratung

Durchführung/Evaluation
- Reaktionen von Patient/Bezugsperson(en) auf Interventionen/Anleitung und ausgeführte Pflegetätigkeiten
- Zielerreichung/Fortschritte in Richtung Zielerreichung
- Veränderungen des Plans

Entlassungs- oder Austrittsplanung
- Langfristige Bedürfnisse nach Entlassung und Austritt sowie die Verantwortlichkeit für die notwendigen Maßnahmen
- Vermitteln an andere Gesundheitsberufe

Pflegeinterventionsklassifikation (NIC)

Bereich: *Sicherheit (safety)*. Interventionen zum Schutz vor Schädigungen und Verletzungen.
Klasse: *Risikomanagement/-bewältigung (risk management)*. Interventionen zum Einsatz risikoreduzierender Aktivitäten und zur kontinuierlichen Überwachung von Risiken.

Empfohlene Pflegeinterventionen: Umgebungsmanagement: Sicherheit u. a. (siehe McCloskey/Bulecheck, 2003).

Pflegeergebnisklassifikation (NOC)

Empfohlenes Pflegeergebnis: Risikokontrolle: Arzneimittelkonsum (risk controll: drug use), (siehe Johnson/Maas/Moorhead, 2003).

Literatur

Frohne, D.; Pfänder, H. J.: Giftpflanzen. WVG, Stuttgart 1987
Johnson, M.; Maas, M.; Moorhead, S.: Pflegeergebnisklassifikation (NOC). Huber, Bern 2003 (Plan)
Lindner, E.: Toxikologie der Nahrungsmittel. Thieme, Stuttgart 1990
Maas, M. L. et al: Nursing Care of older adults – Diagnoses, Outcomes & Interventions. Mosby, St. Louis 2001
McCloskey, J. C.; Bulecheck, G. M.: Pflegeinterventionsklassifikation (NIC). Huber, Bern 2003 (Plan)
Reichel, F.-X.: Taschenatlas der Toxikologie. Thieme, Stuttgart 1997

Gefahr einer unausgereiften Verhaltensorganisation des Kindes

Taxonomie 1 R: Sich bewegen (6.8.1/1994)
Taxonomie 2: Coping/Stresstoleranz, neurobehavioraler Stress (00116/1994)
NANDA-Originalbezeichnung: «Risk for Disorganized Infant Behavior»
[Thematische Gliederung: Wahrnehmung/Kommunikation]

Definition: Die Gefahr einer Veränderung in der Integration und Modulation der physiologischen und verhaltensbezogenen Systeme eines Neugeborenen (z. B. autonomes System, motorisches System, Zustandsorganisation, Stimmungsgleichgewicht, Selbstorganisation, Selbstregulation, Aufmerksamkeit, Interaktion).

Risikofaktoren

- Schmerzen
- Orale/Motorische Probleme
- Überstimulation aus der Umgebung

- Mangel an Halt/Grenzen
- Invasive/schmerzhafte Eingriffe
- Unreife; [Unreife des ZNS; genetische Probleme, welche neurologische und/oder physiologische Funktionen beeinträchtigen; Zustände, die aus Hypoxie und/oder Neugeborenenasphyxie resultieren]
- [Mangel-/Fehlernährung; Infektion; Drogensucht]
- [Umgebungsereignisse, -verhältnisse oder Zustände wie Trennung von den Eltern; Lärm; häufiges Hantieren am Kind (dem Kind keine Ruhepausen geben); grelles Licht]

Anmerkung: Eine Risiko-Pflegediagnose kann nicht durch Zeichen und Symptome belegt werden, da das Problem nicht aufgetreten ist und die Pflegemaßnahmen präventiv ausgerichtet sind.

Patientenbezogene Pflegeziele/Kriterien zur Evaluation

Das Kind
- zeigt eine geordnete Verhaltensorganisation, die das Erreichen von optimalen Entwicklungs- und Wachstumsmöglichkeiten ermöglicht, was sich zeigt durch die Modulation von physiologischen Funktionen, Motorik, Stimmungsgleichgewicht, Aufmerksamkeit und Interaktion

Die Eltern/Pflegepersonen
- erkennen die individuelle Ausdrucksweise des Kindes bezüglich aktuellem Zustand, Stressschwelle
- entwickeln/modifizieren angemessene Reaktionsweisen auf die Äußerungen des Kindes inklusive Veränderungen der Umgebung
- äußern die Bereitschaft, die Versorgung des Kindes selbstständig zu übernehmen

Maßnahmen oder Pflegeinterventionen und Schwerpunkte der Pflegedokumentation

- Vgl. PD: Gestörte Verhaltensorganisation beim Kind

Pflegeinterventionsklassifikation (NIC)

Bereich 4: *Sicherheit (safety).* Interventionen zum Schutz vor Schädigungen und Verletzungen.

Klasse: *Risikomanagement/-bewältigung (risk management).* Interventionen zum Einsatz risikoreduzierender Aktivitäten und zur kontinuierlichen Überwachung von Risiken.
Empfohlene Pflegeinterventionen: Umgebungsmanagement u.a. (siehe McCloskey/Bulecheck, 2003).

Pflegeergebnisklassifikation (NOC)

Empfohlenes Pflegeergebnis: Neurologischer Status (neurological status), (siehe Johnson/Maas/Moorhead, 2003).

Literatur

Fröhlich, A.: Basale Stimulation. Verlag selbstbestimmtes Leben. Düsseldorf 1991

Johnson, M.; Maas, M.; Moorhead, S.: Pflegeergebnisklassifikation (NOC). Huber, Bern 2003 (Plan)

Maietta, L.; Hatch, F.: Kinästhetik Infant Handling. Huber, Bern 2003 (Plan)

McCloskey, J.C.; Bulecheck, G.M.: Pflegeinterventionsklassifikation (NIC). Huber, Bern 2003 (Plan)

Sparshott, M.: Früh- und Neugeborene pflegen. Huber, Bern 2000

Young, J.: Frühgeborene fördern und pflegen. Ullstein Mosby, Berlin/Wiesbaden 1997

Unausgereifte Verhaltensorganisation des Kindes

Taxonomie 1 R: Sich bewegen (6.8.2/1994; R 1998)
Taxonomie 2: Coping/Stresstoleranz, neurobehavioraler Stress (00116/1994, R 1998)
NANDA-Originalbezeichnung: «Disorganized Infant Behavior»
[Thematische Gliederung: Wahrnehmung/Kommunikation]

Definition: Eine Veränderung in der Integration und Modulation der physiologischen und verhaltensbezogenen Systeme eines Neugeborenen (z.B. autonomes System, motorisches System, Zustandsorganisation, Stimmungsgleichgewicht, Selbstorganisation, Selbstregulation, Aufmerksamkeit, Interaktion).

Mögliche ursächliche oder beeinflussende Faktoren

Pränatale
- Angeborene oder genetische Störungen; Exposition gegenüber teratogenen Stoffen [Arzneimittel-, Drogenmissbrauch der Mutter]

Postnatale
- Unreife; orale/motorische Probleme; Essstörungen; Mangelernährung
- [Unreife des ZNS; genetische Probleme, welche neurologische und/oder physiologische Funktionen beeinträchtigen; Zustände, die aus Hypoxie und/oder Geburtsasphyxie resultieren]
- Invasive/Schmerzhafte Eingriffe; Schmerzen

Individuelle
- Gestationsalter; unreifes neurologisches System; Erkrankung; [Infektion]; [Hypoxie/Geburtsasphyxie]

Umgebungsbezogene
- Unangemessenheit der physikalischen Umgebung
- Sensorisch unangemessene Umgebung; Überstimulation; Deprivation
- [Mangel an Halt/Grenzen]

Bezugspersonen
- Fehlinterpretation der Zeichen/Signale des Neugeborenen; Unkenntnis der Zeichen/Signale des Neugeborenen
- Beiträge der Umgebung zur Stimulation [Umgebungsereignisse, -verhältnisse oder Zustände wie Trennung von den Eltern, Lärm, häufiges Hantieren am Kind (dem Kind keine Ruhepausen geben), grelles Licht]

Bestimmende Merkmale oder Kennzeichen

objektive

Regulatorische Probleme
- Unfähigkeit zur Hemmung/Unterdrückung [z. B. Abwendung von Kopf/Augen, «locking in» – Unfähigkeit, vom Stimulus wegzusehen]; Reizbarkeit

Zustandsorganisation
- Aktive Wachheit (übertriebene Aktivität)
- Halbwachzustand (starrer Blick, abgewander Blick)
- Irritiertes oder panisches Weinen

Aufmerksamkeits-Interaktionssystem
- Ungenügende Reaktion auf sensorische Stimuli (z. B. schwer zu beruhigen, Unfähigkeit, die Aufmerksamkeit zu halten)

Motorisches System
- Erhöhter oder herabgesetzter Muskeltonus, Schlaffheit
- Finger spreizen oder zur Faust ballen; Hyperextension von Armen und Beinen
- Zittern; Zusammenzucken; schreckhafte, nervöse, unkoordinierte Bewegungen
- Veränderte primitive Reflexe

Physiologisches System
- Bradykardie; Tachykardie oder Arrhythmie; Bradypnoe; Tachypnoe; Apnoe
- Blässe; Zyanose; fleckige oder gerötete Hautfarbe
- Zeichen für eine «Auszeit» (starrer Blick, nach Luft schnappen, Schluckauf, Husten, Niesen, Seufzen, Gähnen, schlaffer Kiefer, offener Mund, herausgestreckte Zunge)
- Verminderte Sauerstoffsättigung
- Probleme beim Füttern (Aspiration, Erbrechen)

Patientenbezogene Pflegeziele/Kriterien zur Evaluation

Das Kind
- zeigt eine geordnete, gereifte Verhaltensorganisation, die das Erreichen von optimalen Entwicklungs- und Wachstumsmöglichkeiten ermöglicht, was sich zeigt durch die Modulation von physiologischen Funktionen, Motorik, Zustandsorganisation, Stimmungsgleichgewicht, Aufmerksamkeit und Interaktion

Die Eltern/Pflegepersonen
- erkennen die individuelle Ausdrucksweise und Signale des Kindes
- kennen angemessene Reaktionsweisen auf die Äußerungen und Signale des Kindes inklusive Veränderungen der Umgebung
- äußern die Bereitschaft, die Versorgung des Kindes selbstständig zu übernehmen

Maßnahmen oder Pflegeinterventionen

1. Pflegepriorität: Einschätzen ursächlicher oder beeinflussender Faktoren:

- Bestimmen des chronologischen und des Entwicklungsalters des Kindes; dabei Beachten der Dauer der Schwangerschaft
- Achten auf Hinweise für das Vorkommen von Situationen, die Schmerzen verursachen, das Wohlbefinden beeinträchtigen können
- Ermitteln der Angemessenheit der physiologischen Unterstützung
- Evaluieren des Ausmaßes/der Angemessenheit der Umweltreize
- Versichern, ob die Eltern die Bedürfnisse/Fähigkeiten des Kindes verstehen
- Hören auf die Sorgen der Eltern über ihre Fähigkeit, den Bedürfnissen des Kindes gerecht zu werden

2. Pflegepriorität: Unterstützen der Eltern bei der Betreuung/Förderung des Kindes:
- Sorgen für eine ruhige, physisch und psychisch unterstützende Umgebung
- Ermutigen der Eltern, das Kind zu halten, wenn möglich mit Haut-zu-Haut-Kontakt
- Modellhaftes Zeigen eines sorgsamen Handlings des Säuglings und angemessener Reaktionen auf das Verhalten des Kindes, *um den Eltern ein Vorbild und Rollenmodell zu vermitteln*
- Unterstützen und Ermutigen der Eltern, beim Kind zu sein und sich aktiv an allen Teilen der Pflege zu beteiligen. *Die Situation kann für die Eltern überwältigend sein und Unterstützung fördert die Bewältigung der Situation*
- Besprechen des Wachstums/der Entwicklung des Kindes, Erklären des aktuellen Zustandes und der Erwartungen für die Zukunft. *Erhöht die Fähigkeit der Eltern zur Förderung/Betreuung des Kindes*
- Berücksichtigen der Beobachtungen und Vorschläge der Eltern im Pflegeplan. *Zeigt die Wertschätzung für den Beitrag der Eltern und fördert eine kontinuierliche Einbindung der Eltern*

3. Pflegepriorität: Durchführen der Pflege unterhalb der Stressschwelle des Kindes:
- Sorgen für eine personelle Kontinuität. *Sorgt dafür, die Signale und Verhaltensveränderungen des Kindes leichter zu erkennen*
- Ermitteln des selbstregulatorischen Verhaltens des Säuglings: Lutschen, Saugen, Mundbewegungen, Greifen, Hand zum Mund führen, Gesichtsbewegungen, Klammern mit den Füßen, Abstützen, Arm-/Beinflexion, Grenzen suchen etc.

Unausgereifte Verhaltensorganisation

- Dem Kind Möglichkeit zum Saugen geben und es dabei unterstützen, die Hände zum Mund und zum Gesicht zu führen. Geben eines Schnullers oder beim nichternährenden Saugen an der Brust, Gabe von Sondenernährung
- Vermeiden einer routinemäßigen oralen Stimulation, die Aversionen entstehen lassen könnte, wie z. B. das Absaugen des Mundes; Absaugen mit einem endotrachealen Tubus nur, wenn dies klinisch notwendig ist
- Verwenden einer Sauerstoffglocke, die groß genug ist, um den Brustkorb des Kindes zu bedecken, *sodass die Arme darin liegen und während der Therapie Hand-zu-Mund-Bewegungen möglich sind*
- Dem Kind Möglichkeiten zum Greifen geben
- Körpergrenzen Setzen und/oder Geben von Halt während allen Aktivitäten. Verschaffen von Geborgenheit für das Kind durch ruhiges, beschützendes Berühren
- Schaffen von ausreichend Zeit/Gelegenheiten, um das Kind zu halten. Sehr sorgfältiges Anfassen des Kindes, es behutsam bewegen, langsam und ruhig; Vermeiden plötzlicher/abrupter Bewegungen
- Aufrechthalten einer normalen Haltung, das Kind mit leicht flektierten Gliedern lagern, Schultern und Hüfte leicht abduziert. Verwenden der richtigen Windelgröße
- Überprüfen der Thoraxdehnung und entsprechendes Lagern des Kindes. Legen einer Rolle unter den Thorax, z. B. wenn eine liegende Stellung indiziert ist
- Vermeiden von Bewegungseinschränkungen/Fixationen inklusive intravenöser Leitungen. Achten auf eine normale Stellung der Extremitäten, wenn eine intravenöse Zufuhr unvermeidbar ist
- Verwenden eines Schaffells und/oder druckentlastender Matratzen/Betteinlagen (Schaumstoff, Wasser, Gel) für Kinder, die kein häufiges Umlagern ertragen
- Visuelles Überprüfen von Farbe, Atmung, Aktivität und invasiven Leitungen, ohne das Kind zu stören. Überprüfen der Situation mit Berührungen, alle 4 Stunden und bei Bedarf. *Ermöglicht ungestörte Ruheperioden*
- Planen der täglichen Aktivitäten, sodass die Toleranz des Kindes, seine Ruhezeiten und der Wechsel zwischen Schlaf- und Wachzustand optimal gestaltet sind. Verschieben von Routinemaßnahmen, wenn das Kind ruhig schläft

- Ausführen von Pflegemaßnahmen beim Säugling, während dieser auf der Seite liegt. Zuerst mit leiser Stimme mit dem Säugling sprechen, ihn dann Berühren und Geben von Halt, *damit ermöglicht man dem Säugling, sich vorzubereiten*. Fortfahren mit den am wenigsten invasiven Tätigkeiten
- Unverzügliches Reagieren auf Agitation/Ruhelosigkeit des Kindes. Zugestehen einer «Auszeit» für das Kind, wenn es erste Anzeichen einer Überstimulation zeigt. Beruhigen und Unterstützen des Kindes nach belastenden Interventionen
- Verweilen am Bett des Kindes für einige Minuten nach Pflegehandlungen, um die Reaktionen des Kindes zu beobachten und die notwendige Unterstützung zu geben
- Verabreichen von Schmerzmitteln nach individuellem Bedarf

4. Pflegepriorität: Sorgen für angemessene Stimulation durch Veränderungen der Umgebung:
- Beginnen der Stimulation mit einer Sinnesmodalität und Einschätzen der individuellen Toleranz

Visuelle Stimulation (Gesichtssinn)
- Reduzieren der durch das Kind wahrgenommenen Beleuchtung; Einführen eines normalen Tag-Nacht-Rhythmus, sobald das Kind physiologisch stabiler ist (empfohlen wird warmes weißes Licht, eine Tageslichtstärke von 20 bis 30 candula (cd) und Nachtlicht von weniger als 10 cd). Graduelles Verändern der Lichtstärke (Dimmerbeleuchtung), *um dem Kind eine Anpassung zu ermöglichen*
- Schützen der Augen des Kindes vor direkter Beleuchtung während Untersuchungen/Interventionen und vor indirekten Lichtquellen, wie durch Phototherapie beim Bettnachbarn, *um Schädigungen der Retina vorzubeugen*
- Anwenden der Phototherapie in der Form, dass ein Abdecken der Augen nicht notwendig ist. Unterbrechen der Therapie, damit die Augen nicht zu lange abgedeckt sind. Verwenden eines entsprechendes Hilfsmittels
- Einsetzen des Blick- und Gesichtskontaktes mit Pflegepersonen als visuelle Stimulation, wenn das Kind Bereitschaft dazu zeigt, d.h. wach und aufmerksam ist

Auditive Stimulation (Gehörsinn)
- Ausfindigmachen von Lärmquellen in der Umgebung. Reduzieren oder Eliminieren lauter Geräusche (z.B. Sprechen mit leiser Stimme, Reduzieren der Lautstärke von Alarm/Telefon auf noch aus-

reichende Lautstärke, Polstern der Deckel von Metallabfalleimern, Öffnen von Einwegmaterialpackungen in sicherer Distanz zum Bett, Durchführen von Übergaberapporten/Besprechungen nicht unmittelbar neben dem Bett, Platzieren von Rollen aus Stoff/Tüchern *zur Lärmabsorption* neben den Kopf des Kindes)
- Geschlossenhalten der Inkubatoröffnungen; Schließen der Öffnungen mit beiden Händen, *um ein lautes Einschnappen der Verschlüsse zu vermeiden*
- Kein Abspielen von Musikspielsachen oder Tonbandgeräte im Inkubator
- Keine Gegenstände auf den Inkubator legen; vorher Abpolstern, falls notwendig
- Durchführen regelmäßiger Lärmmessungen innerhalb des Inkubators (Geräuschpegel sollte nicht über 60 db liegen)
- Benutzen der auditiven Stimulation *zur Beruhigung,* Unterstützen des Kindes vor und nach Pflegemaßnahmen *zur Förderung der Erholung*

Olfaktorische Stimulation (Geruchssinn)
- Beachten, dass das Kind nicht starken Gerüchen ausgesetzt wird (wie Alkohol, Betadine, Parfüm), *da Kinder auf Gerüche sehr empfindlich reagieren*
- Legen eines mit Milch getränkten Lappens neben das Gesicht des Kindes, während der Sondenernährung. *Erleichtert die Assoziation von Milch mit Füttern und Völlegefühl des Magens*
- Auffordern der Eltern, ein Taschentuch in der Nähe des Kindes zu lassen, das sie zuvor an ihrem Körper getragen haben. *Fördert das Wiedererkennen des Kindes*

Vestibuläre Stimulation (Gleichgewichtssinn)
- Bewegen und Berühren des Kind nur langsam und sanft. Spontane Bewegungen des Kindes nicht einschränken
- Benutzen der vestibulären Stimulation *zur Beruhigung und Stabilisierung von Atmung und Herzfrequenz oder zur Förderung der Entwicklung.* Ein Wiegebettchen verwenden oder das Kind in den Armen wiegen

Gustatorische Stimulation (Geschmackssinn)
- Eintauchen des Schnullers in die Milch und ihn dem Kind während der Sondenernährung zum Saugen und Betasten geben

Taktile Stimulation (Berührungssinn)
- Sorgen für eine intakte Haut. Sorgfältiges Überwachen des Hautzustandes. Einschränken der Häufigkeit invasiver Maßnahmen

- Reduzieren der Anwendung chemischer Substanzen auf der Haut auf ein Minimum (z. B. Alkohol, Betadine, Lösungen) und anschließend mit warmem Wasser abwaschen, *da die Haut sehr verletzlich und empfindlich ist*
- Einschränken der Verwendung von Heftpflaster direkt auf der Haut. Verwenden von reizarmen Pflastern, *um Hautschädigungen zu verhindern*
- Berühren des Kindes mit anhaltendem sanften und betonten Druck, Vermeiden von zu leichten Streichelbewegungen. Verwenden eines Schaffells und weicher Betttücher. *Beachten: Die Erfahrung von Berührung ist die primäre Wahrnehmungsquelle des Kindes*
- Ermutigen der Eltern, das Kind zu halten und zu berühren (einschließlich Haut-zu-Haut-Kontakt). Ergänzen durch Verwandte, Teammitglieder, freiwillige Helfer

5. Pflegepriorität: Fördern des Wohlbefindens (Beratung, Patientenedukation und Entlassungsplanung):
- Evaluieren der häuslichen Umgebung und Vorschlagen angemessener Anpassungen
- Ausfindigmachen von Ressourcen in der Gemeinde (z. B. Familien-/Elternberatungsstellen, Haushilfsdienste etc.)
- Ausfindigmachen der Bezugsquellen für Geräte/Hilfsmittel
- Verweisen an Unterstützungs-/Selbsthilfegruppen, *um Rollenmodelle zu finden, die Anpassung an die neuen Rollen/Verantwortlichkeiten zu erleichtern, die Bewältigungsfähigkeiten zu erhöhen*
- Weiterleiten von Hilfsdiensten (z. B. Gemeindepflege), *um die Anpassung an die häusliche Umgebung zu erleichtern*
- Vgl. weitere PD: Gefahr einer veränderten Eltern-Kind-Bindung; unwirksames familiäres Coping; Bereitschaft für ein verbessertes familiäres Coping; verzögerte(s) Wachstum und Entwicklung; Gefahr einer Rollenüberlastung pflegender Angehöriger

Schwerpunkte der Pflegedokumentation

Pflegeassessment oder Neueinschätzung
- Ergebnisse der Einschätzung inklusive Hinweise auf Stress beim Kind, Selbstregulation, Empfänglichkeit für Stimulation, chronologisches Alter/Entwicklungsalter
- Besorgnisse und Wissensstand der Eltern

Planung
- Pflegeplan/-interventionen und beteiligte Personen
- Plan für die Anleitung der Eltern

Durchführung/Evaluation
- Reaktionen des Kindes auf Interventionen und ausgeführte Pflegetätigkeiten
- Beteiligung der Eltern und Reaktion auf Interaktionen/Anleitung
- Zielerreichung/Fortschritte in Richtung Zielerreichung
- Veränderungen des Plans

Entlassungs- oder Austrittsplanung
- Langfristige Bedürfnisse und Verantwortlichkeit dafür
- Vermitteln an andere Gesundheitsberufe

Pflegeinterventionsklassifikation (NIC)

Bereich 4: *Sicherheit (safety).* Interventionen zum Schutz vor Schädigungen und Verletzungen.
Klasse: *Risikomanagement/-bewältigung (risk management).* Interventionen zum Einsatz risikoreduzierender Aktivitäten und zur kontinuierlichen Überwachung von Risiken.
Empfohlene Pflegeinterventionen: Umgebungsmanagement u. a. (siehe McCloskey/Bulecheck, 2003).

Pflegeergebnisklassifikation (NOC)

Empfohlenes Pflegeergebnis: Neurologischer Status (neurological status), (siehe Johnson/Maas/Moorhead, 2003).

Literatur

Fröhlich, A.: Basale Stimulation. Verlag selbstbestimmtes Leben. Düsseldorf 1991
Johnson, M.; Maas, M.; Moorhead, S.: Pflegeergebnisklassifikation (NOC). Huber, Bern 2003 (Plan)
Maietta, L.; Hatch, F.: Kinästhetik Infant Handling. Huber, Bern 2003 (Plan)
McCloskey, J. C.; Bulecheck, G. M.: Pflegeinterventionsklassifikation (NIC). Huber, Bern 2003 (Plan)
Sparshott, M.: Früh- und Neugeborene pflegen. Huber, Bern 2000
Young, J.: Frühgeborene fördern und pflegen. Ullstein Mosby, Berlin/Wiesbaden 1997

Bereitschaft für eine verbesserte Verhaltensorganisation des Kindes

Taxonomie 1 R: Sich bewegen (6.8.3/1994)
Taxonomie 2: Coping/Stresstoleranz, neurobehavioraler Stress (00116/1994)
NANDA-Originalbezeichnung: «Potential for Enhanced Organized Infant Behavior»
[Thematische Gliederung: Wahrnehmung/Kommunikation]

Definition: Ein Muster der Modulation von physiologischen und verhaltensbezogenen Systeme eines Neugeborenen (z.B. autonomes System, motorisches System, Zustandsorganisation, Stimmungsgleichgewicht, Selbstorganisation, Selbstregulation, Aufmerksamkeit, Interaktion), das befriedigend ist, aber verbessert werden kann im Hinblick auf höheres Niveau der Integration in der Reaktion auf Umweltreize.

Mögliche ursächliche oder beeinflussende Faktoren

- Unreife
- Schmerzen

Bestimmende Merkmale oder Kennzeichen

Objektive
- Stabile physiologische Werte
- Geregelter Schlaf-Wach-Rhythmus
- Ein selbstregulierendes Verhalten
- Reaktion auf visuelle/auditive Stimuli

Patientenbezogene Pflegeziele/Kriterien zur Evaluation

Das Kind
- fährt fort mit der Modulation von physiologischen Funktionen und des Verhaltens
- erreicht ein höheres Niveau der Integration in der Reaktion auf Umweltreize

Die Eltern/Pflegepersonen
- erkennen die individuelle Ausdrucksweise des Kindes bezüglich aktuellem Zustand, Stresstoleranz-Schwelle

Bereitschaft für eine verbesserte Verhaltensorganisation

- entwickeln/modifizieren angemessene Reaktionsweisen auf Äußerungen/Signale des Kindes und Veränderungen der Umgebung
- äußern die Bereitschaft, die Versorgung des Kindes selbstständig zu übernehmen

Maßnahmen oder Pflegeinterventionen

1. Pflegepriorität: Einschätzen des Zustandes des Kindes und der Fähigkeiten der Eltern:
- Bestimmen von chronologischem Alter und Entwicklungsalter des Kindes, dabei Beachten der Dauer der Schwangerschaft
- Ermitteln des selbstregulatorischen Verhaltens des Säuglings: Saugen, Mundbewegungen, Greifen, Hand zum Mund führen, Gesichtsbewegungen, Klammern mit den Füßen, Abstützen, Arm-/Beinflexion, Rumpfbewegungen, Grenzen suchen
- Achten auf mögliche Situationen, die Schmerzen verursachen, das Wohlbefinden beeinträchtigen könnten
- Evaluieren des Ausmaßes/der Angemessenheit von Umweltreizen
- Versichern, ob die Eltern die Bedürfnisse/Fähigkeiten des Kindes verstehen
- Hören auf die Sorgen der Eltern über ihre Fähigkeit, die Entwicklung des Kindes fördern zu können

2. Pflegepriorität: Unterstützen der Eltern bei der Verbesserung der Integration des Kindes:
- Überprüfen des Wachstums/der Entwicklung des Kindes, besonders des aktuellen Zustands und der Erwartungen für die Zukunft. Hinweise auf Stress für das Kind dokumentieren
- Besprechen der möglichen Veränderungen von Umweltreizen/des Tagesablaufes, des Schlafes und der Schmerzkontrolle
- Berücksichtigen von Beobachtungen und Vorschläge der Eltern im Pflegeplan

3. Pflegepriorität: Fördern des Wohlbefindens (Beratung, Patientenedukation und Entlassungsplanung):
- Ausfindigmachen von Ressourcen in der Gemeinde (z. B. Familien-/Elternberatungsstellen, Haushilfediensten etc.)
- Verweisen an Unterstützungs-/Selbsthilfegruppen oder Eltern in ähnlicher Situation, *um Rollenmodelle zu finden, welche die Anpassung an die neuen Rollen/Verantwortlichkeiten erleichtern*
- Vgl. PD: Bereitschaft für ein verbessertes familiäres Coping

Schwerpunkte der Pflegedokumentation

Pflegeassessment oder Neueinschätzung
- Ergebnisse der Einschätzung inklusive Selbstregulation des Kindes, Empfänglichkeit für Stimulation, chronologisches Alter/Entwicklungsalter
- Besorgnisse und Wissensstand der Eltern

Planung
- Pflegeplan/-interventionen und beteiligte Personen
- Plan für die Anleitung der Eltern

Durchführung/Evaluation
- Reaktionen des Kindes auf Interventionen und ausgeführte Pflegetätigkeiten
- Beteiligung der Eltern und Reaktion auf Interaktionen/Anleitung
- Zielerreichung/Fortschritte in Richtung Zielerreichung
- Veränderungen des Plans

Entlassungs- oder Austrittsplanung
- Langfristige Bedürfnisse und Verantwortlichkeit dafür
- Vermitteln an andere Gesundheitsberufe

Pflegeinterventionsklassifikation (NIC)

Bereich: *Familie (family).* Interventionen zur Unterstützung der Familie.
Klasse: *Kindererziehung (childrearing care).* Interventionen zur Unterstützung der Erziehung von Kindern.
Empfohlene Pflegeinterventionen: Entwicklungsfördernde Pflege u.a. (siehe McCloskey/Bulecheck, 2003).

Pflegeergebnisklassifikation (NOC)

Empfohlenes Pflegeergebnis: Neurologischer Status (neurological status), (siehe Johnson/Maas/Moorhead, 2003).

V Literatur

Fröhlich, A.: Basale Stimulation. Verlag selbstbestimmtes Leben. Düsseldorf 1991
Holoch, E. et al.: Lehrbuch Kinderkrankenpflege. Huber, Bern 1999
Johnson, M.; Maas, M.; Moorhead, S.: Pflegeergebnisklassifikation (NOC). Huber, Bern 2003 (Plan)
Maietta, L.; Hatch, F.: Kinästhetik Infant Handling. Huber, Bern 2003 (Plan)

McCloskey, J.C.; Bulecheck, G.M.: Pflegeinterventionsklassifikation (NIC). Huber, Bern 2003 (Plan)
Sparshott, M.: Früh- und Neugeborene pflegen. Huber, Bern 2000
Young, J.: Frühgeborene fördern und pflegen. Ullstein Mosby, Berlin/Wiesbaden 1997

Verletzungsgefahr (spezifiziere Art der Verletzung)

Taxonomie 1 R: Austauschen (1.6.1.3/1980)
Taxonomie 2: Sicherheit/Schutz, Körperverletzung (00038/1980)
NANDA-Originalbezeichnung: «Risk for Trauma»
[Thematische Gliederung: Sicherheit]

Definition: Ein erhöhtes Risiko einer Körperschädigung durch äußere Gewalteinwirkung (z. B. Wunde, Verbrennung, Fraktur)

Risikofaktoren

Innere (individuelle)
- Schwächezustand; Gleichgewichtsstörungen; verminderte grob- und feinmotorische Koordination; Hand-Augen-Koordination
- Sehbehinderung
- Vermindertes Temperaturempfinden und/oder taktiles Empfindungsvermögen
- Fehlende Ausbildung in Sicherheitsbelangen/fehlende Sicherheitsvorkehrungen
- Unzureichende finanzielle Mittel, um Sicherheitsausrüstungen zu kaufen oder Reparaturen zu machen
- Kognitive oder emotionale Schwierigkeiten
- Anamnese eines früheren Traumas

Äußere (umweltbedingte)
[Mögliche Faktoren, Liste nicht vollständig]:
- Rutschige Böden (z. B. durch Nässe oder Wachs; nicht befestigte Teppiche; Abfall oder Flüssigkeit am Boden/im Treppenhaus; Schnee oder Eis auf Treppen; Gehsteigen)
- Badewanne ohne Handgriff oder Gleitschutz
- Gebrauch wackliger Leitern oder Stühle
- Betreten verdunkelter Räume

- Wackelndes oder fehlendes Treppengeländer; Kinder, die ohne Schutzgitter oberhalb einer Treppe spielen
- Unbefestigte elektrische Leitungen
- Hohe Betten; ungenügende Rufmöglichkeit für bettlägerige Patienten
- Unsicherer Fensterschutz in Wohnungen mit Kleinkindern
- Pfannen, deren Stiele die Frontseite des Herdes überragen; sehr heißes Badewasser (z. B. unüberwachtes Baden von kleinen Kindern)
- Explosionsgefahr bei Gaslecks; verspätete Zündung des Gasbrenners oder Ofens
- Nicht abgeschirmte Feuerstellen oder Heizkörper; Tragen von Plastikschürzen oder wallender Kleidung vor offenen Flammen; leicht entflammbare Kinderspielsachen oder Kleidung
- Rauchen im Bett oder in der Nähe von Sauerstoff; Fettreste auf dem Herd
- Kinder, die mit Streichhölzern, Kerzen, Zigaretten spielen
- Spielen mit Feuerwerk oder Schießpulver; Waffen oder Munition nicht abgeschlossen aufbewahrt
- Experimentieren mit Chemikalien oder Benzin; falsche Aufbewahrung brennbarer Stoffe oder Korrosionsmittel (z. B. Streichhölzer, ölige Lappen, Lauge); Kontakt mit Säuren oder Basen
- Überlastete elektrische Sicherungen; defekte Stecker, ausgefranste elektrische Kabel oder defekte Haushaltgeräte; überladene Steckdosen
- Kontakt mit gefährlichen Maschinen; Kontakt mit rasch rotierenden Maschinenteilen, Förderbändern oder Rollen
- Scherkräfte durch raue Leintücher oder Befreiungsversuche aus Fixationen
- Gebrauch von dünnen oder durchgescheuerten Topflappen [oder Handschuhtopflappen]
- Gebrauch von gesprungenem Geschirr/Gläsern
- Ungeschützt aufbewahrte Messer; Kinder, die sich mit spitzigen/scharfkantigen Spielsachen beschäftigen
- Große, vom Dach herabhängende Eiszapfen
- Nachbarschaft mit hoher Kriminalitätsrate und Patienten mit erhöhtem Risiko, Opfer eines Verbrechens zu werden
- Fahren eines defekten Fahrzeuges; Fahren mit übersetzter Geschwindigkeit; Fahren ohne notwendige Sehhilfen
- Fahren nach Konsum alkoholischer Getränke oder Drogen

- Kinder, die auf dem Vordersitz des Autos mitfahren; Nichtgebrauch oder falscher Gebrauch von Sicherheitsgurten/[ungesicherte Kleinkinder im Auto]
- Gefährliche Straßen oder -übergänge; Spielen oder arbeiten in der Nähe von Fahrwegen (z. B. Einfahrten, kleinen Straßen, Bahngleise)

Anmerkung: Eine Risiko-Diagnose (Gefahr) kann nicht durch Zeichen und Symptome belegt werden, da das Problem noch nicht aufgetreten ist und die Pflegemaßnahmen präventiv ausgerichtet sind.

Patientenbezogene Pflegeziele oder Evaluationskriterien

Der Patient
- erkennt und vermindert potenzielle Risikofaktoren in seiner Umgebung
- zeigt entsprechende Änderungen in der Lebensweise, um das Verletzungsrisiko zu verringern
- erkennt Ressourcen zur Förderung einer sicheren Umgebung
- erkennt die Notwendigkeit, Hilfe anzunehmen/anzufordern, um Unfälle/Verletzungen zu vermeiden

Maßnahmen oder Pflegeinterventionen

1. Pflegepriorität: Ermitteln von Risikofaktoren:
- Ermitteln der Risikofaktoren bezüglich der individuellen Situation, des Ausmaßes der Gefährdung
- Beachten des Alters, Geisteszustandes, der Geschicklichkeit und/oder Beeinträchtigung der Beweglichkeit der betreffenden Person
- Ermitteln der Risikofaktoren im Umfeld des Patienten (Privat-/Arbeitsbereich, Transport)
- Ermitteln des Wissensstandes und des Interesses des Patienten/der Betreuer an Sicherheitsfragen
- Ermitteln der Vorgeschichte von Unfällen in einer gegebenen Zeitspanne, der Umstände der Unfälle (z. B. Tageszeit, in der sich Stürze ereignen, Beschäftigungen, anwesende Personen)
- Beachten des Zusammenhangs zwischen Stress und Unfallhergang

- Überprüfen der potenziellen Risikofaktoren (z. B. Lärmpegel/Gebrauch von Kopfhörern, verschiedene Dämpfe und ihre Einwirkungszeit)
- Beachten der Zeichen/Symptome von endokrinen Störungen/Elektrolytverschiebungen (z. B. Hypomagnesiämie, Hypokalziämie), die zu Verwirrtheitszuständen, Tetanie, pathologischen Frakturen usw. führen können
- Achten auf das Vorhandensein/die Möglichkeit einer Hypothermie oder Hyperthermie, beabsichtigt (Operation) oder unbeabsichtigt

2. Pflegepriorität: Treffen von Sicherheitsvorkehrungen entsprechend der individuellen Situation:
- Unterstützen des Patienten, sich in seiner Umgebung zu orientieren
- Beschaffen einer Rufmöglichkeit für bettlägerige Patienten, sowohl zu Hause wie auch im Krankenhaus. Demonstrieren der Handhabung und dafür sorgen, dass sie sich stets in Griffnähe befindet
- Einstellen der Betthöhe auf tiefstem Niveau
- Verwenden von gepolsterten Bettgittern, wenn nötig
- Arretieren der Räder am Bett/an fahrbaren Möbelstücken
- Unterstützen bei Aktivitäten und beim Transfer, wenn nötig
- Besorgen gut sitzender, rutschfester Schuhe
- Demonstrieren des Gebrauchs von Gehhilfen
- Sorgen für eine Überwachung des Patienten beim Rauchen
- Gewährleisten einer korrekten Entsorgung von potenziell gefährlichen Gegenständen (z. B. Nadeln, Lanzetten/Klingen)
- Überwachen/Benutzen, von Fixierungen (z. B. Westen oder Gurte, Handschuhe), falls nötig und legitimiert
- Vgl. spezifischere PD: Hypothermie; beeinträchtigte körperliche Mobilität; Hautschädigung; Wahrnehmungsstörung; beeinträchtigte Denkprozesse; Gefahr einer veränderten Körpertemperatur; beeinträchtigte Haushaltsführung

3. Pflegepriorität: Behandeln des zugrunde liegenden medizinischen/psychiatrischen Problems:
- Sorgen für eine, in der entsprechenden Situation erforderlichen Lagerung (z. B. nach Staroperation, zur Ruhigstellung von Frakturen)
- Mithilfe bei der Therapie von endokrinen Störungen/Elektrolyt-

störungen, falls nötig. *(Kann die kognitive Leistungsfähigkeit, den Muskeltonus und das Allgemeinbefinden verbessern)*
- Sorgen für eine ruhige reizarme Umgebung, *wenn das Risiko einer Tetanie, autonomen Hyperreflexie besteht*
- Stufenweises Erwärmen des Patienten nach einer Operation (vgl. PD: Hypothermie)
- Verweisen an eine Beratungsstelle/Psychotherapie, falls notwendig, vor allem bei «unfallgefährdeten», sich selbst verletzenden Patienten (vgl. PD: Gefahr der Gewalttätigkeit, Selbstverletzungsgefahr)

4. Pflegepriorität: Fördern des Wohlbefindens (Beratung, Patientenedukation und Entlassungsplanung):
- Betonen der Wichtigkeit eines langsamen Lagewechsels bei bestehenden Gleichgewichts-, Koordinationsstörungen oder orthostatischer Hypotonie, *um das Risiko eines Sturzes zu vermindern*
- Empfehlen von Aufwärm-/Dehnübungen vor sportlichen Aktivitäten, *um Muskelverletzungen zu verhindern*
- Empfehlen von Sicherheitsgurten, Helmen mit korrektem Sitz für Zweiradfahrer, geprüften Kindersitzen, Empfehlen des Verzichts auf Autostopp
- Verweisen auf Kurse zur Unfallverhütung (z. B. Fahrtraining, Elternbildungskurse usw.)
- Fördern eines Brandschutzprogramms (z. B. Feueralarmübungen in der Familie; Installation von Rauchmeldern; jährliche Kaminreinigung; Kauf von nicht schnell entflammbarer Kleidung, vor allem bei Kinderpyjamas; Sicherheitsmaßnahmen beim Abbrennen von Feuerwerk)
- Gemeinsames Besprechen mit den Eltern, wie das Problem der Beaufsichtigung der Kinder nach der Schule/während der Arbeitszeit gelöst werden kann
- Besprechen der Umgebungsveränderungen, die ausgeführt werden müssen, *um Unfälle zu verhüten* (z. B. das Kennzeichnen von Glastüren mit Klebern, Herabsetzen der Boilertemperatur, ausreichende Beleuchtung im Treppenhaus
- Feststellen, welche staatlichen und privaten Ressourcen vorhanden sind *(z. B. finanzielle Hilfe bei notwendigen Änderungen/Verbesserungen/Anschaffungen)*
- Empfehlen der Teilnahme an Selbsthilfegruppen (z. B. Nachbarschaftshilfe, Nottelefon)

Schwerpunkte der Pflegedokumentation

Pflegeassessment oder Neueinschätzung
- Individuelle Risikofaktoren inkl. Vorgeschichte von Unfällen, Bewusstsein bezüglich Sicherheitsfragen

Planung
- Pflegeplan/-interventionen und beteiligte Personen
- Plan für die Patientenanleitung, -schulung und -beratung

Durchführung/Evaluation
- Reaktionen auf Interventionen/Anleitung und ausgeführte Pflegetätigkeiten
- Zielerreichung/Fortschritte in Richtung Zielerreichung
- Veränderungen des Plans

Entlassungs- oder Austrittsplanung
- Langfristige Bedürfnisse nach Entlassung und Austritt sowie die Verantwortlichkeit für die notwendigen Maßnahmen
- Zur Verfügung stehende Ressourcen, Vermitteln an andere Gesundheitsberufe

Pflegeinterventionsklassifikation (NIC)

Bereich: *Sicherheit (safety).* Interventionen zum Schutz vor Schädigungen und Verletzungen.
Klasse: *Risikomanagement/-bewältigung (risk management).* Interventionen zum Einsatz risikoreduzierender Aktivitäten und zur kontinuierlichen Überwachung von Risiken.
Empfohlene Pflegeinterventionen: Umgebungsmanagement: Sicherheit u. a. (siehe McCloskey/Bulecheck, 2003).

Pflegeergebnisklassifikation (NOC)

Empfohlenes Pflegeergebnis: Sicherheitsstatus: Körperverletzung (safety status: physical injury), (siehe Johnson/Maas/Moorhead, 2003).

Literatur

Johnson, M.; Maas, M.; Moorhead, S.: Pflegeergebnisklassifikation (NOC). Huber, Bern 2003 (Plan)
McCloskey, J.C.; Bulecheck, G.M.: Pflegeinterventionsklassifikation (NIC). Huber, Bern 2003 (Plan)

Unwirksames Verleugnen

Taxonomie 1 R: Wählen (5.1.1.1.3, 1988)
Taxonomie 2: Coping/Stresstoleranz, Coping-/Bewältigungsreaktionen (00072, 1988)
NANDA-Originalbezeichnung: «Ineffektive Denial»
[Thematische Gliederung: Integrität der Person]

Definition: Zustand eines bewussten oder unbewussten Versuchs, das Wissen oder die Bedeutung eines Ereignisses zu verleugnen, um – zum Schaden für die Gesundheit – Angst/Furcht zu verringern.

Mögliche ursächliche oder beeinflussende Faktoren

- Von der NANDA zu entwickeln
- [Persönliche Verletzlichkeit; unbefriedigte Eigenbedürfnisse]
- [Vorliegen überwältigender, Angst erzeugender Gefühle/einer Situation; Realitätsfaktoren, die bewusst unerträglich sind]
- [Angst vor Konsequenzen; frühere negative Erfahrungen]
- [Erlernte Reaktionsmuster, z. B. Vermeiden]
- [Kulturelle Faktoren; persönliche/familiäre Wertsysteme]

Bestimmende Merkmale oder Kennzeichen

subjektive

- Setzt Symptome herab; verschiebt die Quelle von Symptomen auf andere Organe
- Ist nicht in der Lage, die Auswirkungen der Krankheit auf das Lebensmuster einzugestehen
- Verschiebt die Angst vor den Auswirkungen der Erkrankung/des Zustands
- Gibt die Angst vor dem Tod oder Invalidität nicht zu

objektive

- Verweigert eine Gesundheitsversorgung oder verzögert deren Inanspruchnahme zum Schaden für die Gesundheit
- Nimmt die persönliche Relevanz der Symptome oder der Gefahr nicht wahr
- Macht beim Sprechen über belastende Ereignisse abtuende Gesten oder Bemerkungen

- Zeigt unangemessenen Affekt
- Verwendet Hausmittel (Selbstbehandlung) zur Linderung von Symptomen

Patientenbezogene Pflegeziele oder Evaluationskriterien

Der Patient
- erkennt die Realität der Situation/Krankheit an
- bringt realistische Besorgnis/Gefühle über Symptome/die Krankheit zum Ausdruck
- Sucht nach geeigneter Unterstützung, um dort das Problem anzubringen
- Zeigt angemessenen Affekt

Maßnahmen oder Pflegeinterventionen

1. Pflegepriorität: Einschätzen ursächlicher oder beeinflussender Faktoren:
- Herausarbeiten einer situationsbedingten Krise/eines Problems und der Wahrnehmung, die der Patient davon hat
- Bestimmen des Stadiums und Grades der Verleugnung
- Vergleichen der Beschreibung des Patienten von den Symptomen/Zuständen mit der Realität des klinischen Bildes
- Beachten der Bemerkungen des Patienten über Auswirkungen der Krankheit/des Problems auf die Lebensweise

2. Pflegepriorität: Unterstützen des Patienten im geeigneten Umgang mit der Situation:
- Entwickeln einer vertrauensvollen Beziehung zwischen Patient und Pflegeperson. Anwenden von therapeutischen Kommunikationsfertigkeiten des aktiven Zuhörens und der Ich-Botschaften
- Sorgen für eine sichere und nichtbedrohliche Umgebung
- Ermutigen, Gefühle zum Ausdruck zu bringen, bei gleichzeitigem Akzeptieren der Sichtweise, die der Patient von der Situation hat, ohne ihn zu konfrontieren. Unangepasstem Verhalten Grenzen setzen, *um die Sicherheit zu fördern*
- Präsentieren genauer Informationen, soweit angemessen, ohne darauf zu bestehen, dass der Patient das Dargebotene akzeptiert. *Vermeidet Konfrontation, die den Patienten dazu bringen kann, sich noch stärker hinter Verleugnung zu verschanzen*

- Erörtern der Verhaltensweisen des Patienten in Bezug auf die Krankheit (z. B. Diabetes, Alkoholismus) und Aufzeigen der Folgen dieses Verhaltens
- Ermutigen des Patienten, mit Bezugspersonen/Freunden zu sprechen. *Kann Bedenken klären und Isolation und Rückzug verringern*
- Beteiligen des Patienten an Gruppensitzungen, *sodass er andere Sichtweisen der Realität hören und eigene Wahrnehmungen testen kann*
- Vermeiden, ungenauen Aussagen/Wahrnehmungen zuzustimmen, *um das Perpetuieren einer falschen Realität zu verhindern*
- Sorgen für positives Feed-back für konstruktive Schritte in Richtung Unabhängigkeit, *um ein Wiederholen dieses Verhaltens zu fördern*

3. Pflegepriorität: Fördern des Wohlbefindens (Patientenedukation und Entlassungsplanung):
- Sorgen für schriftliche Informationen über die Krankheit/Situation für den Patienten und seine Familie, *um beim Erwägen von Optionen darauf zurückgreifen zu können*
- Beteiligen von Familienangehörigen/Bezugspersonen an der langfristigen Planung zur Erfüllung individueller Bedürfnisse
- Überweisen an geeignete kommunale Ressourcen (z. B. Deutsche Diabetes Gesellschaft, Multiple Sklerose Gesellschaft, Anonyme Alkoholiker, Krebsliga), *um dem Patienten bei der langfristigen Anpassung zu helfen*
- Siehe Pflegediagnose «unwirksames Coping»

Schwerpunkte der Pflegedokumentation

Pflegeassessment oder Neueinschätzung
- Einschätzung der Befunde, des Grades persönlicher Verletzlichkeit, der Verleugnung
- Auswirkungen der Krankheit/des Problems auf die Lebensweise

Planung
- Pflegeplan und beteiligte Personen
- Plan für die Patientenanleitung

Durchführung/Evaluation
- Reaktionen des Patienten auf Interventionen/Anleitung und ausgeführte Pflegetätigkeiten
- Einsatz von Ressourcen

- Zielerreichung/Fortschritte in Richtung Zielerreichung
- Veränderungen des Plans

Entlassungs- oder Austrittsplanung
- Zukünftige Bedürfnisse und Bestimmung der Verantwortlichkeiten
- Spezifische vorgenommene Überweisungen

Pflegeinterventionsklassifikation (NIC)

Bereich: *Verhaltensbezogene Pflegeinterventionen (behavioral).* Interventionen zur Förderung der psychosozialen Lebensgestaltung und zur Erleichterung von Veränderungen der Lebensweise.

Klasse: *Unterstützung des Coping-Verhaltens (coping assistance).* Interventionen zur Unterstützung anderer Personen eigene Stärken zu entwickeln, sich an Funktionsveränderungen anzupassen oder ein höheres Funktionsniveau zu erreichen.

Empfohlene Pflegeinterventionen: Angstminderung, Beratung u. a. (siehe McCloskey/Bulecheck, 2003).

Pflegeergebnisklassifikation (NOC)

Empfohlenes Pflegeergebnis: Akzeptanz: Gesundheitszustand (acceptance: health status), (siehe Johnson/Maas/Moorhead, 2003).

Literatur

Johnson, M.; Maas, M.; Moorhead, S.: Pflegeergebnisklassifikation (NOC). Huber, Bern 2003 (Plan)
McCloskey, J. C.; Bulecheck, G. M.: Pflegeinterventionsklassifikation (NIC). Huber, Bern 2003 (Plan)
Morof Lubkin, I.: Chronisch Kranksein. Huber, Bern 2002

V

Akute Verwirrtheit

Taxonomie 1 R: Wissen (8.2.2/1994)
Taxonomie 2: Perzeption/Kognition, Kognition (00128/1994)
NANDA-Originalbezeichnung: «Acute Confusion»
[Thematische Gliederung: Wahrnehmung/Kommunikation]

Definition: Das plötzliche Auftreten von umfassenden, wechselnden Veränderungen und Störungen der Aufmerksamkeit, im Denkvermögen, in der psychomotorischen Aktivität, im Bewusstseinsgrad und/oder im Schlaf/Wachzyklus

Mögliche ursächliche oder beeinflussende Faktoren

- Alter über 60 Jahre
- Demenz
- Alkohol-/Drogenmissbrauch
- Delirien [inklusive fieberbedingte, epilepsiebedingte (nach/anstelle Anfall), toxische und traumatische]
- [Reaktion auf Medikamente/Interaktion; Anästhesie/Operation; Stoffwechselstörungen]
- [Wiederauftreten/Verschlechterung einer chronischen Krankheit; Hypoxämie]
- [Starker Schmerz]
- [Schlafentzug]

Anm. d. Autorinnen: Obwohl kein Zeitrahmen zur Unterscheidung zwischen chronischer und akuter Verwirrtheit angegeben wird, ist chronische Verwirrtheit als irreversibler Zustand definiert. Unserer Ansicht nach, ist deshalb akute Verwirrtheit ein reversibler Zustand

Bestimmende Merkmale oder Kennzeichen
subjektive
- Halluzinationen [visuell/auditiv]
- [Übertriebene emotionale Reaktionen]

objektive
- Wechselhafte Denkfähigkeit
- Wechselhafter Schlaf-/Wachzyklus
- Wechselnder Bewusstseinsgrad
- Wechselhafte psychomotorische Aktivität [Tremor, Körperbewegungen]
- Vermehrte Agitation oder Ruhelosigkeit
- Fehlwahrnehmungen [unangemessene Reaktionen]
- Fehlende Motivation zu sinnvollem oder zielgerichtetem Verhalten

Patientenbezogene Pflegeziele oder Evaluationskriterien

Der Patient
- hält die übliche Realitätsorientierung und den Bewusstseinsgrad aufrecht oder erlangt sie wieder
- äußert Verständnis der bekannten ursächlichen Faktoren, wenn er dazu in der Lage ist
- initiiert Veränderungen in Lebensweise/Verhalten, welche einem Wiederauftreten des Zustandes vorbeugen

Maßnahmen oder Pflegeinterventionen

1. Pflegepriorität: Einschätzen ursächlicher oder beeinflussender Faktoren:
- Ermitteln der vorhandenen beeinflussenden Faktoren einschließlich Suchtmittelmissbrauch, Anfälle in der Vorgeschichte, Episoden von Fieber/Schmerz, Giftstoffexposition, traumatische Ereignisse, Veränderungen in Umgebung/Umwelt inklusive ungewohnte Geräusche, große Zahl von Besuchern
- Überprüfen der Vitalzeichen *im Hinblick auf Anzeichen einer verminderten Gewebedurchblutung* (z.B. Hypotonie, Tachykardie, Tachypnœ)
- Überprüfen der aktuellen Medikation; *Nebenwirkungen/Interaktionen (z.B. Cimetidin + Antazida, Digoxin + Diuretika, Antazida + Propranolol)*
- Beurteilen der Diät und des Ernährungszustandes
- Achten auf das Vorkommen von Angst, Furcht/Bedrohungsgefühl, anderen physiologischen Reaktionen
- Überwachen der Laborwerte, Achten auf Hypoxämie, Elektrolyt-

störungen, Harnstoff/Kreatinin, Ammoniakspiegel, Serumglukose, Medikamentenspiegel (inklusive Pharmakodynamik: Spitzen, Halbwertszeit etc.)
- Überprüfen des Schlaf-Wach-Rhythmus, Achten auf Schlafdeprivation/übermäßigen Schlaf. Vgl. PD: Schlafstörung, wenn angebracht

2. Pflegepriorität: Einschätzen des Ausmaßes der Beeinträchtigung:
- Sprechen über das frühere Funktionsniveau mit den Angehörigen/Bezugspersonen, Beobachten von Veränderungen, Feststellen des Beginns/des Wiederauftretens der Veränderungen
- Beobachten in welchem Ausmaß die Orientierung/Aufmerksamkeit/Fähigkeit Anweisungen zu befolgen, zu kommunizieren (Senden/Empfangen von Botschaften), die Angemessenheit der Reaktionen beeinträchtigt ist
- Achten auf das zeitliche Auftreten von Agitation, Halluzinationen, gewalttätigem Verhalten *(es kann ein «Sundown Syndrom» vorliegen: Der Patient ist tagsüber orientiert und nachts verwirrt)*
- Bestimmen der Risiken für die Sicherheit des Patienten/von andern

3. Pflegepriorität: Maximieren des Funktionsniveaus, Vorbeugen weiterer Verschlechterungen:
- Unterstützen der Behandlung des zugrunde liegenden Problems (z.B. Intoxikation/Sucht, Infektion, Hypoxämie, biochemisches Ungleichgewicht, Ernährungsdefizite, Schmerzmanagement)
- Überwachen/Anpassen der Medikation und Achten auf die Reaktion. Verzichten auf unwirksame Medikamente, wenn möglich
- Vertraut machen des Patienten mit der Umgebung, dem Personal, den notwendigen Aktivitäten. Orientieren über die Realität in kurzer und präziser Form. Vermeiden des Anzweifelns von unlogischem Denken – *daraus könnten Abwehrreaktionen resultieren*
- Ermutigen der Familienmitglieder/Bezugspersonen, sich an der Realitätsorientierung zu beteiligen und den Patienten mit aktuellen Informationen zu versorgen (z.B. über Nachrichten und Familienereignisse)
- Sorgen für eine ruhige Atmosphäre, Vermitteln des normales Ausmaßes an sensorischer/taktiler Stimulation, *um Überstimulation zu vermeiden* – Verwenden persönlicher Gegenstände/Bilder etc., Reduzieren der Geräusch-/Lärmquellen

- Ermutigen des Patienten, seine Seh-/Hörhilfen zu verwenden
- Geben einfacher Anweisungen. Genügend Zeit zum Reagieren, zum Kommunizieren, zum Treffen von Entscheidungen lassen
- Achten auf Sicherheitsbedürfnisse (z. B. Aufsicht, Bettgitter, Vorsichtsmaßnahmen im Hinblick auf Anfälle, Platzierung von Schwesternruf und Gebrauchsgegenständen in Reichweite, Freihalten von Gehwegen, Mobilisierung mit Hilfsmitteln)
- Achten auf Verhaltensweisen, die ein Hinweis auf mögliche Gewalttätigkeit sein können und Ergreifen entsprechender Maßnahmen
- Verabreichen von psychotropen Medikamenten mit Vorsicht, *zur Kontrolle von Ruhelosigkeit, Agitation und Halluzinationen*
- Vermeiden/Beschränken der Verwendung von Fixierungen – *diese können den Zustand verschlimmern und das Risiko für Komplikationen erhöhen*
- Sorgen für ungestörte Ruhephasen, Verabreichen von Schlafmitteln mit kurzer Wirkdauer (z. B. Benadryl, keine Benzodiazepine)

4. Pflegepriorität: Fördern des Wohlbefindens (Beratung, Patientenedukation und Entlassungsplanung):
- Erklären der Ursachen für die Verwirrtheit, wenn bekannt
- Überprüfen der Medikation
- Mithilfe beim Bestimmen des laufenden Behandlungsbedarfs
- Betonen der Wichtigkeit, dass Hör-/Sehhilfen immer in gutem Zustand sind, und dass ihre Funktion regelmäßig überprüft/neu eingestellt wird, *um sich verändernde Patientenbedürfnisse zu erkennen*
- Besprechen der Situation mit der Familie/den Bezugspersonen, Beteiligen derselbigen an der weiteren Planung, *um die erkannten Bedürfnisse zu befriedigen*
- Vermitteln angemessener Maßnahmen (z. B. kognitives Training, Selbsthilfegruppen für Suchtkranke, Mahlzeitendienste, Gemeindekrankenpflege etc.)

Schwerpunkte der Pflegedokumentation
Pflegeassessment oder Neueinschätzung
- Art, Dauer, Häufigkeit des Problems
- Aktuelles und früheres Funktionsniveau, Auswirkungen auf Lebensweise/Unabhängigkeit (inklusive Sicherheitsüberlegungen)

Planung
- Pflegeplan/-interventionen und beteiligte Personen
- Plan für die Patientenanleitung, -schulung und -beratung

Durchführung/Evaluation
- Reaktionen auf Interventionen/Anleitung und ausgeführte Pflegetätigkeiten
- Zielerreichung/Fortschritte in Richtung Zielerreichung
- Veränderungen des Plans

Entlassungs- oder Austrittsplanung
- Langfristige Bedürfnisse nach Entlassung und Austritt sowie die Verantwortlichkeit für die notwendigen Maßnahmen
- Zur Verfügung stehende Ressourcen und Vermitteln an andere Gesundheitsberufe

Pflegeinterventionsklassifikation (NIC)

Bereich: *Verhalten (behavioral).* Interventionen zur Förderung der psychosozialen Lebensgestaltung und zur Erleichterung von Veränderungen der Lebensweise.

Klasse: *Kognitive Therapie (cognitive therapy).* Interventionen zur Verstärkung oder Förderung erwünschter kognitiver Funktionen oder zur Veränderung unerwünschter kognitiver Funktionen.

Empfohlene Pflegeinterventionen: Delirium Management u.a. (siehe McCloskey/Bulecheck, 2003)

Pflegeergebnisklassifikation (NOC)

Empfohlenes Pflegeergebnis: Kognitive Fähigkeiten (cognitive ability), (siehe Johnson/Maas/Moorhead, 2003).

Literatur

Glaus-Hartmann, M.: Verwirrung. In: Käppeli, S. (Hrsg.): Pflegekonzepte Band 3. Huber, Bern 2000
Kitwood, T.: Demenz. Huber, Bern 2002
Johnson, M.; Maas, M.; Moorhead, S.: Pflegeergebnisklassifikation (NOC). Huber, Bern 2003 (Plan)
McCloskey, J. C.; Bulecheck, G. M.: Pflegeinterventionsklassifikation (NIC). Huber, Bern 2003 (Plan)

Chronische Verwirrtheit

Taxonomie 1 R: Wissen (8.2.3/1994)
Taxonomie 2: Perzeption/Kognition, Kognition (00128/1994)
NANDA-Originalbezeichnung: «Chronic Confusion»
[Thematische Gliederung: Wahrnehmung/Kommunikation]

Definition: Eine irreversible, seit langem bestehende und/oder progressive schwere Beeinträchtigung von Intellekt und Persönlichkeit, charakterisiert durch eine Verminderung der Denkfähigkeit und der Fähigkeit, Stimuli aus der Umwelt zu interpretieren, und die sich manifestiert durch Störungen von Gedächtnis, Orientierung und Verhalten.

Mögliche ursächliche oder beeinflussende Faktoren

- Alzheimer-Krankheit [Demenz vom Alzheimer-Typ]
- Korsakoff-Syndrom
- Multiinfarkt-Demenz
- Zerebro-vaskuläre Ereignisse
- Kopfverletzung

Bestimmende Merkmale oder Kennzeichen

objektive
- Klinischer Nachweis einer hirnorganischen Schädigung
- Veränderte Interpretation von/Reaktion auf Umweltreize(n)
- Progressive, seit langem bestehende kognitive Beeinträchtigung
- Keine Veränderung im Bewusstseinsgrad
- Beeinträchtigte Sozialkontakte
- Gedächtnisstörung (Kurzzeitgedächtnis, Langzeitgedächtnis)
- Persönlichkeitsveränderung

Patientenbezogene Pflegeziele/Kriterien zur Evaluation

Der Patient
- ist sicher und erleidet keinen Schaden

Die Familie/wichtige Bezugsperson
- äußert Verständnis für Krankheitsprozess, Prognose und Bedürfnisse des Patienten

- erkennt Interventionen zum Umgang mit der Situation und beteiligt sich daran
- erlaubt dem Patienten größtmögliche Unabhängigkeit unter Wahrung der Sicherheitsbedürfnisse

Maßnahmen oder Pflegeinterventionen

1. Pflegepriorität: Ermitteln des Ausmaßes der Behinderung:
- Evaluieren der Ergebnisse der diagnostischen Tests (z. B. Gedächtnisstörung, Realitätsorientierung, Aufmerksamkeitsspanne, Rechnen)
- Überprüfen der Fähigkeit des Patienten, sich mitzuteilen und Mitteilungen anderer zu verstehen
- Achten auf Verschlechterungen/Veränderungen in der Körperpflege und im Verhalten
- Sprechen mit den Bezugspersonen des Patienten über dessen ursprüngliches/gewohntes Verhalten, die Zeitdauer seit dem Auftreten und den Verlauf des Problems, ihre Wahrnehmung der Prognose und weitere Informationen oder Besorgnisse zum Zustand des Patienten
- Evaluieren der Reaktion/Aufnahmefähigkeit der Pflegepersonen bezüglich der Interventionen
- Ermitteln des Ausmaßes von Angst bezüglich der Situation. Achten auf das Verhalten, *dass Hinweis auf eine Gefahr der Gewaltanwendung sein könnte*

2. Pflegepriorität: Maximieren des Funktionsniveaus, Vorbeugen weiterer Verschlechterung des Funktionsniveaus:
- Sorgen für eine ruhige Atmosphäre. Vermitteln des normalen Ausmaßes an sensorischer/taktiler Stimulation. Verwenden persönlicher Gegenstände/Bilder etc. Reduzieren der Geräusch-/Lärmquellen
- Feststellen, welche Interventionen bereits angewendet/ausprobiert wurden und Evaluieren deren Wirksamkeit
- Vermeiden des Anzweifelns von unlogischem Denken – *daraus könnten Abwehrreaktionen resultieren*
- Ermutigen der Familienmitglieder/Bezugspersonen, sich an der Realitätsorientierung zu beteiligen und den Patienten mit aktuellen Informationen zu versorgen (z. B. über Nachrichten und Familienereignisse)

- Sorgen für die Aufrechterhaltung von Beziehungen/Umgebung, welche die Realitätsorientierung fördern (Uhren, Kalender, persönliche Gegenstände, jahreszeitengerechte Dekoration). Ermutigen zur Teilnahme an Gruppenaktivitäten
- Erlauben dem Patienten, in der Vergangenheit (in einer eigenen Realität) zu leben, sofern das Wohlbefinden dadurch nicht beeinträchtigt wird
- Ergreifen von Sicherheitsmaßnahmen (z.B. engmaschige Überwachung, Identifikationsarmband, Einschließen der Medikamente, Einstellung tieferer Warmwassertemperatur)

3. Pflegepriorität: Unterstützen der Bezugspersonen beim Entwickeln von Bewältigungsformen:
- Ermitteln von Ressourcen in der Familie, über die Möglichkeit zur Beteiligung an der Pflege des Patienten
- Ermitteln geeigneter Ressourcen in der Gemeinde (z.B. Alzheimer-Vereinigung, SHT-Selbsthilfegruppe etc.), *um Unterstützung anzubieten und um bei Problemlösungen zu unterstützen*
- Überprüfen, ob den eigenen Bedürfnissen Rechnung getragen wird, z.B. hinsichtlich des Trauerprozesses
- Vgl. PD: Gefahr einer Rollenüberlastung pflegender Angehöriger

4. Pflegepriorität: Fördern des Wohlbefindens (Beratung, Patientenedukation und Entlassungsplanung):
- Bestimmen des laufenden Behandlungsbedarfs und der entsprechenden Ressourcen
- Entwickeln eines Betreuungsplans zusammen mit der Familie/den Bezugspersonen, in dem die Berücksichtigung der Bedürfnisse aller Beteiligten beachtet wird
- Vermitteln angemessener Maßnahmen (z.B. kognitives Training, Selbsthilfegruppen für Suchtkranke, Mahlzeitendienste, Hauskrankenpflege etc.)

Schwerpunkte der Pflegedokumentation

Pflegeassessment oder Neueinschätzung
- Ergebnisse der Einschätzung inklusive aktuelles Funktionsniveau und Einschätzung vorausgesehener Veränderungen

Planung
- Pflegeplan/-interventionen und beteiligte Personen

Durchführung/Evaluation

- Reaktionen auf Interventionen/Anleitung und ausgeführte Pflegetätigkeiten
- Zielerreichung/Fortschritte in Richtung Zielerreichung
- Veränderungen des Plans

Entlassungs- oder Austrittsplanung

- Langfristige Bedürfnisse nach Entlassung und Austritt sowie die Verantwortlichkeit für die notwendigen Maßnahmen
- Vermitteln an andere Gesundheitsberufe

Pflegeinterventionsklassifikation (NIC)

Bereich: *Verhalten (behavioral)*. Interventionen zur Förderung der psychosozialen Lebensgestaltung und zur Erleichterung von Veränderungen der Lebensweise.

Klasse: *Kognitive Therapie (cognitive therapy)*. Interventionen zur Verstärkung oder Förderung erwünschter kognitiver Funktionen oder zur Veränderung unerwünschter kognitiver Funktionen.

Empfohlene Pflegeinterventionen: Demenzmanagement u. a. (siehe McCloskey/Bulecheck, 2003)

Pflegeergebnisklassifikation (NOC)

Empfohlenes Pflegeergebnis: Kognitive Fähigkeiten (cognitive ability), (siehe Johnson/Maas/Moorhead, 2003).

Literatur

Glaus-Hartmann, M.: Verwirrung. In: Käppeli, S. (Hrsg.): Pflegekonzepte Band 3. Huber, Bern 2000

Feil, N.: Validation. E. Reinhardt, München 2000

Feil, N.: Validation in Anwendung und Beispielen, E. Reinhardt, München 2001

Johnson, M.; Maas, M.; Moorhead, S.: Pflegeergebnisklassifikation (NOC). Huber, Bern 2003 (Plan)

Kitwood, T.: Demenz. Huber, Bern 2002

Mace, L. N.; Rabins, P.: Der 36-Stunden-Tag. Huber, Bern 2001

Maciejewski, B. et al.: Qualitätshandbuch Leben mit Demenz. KDA, Köln 2001

McCloskey, J. C.; Bulecheck, G. M.: Pflegeinterventionsklassifikation (NIC). Huber, Bern 2003 (Plan)

Existenzielle Verzweiflung
(schwere Sinnkrise)*

Taxonomie 1 R: Wertschätzen (4.1.1/1978)
Taxonomie 2: Lebensprinzipien, Werte-, Einstellungs-, Handlungskongruenz (00066/1978)
NANDA-Originalbezeichnung: «Spiritual distress (distress of the human spirit)»
[Thematische Gliederung: Integrität der Person]

Definition: Ein Bruch in den Werten/Lebensgrundsätzen, die das biologische und psychosoziale Dasein eines Menschen bestimmen.

Mögliche ursächliche oder beeinflussende Faktoren
- Trennung von religiösen und kulturellen Bindungen
- Infragestellung von Glaubensgrundsätzen und Wertvorstellungen (z.B. als Folge der moralischen/ethischen Tragweite einer Therapie oder als Folge von intensivem Leiden)

Bestimmende Merkmale oder Kennzeichen
subjektive
- Spricht besorgt über den Sinn des Lebens und Sterbens und/oder von Glaubensgrundsätzen
- Spricht über einen inneren Konflikt bezüglich Glauben (Überzeugungen/Besorgnis über die Beziehung zu Gott aus; [erlebt Gott nicht als vergebend]
- Zorn gegen Gott (gemäß der Definition des Betroffenen); Übertragung von Zorn auf Vertreter der Religion
- Hinterfragt den Sinn des Leidens; des eigenen Daseins
- Hinterfragt die moralische/ethische Tragweite einer Therapie
- Sucht seelsorgerische/spirituelle Hilfe
- Nicht in der Lage, an den gewohnten religiösen Handlungen teilzunehmen [oder entscheidet sich dagegen]; Schilderungen von Albträumen oder Schlafstörungen
- [Betrachtet Krankheit als Strafe]
- [Unfähig, sich selbst zu akzeptieren; Selbstbeschuldigungen]
- [Schilderungen von somatischen Beschwerden]

---

* Umgangssprachliche Umschreibung der Übersetzergruppe, die dem besseren Verständnis dienen soll.

objektive
- Veränderung von Verhalten/Stimmung gekennzeichnet durch Zorn, Weinen, Rückzug, von Sorgen eingenommen, Angst, Feindseligkeit, Apathie usw.
- Galgenhumor

Patientenbezogene Pflegeziele oder Evaluationskriterien

Der Patient
- spricht ein erhöhtes Selbstwertgefühl und Hoffung für die Zukunft aus
- demonstriert die Fähigkeit, sich selbst zu helfen/an der Pflege teilzunehmen
- nimmt an Aktivitäten mit anderen teil, sucht aktiv Beziehungen
- spricht über spirituelle Überzeugungen/Wertvorstellungen
- äußert, sich selbst zu akzeptieren, Krankheit/Situation nicht verdient zu haben, «niemand ist schuld daran»

Maßnahmen oder Pflegeinterventionen

1. Pflegepriorität: Einschätzen ursächlicher oder beeinflussender Faktoren:
- Bestimmen der religiösen/geistigen Einstellung des Patienten, des aktuellen Praktizierens, des Vorhandenseins von Konflikten
- Hören auf Klagen des Patienten/der Bezugsperson(en)/Äußerungen der Angst, Besorgnisse/Entfremdung von Gott. Glauben, dass die Krankheit/Situation eine Bestrafung für ein Fehlverhalten ist usw.
- Achten auf Äußerungen über die Unfähigkeit, einen Lebenssinn, einen Grund zum Leben zu finden
- Beobachten von Verhaltensänderungen (wie sie z. B. bei den bestimmenden Merkmalen aufgelistet sind)
- Ermitteln des Medikamentverbrauchs/-missbrauchs
- Ermitteln des Selbstbildes/Selbstwertgefühls, des Lebenssinns, der Fähigkeit, tragende Beziehungen einzugehen
- Ermitteln der Gefühle von Sinnlosigkeit, Machtlosigkeit, Hoffnungslosigkeit, der fehlenden Motivation, sich selbst zu helfen
- Beobachten von Verhaltensweisen, die auf unbefriedigende Beziehungen zu Anderen hinweisen (z. B. manipulative, auf Misstrauen beruhende, fordernde Beziehungen)

- Sich bewusst sein, welchen Einfluss die Wertvorstellungen einer Betreuungsperson haben können *(es ist möglich, dem Patienten eine neutrale Hilfe zu sein und dabei die eigenen Überzeugungen weder aufzugeben noch auf den Patienten zu übertragen)*
- Abklären, ob es spirituell begründete Praktiken/Einschränkungen gibt, welche die Pflege/die Bedürfnisse beeinflussen oder Konflikte zwischen spirituellen Überzeugungen und der Behandlung erzeugen

2. Pflegepriorität: Unterstützen des Patienten/die Bezugsperson(en) im Umgang mit Gefühlen/mit der Situation:

- Schaffen einer therapeutischen Beziehung. Fragen, welche Unterstützung hilfreich ist. Verständnis für den Glauben/die spirituellen Sorgen des Patienten zeigen
- Lösen von Problemen/Erkennen von Kompromissmöglichkeiten, wenn Konflikte auftreten
- Schaffen einer Atmosphäre, die das freie Äußern von Gefühlen und Sorgen zulässt
- Sorgen für eine ruhige, friedliche Umgebung
- Setzen von Grenzen bei aggressiven Verhaltensweisen, die unangemessen/destruktiv sind
- Einräumen von Zeit für wertfreie Diskussionen über philosophische Anliegen/Fragen bezüglich der spirituellen Bedeutung von Krankheit und/oder der Therapie
- Miteinbeziehen des Patienten, wenn möglich, in die Anpassung der Therapieziele und des Therapieplans
- Besprechen des Unterschieds zwischen Trauer und Schuldgefühlen. Hilfe für den Patienten, beides zu erkennen und damit umzugehen, dabei die Verantwortung für das eigene Handeln zu tragen und die Folgen von Handlungsweisen aus einem schlechten Gewissen zu erkennen
- Verwenden therapeutischer Kommunikationsmethoden von Reflexion und aktivem Zuhören, um dem Patienten zu helfen, eigene Lösungen für Probleme zu finden
- Vermitteln von Vorbildern für den Patienten für den Umgang mit der Situation (z. B. Krankenschwester, Person, welche eine ähnliche Situation/Krankheit erlebt)
- Empfehlen des Führens eines Tagebuchs, um die Klärung von Werten/Ideen zu fördern und mit der Situation/mit Gefühlen fertig zu werden

Existenzielle Verzweiflung

- Unterstützen des Patienten, den Nutzen von Meditation/Gebet und von Vergebung zu erfahren, um frühere Verletzungen zu heilen. Informieren, dass Zorn auf Gott ein normaler Teil des Trauerprozesses ist
- Überwachen der körperlichen Pflege, wenn das Problem des Drogenentzuges besteht
- Ermöglichen von Zeit und Raum, um an religiösen Aktivitäten teilzunehmen (z. B. Gebet, Meditation, Lesungen der Heiligen Schrift)
- Verweisen an entsprechende Ressourcen zur Hilfeleistung (z. B. Seelsorge, Psychotherapie, Anonyme Alkoholiker, Hospizpflege, Kriseninterventionszentren usw.)
- Vgl. PD: Unwirksames Coping; Machtlosigkeit; Hoffnungslosigkeit; Störung des Selbstwertgefühls; soziale Isolation

3 Pflegepriorität: Fördern des Wohlbefindens (Beratung, Patientenedukation und Entlassungsplanung):
- Unterstützen des Patienten, Zielvorstellungen zu entwickeln, um mit dem Leben/der Krankheitssituation zurechtzukommen
- Unterstützen des Patienten, einen Lebenssinn zu finden
- Helfen, Bewältigungsformen zu entwickeln, um mit den Belastungen der Krankheit/notwendigen Veränderungen der Lebensweise fertig zu werden
- Unterstützen des Patienten, Bezugsperson(en) und andere Personen zu erkennen, die bei Bedarf Hilfestellung geben könnten
- Unterstützen des Patienten, spirituelle Ressourcen zu erkennen, die hilfreich sein könnten (z. B. Kontakt mit einem Seelsorger aufnehmen, der qualifiziert ist/Erfahrungen hat im Umgang mit speziellen Problemen, wie z. B. Sterben/Tod, Beziehungsprobleme, Suchtmittelmissbrauch, Suizid)

Schwerpunkte der Pflegedokumentation

Pflegeassessment oder Neueinschätzung
- Individuelle Ergebnisse der Einschätzung inklusive Art des spirituellen Konflikts, Auswirkungen auf die Beteiligung am Therapieprogramm
- Physische/emotionale Reaktionen auf den Konflikt

Planung
- Pflegeplan/-interventionen und beteiligte Personen
- Plan für die Patientenanleitung, -schulung und -beratung

Durchführung/Evaluation
- Reaktionen auf Interventionen/Anleitung und ausgeführte Pflegetätigkeiten
- Zielerreichung/Fortschritte in Richtung Zielerreichung
- Veränderungen des Plans

Entlassungs- oder Austrittsplanung
- Langfristige Bedürfnisse nach Entlassung und Austritt sowie die Verantwortlichkeit für die notwendigen Maßnahmen
- Vermitteln an andere Gesundheitsberufe

Pflegeinterventionsklassifikation (NIC)

Bereich: *Verhalten (behavioral).* Interventionen zur Förderung der psychosozialen Lebensgestaltung und zur Erleichterung von Veränderungen der Lebensweise.

Klasse: *Unterstützung des Coping-Verhaltens (coping assistance).* Interventionen zur Unterstützung anderer Personen eigene Stärken zu entwickeln, sich an Funktionsveränderungen anzupassen oder ein höheres Funktionsniveau zu erreichen.

Empfohlene Pflegeinterventionen: Spirituelle Unterstützung, spirituelle Entwicklungserleichterung u. a. (siehe McCloskey/Bulecheck, 2003).

Pflegeergebnisklassifikation (NOC)

Empfohlenes Pflegeergebnis: Spirituelles Wohlbefinden (spiritual wellbeing), (siehe Johnson/Maas/Moorhead, 2003).

Literatur

Johnson, M.; Maas, M.; Moorhead, S.: Pflegeergebnisklassifikation (NOC). Huber, Bern 2003 (Plan)

McCloskey, J. C.; Bulecheck, G. M.: Pflegeinterventionsklassifikation (NIC). Huber, Bern 2003 (Plan)

Stevens Barnum, B.: Spirituelle Aspekte der Pflege. Huber, Bern 2002

Gefahr einer existenziellen Verzweiflung

Taxonomie 1 R: Wertschätzen (4.1.2/1998)
Taxonomie 2: Lebensprinzipien, Werte-, Einstellungs-, Handlungskongruenz (00067/1998)
NANDA-Originalbezeichnung: «Risk for Spiritual Distress»
[Thematische Gliederung: Integrität der Person]

Definition: Gefahr einer Änderung des Zustands harmonischer Verbundenheit mit allem Leben und dem Universum, bei dem Dimensionen, die das Selbst überschreiten und das Selbstbewusstsein sowie die Wahrnehmung eigener Fähigkeiten stärken, gestört sein können.

Risikofaktoren

- Körperlicher oder seelischer Stress; Energie raubende Angst; körperliche/geistige Krankheit
- Situations-/reifungsbedingte Verluste; Verlust einer geliebten Person
- Blockierungen der Eigenliebe; geringe Selbstachtung; schlechte Beziehungen; Unfähigkeit zu vergeben
- Substanzmissbrauch
- Naturkatastrophen

Anmerkung: Eine Risikopflegediagnose kann nicht durch Zeichen und Symptome (bzw. bestimmende Merkmale) belegt werden, da das Problem noch nicht aufgetreten ist und die Pflegemaßnahmen präventiv ausgerichtet sind.

Patientenbezogene Pflegeziele oder Evaluationskriterien

Der Patient

- erkennt eine Bedeutung und einen Zweck in seinem Leben, die Hoffnung, Frieden und Zufriedenheit stärken
- bringt zum Ausdruck, dass er das Selbst als wertvoll akzeptiert, und dass das Selbst die Krankheit/Situation nicht verdient usw.
- erkennt und nutzt Ressourcen in angemessener Weise

Maßnahmen oder Pflegeinterventionen

1. Pflegepriorität: Einschätzen ursächlicher oder beeinflussender Faktoren:

- Feststellen der aktuellen Situation (z. B. Naturkatastrophe, Tod eines Ehegatten, persönliche Ungerechtigkeit)
- Zuhören bei den Berichten, Achten auf die Ausdrücke des Patienten/der Bezugspersonen von Wut/Sorge, Überzeugung, dass die Krankheit/Situation eine Strafe für Fehlverhalten sei usw.
- Achten, auf die Motivation zu leben und ob diese unmittelbar mit der Situation zusammenhängt (z. B. Haus und Geschäft in einer Überschwemmung untergegangen; Elternteil, dessen einziges Kind todkrank ist)
- Feststellen der religiösen/spirituellen Ausrichtung des Patienten, gegenwärtige Ausübung, Bestehen von Konflikten, vor allem unter den gegebenen Umständen
- Einschätzen des Selbstkonzepts, des Selbstwertgefühls, der Fähigkeit, liebende Beziehungen aufzubauen
- Beobachten von Verhalten, das auf schlechte Beziehungen zu anderen hindeutet (z. B. manipulativ, nicht vertrauend, fordernd)
- Feststellen von Unterstützungssystemen, die dem Patienten/der Bezugsperson zur Verfügung stehen und genutzt werden
- Feststellen eines Substanzkonsums/-missbrauchs. *(Beeinträchtigt die Fähigkeit zum positiven Umgang mit Problemen)*

2. Pflegepriorität: Unterstützen des Patienten/der Bezugsperson(en) im Umgang mit dem Gefühl/der Situation:

- Schaffen einer Umgebung, die den freien Ausdruck von Gefühlen und Bedenken fördert
- Aufzeigen lassen der laufenden/unmittelbaren Bedürfnisse des Patienten und ihn Setzen lassen von Prioritäten. *Hilft dem Patienten bei der Konzentration auf das, was getan werden muss, und beim Herausarbeiten gangbarer Schritte*
- Sich Zeit nehmen zur vorurteilsfreien Diskussion philosophischer Themen/Fragen über die spirituellen Auswirkungen der Krankheit/Situation und/oder des Behandlungsplans
- Erörtern des Unterschiedes zwischen Trauer und Schuld und Unterstützen des Patienten beim jeweiligen Erkennen und Umgehen damit, indem er Verantwortung für eigene Handlungen übernimmt und sein Bewusstsein für die Folgen eines Handelns aus falsch verstandenem Schuldgefühl heraus zum Ausdruck bringt

- Einsetzen therapeutischer Kommunikationsfertigkeiten der Reflexion und des aktiven Zuhörens. *Hilft dem Patienten, eigene Lösungen für seine Belange zu finden*
- Überprüfen der angewandten Bewältigungsfähigkeiten und deren Wirksamkeit in der aktuellen Situation. *Lässt Stärken, die in den Plan aufgenommen werden können, und Techniken, die der Überarbeitung bedürfen, erkennen*
- Sorgen für ein Rollenvorbild (z. B. Pflegeperson, Person, die eine ähnliche Krankheit/Situation durchmacht). *Teilen von Erfahrungen/Hoffnung unterstützt den Patienten im Umgang mit der Wirklichkeit*
- Anregen, ein Tagebuch zu schreiben. *Kann beim Klären von Wertvorstellungen/Ideen, beim Erkennen und Auflösen von Gefühlen/der Situation helfen*
- Überweisen an geeignete Ressourcen (z. B. Krisenberatung; Regierungseinrichtungen; Gemeindeschwester oder geistlichen Berater, der Qualifikationen/Erfahrung im Umgang mit speziellen Problemen wie etwa Tod/Sterben, Beziehungsproblemen, Substanzmissbrauch, Suizid hat; Hospiz; Psychotherapie; Anonyme Alkoholiker; Drogenberatung)

3. Pflegepriorität: Fördern des Wohlbefindens (Beratung, Patientenedukation und Entlassungsplanung):
- Durchführen von Rollenspielen mit neuen *Copingtechniken zur verstärkten Integration neuer Fertigkeiten/notwendiger Veränderungen der Lebensweise*
- Unterstützen des Patienten beim Identifizieren von Bezugspersonen und Individuen/Selbsthilfegruppen, die kontinuierliche Unterstützung bieten könnten, *da dies eine tägliche Notwendigkeit ist, um die man sich lebenslang kümmern muss*
- Ggfs. Erörtern des Nutzens einer Familienberatung. *Themen dieser Art (z. B. situationsbedingte Verluste, Naturkatastrophen, schwierige Beziehungen) beeinträchtigen die Familiendynamik*

Schwerpunkte der Pflegedokumentation

Pflegeassessment oder Neueinschätzung
- Individuelle Befunde einschließlich von Risikofaktoren und der Natur des aktuellen Leidens
- Körperliche/emotionale Reaktionen auf das Leiden
- Zugang zu/Einsatz von Ressourcen

Planung
- Pflegeplan und beteiligte Personen
- Plan für die Patientenanleitung

Durchführung/Evaluation
- Reaktionen des Patienten auf Interventionen/Anleitung und ausgeführte Pflegetätigkeiten
- Zielerreichung/Fortschritte in Richtung Zielerreichung
- Veränderungen des Plans

Entlassungs- oder Austrittsplanung
- Zukünftige Bedürfnisse und Bestimmung der Verantwortlichkeiten
- Verfügbare Ressourcen, spezifische vorgenommene Überweisungen

Pflegeinterventionsklassifikation (NIC)

Bereich: *Verhalten (behavioral).* Interventionen zur Förderung der psychosozialen Lebensgestaltung und zur Erleichterung von Veränderungen der Lebensweise.

Klasse: *Unterstützung des Coping-Verhaltens (coping assistance).* Interventionen zur Unterstützung anderer Personen eigene Stärken zu entwickeln, sich an Funktionsveränderungen anzupassen oder ein höheres Funktionsniveau zu erreichen.

Empfohlene Pflegeinterventionen: Spirituelle Unterstützung, spirituelle Entwicklungserleichterung u.a. (siehe McCloskey/Bulecheck, 2003).

Pflegeergebnisklassifikation (NOC)

Empfohlenes Pflegeergebnis: Spirituelles Wohlbefinden (spiritual wellbeing), (siehe Johnson/Maas/Moorhead, 2003).

Literatur

Johnson, M.; Maas, M.; Moorhead, S.: Pflegeergebnisklassifikation (NOC). Huber, Bern 2003 (Plan)
McCloskey, J.C.; Bulecheck, G.M.: Pflegeinterventionsklassifikation (NIC). Huber, Bern 2003 (Plan)
Stevens Barnum, B.: Spirituelle Aspekte der Pflege. Huber, Bern 2002

Gefahr eines unproportionalen Wachstums

Taxonomie 2: Wachstum/Entwicklung, Entwicklung (00113/1998)
NANDA-Originalbezeichnung: «Risk for disproportionate Growth»
[Thematische Gliederung: Lehren/Lernen]

Definition: Gefahr eines Wachstums, das 97 Prozent über oder 3 Prozent unter der altersgerechten Norm liegt und zwei Prozentbereiche kreuzt; unproportioniertes Wachstum.

Risikofaktoren
pränatal
- Mütterliche Ernährungsweise
- Mehrlingsschwangerschaft
- Suchtmittelgebrauch/-missbrauch
- Exposition gegenüber teratogenen Substanzen
- Angeborene/genetische Störungen [z. B. Störung von Hormondrüsen, Tumore]

individuell
- Pathophysiologische (e. g. Hypophysentumor) oder nicht physiologische Faktoren
- Frühgeburt
- Mangelernährung
- Unangemessenes Ernährungs-, Fütterungsverhalten, individuell oder durch die Betreuungsperson bedingt
- Unstillbarer Appetit
- Anorexie
- [Beeinträchtigter Stoffwechsel, übermäßiger Nährstoffbedarf]
- Infektion
- Chronische Krankheit [z. B. chronisch entzündliche Erkrankung]
- Suchtmittelgebrauch/-missbrauch [inkl. Anabolika]

umgebungsbezogen
- Deprivation
- Armut
- Gewalt
- Naturkatastrophen
- Teratogene
- Bleivergiftung

Notizen:

betreuungsbedingt
- Missbrauch
- Geistige Behinderung, psychische Erkrankung, schwere Lernbehinderung

Patientenbezogene Pflegeziele oder Evaluationskriterien

Der Patient
- erhält eine angemessene Ernährung entsprechend seinen individuellen Bedürfnissen
- zeigt eine stabile, zunehmende und altersentsprechende Gewichts- und Größenzunahme
- nimmt altersentsprechend an der Versorgung und der Ausführung des Pflegeplans teil

Eltern/Betreuer
- sprechen ihr Verständnis aus für die Entwicklungsverzögerung/-abweichung sowie für geplante Maßnahmen

Maßnahmen oder Pflegeinterventionen

1. Pflegepriorität: Einschätzen ursächlicher oder beeinflussender Faktoren:
- Feststellen der Risikofaktoren/Umstände, die zur Wachstumsabweichung beitragen, einschließlich Hypophysentumore in der Familiengeschichte, Marfans-Syndrom, genetische Anomalien etc.
- Ermitteln, wie die Eltern/Betreuungspersonen ihre Pflichten erfüllen (z.B. unzulänglich, inkonsequent, unrealistische oder ungenügende Erwartungen, Mangel an Stimulation, Grenzsetzungen, Reaktionen/Zuwendung)
- Beachten des Ernstes, der Dringlichkeit der Situation (z.B. langfristiger körperlicher/emotionaler Missbrauch im Gegensatz zu situationsbedingter Entwurzelung oder ungenügendem Beistand während einer Krise oder Übergangszeit)
- Ermitteln von bedeutsamen belastenden Ereignissen, Verlusten, Trennungen und umweltbedingten Veränderungen (z.B. im Stich gelassen werden; Scheidung; Tod eines Elternteils; Partners oder Kindes; Älterwerden; Wohnortwechsel)
- Einschätzen der kognitiven Fähigkeiten, des Bewusstseinszustandes, der Orientierung, des Verhaltens (Rückzug, Aggression), Reaktion auf die Umgebung und Außenreize

Notizen:

- Aktives Zuhören gegenüber Sorgen bezüglich der Körpergröße, der Fähigkeit, sich mit anderen kräftemäßig zu messen (Sport, Body building). Feststellen ob Medikamente zur Beeinflussung des Körperwachstums eingenommen werden

2. Pflegepriorität: Korrigieren/Minimieren von Wachstumsabweichungen und assoziierten Komplikationen:
- Feststellen des/der Entwicklungsalters/-stufe, familiärer Faktoren und des Körperbaus, *um individuelle Erwartungen zu bestimmen*
- Dokumentieren von Körpergröße und -gewicht über einen längeren Zeitraum, *um Trends feststellen zu können*
- Feststellen des/der Entwicklungsalters/-stufe. Beachten von Aussagen über funktionelle Verluste oder frühzeitige Entwicklung. *Bietet Vergleichsmöglichkeiten*
- Beachten von Größen- und Gewichtszunahme, insbesondere wenn sie die Standardabweichung für vorpubertäre Kinder dreimal überschreiten. Achten auf Aussagen über Kopfschmerzen oder neurologische Veränderungen *(kann Hinweise auf das Vorliegen eines Hypophysentumors geben)*
- Achten auf Veränderungen der Hut-, Handschuh-, Ring und Schuhgröße bei Erwachsenen über 40 Jahre. *Eine Vergrößerung der Akren kann auf eine Akromegalie hinweisen*
- Konsultieren von Röntgenfachärzten, *um Veränderungen des Knochenwachstums und des Weichteilgewebes festzustellen.* Konsultieren von Laborfachärzten, *um Hormonspiegel zu überprüfen und pathologische Entwicklungen festzustellen*
- Unterstützen bei der Therapie, um ursächliche Faktoren zu behandeln oder zu korrigieren (z. B. M. Crohn, kardiale Probleme, Nierenerkrankungen); endokrine Probleme (Hypothyreodismus, Diabetes mellitus Typ 1, Wachstumshormonanomalien); genetisch bedingte oder intrauterine Wachstumsverzögerungen, Ernährungsproblem bei Kindern, Ernährungsmangel (vgl. PD: Mangelernährung)
- Integrieren von Ernährungsfachleuten oder anderen Spezialisten (z. B. Aktivierungs-, Ergotherapie), *um einen individuellen Versorgungsplan zu entwickeln*
- Überprüfen der Medikamente, um das Körperwachstum anzuregen bzw. zu hemmen oder *um einen vorhandenen Tumor am Wachstum zu hindern*
- Besprechen der Konsequenzen einer Medikamenteneinnahme, eines Drogenmissbrauchs

- Regelmäßige Überwachung des Wachstums. *Hilft die Effektivität der Intervention zu überprüfen, fördert die frühzeitige Erkennung eines Bedarfs an zusätzlichen Maßnahmen*

3. Pflegepriorität: Fördern des Wohlbefindens (Beratung, Patientenedukation und Entlassungsplanung):
- Informieren über normales, altersentsprechendes Wachstum, falls angemessen, inkl. der Bereitstellung von Informationsmaterial und Wachstumskurven
- Besprechen, ob das Aussehen, die Pflege der äußeren Erscheinung, der Umgang mit Berührungen, die Sprache angemessen sind. Vgl. PD: verzögertes Wachstum und Entwicklung, Selbstversorgungsdefizit (spezifizieren)
- Empfehlen, sich regelmäßig sportlich zu betätigen, bzw. an einem sportmedizinischen Programm teilzunehmen, *um den/die Muskeltonus/-kraft zu stärken und einen angemessenen Körperbau zu entwickeln*
- Besprechen von präventiven Maßnahmen und Tests, um möglichen Komplikationen vorzubeugen (z. B. regelmäßige Labortests von Hormonspiegeln oder Ernährungsstatus)
- Erkennen entsprechender Ressourcen in der Wohngemeinde: frühe Interventionsprogramme, Sanitärfachgeschäfte, Ernährungsberatungen, Suchtberatungen, Endokrinologen, Genetiker

Schwerpunkte der Pflegedokumentation

Pflegeassessment oder Neueinschätzung
- Ergebnisse der Einschätzung/individuelle Bedürfnisse inklusive Wachstumsstand und -trends
- Verständnis der Betreuungspersonen bezüglich Situation und eigener Rolle

Planung
- Pflegeplan/-interventionen und beteiligte Personen; ermitteln von Unterstützungssystemen und Ressourcen in der Gemeinde
- Plan für die Patientenanleitung, -schulung und -beratung

Durchführung/Evaluation
- Reaktionen des Patienten auf Interventionen/Anleitung und ausgeführte Pflegetätigkeiten
- Reaktionen von Betreuungspersonen auf Schulung/Anleitung und Beratung
- Zielerreichung/Fortschritte in Richtung Zielerreichung
- Veränderungen des Plans

Entlassungs- oder Austrittsplanung
- Langfristige Bedürfnisse nach Entlassung und Austritt sowie die Verantwortlichkeit für die notwendigen Maßnahmen
- Vermitteln an andere Gesundheitsberufe zur Beratung über medizinisch-pflegerische und pädagogische Hilfsmittel

Pflegeinterventionsklassifikation (NIC)

Bereich: *Familie (family).* Interventionen zur Unterstützung der Familie.
Klasse: *Kindererziehung (childrearing care).* Interventionen zur Unterstützung der Erziehung von Kindern.
Empfohlene Pflegeinterventionen: Ernährungsüberwachung: Kind u. a. (siehe McCloskey/Bulecheck, 2003).

Pflegeergebnisklassifikation (NOC)

Empfohlenes Pflegeergebnis: Kindesentwicklung (Altersgruppe spezifizieren), (siehe Johnson/Maas/Moorhead, 2003).

Literatur

Holoch, E. et al.: Lehrbuch Kinderkrankenpflege. Huber, Bern 1999
Johnson, M.; Maas, M.; Moorhead, S.: Pflegeergebnisklassifikation (NOC). Huber, Bern 2003 (Plan)
McCloskey, J. C.; Bulecheck, G. M.: Pflegeinterventionsklassifikation (NIC). Huber, Bern 2003 (Plan)

Wahrnehmungsstörung

(zu spezifizieren): visuell, auditiv, kinästhetisch, gustatorisch, taktil, olfaktorisch

Taxonomie 1 R: Wahrnehmen (7.2/1978; R 1980; R 1998)
Taxonomie 2: Perzeption/Kognition, Wahrnehmung/Perzeption (00122, R1998)
NANDA-Originalbezeichnung: «Sensory Perceptual, disturbed (specify): visual, auditory, kinesthetic, gustatory, tactile, olfactory»
[Thematische Gliederung: Wahrnehmung/Kommunikation]

Definition: Eine Veränderung der Anzahl oder Muster eingehender, afferenter Reize, begleitet von einer verminderten, übermäßigen, verzerrten oder beeinträchtigten Reaktion auf diese Reize.

Mögliche ursächliche oder beeinflussende Faktoren

- Veränderte umweltbedingte Stimuli, übermäßig oder ungenügend
- [Therapeutisch restriktives Umfeld (z. B. Isolation, Intensivpflege, Bettruhe, Streckverband, einschränkende Krankheiten, Inkubator)]
- [Sozial restriktives Umfeld (z. B. Institutionalisierung, ans Haus gebunden, Altern, chronische Krankheiten, Sterben, Entzug von Zuwendung bei Säuglingen); Stigmatisierung (z. B. psychisch krank, geistig behindert, körperlich behindert, trauernd)]
- [Übermäßiger Lärmpegel (z. B. Arbeitsbedingungen, unmittelbare Umgebung des Patienten, Intensivpflege mit Hilfsmaschinen usw.)]
- Veränderte Reizaufnahme, -überleitung und/oder -verarbeitung
- [Neurologische Krankheit, Verletzung oder Defizit]
- [Veränderter Zustand der Sinnesorgane]
- [Unfähigkeit zu kommunizieren, zu verstehen, zu sprechen oder zu reagieren]
- [Schlafmangel]
- [Schmerz, (Phantomgefühle/-schmerzen)]
- Biochemische Ungleichgewichte (Elektrolytverschiebung [erhöhter Harnstoff, erhöhtes Ammoniak, Hypoxie], biochemische Veränderungen, die die Wahrnehmung beeinträchtigen (z. B. illusionäre Verkennung, Halluzinationen), [Stimulanzien oder Sedativa mit Einfluss auf das Zentralnervensystem, bewusstseinsverändernde Mittel] usw.)
- Psychischer Stress [eingeschränkte Wahrnehmung aufgrund von Angst]
- Veränderte sensorische Wahrnehmung

Bestimmende Merkmale oder Kennzeichen

subjektive

- Aussagen über eine Veränderung der Sinnesschärfe [z. B. Lichtempfindlichkeit, Hypo-, Hyperästhesien, verminderter/veränderter Geschmackssinn, Unfähigkeit, die Lage der Körperteile zu erspüren (Propriozeption), visuelle/auditive Störungen]
- Seh- und/oder Hörstörungen
- [Gestörte Schmerzwahrnehmung, z. B. übersteigert, fehlend]

objektive
- Messbare Veränderungen der sensorischen Fähigkeiten
- Veränderung der gewohnten Reaktion auf Reize [emotionale Labilität, überbordende emotionale Reaktionen, motorische Fehlkoordination, veränderter Gleichgewichtssinn, (z. B. Ménière Syndrom)]
- Veränderung der Problemlösungsfähigkeit [mangelndes/schlechtes Konzentrationsvermögen]
- Verändertes Abstraktions-/Konzeptionsvermögen [gestörte Gedankengänge]
- Desorientierung bezüglich Zeit, Ort, Person
- Veränderte Kommunikationsmuster
- Veränderte Verhaltensmuster
- Unruhe, Reizbarkeit
- Halluzinationen; [illusionäre Verkennungen]; [bizarre Denkmuster]

Patientenbezogene Pflegeziele oder Evaluationskriterien

Der Patient
- erlangt wieder/bewahrt den gewohnten Bewusstseinszustand
- erkennt und behandelt/kompensiert sensorische Störungen
- äußert, seine Bedürfnisse bezüglich Sinneswahrnehmungen zu erkennen und eine Reizüberflutung und/oder Mangel an Reizen wahrzunehmen
- erkennt äußere Faktoren, die Veränderungen der sensorischen Fähigkeiten/Wahrnehmung begünstigen
- nutzt Ressourcen wirksam und angemessen
- zieht sich keine Verletzungen zu

Maßnahmen oder Pflegeinterventionen

1. Pflegepriorität: Einschätzen ursächlicher/beeinflussender Faktoren.
- Erkennen zugrunde liegender Ursache(n) für Veränderungen in der sensorischen Wahrnehmung, wie bei den Einflussfaktoren aufgelistet
- Achten auf Patienten mit besonderem Risiko für Verlust/Veränderungen im Bereich der Sensorik/Wahrnehmung (z. B. erhöhter intraokularer Druck nach Augenoperationen), toxische Medika-

mentennebenwirkungen (z. B. Hof um Lichtquellen, Ohrengeräusche), Mittelohrstörungen (Veränderungen des Gleichgewichtssinnes)
- Überprüfen der Laborwerte (z. B. Elektrolyte, Blutgasanalyse, Medikamentenspiegel)
- Ermitteln der Sprechfähigkeit; Reaktion auf einfache Befehle; Reaktion auf schmerzhafte Reize und Qualität der Reaktion (angemessen, unmittelbar oder verzögert)
- Ermitteln des sensorischen Empfindungsvermögens: von Kälte-/Wärmereiz, eines dumpfen/stechenden Reizes; von Bewegungsempfindung und Lagekontrolle der Körperteile, Sehschärfe und Gehör. Beachten der Klagen über Kältegefühl, *sie können eine Abnahme des peripheren Zellstoffwechsels anzeigen*
- Achten auf die Reaktion von schmerzhaften Reizen und darauf, ob die Reaktion angemessen, sofort oder verspätet erfolgt
- Beobachten der Verhaltensreaktionen (z. B. Illusionen/Halluzinationen, Wahnvorstellungen, Rückzug, Feindseligkeit, Weinen, Affektlabilität, inadäquate Affekte, Verwirrung/Desorientierung)
- Feststellen, wie der Patient das Problem/die Veränderungen wahrnimmt
- Befragen der Angehörigen/nahen Bezugspersonen über ihre Beobachtungen bezüglich der Veränderungen beim Patienten

2. Pflegepriorität: Fördern von normalen Reaktionen auf Reize:
- Erkennen des Ausmaßes der Veränderung/Beteiligung (einzelne/mehrere Sinne)
- Achten darauf wie der Patient den Verlust erlebt und beschreibt, dies ist bei der Planung der Pflege zu respektieren und zu berücksichtigen
- Sorgen für Kommunikationshilfe(n), bei Bedarf
- Sorgen, wenn möglich, für ein beständiges Umfeld mit kontinuierlicher Pflege durch Bezugspersonen. Tragen eines Namensschildes und mehrmaliges Vorstellen, falls erforderlich

- Vermeiden von körperlicher oder gefühlsmäßiger Isolation der Patienten, *um einer sensorischen Deprivation vorzubeugen und Verwirrtheitszustände zu begrenzen*
- Rückmeldungen geben, um dem Patienten zu helfen, die Realität von der veränderten Wahrnehmung zu unterscheiden
- Orientieren des Patienten, bei Bedarf, über Zeit, Person, Ort und Ereignisse (besonders bei Sehstörungen)

- Erklären von Untersuchungen/Aktivitäten und die dabei zu erwartenden Empfindungen und Ergebnisse vorwegnehmen
- Vermeiden von Gesprächen über negative Belange (z. B. Probleme betreffend Patienten und Personal) in Hörweite des Patienten, weil er dies fehlinterpretieren und glauben könnte, dass sich das Gesagte auf ihn beziehen könnte
- Ausschalten, wenn möglich, unnötigen Lärms/unnötiger Reize einschließlich nicht lebensnotwendiger Geräte, Alarmanlagen, geräuschvoller Monitore
- Sorgen für ungestörte Ruhe- und Schlafphasen
- Platzieren des Bettes, der persönlichen Gegenstände und des Essensplateaus in der Form, dass das funktionelle Sehvermögen ausgenutzt wird. *Fördert die Unabhängigkeit und Sicherheit*
- Beschreiben der Nahrungsmittel auf dem Teller, wenn der Patient nicht sehen kann, Geben von Hilfestellungen, bei Bedarf
- Sprechen während der Pflege mit sehbehinderten oder nicht ansprechbaren Patienten, um für eine auditive Stimulation zu sorgen und um eine Schreckreaktion zu verhindern
- Sorgen für eine taktile Stimulation während der Pflege, *um die Anwesenheit anderer Menschen zu dokumentieren und um mit ihnen zu kommunizieren. (Berührung ist ein wichtiges Element der Pflege und ein tiefsitzendes psychologisches Bedürfnis)*
- Sorgen für eine sensorische Stimulation einschließlich bekannter Gerüche, Geräusche, taktiler Stimulation mit einer Vielzahl von Gegenständen, Verändern der Lichtintensität und der Gegenstände (z. B. Uhren, Kalender)
- Auffordern der Bezugsperson(en), bekannte Gegenstände mitzubringen, mit dem Patienten zu sprechen und ihn häufig zu berühren
- Sorgen für eine passende Beschäftigung (z. B. Fernsehen/Radio, Gespräche, Bücher mit großer Schrift oder Hörbücher (PD: Beschäftigungsdefizit)
- Hinzuziehen anderer Dienste, um verschiedene Therapien für die Stimulation zu erhalten (z. B. Musiktherapie, Sensitivitätstraining, Motivationstherapie)
- Erkennen, welche Hilfsmittel/Prothesen (z. B. Hörapparate, computergesteuerte Sehhilfen/Brillen mit eingebauter Wasserwaage für das Gleichgewicht) angepasst sind und Fördern ihrer Anwendung
- Einschränken der Anwendung von Sedativa bei älteren Patienten und sorgfältiges Überwachen dieser

3. Pflegepriorität: Vermeiden einer Verletzung/Komplikation:
- Platzieren des Patientenrufs in Reichweite und sich vergewissern, dass der Patient weiß, wo er ist
- Treffen von Sicherheitsvorkehrungen (z. B. Bettgitter, Bett in unterster Position, Hilfestellung bei der Mobilisation usw.). Schützen vor thermischen Verletzungen (z. B. Heizkissen/Lichtquellen/Eisbeutel). Vermerken eines Wahrnehmungsdefizits im Kardex/im Zimmer, sodass dies allen an der Pflege Beteiligten bekannt ist
- Platzieren von Türen und Möbel, sodass sie bei Patienten mit Sehstörungen nicht im Weg sind. Achten auf eine sinnvolle Positionierung von Haltegriffen/Abstützmöglichkeiten, *um das Gleichgewicht aufrechtzuerhalten*
- Mobilisieren mit Hilfe/Hilfsmitteln, *um das Gleichgewicht zu unterstützen*
- Beschreiben dem Patienten, wo sich die betroffenen Körperteile beim Bewegen befinden
- Einschränken von Aktivitäten, die den Augeninnendruck erhöhen können: Meiden von ruckartigen Kopfbewegungen, Augenreiben, Bücken/Neigen, Verwendung des Steckbeckens *(kann eine größere Anstrengung sein, als zur Toilette zu gehen)*
- Überwachen der postoperativen medikamentösen Therapie, um eine Zunahme des Augeninnendrucks zu vermeiden oder diesen zu reduzieren (z. B. Antiemetika, Miotika, Sympathomimetika, Betablocker)
- Vgl. PD: Verletzungsgefahr; Gefahr einer Körperschädigung

4. Pflegepriorität: Fördern des Wohlbefindens (Beratung, Patientenedukation und Entlassungsplanung):
- Unterstützen des Patienten/Bezugsperson(en), wirksame Bewältigungsformen bei sensorischen Störungen zu erlernen
- Erkennen von Alternativen im Umgang mit Empfindungsdefiziten (z. B. Kompensationsmöglichkeiten) mit dem Patienten
- Erklären und gemeinsames Planen der Pflege mit Patienten/Bezugsperson(en). Miteinbeziehen der Patienten/Angehörigen so häufig wie möglich in die Pflege. *Fördert die Zustimmung zum und die Kontinuität des Plans und verbessert die Ergebnisse*
- Überprüfen von Sicherheitsvorkehrungen zu Hause, die relevant sind in Bezug auf die Defizite
- Besprechen der medikamentösen Therapie mit dem Patienten, Beobachten möglicher toxischer Nebenwirkungen von rezept-

pflichtigen wie auch rezeptfreien Medikamenten. *Eine rechtzeitige Entdeckung von Medikamentennebenwirkungen fördert eine rechtzeitige Intervention und Anpassung der Medikation*
- Demonstrieren des Gebrauchs/der Pflege von Hilfsmitteln zur Unterstützung der Wahrnehmung (z. B. computergesteuerte Hör- und Sehhilfen etc.). Identifizieren von Quellen und kommunalen Programmen zum Erwerb und zur Wartung von Hilfsmitteln
- Fördern einer sinnvollen sozialen Eingliederung (vgl. PD: soziale Isolation)
- Fördern von Aktivitäten außerhalb des Bettes/außerhalb des Zimmers
- Verweisen auf entsprechende Ressourcen, Blindenverein, Hörmittelzentrale, ortsansässige Hilfsgruppen, Routine-Volksuntersuchungen usw.
- Vgl. PD: Angst; gestörte Denkprozesse; Neglect; akute/chronische Verwirrtheit, falls angemessen

Schwerpunkte der Pflegedokumentation

Pflegeassessment oder Neueinschätzung
- Ergebnisse der Einschätzung inklusive spezifische Defizite/damit verbundene Symptome, Wahrnehmung durch Patient/wichtige Bezugspersonen
- Benötigte Hilfsmittel

Planung
- Pflegeplan/-interventionen und beteiligte Personen; ermitteln von Unterstützungssystemen und Ressourcen in der Gemeinde
- Plan für die Patientenanleitung, -schulung und -beratung

Durchführung/Evaluation
- Reaktionen auf Interventionen/Anleitung und ausgeführte Pflegetätigkeiten
- Zielerreichung/Fortschritte in Richtung Zielerreichung
- Veränderungen des Plans

Entlassungs- oder Austrittsplanung
- Langfristige Bedürfnisse nach Entlassung und Austritt sowie die Verantwortlichkeit für die notwendigen Maßnahmen
- Vermitteln an andere Gesundheitsberufe

Pflegeinterventionsklassifikation (NIC)

Empfohlene Pflegeinterventionen bei Hörstörungen: Kommunikationsverbesserung: Hörbehinderung u.a. (siehe McCloskey/Bulecheck, 2003).

Empfohlene Pflegeinterventionen bei Sehstörungen: Kommunikationsverbesserung: Sehbehinderung u.a. (siehe McCloskey/Bulecheck, 2003).

Empfohlene Pflegeinterventionen bei gustatorischen/olfaktorischen Wahrnehmungsstörungen: Ernährungsmanagement u.a. (siehe McCloskey/Bulecheck, 2003).

Empfohlene Pflegeinterventionen bei kinästhetischen Wahrnehmungsstörungen: Förderung der Körperbewegung und -haltung u.a. (siehe McCloskey/Bulecheck, 2003).

Empfohlene Pflegeinterventionen bei taktilen Wahrnehmungsstörungen (Sensibilitätsstörungen): Sensibilitätsstörungsmanagemen u.a. (siehe McCloskey/Bulecheck, 2003).

Pflegeergebnisklassifikation (NOC)

Empfohlenes Pflegeergebnis bei Hörstörungen: Sinneswahrnehmung: Hörvermögen (siehe Johnson/Maas/Moorhead, 2003).

Empfohlenes Pflegeergebnis bei Sehstörungen: Sinneswahrnehmung: Sehvermögen (siehe Johnson/Maas/Moorhead, 2003).

Empfohlenes Pflegeergebnis bei gustatorischen/olfaktorischen Wahrnehmungsstörungen: Sinneswahrnehmung: Geschmacks-/Geruchssinn (siehe Johnson/Maas/Moorhead, 2003).

Empfohlenes Pflegeergebnis bei kinästhetischen Wahrnehmungsstörungen: Gleichgewicht, Sinneswahrnehmung: Lagesinn (siehe Johnson/Maas/Moorhead, 2003).

Empfohlenes Pflegeergebnis bei taktilen Sensibilitätsstörungen: Sinneswahrnehmung: Tast- und Wärmesinn (siehe Johnson/Maas/Moorhead, 2003).

Literatur

Johnson, M.; Maas, M.; Moorhead, S.: Pflegeergebnisklassifikation (NOC). Huber, Bern 2003 (Plan)
McCloskey, J.C.; Bulecheck, G.M.: Pflegeinterventionsklassifikation (NIC). Huber, Bern 2003 (Plan)

Unwirksame Wärmeregulation
(Körpertemperaturschwankungen)*

Taxonomie 1 R: Austauschen (1.2.2.4/1986)
Taxonomie 2: Sicherheit/Schutz, Thermoregulation (00008/1986)
NANDA-Originalbezeichnung: «Ineffective Thermoregulation»
[Thematische Gliederung: Sicherheit]

Definition: Temperaturschwankungen zwischen Hypothermie und Hyperthermie.

Mögliche ursächliche oder beeinflussende Faktoren

- Trauma oder Krankheit [z.B. Hirnödem, zerebral vaskulärer Insult, intrakranielle Operation oder Kopfverletzung]
- Frühgeburt, Altern [z.B. Verlust/Fehlen von braunem Fettgewebe]
- Schwankende Umgebungstemperatur
- [Veränderung im Hypothalamusgewebe, was die Funktion der thermosensiblen Zellen und die Regulation von Wärmeabgabe/-gewinnung verändert]
- [Veränderungen des Stoffwechsels; Veränderungen des/der Thyroxin- und Katecholaminspiegels/-wirkung]
- [Chemische Reaktionen bei der Muskelkontraktion]

Bestimmende Merkmale oder Kennzeichen

objektive

- Körpertemperaturschwankungen über/unter den normalen Bereich (Vgl. bestimmende Merkmale bei Hypo-/Hyperthermie)
- Tachykadie
- Verminderung der Körpertemperatur unter der Normaltemperatur; kühle Haut; leichte Blässe; leichtes Zittern; Gänsehaut; zyanotische Nagelbetten; verlangsamte kapilläre Füllung; Hypotonie
- Warme Haut; gerötete Haut; erhöhte Atemfrequenz; Fieberkrämpfe

---

* Umgangssprachliche Umschreibung der Übersetzergruppe, die dem besseren Verständnis dienen soll.

Patientenbezogene Pflegeziele oder Evaluationskriterien

Der Patient
- äußert, die individuellen Faktoren und entsprechenden Maßnahmen zu verstehen
- zeigt Methoden/Verhaltensweisen, um die Situation zu verbessern
- hält die Körpertemperatur im normalen Bereich

Maßnahmen oder Pflegeinterventionen

1. Pflegepriorität: Erkennen der ursächlichen/beeinflussenden Faktoren:
- Assistieren bei Maßnahmen, *um den/die ursächlichen Faktor(en), den zugrunde liegenden Zustand zu erkennen* (z. B. durch die Informationssammlung bezüglich der gegenwärtigen Symptome, Zusammenhang mit Anamnese/Familienanamnese, Mithilfe bei der Diagnostik)

2. Pflegepriorität: Assistieren bei Maßnahmen zur Korrektur/Behandlung der zugrunde liegenden Ursache:
- Vgl. Maßnahmen bei den PD: Hypo-/Hyperthermie, *um die Körpertemperatur wiederherzustellen oder im normalen Bereich zu halten*
- Verabreichen von Flüssigkeiten, Elektrolyten und verordneten Medikamenten, *um die Körper-/Organfunktion aufrechtzuerhalten*
- Vorbereiten des Patienten, Leisten einer Mithilfe bei Therapien, *um die zugrunde liegende Ursache zu behandeln* (z. B. durch eine chirurgische Behandlung, Chemotherapie, Antibiotika usw.)

3. Pflegepriorität: Fördern des Wohlbefindens (Beratung, Patientenedukation und Entlassungsplanung):
- Überprüfen der ursächlichen/beeinflussenden Faktoren, bei Bedarf mit dem Patienten, der/n Bezugsperson/en
- Informieren des Patienten in Bezug auf den Krankheitsverlauf, die momentanen Therapien und Vorsichtsmaßnahmen nach der Entlassung
- Vgl. Beratung und Patientenedukation bei den PD: Hypo-/Hyperthermie

Schwerpunkte der Pflegedokumentation

Pflegeassessment oder Neueinschätzung
- Ergebnisse der Einschätzung inklusive Art des Problems, Ausmaß der Beeinträchtigung/Fluktuation der Temperatur

Planung
- Pflegeplan/-interventionen und beteiligte Personen
- Plan für die Patientenanleitung, -schulung und -beratung

Durchführung/Evaluation
- Reaktionen von Patient/Bezugsperson(en) auf Interventionen/Anleitung und ausgeführte Pflegetätigkeiten
- Zielerreichung/Fortschritte in Richtung Zielerreichung
- Veränderungen des Plans

Entlassungs- oder Austrittsplanung
- Langfristige Bedürfnisse nach Entlassung und Austritt sowie die Verantwortlichkeit für die notwendigen Maßnahmen
- Vermitteln an andere Gesundheitsberufe

Pflegeinterventionsklassifikation (NIC)

Bereich: *Körperfunktionen: komplexe (physiological: complex).* Interventionen zur Unterstützung homöostatischer und regulierender Prozesse.

Klasse: *Temperaturregulation (thermoregulation).* Interventionen zur Aufrechterhaltung der Körpertemperatur in normalen Grenzen.

Empfohlene Pflegeinterventionen: Temperaturregulation u. a. (siehe McCloskey/Bulecheck, 2003).

Pflegeergebnisklassifikation (NOC)

Empfohlenes Pflegeergebnis: Thermoregulation (siehe Johnson/Maas/Moorhead, 2003).

Literatur

Johnson, M.; Maas, M.; Moorhead, S.: Pflegeergebnisklassifikation (NOC). Huber, Bern 2003 (Plan)
Larsen, R.: Anästhesie und Intensivmedizin für Schwestern und Pfleger. Springer, Heidelberg/Berlin 1999
McCloskey, J. C.; Bulecheck, G. M.: Pflegeinterventionsklassifikation (NIC). Huber, Bern 2003 (Plan)
Sonn, A.: Pflegethema: Wickel und Auflagen. Thieme, Stuttgart 1998
Thüler, M.: Wohltuende Wickel. Worb 1998

Wissensdefizit (Lernbedarf) (zu spezifizieren)

Taxonomie 1 R: Wissen (8.1.1/1980)
Taxonomie 2: Perzeption/Kognition, Kognition (00126/1980)
NANDA-Originalbezeichnung: «Knowledge deficient»
[Thematische Gliederung: Lehren/Lernen]

Definition: Ein Fehlen oder Mangel an kognitiven Informationen zu einem bestimmten Thema. [Mangel an spezifischen Informationen, die für den Patienten/seine Angehörigen notwendig sind, um sinnvolle Entscheidungen im Zusammenhang mit Gesundheitszustand/Therapien/Veränderungen der Lebensweise zu treffen.]

Mögliche ursächliche oder beeinflussende Faktoren

- Kein Zugang zu Informationen
- Fehlinterpretation von Informationen
- Mangelnde Vertrautheit mit den Informationsquellen
- Mangelndes Erinnerungsvermögen
- Kognitive Einschränkung
- Fehlendes Interesse am Lernen
- [Wunsch des Patienten, keine Informationen zu erhalten]
- [Ungenaue/Unvollständige Informationen]

Bestimmende Merkmale oder Kennzeichen

subjektive
- Äußerung des Problems
- [Ersuchen um Informationen]
- [Äußerungen, die auf Missverständnisse hinweisen]

objektive
- Ungenaue Durchführung einer Anweisung
- Ungenügende Durchführung eines Tests
- Nicht angemessene oder übertriebene Verhaltensweisen (z. B. hysterisch, feindselig, erregt, apathisch)
- [Entwicklung einer vermeidbaren Komplikation]

Patientenbezogene Pflegeziele oder Evaluationskriterien

Der Patient
- nimmt am Lernprozess teil
- zeigt zunehmendes Interesse, übernimmt Verantwortung für das eigene Lernen und beginnt, sich Informationen zu holen und Fragen zu stellen
- äußert, den Gesundheitszustand und die Krankheit/ Behandlung zu verstehen
- erkennt Zeichen/Symptome und den Verlauf der Krankheit und setzt sie in Beziehung zu den ursächlichen Faktoren
- führt notwendige Maßnahmen korrekt aus und begründet sie
- leitet notwendige Veränderungen der Lebensweise ein und nimmt am Behandlungsplan teil

Maßnahmen oder Pflegeinterventionen

1. Pflegepriorität: Ermitteln von Lernbereitschaft und Lernbedürfnissen:
- Bestimmen des Wissensstandes einschließlich der zu erwartenden Bedürfnisse
- Ermitteln der Lernfähigkeit des Patienten (der Patient ist evtl. physisch, emotional, kognitiv beeinträchtigt)
- Achten auf Zeichen des Vermeidens/Ausweichens/der Umgehung. *Der Patient muss evtl. die Folgen mangelnden Wissens spüren, bevor er bereit ist, Informationen anzunehmen*
- Ermitteln von Hilfspersonen/Bezugsperson(en), die Informationen brauchen

2. Pflegepriorität: Ermitteln weiterer Faktoren, die einen Bezug zum Lernprozess haben:
- Beachten der persönlichen Faktoren (z. B. Alter, Geschlecht, sozialer/kultureller Hintergrund, konfessionelle Zugehörigkeit, Lebenserfahrungen, Ausbildungsstand, Gefühl der Machtlosigkeit)
- Bestimmen von Lernhindernissen: Sprachbarrieren (z. B. Analphabetismus, Fremdsprache); körperlichen Faktoren (sensorische Defizite wie z. B. Aphasie, Dyslexie); der psychischen Stabilität (z. B. akute Erkrankung, Aktivitätsintoleranz); der Schwierigkeit des Inhalts, der gelernt werden soll
- Ermitteln von Fähigkeiten des Patienten und vorhandener Mög-

lichkeiten in der Situation (evtl. muss der Patient den Bezugsperson(en) und/oder Pflegenden beim Lernen helfen)

3. Pflegepriorität: Ermitteln der Motivation von Patient/Bezugsperson:
- Erkennen motivierender Faktoren für den Betroffenen
- Geben von Informationen, die für die Situation relevant sind
- Geben von positiven Bestätigungen, *um eine Fortsetzung der Anstrengungen zu fördern.* Vermeiden negativer Rückmeldungen (z. B. Kritik und Drohungen)

4. Pflegepriorität: Festlegen von Prioritäten mit dem Patienten:
- Bestimmen des dringlichsten Bedürfnisses des Patienten, sowohl aus Sicht der Pflegeperson, wie auch aus der des Patienten. *Markiert einen Ausgangspunkt*
- Besprechen mit dem Patienten, wie er seine Bedürfnisse wahrnimmt. In Beziehung setzen von Informationen zu den persönlichen Wünschen/Bedürfnissen und Werten/Überzeugungen des Patienten
- Unterscheiden von wichtigen und unwichtigen notwendigen Inhalten

5. Pflegepriorität: Festlegen der Lerninhalte:
- Erkennen von Informationen, die man sich einprägen muss (kognitiv)
- Erkennen von Informationen, die auf Gefühle, Einstellungen, Wertvorstellungen beruhen (affektiv). Ermitteln der zum Lernen notwendigen psychomotorischen Fertigkeiten (psychomotorisch)

6. Pflegepriorität: Festlegen von Lernzielen:
- Formulieren von Lernzielen in der Sprache des Lernenden, *um die Bedürfnisse des Lernenden und nicht des Lehrenden zu treffen*
- Feststellen, welche Resultate (Ergebnisse) erzielt werden sollen
- Differenzieren bezüglich des Leistungsniveaus, der Zeitfaktoren, der Nah- und Fernziele
- Berücksichtigen der affektiven Ziele (z. B. Verminderung von Stress)

7. Pflegepriorität: Erkennen geeigneter Lehr- und Schulungsmethoden:
- Feststellen, wie der Patient Informationen aufnimmt (visuell,

auditiv, kinästhetisch, gustatorisch, olfaktorisch) und Berücksichtigen dieser Erkenntnisse bei der Planung. *Erleichtert das Lernen*
- Beteiligen des Patienten/der Bezugsperson(en) durch geeignete Lehrmethoden (z. B. programmierten Unterricht, Fragen/Gespräche, audiovisuelle Mittel)
- Miteinbeziehen weiterer Personen mit den selben Problemen (z. B. Selbsthilfegruppen, Gruppentherapie). *Bietet Rollenmodelle und sichert den Austausch von Informationen*
- Arbeiten mit Verträgen/Abmachungen, bei Bedarf, *um die Erwartungen an Lehrende und Lernende zu klären*
- Anwenden von Team- und Gruppenunterricht

8. Pflegepriorität: Erleichtern des Lernens:
- Beschaffen schriftlichen Informationsmaterials/von Richtlinien für den Patienten, auf die er sich, wenn nötig, beziehen kann. *Verstärkt den Lernprozess*
- Festlegen der Häufigkeit und des Zeitpunkts der Lernphasen und der Lernaktivitäten, entsprechend den Bedürfnissen des Patienten. Beteiligen des Patienten an der Planung/Auswertung
- Schaffen einer des Lernens fördernden/begünstigenden Umgebung
- Achten auf Faktoren, durch die die Lehrperson die Situation beeinflusst: Wortschatz, Kleidung, Stil, Fachkompetenz und pädagogische Kompetenz
- Ausgehen von bekanntem Wissen, von einfachen zu komplexen Inhalten. *Verringert die Möglichkeit, dass der Patient von neuem Wissen überwältigt wird*
- Beachten der Angst des Patienten. Vermitteln von Informationen nicht der Reihe nach, sondern beginnend mit dem, was am meisten Angst auslöst, sofern die Angst den Lernprozess behindert
- Dafür Sorgen, dass der Patient aktiv am Lernprozess teilnimmt, *damit er die Kontrolle darüber hat*
- Sorgen für ein Feedback (positive Verstärkung) und die Überprüfung des Lernerfolgs
- Achten auf Möglichkeiten für eine informelle Weitergabe von Informationen (z. B. das Beantworten von Fragen während der Routinepflege oder während des Verteilens von Mahlzeiten/Medikamenten und weiterer pflegerischer Tätigkeiten), Beachten, dass Pflegende während ihres Tuns auch als Rollenmodelle mit Vorbildfunktion agieren

- Unterstützen des Patienten, Informationen in allen möglichen Bereichen zu benutzen (z. B. situations-, umfeld-, persönlichkeitsbedingt)

9. Pflegepriorität: Fördern des Wohlbefindens (Beratung, Patientenedukation und Entlassungsplanung):
- Angeben der Telefonnummer einer Kontaktperson bei der Entlassung, *die Fragen beantworten/Informationen bestätigen kann*
- Feststellen, welche Hilfsgruppen/Ressourcen es auf Gemeindeebene gibt
- Vermitteln von Informationen über zusätzliche Lernhilfen (z. B. Bibliographie, Tonbandkassetten usw.), *die weiteres Lernen im eigenen Lerntempo fördern können*

Schwerpunkte der Pflegedokumentation

Pflegeassessment oder Neueinschätzung
- Ergebnisse der Einschätzung/Lernstil und -bedürfnisse, Vorhandensein von Lernblockaden (z. B. Feindseligkeit, Verhaltensstörungen, Angst)

Planung
- Lehr-/Schulungsplan, Lehrmethoden und beteiligte Personen
- Plan für die Patientenanleitung, -schulung und -beratung

Durchführung/Evaluation
- Reaktionen von Patient/wichtigen Bezugspersonen auf Schulung/Anleitung und ausgeführte Pflegetätigkeiten. Wie zeigt sich der Lernfortschritt?
- Zielerreichung/Fortschritte in Richtung Zielerreichung
- Veränderungen des Plans

Entlassungs- oder Austrittsplanung
- Zusätzliche Lern-/Informationsbedürfnisse
- Erforderliche Überweisungen und Verweise an andere Gesundheitsberufe oder Pflegeexperten

Pflegeinterventionsklassifikation (NIC)

Bereich: *Verhalten (behavioral).* Interventionen zur Förderung der psychosozialen Lebensgestaltung und zur Erleichterung von Veränderungen der Lebensweise.

Klasse: *Patientenedukation (patient education).* Interventionen zur Erleichterung von Lernprozessen.

Empfohlene Pflegeinterventionen: Patientenedukation u.a. (siehe McCloskey/Bulecheck, 2003).

Pflegeergebnisklassifikation (NOC)

Empfohlenes Pflegeergebnis: Wissen (spezifizieren: 25 Möglichkeiten), (siehe Johnson/Maas/Moorhead, 2003).

Literatur

Canobbio, M.C.: Praxishandbuch Patientenschulung und -beratung. Ullstein Medical 1998

Johnson, M.; Maas, M.; Moorhead, S.: Pflegeergebnisklassifikation (NOC). Huber, Bern 2003 (Plan)

Klug-Redman, B.: Patientenschulung und -beratung. Ullstein Medical, Berlin/Wiesbaden 1996

London, F.: Patientenedukation. Huber, Bern 2003 (Plan)

McCloskey, J.C.; Bulecheck, G.M.: Pflegeinterventionsklassifikation (NIC). Huber, Bern 2003 (Plan)

Bereitschaft für ein verbessertes spirituelles Wohlbefinden

Taxonomie 1 R: Wertschätzen (4.2/1994)
Taxonomie 2: Lebensprinzipien, Werte-, Einstellungs-, Handlungskongruenz (00068/1994)
NANDA-Originalbezeichnung: «Potential for Enhanced Spiritual Well-Being»
[Thematische Gliederung: Integrität der Person]

Definition: Spirituelles Wohlbefinden ist ein Prozess der persönlichen Entwicklung und Entdeckung des Geheimnisses der eigenen Existenz. Dieser Prozess wirkt durch Verbundenheit und entspringt innerer Stärke.
[Spirituelles Wohlbefinden ist die Fähigkeit eines Menschen, seinem Leben Sinn, Wert und Richtung zu geben; sie vermittelt Harmonie, inneren Frieden und Erfüllung. Sie führt zu lebensbejahenden Beziehungen mit höherer Macht/Gottheit, Selbst, Gemeinschaft und Umwelt.]

Mögliche ursächliche oder beeinflussende Faktoren

In Bearbeitung durch die NANDA

Bestimmende Merkmale oder Kennzeichen

subjektive

- *Innere Stärke:* Gefühl von Bewusstheit, Bewusstsein seiner selbst, innere Kraftquelle, inneres Zentrum, Transzendenz
- *Geheimnisse der eigenen Existenz erkennen:* persönliches Erlebnis vom Sinn und der Bedeutung des eigenen Lebens, von Geheimnissen, Unsicherheit und Kämpfen
- *Harmonische Verbundenheit:* In Beziehung stehen, sich verbunden fühlen, Harmonie mit sich selbst, mit andern, mit höherer Macht/Gott und der Umwelt

Patientenbezogene Pflegeziele oder Evaluationskriterien

Der Patient

- anerkennt die stabilisierenden und stärkenden Lebenskräfte, die benötigt werden zum Ausgleich und für das Wohlbefinden der ganzen Person
- erkennt einen Sinn im Leben, der Hoffnung, inneren Frieden und Erfüllung vermittelt
- verbalisiert ein Gefühl von innerem Frieden/Erfüllung und geistig/spirituellem Wohlbefinden
- zeigt ein Verhalten, das kongruent ist mit den geäußerten Überzeugungen und das Unterstützung und Kraft für das tägliche Leben vermittelt

Maßnahmen oder Pflegeinterventionen

1. Pflegepriorität: Bestimmen des spirituellen Befindens/der Motivation für spirituelles Wachstum:

- Ermitteln der Lebensgeschichte des Patienten, seiner spirituellen/religiösen Entwicklung und der Beteiligung an entsprechenden Aktivitäten/Ritualen. *Bietet eine Grundlage für Wachstum und Veränderung*
- Ermitteln der Bedeutung und Interpretation spiritueller Überzeugungen, Vorstellungen über Leben/Tod und Krankheit und deren Bedeutung, die sie für den Lebensverlauf haben. Feststellen, wie der Patient seine gegenwärtige Situation wahrnimmt

Bereitschaft für ein verbessertes spirituelles Wohlbefinden

- Bestimmen der Bedeutung des sozialen Netzes für das spirituelle Wohlbefinden
- Sprechen über die Vorstellungen des persönlichen Lebensplans/ über Gottes Plan für das eigene Leben
- Ermitteln der Bedeutung von spirituellen Überzeugungen, des Praktizierens von Religion und Ritualen im Alltagsleben
- Feststellen, wie das Ausüben von Religion/spirituellen Überzeugungen das Leben beeinflusst hat. Achten dabei sowohl auf positive wie auch auf negative Konsequenzen

2. Pflegepriorität: Unterstützen des Patienten bei der Integration von Werten/Überzeugungen, um ein Gefühl von Ganzheit und optimaler Ausgeglichenheit im täglichen Leben zu erreichen:

- Feststellen, wie die Überzeugungen dem täglichen Leben Sinn und Wert vermitteln. *Bietet Unterstützungsmöglichkeiten, um mit gegenwärtigen und zukünftigen Aufgaben zurechtzukommen*
- Klären des Realitätsgehaltes/der Angemessenheit der Selbstwahrnehmung und der Erwartungen des Patienten. *Notwendig, um eine sichere Grundlage für weiteres Wachstum zu ermöglichen*
- Besprechen der Bedeutung und des Wertes von spirituellen Ritualen/Gebeten für das alltägliche Leben
- Besprechen der Wege zum Erreichen von Verbundenheit oder Harmonie mit sich selbst, mit andern, mit höherer Macht/Gott und der Umwelt (z. B. Meditation; Gebete; mit andern sprechen; Gedanken/Gefühle mit andern teilen; sich in der Natur/im Garten aufhalten; Wandern; an religiösen Veranstaltungen teilnehmen). *Da es sich um sehr individuelle Entscheidungen handelt, ist keine Handlung zu trivial, um berücksichtigt zu werden*

3. Pflegepriorität: Fördern des Wohlbefindens (Beratung, Patientenedukation und Entlassungsplanung):

- Finden von Wegen für den Ausdruck von Spiritualität/Religion
- Ermutigen des Patienten, sich Zeit für die Introspektion zu nehmen, für die Suche nach dem inneren Frieden und der Harmonie. Besprechen der Anwendung von Meditations-/Entspannungstechniken (z. B. Yoga, Tai Chi, Beten)
- Ermutigen zur Teilnahme an Aktivitäten, welche eine äußere Stütze für die eigenen inneren Überzeugungen sein können (z. B. Teilnahme an religiösen Veranstaltungen, Kontakte mit Lehrern, Priestern, Seelsorgern, spirituellen Ratgebern)

- Besprechen des Umgangs mit alltäglichen Konflikten, die aufgrund der eigenen Überzeugungen mit der Familie, mit anderen wichtigen Bezugspersonen, mit kulturellen Gruppen oder mit der Gesellschaft entstehen können. Verwenden, unter Umständen, von Rollenspielen. *Bietet die Gelegenheit verschiedene Verhaltensweisen in einer geschützten Umgebung auszuprobieren, um auf alle möglichen Eventualitäten gefasst zu sein*
- Empfehlen der Teilnahme an Gruppen, in denen über Träume gesprochen wird. *Die Beschäftigung mit Träumen kann das spirituelle Bewusstsein und das persönliche Wachstum fördern*
- Empfehlen des Einsatzes einer Bibliotherapie und Abgeben entsprechender Literaturlisten, *um sich später darauf zu beziehen und selbstgesteuert weiterzulernen*

Schwerpunkte der Pflegedokumentation

Pflegeassessment oder Neueinschätzung
- Ergebnisse der Einschätzung inklusive Wahrnehmung der Bedürfnisse durch den Patienten und Wünsche/Erwartungen bezüglich Veränderung

Planung
- Pflegeplan/-interventionen und beteiligte Personen
- Plan für die Patientenanleitung, -schulung und -beratung

Durchführung/Evaluation
- Reaktionen auf Interventionen/Anleitung und ausgeführte Pflegetätigkeiten
- Zielerreichung/Fortschritte in Richtung Zielerreichung
- Veränderungen des Plans

Entlassungs- oder Austrittsplanung
- Langfristige Bedürfnisse und Erwartungen nach der Entlassung sowie Maßnahmen, die ergriffen werden müssen
- Spezifische Vermittlungen an andere Gesundheitsberufe

Pflegeinterventionsklassifikation (NIC)

Bereich: *Verhalten (behavioral).* Interventionen zur Förderung der psychosozialen Lebensgestaltung und zur Erleichterung von Veränderungen der Lebensweise.

Klasse: *Unterstützung des Coping-Verhaltens (coping assistance).* Interventionen zur Unterstützung anderer Personen eigene Stärken zu entwickeln, sich an Funktionsveränderungen anzupassen oder ein höheres Funktionsniveau zu erreichen.

Empfohlene Pflegeinterventionen: Spirituelle Unterstützung, spirituelle Entwicklungserleichterung u.a. (siehe McCloskey/Bulecheck, 2003).

Pflegeergebnisklassifikation (NOC)

Empfohlenes Pflegeergebnis: Spirituelles Wohlbefinden (spiritual wellbeing), (siehe Johnson/Maas/Moorhead, 2003).

Literatur

Johnson, M.; Maas, M.; Moorhead, S.: Pflegeergebnisklassifikation (NOC). Huber, Bern 2003 (Plan)
McCloskey, J.C.; Bulecheck, G.M.: Pflegeinterventionsklassifikation (NIC). Huber, Bern 2003 (Plan)
Stevens Barnum, B.: Spirituelle Aspekte der Pflege. Huber, Bern 2002

Beeinträchtigte Zahnbildung

Taxonomie 1: Austauschen (1.6.2.1.3, 1998)
Taxonomie 2: Sicherheit/Schutz, Körperverletzung (00048, 1998)
NANDA-Originalbezeichnung: «Impaired Dentition»
[Thematische Gliederung: Ernährung]

Definition: Störung der Zahnentwicklung bzw. der Durchbruchsmuster oder der strukturellen Integrität einzelner Zähne.

Mögliche ursächliche oder beeinflussende Faktoren

- Ernährungsgewohnheiten; Nährstoffmangel
- Ausgewählte verschreibungspflichtige Medikamente; dauernder Konsum von Tabak, Kaffee oder Tee, Rotwein
- Ineffektive Mundhygiene; Wärme- oder Kälteempfindlichkeit; chronisches Erbrechen
- Wissensdefizite in Bezug auf Zahngesundheit; exzessiver Gebrauch abrasiver Reinigungsmittel bzw. Einnahme von Fluoriden
- Hemmnisse der Selbstversorgung; Hindernisse – auch ökonomischer Art – beim Zugang zu professioneller Versorgung
- Genetische Veranlagung; vorzeitiger Verlust des Milchgebisses; Bruxismus [Trauma/chirurgischer Eingriff]

Bestimmende Merkmale oder Kennzeichen

subjektive
- Zahnschmerzen

objektive
- Mundgeruch
- Verfärbung des Zahnschmelzes; Erosion des Zahnschmelzes; exzessiver Plaque
- Abgenutzte oder abradierte Zähne; Kronen- oder Wurzelkaries; Zahnfraktur/en; gelockerte Zähne; Fehlen einzelner oder aller Zähne
- Vorzeitiger Verlust des Milchgebisses; nicht altersgemäßer Durchbruch (Milchgebiss oder bleibendes Gebiss)
- Exzessiver Zahnstein
- Malokklusion oder schlechte Ausrichtung der Zähne; asymmetrischer Gesichtsausdruck

Patientenbezogene Pflegeziele oder Evaluationskriterien

Der Patient

- zeigt gesundes Zahnfleisch sowie gesunde Schleimhäute und Zähne in gutem Erhaltungszustand
- berichtet über ausreichende Nährstoff- und Flüssigkeitsaufnahme
- formuliert und demonstriert effektive Mundpflegefertigkeiten
- nimmt Überweisungen zu einer geeigneten Zahnversorgung kontinuierlich wahr

Maßnahmen oder Pflegeinterventionen

1. Pflegepriorität: Erkennen ursächlicher/beeinflussender Faktoren:
- Feststellen des Vorhandenseins/Fehlens von Zähnen und/oder Prothesen und Bestimmen der entsprechenden Bedeutung im Hinblick auf Erfordernisse der Ernährung und Ästhetik
- Evaluieren des aktuellen Status der Zahn- und Mundhygiene
- Dokumentieren des Vorliegens von Faktoren mit Einfluss auf die Zahnbildung (z. B. chronischer Konsum von Tabak, Kaffee oder Tee; Bulimie/chronisches Erbrechen; Abszesse; Tumoren; Zahnspangen; Bruxismus/chronisches Zähneknirschen) zur Einschätzung eines möglichen Interventions- und/oder Behandlungsbedarfs
- Feststellen aktueller Faktoren mit negativen Auswirkungen auf die Zahngesundheit (z. B. Einliegen eines endotrachealen Tubus, Frakturen des Gesichtsschädels, Chemotherapie), die spezielle Aktivitäten der Mundversorgung erfordern

2. Pflegepriorität: Behandeln/Management von Erfordernissen der Zahnversorgung:
- Verabreichen von Spülungen mit Kochsalzlösung, alkoholfreie Mundspülungen
- Sanfte Zahnfleischmassage mit einer weichen Zahnbürste
- Unterstützen beim/Ermutigen zum Bürsten und Behandeln mit Zahnseide, wenn der Patient zur Selbstversorgung nicht in der Lage ist
- Sorgen für geeignete Nahrung zur optimalen Ernährung unter Berücksichtigung der Kaufähigkeit des Patienten (z. B. Flüssigkeiten oder weiche Nahrung)
- Bedarfsweise Erhöhung der Flüssigkeitsaufnahme zur Erhöhung

der Hydrierung und des allgemeinen Wohlbefindens der Mundschleimhaut
- Wiedereinführen von Endotrachealtuben und Wiederherstellen von Atemwegsverbindungen routinemäßig unter sorgfältigem Polstern/Schützen von Zähnen/Prothesen; bei Bedarf sorgsames Absaugen
- Vermeiden von Wärmereizen bei empfindlichen Zähnen. Empfehlen des Gebrauchs einer speziellen Zahnpasta zur Verringerung der Zahnempfindlichkeit
- Dokumentieren (Foto) von Gesichtsverletzungen vor der Behandlung, um einen «optischen Ausgangswert» für zukünftige Vergleiche/Evaluationen zu bekommen
- Aufrechterhalten einer guten Ausrichtung des Kiefers/Gesichts, wenn Frakturen vorliegen
- Bedarfsweises Verabreichen von Antibiotika zur Behandlung von Mund-/Zahnfleischinfektionen
- Empfehlen der bedarfsweisen Anwendung von Analgetika und topischen Analgetika bei Zahnschmerzen
- Bei empfindlichen Personen Antibiotikatherapie vor Eingriffen am Zahnapparat (z. B. bei Herzklappenpatienten) und/oder Sicherstellen, dass keine Blutungs- oder Gerinnungsstörungen vorliegen, um exzessive Blutungen zu verhindern
- Überweisen zu geeigneten Versorgern (z. B. ZahnhygieneassistentInnen, Dentalhygiene, Kieferchirurgen etc.)

3. Pflegepriorität: Fördern des Wohlbefindens (Beratung und Entlassungsplanung):
- Anleiten des Patienten/der Betreuungsperson zu Interventionen häuslicher Pflege zur Behandlung der Krankheit und/oder Verhinderung weiterer Komplikationen
- Sichten von Ressourcen, die für den Patienten benötigt werden, um eine adäquate Hygieneversorgung der Zähne durchzuführen (z. B. Zahnbürste/-pasta, sauberes Wasser, Überweisung an in der Zahnversorgung Tätige, Zugang zu finanzieller Unterstützung, persönliche Assistenz bei der Versorgung)
- Ermutigen zur Einstellung des Konsums von Tabak, vor allem in seinen nicht gerauchten Formen, Anmelden bei Raucherentwöhnungskursen
- Besprechen der Ratsamkeit einer Überprüfung und/oder Versorgung der Zähne vor der Durchführung einer Chemotherapie oder

Bestrahlung, um Gewebsschäden im Mundbereich und an den Zähnen möglichst gering zu halten

Schwerpunkte der Pflegedokumentation

Pflegeassessment oder Neueinschätzung
- Individuelle Befunde einschließlich individueller Faktoren mit Einfluss auf Zahnbildungsprobleme
- Ausgangsfotos/-beschreibungen der Mundhöhle und der Strukturen darin

Planung
- Pflegeplan und beteiligte Personen
- Patientenschulung

Durchführung/Evaluation
- Reaktionen auf Interventionen und ausgeführte Pflegetätigkeiten
- Zielerreichung/Fortschritte in Richtung Zielerreichung
- Veränderungen des Plans

Entlassungs- oder Austrittsplanung
- Individuelle langfristige Bedürfnisse, Bestimmung der Verantwortlichkeiten
- Vorgenommene Überweisungen

Pflegeinterventionsklassifikation (NIC)

Bereich: *Körperfunktionen: grundlegende (physiological: basic).* Interventionen zur Unterstützung körperlicher Funktionen.

Klasse: *Erleichterung der Selbstversorgung (self-care facilitation).* Interventionen zur Gewährleistung oder Unterstützung von Aktivitäten des täglichen Lebens (ADL).

Empfohlene Pflegeinterventionen: Prophylaktische Mund-/Zahnpflege u. a. (siehe McCloskey/Bulecheck, 2003).

Pflegeergebnisklassifikation (NOC)

Empfohlenes Pflegeergebnis: Wissen: Gesundheit (siehe Johnson/Maas/Moorhead, 2003).

Literatur

Johnson, M.; Maas, M.; Moorhead, S.: Pflegeergebnisklassifikation (NOC). Huber, Bern 2003 (Plan)

McCloskey, J. C.; Bulecheck, G. M.: Pflegeinterventionsklassifikation (NIC). Huber, Bern 2003 (Plan)

6. Materialien und Hintergrundinformationen

Die folgenden Materialien bieten Hintergrundinformationen zur Definition, Terminologie, Klassifikation und Taxonomie der Pflegediagnosen der Nordamerikanischen Pflegediagnosenvereinigung (NANDA).

6.1 Terminologie und Taxonomie der NANDA

Pflegediagnosen bieten fachsprachliche Bezeichnung von Begriffen (Termen), die sprachliche Einheiten bilden mit denen sich menschliche Reaktionen auf aktuelle und potenzielle Gesundheitsprobleme beschreiben lassen. Die Zusammenstellung dieser pflegediagnostischen Begriffe beschreibt die Terminologie der NANDA-Pflegediagnosen. Die Klassifikation der Pflegediagnosen, sprich die systematische Ordnung der diagnostischen Begriffe in Klassen, beschreibt den Wissensbestand pflegerisch erkennbarer, benennbarer und behandelbarer Probleme. Die Taxonomie der NANDA beschreibt das Gliederungsprinzip oder die Struktur nach der die Klassifikation der NANDA-Pflegediagnosen aufgebaut ist. Im Folgenden werden neben den verschiedenen Arten von Pflegediagnosen die alte Taxonomie 1 der NANDA mit ihrer Struktur der «menschlichen Reaktionsmuster» und die neue Taxonomie 2 beschrieben (vgl. NANDA, 2002 und Oud, 2002).

6.1.1 Definition und verschiedene Diagnose-Typen

Die allgemeine Definition des Begriffs «Pflegediagnose» der NANDA lautet folgendermaßen: «Eine klinische Beurteilung der Reaktion eines Individuums, einer Familie oder einer Gemeinschaft auf aktuelle oder potenzielle Gesundheitsprobleme/Lebensprozesse.

Pflegediagnosen bilden die Grundlage für die Wahl von Interventionen, mit welchen Ergebnisse erzielt werden sollen, für die Pflegepersonen verantwortlich sind» (NANDA 1994, S. 89).

Die NANDA unterscheidet im Weiteren «Aktuelle Pflegediagnosen», «Risiko-Pflegediagnosen», «Syndrom-Pflegediagnosen» und «Wellness-Diagnosen». – Diese Begriffe werden folgendermaßen definiert (NANDA 1994, S. 89):

- «*Aktuelle Pflegediagnosen* beschreiben menschliche Reaktionen auf Gesundheitszustände/Lebensprozesse, die bei Individuen, Familien oder Gemeinschaften vorkommen. Sie sind abgestützt auf bestimmende Merkmale (Manifestationen/Kennzeichen und Symptome), die zu zusammenhängenden Mustern gruppiert sind»
- «*Risiko-Pflegediagnosen* beschreiben menschliche Reaktionen auf Gesundheitszustände/Lebensprozesse, die sich bei verletzlichen (vulnerablen) Individuen, Familien oder Gemeinschaften entwickeln können. Sie sind abgestützt auf Risikofaktoren, die zu einer erhöhten Verletzlichkeit (Vulnerabilität) führen»
- *Syndrom-Pflegediagnosen* beschreiben ein Bündel (cluster) menschlicher Reaktionen auf aktuelle und potenzielle Gesundheitszustände/Lebensprozesse, die bei Individuen oder Familien vorkommen. Sie sind abgestützt auf ein Bündel (cluster) einzelner aktueller oder Risiko-Pflegediagnosen, deren Vorliegen aufgrund eines bestimmten Ereignisses oder einer bestimmten Situation vorhergesagt wird. Die Ätiologie einer Syndromdiagnose wird im Diagnosenamen beschreiben (z. B. «Relokation», «Vergewaltigung», «Immobilität»)
- «*Wellness-Pflegediagnosen* beschreiben menschliche Reaktion von Individuen, Familien oder Gemeinschaften auf verschiedene Grade von gesundheitlichem Wohlbefinden (Wellness), die das Potenzial einer Entwicklung auf ein höheres Niveau beinhalten»

Die Diagnosen auf der NANDA-Liste sind von der NANDA «anerkannt für klinische Anwendung und Überprüfung» («NANDA-approved ... for clinical use and testing»)[1].

---

[1] Anmerkung der Übersetzergruppe: Das bedeutet, dass die meisten NANDA-Diagnosen noch nicht systematisch und breit wissenschaftlich untersucht worden sind.

6.1.2 Die menschlichen Reaktionsmuster

Die Grundstruktur der alten NANDA-Taxonomie 1 R bilden die folgenden neun «menschlichen Reaktionsmuster» (NANDA-Originalbezeichnung: «Human Response Patterns»):

- **Austauschen:** Geben, aufgeben oder verlieren im Austausch mit etwas Anderem; Ersatz eines Elementes für ein Anderes; Handlung des gegenseitigen Gebens und Nehmens
- **Fühlen:** Bewusstsein, Empfindung, Wahrnehmung oder Sinneseindruck erfahren und deuten; Betroffenheit durch Tatsachen, Ereignisse oder Zustände
- **In Beziehung treten:** Eine Verbindung aufbauen oder unterhalten zwischen Sachen, Personen oder Örtlichkeiten; in etwas hineingeboren und aufgewachsen sein oder hineingedrängt werden
- **Kommunizieren:** Gedanken, Gefühle oder Informationen innerlich oder äußerlich, verbal oder nonverbal aussenden, mitteilen, übermitteln, weiterleiten
- **Sich bewegen:** Stellung oder Lage des Körpers oder eines Körperteiles verändern, in Bewegung setzen oder halten; Ausscheidung oder Absonderung hervorrufen; Drang zu handeln oder etwas zu tun erkennen und umsetzen
- **Wählen:** Abwägen und entscheiden zwischen Alternativen; eine Vorliebe für eine Angelegenheit geltend machen, bei der man frei entscheiden kann; sich für einen Weg entscheiden; gemäß einer Neigung oder Empfindung entscheiden
- **Wahrnehmen:** Verstandesmäßig aufnehmen, verstehen und verarbeiten; sich mit Hilfe der Sinne bewusst machen; auch etwas wahrnehmen, was nicht offen oder der Beobachtung zugänglich ist; etwas voll und sachgemäß aufnehmen
- **Wertschätzen:** Um etwas besorgt sein, sich um etwas kümmern; den Wert oder die relative Stellung einer Sache einem Wertsystem zuordnen; etwas seinem realen oder beigemessenen Wert oder gemäß Nützlichkeit, Wichtigkeit einordnen; persönliche Zuneigung/Vorliebe für Personen oder Sachen wahrnehmen; Bedeutung abwägen
- **Wissen:** Eine Sache oder Person erkennen oder zur Kenntnis nehmen; vertraut sein aufgrund von Erfahrungen, Informationen oder Berichten; sich einer Sache bewusst werden durch Beobachtungen, Erkundigungen oder Informationen; über eine Fülle von Fakten, Prinzipien oder Handlungsweisen verfügen; etwas verstehen

Die Grundstruktur der neuen NANDA-Taxonomie 2 sind die folgenden 13 Bereiche und in Klammern zugeordnete Klassen, den die Pflegediagnosen wiederum als «diagnostische Konzepte» zugeordnet sind. Detailliertere Angaben zur neuen NANDA-Klassifikation finden sich in NANDA (2002) und Oud (2002).

- **Gesundheitsförderung** (Gesundheitsbewusstsein, Gesundheitsmanagement)
- **Ernährung** (Nahrungsaufnahme, Verdauung, Absorption, Verstoffwechslung, Hydratation)
- **Ausscheidung** (Harnwegssystem, gastrointestinales, pulmonales System, Haut)
- **Aktivität/Ruhe** (Schlaf/Ruhe, Aktivität/Bewegung, Energiegleichgewicht, kardiovaskuläre/pulmonäre Reaktionen)
- **Perzeption/Kognition** (Aufmerksamkeit, Orientierung, Wahrnehmung/Perzeption, Kognition, Kommunikation)
- **Selbstwahrnehmung** (Selbstkonzept, Selbstwertgefühl, Körperbild)
- **Rolle/Beziehungen** (Laienpflege-Rolle, Familienbeziehungen, Rollenausübung)
- **Sexualität** (sexuelle Identität, sexuelle Funktionen, Reproduktion)
- **Coping/Stresstoleranz** (posttraumatische Reaktionen, Coping-Reaktionen, neurobehavioraler Stress)
- **Lebensprinzipien** (Werte, Glaubenseinstellungen, Werte-/Glaubens-/Handlungskongruenz)
- **Sicherheit/Schutz** (Infektion, körperliche Verletzung, Gewalt, Umweltgefahren, defensive Prozesse, Thermoregulation)
- **Wohlbehagen** (Comfort) (physisches Wohlsein, umgebungsbezogenes Wohlsein, soziales Wohlsein)
- **Wachstum/Entwicklung** (Wachstum/Entwicklung)

6.1.3 Von der NANDA verwendete Bestimmungswörter

Eine große Zahl der NANDA-Diagnosen besteht aus zwei Bestandteilen: Einem «diagnostischen Konzept» bestehend aus ein oder mehreren Substantiven (z. B. Mobilität, Selbstwertgefühl) und einem Bestimmungswort (engl. descriptor) wie z. B. «beeinträchtigt», «unwirksam» oder «akut».

6.1.3 Von der NANDA verwendete Bestimmungswörter

Diese Bestimmungswörter werden von der NANDA folgendermaßen definiert (NANDA 1994, S. 91):

- **Akut** *(NANDA-Originalbezeichnung: «acute»)*. Ernst, schwer, aber von kurzer Dauer. Beispiel: *akuter* Schmerz
- **Beeinträchtigt** *(NANDA-Originalbezeichnung: «impaired»)*. Reduziert, eingeschränkt, nicht vollständig, nicht voll funktionsfähig, verschlechtert, geschwächt, herabgesetzt. Beispiel: **beeinträchtigte** Gehfähigkeit
- **Bereitschaft für ein(e) verbesserte ...** *(NANDA-Originalbezeichnung: «readiness for enhanced»)*. Bereitschaft für ... (Gebrauch bei Wellness-Diagnosen). Beispiel: **Bereitschaft für ein verbessertes** familiäres Coping
- **Chronisch** *(NANDA-Originalbezeichnung: «chronic»)*. Von langer Dauer, lang anhaltend, gewohnt, konstant, immer wieder auftretend. Beispiel: *chronische* Verwirrtheit
- **Defizitär (Defizit) oder mangelnd** *(NANDA-Originalbezeichnung: «deficient»)*. Ungenügend in Quantität, Qualität oder Grad, unvollständig, fehlerhaft, inadäquat. Beispiel: Selbstversorgungs*defizit*
- **Desorganisiert** *(NANDA-Originalbezeichnung: «desorganized»)*. (Anmerkung der Übersetzergruppe: Von der NANDA verwendet, aber nicht definiert; wurde wörtlich übersetzt oder es wurden andere, sprachlich im Kontext adäquate Umschreibungen verwendet, z. B. «gestört», «unausgereift»). Beispiel: *unausgereifte* kindliche Verhaltens*organisation*
- **Effektiv** *(NANDA-Originalbezeichnung: «effective»)*. Die beabsichtigte und erwartete Wirkung erzielen. Beispiel: *effektives* Stillen
- **Erschwert** oder früher **fehlgeleitet** *(NANDA-Originalbezeichnung: «dysfuctional»)*. Nicht dem üblichen/normalen Verlauf entsprechend, nicht normentsprechendes Funktionieren, unvollkommenes Funktionieren. Beispiele: *erschwertes* Trauern, *erschwerte* Beatmungsentwöhnung
- **Gestört** oder **Störung** *(NANDA-Originalbezeichnung: «disturbed»)*. Erregt, unterbrochen, störend, Schwankungen nach oben oder unten. Beispiel: Körperbild*störung*
- **Überschüssig (Überschuss)** *(NANDA-Originalbezeichnung: «excessive»)*. Mehr als notwendig/erwünscht/sinnvoll/angemessen/erforderlich, übertrieben, mehr als nützlich. Beispiel: Flüssigkeitsüberschuss

- **Unausgeglichen** *(NANDA-Originalbezeichnung: «imbalanced»)*. Zustand des Ungleichgewichts. Beispiel: Gefahr eines *unausgeglichenen* Flüssigkeitshaushaltes
- **Unterbrochen** *(NANDA-Originalbezeichnung: «interrupted»)*. (Anmerkung der Übersetzergruppe: Von der NANDA verwendet, aber nicht definiert. Beispiel: *unterbrochenes* Stillen
- **Unwirksam** oder früher **ungenügend** *(NANDA-Originalbezeichnung: «ineffective»)*. Nicht den erwünschten/gewohnten Effekt erzielend, mit Schwierigkeiten verbunden. Beispiel: *unwirksame* Reinigungsfunktion der Atemwege
- **Verändert** *(NANDA-Originalbezeichnung: «altered»)*. Dieses Bestimmungswort wurde in der neuen Taxonomie 2 durch Begriffe wie «beeinträchtigt» oder «gestört» ersetzt, da es an sich zu unspezifisch ist
- **Verbessert** *(NANDA-Originalbezeichnung: «enhanced»)*. Vergrößert bezüglich Qualität, vertieft, etwas größer oder besser machen (bei Gesundheitsverhalten). Beispiel: Bereitschaft für ein *verbessertes* spirituelles Wohlbefinden
- **Vermindert** oder **herabgesetzt** *(NANDA-Originalbezeichnung: «decreased»)*. Vermindert, geringer in Größe, Menge, Ausmaß, Grad, abgeschwächt. Beispiel: *vermindertes* intrakranielles Anpassungsvermögen
- **Vorwegnehmend** *(NANDA-Originalbezeichnung: «anticipatory»)*. Im vorhinein realisieren, vorhersehen. Beispiel: *vorwegnehmendes* Trauern

Eine ergänzte und spezifizierte Liste der Bestimmungswörter findet sich in NANDA (2002).

7. Hinweise zur Verwendung der NANDA-Pflegediagnosen im deutschsprachigen Raum

7.1 Anleitung zum Formulieren von Pflegediagnosen mit der NANDA-Klassifikation[1]

(Ch. Abderhalden)

7.1.1 Was ist das Ziel des Diagnosen-Formulierens?

Alle Pflegediagnosen (PD) zusammen sollen eine informative, übersichtliche, anschauliche, individuelle Kurzbeschreibung oder Charakterisierung der Pflegesituation ergeben. – Die Liste aller Pflegediagnosen eines Patienten soll *den gesamten Bedarf nach Pflege* umschreiben. Dazu gehört

- der «banale», wenig problematischen Bedarf nach Hilfe bei einzelnen Alltagsaktivitäten
- der Bedarf nach Unterstützung/Begleitung bei schwierigen, belastenden Problemen im psychosozialen Bereich (Krankheitserleben, Krankheitsverarbeitung etc.)
- die nötige Unterstützung beim Vermeiden gesundheitlicher Probleme bzw. beim Erlangen eines möglichst hohen Maßes an Wohlbefinden

---

[1] Dieses Kapitel ist auf Basis einer Anleitung modifiziert und aktualisiert, die der Autor für das Pflegediagnostik-Projekt des Kantons Zürich verfasst hat und das in folgender Publikation abgedruckt ist: Anderegg-Tschudin H., Käppeli S., Knoepfel-Christoffel A. (1998) Qualitäts-Management am Beispiel der Pflegediagnostik: Vom Wissen zum Handeln. Direktion des Gesundheitswesens des Kantons Zürich, Zürich (ISBN 3-906157-99-7).

7.1.2 Wann werden Pflegediagnosen formuliert?

Erste Pflegediagnosen können formuliert werden, sobald erste Informationen über einen Patienten zur Verfügung stehen (Beobachtungen, Äußerungen der PatientInnen, Mitteilungen von Angehörigen etc.). Einige Diagnosen können aufgrund von Beobachtungen auch dann gestellt werden, wenn ein Gespräch mit dem Patienten unmöglich ist oder noch nicht stattgefunden hat (Beispiele: Beeinträchtigte körperliche Mobilität, Schluckstörung, Verletzungsgefahr, Gefahr der fremdgefährdenden Gewalttätigkeit, Akute Verwirrtheit etc.). Andere Diagnosen können ohne entsprechende Äußerungen der PatientInnen und ohne eine sorgfältige Situationsabklärung *nicht* (oder nur in Ausnahmefällen) gestellt werden (Beispiele: Soziale Isolation, Existenzielle Verzweiflung, Machtlosigkeit etc.).

Erste Diagnosen können durchaus als «Verdachtsdiagnosen» *(Verdacht auf...[V.a.])* formuliert werden, oder einzelne Teile der Diagnosen (z.B. Beeinflussende Faktoren/Ursachen) können als Vermutung festgehalten werden (*«unklare Ursache»*). *Die vollständige, definitive Liste der Pflegediagnosen* kann dann erstellt werden, wenn die Informationssammlung (Pflegeanamnese, Beobachtungen) abgeschlossen ist. *Weitere Pflegediagnosen* kommen im Verlauf der Pflege dazu, während andere wegfallen können, weil das Problem gelöst wurde. Pflegediagnosen müssen auch dann gestellt werden, wenn im Moment noch nicht klar ist, ob und wie dem Patienten geholfen werden kann!

7.1.3 Die PES-Struktur vollständiger Pflegediagnosen

Vollständige Pflegediagnosen werden nach dem PES-Format formuliert. PES bedeutet «Problem – Einflussfaktoren/Ursachen – Symptome»[2].

---

[2] Die Abkürzung kommt aus dem Englischen, wo PES für *problem, etiology, symptom* steht.

7.1 Anleitung zum Formulieren von Pflegediagnosen

Demgemäß bestehen sie aus folgenden drei Hauptelementen:

P	Problem	Diagnosetitel (= betroffene Funktion und Beurteilung), evtl. mit Präzisierung
+	+	+
E	Einflussfaktoren	Ursachen/beeinflussende Faktoren oder Risikofaktoren
+	+	+
S	Symptome	Erscheinungsform, Merkmale des Problems im konkreten Fall

Im Einzelfall kann aber von dieser Regel abgewichen werden: Der gesunde Menschenverstand soll Vorrang haben vor formalistischem Perfektionismus! – Alternativ können auch die «3-W-Fragen» angewandt werden – *Was* ist das Problem (Diagnosetitel)? *Warum* tritt das Problem auf (Ursachen/beeinflussende Faktoren oder Risikofaktoren)? *Wie* sieht das Problem aus? (Merkmale/Kennzeichen)?

Beispiele:

Diagnosenbestandteil Problem	Beispiel 1	Beispiel 2
Diagnosename[3] (Funktion + Beurteilung)	Selbstversorgungsdefizit	Hautschädigung
Inhaltliche Präzisierung	Essen	(Beinstumpf re)
Präzisierung bezüglich Grad/Ausmaß	Grad III	
Präzisierung zum Zeitverlauf	–	Akut
ev. Taxonomie-Nr.	NANDA 6.5.1	NANDA 1.6.2.1.2.2
Einfluss- bzw. Risikofaktoren/Ursachen	Therapiebedingte Immobilisierung (re Arm)	Wissensdefizit über Stumpfpflege und Handhabung der Prothese
Symptome	Beobachtung	Rötungen, Blasenbildung, Juckreiz

---

[3] Im Beispiel 1 besteht der Diagnosename aus der Funktion «Selbstversorgung» und der Beurteilung «Defizit», im Beispiel 2 ist die Funktion «Haut», die Beurteilung «Schädigung»; bei einigen Pflegediagnosen wird das problematische Phänomen direkt in einem Begriff benannt/beurteilt (z. B. Schmerz, Obstipation).

Ausformulierte Vollständige Pflegediagnose	Selbstversorgungsdefizit beim Essen *beeinflusst durch (b/d)* therapiebedingte Immobilisierung (re Arm) *angezeigt durch (a/d)* Beobachtung	Hautschädigung *beeinflusst durch (b/d)* Wissensdefizit über Stumpfpflege und Handhabung der Prothese *angezeigt durch (a/d)* Rötungen, Blasenbildung, Juckreiz

Bei einigen komplexen Pflegediagnosen, den sog. «Syndrom-Pflegediagnosen» besteht der Problemteil nur aus einem Begriff verbunden mit dem Wort «Syndrom». Beispiele: Relokationssyndrom, Vergewaltigungssyndrom, Gefahr eines Immobilitätssyndroms.

7.1.4 Der diagnostische Prozess

Der Weg vom Kennenlernen des Patienten über die pflegerische Untersuchung (Beobachtung, Gespräch) bis zum Vorliegen der definitiven Diagnose(n) wird als diagnostischer Prozess bezeichnet. Dieser diagnostische Prozess ist im Wesentlichen eine kognitive Leistung, die mit vielen Entscheidungen verbunden ist. Als Anleitung formuliert, besteht er aus folgenden Schritten:

1. Lerne den Patienten kennen: Hauptsorgen, Hilfsbedürftigkeit bei den ATL? Risiken? Krisen?
   - Beobachte den Patienten im Alltag
   - Befrage den Patienten (Pflegeanamnese)
2. Suche auf der Diagnosenliste *mögliche* (vermutete) Pflegediagnosen:
   - Erstelle eine provisorische Liste (= Differentialdiagnose: Welche Diagnosen könnten zutreffend sein?)
3. Prüfe jede dieser Diagnosen mit der Definition und den Merkmalen im Buch.
4. Streiche Diagnosen, die nicht zutreffen (Definitionen/Merkmale stimmen nicht)
5. Beschaffe eventuell zusätzliche Informationen
6. Erstelle die definitive Diagnosenliste
7. Formuliere/dokumentiere die Diagnosen definitiv nach dem PES-Format:

1. (**P**) Diagnosenname
2. Ev. Präzisierung und Grad/Stufe
3. (**E**) Ursache/Einflussfaktoren (bzw. Risikofaktoren)
4. (**S**) «Symptome» (Merkmale/Kennzeichen)

7.1.5 Beispiele für die Zusammensetzung von Pflegediagnosen nach der PES-Struktur

7.1.5.1 P-Teil: Diagnosename

Beschreibung von eingeschränkter Funktion, beeinträchtigtem Gesundheitsbereich oder Verhalten und Beurteilung, evtl. NANDA-Kodierungsnummer gemäß Taxonomie.

Beispiele:

P-Teil	E-Teil	S-Teil
Angst (NANDA 9.2.2)		
Unwirksames Therapiemanagement (NANDA 5.2.1)		
Suizidgefahr		

«Therapiemanagement» ist in diesem Fall die betroffene Funktion, «unwirksam» die Beurteilung.
«Suizid» ist das Verhalten, «…gefahr» ist die Beurteilung.

7.1.5.2 P-Teil: Präzisierung bezüglich Inhalt, Grad/Stufe, Zeitverlauf

Genauere Beschreibung und Spezifikation der eingeschränkten Funktion, des beeinträchtigten Gesundheitsbereichs oder Verhaltens und Beurteilung derselben.

Beispiele:

	P-Teil	E-Teil	S-Teil
Angst (NANDA 9.2.2)	Stufe II[4], bezüglich OP und postoperativem Verlauf		
Unwirksames Therapiemanagement (NANDA 5.2.1)	*Neuroleptika*		
Suizidgefahr			

7.1.5.3 E-Teil: Einflussfaktoren/Ursachen oder Risikofaktoren

Genauere Beschreibung und Spezifikation warum das Problem entstanden ist, durch welche Faktoren es beeinflusst oder verursacht wird bzw. welche Risikofaktoren zur möglichen Entstehung beitragen.

Beispiele:

	P-Teil	E-Teil	S-Teil
Angst (NANDA 9.2.2)	Stufe II, bezüglich OP und postoperativem Verlauf	*Beeinflusst durch (b/d) schlechte Erfahrungen bei der OP 1983 (Blutung) und Wissensdefizit über veränderte OP-Technik*	
Unwirksames Therapiemanagement (NANDA 5.2.1)	*Neuroleptika*	*Beeinflusst durch (b/d) Nebenwirkungen (Impotenz)*	
Suizidgefahr	*Gefahr (Suizidalität)*	*Beeinflusst durch (b/d) Wahrnehmung der entstellenden Verbrennungsnarbe (linke Gesichtshälfte)*	

---

[4] Damit die Diagnose sprachlich besser lesbar ist, wird «Grad II» bei der definitiven Fassung besser unmittelbar nach dem Diagnosenamen aufgeführt («Angst II. Grades»).

7.1.5.4 S-Teil: Symptome, Merkmale, Beobachtungen, Äußerungen der PatientInnen

Genauere Beschreibung und Spezifikation wie das Problem aussieht, an welchen Merkmalen, Kennzeichen und Symptomen es erkennbar ist.

Beispiele:

	P-Teil	E-Teil	S-Teil
Angst (NANDA 9.2.2)	Stufe II, bezüglich OP und postoperativem Verlauf	*Beeinflusst durch (b/d)* schlechte Erfahrungen bei der OP 1983 (Blutung) und Wissensdefizit über veränderte OP-Technik	*Angezeigt durch (a/d)* Aussagen beim Eintrittsgespräch
Unwirksames Therapiemanagement (NANDA 5.2.1)	*Neuroleptika*	*Beeinflusst durch (b/d)* Nebenwirkungen (Impotenz)	*Angezeigt durch (a/d)* Äußerung des Patienten: «Habe Medi schon lange abgesetzt»
Suizidgefahr	*Gefahr (Suizidalität)*	*Beeinflusst durch (b/d)* Wahrnehmung der entstellenden Verbrennungsnarbe (linke Gesichtshälfte)	*Angezeigt durch (a/d)* Äußerung der Patientin: «Lieber tot als so unter die Leute»; Frage nach letaler Temesta-Dosis

7.1.5.5 Ausformulierte Fassung für die Dokumentation

Genauere Beschreibung des Problems mit seinem Problemtitel und dem Ausprägungsgrad, den beeinflussenden Faktoren oder Risikofaktoren und den Merkmalen des Problems nach dem Muster: Problem b/d beeinflussender Faktor a/d Merkmale.

Beispiel 1
Angst Stufe II (NANDA 9.2.2) bezüglich OP und postoperativem Verlauf *b/d*[5] schlechte Erfahrungen bei OP 1983 (Blutung) und Wissensdefizit über geänderte OP-Technik *(a/d)*[6] Aussagen bei Eintrittsgespräch

Beispiel 2
Unwirksames Therapiemanagement (NANDA 5.2.1) bzgl. Neuroleptikatherapie *(b/d)* Nebenwirkungen (Impotenz) *(a/d)* Äußerung des Patienten: «Habe Medi schon lange abgesetzt» und Nebenwirkungen (Impotenz)

Beispiel 3
Suizidgefahr (b/d) Wahrnehmung der entstellenden Verbrennungsnarbe (li Gesichtshälfte) *(a/d)* Äußerung der Patientin: «Lieber tot als so unter die Leute»; Frage nach letaler Temesta-Dosis

7.1.6 Vorgehen beim Formulieren einer Pflegediagnose

Vorbereitende Aktivitäten:
- Mache dich mit der Liste der NANDA-Diagnosen vertraut, indem du die Listen durchsiehst (Kapitel 4)
- Mache dich insbesondere auch vertraut mit der Einteilung der Diagnosen nach der NANDA-Taxonomie (Kapitel 4.2 und Kapitel 4.3)
- Stelle aufgrund von Beobachtungen und/oder Aussagen des Patienten Bereiche fest, in denen Probleme vorliegen, bzw. Bereiche, in denen Bedarf nach pflegerischer Unterstützung besteht (also «Pflegeprobleme»)
- Von solchen Problembereichen gelangst du mit folgenden Schritten zu einer vollständigen Pflegediagnose:

Schritt 1: Suche die Diagnosetitel, welche dem von dir festgestellten Problem/Verhalten entsprechen könnten
→ *Erstellen einer Liste mit den möglichen Diagnosen*

Aktivitäten im Rahmen von Schritt 1:
- Suche im Kapitel 4 (Hilfen zum Auffinden einzelner Pflegediagnosen) in einer der Listen zunächst anhand der Überschriften die Gruppen, zu denen das festgestellte Problem gehören könnte (z. B. Ausscheidung, Atmung...).
- Suche innerhalb der Gruppe die Diagnosetitel, die zutreffen könnten

---

[5] Die Abkürzung (b/d) steht für «beeinflusst durch».
[6] Die Abkürzung (a/d) steht für «angezeigt durch».

7.1 Anleitung zum Formulieren von Pflegediagnosen

- Erstelle eine Liste der möglichen Pflegediagnosen, der «Verdachtsdiagnosen» (= Differentialdiagnose)

Beachte: Wähle möglichst alltagsnahe Diagnosen

Einige der NANDA-Diagnosen sind relativ abstrakt (z. B. *«Gestörte Denkprozesse»*, *«Wahrnehmungsstörungen»*). Es ist für die Praxis sinnvoller, möglichst konkrete, alltagsnahe Diagnosen zu nutzen (z. B. *«Selbstversorgungsdefizit bezüglich Körperpflege»* o. ä.): Das Handlungsfeld der Pflege ist der konkrete Alltag. Pflege befasst sich mit den konkreten Reaktionen auf Krankheiten, mit dem konkreten, alltäglichen Umgang mit gesundheitlichen Gefährdungen, mit Prävention im konkreten Alltagsleben.

Überlege deshalb bei einer festgestellten «abstrakten» Diagnose immer, wie sich diese Diagnose auf das konkrete Alltagsleben der Patientin/des Patienten auswirkt und formuliere dann dieses Alltagsproblem als Pflegediagnose.

Beispiele:
- Ein Patient in einer psychiatrischen Klinik leidet unter der Wahnvorstellung, dass dem Essen Gift beigemischt wird. Er lehnt deshalb das Klinikessen ab. Es ist nun durchaus möglich, die Pflegediagnose «Gestörte Denkprozesse» zu stellen. Praktisch dürfte es aber sinnvoller sein zu fragen, wie sich diese gestörten Denkprozesse (bzw. die Wahnideen) auf das Alltagsleben auswirken. Da diese Auswirkung darin besteht, dass sich der Patient nicht mehr genügend ernährt, ist es praktisch sinnvoller, diese Folge der gestörten Denkprozesse als Pflegediagnose zu wählen: *«Gefahr einer Mangelernährung beeinflusst durch (b/d) die Wahrnehmung, das Klinikessen sei vergiftet»*.
- Wenn eine betagte Patientin auf einer medizinischen Abteilung sehr schlecht sieht, kann die Pflegediagnose «Visuelle Wahrnehmungsstörung» gestellt werden. Auch in diesem Fall ist es sinnvoll zu überlegen, wobei die Patientin aufgrund ihrer Wahrnehmungsstörung beeinträchtigt ist. Diese Überlegung kann zu folgender, klinisch «praktischerer» Pflegediagnose führen: *«Sturzgefahr beeinflusst durch (b/d) schwere Sehbehinderung»*.

Beachte: Wähle wenn möglich konkretere/detailliertere (taxonomisch tiefere) Diagnosen

7. Hinweise zur Verwendung der NANDA-Diagnosen

Die NANDA-Diagnosen sind in einer Taxonomie hierarchisch geordnet. Zu verschiedenen Diagnosen gibt es detailliertere Unterformen, die für die Praxis brauchbarer sind als die allgemeineren, übergeordneten.

Wähle bei folgenden Diagnosen eine hierarchisch tiefere, wenn dies aufgrund von Definition und bestimmenden Merkmalen möglich ist:

«Obstipation», «Beeinträchtigte Urinausscheidung», «Durchblutungsstörung», «Unwirksamer Atemvorgang», «Gefahr einer Körperschädigung», «Unwirksamer Selbstschutz», «Gewebeschädigung», «Unwirksames Rollenverhalten», «Unterbrochene Familienprozesse», «Unwirksames Coping», «Unwirksames Therapiemanagement», «Selbstversorgungsdefizit: Nahrungseinnahme», Störung des Selbstwertgefühls», «Wahrnehmungsstörung», «Schmerz», «Gefahr der Gewalttätigkeit», «Posttraumatisches Syndrom», «Vergewaltigungssyndrom».

Beispiele aus der alten taxonomischen Ordnung der NANDA-Diagnosen:

1.3.2 Veränderte Urinausscheidung
    1.3.2.1 (Inkontinenz)
        1.3.2.1.1 Stressurininkontinenz
        1.3.2.1.2 Reflexurininkontinenz
        1.3.2.1.3 Drangurininkontinenz
        1.3.2.1.4 Funktionelle Urininkontinenz
        1.3.2.1.5 Totale Urininkontinenz
    1.3.2.2 Harnverhalt [akut/chronisch]

1.6.1 Gefahr einer Körperschädigung
    1.6.1.1 Erstickungsgefahr
    1.6.1.2 Vergiftungsgefahr
    1.6.1.3 Verletzungsgefahr
    1.6.1.4 Aspirationsgefahr
    1.6.1.5 Gefahr eines Immobilitätssyndroms

7.1.2 Störung des Selbstwertgefühls
    7.1.2.1 Chronisch geringes Selbstwertgefühl
    7.1.2.2 Situationsbedingt geringes Selbstwertgefühl

Beispiele aus der neuen taxonomischen Ordnung der NANDA-Diagnosen:

Bereich 3: Ausscheidung
- **Klasse 1:** Harnwegssystem
  - **Diagnostisches Konzept:** Urinausscheidung
    - PD: Beeinträchtigte Urinauscheidung
  - **Diagnostisches Konzept:** Harnverhalt
    - PD: Harnverhalt
  - **Diagnostisches Konzept:** Urininkontinenz
    - PD: Stressurininkontinenz
    - PD: Reflexurininkontinenz
    - PD: Drangurininkontinenz
    - PD: Gefahr der Drangurininkontinenz
    - PD: Funktionelle Urininkontinenz
    - PD: Totale Urininkontinenz

Bereich 11: Sicherheit/Schutz
- **Klasse 2:** Körperverletzung
  - **Diagnostisches Konzept:** Mundschleimhaut
    - PD: Beeinträchtigte Mundschleimhaut
  - **Diagnostisches Konzept:** Verletzung
    - PD: Verletzungsgefahr
    - PD: Gefahr eines perioperativen Lagerungsschadens
    - PD: Sturzgefahr
  - **Diagnostisches Konzept:** Körperschädigung
    - PD: Gefahr einer Körperschädigung
  - **Diagnostisches Konzept:** Hautintegrität
    - PD: Hautschädigung
    - PD: Gefahr einer Hautschädigung
  - **Diagnostisches Konzept:** Gewebeintegrität
    - PD: Gewebeschädigung
  - **Diagnostisches Konzept:** Zahnbildung
    - PD: Beeinträchtigte Zahnbildung
  - **Diagnostisches Konzept:** Erstickung
    - PD: Erstickungsgefahr
  - **Diagnostisches Konzept:** Aspiration
    - PD: Aspirationsgefahr
  - **Diagnostisches Konzept:** Reinigungsfähigkeit der Atemwege
    - PD: Unwirksame Reinigungsfähigkeit der Atemwege
  - **Diagnostisches Konzept:** Neurovaskuläre Funktion

- **PD:** Gefahr einer peripheren neurovaskulären Störung
- **Diagnostisches Konzept:** Selbstschutz
  - **PD:** Unwirksamer Selbstschutz

Bereich 6: Selbstwahrnehmung
- **Klasse 1:** Selbstkonzept
  - **Diagnostisches Konzept:** Identität
    - **PD:** Gestörte persönliche Identität
    - **PD:** Machtlosigkeit
    - **PD:** Gefahr der Machtlosigkeit
    - **PD:** Hoffnungslosigkeit
    - **PD:** Vereinsamungsgefahr

- **Klasse 2:** Selbstwert
  - **Diagnostisches Konzept:** Selbstwert
    - **PD:** Chronisch geringes Selbstwertgefühl
    - **PD:** Situativ geringes Selbstwertgefühl
    - **PD:** Gefahr eines situativ geringen Selbstwertgefühls

Beachte: Es gibt nicht für jedes Problem eine passende NANDA-Diagnose!

Die Klassifikation der NANDA hat (noch) Lücken, sie ist nicht vollständig! An jeder der zweijährlichen Konferenzen kommen einige neue Pflegediagnosen dazu, eine große Zahl von Diagnosen befindet sich im Prüfungsverfahren. Das heißt, dass ab und zu selbstformulierte Diagnosen verwendet werden können/müssen. Diese sollten von «Art und Struktur» her ähnlich aussehen wie die Diagnosen auf der Liste und zusammengesetzt sein aus einer neutralen Bezeichnung für eine Funktion, ein Verhalten, und einem Bestimmungswort (descriptor) wie «beeinträchtigt», «unwirksam», «...störung», «...defizit», o. ä.

Schritt 2: Suche den definitiven Diagnosetitel durch Ausschließen oder Bestätigen der «Verdachtsdiagnosen»
→ *Überprüfen anhand der Definitionen und Merkmalslisten*

Aktivitäten im Rahmen von Schritt 1:
- Vergleiche die konkrete Situation zunächst mit der Definition: Entspricht der Zustand/das Verhalten dieser Definition?
- Vergleiche die zur Verfügung stehenden Informationen mit den

bestimmenden Merkmalen. Sind die Merkmale im konkreten Fall vorhanden?
- Sind die «*Hauptmerkmale*» vorhanden (sofern solche gekennzeichnet sind)?

Schritt 3: Bringe die bestätigten, definitiven Diagnosen in das PES-Format und präzisiere sie wenn sinnvoll bezüglich
1. Grad/Stufe/Ausmaß, und/oder
2. konkreter Erscheinungsform, und/oder
3. Akuität/Zeitverlauf
→ *Worum geht es genau? Wie stark ausgeprägt ist das Problem? Ist es akut, chronisch etc.*

Zu 1: Präzisierung bezüglich Grad/Stufe/Intensität:

Grad/Ausmaß sollte immer angegeben werden bei folgenden Pflegediagnosen: «*Angst*», «*Aktivitätsintoleranz*», «*Eingeschränkte körperliche Mobilität*», «*Selbstversorgungsdefizit*». Zu diesen Diagnosen werden in Doenges/Moorhouse/Murr entsprechende Einstufungen angegeben.

Die Intensität kann aber auch mit selbstgewählten Eigenschaftswörtern angegeben werden. Beispiele dafür sind kursiv markiert: «Angst *Stufe I*» oder «*geringfügige* Angst»; «Selbstversorgungsdefizit *b. Essen Grad IV*». Bei Selbstversorgungsdefizit, Aktivitätsintoleranz, Eingeschränkte körperliche Mobilität *Grad 0 bis IV* mit folgender Bedeutung:

Grad 0   Keine direkte Hilfe erforderlich
Grad I   Braucht Hilfsmittel oder Gerät
Grad II Braucht Anleitung/Überwachung, leichte Hilfe
Grad III Braucht Hilfsmittel und viel direkte Hilfe durch eine Person
Grad IV Vollständige Abhängigkeit von direkter Hilfe und/oder direkte Hilfe durch 2 Personen

Bei Angst *Stufe I bis IV* mit folgender Bedeutung:

Stufe I   Leichte Angst (Unruhe, Reizbarkeit, Schlafstörung, Nervosität, erhöhte Wachsamkeit)
Stufe II Mäßige Angst (Zittern, erhöhte Puls-/Atemfrequenz, Wahrnehmung eingeschränkt, erhöhte Konzentration)

Stufe III Starke Angst (Wahrnehmung vermindert, Funktionieren beeinträchtigt, Atemnot, Schwindel, Kopfschmerzen etc.)

Stufe IV Panik (Desintegriertes Verhalten, Wahrnehmungsverzerrung, wirkt gelähmt, oder extreme Agitation, nicht aufnahmefähig)

Zu 2: Präzisierung bezüglich konkreter Erscheinungsform:

Inhaltliche Präzisierungen sollten immer angegeben werden bei folgenden Diagnosen: «Verletzungsgefahr», «Unterbrochene Familienprozesse», «Unwirksames Stillen», «Wahrnehmungsstörungen», «Unwirksames Therapiemanagement», «Fehlende Kooperationsbereitschaft», «Wissensdefizit», «Hautschädigung», «Unwirksames Rollenverhalten», «Gefahr der Gewalttätigkeit», «Furcht», «Entscheidungskonflikt», «Wachstum/Entwicklung verzögert», «Erschwertes Trauern», «Vorwegnehmendes Trauern», «Verändertes Gesundheitsverhalten»

Beispiele mit kursiv hervorgehobenen Präzisierungen sind: «Unwirksames Therapiemanagement *bzgl. Neuroleptikaeinnahme*», «Fehlende Kooperationsbereitschaft *bzgl. Teilnahme am Stationsprogramm)*», «*Ein*schlafstörung», «Hautschädigung – *Dekubitus Grad II Trochanter li)*», «Verletzungsgefahr *(Sturz) oder Sturzgefahr*», «Verändertes Rollenverhalten *bzgl. der Rolle als alleinerziehende Mutter*», «Wissensdefizit *bzgl. Ernährung*», «Gefahr der Gewalttätigkeit *(Suizidalität) oder Suizidgefahr*», «Entscheidungskonflikt *bzgl. Auszug aus Elternwohnung*», «Chronischer *Kopf*schmerz» etc.

Zu 3: Präzisierung bezüglich Akuität/Zeitverlauf:

Akuitätsgrade beschreiben wie akut der Verlauf eines Problems ist, er kann *akut* oder *chronisch* sein. Zeitverläufe können als Dauer einer Periode oder eines Intervalls beschrieben werden. Neben akut und chronisch können sie mit den Begriffen *intermittierend* oder *kontinuierlich* beschrieben werden. Beispiele mit kursiv hervorgehobenen Präzisierungen sind: «*chronische* Schmerzen der linken Hüfte»; «*akute* Verwirrtheit», *kontinuierlich* auftretende subjektive Verstopfung», «*intermittierend* auftretende Geburtsschmerzen».

Schritt 4: Gib ursächliche und/oder beeinflussende Faktoren an, oder Risikofaktoren bei Risikodiagnosen

→ *Welche Ursache hat das Problem? In welchem Zusammenhang steht es? Wodurch wird es beeinflusst? Welche Risikofaktoren gibt es?*

Die ursächlichen/beeinflussenden Faktoren sollten als Ansatzpunkt für spätere Pflegeinterventionen dienen. Gib deshalb als Ursache/beeinflussende Faktoren etwas an, das (mindestens theoretisch) beeinflussbar oder veränderbar ist. *Beispiele:* statt: «*Existenzielle Verzweiflung b/d Verlust der Gehfähigkeit*» wäre besser: «*Existenzielle Verzweiflung b/d Schwierigkeiten, den Verlust der Gehfähigkeit zu bewältigen*». Der Verlust der Gehfähigkeit ist nicht zu ändern, der Bewältigungsvorgang hingegen ist grundsätzlich beeinflussbar.

Gib als Ursache möglichst einen Sachverhalt an, der *pflegerisch* beeinflussbar ist. Verwende ohne weiteres andere Pflegediagnosetitel als Ursache oder Einflussfaktor! Vermeide es, die medizinische Diagnose als Ursache für das Pflegeproblem anzugeben, weil dann eine Pflegediagnose vorliegt, die nicht durch die Pflege beeinflussbar ist. Erwähne die medizinische Diagnose aber in Klammern nach der Ursache, falls es zur Information wichtig ist oder verwende die Formulierung «sekundär beeinflusst durch». Wenn die medizinische Diagnose zunächst als Ursache der Pflegediagnose erscheint, frage dich, welche Folgen die Pflegediagnose hat, bzw. wie die Person auf die medizinische Diagnose reagiert. Nimm dann diese Folge oder *Reaktion* als Pflegediagnose. *Beispiel:* statt *Chronische Schmerzen beeinflusst durch (b/d) Arthritis* ist es besser zu formulieren: *Eingeschränkte Mobilität bzgl. Transfer Bett-Toilette b/d chronische Schmerzen sekundär beeinflusst durch (s/b/d) Arthritis. Beispiel:* statt *Machtlosigkeit b/d Schlaganfall* ist besser zu formulieren *Machtlosigkeit b/d Unfähigkeit zu Sprechen s/b/d Schlaganfall*.

Gib die Ursache als Vermutung an, wenn sie nicht bekannt ist (*Verwirrtheit, eventuell beeinflusst durch (evtl. b/d) unvertraute Umgebung*).

Schritt 5: Gib an, wie sich das Problem äußert
→ *Auf welchen Beobachtungen beruht die Problembeschreibung? Welche Äußerungen der Patientin waren ausschlaggebend?*

Mache diese Angaben, wenn es nicht offensichtlich ist, wie sich das Problem zeigt. Gib insbesondere bei Verhaltensproblemen oder psychosozialen Problemen an, ob die Diagnose auf Beobachtungen oder auf Aussagen der PatientInnen beruht! Gib auch an, wenn die Diagnosenstellung auf Mitteilungen von Drittpersonen beruht (z. B. Angaben früherer BetreuerInnen, Angaben Angehöriger).

Schritt 6: Bringe die Diagnose in eine sprachlich lesbare Form

Bringe die Diagnosenbestandteile in eine sprachlich sinnvolle Reihenfolge und löse alphabetisierende Anordnungen von Pflegediagnosen zu Sortierungszwecken sprachlich auf. Mache zum Beispiel aus «*Suizid, Gefahr für, akut*» → «*Akute Suizidgefahr*» oder aus «*Mobilität, beeinträchtigte körperliche*» → «*Beeinträchtigte körperliche Mobilität*».

Um den Schreibaufwand zu vermindern, können folgende Abkürzungen verwendet werden:

- *Spezifizierungen* nach dem Diagnosetitel in *(…)* Klammern oder mit *bzgl.* (bezüglich) eingeleitet.
- *Beeinflussende Faktoren/Ursachen* mit ***b/d*** (beeinflusst durch) oder nur mit vorangestelltem *…/…* (Schrägstrich) angeben. Spezifizierende Erkrankungen oder Behandlungsformen mit ***s/b/d*** (sekundär beeinflusst durch).
- *Ausdrucksform* oder *Merkmale* mit *a/d* (angezeigt durch) oder einem *:* (Doppelpunkt) oder in Klammern (…).

7.1.7 Anmerkung bezüglich Ressourcen

Ressourcen sind nicht automatisch integraler Bestandteil von Pflegediagnosen. Ausnahme sind die «Wellness-Pflegediagnosen». Ressourcen sind aber essenziell, wenn es um die Lösung der Probleme geht. Sie dienen dabei als «Hilfen zur Selbsthilfe», als eigener Beitrag des Patienten zur Lösung der gesundheitlichen Probleme. Ressourcen müssen daher eingeschätzt werden, um auf der Interventionsebene zum Tragen zu kommen. Ressourcen können aber auch folgendermaßen integriert werden:

- *Positive Diagnosen* formulieren, indem die NANDA-Diagnosen positiv formuliert oder mit positivem Bestimmungswort versehen werden. *Beispiele:* «*Adäquate* Selbstversorgung[7] bezüglich Körperpflege und Ausscheidungen» statt Selbstversorgungsdefizit oder «*gut kompensierte* Beeinträchtigung der verbalen Kommunikation»
- *Diagnostische Konzepte* aus der NANDA-Taxonomie 2 umformulieren oder positive Bestimmungsworte (descriptors) anfügen. *Beispiele: Hautintegrität* statt Hautschädigung, *Kontinenz* statt Inkontinenz oder *positives Körperbild* statt Körperbildstörung

- Nach den Elementen Problem, Einflussfaktor, Symptome einen weiteren *Diagnosebestandteil* «Ressourcen» hinzufügen und z. B. mit «R» bezeichnen, somit kann aus dem PES-Schema ein PES-R-Schema werden.

Beispiel:
P: Beeinträchtigte soziale Interaktion b/d
E: Schwierigkeit, mit anderen Leuten Kontakt aufzunehmen a/d
S: Gefühl, nicht «interessant» zu sein (Mitteilung der Ehefrau bei Besuch)
R: Ist sich der Problematik bewusst und möchte daran arbeiten

- Verwendung der NANDA-Wellness-Diagnosen (z. B. Bereitschaft für ein verbessertes Gesundheitsverhalten, Bereitschaft für ein verbessertes familiäres Coping, Bereitschaft für ein verbessertes spirituelles Wohlbefinden oder effektives Stillen). Über die NANDA-Wellness-Pflegediagnosen hinaus können Wellness-Pflegediagnosen mit der Formulierung «Bereitschaft für ein(e) verbesserte(s) …» eingeleitet werden.
- Verwendung von NOC-Pflegeergebnissen, um Begriffe und Kriterien für positive Gesundheitszustände zu generieren.

Literatur

Brobst Ruth u. a. (1997): Der Pflegeprozess in der Praxis. Huber, Bern
Gordon, Marjory (1994): Nursing Diagnosis: Process and Application. Mosby-Year Book, St. Louis (3rd ed). Dt.: Pflegediagnosen. U & F, München 2001
NANDA (2002): NANDA-Pflegediagnosen – Definitionen und Klassifikation 2001–2002. Huber, Bern
Oud, N. (Hrsg.), (2002): ACENDIO 2002. Huber, Bern
Wilkinson, Judith M. (1991) Nursing Process in Action: a critical thinking approach. Addison-Wesley, Redwood City

7.2 Kritische Bewertung der NANDA-Pflegediagnosen

Das «Positionspapier Pflegediagnosen» des WE'G Weiterbildungszentrum für Gesundheitsberufe SRK (1997)

7.2.1 Einleitung

«Pflegediagnosen» sind ein relativ neues, aktuelles, viel diskutiertes, kontroverses Thema in der Schweizer Pflegelandschaft. Publikationen dazu häufen sich, Pflegediagnosen sind zu einem Unterrichtsthema geworden, es gibt zunehmend Versuche, Pflegediagnosen praktisch anzuwenden. Gleichzeitig ist es so, dass Unklarheiten bestehen zum Begriff Pflegediagnosen, zu ihrer Bedeutung, zum Stellenwert der NANDA-Klassifikation etc.

Die Fachgruppe Pflege, der alle MitarbeiterInnen der Kaderschule, welche Pflege unterrichten, angehören, hat sich deshalb an mehreren Arbeitssitzungen mit dem Thema Pflegediagnosen auseinandergesetzt. Das vorliegende Papier fasst das Ergebnis dieser Auseinandersetzung zusammen. Es dokumentiert den Konsens, der innerhalb der Fachgruppe gefunden wurde, und soll die Leitideen zusammenfassen, die von der Fachgruppe für die Behandlung des Themas innerhalb der Schule empfohlen werden. Das Papier soll außerdem zur Darstellung der Position der Fachgruppe nach außen dienen.

7.2.2 Zum Begriff «Pflegediagnose»

Diagnose ist ein gewöhnliches Fremdwort, das in allen möglichen Zusammenhängen verwendet wird. Diagnose kommt aus dem Griechischen und bedeutet *«Unterscheidung»,* das *Feststellen der kennzeichnenden Merkmale* eines Zustandes, eines Zusammenhangs etc. *(Gautard 1992; Höhmann 1995).* Diagnose ist *kein* exklusiver medizinischer Begriff. Es gibt keinen vernünftigen Grund, das Wort in der Pflege nicht auch zu verwenden.

Diagnose ist die heute international übliche Bezeichnung für den zweiten Schritt des Pflegeprozesses, also für das, was uns hier in der Schweiz unter *«Formulieren von Problemen und Ressourcen»* vertraut ist *(Gordon 1994a:1ff.; Carpenito 1995:5; Georg/Löhr-Stankowski 1995:130).*

Krankenschwestern/-pfleger haben eigentlich schon immer «Diagnosen» gestellt, sie haben sie nur nicht so genannt. Neu ist vor allem das Wort. Es ist deshalb keine Frage, ob Pflegende Diagnosen stellen sollen oder nicht. – Die Frage lautet vielmehr: *Was* und *in welcher Form* sollen Krankenschwestern/-pfleger diagnostizieren? (Carpenito 1995: 4)

Medizinische Diagnosen und Pflegediagnosen sind etwas Verschiedenes:

- *Medizinische Diagnosen* beschreiben in einer Kurzform Gesundheitsprobleme/Krankheiten, medizinische Diagnosen beschreiben, weshalb jemand medizinische Behandlung braucht

- *Pflegediagnosen* beschreiben in einer Kurzform die individuellen *Reaktionen* der Betroffenen auf gesundheitliche Risiken, auf Krankheiten/Behandlungen, *Folgen* der Krankheiten/Behandlungen z. B. auf die alltäglichen Aktivitäten, die Befriedigung grundlegender Bedürfnisse etc.; *Pflegediagnosen* beschreiben, weshalb Individuen (oder Gruppen) Pflege benötigen

7.2.3 Funktion von Pflegediagnosen

7.2.3.1 Pflegepraxis

In der Pflegepraxis haben Pflegediagnosen folgende Funktionen:
- Alle Pflegediagnosen einer Patientin/eines Patienten zusammen beschreiben die Gründe, aus denen sie/er Pflege benötigt, sie beschreiben den Pflegebedarf
- Aus den Pflegediagnosen lassen sich die erforderlichen Pflegeleistungen, Pflegeinterventionen ableiten
- In den Pflegediagnosen sind die Informationen zusammengefasst, welche verschiedene an der Pflege beteiligte Personen benötigen, insbesondere bei Verlegungen
- Die Pflegediagnosen sollen eine effektive und effiziente Kommunikation über den Zustand von PatientInnen aus pflegerischer Sicht ermöglichen

7.2.3.2 Pflegeausbildung

Die Funktion der Pflegediagnosen für die Pflegeausbildung liegt darin, dass das Erkennen von Pflegediagnosen (der diagnostische Prozess mit Entscheidungsprozess und Prioritätensetzung) und das entsprechende Handeln (Pflegeinterventionen) letztlich das ist, was in Pflegeausbildungen gelehrt bzw. gelernt werden muss.

7.2.3.3 Berufsentwicklung

Die Gesamtheit aller Pflegediagnosen zusammen hat wichtige Funktionen bei der Berufsentwicklung:
- In der Berufsentwicklung dienen Pflegediagnosen zur Beschreibung des Fach- und Wissensgebietes der Pflege. Pflegewissen besteht aus Kenntnissen über das klinische Erscheinungsbild und die Entstehung der mittels Pflegediagnosen charakterisierten Probleme, aus theoretischem Hintergrundwissen dazu, sowie aus Kenntnissen über die entsprechende pflegerische Unterstützung/ Behandlung
- Alle Pflegediagnosen zusammen definieren damit auch den Zuständigkeitsbereich der Pflege. Die Beschreibung des Fachgebietes

ist eine wesentliche Grundlage für die Berufsentwicklung (Professionalisierung, berufliche Autonomie), *(Carpenito 1995:3)*
- Pflegediagnosen definieren die Position der Pflege im interdisziplinären Kontext
- Pflegediagnosen bilden eine wichtige Grundlage für die Pflegeforschung, unter anderem für die Forschung nach effektiven und effizienten Pflegemaßnahmen

7.2.4 Form von Pflegediagnosen

Es gibt innerhalb des Pflegeberufs unterschiedliche Auffassungen darüber, wie «richtige» Pflegediagnosen aussehen sollen. Die Meinungen gehen zum Beispiel auseinander darüber, ob Pflegediagnosen vereinheitlicht werden sollen oder nicht, ob sie von einer bestimmten Pflegetheorie abgeleitet sein sollen oder nicht etc. *(Abderhalden 1996)*.

Zurzeit (international) besonders aktuell sind Versuche, eine standardisierte, einheitliche Sprache zur Formulierung von Pflegediagnosen zu kreieren und damit etwas Ähnliches zu schaffen wie die von der Weltgesundheitsorganisation erstellte Internationale Klassifikation der Krankheiten ICD (International Classification of Diseases).

Das weltweit am meisten verbreitete Pflegediagnosen-Klassifikationssystem ist dasjenige der NANDA (North American Nursing Diagnosis Association; Nordamerikanische Pflegediagnosen-Vereinigung) *(NANDA 1994)*; zu den NANDA-Pflegediagnosen existiert bereits umfangreiche Literatur. Verschiedene verbreitete Bücher zum Thema Pflegediagnosen verwenden im Wesentlichen NANDA-Diagnosen, zum Teil mit einigen Modifikationen *(z.B. Carpenito 1995; Gordon 1994b; Doenges/Moorhouse 1994; etc.)*.

Daneben existieren verschiedene, weitere ähnliche Klassifikationssysteme *(z.B. OMAHA (Martin/Scheet 1992), SABA (Saba 1990), die in Zürich entwickelte ZEFFP-Diagnosenliste (ZEFFP 1996)* sowie verschiedene Projekte zur Schaffung solcher Systeme, z.B. das Projekt der *International Classification of Nursing Practice ICNP* des Internationalen Pflege-Berufsverbandes ICN *(ICN 1993)*, das Projekt einer europäischen Klassifikation von Pflegediagnosen, -interventionen und -ergebnissen der *ACENDIO (Association for Common European Nursing Diagnosis, Intervention and Outcomes)* etc.

Es gibt außerdem Ansätze, Klassifikationssysteme von Pflegediagnosen zu erstellen, die aus bestimmten Pflegetheorien abgeleitet sind bzw. mit diesen kohärent sind, zum Beispiel Pflegediagnosen in Form verschiedener Selbstpflegedefizite gemäß der Pflegetheorie von D. Orem *(Evers 1995; Taylor 1991)*.

7.2.5 Grundsatzentscheid bezüglich Pflegediagnosen-Klassifikationssystem

Angesichts der oben dargestellten Situation stellen sich – auch für die Kaderschule als Weiterbildungsstätte – folgende zwei Fragen:

1. Sollen Pflegediagnosen in einer einheitlichen Sprache, nach einem definierten Klassifikationssystem formuliert werden – oder sollen einzelne Pflegende oder Institutionen Pflegediagnosen in individueller Form festhalten?
2. Falls Pflegediagnosen einheitlich formuliert werden sollen, welches Klassifikationssystem soll dann gewählt werden?

Die Fachgruppe Pflege vertritt zu diesen Fragen folgende Position:

Zu 1:

Wir sind der Auffassung, dass Pflegediagnosen einige ihrer wesentlichen Funktionen nur erfüllen können, wenn sie in einer vereinheitlichten Fachsprache formuliert werden; wir befürworten deshalb die *Verwendung einer vereinheitlichten Sprache* und damit auch die *Verwendung eines Klassifikationssystems*. – Die Hauptgründe für diese Position sind:

- die immer größer werdende *Notwendigkeit zur Kommunikation* (im Beruf, zwischen verschiedenen Institutionen, interdisziplinär), die durch eine gemeinsame Sprache bzw. Begrifflichkeit erleichtert wird
- die zunehmende *Notwendigkeit, Pflege* (Pflegebedarf, Pflegeleistungen etc.) *statistisch zu erfassen,* zu vergleichen, zu messen, setzt ebenfalls eine Systematisierung und Vereinheitlichung der Daten voraus
- wichtige Bereiche der *Pflegeforschung* werden erleichtert, wenn einheitlich definierte Konzepte vorhanden sind: Dies gilt insbesondere für epidemiologische Studien im Pflegebereich und für evaluative Forschung bezüglich Effektivität von Pflegeinterventionen

Zu 2:

In der heutigen Situation befürworten und empfehlen wir die Verwendung der NANDA-Klassifikation, allerdings mit einigen wichtigen Vorbehalten, die im Kapitel 6 beschrieben werden. Die NANDA-Klassifikation wird von uns favorisiert,
- weil sie am weitesten entwickelt ist
- weil sie weltweit am meisten verwendet wird *(Fitzpatrick/Zanotti 1995)*
- weil es dazu am meisten Literatur gibt
- weil es dazu deutsche Literatur gibt
- weil sich eine wichtige Klassifikation der Pflegeinterventionen (NIC) daran orientiert

Diese Argumentation zeigt, dass die Gründe für die Wahl der NANDA-Klassifikation aus sehr pragmatischen Gründen erfolgt und weniger darauf beruht, dass wir inhaltlich restlos überzeugt sind: Der kritische Entscheid für die NANDA-Klassifikation erfolgt vor allem deshalb, weil *zurzeit* kein ähnlich ausgearbeitetes System zur Verfügung steht.

7.2.6 Stellungnahme zur NANDA-Klassifikation

Bei der Verwendung der NANDA-Pflegediagnosen müssen unseres Erachtens folgende Überlegungen berücksichtigt werden:

7.2.6.1 Die der NANDA-Klassifikation zugrunde liegende Definition von Pflege deckt sich nicht völlig mit der in der Schweiz vorherrschenden Auffassung von Pflege

In der Schweiz ist seit mehreren Jahren die Beschreibung der Pflege mittels der fünf Funktionen der neuen Ausbildungsbestimmungen NAB des Schweizerischen Roten Kreuzes maßgebend. Zu diesen Funktionen gehören unter anderem die Mitwirkung von diagnostischen und therapeutischen Maßnahmen (Funktion 3) und die Beteiligung an Programmen zur Gesundheitsförderung (Funktion 4). Diese Pflegeauffassung beschränkt sich damit *nicht* auf Bereiche, die zur Pflege *im engsten Sinn* gehören (d.h. sie beschränkt sich nicht auf den «autonomen», unabhängigen Berufsanteil), sondern sie umfasst auch Bereiche der interdisziplinären Zusammenarbeit und «abhängige» Bereiche, in denen die Pflege auf Anordnung Anderer tätig ist.

Da die NANDA-Diagnosen «Pflege»-Probleme aus dem interdis-

7.2 Kritische Bewertung der NANDA-Pflegediagnosen

ziplinären Bereich nicht berücksichtigt, sind sie zur Beschreibung der in der Schweizer Praxis tatsächlich relevanten Pflegeprobleme nicht ausreichend.

Einige der NANDA-Diagnosen beziehen sich auf (pathophysiologische) Probleme, die in der Schweiz ebenfalls nicht in den Zuständigkeitsbereich der Pflege fallen, auf jeden Fall nicht in den «autonomen», unabhängigen Bereich (zum Beispiel Störungen im Elektrolythaushalt, vermindertes Herzzeitvolumen etc.). Bei diesen Problemen handelt es sich um interdisziplinäre Probleme und nicht um «reine» Pflegediagnosen. Diese Diagnosen bilden eine weitere Gruppe von NANDA-Diagnosen, die unseres Erachtens *nicht* verwendet werden sollten.

Für unsere Situation müssten die NANDA-Diagnosen mit einer Klassifikation oder Liste von «interdisziplinären» Problemen, medizinischen Komplikationen etc. ergänzt werden, bei deren Behandlung die Pflege Anteile übernimmt. Es sind Ergänzungen nötig, wie sie etwa von *Carpenito (1995;* gemäß ihrem «bifokalen Modell der Pflege») mit der Bezeichnung *«Potential Complications»* eingeführt wurden.

Der von der NANDA verwendeten Pflegedefinition liegt außerdem die Auffassung zugrunde, dass sich Pflege nicht nur an Individuen, sondern auch an ganze Familien und an ganze Gemeinschaften (communities) richten kann. Entsprechend enthält die NANDA-Klassifikation familien- und gemeindebezogene Pflegediagnosen. Arbeiten mit familienbezogenen Diagnosen hat Pflegeinterventionen zur Folge, die sich an ganze Familien richten, zum Beispiel das Durchführen von Familiengesprächen. Solche Interventionen gehören in der (deutschsprachigen) Schweiz nur in sehr wenigen Arbeitsfeldern zur Aufgabe der Pflegenden (obwohl in den NAB die Pflege von Gruppen von PflegeempfängerInnen explizit erwähnt wird). Fast gänzlich unbekannt ist die pflegerische Beratung ganzer Gemeinden. Wir sind deshalb der Ansicht, dass die entsprechenden familien- und gemeindebezogenen Pflegediagnosen bei uns nur dann verwendet werden sollten, wenn dies in einem spezifischen Arbeitsfeld sinnvoll ist, d.h. wenn sich dort die Pflege *tatsächlich* an ganze Familien richtet.

Pflegediagnosen, die sich auf die Belastung pflegender Angehöriger beziehen, entsprechen hingegen durchgehend unserer Pflegepraxis und sollten entsprechend auch verwendet werden!

Schlussfolgerung:

> Die Berücksichtigung des unterschiedlichen zugrunde liegenden Pflegeverständnisses bedingt,
> – dass auf die Verwendung bestimmter NANDA-Diagnosen verzichtet wird,
> – dass zusätzliche Diagnosen entwickelt werden müssen.

7.2.6.2 Die NANDA-Diagnosenliste ist noch unvollständig, sie verändert sich ständig

Die NANDA-Klassifikation der Pflegediagnosen ist im Aufbau begriffen, was bedeutet, dass sich die Diagnosenliste ständig verändert. Im Laufe der Überprüfung werden Diagnosen wieder aus der Liste entfernt, andere werden geändert, und es kommen mit jeder der etwa alle zwei Jahre stattfindenden NANDA-Konferenzen neue dazu. Im Klassifikationssystem sind verschiedene Positionen noch offen, das heißt es sind verschiedene Bereiche definiert bzw. freigehalten, für die noch keine Diagnosen akzeptiert sind.

Das führt dazu, dass die vorliegende Literatur zum Teil nicht auf dem neusten Stand ist, was insbesondere für die deutschsprachige Literatur gilt. Grund für die fehlende Aktualität der deutschen Literatur sind unter anderem Verzögerungen durch die nötige Übersetzungsarbeit. Die verbreiteten deutschen Übersetzungen der Bücher von *Doenges/Moorhouse (1994)* und *Gordon (1994b)* zum Beispiel enthalten viele Diagnosen nicht, die seit mehreren Jahren auf der NANDA-Liste figurierten, und die Terminologie zum Beispiel bei den Risiko-Diagnosen entspricht nicht dem aktuellen Stand. Zu den Bereichen, für die die NANDA-Diagnosen noch nicht übersetzt sind, gehören so wichtige wie Orientierungsstörungen und Verwirrtheit.

Unvollständig ist die NANDA-Klassifikation unter anderem bezüglich Pflegediagnosen, die für die psychiatrische Pflege von besonderer Bedeutung sind. Eine große Zahl von solchen Pflegediagnosen befindet sich erst im Stadium der Bearbeitung durch die NANDA, darunter diejenigen, die in einer Klassifikation von Pflegediagnosen für die Psychiatrische Pflege enthalten sind (Psychiatric Nursing Diagnosis PND-I; *NANDA 1994:88ff; O'Toole/Loomis 1990*).

Schlussfolgerung:

> Es muss immer betont werden, dass die NANDA-Diagnosenliste provisorischen Charakter hat; NANDA-Diagnosen müssen entsprechend dargestellt und gehandhabt werden.
> Es ist zurzeit nicht möglich, *ausschließlich* mit den vorliegenden NANDA-Diagnosen zu arbeiten. Zur Charakterisierung vieler Pflegesituationen sind vorläufig zusätzliche, *selbstformulierte* Diagnosen erforderlich.

7.2.6.3 Die NANDA-Diagnosen sind kaum wissenschaftlich abgesichert und wenig evaluiert

Dem Anspruch nach sollten die NANDA-Diagnosen wissenschaftlich sein im Sinne von empirisch-positivistischer Wissenschaft. Die vorliegende NANDA-Diagnosenliste ist hingegen nicht konsequent nach solchen wissenschaftlichen Kriterien entwickelt werden, also zum Beispiel ohne die Grundlage einer den konzeptuellen Rahmen bildenden Pflegetheorie *(Steppe 1995)*.

Verschiedene einzelne Diagnosen sind aus wissenschaftlicher Sicht problematisch, weil sie zum Beispiel kaum empirisch belegt werden können (z. B. Ineffective Grieving) und weil Konzepte unverändert von der Systemebene Individuum auf die Ebenen Familie und Gemeinde übertragen werden etc. (z. B. Ineffective Coping).

Die einzelnen Diagnosen sind mit ganz wenigen Ausnahmen nicht oder auf jeden Fall nicht systematisch wissenschaftlich überprüft worden (zum Beispiel hinsichtlich Konzept-Klarheit, Validität und Reliabilität). Wenig überprüft worden sind insbesondere die Merkmale, die für die Stellung einzelner Diagnosen erforderlich sind *(Dougherty et al. 1993; Jankin 1994)*.

Schlussfolgerung:

> Die Klassifikation der NANDA-Diagnosen dürfen nicht als wissenschaftliches Produkt deklariert werden.
> Die NANDA-Diagnosen sollten auch in der Schweiz systematischer wissenschaftlicher Überprüfung unterzogen werden.

7.2.6.4 NANDA-Diagnosen stehen im Widerspruch zu philosophischen Positionen in der Pflege, die in der Schweiz verbreitet sind

In der Schweiz ist ein Pflegeverständnis verbreitet, das sich an holistischen Konzepten orientiert (z. B. Juchli, Poletti) oder von der Tradition der philosophischen Tradition der Phänomenologie beeinflusst ist (Benner, Käppeli, Kesselring). Diese naturalistischen Ansätze sind nicht oder nicht ohne weiteres mit dem empirisch-positivistischen Ansatz zu verbinden, der (implizit) hinter dem NANDA-Projekt steht *(Baartmans 1996; Lützén/Tishelman 1996)*. Der holistische und phänomenologische Ansatz hat zum Beispiel zur Konsequenz, dass PatientInnensituationen eher individuell und kontextbezogen wahrgenommen und beschrieben werden sollen, also nicht in Form abstrakter, entkontextualisierter, standardisierter Diagnosen. Aus diesem Grund wurde von einer Arbeitsgruppe um S. Käppeli in Zürich eine Liste mit Pflegediagnosen erstellt, die beschreibend ist und mehr auf das individuelle Erleben der PatientInnen fokussiert *(ZEFFP 1996)*.

Schlussfolgerung:

> Dieser Widerspruch muss offen gelegt und deklariert werden; wir müssen mit ihm leben.
> Es ist sehr wichtig, dass die Diagnosenformulierung individualisiert wird durch die Formulierung nach dem PES-Format *(Carpenito 1995:22ff.; Gordon 1994:196ff.; Wilkinson 1991:131ff.)*. Wenn NANDA-Diagnosen nicht mit beschreibenden Präzisierungen und Kontextangaben (Related factors) verwendet werden, sollte auf ihre Verwendung ganz verzichtet werden.

7.2.6.5 Die NANDA-Diagnosen sind weitgehend defizitorientiert, Ressourcen finden wenig Beachtung

Mit den NANDA-Diagnosen werden fast ausschließlich Defizite beschrieben. Dies widerspricht der in der Schweiz wichtigen Betonung der Ressourcen und der Gesundheitsförderung. Es wäre ein Qualitätsverlust, wenn das bisher übliche Festhalten von «Problemen *und Ressourcen*» aufgegeben würde. Die Defizitorientierung ist auch international einer der Diskussionspunkte bezüglich Pflegediagnosen. Entsprechend gibt es Alternativ- und Modifikationsvorschläge: Ganze Klassifikationssysteme, die gänzlich «gesundheitsorientiert» sind, zusätzliche Diagnosen in Form von modifizierten NANDA-

Diagnosen (z. B. adäquate Selbstpflege etc.) *(Kelley et al. 1995; Wilkinson 1991:141 ff.).*

Schlussfolgerung:

Es muss eine Form gefunden werden, mit der relevante Ressourcen auch bei der Verwendung von NANDA-Diagnosen genügend berücksichtigt werden.

7.2.6.6 Die NANDA-Diagnosen berücksichtigen Kulturunterschiede zu wenig

Die NANDA-Diagnosen wurden in englischer Sprache im US-amerikanischen Kulturkreis entwickelt. Bei der Übertragung in andere Kulturkreise ergeben sich verschiedene Probleme.

Zunächst handelt es sich dabei um sprachliche Übersetzungsprobleme. Die vorliegenden deutschen Übersetzungen, bei denen es sich zum Teil um fast wörtliche Übertragungen handelt, können zum Teil sprachlich nicht befriedigen, zum Teil sind sie missverständlich.

Weitere transkulturelle Probleme stellen sich bei einzelnen Diagnosen, besonders was deren Merkmale betrifft. So sind zum Beispiel Trauerprozesse (und damit auch das, was als gestörter Trauerprozess angesehen wird) in verschiedenen Kulturen sehr unterschiedlich. Die Merkmale entsprechender Pflegediagnosen müssten deshalb an die jeweilige Kultur angepasst werden *(Leininger 1990).* Ähnliches lässt sich zur Gewichtung der Merkmale sagen (Haupt-, Nebenmerkmale).

Schlussfolgerung:

Beim Arbeiten mit NANDA-Diagnosen muss sprachlichen Aspekten (Übersetzungen in gutes Deutsch) mehr Beachtung geschenkt werden.
Bei verschiedenen Diagnosen muss die kulturelle Übertragbarkeit überprüft werden, insbesondere was die angegebenen Merkmale betrifft.

Literatur

Abderhalden C. (1996) Pflegediagnosen: Versuch einer Typologie. Unveröffentlichte Unterrichtsunterlage, Kaderschule für die Krankenpflege SRK, Aarau

Baartmans P. (1996) Thesen zum Thema «Pflegediagnosen». Unveröffentlichte Unterrichtsunterlagen, Kaderschule für die Krankenpflege SRG, Aarau

Carpenito L. J. (1995) Nursing Diagnosis: Application to Clinical Practice. Lippincott, Philadelphia (6th ed.)

Doenges M. E., Moorhouse M. F. (1994) Pflegediagnosen und Maßnahmen, Huber, Bern (2. Aufl.)

Dougherty C., Janken J., Lunney M., Whitley G. (1993) Conceptual and research validation of nursing diagnosis: 1950–1993. Nursing Diagnosis 4(4):156–165

Evers G. C. M. (1995) Die Selbstpflege-Defizit-Theorie von D. Orem. In: Spirig R. (Hrsg.) Referate zum Internationalen Kongress: Pflegetheorien und ihre Bedeutung für Praxis und Ausbildung (13./14.10.1994). Kaderschule für die Krankenpflege SRG, Aarau, S. 91–115

Fitzpatrick J. J., Zanotti R. (1995) Where are we now? Nursing diagnosis internationally. Nursing Diagnosis 6(1):42–47

Gautard A. de (1992) Pflegediagnose – die andere Sicht. Krankenpflege/Soins Infirmiers 85(4):66–70

Georg J., Löhr-Stankowski J. (1995) Pflegediagnosen: Entwicklung – Gegenstand – Bedeutung. Die Schwester/Der Pfleger 34(2):128–134

Gordon M. (1994a) Nursing Diagnosis: Process and Application. Mosby, St. Louis (3rd ed.)

Gordon M. (1994b) Pflegediagnosen. Ullstein-Mosby, Berlin

Höhmann U. (1995) Pflegediagnosen – Herausforderung oder Irrweg. In: Höhmann U. (Hrsg.) Pflegediagnosen: Irrweg oder effektives Instrument professioneller Pflegepraxis. Deutscher Berufsverband für Pflegeberufe DBfK, Frankfurt, S. 7–20

ICN (1993) Nursing's Next Advance: An International Classification for Nursing Practice (ICNP) – A Working Paper. International Council of Nurses Headquartes, Geneva.

Jankin J. (1994) Research validation of nursing diagnosis: How much progress? Nursing Diagnosis 5(1):46

Kelley J., Frisch N., Avant K. (1995) A trofocal model of nursing diagnosis: Wellness reinforced. Nursing Diagnosis 6(3):123ff.

Leininger M. (1990) Issues, questions, and concerns related to the nursing diagnosis cultural movement form a transcultural nursing perspective. Journal of Transcultural Nursing 2(1):23–32

Lützén K., Tishelman C. (1996) Nursing diagnosis: A critical analysis of underlying assumptions. International Journal of Nursing Studies 33(2):190–200

Martin K. S., Scheet N. (1992) Omaha System: Application for Community Health Nursing. Saunders, Philadelphia

NANDA (1994) Nursing Diagnosis: Definitions & Classification 1995–1996. North American Nursing Diagnosis Association, Philadelphia

O'Toole A.W., Loomis M.E. (1990) Classification human responses in psychiatric and mental health nursing. In: Reynolds W., Cormack D. (ed) Psychiatric and Mental Health Nursing. Chapman & Hall, London, pp. 23–40

Saba V.K. (1990) Classification of Home Health Care Nursing Diagnosis and Interventions. Author., Washington DC

Steppe H. (1995) Auswirkungen auf Pflegekonzepte: Implikationen für die Praxis. In: Höhmann U. (Hrsg.) Pflegediagnosen: Irrweg oder effektives Instrument professioneller Pflegepraxis. Deutscher Berufsverband für Pflegeberufe DBfK, Frankfurt, S. 53–62

Taylor S.G. (1991) The structure of nursing diagnosis from Orem's theory. Nursing Science Quarterly 4(1):24–32

Wilkinson J.M. (1991) Nursing Process in Action: A Critical Thinking Approach. Addison-Wesley, Redwood CA

ZEFFP (1996) Liste der Pflegediagnosen. Zentrum für Entwicklung, Forschung und Fortbildung in der Pflege, Universitätsspital Zürich, Zürich

Anhang

Literaturverzeichnis (deutsch)
Fachbücher

- Arets, J.; Obex, F.; Vaessen, J.; Wagner, F.: Professionelle Pflege 1. Huber, Bern/Göttingen 1999
- Bienstein, Ch.; Schröder, G.; Neander, K.-D.: Dekubitus. Thieme, Stuttgart 1997
- Brobst, R. et al.: Der Pflegeprozess in der Praxis. Huber, Bern/Göttingen 1996 [NA: 2003]
- Bruijns, S.; Buskop-Kobussen, M.: Pflegediagnosen und -interventionen in der Kinderkrankenpflege. Urban & Fischer, München 1999
- Corr, D.; Corr, M.: Gerontologische Pflege. Huber, Bern/Göttingen 1992 [vergr.]
- Collier, I.; McCash, K. E.; Bartram, J. M.: Arbeitsbuch Pflegediagnosen. Ullstein Medical, Wiesbaden 1998 [vergr.]
- Doenges, M.; Moorhouse M. F.: Pflegediagnosen und Maßnahmen. Huber Bern/Göttingen 2002 (3. Auflage)
- Ehmann, M.; Völkle, I.: Pflegediagnosen in der Altenpflege. Urban & Fischer, München 2000
- Evers, G.: Theorien und Prinzipien der Pflegepraxis. Ullstein Medical, Wiesbaden 1998 [vergr.]
- Farran, C. J.; Herth, K. A.; Popovich, J. M.: Hoffnung und Hoffnungslosigkeit. Ullstein Medical, Wiesbaden 1998 [vergr.]
- Fischer, W.: Patientenklassifikationssysteme zur Bildung von Behandlungsfallgruppen im stationären Bereich. Bern 1997
- Fischer, W.: Die Bedeutung von Pflegediagnosen in Gesundheitsökonomie und Gesundheitsstatistik. Wolfertswil 1999
- Fischer, W.: Diagnosis Related Groups (DRGs) im Vergleich zu den Patientenklassifikationssystemen in Österreich und Deutschland. Wolfertswil 1999
- Fischer, W.: Diagnosis Related Groups (DRGs) und Pflege. Huber, Bern 2002
- Garms-Homolovà, V.; Gilgen, R.; InterRAI.: RAI 2.0. Huber, Bern 2000
- Garms-Homolovà, V.; InterRAI.: Assessment für die häusliche Versorgung und Pflege. Resident Assessment Instrument – Home Care (RAI HC 2.0). Huber, Bern 2001

- Gordon, M., Bartolomeyczik, S.: Pflegediagnosen – Theoretische Grundlagen. Urban & Fischer, München 2001
- Gordon, M.: Handbuch Pflegediagnosen. Urban & Fischer, München 2001
- Goosen, W. T. F.: Pflegeinformatik. Huber, Bern 1998
- Höhmann, U.: Pflegediagnosen – Irrweg oder effektives Instrument professioneller Pflegepraxis. DBfK, Eschborn 1995
- ICN: Internationale Klassifikation der Pflegepraxis (ICNP). Huber, Bern 2002
- Jaffe, M. S. et al.: Pflegeassessment, -diagnosen und -interventionen in der ambulanten Pflege. Huber, Bern 2000
- Johnson, M.; Maas, M.; Moorhead, S.: Pflegeergebnisklassifikation. Huber, Bern 2003 (Plan)
- Käppeli, S. (Hrsg.): Pflegekonzepte 1. – Phänomene im Erleben von Krankheit und Umfeld. Huber, Bern 1998
- Käppeli, S. (Hrsg.): Pflegekonzepte 2. – Phänomene im Erleben von Krankheit und Umfeld. Huber, Bern 1999
- Käppeli, S. (Hrsg.): Pflegekonzepte 3. – Phänomene im Erleben von Krankheit und Umfeld. Huber, Bern 2000
- Kim, M. J.; McFarland, G. K.; McLane, A. M.: Pflegediagnosen und Pflegeinterventionen. Ullstein Medical 1999
- Kollak, I.; Georg, M. (Hrsg.): Pflegediagnosen: Was leisten sie – was nicht? Mabuse, Frankfurt 1999
- Kraut, D.; Kasper, M.: Atmung und Atemtherapie. Huber, Bern/Göttingen 2000
- Kruijswijk Jansen, H.; Mostert, H.: Pflegeprozess. Ullstein Mosby, Berlin/Wiesbaden 1997
- Lunney, M.: Pflegediagnosen und -diagnostik lehren und lernen. Huber, Bern 2003 (Plan)
- Matthesius, R. G. et al. (Hrsg.): ICDIH. Ullstein Mosby, Berlin/Wiesbaden 1995
- McCloskey, J. C.; Bulecheck, G. M.: Pflegeinterventionsklassifikation. Huber, Bern 2003 (Plan)
- Mortensen, R.: Pflegediagnosen. Hüthig, Heidelberg 1998
- NANDA: Pflegediagnosen – Klassifikation 2001–2002. Huber, Bern 2002 (Plan)
- Needham, I: Pflegeplanung in der Psychiatrie. Recom, Basel 1988
- Norton, Ch.: Praxishandbuch Inkontinenz. Urban & Fischer, München 1999
- Oud, N. (Hrsg.): ACENDIO. Huber, Bern 2001
- Oud, N. (Hrsg.): ACENDIO 2002. Huber, Bern 2002
- Philipps: Dekubitus und Dekubitusprävention. Huber, Bern 2001
- Powers, P.: Der Diskurs der Pflegediagnosen. Huber, Bern 1999
- Reimer, W.; Fueller, F.: Der Pflegeprozess. Universitätsverlag Ulm, 1998
- Reimer, W.; Fueller, F.: Das kleine Pflegediagnosenbuch. Universitätsverlag Ulm, 2000
- Salter, M.: Körperbild und Körperbildstörungen. Ullstein Medical, Wiesbaden 1998
- Stefan, H.; Allmer, F. et al.: Praxis der Pflegediagnosen. Springer, Wien/New York 2001

- Tideiksaar, R. Stürze und Sturzprävention. Huber, Bern/Göttingen 2000
- Townsend, M.: Pflegediagnosen in der psychiatrischen Pflege. Huber, Bern/Göttingen 2000 (2. Aufl.)
- V. d. Bruggen, H.: Pflegeklassifikationen. Huber, Bern/Göttingen 2002
- V. d. Weide, M.: Inkontinenz – Pflegediagnosen und -interventionen. Huber, Bern/Göttingen 2001
- Walker, L.; Avant, K.: Theoriebildung in der Pflege. Ullstein Mosby, Berlin/Wiesbaden 1998
- Weide, M. v.d.: Inkontinenz. Pflegediagnosen und Pflegeinterventionen. Huber, Bern 2001

Fachartikel

- Abderhalden, Ch.: Pflegediagnosen und Professionalisierung. ÖKZ (1999) 11: 26–29
- Anderegg-Tschudin, H.: Vom komplexen Zusammenhang zwischen Pflegediagnostik und Pflegemanagement. Pflege, 12 (1999) 4: 216–222
- Arm, F.: Pflegediagnose muß einbezogen werden! (Interview). Krankenpflege (1994) 10: 64–65
- Bauer, S.: Pflegediagnosen – Eine amerikanische Entwicklung und die Prüfung der Frage: «Sind Pflegediagnosen in der Krankenpflege in Deutschland möglich?» Wuppertal 1996
- Bauer, S.: Pflegediagnosen in der deutschen Krankenpflege. PflegeManagement (1997) 10: 9–17
- Boudjakdjian, S.: Pflegediagnosen – Pflegeplanung bei einer Patientin mit Herzinsuffizienz. Kinderkrankenschwester (1998) 11: 484–487
- Brechbühler, M.: Sinn und Unsinn von Pflegediagnosen. Krankenpflege, (1999) 4: 10–14
- Buckley-Viertel, D.: Bedarfseinschätzung als Grundlage des Pflegeprozesses. Pflegezeitschrift, (1995) 2: 87–89
- Büsch, D.: Pflegediagnosen, Sphinx, Alptraum, gefährliches oder sinnvolles Instrument. Mitteilungen Evg. Fachverband der Kranken- und Sozialpflege. Stuttgart (1996) 10: 27–29
- Clift, J.: Internationale Klassifikationssysteme. Pflege aktuell 48 (1994) 10: 594–595
- Chang, R.: Pflegediagnosen und die Konstruktvalidität von Schmerz, Selbstpflegedefizit und eingeschränkter körperlicher Mobilität. Pflege & Gesellschaft, (1999) 5: 25–32
- DBfK: Bausteine der Pflegepraxis: Pflegeprozeß – Pflegeplanung – Eine praktische Einführung. DBfK LV Bayern 1996
- de Gautard, A.: Pflegediagnose, die etwas andere Sicht. Krankenpflege Soins Infirmiers (1992) 4: 66–70
- Evers, G. C. M.: Pflegediagnosen – Bedeutung für die Praxis und Professionalisierung der Pflege. In: Höhmann, U. (1995): Pflegediagnosen – Irrweg oder effektives Instrument professioneller Pflegepraxis. DBfK, Eschborn
- Evers, G. C. M.: Pflegediagnosen. In: Theorien und Prinzipien der Pflegekunde. Ullstein Mosby, Berlin/Wiesbaden 1997

- Friesacher, H.: Pflegediagnosen und International Classification for Nursing Practice (ICNP). Eine Analyse von Klasssifikationssystemen in der Pflege. Dr. med. Mabuse 23 (1998) 112: 33–37
- Friesacher, H.: Verstehende, phänomenologisch-biographische Diagnostik. Dr. med. Mabuse 24 (1999) 120: 54–60
- Friesacher, H.: Bedeutung und Möglichkeit von Diagnostik und Klassifikation in einer praktischen Wissenschaft. In: Kollak, I.; Georg, M. (Hrsg.): Pflegediagnosen: Was leisten sie – was nicht? Mabuse, Frankfurt 1999
- Garms-Homolovà, V.: RAI und Pflegediagnosen. In: Kollak, I.; Georg, M. (Hrsg.): Pflegediagnosen: Was leisten sie – was nicht? Mabuse, Frankfurt 1999
- Georg, J.: Erkennen – Benennen – Beurteilen. Pflegediagnosen – Eine Einführung in ein neues Konzept. Pflege aktuell 48 (1994) 10: 586–588
- Georg, J.: Wie erstellt man eine Pflegediagnose? In: Bienstein, Ch.; Zegelin, A.: Pflegekalender '95. Ullstein Mosby, Berlin/Wiesbaden 1994
- Georg, J.: Nursing Diagnosis – the first steps in Germany. In: Mortensen, Randi: Proceedings of the first European Conference of Nursing Diagnosis – Creating a European Platform. DIHNR, Copenhagen 1995
- Georg, J.; Stankowski, J.: Pflegediagnosen – Entwicklung – Gegenstand – Bedeutung. Die Schwester/Der Pfleger 34 (1995) 3: 128–134
- Georg, J.: Pflegediagnosen als Mittel zur Qualitätssicherung. Hessisches Sozialministerium – Pflegereferat. Wiesbaden 1997
- Georg, J.: Pflegediagnosen – Verbindung von Forschung und Praxis. Forum Sozialstation 21 (1997) 87 Juni 38–42
- Georg, J.: Pflegediagnosen bei Bewegungseinschränkungen. In: Duijfjes, J., Georg, J., Frowein, M.: Heben – Tragen – Mobilisieren. Ullstein Mosby, Berlin/Wiesbaden 1997
- Georg, J.: Pflegeklassifikationssysteme. In. Zegelin, A. (Hrsg.) Sprache und Pflege. Ullstein Mosby, Berlin/Wiesbaden 1997
- Georg, J.: Pflegediagnosen und -assessment in der Intensivpflege. Plexus. 6 (1998) 1: 29–33
- Georg, J.: Pflegediagnosen – Ein effektives Instrument der Pflegepraxis. MDK-Baden Württemberg, Stuttgart 1997
- Georg, J.: Psychische und physische Situation des Stomapatienten – am Beispiel der Pflegediagnose Körperbildstörung. In: Peters-Gawlik, M.: Praxishandbuch Stomapflege. Ullstein Medical, Wiesbaden 1998
- Georg, J.: Einführung in «Pflegestandards in der Neurologie». In: Tucker, S. M.: Pflegestandards in der Neurologie, Ullstein Medical Verlag, Wiesbaden 1998
- Georg, J.: Einführung in «Pflegestandards Onkologie». In: Tucker, S. M.: Pflegestandards in der Onkologie, Ullstein Medical Verlag, Wiesbaden 1998
- Georg, J.: Wie erstellt man eine Pflegediagnose? In: Georg, J. Pflege 2000. Huber-Pflegekalender. Huber, Bern/Göttingen 1999
- Georg, J.: Pflegediagnosen. Fernstudiengang Pflege, FH Jena, Jena 1999
- Georg, J.: Einführung in die Arbeit mit Pflegediagnosen. Fernstudiengang Pflege, FH Jena, Jena 1999

- Georg, J.: Pflegediagnosen und Pflegetheorie. Fernstudiengang Pflege, FH Jena, Jena 1999
- Georg, J.; Bähr, M.: Pflegediagnosen in der Alten- und Langzeitpflege. NOVA 33 (2002) 1: 11–13
- Georg, J.; Vef-Georg, G.: Angst bei alten Menschen. – Pflegeassessment, -diagnose und -interventionen. NOVA 33 (2002) 1: 15–18
- Georg, J.: Erschöpfung bei alten Menschen. – Pflegeassessment, -diagnose und -interventionen. NOVA 33 (2002) 3: 6–10
- Georg, J.: Mobilität und beeinträchtigte körperlichen Mobilität. – Pflegeassessment, -diagnose und -interventionen. NOVA 33 (2002) 5
- Georg, J.: Ekel und Körperbild NOVA 33 (2002) (in Vorb.)
- Georg, J.: Übelkeit und Erbrechen – Pflegeassessment, -diagnose und -interventionen. NOVA 33 (2002) (in Vorb.)
- Grevelt, L.: Pflegediagnosen und Erscheinungsformen von Pflegediagnosen in einem deutschen Krankenhaus am Beispiel der Diagnosen – veränderte Mundschleimhaut und beeinträchtigte Hautintegrität. Humboldt Universität, Berlin 1994
- Haase, G. N.: Entwicklung von Pflegediagnosen. In: Höhmann, U. (1995): Pflegediagnosen – Irrweg oder effektives Instrument professioneller Pflegepraxis. Eschborn
- Hayer, H.: Pflegediagnosen. ÉKZ, (1999) 3: 28–33
- Heering Ch.: Konzeptuelle Überlegungen und Erfahrungen zur Integration der Pflegediagnostik in Curricula der Pflegeausbildung. PflegePädagogik (1999) 3: 21–24
- Höhmann, U.: Der erste deutsche Kongreß für Pflegediagnosen. Pflege aktuell 48 (1994) 7/8: 451
- Höhmann, U.: Pflegediagnosen – Babylonische Sprachverwirrung. Der Versuch einer Begriffserklärung. Pflege aktuell 48 (1994) 10: 582–584
- Höhmann, U.: Pflegediagnosen: Instrumente zur Professionalisierung der Pflege. Pflege & Gesellschaft 4 (1999) 1: 8–12
- ICN: Entwicklung einer internationalen Klassifikation pflegerischer Praxis (ICNP). In: Höhmann, U. (1995): Pflegediagnosen – Irrweg oder effektives Instrument professioneller Pflegepraxis. Eschborn
- Jasinsky, S.: Pflegediagnosen – Sinn oder Unsinn? Die Schwester/Der Pfleger 34 (1995) 3: 10–11
- Kämmer, K.: Atemarbeit im Pflegealltag. Pflege aktuell 48 (1994) 5: 315–318
- Kämmer, K.; Huhn, S.: Pflegepraktische Fortbildung für die Häusliche Pflege. Teil 3: Pflegediagnose – Dekubitusrisiko. Häusliche Pflege (1999) 3: 9–12
- Käppeli, S.: Pflegediagnosen in der Akutpflege. Pflege 8 (1995) 2: 113–120
- Käppeli, S. (Hrsg.): Pflegekonzepte Band 1. Huber, Bern/Göttingen 1998
- Käppeli, S. (Hrsg.): Pflegekonzepte Band 2. Huber, Bern/Göttingen 1999
- Kean, S.: Pflegediagnosen: Fragen und Kontoversen. Pflege, 12 (1999) 4: 209–215
- Kesselring, A.: Psychosoziale Pflegediagnostik: Eine interpretativ-phänomenologische Perspektive. Pflege, 12 (1999) 4: 223–228

- König, P.: Entstehung, Entwicklung und Aufbau von Pflegediagnosen. In: Kollak, I.; Georg, M. (Hrsg.): Pflegediagnosen: Was leisten sie – was nicht? Mabuse, Frankfurt 1999
- Kollak, I.: USA: Pflegekompetenz, Pflegediagnostik und Pflegeausbildung. Pflegemanagement (1993) 3: 9–16
- Kollak, I.; Huber, A.: Pflegediagnose kontrovers. Heilberufe 48 (1996) 4: 18–21
- Kollak, I.: Pflegediagnosen – Was leisten sie, was leisten sie nicht? In: Kollak, I.; Georg, M. (Hrsg.): Pflegediagnosen: Was leisten sie – was nicht? Mabuse, Frankfurt 1999
- Kürzel, E.: International Classification of Nursing Practice. Entwicklung einer eigenen Pflegefachsprache. ÖKZ, (1998) 8: 10–11
- N. N.: Pflegediagnosen – Ihre Bedeutung für die Eigenständigkeit der Pflege? Kinderkrankenschwester, (1996) 6: 224–225
- N. N.: Einbindung der Pflegediagnosen in den Pflegeprozeß. Die Schwester/Der Pfleger (1996) 10: 954–955
- N. N.: Pflegediagnosen – auf unsere Verhältnisse anpassen! Erfahrungen mit amerikanischen Pflegediagnosen. Krankenpflege (1997) 2: 14–19
- N. N.: Gesundheitsstatistische Daten der Pflege. Projekt «Nursing Data». Nova (1998) 12: 31
- Nolte, A.: Was leisten Pflegediagnosen? Heilberufe, (1998) 38–39
- O'Neil-Mundinger, M. Dotterer-Jauron, G.: Entwicklung einer Pflegediagnose. ÖKZ, (1979) 9: 261–266
- Oertle Bürki, C.: Professionalisierung und Sprache. – Hat die Pflege eine eigene Fachsprache. Pflege aktuell, 49 (1995) 6: 438–441
- Pape, R.: Ein Trojanisches Pferd in der Pflege? Pflegediagnosen und ihr theoretisches Umfeld. Pflege 9 (1996) 3: 216–220
- Powers, P.: Pflegediagnosen aus diskursanalytischer Sicht. In: Kollak, I.; Georg, M. (Hrsg.): Pflegediagnosen: Was leisten sie – was nicht? Mabuse, Frankfurt 1999
- Schädlich, H.: Internationaler Kongress: Pflegediagnosen... Schweizer Spital, (1999) 5: 30–31
- Schaefer, M.; Böer, B.: Erfahrungen mit Pflegediagnostik im Ausbildungsalltag. PflegePädagogik, (1999) 3: 25–28
- Schmid, G.: Einbindung der Pflegediagnosen in den Pflegeprozeß. Die Schwester/Der Pfleger 35 (1996) 10: 954–955
- Schnepp, W.: Pflegediagnosen: Voraussetzungen, Entwicklung und Grenzen. Pflege aktuell 48 (1994) 12: 730–731
- Schwarz Govaers, R.: Einführung in das Lernen von Pflegekonzepten/-diagnosen in der Ausbildung. PflegePädagogik, (1998) 10: 4–10
- Sensmeyer, A.: 1. Kongreß Pflegediagnosen in Köln. BALK-Informationen, Flensburg 6 (1995) 17: 67–69
- Setteln-Strub, Ch.: Der Diagnostische Prozeß bei der Pflege. Pflege 10 (1997) 1:35–42
- Sieber, A.: Die Stellung der Pflegediagnose im Pflegeprozeß. ÖKZ, (1996) 6: 29–31

- Spindler, B.: Erfahrungen mit Pflegediagnosen in den USA. Österreichische Krankenpflegezeitschrift (1995) 5: 16–17
- Stefan, H.; Allmer, F.: Mit Pflegediagnosen in die Zukunft. LAZARUS. (1997) 9: 10–12
- Steffen-Bürgi, B.; Baldegger, E.: Die Lebenswelt der Patienten einbeziehen! Pflegediagnostik. Krankenpflege, (1997) 11: 10–15
- Steppe, H.: Pflegediagnosen – Auswirkung auf Pflegekonzepte. Implikationen für die Praxis. In: Höhmann, U. (1995): Pflegediagnosen – Irrweg oder effektives Instrument professioneller Pflegepraxis. Eschborn
- Steuer, B.: Die Pflegepraxis muss vergleichbar werden. 2. Internationale Fachtagung «Pflegediagnosen». Pflegezeitschrift (1999) 12: 840–843
- Ulmer, E.: Pflegediagnosen und medizinische Diagnosen. In: Höhmann, U. (1995): Pflegediagnosen – Irrweg oder effektives Instrument professioneller Pflegepraxis. Eschborn
- Van Maanen, H.: Pflegediagnosen und Internationale Klassifikation für die Pflege. ÖKZ, 52 (1999) 3: 20–27
- Verworner, H.: Wichtig für den Pflegeprozeß ist die Pflegedokumentation. ÖKZ, (1997) 1: 18–21
- Vogel, R.; Kästner, B.; Bossard, S.: Pflegediagnosen bei beatmeten Patienten – Eine Methode pflegerischer Problemlösung. Pflege aktuell 48 (1994) 10: 589–592
- Vogel, R.: Problemerkennung durch Systemanalyse und Pflegediagnosen. Erfahrungen auf einer Intensivstation. In: Höhmann, U. (1995): Pflegediagnosen – Irrweg oder effektives Instrument professioneller Pflegepraxis. Eschborn
- Warren, J.: NANDA and Nursing Diagnoses: Past, present and a vision of the future. PR-internet (1999) 11: 268–274
- Wiegand, M. L.: Diagnostik in der Pflege. Mitteilungen Evg. Fachverband für Kranken- und Sozialpflege. Stuttgart (1996) 10: 22–26
- Wittig, O.; Bauer, S.: Pflegediagnosen in der deutschen Krankenpflege. Die Schwester/Der Pfleger. 36 (1997) 12: 1029–1034
- Wittig, O.; Lücke, U.: Pflegediagnosen. Eine Vorbehaltstätigkeit für Krankenpflegepersonal oder ein Instrument professioneller Pflegepraxis. Essen 1996

Jürgen Georg. Stand: Juli 2002

Literaturverzeichnis (englisch)

Books

Acute Pain Management: Operative or Medical Procedures and Trauma: Clinical Practice Guideline. US Department of Health and Human Services, Public Health Service Agency for Health Care Policy and Research, Rockville, MD, Feb 1992

American Nurses' Association: Nursing's Social Policy Statement. Washington, DC, 1995

American Nurses' Association: Standards of Clinical Nursing Practice. Kansas City, MO, 1991

Androwich, I, Burkhart, L, and Gettrust, KV: Community and Home Health Nursing. Delmar, Albany, NY, 1996

Berkow, R (ed): The Merck Manual of Diagnosis and Therapy, ed 17. Merck & Co, Rahway, NJ, 1999

Carey, CF, Lee, HH, and Woeltje, KF (eds): The Washington Manual of Medical Therapeutics, ed 29. Lippincott-Raven, Philadelphia, 1998

Cassileth, BR: The Alternative Medicine Handbook: The Complete Reference Guide to Alternative and Complementary Therapies. WW Norton & Co, New York, 1998

Cataract in Adults: Management of Functional Impairment. AHCPR Pub 93–0542, US Department of Health and Human Services, Public Health Agency for Health Care Policy and Research, Rockville, MD, 1993

Condon, RE, and Nyhus, LM (eds): Manual of Surgical Therapeutics, ed 9. Little, Brown & Co, Boston, 1996

Cox, H, et al.: Clinical Applications of Nursing Diagnosis: Adult, Child, Women's Psychiatric, Gerontic and Home Health Considerations, ed 3. FA Davis, Philadelphia, 1997

Deglin, J, and Vallerand, A: Davis's Drug Guide for Nurses, ed 6. FA Davis, Philadelphia, 1999

Depression in Primary Care, Vol. 1, Detection and Diagnosis. AHCPR Pub 93–0550, US Department of Health and Human Services, Public Health Service Agency for Health Care Policy and Research, Rockville, MD, April 1993

Depression in Primary Care, Vol. 2, Treatment of Major Depression. AHCPR Pub 93–0551, US Department of Health and Human Services, Public Health Service Agency for Health Care Policy and Research, Rockville, MD, April 1993

Doenges, M, Moorhouse, M, and Geissler, A: Nursing Care Plans: Nursing Diagnoses in Patient Care, ed 5. FA Davis, Philadelphia, 2000

Doenges, M, Townsend, M, and Moorhouse, M: Psychiatric Care Plans: Guidelines for Planning and Documenting Client Care, ed 3. FA Davis, Philadelphia, 1999

Early Identification of Alzheimer's Disease and Related Dementias: Clinical Practice Guideline, US Department of Health and Human Services, Public Health Service Agency for Health Care Policy and Research, Rockville, MD, Nov 1996

Gordon, M: Manual of Nursing Diagnosis. Mosby, St. Louis, 1997

Gordon, T: Parent Effectiveness Training. Three Rivers Press, New York, 2000

Gordon, T: Teaching Children Self-Discipline: At Home & At School. Random House, New York, 1989

Gorman, L, Sultan, D, and Raines, M: Davis's Manual of Psychosocial Nursing for General Patient Care. FA Davis, Philadelphia, 1996

Harkulich, JT, Calamita, BA, Dedford-Kleen, M, et al. Teacher's Guide: A Manual for Caregivers of Alzheimer's Disease in Long Term Care. Embassy Printing, Cleveland Heights, Ohio, Copyright pending

Higgs, ZR, and Gustafson, DD: Community as a Client: Assessment and Diagnosis. FA Davis, Philadelphia, 1985

Jaffe, MS, and McVan, BF: Laboratory and Diagnostic Test Handbook. FA Davis, Philadelphia, 1997

Johnson, M, and Maas, M: Nursing Outcome Classification (NOC), ed 2. Mosby, St. Louis, 2000

Kuhn, MA: Pharmacotherapeutics: A Nursing Process Approach, ed 4. FA Davis, Philadelphia, 1998

Lampe, S: Focus Charting®, ed 7. Creative Healthcare Management, Inc., Minneapolis, MN, 1997

Lee, D, Barrett, C, and Ignatavicius, D: Fluids and Electrolytes: A Practical Approach, ed 4. FA Davis, Philadelphia, 1996

Lipson, JG, et al.: Culture & Nursing Care. A Pocket Guide: UCSF Nursing Press, University of California, San Francisco, 1996

Management of Cancer Pain. AHCPR Pub 93–0592, US Department of Health and Human Services, Public Health Agency for Health Care Policy and Research, Rockville, MD, 1994

McCance, KL, and Huether, SE: Pathophysiology: The Biologic Basis for Disease in Adults and Children, ed 3. Mosby, St Louis, 1997

McCloskey, JC, and Bulechek, GM (eds): Nursing Interventions Classification, ed 3. Mosby, St Louis, 2000

Mentgen, J, and Bulbrook, MJT: Healing Touch, Level I Notebook. Healing Touch, Lakewood, CO, 1994

NANDA Nursing Diagnoses: Definitions and Classification 2001–2002. North American Nursing Diagnosis Association, Philadelphia, 2001

Post-Stroke Rehabilitation: Assessment, Referral, and Patient Management. AHCPR Pub 95–0663, US Department of Health and Human Services, Public Health Service Agency for Health Care Policy and Research, Rockville, MD, 1995

Pressure Ulcers in Adults: Prediction and Prevention. AHCPR Pub 92–0047, US Department of Health and Human Services, Public Health Service Agency for Health Care Policy and Research, Rockville, MD, 1992

Purnell, LD, and Paulanka, BJ: Transcultural Health Care: A Culturally Competent Approach. FA Davis, Philadelphia, 1998

Shore, LS: Nursing Diagnosis: What It Is and How to Do It, a Programmed Text. Medical College of Virginia Hospitals, Richmond, VA, 1988

Sickle Cell Disease: Screening, Diagnosis, Management, and Counseling in Newborns and Infants. AHCPR Pub 93–0562, US Department of Health and Human Services, Public Health Service Agency for Health Care Policy and Research, Rockville, MD, April 1993

Sommers, MS, and Johnson, SA: Davis Manual of Nursing Therapeutics for Disease and Disorders. FA Davis, Philadelphia, 1997

Sparks, SM, and Taylor, CM: Nursing Diagnoses Reference Manual, ed 5. Springhouse, Springhouse, PA, 2001

Townsend, M: Nursing Diagnoses in Psychiatric Nursing: A Pocket Guide for Care Plan Construction, ed 4. FA Davis, Philadelphia, 1997

Townsend, M: Psychiatric Mental Health Nursing: Concepts of Care, ed 2. FA Davis, Philadelphia, 1996

Traumatic Brain Injury Medical Treatment Guidelines. State of Colorado Labor and Employment, Division of Worker's Compensation, Denver, March 15, 1998

Urinary Incontinence in Adults: Clinical Practice Guideline. AHCPR Pub 92–0038, US Department of Health and Human Services, Public Health Service Agency for Health Care Policy and Research, Rockville, MD, March 1992

Venes, D, and Thomas, CL (eds): Taber's Cyclopedic Medical Dictionary, ed 19. FA Davis, Philadelphia, 2001

Articles

Ackerman, MH, and Mick, DJ: Instillation of normal saline before suctioning patients with pulmonary infections: A prospective randomized controlled trial. Am J Crit Care 7(4):261, 1998

Albert, N: Heart Failure: The physiologic basis for current therapeutic concepts. Critical Care Nurse (Suppl), June, 1999

Allen, LA: Treating agitation without drugs. AJN 99(4):36, 1999

Angelucci, PA: Caring for patients with benign prostatic hyperplasia. Nursing97 27(11):34, 1997

Armstrong, ML, and Murphy, KP: A look at adolescent tattooing. School Health Reporter, Summer 1999

Augustus, LJ: Nutritional care for patients with HIV. AJN 97(10):62, 1997

Barry, J, McQuade, C, and Livingstone, T: Using nurse case management to promote self-efficiency in individuals with rheumatoid arthritis. Rehabilitation Nursing 2(6):300, 1998

Bergen, AF: Heads up: A 20-year tale in several parts. Team Rehabilitation Report 9(9):45, 1998

Berkowitz, C: Epidural pain control: Your job, too. RN 60(8):22, 1997

Bermingham, J: Discharge planning: Charting patient progress. Continuing Care 16(1):13, 1997

Birkett, DP: What is the relationship between stroke and depression. The Harvard Mental Health Letter 14(12):8, 1998

Blank, CA, and Reid, PC: Taking the tension out of traumatic pneumothoraxes. Nursing99 29(4):41, 1999

Bone, LA: Restoring electrolyte balance: Calcium and phosphorus. RN 59(3):47, 1996

Boon, T: Don't forget the hospice option. RN 61(2)32, 1998

Borton, D: Isolation precautions: Clearing up the confusion. Nursing97 27(1):49, 1997

Boucher, MA: When laryngectomy complicates care. RN 59(88):40, 1996

Bradley, M, and Pupiales, M: Essential elements of ostomy care. AJN 97(7):38, 1997

Branski, SH: Delirium in hospitalized geriatric patients. AJN 97(4):161, 1998.

Brown, KA: Malignant hyperthermia. AJN 97(10):33, 1997

Buckle, J: Alternative/complementary therapies. Critical Care Nurse 18(5):54, 1998

Burt, S: What you need to know about latex allergy. Nursing98 28(10):33, 1998

Calcium in kidney stones. Harvard Health Letter 22(8):8, 1997

Canales, MAP: Asthma management, putting your patient on the team. Nursing97 27(12):33, 1997

Capili, B, and Anastasi, JK: A symptom review: Nausea and vomiting in HIV. Journal of the Association of Nurses in AIDS Care 9(6):47, 1998

Carbone, IM: An interdisciplinary approach to the rehabilitation of open-heart surgical patients. Rehabilitation Nursing 24(2):55, 1999

Carlson, EV, Kemp, MG, and Short, S: Predicting the risk of pressure ulcers in critically ill patients. Am J Crit Care 8(4):262, 1999

Carroll, P: Closing in on safer suctioning. RN 61(5):22, 1998

Carroll, P: Preventing nosocomial pneumonia. RN 61(6):44, 1998

Carroll, P: Pulse oximetry: At your fingertips. RN 60(2):22, 1997

Cataldo, R: Decoding the mystery: Evaluating complementary and alternative medicine. Rehabilitation Management 12(2):42, 1999

Cavendish, R: Clinical snapshot: Peridontal disease. AJN 99(3):36, 1999

Chatterton, R, et al: Suicides in an Australian inpatient environment. J Psychosoc Nurs 37(6):34, 1999

Chilton, BA: Recognizing spirituality. Image J Nurs Sch 30(4):400, 1998

Cirolia, B: Understanding edema: When fluid balance fails. Nursing96 26(2):66, 1996

Clark, CC: Posttraumatic stress disorder: How to support healing. AJN 97(8):26, 1996

Consult Stat: Chest tubes: When you don't need a seal. RN 61(3):67, 1998

Cook, L: The value of lab values. AJN 99(5):66, 1999

Crigger, N, and Forbes, W: Assessing neurologic function in older patients. AJN 97(3):37, 1997

Crow, S: Combating infection: Your guide to gloves. Nursing97 27(3):26, 1997

DeJong, MJ: Emergency! Hyponatremia. AJN 98(12):36, 1998

Dennison, RD: Nurse's guide to common postoperative complications. Nursing97 27(11):56, 1997

Dossey, BM, and Dossey, L: Body-Mind-Spirit: Attending to holistic care. AJN 98(8):35, 1998

Dossey, BM: Holistic modalities & healing moments. AJN 998(6):44, 1998

Drugs that bring erections down. Sex & Health Institute, p 5, May, 1998

Dunne, D: Common questions about ileoanal reservoirs. AJN 97(11):67, 1997

Edmond, M: Combating infection: Tackling disease transmission. Nursing97 27(7):65, 1997

Edwards-Beckett, J, and King, H: The impact of spinal pathology on bowel control in children. Rehabilitation Nursing 21(6):292, 1996.

Epps, CK: The delicate business of ostomy care. RN 5(11):32, 1996

Faries, J: Easing your patient's postoperative pain. Nursing98 28(6):58, 1998

Ferrin, MS: Restoring electrolyte balance: Magnesium. RN 59(5):31, 1996

Fish, KB: Suicide awareness at the elementary school level. J of Psychosoc Nurs, 38(7):20, July, 2000

Fishman, TD, Freedline, AD, and Kahn, D: Putting the best foot forward. Nursing96 26(1):58, 1996

Flannery, J: Using the levels of cognitive functioning assessment scale with traumatic brain injury in an acute care setting. Rehabilitation Nursing 23(2):88, 1998

Focazio, B: Clinical snapshot: Mucositis. AJN 97(12):48, 1997

Garnett, LR: Is obesity all in the genes? Harvard Health Letter 21(6):1, 1996

Goshorn, J: Clinical snapshot: Kidney stones. AJN 96(9):40, 1996

Gregory, CM: Caring for caregivers: Proactive planning eases burdens on caregivers. Lifelines 1(2):51, 1997

Greifzu, S: Fighting cancer fatigue. RN 61(8):41, 1998

Gritter, M: The latex threat. AJN 98(9):26, 1998

Grzankowski, JA: Altered thought processes related to traumatic brain injury and their nursing implications. Rehabilitation Nursing 22(1):24, 1997

Halpin-Landry, JE, and Goldsmith, S: Feet first: Diabetes care. AJN 99(2):26, 1999

Hanson, MJS: Caring for a patient with COPD. Nursing 97 27(12):39, 1997

Harvey, C, Dixon, M, and Padberg, N: Support group for families of trauma patients: A unique approach. Critical Care Nurse 15(4):59, 1995

Hayes, DD: Bradycardia, keeping the current flowing. Nursing97 27(6):50, 1997

Hayn, MA, and Fisher, TR: Stroke rehabilitation: Salvaging ability after the storm. Nursing97 27(3):40, 1997

Hernandez, D: Microvascular complications of diabetes nursing assessment and interventions. AJN 98(6):16, 1998

Herson, L, et al.: Rehabilitation Nursing 24(4):148, 1999

Hess, CT: Caring for a diabetic ulcer. Nursing99 29(5):70, 1999

Hess, CT: Wound care. Nursing98 28(3):18, 1998

Hoffman, J: Tuning in to the power of music. RN 60(6):52, 1997

Holcomb, SS: Understanding the ins and outs of diuretic therapy. Nursing97 27(2):34, 1997

Hunt, R: Community-based nursing. AJN 98(10):44, 1998

Huston, CJ: Emergency! Dental luxation and avulsion. AJN 97(9):48, 1997

Hutchison, CP: Healing touch: an energetic approach. AJN 99(4):43, 1999

Isaacs, A: Depression and your patient. AJN 98(7):26, 1998

It's probably not Alzheimer's: New insights on memory loss. Focus on Healthy Aging 2(7):1, 1999

Jaempf, G, and Goralski, VJ: Monitoring postop patients. RN 59(7):30, 1996

Jennings, LM: Latex allergy: Another real Y2K issue. Rehabilitation Nursing 24(4):140, 1999

Jirovec, MM, Wyman, JF, and Wells, TJ: Addressing urinary incontinence with educational continence-care competencies. Image J Nurs Sch 30(4):375, 1998

Johnson, J, Pearson, V, and McDivitt, L: Stroke rehabilitation: Assessing stroke survivors' longterm learning needs. Rehabilitation Nursing 22(5):243, 1997

Kachourbos, MJ: Relief at last: An implanted bladder control system helps people control their bodily functions. Team Rehabilitation Reports, p. 31, Aug 1997

Kanachki, L: How to guide ventilator-dependent patients from hospital to home. AJN 97(2):37, 1997

Keegan, L: Getting comfortable with alternative & complementary therapies. Nursing98 28(4):50, 1998

King, B: Preserving renal function. RN 60(8):34, 1997

Kinloch, D: Instillation of normal saline during endotracheal suctioning: Effects on mixed venous oxygen saturation. Am J Crit Care 8(4):231, 1999

Kirshblum, S, and O'Connor, K: The problem of pain: A common condition of people with SCI. Team Rehabilitation Reports, p 15, Aug 1997

Klonowski, EI, and Masodi, JE: The patient with Crohn's disease. RN 62(3):32, 1999

Korinko, A, and Yurick, A: Maintaining skin integrity during radiation therapy. AJN 97(2):40, 1997

Kumasaka, L, and Miles, A: «My pain is God's will.» AJN 96(6):45, 1996

Kurtz, MJ, Van Zandt, DK, and Sapp, LR: A new technique in independent intermittent catheterization: The Mitrofanoff catheterizable channel. Rehabilitation Nursing 21(6):311, 1996

Lai, SC, and Cohen, MN: Promoting lifestyle changes. AJN 99(4):63, 1999

Larsen, LS: Effectiveness of a counseling intervention to assist family caregivers of chronically ill relatives. J Psychosoc Nurs 36(8):26, 1998

Lewis, ML, and Dehn, DS: Violence against nurses in outpatient mental health settings. J Psychosoc Nurs 37(6):28, 1999

Linch, SH: Elder abuse: What to look for, how to intervene. AJN 97(1):26, 1997.

Loeb, JL: Pain management in long term care. AJN 99(2):48, 1999

Loughrey, L: Taking a sensitive approach to urinary incontinence. Nursing99 29(5):60, 1999

MacNeill, D, and Weis, T: Case study: Coordinating care. Continuing Care 17(4):78, 1998

Matthews, PJ: Ventilator-associated infections. I. Reducing the risks. Nursing97 27(2):59, 1997

McCaffery, M: Pain management handbook. Nursing97 27(4):42, 1997

McCaffery, M, and Ferrell, BR: Opioids and pain management, what do nurses know. Nursing99 29(3):48, 1999

McCain, D, and Sutherland, S: Nursing essentials: Skin grafts for patients with burns. AJN 98(7):34, 1998

McClave, SA, et al: Are patients fed appropriately according to their caloric requirements? Journal of Parenteral and Enteral Nutrition (JPEN) 22(6):375, 1998

McConnel, E: Preventing transient increases in intracranial pressure. Nursing98 28(4).66, 1998

McHale, JM, et al.: Expert nursing knowledge in the care of patients at risk of impaired swallowing. Image J Nurs Sch 30(2):137, 1998

McKinley, LL, and Zasler, CP: Weaving a plan of care. Continuing Care 17(7):38, 1998

Mendez-Eastman, S: When wounds won't heal. RN 51(1):20, 1998

Metheny, N, et al: Testing feeding tube placement: Auscultation vs pH method. AJN 98(5):37, 1998

Mohr, WK: Cross-ethnic variations in the care of psychiatric patients: A review of contributing factors and practice considerations. J Psychosoc Nurs 36(5):16, 1998

Nunnelee, JD: Healing venous ulcers. RN 60(11):38, 1997

O'Donnell, M: Addisonian crisis. AJN 97(3):41, 1997

O'Neil, C, Avila, JR, and Fetrow, CW: Herbal medicines, getting beyond the hype. Nursing99 29(4):58, 1999

Parkman, CA, and Calfee, BE: Advance directives, honoring your patient's end-of-life-wishes. Nursing97 27(4):48, 1997

Phillips, JK: Actionstat: Wound dehiscence. Nursing98 28(3):33, 1998

Pierce, LL: Barriers to access: Frustration of people who use a wheelchair for full-time mobility. Rehabilitation Nursing 23(3):120, 1998

Powers, J, and Bennett, SJ: Measurement of dyspnea in patients treated with mechanical ventilation. Am J Crit Care 8(4):254, 1999

Rawsky, E: Review of the literature on falls among the elderly. Image J Nurs Sch 30(1):47, 1998

Robinson, AW: Getting to the heart of denial. AJN 99(5):38, 1999

Rogers, S, Ryan, M, and Slepoy, L: Successful ventilator weaning: A collaborative effort. Rehabilitation Nursing 23(5):265, 1998

Scanlon, C: Defining standards for end-of-life care. AJN 97(11):58, 1997

Schaeder, C, et al.: Community nursing organizations: A new frontier. AJN 97(1):63, 1997

Schaffer, DB: Closed suction wound drainage. Nursing97 27(11):62, 1997

Scheck, A: Therapists on the team, diabetic wound prevention is everybody's business. Rehabilitation Nursing 16(7):18, 1999

Schiweiger, JL, and Huey, RA: Alzheimer's disease. Nursing99 29(6):34, 1999

Schulmeister, L: Pacemakers & environmental safety. Nursing98 28(7):58, 1998

Short stature and growth hormone: A delicate balance. Practice Update (newsletter). The Children's Hospital, Denver, Colo., Summer, 1999

Sincacore, DR: Managing the diabetic foot. Rehabilitation Management 11(4):60, 1998

Smatlak, P, and Knebel, AR: Clinical evaluation of noninvasive monitoring of oxygen saturation in critically ill patients. Am J Crit Care 7(5):370, 1998

Smith, AM, and Schwirian, PM: The relationship between caregiver burden and TBI survivors' cognition and functional ability after discharge. Rehabilitation Nursing 23(5):252, 1998

Smochek, MR, et al.: Interventions for risk for suicide and risk for violence. Nursing Diagnosis. The International Journal of Nursing Language and Classification 11(2):60, April–June, 2000

Stockert, PA: Getting UTI patients back on track. RN 62(3):49, 1999

Strimike, CL, Wojcik, JM, and Stark, BA: Incision care that really cuts it. RN 60(7):22, 1997

Summer, CH: Recognizing and responding to spiritual distress. AJN 98(1):26, 1998

Travers, PL: Autonomic dysreflexia: A clinical rehabilitation problem. Rehabilitation Nursing 24(1):19, 1997

Travers, PL: Poststroke dysphagia: Implications for nurses. Rehabilitation Nursing 24(2):69, 1999

Ufema, J: Reflections on death and dying. Nursing99 29(6):96, 1999

Vigilance pays off in preventing falls. Harvard Health Letter 24(6):1, 1999

Walker, D: Back to basics: Choosing the correct wound dressing. AJN 96(9):35, 1996

Walker, BL: Preventing falls. RN 61(5):40, 1998

Watson, R, et al.: The relationship between caregiver burden and self-care deficits in former rehabilitation patients. Rehabilitation Nursing 23(5):258, 1998

Weeks, SM: Caring for patients with heart failure. Nursing96 26(3):52, 1996

Whittle, H, et al.: Nursing management of pressure ulcers using a hydrogel dressing protocol: Four case studies. Rehabilitation Nursing 21(5):237, 1996

Williams, AM, and Deaton, SB: Phantom limb pain: Elusive, yet real. Rehabilitation Nursing 22(2):73, 1997

Anschriftenverzeichnis

NANDA

North American Nursing Diagnosis Association (NANDA)
1211 Locust Street
Philadelphia, PA 19107, USA
Tel.: 001-215-545-8105
Fax: 001-215-545-8107
E-Mail: Ken.Cleveland@nursecominc.com
E-Mail: info@nursecominc.com

NIC

Nursing Interventions Classification (NIC)
Iowa Intervention Project
College of Nursing
The University of Iowa
315 Nursing Building
Iowa City, IA 52242-1121, USA
Tel.: 001-319-3357051
Fax: 001-319-3359990/6820
E-Mail: classification-center@uiowa.edu/nic

NOC

Nursing Outcomes Classification (NOC)
Lori Penaluna, Project Director NOC
Center for Nursing Classification
412 NB, College of Nursing
The University of Iowa
Iowa City, IA 52242-1121, USA
Tel.: 001-319-335-7051 / 353-5414
Fax: 001-319-335-7106
E-Mail: lori-penaluna@uiowa.edu
WEB: http//www.nursing.uiowa.edu/noc

ACENDIO

Association for Common European Nursing Diagnoses, Interventions and Outcomes (ACENDIO)
Anne Casey, ACENDIO secretary
The Royal College of Nursing
20 Cavendish Square
GB-London, W1M 0AB
Tel.: 0044-171-409-3333
Fax: 0044-171-355-1379
E-Mail: anne-casey@rcn.org.uk

ICNP

ICN Headquarters
Fadwa A. Affara, Nurse Consultant
3, place Jean-Marteau
CH-1201 Genf
Tel.: 0041-22-731-2960
Fax: 0041-22-738-1036 / 0041-22-908-0101
E-Mail: icn@uni2a.unige.ch
E-Mail: amy.coenen@marquette.edu

Fachzeitschrift – Pflegediagnosen ‹engl.›

Nursing Diagnosis – Quarterly
The Journal of Nursing Language and Classification
(Official Publication of the NANDA)
Nursecom
1211 Locust Street
Philadelphia PA 19107
Fon: 800/242-6757 (national)
Fon: 215-545-8105 (international)
Fax: 215-545-8107
E-Mail: timothy.bower@nursecominc.com
WEB: www.nursecom.com

Internet-Diskussionsforum über Pflegediagnosen

WEB: http://www.cnh.nl/wwndf/

Schweizer Netzwerk Pflegediagnosen
WE'G Weiterbildungszentrum für Gesundheitsberufe SRK
Postfach
CH-5001 Aarau
Tel.: 0041 62 837 58 58
Fax: 0041 62 837 58 60
E-Mail: info@weg-edu.ch
E-Mail: chris.abderhalden@weg-edu.ch
WEB: www.wegnetz.ch

Schweizer Netzwerk Pflegeinformatik
WE'G Weiterbildungszentrum für Gesundheitsberufe SRK
Postfach
CH-5001 Aarau
Tel.: 0041 62 837 58 58
Fax: 0041 62 837 58 60
E-Mail: info@weg-edu.ch
E-Mail: r.widmer@spectraweb.ch
WEB: www.wegnetz.ch

Österreichisches Netzwerk Pflegediagnosen
NÖ Landesakademie
Höhere Fortbildung in der Pflege
St. M. Restituta-Gasse 12
A-2340 Mödling
Tel.: 0043 2236 204-190
Fax: 0043 2236 204-196
WEB: http://www.noe-lak.at/pam/fs_pam.html

Mailing Liste Gesundheitsinformatik
r.widmer@spectraweb.ch

NURSING Data Schweiz
Anne Berthou
Institut de santé et d'économie (ISE)
Bugnon 21
CH-1005 Lausanne (Suisse)
Tel.: 0041 21 314 73 95 (ligne directe)
Tel.: 0041 21 314 74 00 (secrétariat)
Fax: 0041 21 314 74 04
E-Mail: Anne.Berthou@hospvd.ch
WEB: http://www.hospvd.ch/public/ise/nursingdata/

Nachwort zur 3., vollständig überarbeiteten und erweiterten deutschsprachigen Auflage

Martha Meier hat in ihrem Vorwort zur ersten Auflage darauf hingewiesen, dass das Werk der NANDA-Pflegediagnosen einem stetigen Veränderungsprozess unterliegt. Die Liste der Diagnosen wird ergänzt, Bezeichnungen und Definitionen werden verändert, die Taxonomie wird umgestellt - ein Prozess, der auch bei andern Klassifikationssystemen im Gange ist und z. B. alle paar Jahre zu einer neuen ICD-Version führt. Entsprechend müssen auch Handbücher laufend angepasst werden, in denen die NANDA-Pflegediagnosen verwendet werden.

Einige wichtige Änderungen sind folgende:
Die bisherigen Auflagen beruhen auf den Ergebnissen der 9. NANDA-Konferenz (1990), bzw. auf der 4. Auflage (1993) des Buches von Marilynn E. Doenges und Mary F. Moorhouse. Die vorliegende Ausgabe beruht auf der im Frühjahr 2002 erschienenen 8. englischsprachigen Auflage des Handbuchs. In der neue Ausgabe sind alle bis zum Jahr 2000 neu aufgenommenen oder überarbeiteten NANDA-Pflegediagnosen enthalten und eine große Zahl von Veränderungen von Pflegediagnosentiteln, -qualifyern, Definitionen, Merkmalen und Einflussfaktoren integriert.

Wir haben die bisherigen Übersetzungsarbeiten überprüft und einige Abschnitte völlig neu übersetzt; im Bemühen um bessere Verständlichkeit wurden auch verschiedene Diagnosentitel neu übersetzt.

Berücksichtigt ist auch der Wechsel von der NANDA-Taxonomie 1 auf die NANDA-Taxonomie 2. Die Zuordnung in beide Taxonomien ist jeweils im Kopfteil jeder Pflegediagnose erwähnt.

Die NANDA hat den wenig aussagekräftigen Qualifier «verändert» konsequent ersetzt durch Begriffe wie «unwirksam», «beeinträchtigt» etc.: Diese Veränderungen wurden übernommen.

Marilynn Doenges und ihre Mitautorinnen haben in der 7. und 8. Auflage die Unterteilung in Haupt-/Nebenkennzeichen aufgegeben. Wir haben das übernommen, da uns insbesondere für die neuen Diagnosen aus 1998/2000 keine offizielle Einteilung zur Verfügung stand.

Hinzugekommen sind Verweise auf die Klassifikation der Pflegeinterventionen (NIC) und die Klassifikation der Pflegergebnisse (NOC,) die einer Verknüpfung von Pflegediagnosen, -interventionen und -ergebnissen dient. Die Labels für NIC beruhen dabei auf einer Konsensusrunde mit erfahrenden Kollegen und vor allem der nochmaligen Überarbeitung der Labels durch Rudolf Widmer und Jürgen Georg. Die NOC-Label repräsentieren den aktuellen Stand der Übersetzung, die im Jahr 2003 erscheinen wird.

Die von Doenges und ihren Mitautorinnen in den Text eingefügten Begründungen zu den Interventionen sind nun wie in der Originalausgabe kursiv hervorgehoben.

Jürgen Georg hat zu jeder Pflegediagnose deutschsprachige Literatur ergänzt. Er hat sich dabei überwiegend auf Fachbücher konzentriert und nur dann auf Fachzeitschriftenartikel verwiesen, wenn diese explizit die jeweilige Pflegediagnose darstellen.

Neu in dieser Auflage sind verschiedene, nach unterschiedlichen Systemen gegliederte Listen der Diagnosen mit den dazugehörigen Seitenzahlen: Sie sollen den Schritt von Assessment/Pflegeanamnese zum Auffinden möglicher Pflegediagnosen erleichtern.

Seit der ersten und zweiten Auflage dieses Handbuchs haben sich nicht nur die Diagnosen verändert, sondern auch das Umfeld, auf das diese neue Auflage trifft.

Pflegediagnosen sind inzwischen nicht mehr etwas Neues oder Exotisches. Pflegediagnostik gehört vielerorts zum pflegerischen Arbeitsalltag, ist Teil von Pflegeausbildungen, findet Eingang in elektronische Dokumentationssysteme. In Österreich ist das Stellen von Pflegediagnosen seit einigen Jahren gesetzliche Pflicht, und seit einigen Jahren gibt es auch eine kritische Diskussion innerhalb des Berufs, unter anderem im Rahmen der Vereinigung für gemeinsame Europäische Pflegediagnosen, -interventionen und -ergebnisse (ACENDIO). Es finden Tagungen und Kongresse zum Thema statt, die Zahl von Publikationen ist stark angestiegen, und es liegen erste Forschungsergebnisse zur Praxis der Pflegediagnostik im deutschsprachigen Raum vor.

Aufgrund der vorliegenden praktischen Erfahrungen möchten wir auf einige Aspekte hinweisen, die bei der Praxis der Pflegediagnostik beachtet werden sollten:

- Wenn eine Diagnose auf der NANDA-Liste figuriert, heisst das, dass sie aufgrund eines Mehrheitsbeschlusses innerhalb der Nordamerikanischen Pflegediagnosenvereinigung aus Vorschlägen ausgewählt und akzeptiert wurde «zum klinischen Gebrauch und zur Überprüfung». Das bedeutet, dass die Liste Pflegediagnosen enthält, die bisher kaum wissenschaftlich überprüft wurden, und auch solche, die wohl von einer Mehrheit der NANDA-Mitglieder akzeptiert, aber dennoch umstritten sind. Es besteht keine Verpflichtung, alle von der NANDA verwendeten Diagnosen zu gebrauchen. Hinweise im Kopfteil der Pflegediagnose wie «R 1998» (revised 1998), zeigen an, dass diese Diagnosen bereits überarbeitet wurden und daher eine genauere und gültigere Beschreibung eines Patientenproblems darstellt.
- Pflegediagnosen sind kein Ersatz für medizinische Diagnosen, sondern eine Ergänzung, und sie stehen auch nicht in Konkurrenz zu ihnen. Die Fachgebiete der Medizin und der Pflege überschneiden sich. Viele der mit Pflegediagnosen erfassten Probleme werden auch mit medizinisch-therapeutischen Massnahmen angegangen. Die interdisziplinäre Arbeitsteilung und die Zuständigkeiten können je nach Land, Institution oder Abteilung unterschiedlich sein und müssen besprochen werden. Pflegediagnosen sollten deshalb in die interdisziplinäre Zusammenarbeit eingebracht und interdisziplinär diskutiert werden.
- Jede Pflegediagnose beruht auf spezifischem Fachwissen, das in diesem kurzen Praxishandbuch nicht dargestellt ist. Das vorliegende Handbuch ist kein Lehrbuch der Pflege. Es gehört zum verantwortungsvollen Gebrauch des Handbuchs, Hintergrundwissen zu den in der eigenen Praxis häufigsten Diagnosen zu erwerben, oder, wenn das Buch in der Schule verwendet wird, aufzuarbeiten und zu vermitteln. Dabei helfen auch die Literaturhinweise am Ende jeder Diagnose.
- Ein besonderes Anliegen ist uns der Einbezug der Patientinnen und Patienten. Ihnen soll wenn immer möglich mitgeteilt werden, welche Pflegediagnosen aufgrund der Assessmentdaten gestellt wurden, die Pflegediagnosen sollten erklärt werden, und über die Problemformulierungen sollte ein Konsens mit den Patientinnen und Patienten angestrebt werden. Dies gilt vor allem bei Pflege-

diagnosen im psychosozialen Bereich, mit denen subjektive Erfahrungen beschrieben werden. Praktische Erfahrungen und Evaluationsergebnisse zeigen, dass Pflegenden in der Praxis diese offene Kommunikation über die Pflegediagnosen oft schwer fällt, aber, wenn sie gelingt, sehr gewinnbringend für die Zusammenarbeit mit den Patienten ist.

Auch die Arbeit an dieser Auflage ist das Werk einer Arbeitsgruppe, in der verschiedene Fachgebiete der Pflege vertreten waren. Zur Gruppe gehörten die Pflegeexpertinnen Susanne Hofer, Christina Holzer-Pruss, Hanna Siegwart, Elisabeth Suter. Ihnen danken wir herzlich für die engagierte Mitarbeit und das unermüdliche Durchsehen der Texte aus Sicht der Praxis. Wir bedanken uns außerdem beim WE'G Weiterbildungszentrum für Gesundheitsberufe in Aarau (Schweiz), das die Arbeit an dieser Neuauflage unterstützt hat, und ganz besonders bei Detlef Kraut, Michael Herrmann und Jürgen Georg vom Huber-Verlag für die vielen Aktualisierungen und Ergänzungen.

Die Herausgeber
Christoph Abderhalden
Regula Rička

Sachwortverzeichnis

ADL 33
AEDL 89
Aktivität 30, 68
Aktivitätsintoleranz 135
Aktivitätsintoleranz, Gefahr der Angst 141–144
Angst, Todes- 752
ANA 13
Anpassung, beeinträchtigte 152
Anpassungsvermögen, vermindertes intrakranielles 157
Aspirationsgefahr 162
ATL 83
Atmung 34, 81
Atemvorgang, unwirksamer 167
Ausscheidung 32, 67, 73, 79
Ausscheidung, Urin, beeinträchtigte 790
Austrittsplanung 38

Beatmungsentwöhnung, erschwerte 173
Beschäftigungsdefizit 179
Bett-Mobilität, beeinträchtigte 183
Beziehungen 69
Bezugsschwester 29

Coping 69
Coping einer Gemeinschaft, Bereitschaft für ein verbessertes 187
Coping, unwirksames einer Gemeinschaft 191
Coping, unwirksames 195
Coping, defensives 201
Coping, Bereitschaft für ein verbessertes familiäres 217
Coping, familiäres: behindernd 207
Coping, familiäres: mangelhafte Unterstützung 211

Daten, subjektive 14, 23
Daten, objektive 14, 23
Definition, Pflege 13
Definition, Pflegediagnose 21, 24, 89, 895
Dehydratation 319, 324

Dehydratationsgefahr 328
Denkprozesse, gestörte 221
Diarrhö 226
Dranguninkontinenz 231
Dranguninkontinenzgefahr 235
Durchblutungsstörung 239
Durchblutungsstörung, gastrointestinale 239
Durchblutungsstörung, kardiopulmonale 239
Durchblutungsstörung, periphere 239
Durchblutungsstörung, renale 239
Durchblutungsstörung, zerebrale 239
Durchschlafstörung 615
Dysreflexie, autonome 250
Dysreflexie, Gefahr einer autonomen 254

Einschlafstörung 615
Elterliche Fürsorge, beeinträchtigte 259
Elterlichen Fürsorge, Gefahr einer beeinträchtigten 265
Eltern-Kind-Bindung, Gefahr einer beeinträchtigten 269
Elternrollenkonflikt 273
Energiefeldstörung 277
Entlassungsplanung 38
Entscheidungskonflikt 282
Entwicklung 71
Entwicklung und Wachstum, verzögerte/s 286
Entwicklung, verzögerten, Gefahr einer 293
Erholungsphase, postoperative, verzögerte 558
Ernährung 33, 67, 72, 79
Erschöpfung 297
Erstickungsgefahr 303

Fachsprache 20
Faktoren, beeinflussende 14
Faktoren, ursächliche 14
Familienprozesse, alkoholismusbedingt gestörte 308

Familienprozesse, unterbrochene 314
Flüssigkeit 32
Flüssigkeitsdefizit, isotonisch 319
Flüssigkeitsdefizit, hyper-/hypotonisch 324
Flüssigkeitsdefizits, Gefahr eines 328
Flüssigkeitshaushalts, Gefahr eines unausgeglichenen 331
Flüssigkeitsüberschuss 335
Funktionsstörung, sexuelle 681
Furcht 340

Gasaustausch, beeinträchtigter 346
Gedächtnisleistung, beeinträchtigte 351
Gedächtnisstörung 351
Gedeihstörung eines Erwachsenen 355
Gehfähigkeit, beeinträchtigte 361
Gesundheitsförderung 67
Gesundheitsförderliches Verhalten 363
Gesundheitsverhalten, unwirksames 367
Gesundheitszustand, Bereitschaft für einen verbesserten 363
Gewalttätigkeit, Gefahr einer fremdgefährdenden 372
Gewalttätigkeit, Gefahr einer selbstgefährdenden 375
Gewebeschädigung 383
Gliederung, thematische 27
Gordon 72

Harnverhalt 389
Haushaltsführung, beeinträchtigte 393
Hautschädigung 397
Hautschädigung, Gefahr einer 403
Herzleistung, verminderte 407
Hoffnungslosigkeit 415
Hyperthermie 420
Hyperreflexie 250
Hypothermie 426

Identität, gestörte 433
Immobilitätssyndoms, Gefahr eines 437
Infektionsgefahr 443
Inkontinenz, Drangurin- 231
Inkontinenz, Drangurin-, Gefahr 235
Inkontinenz, funktionelle Urin- 796
Inkontinenz, Reflexurin- 574
Inkontinenz, Stressurin- 716
Inkontinenz, Stuhl- 721
Inkontinenz, totale Urin- 800
Interaktion, beeinträchtigte soziale 448
Interaktion, soziale 36, 82
Integrität, Person 31, 39, 78
Isolation, soziale 454

Juchli 83

Kognition 68, 75
Kommunikation 33, 40, 80
Kommunikation, beeinträchtigte verbale 459
Kontrollverlust 500
Kooperationsbereitschaft, fehlende 465
Körperbildstörung 471
Körpererleben, Störung 471
Körperpflege 33, 80
Körperschädigung, Gefahr einer 479
Körpertemperatur, erhöhte 421
Körpertemperatur, erniedrigte 426
Körpertemperatur, Gefahr einer unausgeglichenen 484
Kreislauf 30, 78
Krankheitsbilder, Pflegediagnosen 101
Krohwinkel 89

Lagerungsschadens, Gefahr eines perioperativen 488
Latexallergische Reaktion 492
Latexallergischen Reaktion, Gefahr einer 496
Lebensprinzipien 70
Lehren 37, 83
Lernen 37, 83

Machtlosigkeit 500
Machtlosigkeit, Gefahr der 506
Mangelernährung 510
Maslow 27
Merkmale 14
Mobilität, beeinträchtigte körperliche 517
Mobilität, Bett, beeinträchtigte 183
Mobilität, Rollstuhl, beeinträchtigte 602
Mundschleimhaut, beeinträchtigte 523
Musterpflegeplan 45, 53

Nahrungsaufnahme des Säuglings, beeinträchtigte 607
Noncompliance 465
Nordamerikanische Pflegediagnosenvereinigung (NANDA) 61
NANDA, Bestimmungswörter 898
NANDA, Taxonomie 1 61, 897, 910
NANDA, Taxonomie 2 67, 895, 898, 911
NANDA, Terminologie 895
Neglect 529
Neurovaskuläre Störung, Gefahr einer peripheren 534
NIC 16

Sachwortverzeichnis

NOC 16
Noncompliance 465

Obstipation 540
Obstipationsgefahr 547
Obstipation, objektive 553
Obstipation, subjektive 551
Orientierungsstörung 554

PES-Schema 28, 902
Perzeption 68, 72
Pflegeassessment 27
Pflegeassessment, Akutpflege 31
Pflegeassessment, intrapartales 43
Pflegeassessment, pränatales 41
Pflegeassessment, psychiatrische Pflege 39
Pflege, Definition 13
Pflegediagnose, akkurate 24
Pflegediagnosen, AEDL 89
Pflegediagnosen, aktuelle 896
Pflegediagnosen, Akuität 915
Pflegediagnosen, alphabetisch 95
Pflegediagnosen, ATL 83
Pflegediagnosen, Begriff 918
Pflegediagnosen, Bestimmungswörter 898
Pflegediagnosen, Definition 21, 24, 89, 895
Pflegediagnosen, Einflussfaktoren 906
Pflegediagnosen, Fachsprache 20
Pflegediagnosen, Form 920
Pflegediagnosen, formulieren 901, 909
Pflegediagnosen, Funktion 919
Pflegediagnosen, funktionelle Verhaltensmuster 72
Pflegediagnosen, Grad, Stufe, Intensität 913
Pflegediagnosen, Kinder 15
Pflegediagnosen, Krankheitsbilder 101
Pflegediagnosen, kritische Bemerkungen 917
Pflegediagnosen, Materialien 895
Pflegediagnosen, menschliche Reaktionsmuster 61
Pflegediagnosen, Pflegeprozess 19
Pflegediagnosen, Problemtitel 905
Pflegediagnosen, Ressourcen 916
Pflegediagnosen, Risiko- 896
Pflegediagnosen, Suchhilfen 59
Pflegediagnosen, Symptome 907
Pflegediagnosen, Syndrom 896
Pflegediagnosen, Taxonomie 910
Pflegediagnosen, thematische Gliederung 77
Pflegediagnosen, Typen 895, 896
Pflegediagnosen, Ver-/Anwendung 901
Pflegediagnosen, Wellness 896
Pflegediagnosen, Zeitverlauf 914
Pflegediagnosen, Ziele 901
Pflegedokumentation 15, 23, 29
Pflegeeinschätzung 27
Pflegeergebnisklassifikation (NOC) 16
Pflegeinterventionen 25
Pflegeinterventionsklassifikation (NIC) 16
Pflegeplan 23
Pflegeprozess 19
Pflegeprozess, Anwendung 23
Pflegeprozess, Diabetes mellitus 45
Pflegeprozess, Fähigkeiten 19
Pflegeprozess, Grundannahmen 20
Pflegeziele 24
Primary Nurse 29
Prozess, diagnostischer 59, 904
Postoperative Erholungsphase, verzögerte 558
Posttraumatisches Syndrom 562
Posttraumatisches Syndroms, Gefahr eines 570

Reaktionsmuster, menschliche 61, 897
Reflexurininkontinenz 574
Relokationssyndrom 578
Relokationssyndroms, Gefahr eines 583
Respiratorentwöhnung, erschwerte 173
Ressourcen 916
Rolle 69, 76
Rollenüberlastung pflegender Angehöriger/Laien 585
Rollenüberlastung pflegender Angehöriger/Laien, Gefahr einer 592
Rollenverhalten, unwirksames 597
Rollstuhlmobilität, beeinträchtigte 603
Ruhe 30

Saug-/Schluckstörung des Säuglings 607
Schlaf 72
Schlafentzug 610
Schlafstörung 615
Schluckstörung 623
Schmerzen 34, 43, 81, 630, 636
Schmerzen, akute 630
Schmerzen, chronische 636
Schutz 71
Selbstkonzept 75
Selbstpflegedefizit: Sich kleiden/ äußere Erscheinung 660
Selbstpflegedefizit: Körperpflege 660
Selbstpflegedefizit: Essen 660

Selbstpflegedefizit: Toilettenbenutzung 660
Selbstreinigungsfunktion der Atemwege, unwirksame 642
Selbstschutz, unwirksamer 647
Selbstverletzung 650
Selbstverletzungsgefahr 655
Selbstversorgung 33
Selbstversorgungsdefizit: Sich kleiden/äußere Erscheinung 660
Selbstversorgungsdefizit: Körperpflege 660
Selbstversorgungsdefizit: Essen 660
Selbstversorgungsdefizit: Toilettenbenutzung 660
Selbstverstümmelung 650, 655
Selbstwahrnehmung 69, 75
Selbstwertgefühl, chronisch geringes 669
Selbstwertgefühl, situationsbedingt geringes 673
Selbstwertgefühls, Gefahr eines situationsbedingt geringen 679
Sexualität 36, 42, 69, 76, 82
Sexualstörung 681
Sexualverhalten, unwirksames 687
Sicherheit 35, 41, 71, 81
Sinnkrise, schwere 854
Sorgen, chronische 691
Spontanatmung, beeinträchtigte 695
Stillen, erfolgreiches 713
Stillen, unterbrochenes 709
Stillen, unwirksames 703
Stillprobleme 703, 709, 713
Stresstoleranz 69, 77
Stressurininkontinenz 717
Stuhlinkontinenz 721
Sturzgefahr 725
Suizidgefahr 731
Syndrom, posttraumatisches 562
Syndrom, Immobilitäts-, Gefahr 437
Syndrom, Relokations- 578, 583
Syndrom, Vergewaltigungs- 809
Syndrom, Verlegungsstress 578, 583

Therapiemanagement, unwirksames 737
Therapiemanagement, unwirksames, familiäres 741
Therapiemanagement, unwirksames gemeinschaftliches 745
Therapiemanagement, wirksames 749
Todesangst 752
Transferfähigkeit, beeinträchtigte 757
Trauern, erschwertes 761
Trauern, vorwegnehmendes 766

Übelkeit 771
Überernährung 775
Überernährung, Gefahr der 781
Umgebungsinterpretation, beeinträchtigte 554
Umhergehen, ruheloses 785
Urinausscheidung, beeinträchtigte 790
Urininkontinenz, funktionelle 797
Urininkontinenz, totale 801

Vereinsamungsgefahr 805
Vergewaltigungssyndrom 809
Vergewaltigungssyndrom: stumme Reaktion 809
Vergewaltigungssyndrom: verstärkte Reaktion 809
Vergiftungsgefahr 816
Verhaltensmuster, funktionelle 72
Verhaltensorganisation, kindlichen, Gefahr einer unausgereiften 821
Verhaltensorganisation, kindliche, unausgereifte 823
Verhaltensorganisation, kindliche, Bereitschaft für eine verbesserte 832
Verlegungsstress-Syndrom 578
Verletzungsgefahr 835
Verleugnen, unwirksames 841
Vernachlässigung, halbseitige 529
Verstopfung 540, 547, 551
Verwirrtheit, akute 845
Verwirrtheit, chronische 850
Verzweiflung, existenzielle 854
Verzweiflung, existenziellen, Gefahr der 859

Wachstum 71
Wachstum und Entwicklung, verzögert 286
Wachstum, unproportionales, Gefahr 863
Wahrnehmung 33, 40, 80
Wahrnehmungsstörung, auditive, gustatorische, kinästhetische, olfaktorische, taktile, visuelle 869
Wärmeregulation, unwirksame 877
Wissensdefizit 880
Wohlbefinden, Bereitschaft für ein verbessertes spirituelles 885
Wohlbehagen 71

Zahnbildung, beeinträchtigte 890

Joanne McCloskey / Gloria M. Bulecheck

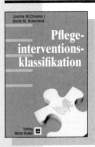

Pflegeinterventionsklassifikation

2003. Etwa 1008 S., Abb., Tab., Gb
etwa € 69.95 / CHF 114.00
(ISBN 3-456-83298-2)

NIC – die Pflegeinterventionsklassifikation. Alles was Pflegende tun – beschrieben, definiert, standardisiert, kodiert und klassifiziert in einem einzigartigen Werk mit 486 Pflegeinterventionen.

Harry van der Bruggen

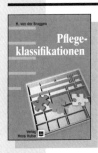

Pflegeklassifikationen

2002. 170 S., 7 Abb., 9 Tab., Kt
€ 29.95 / CHF 49.80
(ISBN 3-456-83295-8)

Die Sprache der Pflege. Ein einzigartiges Fachbuch über das Ordnen, Systematisieren und Klassifizieren von Pflegediagnosen, -interventionen und -ergebnissen.

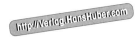

 Verlag Hans Huber
Bern Göttingen Toronto Seattle

M. S. Jaffe / L. Skidmore Roth

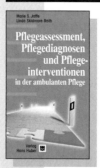

Pflegeassessment, Pflegediagnosen und Pflegeinterventionen in der ambulanten Pflege

2000. 736 S., 1 Abb., flex. Gb
€ 39.95 / CHF 69.00
(ISBN 3-456-83313-X)

Praxisorientiertes Fachbuch zum Einschätzen, Benennen, Planen, Handeln und Beraten in der ambulanten Pflege mit Hilfe von Pflegediagnosen und Pflegeinterventionen.

Mary C. Townsend

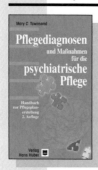

Pflegediagnosen und Maßnahmen für die psychiatrische Pflege
Handbuch zur Pflegeplanerstellung

2. Aufl. 2000. 777 S., 4 Abb., 18 Tab., flex. Gb € 39.95 / CHF 68.00
(ISBN 3-456-83411-X)

Praxishandbuch zur Anwendung von Pflegediagnosen in der psychiatrischen Pflege.

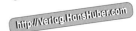

 Verlag Hans Huber
Bern Göttingen Toronto Seattle